VanPutte • Regan • Russo

기초의학 시리즈 Ⅱ

10th Edition

Seeley's Essentials of Anatomy & Physiology

제 10 판 인체생리학

고한철 곽소영 김귀희 김민섭 김유정 김은우 김희선 박수진 변규리 신은정
이윤정 이주영 이지현 이진주 이현예 이현주 이희주 장혜진 최성남 공역

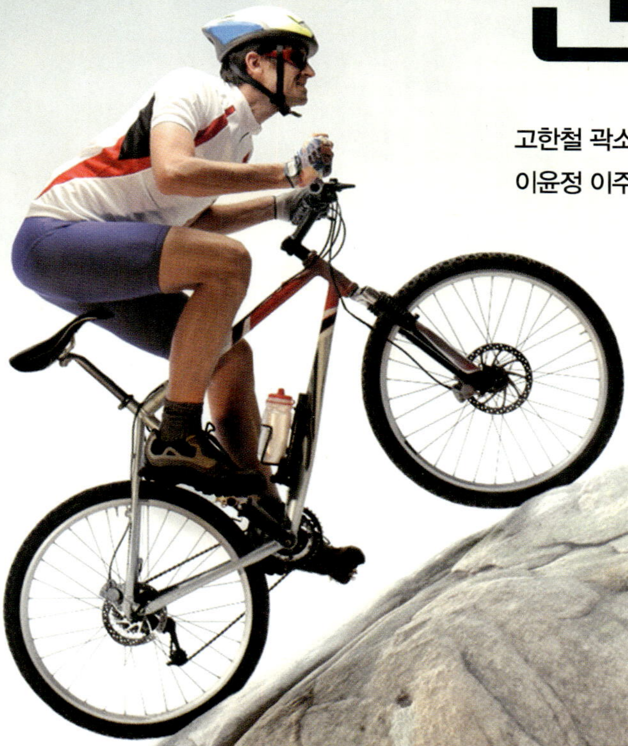

Mc Graw Hill

정문각 JMK

Seeleys Essentials of Anatomy and Physiology, 10th Edition (Brief)

1 2 3 4 5 6 7 8 9 10 JMK 20 22

Original: Seeleys Essentials of Anatomy and Physiology, 10th Edition © 2019
By Cinnamon VanPutte, Jennifer Regan, Andrew Russo
ISBN 978-1-25-986464-3

This authorized Korean translation edition is jointly published by McGraw-Hill Education Korea, Ltd. and JMK. This edition is authorized for sale in the Republic of Korea.

This book is exclusively distributed by JMK.

When ordering this title, please use ISBN 979-11-626025-0-8

Printed in Korea

10th Edition

Seeley's Essentials of Anatomy & Physiology

기초의학 시리즈 Ⅱ

제 10 판

인체생리학

| 저 자 |

Cinnamon VanPutte, Jennifer Regan, Andrew Russo

역자명단

| 공동 역자 |

고한철 동아보건대학교
곽소영 강동대학교
김귀희 구미대학교
김민섭 원광대학교
김유정 동강대학교
김은우 서영대학교
김희선 전북대학교
박수진 대구보건대학교
변규리 구미대학교
신은정 여주대학교
이윤정 꽃동네대학교
이주영 한림성심대학교
이지현 문경대학교
이진주 호산대학교
이현예 청암대학교
이현주 수원과학대학교
이희주 상명대학교
장혜진 동의과학대학교
최성남 두원공과대학교

(가나다 순)

역자 머리말

이 책은 원서 Seeley's Essentials of Anatomy & Physiology를 축약한 번역서로, 가능한 한 원문 내용의 기본 골격을 최대한 유지하면서 생리학 중심으로 재서술하였다.

초판 번역의 오류를 바로잡고 해부학을 별도로 수강하는 학생들을 고려하여 중복된 부분은 삭제하면서 본문 내용을 충분히 이해할 수 있도록 적절한 내용을 첨가한 것이 이 책의 특징이라고 할 수 있다.

원서에서 특징적으로 사용한 '관련된 질환' 부분에서는 설명하고 있는 질환과 환자의 영어 이름 사이에 연관성이 있다. 원서의 저자들은 그 질환에서 가장 흔하게 나타나는 증상으로 영어 이름을 작명하려고 노력하였고, 역자는 그 이름을 그대로 사용함으로써 원서 저자들의 의도를 그대로 살렸다. 또한 단원 시작 부분에 있는 '예상문제'는 앞으로 설명될 계통생리학적 지식 중에서 가장 핵심적인 내용을 다루고 있어서 단원 끝부분에 있는 '예상문제에 대한 답'을 확인하면서 단원의 전체적인 내용을 이해하는 것을 돕도록 구성되어 있다. 이 책으로 공부하는 학생들이 이와 같은 원서 저자들의 의도를 잘 파악할 수 있기를 기대한다.

원서의 목적은 해부학적 구조와 이 구조를 기반으로 생리학을 공부하려는 의학, 간호학 및 보건계열의 학생들에게 기본이 되면서도 핵심적인 지식을 전달하는 것이다. 따라서 책의 내용은 다른 생리학 책들과 비교하여 다소 편하게 공부할 수 있을 것이다. 원서 자체가 복잡한 설명보다는 그림 위주, 모식도 위주로 설명을 하고 가능한 반복이 되도록 하였다. 역자는 이 책으로 공부하는 학생들이 보다 가벼운 마음으로 생리학을 공부할 수 있기를 바란다.

이 책에 사용한 해부학용어는 대한해부학회에서 2005년 제정 발행한 해부학용어집 다섯째판의 용어를 사용하는 것을 원칙으로 하였다. 그런데 이 용어가 아직 널리 통용되지 못하고 현재 의료계에 종사하는 의료인들이 옛용어에 익숙한 점을 고려하여 해부학용어집 둘째판(옛용어)과 영어 용어를 병기하였다. 여전히 해부학용어에 대해 의료계의 의견이 분분한 상황이기는 하지만 역자는 다섯째판의 용어가 좀 더 널리 사용될 수 있기를 바란다. 이렇게 용어를 병기하다 보니 약간의 오류가 발생할 수 있으니 그러한 오류들을 지적해 주시면 개정을 위한 노력을 게을리 하지 않을 것을 약속한다.

끝으로 이 책이 나오기까지 필요한 상황들을 허심탄회하게 도와주신 정문각 JMK의 김재민 사장님과 편집부 직원 여러분들의 노고에 깊은 감사의 말씀을 전합니다.

2022년 6월

역자 일동

감사의 글

요즘 어떠한 교과서도 단독 저자에 의해 완성되는 일이 없다. 이 책 역시 친구, 가족 및 동료의 도움이 없었다면 발행되지 못했을 것이다. 최종 산물인 이 책은 협동의 결과물이다. 저자들은 McGraw-Hill 출판사 직원들의 노고에 감사를 드린다. 책의 출판을 위해 시간을 투자하고, 인내심을 갖고 여러 가지 제안 및 끊임없는 격려를 보내준 출판자인 Michael Hackett, 기획 편집장인 Mandy Clark, 지원 편집장인 Colin Wheatley에게 감사를 드린다. 또한 기획 책임자인 Jayne Klein, 사진 연구 진행부인 John Leland, Buyer Laura Fuller와 디자이너인 Tara McDermott의 노고에도 감사를 드린다. 미디어 기획 책임자인 Tammy Juran, 판매 책임자인 Chris Loewenberg의 열정에도 감사를 드린다. 그 밖에도 이 책을 만드는 데 도움을 주었던 McGraw-Hill 출판사 직원분들의 노력의 결실들이 이 책의 곳곳에 담겨 있다.

저자의 문장을 잘 다듬어 준 편집장인 Beth Bulger에게 특별히 더 감사의 말을 남긴다.

저자들은 이 책에 사용된 해부학 그림과 조직학 그림을 그리는 것을 기획하고 실행해 준 수많은 그림 작가들에게 감사를 드린다. 이 책을 위한 그림 기획은 기념비적인 노력이며 저자들은 그림의 수준을 높이는 데 기여한 그림 작가들의 기여에 감사를 드린다.

끝으로 저자들은 이 책을 검토하고 가르쳤던 선생님들이 제안해 준 건설적인 비판에 감사를 드린다. 그들이 받은 댓가라고는 그들의 노력에 대한 징표만 있을 뿐이다. 교과서를 철저하게 검토하기 위해서는 가르치는 데 있어서 엄청난 노력과 헌신이 요구된다. 그들의 건설적 비판과 개선을 위한 제안들은 이 책에 엄청난 기여를 하였기에 감사를 드린다.

Cinnamon VanPutte

Jennifer Regan

Andrew Russo

차 례

Chapter 1.
인간 생명체 1

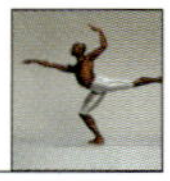

1.1 생리학 1
1.2 구조 및 기능적 구성 2
1.3 생명의 특징 6
1.4 항상성 7

Chapter 2.
생명의 화학적 기초 11

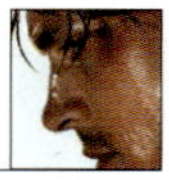

2.1 일반화학 11
2.2 화학반응 18
2.3 산과 염기 22
2.4 무기물질 24
2.5 유기물질 25

Chapter 3.
세포의 구조와 기능 35

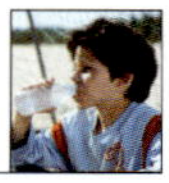

3.1 세포 구조 35
3.2 세포의 기능 37
3.3 세포막 37
3.4 세포막을 통한 물질이동 39
3.5 세포질 속 소기관들 46
3.6 전체 세포 활동 53

Chapter 4.
조직 63

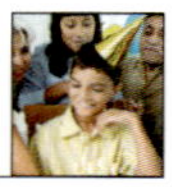

4.1 조직과 조직학 63
4.2 상피조직 64
4.3 결합조직 69
4.4 근육조직 71
4.5 신경조직 73
4.6 막 74
4.7 조직손상과 염증 75
4.8 조직 재생 77

Chapter 5.
외피계통 81

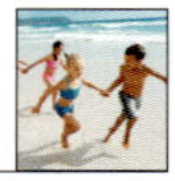

5.1 외피계통의 기능 81
5.2 피부 82
5.3 피부밑조직 86
5.4 외피계통의 생리학 87
5.5 진단보조 프로그램으로서의 외피계통 89
5.6 화상 89
5.7 피부암 91

Chapter 6.
뼈대계통 93

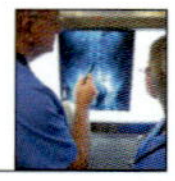

6.1 뼈대계통의 기능 93
6.2 세포바깥바탕질 94
6.3 뼈의 일반적인 특징 95
6.4 뼈와 칼슘 항상성 103
6.5 관절계통 103
6.6 노화가 뼈대계통과 관절에 미치는 영향 105

Chapter 7.
근육계통 109

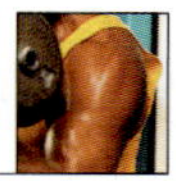

7.1 근육계통의 기능 109
7.2 뼈대근육의 특징 110
7.3 민무늬근육과 심장근육 126
7.4 노화가 뼈대근육에 미치는 영향 127

Chapter 8.
신경계통 129

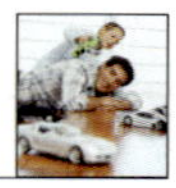

8.1 신경계통의 기능 129
8.2 신경계통의 구분 130
8.3 신경계통의 세포 131
8.4 전기신호와 신경경로 136
8.5 중추 및 말초신경계통 144
8.6 척수 145
8.7 감각기능 149
8.8 운동기능 151
8.9 그 밖의 뇌기능 155
8.10 뇌신경 158
8.11 자율신경계통 160
8.12 장관신경계통 163
8.13 노화가 신경계통에 미치는 영향 164

Chapter 9.
감각기관 167

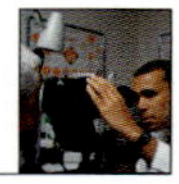

9.1 감각 167
9.2 일반감각 168
9.3 특수감각 170
9.4 후각 170
9.5 미각 172
9.6 시각 173
9.7 청각과 평형 178

Chapter 10.
내분비계통 187

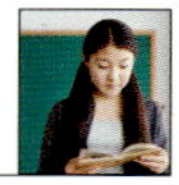

10.1 화학적 소통의 원칙 187
10.2 내분비계통의 기능 189
10.3 내분비계통의 특징 189
10.4 호르몬 190
10.5 호르몬 분비의 조절 191
10.6 호르몬 수용체와 이들의 활동기전 195
10.7 내분비샘과 내분비샘에서 분비되는 호르몬 197
10.8 그 밖의 호르몬 214
10.9 노화가 내분비계통에 미치는 영향 215

Chapter 11.
혈액 217

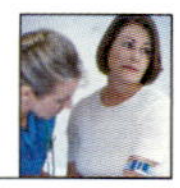

11.1 혈액의 기능 217
11.2 혈액의 구성 218
11.3 혈장 218
11.4 고형성분 220
11.5 혈액손실 방지 226
11.6 혈액형 229

contents

Chapter 12.

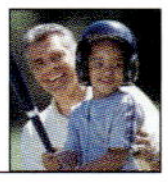

심장 235

12.1 심장의 기능 235
12.2 심장의 크기, 모양과 위치 237
12.3 심장의 구조 238
12.4 심장 기능의 조절 243
12.5 심전도 249
12.6 노화가 심장에 미치는 영향 251

Chapter 13.

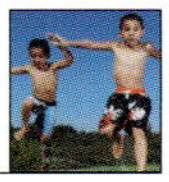

혈관과 순환계통 255

13.1 순환계통의 기능 255
13.2 혈관구조의 일반적인 모습 256
13.3 온몸순환의 혈관: 동맥 259
13.4 온몸순환의 혈관: 정맥 263
13.5 순환계통의 생리학 266
13.6 조직에서 혈류의 조절 269
13.7 동맥압의 조절 271
13.8 노화가 혈관에 미치는 영향 277

Chapter 14.

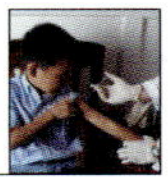

림프계통과 면역계통 281

14.1 림프계통의 기능 281
14.2 림프계통의 이해 282
14.3 면역 287
14.4 선천면역 287
14.5 적응면역 290
14.6 후천면역 299
14.7 면역 상호작용의 개요 301
14.8 면역요법 301
14.9 노화가 림프계통과 면역계통에 미치는 영향 303

Chapter 15.

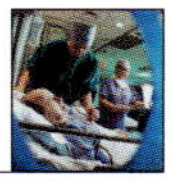

호흡계통 305

15.1 호흡계통의 기능 305
15.2 호흡계통의 구조 306
15.3 가스 교환 311
15.4 혈액의 가스운반 315
15.5 호흡주기 317

Chapter 16.

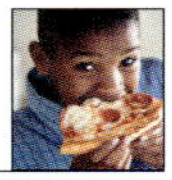

소화계통 323

16.1 소화계통의 기능 323
16.2 소화계통의 조직학 324
16.3 입안, 인두, 식도 326
16.4 위 328
16.5 작은창자 334
16.6 간과 이자 337
16.7 큰창자 342
16.8 노화가 소화계통에 미치는 영향 345

Chapter 17.

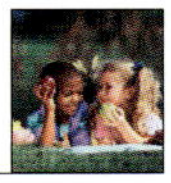

영양소, 대사, 체온조절 347

17.1 영양 347
17.2 대사 355
17.3 체온조절 365

Chapter 18.

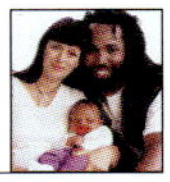

비뇨계통과 체액평형 369

18.1 비뇨계통의 기능 369
18.2 콩팥의 구조 370
18.3 소변의 형성 376
18.4 소변의 농도와 양의 조절 377
18.5 소변의 이동 379
18.6 체액구획 383
18.7 세포바깥액 구성물의 조절 385
18.8 산-염기균형의 조절 387

Chapter 19.

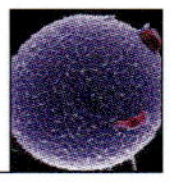

생식계통 393

19.1 생식계통의 기능 393
19.2 생식세포의 형성 394
19.3 남성 생식계통 396
19.4 남성 생식계통의 생리학 403
19.5 여성 생식계통 406
19.6 여성 생식계통의 생리학 413

Chapter 20.

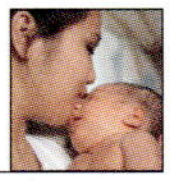

발육, 유전 417

20.1 출생전 발육 417
20.2 신생아 428
20.3 젖분비 430
20.4 유전학 431

찾아보기 439

CHAPTER 01 인간 생명체

예상문제

사진 속의 댄서인 Renzo는 완벽하게 균형을 취하고 있지만, 아직 자기의 위치를 조절하기 위하여 어느 방향으로든 약간의 움직임이 있다. 우리 몸은 항상성이라는 과정을 통하여 몸의 모든 부분들 사이의 균형을 조정한다.

Renzo가 혈당장애로 고통을 받는 상상을 해보자. 이 사진을 찍기 바로 전에 Renzo는 에너지 바를 먹었다. 에너지 바가 소화가 되면, 혈당이 상승한다. 보통은 이자 속에 묻혀 있는 세포들 사이에서 화학물질인 인슐린을 분비하여 혈당이 높아지는 것에 대응한다. 인슐린은 당이 혈액에서 세포로 들어가는 것을 증가시킨다. 그러나 Renzo는 에너지 바로 인해 배부름을 느끼지 못한다. Renzo는 어지럽고 항상 배고픈 모든 증상이 가족력인 당뇨 때문이라고 걱정한다.

다행스럽게도 현장 강사가 Renzo의 혈당을 검사하고 혈당이 정상보다 높다는 것을 알게 되었고, 주치의를 방문하고 난 후에, Renzo는 인슐린 펌프를 장착하고서 혈당 수준이 더욱 일정하게 되었다. 이 장에서 항상성에 관한 것을 읽고 난 다음에, Renzo가 의사를 만나기 전과 만난 이후의 혈당치에 대한 설명을 할 수 있도록 한다.

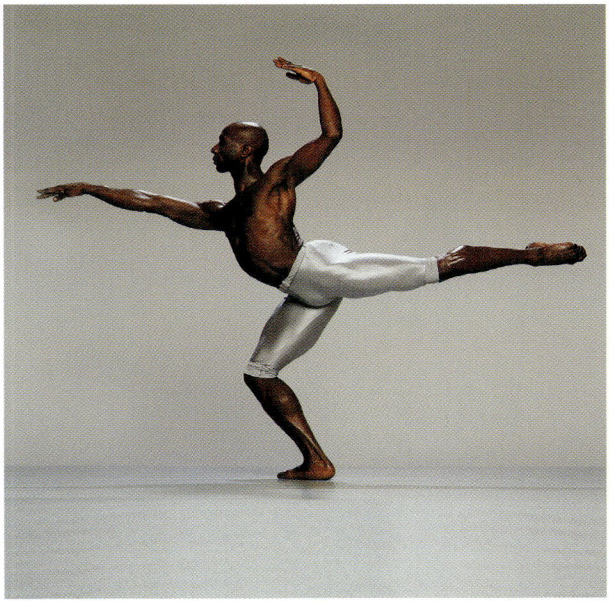

Module 1 Body Orientation | Anatomy & Physiology REVEALED® aprevealed.com

1.1 생리학

생리학(physiology)은 생물의 현상 혹은 기능을 다루는 과학적 학문이다. 생리학에서 구조는 동적인 것이라는 인식이 중요하다. 생리학의 중요한 목적은 (1) 자극에 대한 몸의 반응을 이해하고 예상하는 것, (2) 끊임없이 변하는 내부환경과 외부환경에서 몸이 어떻게 기준값 안에서 몸의 상태를 유지하는가를 이해하는 것이다. **인체생리학**(human physiology)은 특정 유기체, 사람을 연구하는 것에 비하여, **세포생리학**(cellular physiology)과 **계통생리학**(systemic physiology)은 구체적인 조직 수준을 강조한 세부 분야이다.

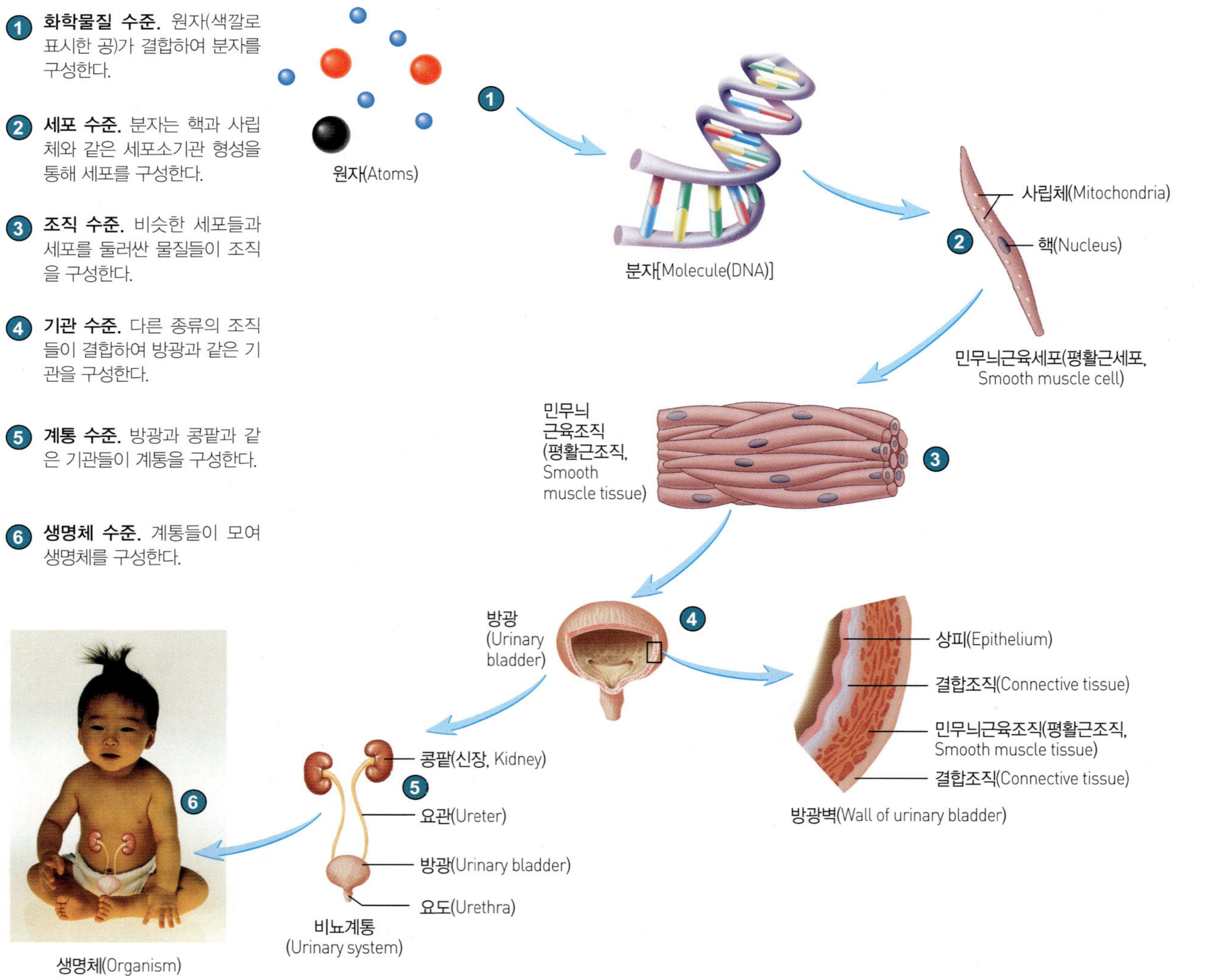

그림 1.1 사람 몸을 구성하는 기관의 수준

1.2 구조 및 기능적 구성

사람의 몸은 6단계의 구조 수준, 즉 화학물질 수준, 세포 수준, 조직 수준, 기관 수준, 계통 수준과 생명체 수준으로 연구할 수 있다(그림 1.1).

화학물질 수준

모든 생명체의 구조와 기능적 특성은 화학적 구조에 의해 결정이 된다. **화학물질 수준**(chemical level)은 수소와 탄소 같은 원자가 어떻게 서로 작용하고 연결되어 분자가 되는가를 포함하고 있다. 분자의 기능은 그 구조와 밀접하게 연관되어 있다. 예를 들어, 아교분자는 강한 밧줄 모양의 섬유로서 피부의 구조 강도와 유연성을 나타낸다. 나이가 들면, 아교섬유의 구조가 변하여 피부는 허약해지고 더욱 쉽게 찢어진다. 화학에 관한 개요는 제2장에서 다루기로 한다.

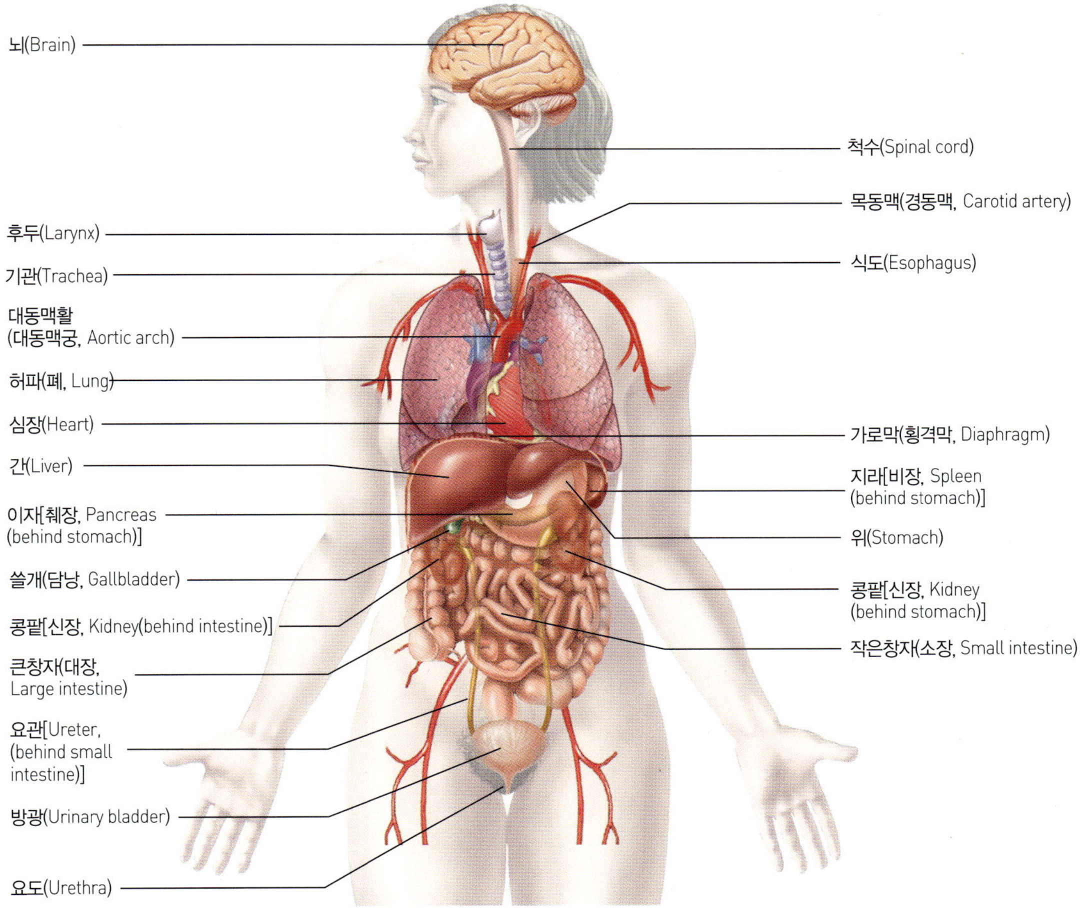

그림 1.2 몸의 주요 기관

세포 수준

세포(cell)는 생명체, 즉 식물과 동물의 기본적인 구조와 기능단위이다. 분자들이 결합하여 작은 구조인 **세포소기관**(organelle)을 만들고, 이것들이 모여 세포를 만든다. 예를 들어, 핵은 세포의 유전정보를 가지고 있고, 사립체는 ATP를 생산하여 세포의 에너지원으로 사용을 한다. 세포의 구조와 기능에서 세포 유형이 다르더라도, 세포는 많은 공통의 특성을 갖고 있다. 세포의 특성과 다양성에 관한 지식이 해부학과 생리학을 기본적으로 이해하는 데 필수적이다. 세포는 제3장에서 다루기로 한다.

조직 수준

조직(tissue)은 유사한 세포들과 세포를 둘러싸고 있는 물질이다. 세포의 특성과 둘러싼 물질이 조직의 기능을 결정한다. 몸을 구성하는 많은 조직들은 네 개의 기본 조직, 즉 상피조직, 결합조직, 근육조직, 신경조직으로 구분한다. 조직에 관하여서는 제4장에서 논의한다.

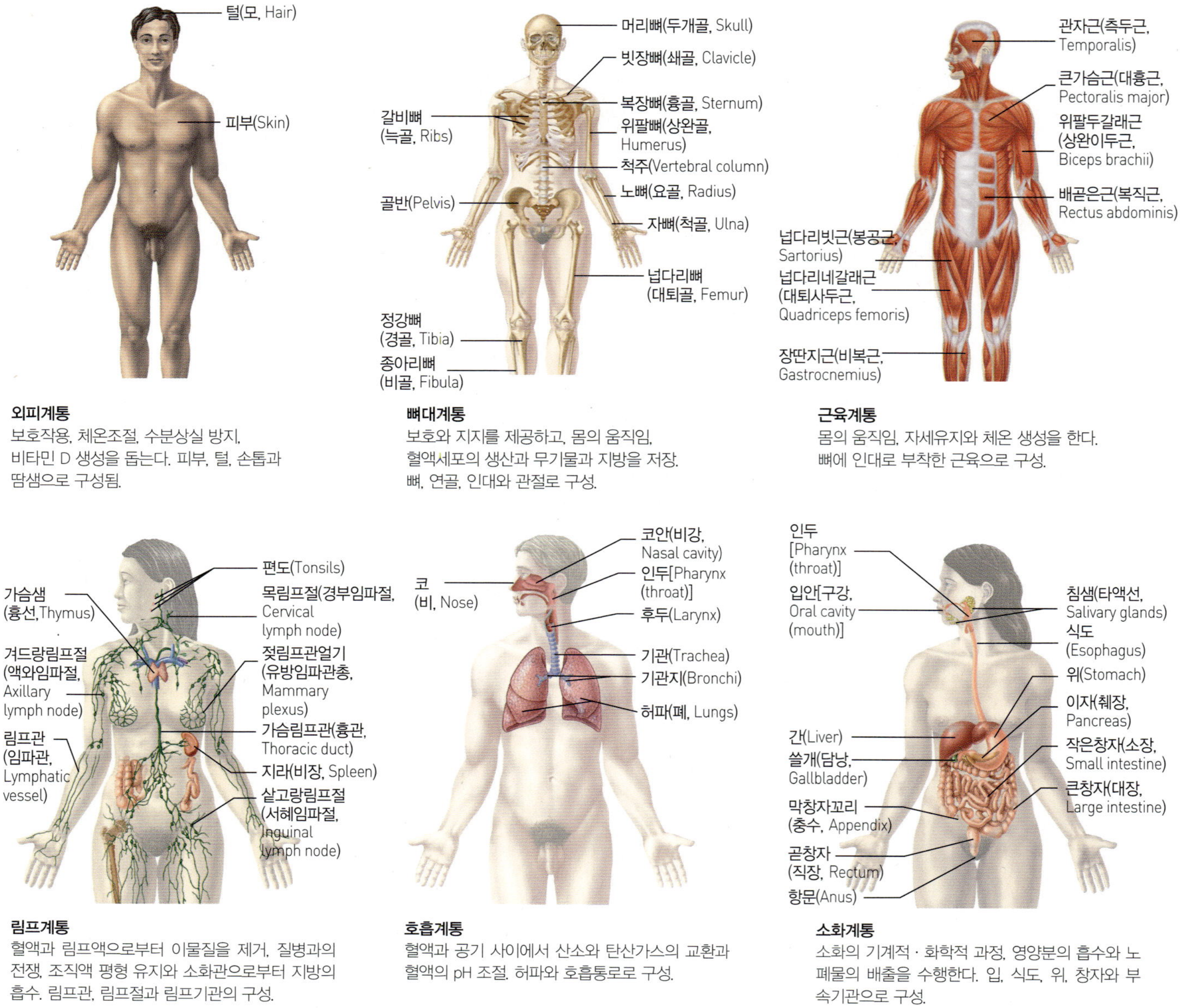

그림 1.3 몸의 기관계통

기관 수준

기관(organ)은 둘이나 그 이상의 조직으로 구성되어 있으며, 함께 하나나 그 이상의 공동의 기능을 수행한다. 방광, 피부, 위와 심장 등이 기관의 예이다(그림 1.2).

계통 수준

계통(organ system)은 기관의 모임을 일반적인 기능 또는 기능의 집합으로 된 단위로 분류한 것이다. 예를 들어, 비뇨계통은 콩팥, 요관, 방광과 요도로 구성되어 있다. 콩팥은 소변을 생산하고, 요관을 통하여 방광으로 운반되어 몸에서

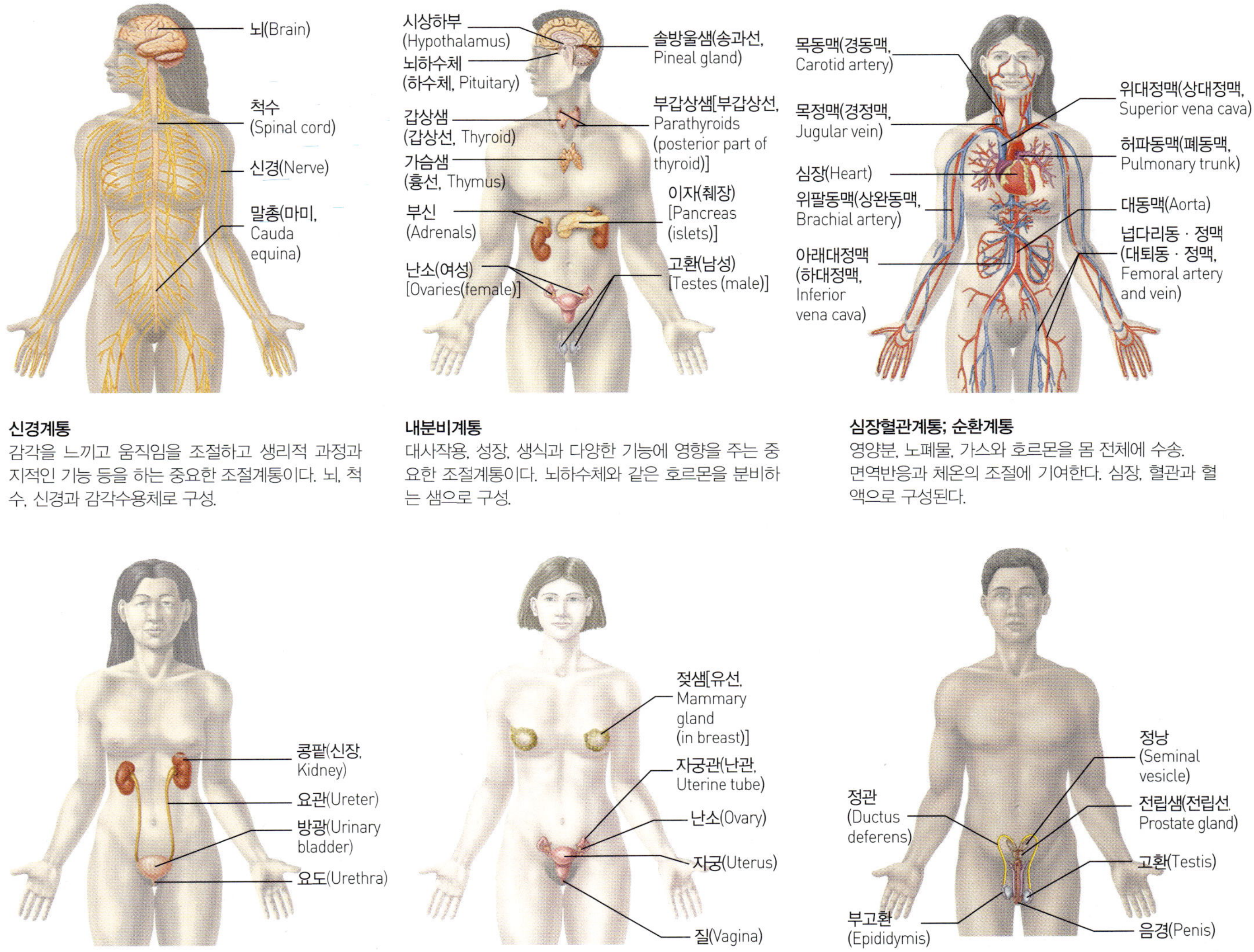

신경계통
감각을 느끼고 움직임을 조절하고 생리적 과정과 지적인 기능 등을 하는 중요한 조절계통이다. 뇌, 척수, 신경과 감각수용체로 구성.

내분비계통
대사작용, 성장, 생식과 다양한 기능에 영향을 주는 중요한 조절계통이다. 뇌하수체와 같은 호르몬을 분비하는 샘으로 구성.

심장혈관계통; 순환계통
영양분, 노폐물, 가스와 호르몬을 몸 전체에 수송. 면역반응과 체온의 조절에 기여한다. 심장, 혈관과 혈액으로 구성된다.

비뇨계통
혈액으로부터 노폐물을 제거하고, 혈액의 pH 조절, 이온 균형과 수분 균형 조절. 콩팥, 방광과 소변을 운반하는 관으로 구성.

여성 생식계통
난모세포의 생산과 수정과 태아발생 장소를 제공. 신생아를 위한 젖 분비. 성기능과 행동에 영향을 주는 호르몬의 생산을 한다. 난소, 질, 자궁, 유방과 부속기관으로 구성.

남성 생식계통
정자를 생산하고 정자를 여성에게 운반하고 성기능과 행동에 영향을 주는 호르몬을 생산한다. 고환, 부속기관, 도관과 음경으로 구성된다.

그림 1.3 몸의 기관계통(계속)

요도를 통하여 빠져나갈 때까지 방광에 저장된다. 이 책에는 열한 개의 주요 계통, 즉 피부계통, 뼈대계통, 근육계통, 림프계통, 호흡계통, 소화계통, 신경계통, 내분비계통, 심혈관계통, 비뇨계통과 생식계통이 있다(그림 1.3).

계통의 조화로운 활동이 정상적인 기능에 필수적이다. 예를 들어, 소화계통은 음식물을 받아들이고 처리하며, 심혈관계통의 혈액을 통하여 다른 계통의 세포로 운반된다. 소화계통의 세포는 음식물을 이용하고 노폐물을 생산하는데, 노폐물은 혈액으로부터 제거된다. 그렇기 때문에 계통은 한 계통의 기능장애는 다른 계통에 심각한 영향을 미치므로 계통은 서로 관련성을 가지고 있다. 예를 들어, 심장마비는 불충분한 혈액순환의 결과로 생긴다. 따라서 뇌와 콩팥과 같은 다른 계통의 기관에도 기능상실이 생긴다.

생명체 수준

생명체(organism)는 박테리아와 같이 하나의 세포로 구성되어 있거나, 일조 개의 세포로 구성된 사람이든 간에 전체를 살아있는 것으로 본다. 사람은 상호 종속관계에 있는 계통의 복합체이다(그림 1.3).

1.3 생명의 특징

인간은 다른 생명체와 함께 많은 특징을 나누어 갖고 있으며, 사람 몸에 대해 우리가 알고 있는 많은 지식들은 다른 생명체의 연구로부터 얻었다. 예를 들어, 단세포 생물인 박테리아 연구가 인간 세포에 대한 많은 정보를 제공해 주었고, 개흉심장수술은 다른 포유류에서 실시해 본 후에 비로소 사람을 대상으로 수술을 시도하였다. 생명의 주요한 특징은 조직화, 신진대사, 반응, 성장, 발생과 생식이다.

1. **조직화**(organization)는 생명체의 부위 사이에 구체적인 연관성을 나타내고 그리고 어떻게 이런 부위가 작용하여 특수기능을 수행할 수 있는 가를 나타낸다. 생물은 고도로 조직화, 체계화되었다. 모든 생물은 하나 또는 더 많은 세포로 구성되었다. 세포는 정확한 기능을 수행하는 크기가 큰 분자이며 고도로 전문화된 세포소기관으로 구성된다. 조직화된 상태의 붕괴는 기능상실과 죽음으로 끝날 수 있다.
2. **신진대사**(metabolism)는 성장, 이동과 생식 같은 중요한 기능의 수행을 위한 에너지를 이용할 수 있는 능력이다. 식물은 태양 빛으로부터 에너지를 포착하고, 사람은 음식으로부터 에너지를 얻는다.
3. **반응**(responsiveness)은 환경과 감각 변화에 대한 생명체의 대응능력이며, 생명체의 생명을 유지하는 것을 조정하는 것이다. 반응에는 음식 또는 물을 찾는 운동과 위험 또는 좋지 않은 환경상태로부터 도망치는 것이 포함된다. 생명체는 내부환경을 조절할 수 있는 능력이 있다. 예를 들어, 만약 더운 환경에서 체온이 올라가면, 땀샘이 땀을 분비하여 체온을 정상 수준으로 되돌려 낮출 수 있다.
4. **성장**(growth)은 생명체의 전체 또는 일부분의 크기가 증가하는 것을 말한다. 성장은 세포의 수, 세포 크기 또는 세포를 둘러싸고 있는 물질 증가의 결과이다. 예를 들어, 뼈는 뼈세포 수가 증가하는 만큼 점차로 커지고, 뼈세포는 뼈바탕질로 둘러싸인다.
5. 생명체의 변화를 포함한 **발생**(development)은 시간을 통하여 겪게 되는데 발생은 수정에서 시작하여 사망할 때 끝난다. 커다란 발달 변화는 출생 이전에 일어나지만 많은 변화가 출생 이후에도 계속되며, 일생에 걸쳐 약간의 변화는 계속된다. 발생은 일반적으로 성장을 포함하지만 분화도 포함한다. **분화**(differentiation)는 세포 구조와 기능이 일반화에서 특수화까지 변화되는 것이다. 예를 들어, 수정에 뒤따라서 일반화된 세포가 특수화되어 피부, 뼈, 근육 또는 신경세포와 같은 특정 세포 유형으로 된다. 이러한 세포 분화는 조직과 기관을 형성한다.
6. **생식**(reproduction)은 새로운 세포나 생명을 형성하는 것이다. 세포의 생식 없이는 성장과 조직 재생은 불가능하다. 생물의 생식이 없으면 종은 점차로 소멸이 된다.

1.4 항상성

항상성(homeostasis)이란 외부환경 또는 내부환경의 변화에도 불구하고 몸 안을 상대적으로 일정한 환경을 조성하고 유지하는 것이다. 대부분의 체세포는 적은 양의 액체로 싸여 있기 때문에, 정상 세포기능은 온도, 부피 및 화학성분을 포함한 좁은 범위의 조건에서 세포의 액체 환경에 따라 달라진다. 이러한 조건들은 측정값이 변할 수 있기 때문에 **변수**(variable)라고 한다.

땀을 흘리거나 몸을 떠는 것으로 나타나는 **항상성 기전**(homeostatic mechanisms)은 체온을 이상적인 정상값 또는 **표준값**(set point) 근처에 유지하도록 한다(그림 1.4). 대부분의 항상성 기전은 신경계통 또는 내분비계통에 의해 조절된다. 항상성 기전이 체온을 정확하게 표준값에 맞추지는 못한다는 것에 주목하자. 대신에 항상성 기전은 체온을 표준값 근처에서 약간 오르게 하거나 내리게 함으로써 체온이 **정상 범위**(normal range) 내에 머물도록 한다. 체온이 정상 범위 안에 머무는 동안은 항상성이 유지되는 것이다.

계통은 내부환경의 조절에 관여하여 내부환경이 비교적 일정하게 머무르게 한다. 예를 들어, 소화계통, 호흡계통, 심장혈관계통, 그리고 비뇨계통 기능이 서로 함께 몸에 있는 각 세포가 충분한 산소와 영양분을 공급받고 세포 속의 노폐물이 중독량까지 축적되지 않도록 한다. 만약에 세포 주변 용액의 항상성이 깨지면, 세포들은 정상적인 기능을 못하고 파괴될 수도 있다. 질병은 항상성을 깨뜨려 가끔 생명을 위태롭게 한다. 현대의학은 항상성을 깨뜨리는 기전을 이해하려 노력하고, 변수값을 정상 범위로 되돌리려는 노력을 한다.

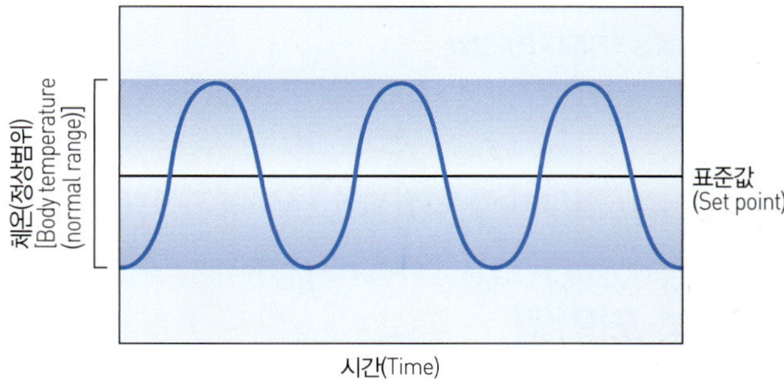

그림 1.4 항상성
항상성은 체온과 같은 변수를 이상적인 정상값, 또는 표준값 근처로 유지하는 것이다. 변수의 값들은 표준값 주변을 따라 변동하면서 정상 범위를 형성한다.

음성 되먹임

항상성을 유지하는 기전들 중 대부분은 **음성 되먹임 기전**(negative-feedback mechanism)을 활용하고 있다. 음성(*negative*)이라는 뜻은 표준값에서 멀어진 편차를 아주 작게 하거나 제한하는 것이다. 음성 되먹임은 값의 변동 자체를 방지하는 것이 아니라 변동을 정상 범위 안에 유지시키는 것이다.

정상 혈압의 유지는 음성 되먹임의 예이다. 정상 혈압은 심장에서 조직으로 혈액이 공급되는 것을 도와주기 때문에 중요하다. 혈액은 조직에 산소와 영양을 공급하며 조직의 노폐물을 제거한다. 따라서 정상 혈압은 조직 항상성을 유지하는 데 필수적이다.

정상 혈압의 유지에는 세 가지 요소가 있다: (1) **수용체**(receptor)가 혈압과 같은 변수의 값을 감시한다. (2) 뇌에 있는 **조절중추**(control center)가 표준값을 설정하면 변수값이 표준값 근처에서 유지된다. (3) 심장 같은 **효과기**(effector)는 변수의 값을 변화시킬 수 있다. 변수값을 변화시키는 것을 **자극**(stimulus)이라고 하고 자극은 항상성 기전을 작동시킨다.

혈압은 심장의 수축에 의해 조절된다. 심장박동수가 증가하면 혈압이 증가하고, 심장박동수가 감소하면 혈압이 감소한다(그림 1.5). 혈압을 감시하는 압력수용기는 심장 가까이에 있는 큰 혈관 속에 위치한다. 만약 혈압이 증가하면, 수용기가 감지하여 뇌의 조절중추로 정보를 보낸다. 조절중추는 심장박동수를 감소시키고 혈관을 확장시켜서 혈압이 감소한다. 만약에 혈압이 감소하면, 수용기는 조절중추에 알려 심장박동수가 증가하고 혈관이 좁아져서 혈압이 상승하

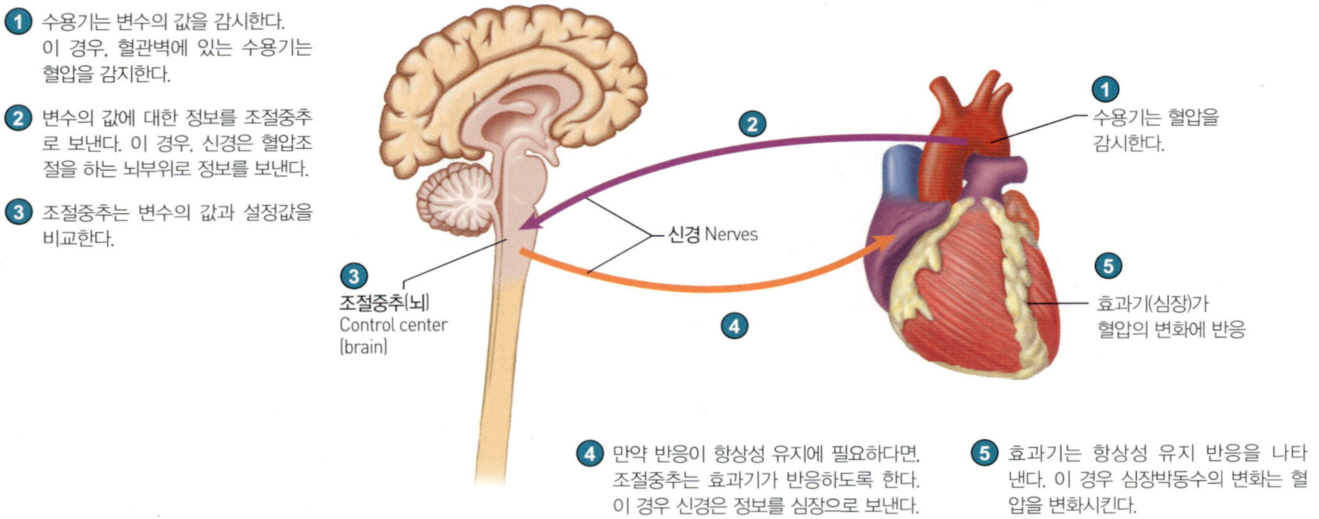

그림 1.5 **음성 되먹임 기전: 혈압**

며, 그 결과 혈압이 정상 범위 안에서 유지된다(그림 1.6).

양성 되먹임

양성 되먹임 기전(positive-feedback mechanism)은 초기 자극이 계속해서 추가적인 반응을 자극하는 것이다. 그 결과, 표준값에서 멀어진 편차가 더욱 커진다. 예를 들어, 출혈이 진행되는 동안 혈전형성 기능을 담당하는 화학물질은 화학물질의 생산을 자극하는 양성 되먹임 작용을 한다. 혈전이 왕성하게 형성되어 출혈이 멈춰서 항상성이 깨진 상황이 양성 되먹임을 통해 해결된다.

양성 되먹임의 다른 예는 출산이다. 임신 말기가 가까워지면, 아기의 몸에 의해 자궁이 늘어난다. 특히 자궁입구 주변이 늘어나서 자궁근육의 수축을 자극한다. 자궁의 수축으로 인해 아기가 자궁입구로 이동하면서 자궁입구를 더 늘어나게 한다. 이 자극이 자궁근육의 추가 수축을 일으키고, 그 결과로 자궁입구의 추가적인 확장이 일어난다. 이와 같은 양성 되먹임 자극은 아기가 자궁에서 분만 되면 끝난다.

반면에 가끔은 양성 되먹임이 우리 몸에 해로울 때도 있다. 한 가지 해로운 양성 되먹임의 예는 심장근육으로의 혈액이 부적절하게 공급되는 것이다. 심장근육의 수축은 혈압을 형성하고 이를 통해 혈액은 혈관을 통해 조직으로 이동한다. 심장의 바깥에 위치한 혈관계통은 심장근육에 충분한 혈액을 공급하도록 하여 정상적인 수축이 일어나게 한다. 실제로는 심장이 자기 자신에게 혈액을 보낸다. 다른 조직과 마찬가지로, 혈압은 심장근육에 적당한 혈류를 보장한다. 극심한 출혈 이후에, 혈압이 감소하면 심장근육으로 가는 혈액이 부적절해진다. 심장근육 혈류의 항상성이 깨져서, 심장근육이 정상적으로 기능하지 못하게 되어 심장이 적은 양의 혈액을 내뿜으면 혈압이 더욱 떨어진다. 혈압이 추가로 떨어지면 심장근육으로 가는 혈류가 더욱 감소하고 심장은 더 적은 양의 혈액을 내뿜게 되어 혈압이 다시 감소한다(그림 1.7). 이 과정이 반복되어 심장근육으로 가는 혈류가 너무 줄어들면 심장박동이 멈출 수 있다.

적당한 양의 혈액이 소실(헌혈)되면, 음성 되먹임의 영향으로 심장박동수가 증가하여 혈압이 복구된다. 그러나 만약 혈액상실이 심각하면, 음성 되먹임이 항상성을 유지하지 못하며, 양성 되먹임이 나타나면서 오히려 혈압이 감소한다.

기억해야 할 기본 원칙은 많은 질병상태는 항상성을 유지하기 위한 음성 되먹임이 실패하기 때문에 발생한다는 것이다. 치료의 목적은 음성 되먹임을 도와서 병을 극복하는 것이다. 예를 들어, 수혈은 혈압 감소를 반전시키고 항상성을 복구한다.

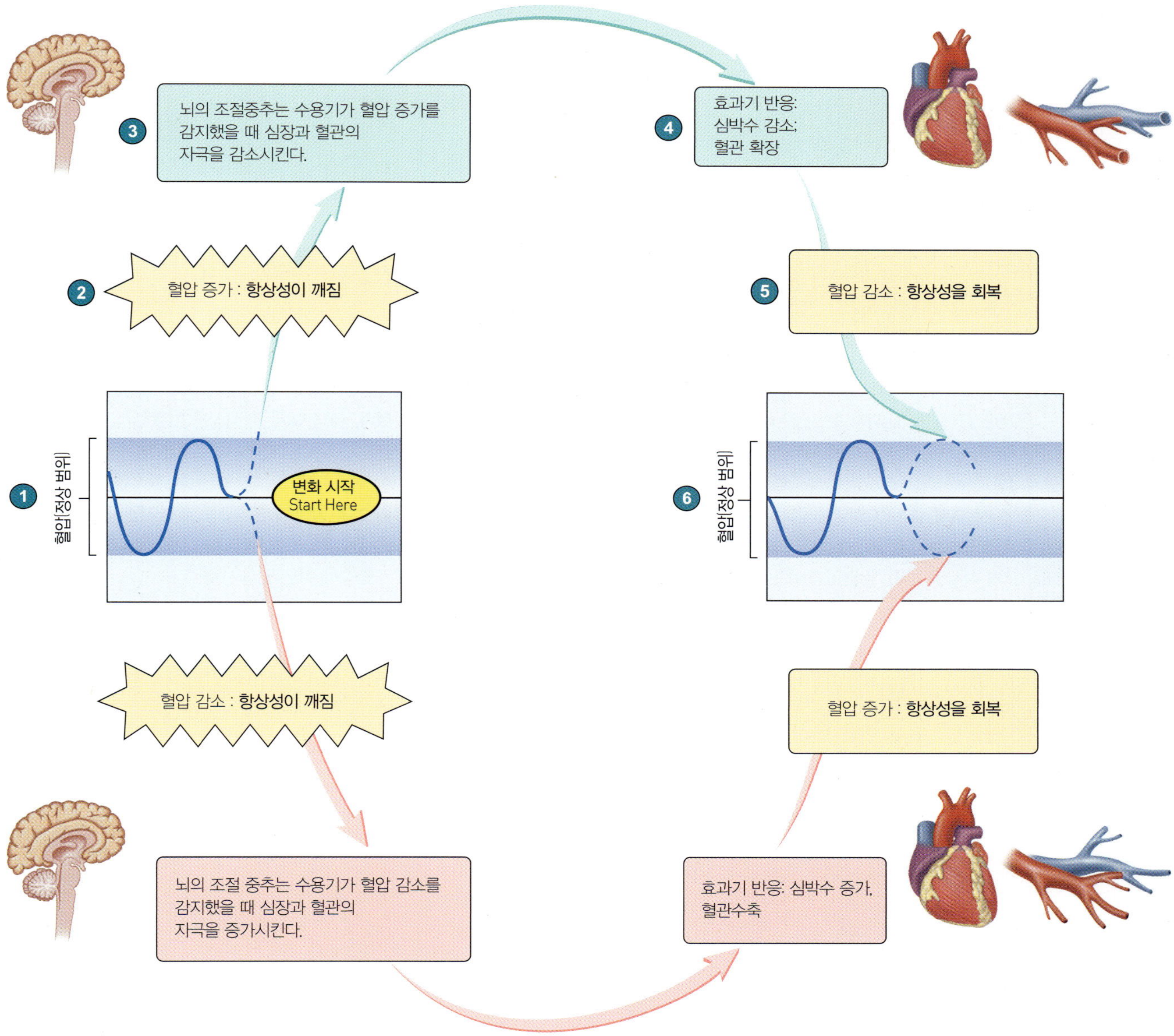

항상성 그림 1.6 혈압의 음성 되먹임 조절

이 책에 표시된 모든 항상성 그림은 지금 그림과 똑같은 형식을 갖는다. 정상 범위 바깥으로 변수의 증가에 의한 변화는 녹색 상자 안에 나타내었고, 그리고 감소에 의한 변화는 적색 상자 안에 나타내었다. 항상성에 대한 그림을 이해하는 것을 돕기 위해 그림에서 일부 단계는 번호를 붙였다.
(1) 혈압이 정상 범위 안에 머무른다.
(2) 혈압이 정상 범위 밖으로 증가하여 항상성이 깨진다.
(3) 뇌에 있는 혈압조절중추가 반응하여 혈압을 변화시킨다.
(4) 조절중추가 심박수를 감소시키고 혈관을 확장시킨다.
(5) 이러한 변화는 혈압을 내리는 원인이 된다.
(6) 혈압을 정상 범위로 되돌리면, 항상성이 회복된다. 정상 범위 밖으로 혈압이 감소할 때의 반응을 적색 화살표를 따라 관찰하라.

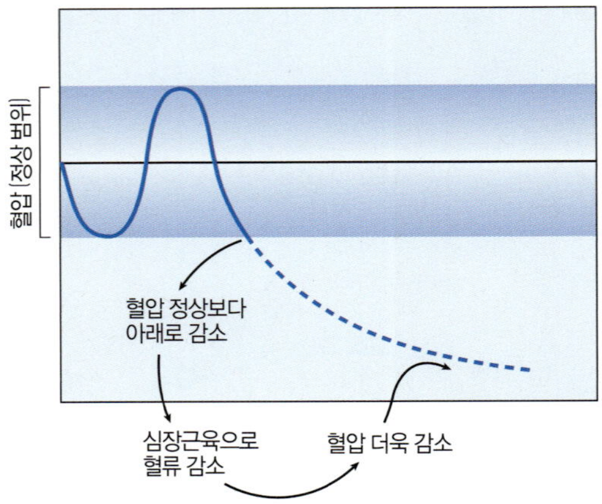

그림 1.7 유해한 양성 되먹임의 예
정상 범위 밖으로 낮아진 혈압은 심장으로 가는 혈류의 감소를 유도한다. 심장이 혈압을 유지하기 위해 충분한 혈액을 방출하지 못하게 되어, 심장근육으로 가는 혈류가 감소한다. 따라서 심장의 박출능력이 더 감소하고, 혈압이 더욱 떨어진다.

예상문제에 대한 답

Renzo는 식후에도 포만감을 느끼지 못하였으나, 혈당은 올라갔기 때문에 인슐린 펌프를 처방받았다. 제1장에서, 항상성은 일정하게 내부환경을 유지하는 것이라고 공부하였다. Renzo는 식사를 했음에도 불구하고 허기를 느끼고, 혈당치는 정상보다 너무 높게 유지되기 때문에 이를 항상성이 깨졌다고 할 수 있다.

정상적으로는 식사 후에 올라간 혈당은 이자에서 분비되는 인슐린의 작용으로 표준값으로 돌아간다. 혈당이 정상으로 돌아가면, 인슐린의 분비는 멈춘다. 그런데 Renzo의 경우 당뇨병을 앓고 있기 때문에 그의 이자에서는 인슐린이 분비되지 않는다. 따라서 의사는 인슐린 펌프를 처방하였다. 이제 Renzo가 식사를 하면, 인슐린 펌프는 인슐린을 혈액으로 집어넣어 Renzo의 혈당치를 표준값에 가깝게 유지시킨다.

CHAPTER

02 생명의 화학적 기초

예상문제

Rafael은 축구경기를 하였다. 그러나 더운 날씨는 이번 경기를 그의 가장 어려운 경기로 만들었다. 시합이 시작되자, Rafael은 땀이 많이 났으나, 그 전날 밤 몸이 좋지 않아서 수분 섭취를 충분히 하지 못하였다. 후반전이 끝나갈 무렵에, Rafael은 더 이상 땀이 나지 않았으며 지나치게 더우며 현기증을 느꼈다.

이번 장을 읽은 다음에 어떻게 분자의 성질이 분자들의 생리적 기능에 기여하는지를 배우고, 어떻게 Rafael이 내부 온도에 영향을 미치는 땀을 못 흘리게 되었는지를 예상하라.

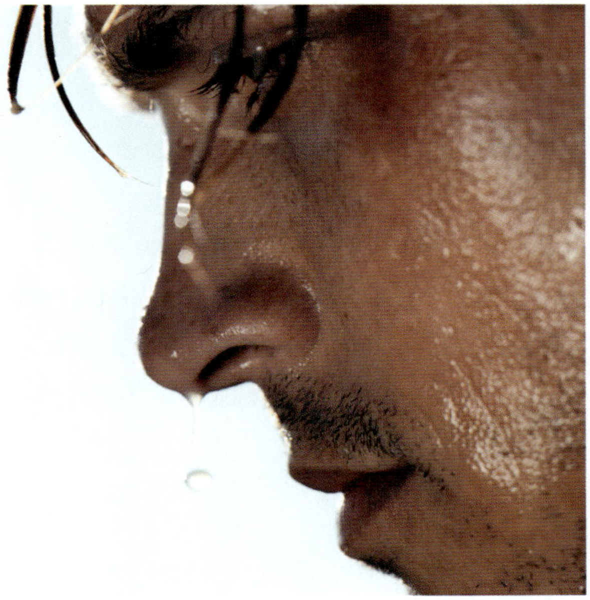

Module 2 Cells and Chemistry | Anatomy & Physiology REVEALED® aprevealed.com

2.1 일반화학

화학물질은 몸의 구조를 만들고, 다른 화학물질과 화학물질의 상호작용은 몸의 기능을 담당한다. 신경자극 발생의 경과, 소화, 근육수축과 물질대사는 화학용어로 모두 서술할 수가 있다. 많은 비정상적인 조건과 그들의 치료는 화학적으로 설명할 수가 있으며, 더군다나 계통의 기능장애로 나타나는 그들의 증상까지도 설명할 수가 있다. 예를 들면, 파킨슨병은 뇌 속의 어떤 신경세포에 도파민이라는 화학물질의 결핍이 원인이 되어 몸이 흔들리면서 운동이 조절되지 않는 병이다. 파킨슨병은 환자에게 뇌세포가 도파민으로 변환시킬 수 있는 다른 화학물질을 투여함으로써 치료할 수 있다.

화학의 기본지식은 해부학과 생리학을 이해하는 데 필수적이다. **화학**(Chemistry)은 원자의 구성과 물질의 구조와 그들이 겪는 반응에 대하여 관심이 있는 과학의 한 분과이다. 이 단원에서는 약간의 기본화학 원리의 개요를 기술하고, 화학과 사람과의 연관성을 강조한다.

물질, 질량과 중량

살아 있거나 죽어 있는 모든 것들은 **물질**(matter)로 구성되어 있으며, 물질이란 공간을 차지하며 질량을 갖고 있다. **질량**(mass)은 지구의 중력장 내에서 어떤 물체의 **중량**(weight)을 결정하는 물리적 특성이다. 예를 들면, 사과의 무게는 중력이 사과 질량을 '끌어당김'으로써 생기는 것이다.

질량의 국제단위는 프랑스에 있는 국제도량형국에 보관되어 있는 백금-이리듐 원통의 질량을 **킬로그램**(kilogram; kg)으로 한다. 모든 다른 물체의 질량을 이 원통과 비교한다. 예를 들면, 2.2 파운드 lb의 납 무게와 1 리터(L)(1.06 qt)의 물은 각각 거의 1 kg의 질량을 가지고 있다. 표준 kilogram 원통 질량의 1/1,000인 물체는 1 **그램**(gram; g)의 질량을 갖는다.

원소와 원자

원소(element)는 단일 화학 성질을 가진 가장 간단한 형태의 물질이다. 사람의 몸에서 일반적으로 발견되는 원소의 목록이 표 2.1에 있다. 체중의 약 96%는 원소인 산소, 탄소, 수소와 질소로 이루어진다. 그러나 많은 다른 원소들도 사람의 몸에서 중요한 역할을 한다. 예를 들면, 칼슘은 뼈를 형성하는 것을 돕고, 나트륨 이온은 신경활동에 필수적이다. 약간의 이러한 원소들은 다만 미량이 존재하지만, 그러나 생명에는 그럼에도 불구하고 필수적이다.

원자(atom)는 그 원소의 성질을 가지고 있는 가장 작은 단위의 입자를 말한다. 원소는 한 종류의 원자로만 구성된다. 예를 들면, 산소는 산소 원자만으로 이루어진 원소이며, 탄소는 탄소 원자만으로 이루어진 원소이다.

원소 혹은 원소의 원자는 기호로 표시된다. 일반적으로 기호는 첫째 문자 혹은 원소이름의 문자 예를 들면, 탄소(carbon)의 C, 수소의 H와 칼슘의 Ca로 표시한다. 때때로 기호는 원소의 라틴어, 그리스어 혹은 아라비아어 이름에서 따오기도 한다. 그 예로 **소듐**(sodium)의 기호는 라틴어 *나트륨*(*natrium*)에서 온 Na로 표시한다.

원자 구조

물질의 특성은 구조, 구성, 원자의 성질에 따라 나타난다. 원자는 원자보다 작은 입자로 구성되어 있으며, 그 중의 일부는 전하를 띠고 있다. 원자보다 작은 세 종류의 입자는 중성자, 양성자와 전자이다. **중성자**(neutron)는 전하를 갖지 않으며, **양성자**(proton)는 양의 전하를, 그리고 **전자**(electron)는 음의 전하를 갖는다. 어떤 원자에서 전자의 수와 양성자의 수는 같으므로 원자들은 전기적으로 중성이다. 양성자의 숫자와 전자의 숫자는 각 원자에서 동등하며, 각각의 전하가 서로를 상쇄한다. 따라서 각 원자는 전기적으로 중성이다.

원자에서 양성자와 중성자는 원자의 중심에서 **핵**(nucleus)을 이루고, 전자들은 원자핵 주위를 돈다(그림 2.1). 핵은 원자 질량의 99.97%를 차지하지만, 원자 부피의 1/10조 이다. 원자 부피의 대부분은 전자가 차지하고 있다. 하지만 어느 특정한 순간 어느 특정한 전자가 정확

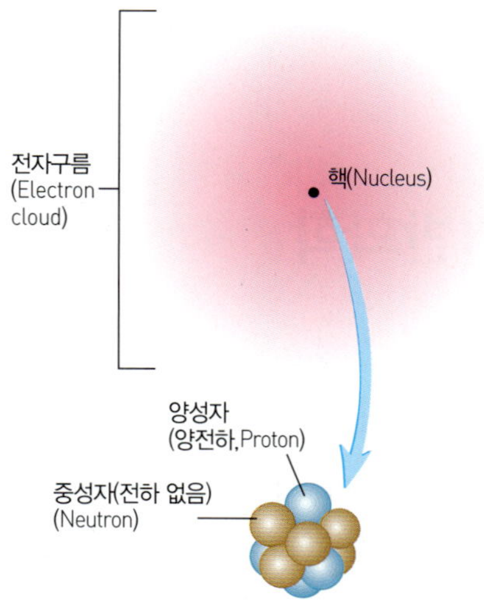

그림 2.1 원자모형
아주 작고, 치밀한 핵은 양전하를 띤 양성자와 전하가 없는 중성자로 구성되어 있다. 원자의 대부분의 부피는 빠르게 움직이는 음전하를 띤 전자가 차지하며, 전자구름으로 표현한다.

히 어느 곳에 있는지를 아는 것은 불가능하고, 전자가 발견되는 위치를 **전자구름**(electron cloud)으로 대신할 수 있다(그림 2.1).

각 원소는 그 원소를 구성하는 원자의 양성자 수로 유일하게 규정된다. 예를 들면, 수소 원자는 오직 한 개의 양성자를 갖고, 탄소 원자는 오직 여섯 개의 양성자만 갖고, 산소 원자는 오직 여덟 개의 양성자만을 갖는다(그림 2.2, 표 2.1 참조). 각 원자의 양성자 수를 원자번호라고 하며, 전자의 수와 양성자의 수는 같기 때문에 **원자번호**(atomic number)는 전자 수와 같다.

양성자와 중성자는 거의 같은 질량을 가지며, 원자 질량의 대부분을 차지한다. 한편 전자는 매우 작은 질량을 갖고 있다. 각 원자에서 원소의 **질량수**(mass number)는 양성자 수 더하기 중성자 수이다. 예를 들면, 탄소의 질량은 12인데, 그 이유는 탄소가 6개의 양성자와 6개의 중성자를 갖고 있기 때문이다.

전자와 화학결합

원자의 화학적 성질은 그 원자의 최외각 전자들에 의하여 결정된다. 원자 간의 **화학결합**(chemical bonding)은 원자의 최외각 전자가 다른 원자로 이동하거나 공유될 때 형성된다. 화학결합의 두 가지 중요한 형태에는 이온결합과 공유결합이 있다.

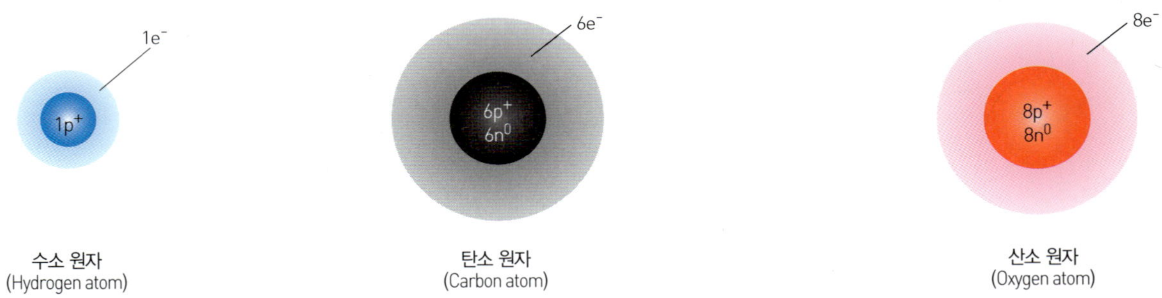

그림 2.2 수소 원자, 탄소 원자와 산소 원자
원자의 핵 속에는 특정 개수의 양전하를 띤 양성자(p^+)와 전하가 없는 중성자(n^0)가 있다. 음전하를 띤 전자(e^-)는 핵을 둘러싸고 있다. 이곳에 묘사한 원자는 각 원자에서 양성자의 수와 전자의 수가 동등하기 때문에 전기적으로 중성이다.

표 2.1 사람 몸의 일반적 구성요소

원소	기호	원자번호	질량수	사람 몸의 체중당 비율	사람 몸의 원자수당 비율
수소	H	1	1	9.5	63.0
탄소	C	6	12	18.5	9.5
질소	N	7	14	3.3	1.4
산소	0	8	16	65.0	25.5
나트륨	Na	11	23	0.2	0.3
인	P	15	31	1.0	0.22
황	S	16	32	0.3	0.05
염소	Cl	17	35	0.2	0.03
칼륨	K	19	39	0.6	0.06
칼슘	Ca	20	40	1.5	0.31
철	Fe	26	56	Trace	Trace
요오드	I	53	127	Trace	Trace

이온결합

원자는 양성자와 전자의 수가 같으므로 전기적으로 중성이다. 만약 원자가 전자를 잃어버리거나 얻게 되면, 양성자와 전자의 수가 더 이상 같지 않아서 **이온**(ion)이라 불리는 전하를 띤 입자를 형성한다. 원자가 전자를 잃은 후에 원자는 자기가 가진 전자보다 한 개의 양성자를 더 갖게 되어 양전하를 띠게 된다. 예를 들어, 나트륨 원자(Na)는 전자를 잃어 양전하를 지닌 나트륨 이온(Na^+)이 된다(그림 2.3a). 원자가 전자를 얻은 후에는, 원자는 원자가 가진 양성자보다 한 개의 더 많은 전자를 갖고 있어서 음전하를 띤다. 예를 들면, 염소 원자(Cl)는 전자를 받아들여 음전하를 가진 염소 이온(Cl^-)으로 된다. 반대 전하의 이온들은 서로를 끌어들이기 때문에, 양전하 이온은 음전

표 2.2 인체의 주요 이온

이온	기호	중요성*
칼슘	Ca^{2+}	뼈와 치아의 대부분을 담당; 혈액응고, 근육 수축, 신경전달, 신경전달물질의 방출
나트륨	Na^+	안정막전위, 수분의 균형
칼륨	K^+	안정막전위
수소	H^+	산-염기 균형
수산화물	OH^-	산-염기 균형
염소	Cl^-	수분의 균형
중탄산염	HCO_3^-	산-염기 균형
암모늄	NH_4^+	산-염기 균형
인	PO_4^{3-}	뼈와 치아의 대부분을 담당. 에너지 교환의 기능. 산-염기 균형
철	Fe^{2+}	적혈구 생산
마그네슘	Mg^{2+}	효소에 필수적
요오드	I^-	갑상샘 호르몬에 존재

※ 이온들은 구조의 일부이거나 나열된 과정에서 중요한 역할을 담당한다.

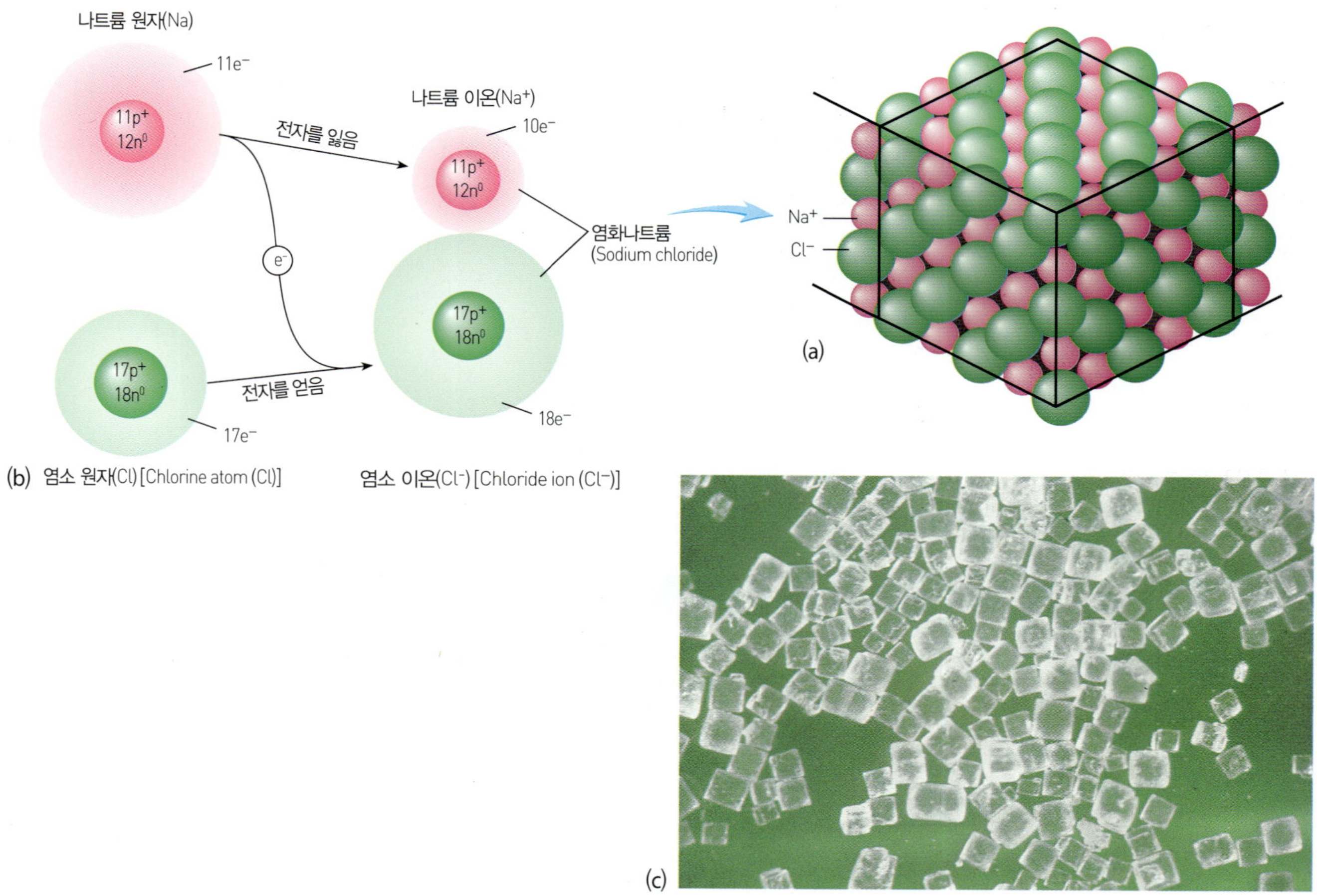

그림 2.3 이온결합

(a) 나트륨 원자가 전자를 잃고 크기가 작아진 양전하를 띤 이온으로 변하고, 염소 원자는 전자를 얻고 크기가 커진 음전하를 띤 이온으로 변한다. 반대 극성을 띤 이온들이 서로 이끌려서 이온결합을 형성하여 염화나트륨(소금)이 된다. (b) 나트륨 이온과 염소 이온이 육면체 모양을 형성한다. (c) 육면체 배열을 반영한 소금 결정의 사진.

하 이온에 가까이 머무르려는 경향이 있어 **이온결합**(ionic bond)을 형성한다. 따라서 나트륨 이온(Na^+)과 염소 이온(Cl^-)은 이온결합에 의해 서로를 붙들어 소금(sodium chloride, NaCl) 또는 식염(table salt)이라 불리는 이온 집합체를 형성한다(그림 2.3b · c).

이온은 그 이온이 형성된 원자가 무엇으로부터 온 것인지를 원자기호를 이용하여 표시하고, 플러스(+) 또는 마이너스 (–) 어깨글자는 이온전하를 나타낸다. 예를 들면, 나트륨 이온은 Na^+, 염소 이온은 Cl^-로 표시한다. 만약 한 개 이상의 전자를 잃거나 얻으면, 숫자를 플러스 또는 마이너스 표시와 함께 쓴다. 따라서 Ca^{2+}는 칼슘 이온이 두 개의 전자를 잃어서 형성되었다. 표 2.2에 몸에서 일반적으로 발견되는 일부 이온을 나열하였다.

공유결합

공유결합(covalent bond)은 두 원자가 하나 혹은 둘 이상의 전자쌍을 공유할 때 만들어진다. 원자의 조합의 결과로 초래된 것을 **분자**(molecule)라 한다. 그 예는 2개의 수소 원자 사이의 공유결합이 수소 분자를 형성한다(그림 2.4). 각 수소 원자는 한 개의 전자를 갖는다. 원자가 서로 가까워질 때, 양전하를 띠고 있는 각 원자의 핵이 다른 원자의 전자를 끌어들이기 시작한다. 적합한 거리에서 두 핵은 두 개의 전자를 서로 끌어들이고, 각 전자는 두 핵과 공유한다. 두 개의 수

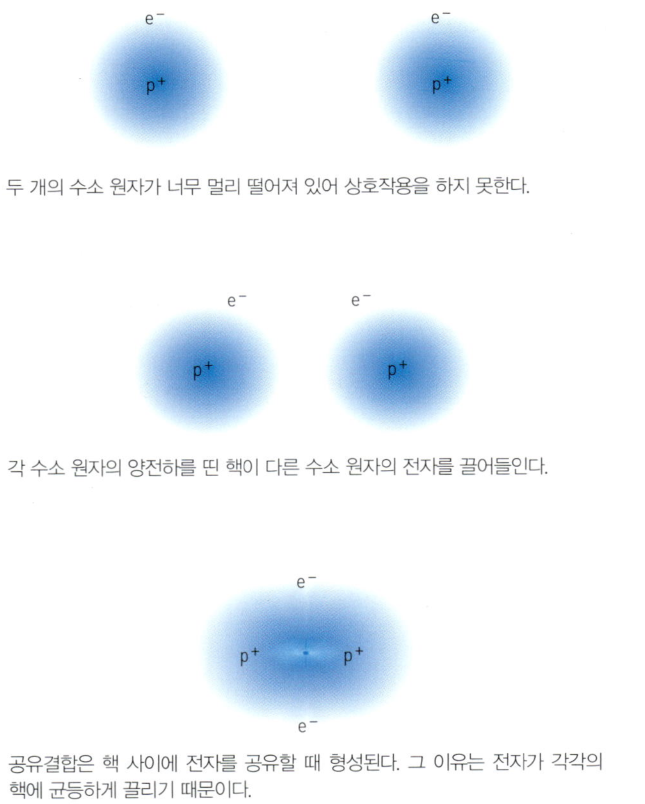

그림 2.4 공유결합

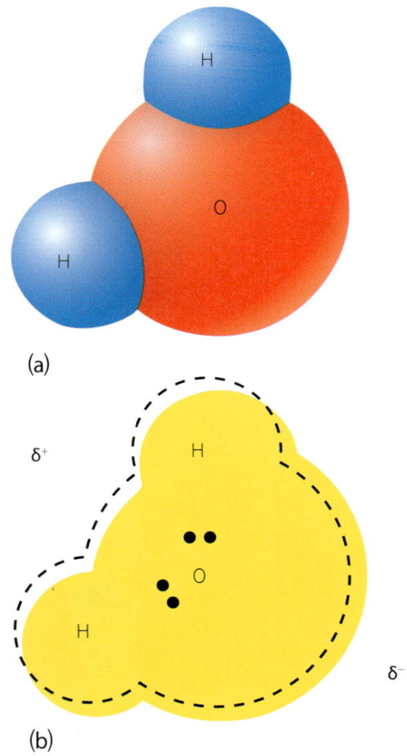

그림 2.5 극성 공유결합

(a) 물 분자는 두 개의 수소 원자가 산소 원자와 공유결합을 형성할 때 만들어진다.
(b) 수소 원자와 산소 원자는 전자 쌍을 공유하지만(*검은 점으로 표시*), 한쪽으로 전자공유가 치우쳐 있다. 점선 윤곽은 전자가 공평하게 공유되었을 때 전자구름의 예상 위치이다. 그러나 노란색 영역에서 알 수 있듯이, 실제 전자구름(*노란색*)은 산소 쪽으로 치우쳐 있다. 따라서 산소 쪽 분자는 약간 음성 전하(δ^-)를 나타내고, 수소 쪽 분자는 약간 양성 전하(δ^+)를 나타낸다.

소 원자는 공유결합에 의해 결합한다.

단일 공유결합(single covalent bond)의 결과 두 개의 원자가 한 쌍의 전자를 공유한다. 원자의 기호 사이의 한 줄은(예를 들면, H–H) 단일 공유결합을 표시한다. **이중 공유결합**(double covalent bond)은 두 개의 원자가 두 쌍의 전자를 공유할 때 발생한다. 탄소 원자가 두 개의 산소 원자와 결합하여 이산화탄소를 형성할 때, 두 개의 이중 공유결합이 생긴다. 이중 공유결합은 원자 사이에 이중의 선으로 표시된다(O=C=O).

공유결합에서는 전자가 불균형하게 공유된다. 전자의 불균형, 비대칭적인 공유를 할 때의 결합을 **극성 공유결합**(polar covalent bond)이라 하는데, 그 이유는 전자의 불균형한 공유가 분자의 한쪽 끝이 분자의 다른 끝에 반대되는 불완전한 전하를 일으키기 때문이다. 예를 들면, 두 개의 수소 원자는 수소의 전자를 산소 원자와 공유하여 그림 2.5에 보이는 것과 같이 물 분자(H_2O)를 형성한다. 그러나 수소 원자가 산소 원자와 균등하게 전자를 공유하지 못하고, 전자는 수소 원자의 주위보다는 산소 원자 주위에 머무는 시간이 더 많은 경향이 있다. 비대칭 전하를 가진 분자를 **극성 분자**(polar molecules)라고 한다.

원자 사이에 전자의 균형 공유를 가질 때의 결합을 **비극성 공유결합**(nonpolar covalent bond)이라 한다. 대칭 전하를 가진 분자를 **비극성 분자**(nonpolar molecules)라 한다.

수소결합

극성분자는 양극과 음극을 갖는다. 하나의 극성 분자의 양극은 다른 극성 분자의 음극에 약하게 끌린다. 비록 이 끌림현상을 **수소결합**(hydrogen bond)이라고 하지만, 이것은 화학결합이 아니다. 그 이유는 전자가 이동하지 않거나 다른 극성 분자의 원자 사이에서 공유하기 때문이다. 수소결합의 결과로 분자 사이의 끌림은 이온결합 또는 공유결합보다는 무척 약하다. 예를 들면, 한 개의 물 분자의 양전하를 가진 수소는 다른 물 분자의 음전하를 가진 산소에 약하게 끌린다

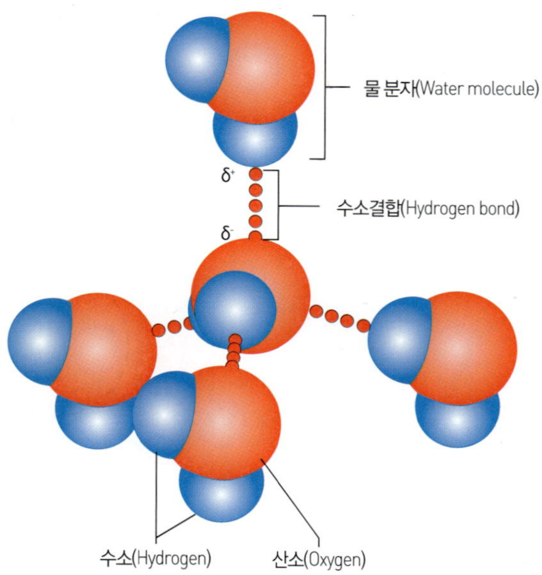

그림 2.6 수소결합
한 개의 물 분자(δ^+)의 양전하를 띠는 수소 부분과 다른 물 분자(δ^-)의 음전하를 띠는 산소 부분이 수소결합(*빨간색 점선*)을 형성한다. 수소결합이 물 분자를 붙잡는다. 그 결과, 수소결합은 물 분자를 서로 붙든다.

(그림 2.6). 따라서 물 분자는 수소결합에 의하여 결합한다.

수소결합은 복잡한 분자의 모양을 결정하는 데도 역시 중요한 역할을 한다. 이런 결합은 하나의 커다란 분자에서 다른 극성 부분 사이에서 일어나고, 분자의 정상 삼차원 구조(입체형)에서 분자를 잡고 있다("단백질"과 "핵산: DNA와 RNA" 참조).

해리

이온성 화합물이 물에 녹을 때 이온이 **해리**(dissociate)되거나 서로 분리되어, 양전하 이온은 물 분자의 음극에 끌리고, 음전하 이온은 물 분자의 양극에 끌린다. 예를 들면, 소금이 물에 녹으면 Na^+와 Cl^-가 서로 분리되어, 물 분자가 둘러싸고 이온으로 분리되어 용액 속에 유지된다(그림 2.7). 이렇게 분리된 이온은 가끔 **전해질**(electrolyte)이라 불리는데, 그 이유는 전하를 띤 입자의 흐름인 전류를 전도하는 능력을 갖고 있기 때문이다. 예로서, 심전도(ECG)는 심장에 의해 만들어진 전류의 기록이다. 이런 전류는 몸 표면에 위치한 전극에 의해 감지되는데, 그 이유는 이온이 체액 안에 있어서 전류를 전도하기 때문이다.

분자가 물에 용해될 때, 공유결합 화합물 분자는 물 분자에 의해 둘러싸였더라도 일반적으로 온전하게 남아 있다. 따라서 포도당 용액 안에서 포도당 분자는 물 분자에 의해 둘러싸인다.

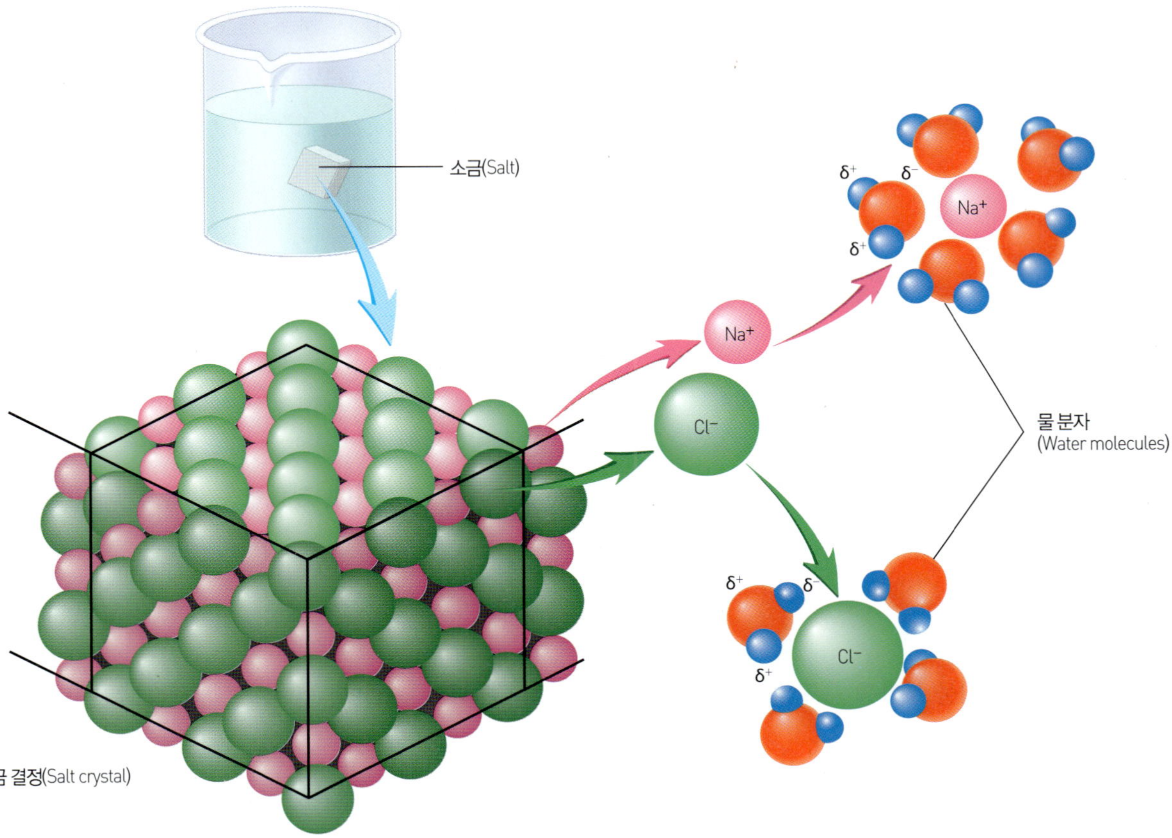

그림 2.7 해리
염화나트륨(소금)은 물 속에서 해리된다. 양전하를 띤 나트륨 이온은 음전하를 띤 산소를 끌어 당기고(*빨간색*), 음전하를 띤 염소 이온은 양전하를 띤 수소 이온을 끌어 당긴다(*파란색*).

2.2 화학반응

화학반응(chemical reaction)이란 원자나 분자가 새로운 화학결합을 형성하거나 그들 사이의 화학결합이 깨지는 과정을 말한다. 화학반응이 일어나기 이전에 존재하는 원자나 분자를 **반응물**(reactant)이라 하고, 화학반응에 의해 생성된 물질을 **생성물**(product)이라 한다.

화학반응의 분류

화학반응을 합성, 분해 또는 교환반응으로 분류할 수가 있다.

합성반응

두 개 혹은 그 이상의 반응물이 결합하여 크거나 더욱 복잡한 생성물을 형성하는 과정을 **합성반응**(synthesis reaction)이라 하고, 아래와 같이 나타낸다.

$$A + B \rightarrow AB$$

합성작용의 예에는 음식에서 얻어진 기본 구성요소로부터 사람 몸의 복합 분자의 합성을 포함하고, 그리고 **아데노신 삼인산분자**(adenosine triphosphate; ATP)의 합성도 있다. ATP에서 *A*는 아데노신(adenosine)을 나타내고, *T*는 tri-(또는 3)를 나타내며, *P*는 인산기(phosphate group, PO_4^{3-})를 나타낸다. 따라서 ATP는 아데노신과 세 개의 인산기로 구성된다. ATP는 2개의 인산기를 가진 아데노신이인산(ADP)이 인산기와 결합할 때 커다란 ATP분자를 형성한다. ADP와 반응하는 인산기는 가끔 P_i로 표시하는데, *i*는 무기질과 관련된 인산기를 가리킨다("무기물 분자" 참조).

$$\underset{\text{(ADP)}}{A-P-P} + \underset{\text{(Phosphate group)}}{P_i} \rightarrow \underset{\text{(ATP)}}{A-P-P-P}$$

몸에서 일어나는 모든 합성반응은 총괄하여 **동화작용**(anabolism)과 관련이 있다. 성장, 유지와 몸의 회복은 동화작용 없이는 있을 수가 없다.

분해반응

분해반응(decomposition reaction)은 반응물이 작으며, 단순 생산물로 부수는 것이다. 분해반응은 합성반응의 반대이며, 아래와 같이 표시된다:

$$AB \rightarrow A + B$$

분해반응의 예로는 음식물 분자를 기초적 요소로 부수는 것과 그리고 ATP를 ADP와 인산기로 분해하는 것이 포함된다.

$$\underset{\text{(ATP)}}{A-P-P-P} \rightarrow \underset{\text{(ADP)}}{A-P-P} + \underset{\text{(Phosphate group)}}{P_i}$$

몸에서 일어나는 분해반응을 총괄하여 **이화작용**(catabolism)이라고 한다. 이화작용에는 창자에서의 음식물의 소화와 세포 속에서 저장된 지방의 분해, 그리고 몸을 보호하기 위해 일부 혈액세포에서의 이물질과 미생물의 파괴 등이 포함되어 있다. 몸에서 일어나는 모든 동화작용과 이화작용을 총괄하여 **신진대사**(metabolism)라고 정의한다.

교환반응

교환반응(exchange reaction)은 분해반응과 합성반응의 조합물이다. 분해반응일 때 반응물이 부셔진다. 합성반응일 때 분해반응의 생성물이 결합한다. 교환반응을 아래와 같이 나타낼 수 있다.

$$AB + CD \rightarrow AC + BD$$

교환반응의 예로서 염산(HCl)과 수산화나트륨(NaOH)이 반응하여 소금(NaCl)과 물(H_2O)을 생성한다:

$$HCl + NaOH \rightarrow NaCl + H_2O$$

가역반응

가역반응(reversible reaction)은 반응물에서 생성물로, 생성물에서 반응물로 되는 과정에서 기인하는 화학반응이다. 생성물 형성속도와 반응물 형성속도가 같을 때, 반응이 **평형상태**(equilibrium)라고 부른다. 평형상태 때에는 생성물의 양에 비례하여 반응물의 양이 일정하게 남는다.

다음의 비유는 가역반응과 평형의 개념을 명확히 하는 데 도움을 줄 것이다. 물이 들어 있는 구유를 상상해 본다. 구유는 칸막이로 2개의 칸으로 나뉘어 있지만, 그러나 칸막이에는 구멍이 뚫려 있어서 물이 칸 사이를 자유롭게 움직일 수가 있다. 따라서 물은 양방향으로 이동할 수가 있는데, 이와 같은 것은 가역반응과 같다. 왼쪽 칸에 있는 물은 반응물의 양을 나타내고, 그리고 오른쪽 칸의 물은 생성물의 양을 나타낸다. 평형상태에서는 각 칸의 생성물의 양과 반응물의 양에 비례하여 항상 같다. 그 이유는 물의 수준이 양쪽 칸이 같아질 때까지 칸막이가 두 칸 사이로 물이 통과하게 허용하기 때문이다. 만약에 왼쪽 칸에 물을 보충하여 반응물의 양이 증가하면, 물은 왼쪽 칸에서 칸막이를 통하여 오른쪽 칸으로 물의 수준이 양쪽이 동등해질 때까지 흐른다. 따라서 반응물과 생성물의 양이 또 다시 동등해진다.

사람 몸 안의 중요한 가역반응은 이산화탄소(CO_2)와 물(H_2O)이 수소 이온(H^+)과 중탄산염 이온(HCO_3^-)을 형성할 때 일어난다. 반응의 가역성은 반대방향으로 지시된 두 개의 화살표로 표시된다:

$$CO_2 + H_2O \rightleftarrows H^+ + HCO_3^-$$

이산화탄소가 물에 첨가되면 이산화탄소에 비례하여 수소 이온이 증가한다. 그러나 물과 이산화탄소의 반응은 더 많은 수소 이온을 생산하고, 이산화탄소의 양에 비례하여 수소 이온이 평형상태로 된다. 역으로 수소 이온을 첨가하면 더 많은 이산화탄소를 형성하여 평형이 회복된다.

체액 속의 수소 이온의 농도가 일정한 수준을 유지하는 것이 신경계통의 기능이 적합하게 작용하는 데 필수적이다. 이러한 수소 이온 농도는 어느 정도는 혈액의 이산화탄소 농도 조절에 의해 유지된다. 예를 들면, 호흡속도의 저하는 혈액의 이산화탄소 농도를 증가시키는 원인이 되어, 혈액 속의 수소 이온을 증가시키는 원인이 된다.

에너지와 화학반응

에너지(energy)는 물질을 움직이는 **일**(work)을 할 수 있는 능력이라고 정의한다. 에너지는 위치에너지와 운동에너지로 세분할 수 있다. **위치에너지**(potential energy)는 일을 할 수 있지만 당장은 일을 하지 않은 채 에너지로 저장되어 있다. 예를 들면, 꼬여 있는 용수철은 위치에너지를 갖고 있다. **운동에너지**(kinetic energy)는 물체의 운동에 의한 에너지이며, 운동에너지는 실제로 일을 하는 에너지 형태이다. 용수철의 풀림이 물체를 밀고, 그리고 그 원인으로 물체가 움직이는 것이 예이다. 위치에너지가 방출될 때 운동에너지로 변하게 되며, 그 결과 일을 한다.

위치에너지와 운동에너지는 많은 다양한 형태를 갖고 있다: 화학에너지, 기계에너지, 열에너지, 전기에너지와 전자기에너지가 있다. 이제 우리는 화학에너지와 기계에너지가 몸에서 중요한 역할을 어떻게 하는지 조사해 보자.

물질의 **화학에너지**(chemical energy)는 위치에너지 형태로 화학결합 안에 있다. 두 개의 구슬이 늘어진 용수철에 부착되었다고 생각해 보자. 구슬을 함께 밀고 용수철을 압축하기 위해서는, 이 과정에 에너지가 투입되어야 한다. 용수철이 압축되는 동안 위치에너지는 증가한다. 압축된 용수철이 확장될 때 위치에너지는 감소한다. 같은 방법으로, 두 개의 음전하 전자 혹은 두 개의 양전하 핵과 같은 비슷하게 전하를 가진 입자는 서로 반발한다. 비슷한 전하를 띤 입자가 서로 가깝게 움직이면, 용수철을 압축한 것같이 그들의 위치에너지는 증가하고, 그들이 멀리 떨어지면 입자들의 위치에너지는 감소한다. 화학결합은 위치에너지의 형태인데, 그 이유는 원자 구성입자의 전하와 위치가 서로를 결속시키기 때문이다.

화학반응은 화학반응이 형성하는 생성물과 원자 구성입자의 상대 위치에 따른 결과에 의한 에너지의 변화 때문에 중요하다. 만약 화학반응의 생성물이 반응물보다 적은 위치에너지를 포함하고 있다면 에너지는 방출된다. 예를 들면, 음식 분자는 노폐물보다 더 많은 위치에너지를 포함하고 있다. 음식과 노폐물 사이의 위치에너지 차이는 사람 몸이 성장, 회복, 이동과 열 생산과 같은 활동을 일어나게 하는 데 이용된다.

에너지를 방출하는 반응의 예에는 ATP가 ADP와 인산기로 분해되는 것이 있다(그림 2.8a). 인산기는 ADP 분자에 위치에너지를 갖고 있는 공유결합으로 부착한다. ATP가 분해된 후에는 약간의 에너지가 열로 방출되고, 그리고 일부 에너지는 새로운 분자를 합성하거나 근육을 수축시키는 것과 같은 활동을 하는 세포가 이용 가능하다:

$$\text{ATP} \rightarrow \text{ADP} + \text{P}_i + \text{에너지(세포가 사용)}$$

에너지 보존의 법칙에 따르면 우주의 전체 에너지는 일정하다. 그러므로 에너지는 창조되지도 파괴되지도 않는다. 그러나 한 종류의 에너지는 다른 에너지로 변경될 수가 있다. 위치에너지는 운동에너지로 변환된다. 에너지 상태 사이

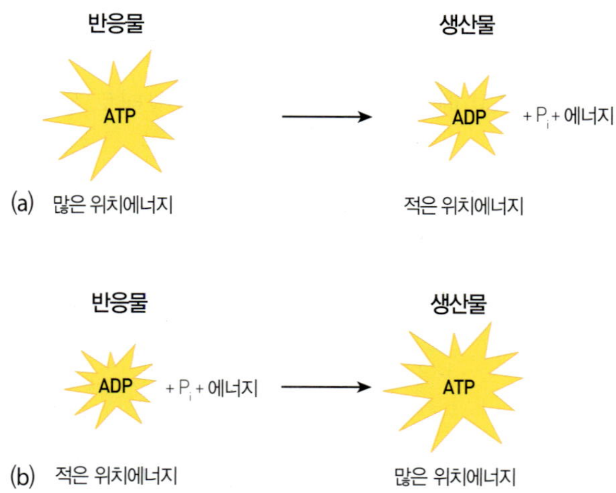

그림 2.8 에너지와 화학반응
이 반응에서 크기가 큰 "햇살"은 보다 많은 위치에너지를 나타내고, 크기가 작은 "햇살"은 보다 적은 위치에너지를 나타낸다. (a) ATP의 분해로 인해 에너지가 방출된다. (b) ATP의 합성을 위해 에너지의 유입이 요구된다.

에서 전환되는 동안의 효율은 100%가 아니고, 열에너지는 방출된다. 예를 들면, 용수철이 늘어날 때 용수철의 위치에너지는 기계에너지와 열에너지로 변환된다. **기계에너지**(mechanical energy)는 위치 또는 물체의 움직임의 결과로부터 생긴다. 팔다리를 움직이고, 숨을 쉬고, 또는 혈액의 순환과 같은 사람 몸의 많은 활동들은 기계에너지를 포함한다.

만약 화학반응의 생성물이 반응물보다 더 많은 에너지를 포함하고 있으면(그림 2.8b), 에너지는 다른 공급원으로부터 더해져야 한다. 음식 분자의 붕괴가 일어나는 동안 에너지가 방출되는 것은 몸에서 이와 같은 종류의 반응을 위한 에너지의 근원이 된다. 음식 분자로부터 나오는 에너지는 ATP, 지방과 단백질과 같은 분자를 생산하는 데 이용된다.

$$ADP + P_i + \text{에너지(음식물 분자에서 온다)} \rightarrow ATP$$

화학반응의 속도

화학반응이 계속 진행되는 속도는 다른 물질과 반응하는 정도, 물질 농도, 온도 그리고 촉매의 존재를 포함하는 여러 가지 요인에 의해 영향을 받는다.

반응물

반응물은 화학반응을 수행하는 반응물의 능력에서 각기 다르다. 예를 들면, 철이 스테인리스 스틸이 부식되는 것보다 더욱 빨리 부식된다. 그렇기 때문에 1980년 자유의 여신상을 윤을 내는 동안에, 여신상의 뼈대를 이루는 철근을 스테인리스로 교체하였다.

농도

어느 한도 내에서는, 반응물의 농도를 높일 수 있고, 화학반응이 일어날 때 속도를 높일 수 있는데, 그 이유는 농도가 증가할 때 반응 분자는 더욱 서로 접촉하기 때문이다. 예를 들면, 세포 속 산소의 정상 농도는 산소가 다른 분자와 접촉하여, 생명에 필요한 화학반응을 초래한다. 만약 산소 농도가 감소하면 화학반응 속도는 감소한다. 세포에서 산소가 감소하면 세포 기능을 손상시키고 세포사에 이를 수도 있다.

온도

환경 온도가 변화할 때 분자운동이 변하기 때문에, 화학반응의 속도는 부분적으로 온도에 영향을 받는다. 예를 들면, 반응은 사람이 약간의 열을 지녔을 때 빠른 속도로 전신에서 일어난다. 결과는 심장과 호흡속도가 증가하는 것 같이 대부분의 계통에서 활동이 증가한다. 그와 대조적으로, 체온이 떨어지면 반응속도가 감소한다. 아주 찬 손가락의 서투른 움직임은 찬 근육조직에서 화학반응의 감소된 속도 때문에 일어난다.

촉매제

정상 체온에서 대부분의 화학반응은 촉매라는 물질이 없다면 생명을 연명하기에는 너무 느리게 일어난다. **촉매**(catalyst)는 영구히 변화되거나 또는 제거되지 않고 화학반응의 속도를 증가시킨다. 효소는 촉매로 작용하는 단백질 분자이다. 몸 안에서 일어나는 많은 화학반응은 효소를 필요로 한다. 그것에 대하여 이 장의 뒤에서 효소라는 단원에서 자세히 살펴본다.

2.3 산과 염기

몸은 많은 분자와 몸의 기능을 변화시킬 수 있는 산과 염기라는 많은 화합물을 갖고 있다. **산**(acid)은 양성자를 제공한다. 전자가 없는 수소 원자는 양성자이기 때문에, 물속에 수소 이온을 방출하는 어느 물질이라도 산성이 된다. 예를 들면, 위 안에서 염산(HCl)은 수소 이온(H^+)과 염소 이온(Cl^-)으로 분해된다.

$$HCl \rightarrow H^+ + Cl^-$$

염기(base)는 양성자를 받아들인다. 예를 들면, 수산화나트륨(NaOH)은 나트륨 이온(Na^+)과 수산 이온(OH^-)으로 분리된다. 이때 분리된 수산화 이온은 수소 이온과 결합하여 물을 만드는 양성자 수용체이다.

$$NaOH \rightarrow Na^+ + OH^- \searrow H_2O \swarrow H^+$$

수소 이온 농도지수

수소 이온 농도지수(pH scale)는 용액의 수소 이온 농도를 나타낸다(그림 2.9). 수소 이온 농도지수의 범위는 0~14인데, 어떤 용액의 수소 이온 농도를 표시한다. 지수범위는 0~14까지이다. **중성 용액**(neutral solution)은 H^+과 OH^-의 동등한 수를 갖고 있으며, 따라서 pH 7.0이다. **산성 용액**(acidic solution)은 OH^-보다 높은 농도의 H^+를 갖고 있으므로 pH는 7.0 보다 적다. **염기성 용액**(basic solution), 또는 *alkaline solution*은 OH^-보다 H^+을 적게 갖고 있어서 pH가 7.0보다 크다. pH 숫자와 실제 수소 이온 농도는 역비례하여 연관되어 있어서, 낮은 pH 숫자는 높은 H^+ 농도를 의미한다.

pH 값이 작아질수록 용액은 더욱 산성이 되고, pH 값이 커질수록 용액은 더욱 염기성이 된다. pH 범위 안에서 한 단위의 변화는 수소 이온농도 H^+ 10배 변화를 나타낸다. 예를 들면, pH 6.0은 pH 7.0 용액보다 수소 이온 농도가 10배 더 높다. 따라서 pH의 작은 변화는 수소 이온 농도의 커다란 변화를 나타낸다.

사람 혈액의 정상적인 pH의 범위는 7.35~7.45이다. 만약에 혈액의 pH가 7.35보다 아래로 떨어지면 **산증**(acidosis)이라는 상태가 된다. 신경계통이 억제되고, 개체들은 혼란에 빠지고 거의 혼수상태에 이르게 된다. 만약에 혈액의 pH가 7.45보다 높아져서 **알칼리증**

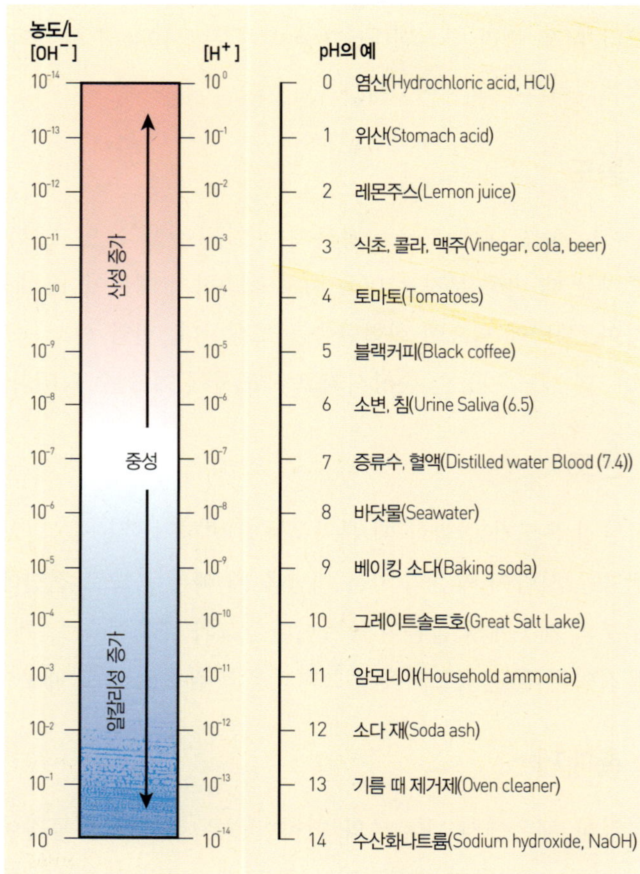

그림 2.9 수소 이온 농도지수
pH 값이 7이면 중성이다. 값이 7보다 작으면 산성(숫자가 작을수록 더 산성임)이다. 값이 7보다 크면 염기성(숫자가 클수록 더 염기성임)이다. 이 표에서는 대표적인 용액과 그들의 pH 값을 나열하였다.

(alkalosis)이 되면 신경계통이 지나치게 흥분되고, 신경질적이 되거나 경련을 일으킨다. 산증과 알칼리증은 사망을 초래하기도 한다.

염류

염(salt)은 수소 이온 이외의 양이온과 수산화 이온 이외의 음이온으로 구성된 화합물이다. 산과 염기 사이의 반응은 염을 형성한다. 예를 들어, 염산(HCl)과 수산화나트륨(NaOH)이 결합하면 염화나트륨(NaCl)이라는 염을 만든다:

$$\underset{(\text{산})}{HCl} + \underset{(\text{염기})}{NaOH} \rightarrow \underset{(\text{염})}{NaCl} + \underset{(\text{물})}{H_2O}$$

완충제

생물의 생존은 그 생물이 자신의 체액의 pH를 좁은 범위 내에서 조절하여 항상성을 유지할 수 있기 때문에 가능하다. 체액의 pH를 일정 범위 이내에서 조절하는 방법 중의 하나가 완충제를 사용하는 것이다. **완충제**(buffer)란 그 완충제를 포함한 용액에 산이나 염기가 더해지더라도 pH의 변화에 저항할 수 있는 물질을 말한다. 산이 더하여졌을 때, 완충제는 산의 수소 이온을 제거해버리며 이 과정을 통하여 용액의 pH가 감소하는 것을 방지하게 된다(그림 2.10).

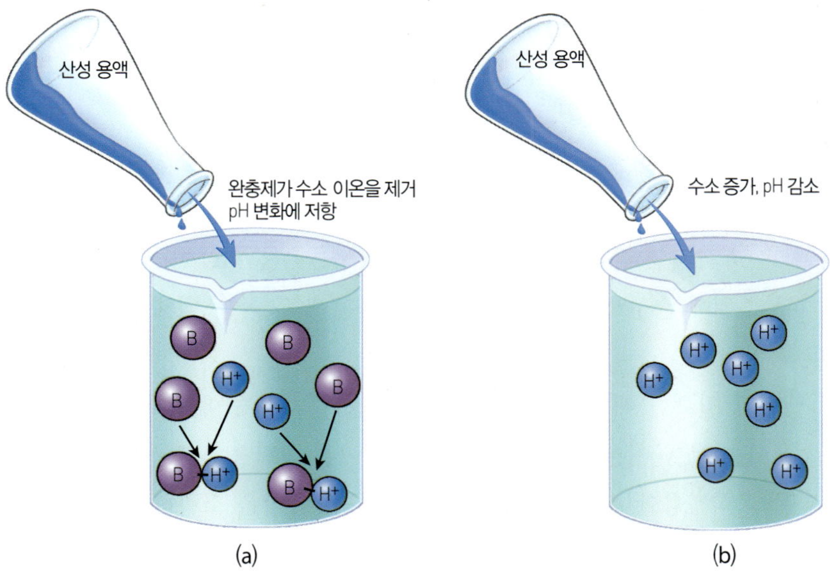

그림 2.10 완충제

(a) 일반 용액에 산성 용액을 추가하면 수소 이온 농도가 증가하여 pH가 감소한다. (b) 완충제에 산성 용액을 추가하면 pH의 변화는 매우 적다. 추가된 수소 이온이 완충제와 결합한다(완충제는 B로 표시됨).

2.4 무기물질

초기 과학자들은 무기물은 무생물로부터 유래하고, 유기물질은 생명체에서 추출한다고 믿었다. 그러나 화학이 발달하는 동안에 몸에도 무기물질을 포함하고 있고, 그리고 유기물질은 실험실에서 생산할 수 있다는 것이 명백해졌다. 최근에 **무기화학**(inorganic chemistry)은 탄소를 포함하지 않은 물질을 다루는 것이고, 반면에 **유기화학**(organic chemistry)은 탄소를 포함한 물질을 연구하는 것이라고 정의하였다. 이런 정의는 약간의 예외를 갖고 있다. 예를 들면, 이산화탄소와 일산화탄소는 비록 탄소를 갖고 있더라도 무기 분자로 분류된다.

무기물질은 사람의 해부학과 생리학에서 많은 중요한 역할을 한다. 예를 들어, 우리가 숨 쉬는 산소와 다른 가스들, 우리의 뼈를 만드는 인산칼슘, 그리고 단백질 기능을 위하여 필요로 하는 혈색소의 철과 알코올탈수소효소의 아연과 같은 금속들을 포함한다. 다음 단원에서 우리는 몸속의 모든 무기 분자인 산소, 탄소와 물에 대하여 논의한다.

산소와 이산화탄소

산소(oxygen; O_2)는 작고, 비극성인 무기물 분자로 두 개의 산소 원자가 이중 공유결합으로 서로 붙어서 구성된다. 대기에 있는 가스의 약 21%가 산소이고, 산소는 대부분의 생명체에 필수적이다. 사람이 에너지를 생산할 때, 음식 분자에서 추출되는 화학반응의 마지막 단계에서 산소가 필요하다(제 17장 참조).

이산화탄소(carbon dioxide; CO_2)는 한 개의 탄소 원자가 두 개의 산소 원자와 묶여서 구성된다. 각 산소 원자는 탄소 원자에 이중 공유결합으로 묶여 있다. 이산화탄소는 포도당 같은 음식물 분자가 몸의 세포 안에서 대사작용을 할 때 만들어진다. 이산화탄소가 한 번 생산되면, 이산화탄소는 대사작용의 생성물로 세포에서 제거되고, 혈액에 의해 허파로 옮겨지고, 호흡하는 동안 제거된다. 만약 이산화탄소가 세포 안에 축적되게 허용된다면 이산화탄소는 독이 된다.

물

물(water; H_2O)은 한 개의 산소 원자가 두 개의 수소 원자와 극성 공유결합으로 연결된 무기물 분자이다. 물은 생명체에게 매우 중요한 다음과 같은 성질을 가지고 있다:

1. *체온을 안정화 한다.* 대부분이 물인 혈액은 몸의 깊은 곳을 따뜻하게 하고 그런 다음 열을 방출하는 곳인 표면으로 흐른다. 덧붙여, 몸으로부터 중요한 열 손실을 야기하는 땀의 형태로 물이 증발한다.
2. *보호작용을 제공한다.* 물은 효과적인 윤활제이다. 예를 들면, 눈물은 눈꺼풀이 비벼지는 것으로부터 눈의 표면을 보호한다. 물은 또한 기관 주위에 손상으로부터 기관을 보호하는 것을 돕는 액체 방석을 형성한다. 뇌를 둘러싸고 있는 액체가 그 예이다.
3. *화학반응을 촉진한다.* 생명에 필요한 대부분의 화학반응은 반응 분자가 물에 녹아 있지 않는 한 일어나지 않는다. 예를 들면, 소금은 물속에서 나트륨 이온과 염소 이온이 다른 이온과 반응하기 전에 나트륨 이온과 염소 이온으로 해리된다. 물은 또한 많은 화학작용에 직접 참여한다. 예를 들면, 음식을 소화하는 동안, 큰 분자와 물이 작용하여 작은 분자를 형성한다.
4. *물질을 수송한다.* 많은 물질이 물에 녹아 있고, 그리고 물이 움직일 때 이곳저곳으로 움직일 수 있다. 예를 들면, 혈액은 영양분, 가스와 몸 안의 노폐물을 운반한다.

2.5 유기물질

다른 원자들과 공유결합을 형성할 수 있는 탄소의 능력은 생명에 필요한 크고, 다양하고, 복잡한 분자를 형성하는 가능성을 만든다. 탄소 원자는 공유결합으로 서로 결속하여 많은 커다란 분자의 뼈대를 구성한다. 예를 들면, 단백질은 천 개의 탄소 원자가 공유결합으로 서로 결합되어 있고, 그리고 다른 원자들, 예를 들어, 질소, 황, 수소, 산소와 결합된다. 생명체에 필수적인 유기 분자의 주요한 네 집단은 탄수화물, 지질, 단백질과 핵산이다. 각각의 이 집단은 특정한 구조적 특징과 기능적 특징을 가지고 있다(표 2.3).

탄수화물

탄수화물(carbohydrate)은 탄소, 수소와 산소 원자로 구성된다. 대부분의 탄수화물에서는 각 탄소 원자를 위한 두 개의 수소 원자와 하나의 산소 원자가 있다. 이와 같은 2 대 1의 비율은 물에서와 같은 비율임을 주목하라. 탄수화물은 각각의 탄소가 물을 형성하는 동일한 원자들과 결합되기 때문이다. 예를 들면, 포도당의 화학식은 $C_6H_{12}O_6$($CH_2O \times 6$)이다. 가장 작은 탄수화물은 **단당류**(monosaccharide)이다. 포도당과 과당은 많은 인체 세포의 탄수화물 에너지원이다. 더 큰 탄수화물은 단당류들을 화학적으로 결합시킴으로써 만들어지며 이런 이유로 단당류는 탄수화물의 단위 구조물이라 한다. 이와 같은 이유로 단당류는 탄수화물의 구성요소로 여긴다. **이당류**(disaccharide)는 두 개의 단당류가 공유결합으로 붙었을 때 형성된다. 예를 들어, 1개의 포도당과 1개의 과당이 결합하여 설탕(자당)이 만들어진다(그림 2.11a). **다당류**(polysaccharide)는 여러 개의 단당류들이 길게 결합하여 만들어진다. 글리코겐(동물성 녹말)은 포도당으로 이루어진 다당류이다(그림 2.11b). 세포가 갖고 있는 글리코겐은 에너지가 필요할 때, 에너지원으로 사용되는 포도당 분자로 분해된다. 식물성 녹말 역시 포도당으로 만들어진 다당류이며, 음식물로 섭취된 후 포도당으로 분해된다. 포도당의 다른 다당류인 섬유소는 식물 세포벽의 중요한 구성요소이다. 사람은 섬유소를 소화시키지 못하고 대변으로 배출되는데, 섬유소 섬유가 대부분을 제공한다.

표 2.3 중요한 유기분자와 이들의 기능

분자	원자	구성요소	질량수	예
탄수화물	C, H, O	단당류	에너지	단당류는 에너지원으로 사용된다. 다당류인 당원은 에너지 저장 분자이다.
지질	C, H, O (가끔 P, N)	글리세롤과 지방산	에너지	지방은 에너지원으로 저장되었다가 분해된다. 같은 무게라면 지방이 탄수화물보다 두 배 정도 에너지를 더 생산한다.
			구조	인지질과 콜레스테롤은 세포막을 구성하는 중요한 성분이다.
			조절	스테로이드 호르몬은 여러 생리과정을 조절한다(에스트로겐과 테스토스테론은 여성과 남성의 차이를 나타내는 데 관여한다).
단백질	C, H, O, N (대부분 S)	아미노산	조절	효소는 화학반응의 속도를 조절한다. 호르몬의 여러 생리과정을 조절한다(인슐린은 세포의 포도당 수송에 영향을 준다).
			구조	아교섬유는 우리 몸의 여러 부분에서 구조적 틀을 형성한다.
			에너지	단백질은 분해되어 에너지원으로 사용된다. 같은 무게라면 단백질과 탄수화물은 같은 분량의 에너지를 생산한다.
			수축	근육에 있는 액틴과 미오신은 근육 수축을 담당한다.
			수송	적혈구에 있는 혈색소는 산소를 운반한다.
			보호	항체와 보체는 미생물과 외부 물질에 대항하여 우리 몸을 보호한다.
핵산	C, H, O, N, P	뉴클레오티드	조절	DNA는 세포의 활성도를 조절한다.
			유전	DNA의 일부인 유전자는 다음 세대에게 전달될 수 있다.
			유전자 발현	RNA는 유전자 발현에 관여한다.

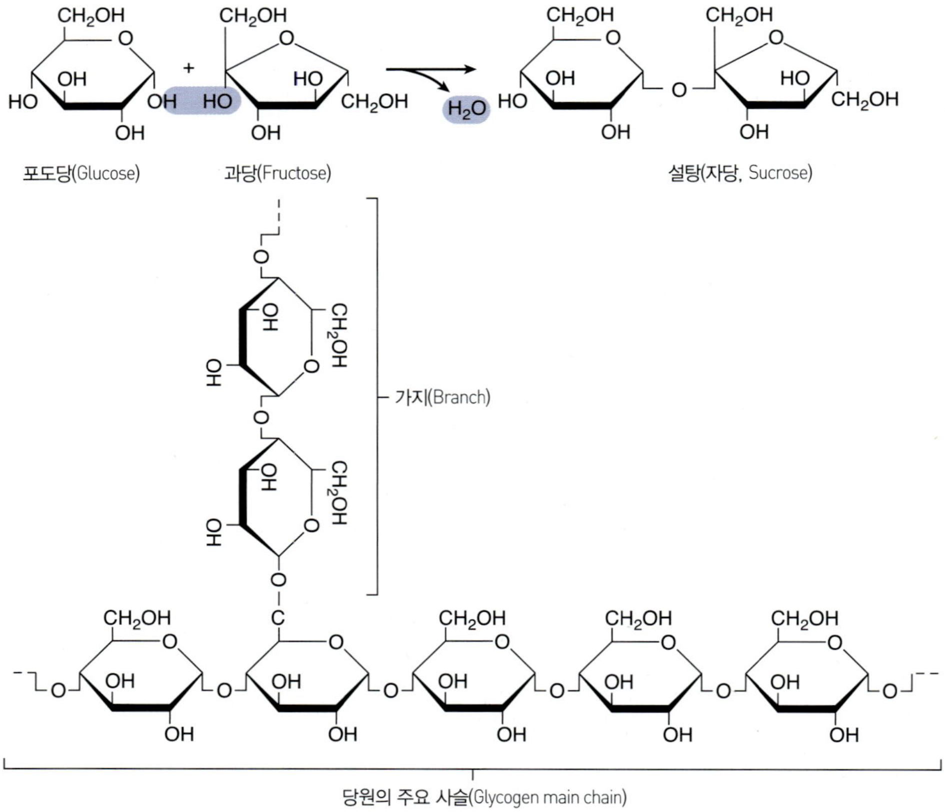

그림 2.11 탄수화물
(a) 단당류인 포도당과 과당은 합쳐져서 이당류인 자당을 형성한다. (b) 당원은 여러 포도당 분자가 합쳐져서 형성된 다당류이다.

지질

지질(lipid)은 비극성 용매인 알코올 또는 아세톤에는 용해되고 극성 용매인 물에는 녹지 않는다. 지질은 주로 탄소, 수소, 산소로 구성되어 있지만, 일부 지질의 미량 성분인 인과 질소와 같은 다른 성분도 있다. 지질은 탄수화물이 포함하고 있는 것보다 탄소에 대한 산소의 낮은 비율을 갖고 있다.

지방, 인지질, 에이코사노이드(eicosanoid) 및 스테로이드는 지질의 예이다. **지방**(fat)은 중요한 에너지 저장 분자이고, 또한 신체를 보호하고 보온의 역할을 하기도 한다. 지방의 단위 구조물은 글리세롤과 **지방산**(fatty acid)이다(그림 2.12). 글리세롤은 각 탄소 원자에 **수산기**(hydroxyl group; −OH)가 붙은 3개의 탄소 분자이며, 그리고 지방산은 **카르복실기**(carboxyl group)가 그 끝에 붙은 탄소사슬로 구성되어 있다. 카르복실기는 산소 원자와 수산기가 탄소 원자에 붙어서 구성된다(−COOH).

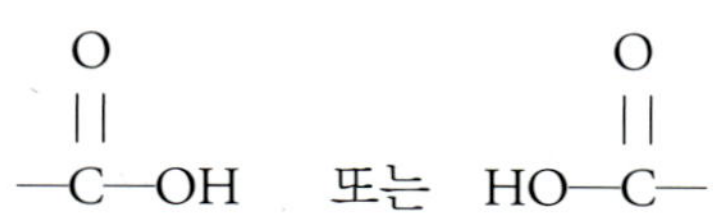

카르복실기는 산성 성질을 갖고 있는데 그 이유는 용액 속으로 수소 이온을 내 보내기 때문이다. **트리글리세리드**(triglyceride)는 가장 흔한 지방분자이다. 트리글리세리드는 글리세롤 분자에 3개의 지방산이 결합되어 있다.

지방산 간의 차이는 길이와 탄소사슬의 포화 정도에 따라 나타난다. 자연적으로 존재하는 대부분의 지방산은 14~18

개의 탄소 원자를 포함한다. 탄소 원자 사이에 단일 공유결합만 갖고 있다면 지방산은 **포화**(saturated)되어 있다(그림 2.13a). 포화지방의 출처는 소고기, 돼지고기, 우유, 치즈, 버터, 달걀, 코코넛 오일과 팜유 등이다. 탄소사슬이 **불포화**(unsaturated)된 것은 하나 또는 그 이상의 이중 공유결합을 갖고 있기 때문이다(그림 2.13b). 이중 공유결합이 탄소사슬을 따라 여러 종류의 동등한 불포화도를 가진 불포화지방산이 존재하기 때문에 가능하다. 올리브 오일, 피넛 오일과 같은 **단일불포화지방**(monounsaturated fat)은 탄소 원자 사이에 하나의 이중 공유결합을 갖고 있다. 홍화유, 해바라기, 옥수수와 생선기름과 같은 **고도(다가)불포화지방**(polyunsaturated fat)은 두 개 또는 그 이상의 이중 공유결합을 탄소 원자 사이에 갖고 있다. 불포화지방은 음식에 들어있는 지방의 대표적 형태이며, 포화지방과는 달리 심장혈관계통의 심혈관질환에 악영향을 끼치지는 않는다.

트랜스 지방(trans fat)은 수소 원자를 부가하여 화학적으로 변한 불포화지방이다. 지방을 만드는 과정은 더욱 포화되고 이런 이유로 더욱 단단한 지방 그리고 안정화된 지방(긴 유통기한)을 만드는 과정이다. 그러나 이러한 화합물의 구조의 변화는 *트랜스* 지방이 포화지방보다 심장혈관계통의 질병발생 위험율을 높인다.

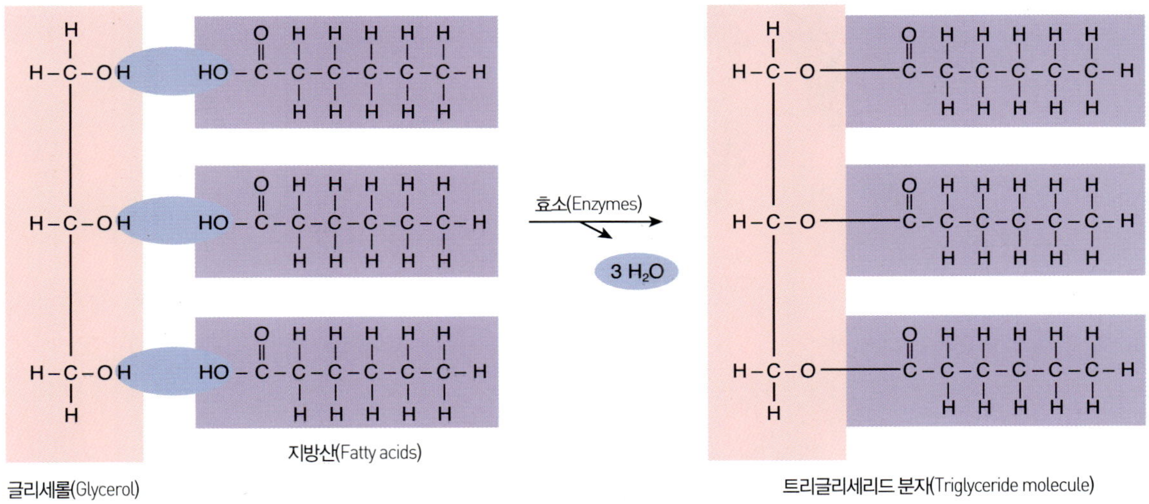

그림 2.12 트리글리세리드
한 개의 글리세롤 분자와 세 개의 지방산이 합쳐지면 트리글리세리드를 형성한다.

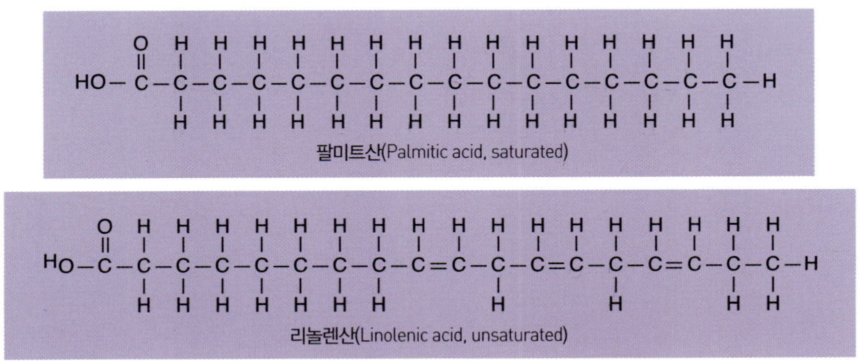

그림 2.13 지방산
(a) 팔미트산은 포화지방산이다. 이들은 탄소 원자 사이에 이중결합이 없다. (b) 리놀렌산은 불포화지방산이다. 탄소 원자 사이에 세 개의 이중결합이 있는 것을 확인하자.

인지질(phospholipid)은 인을 포함한 분자로 대치된 글리세롤에 묶인 지방산의 하나인 트리글리세리드와 비슷하다(그림 2.14). 인지질은 인산염이 묶인 분자의 말단에서 극성이고, 다른 말단에서는 비극성이다. 분자의 극성 말단은 물로 끌리는데 이것을 **친수성**(hydrophilic)이라 한다. 비극성말단은 물로 반발하는데 이것을 **소수성**(hydrophobic)이라 한다. 인지질 세포막의 중요한 구조 구성성분이다(제3장 참조).

에이코사노이드(eicosanoid)는 지방산으로부터 유래하는 중요한 화학물질이다. 에이코사노이드는 대부분의 세포에서 만들어지며, 중요한 제어 분자이다. 에이코사노이드의 수많은 효과 중에는 조직의 손상에 반응하는 역할이 있다. 에이

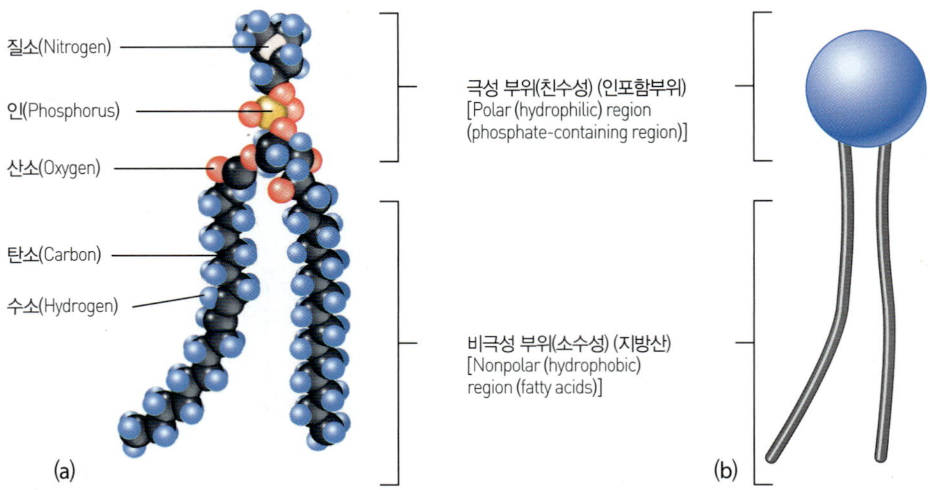

그림 2.14 인지질
(a) 인지질의 분자구조 모형. (b) 인지질을 간략하게 그린 모습.

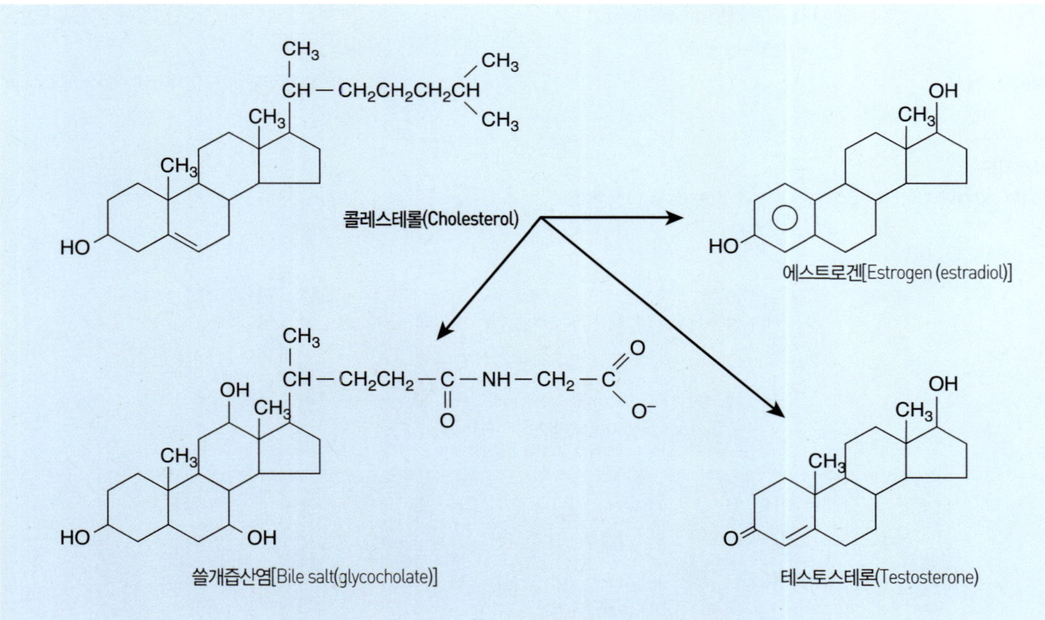

그림 2.15 스테로이드
스테로이드는 4개의 탄소 원자 고리로 이루어진 크기가 큰 지질 분자들이다. 각 스테로이드 분자는 이러한 기본 구조에 붙어 있는 탄소 사슬의 차이에 의해 달라진다. 콜레스테롤이 가장 잘 알려진 스테로이드이며, 다른 스테로이드를 생산하기 위해 변형될 수 있다.

코사노이드의 한 가지 예로 프로스타글란딘이 있는데, **프로스타글란딘**(prostaglandin)은 일부 호르몬의 분비를 조절하고, 혈액응고, 일부 생식기능과 수많은 다른 과정들에 관계되어 있다. 아스피린과 다른 소염제의 많은 치료효과들이 프로스타글란딘 합성을 억제하는 능력에 의해서 일어난다.

스테로이드(steroid)는 탄소 원자가 4개의 반지 모양의 구조로 서로 연결되어 구성된다. 콜레스테롤은 중요한 스테로이드인데 그 이유는 스테로이드가 콜레스테롤에서 합성되기 때문이다. 예를 들면, 창자에서 지방흡수를 증가시키는 쓸개즙산염과 생식호르몬인 에스트로겐, 프로게스테론 및 테스토스테론은 콜레스테롤로부터 유래한다(그림 2.15). 게다가 콜레스테롤은 세포막의 주요 구성요소이다. 혈액 속의 높은 콜레스테롤의 수준이 심혈관질환의 위험요소를 증가시키더라도, 일정량의 콜레스테롤은 정상적인 기능을 위해서 필수적이다.

단백질

모든 **단백질**(protein)은 탄소, 수소, 산소와 질소, 그리고 대부분이 약간의 황을 갖고 있다. 단백질의 구성요소는 **아미노산**(amino acid)으로, 아미노산은 **아민기**(amine group; -NH_2)와 카르복실기를 가진 유기산이다(그림 2.16a). 단백질은 20개의 기본형 아미노산이다. 사람은 이 중 12개를 간단한 유기분자를 이용하여 합성할 수 있으나, 나머지 필수아미노산 8개는 인체에서 합성할 수 없으므로 음식물로부터 섭취하여야 한다.

단백질은 많은 아미노산이 서로 만나 사슬을 이루어 구성된다(그림 2.16b · c). 아미노산의 수는 20개에 불과하지만 수백, 수천 개의 아미노산이 결합하는 순서에 따라서 각각 특이한 구조와 기능을 가지는 단백질들이 합성된다. 다른 단백질은 다른 종류 그리고 수많은 아미노산을 갖고 있다. 사슬 속의 아미노산 사이의 수소결합은 사슬을 접히게 하거나 꼬이게 하여 특정한 삼차원 구조를 구성하는 원인이 된다(그림 2.16d · e). 단백질이 자기 기능을 수행할 수 있는 것은 단백질의 모양에 달려 있다. 단백질의 모양을 유지하고 있는 수소결합이 파괴되면, 단백질은 비활동적으로 된다. 이러한 모양의 변화를 **변성**(denaturation)이라 하며, 비정상적으로 높은 온도 또는 pH의 변화에 의해 일어난다.

단백질은 여러 가지 중요한 작용들을 한다. 예를 들면, 구조단백질은 인체 조직의 근간을 형성하며, 근육은 근육수축에 필요한 근단백질(액틴, 미오신)을 함유하고 있고, 효소단백질은 인체 내 화학반응의 속도를 조절하는 역할을 한다.

효소

효소(enzyme)는 효소 없이 진행되는 화학반응의 속도를 증가시키는 단백질 촉매이며, 영구적으로 작용한다. 효소는 화학반응을 시작하는 데 필요한 에너지인 **활성화 에너지**(activation energy)를 낮추어서 화학반응의 속도를 증가시킨다. 예를 들면, 불꽃의 형태인 열이 산소와 휘발유 사이의 반응을 시작하는 데 필요하다. 몸 안에서 일어나는 대부분의 화학반응은 효소에 의하여 감소되는 활성화 에너지를 갖고 있다(그림 2.17). 낮춰진 활성화 에너지는 생명을 유지하는 요금으로서 반응을 계속 진행할 수 있도록 한다.

종이 클립은 아미노산을 나타내고 당신의 손은 효소를 나타낸다고 생각해 보자. 상자 안에 있는 종이 클립은 때때로 서로 합쳐진다. 그러나 당신의 손을 사용하여 종이 클립을 빠르게 연결하여 사슬을 만들 수 있다. 이와 같은 방법으로, 효소는 아미노산을 빠르게 연결하여 사슬을 만들어 단백질을 형성한다. 효소는 효소 없이 일어나는 화학반응의 속도보다 백만 배 빠르게 화학반응의 속도를 가능하게 한다.

효소의 3차원 구조는 그 효소의 작용에 있어서 매우 중요하다. 효소반응의 **자물쇠와 열쇠 모형**(lock-and-key model)에 따르면 효소의 모양과 반응물은 효소가 반응물에 쉽게 결합하는 것을 가능하게 한다. 반응물을 다른 것에 매우 밀접하도록 하는 것은 반응을 위한 활성화 에너지를 낮춘다. 효소와 반응물은 서로 꼭 맞아야 하기 때문에, 효소는 자신이 조절

(a) 아미노산의 두 가지 예. 각각의 아미노산은 아민기($-NH_2$)와 카르복실기($-COOH$)를 지니고 있다.

(b) 개별 아미노산이 합쳐진다.

(c) 단백질은 서로 다른 아미노산 사슬에 의해 구성된다(다른 색깔의 공으로 표시됨).

(d) 아미노산 사슬의 3차원 모습으로 아미노산 사이세 있는 수소결합(*빨간색 점선*)이 보인다. 수소결합 때문에 아미노산 사슬이 접히거나 꼬인다.

(e) 전체 단백질은 3차원 형상 결정을 나타낸다.

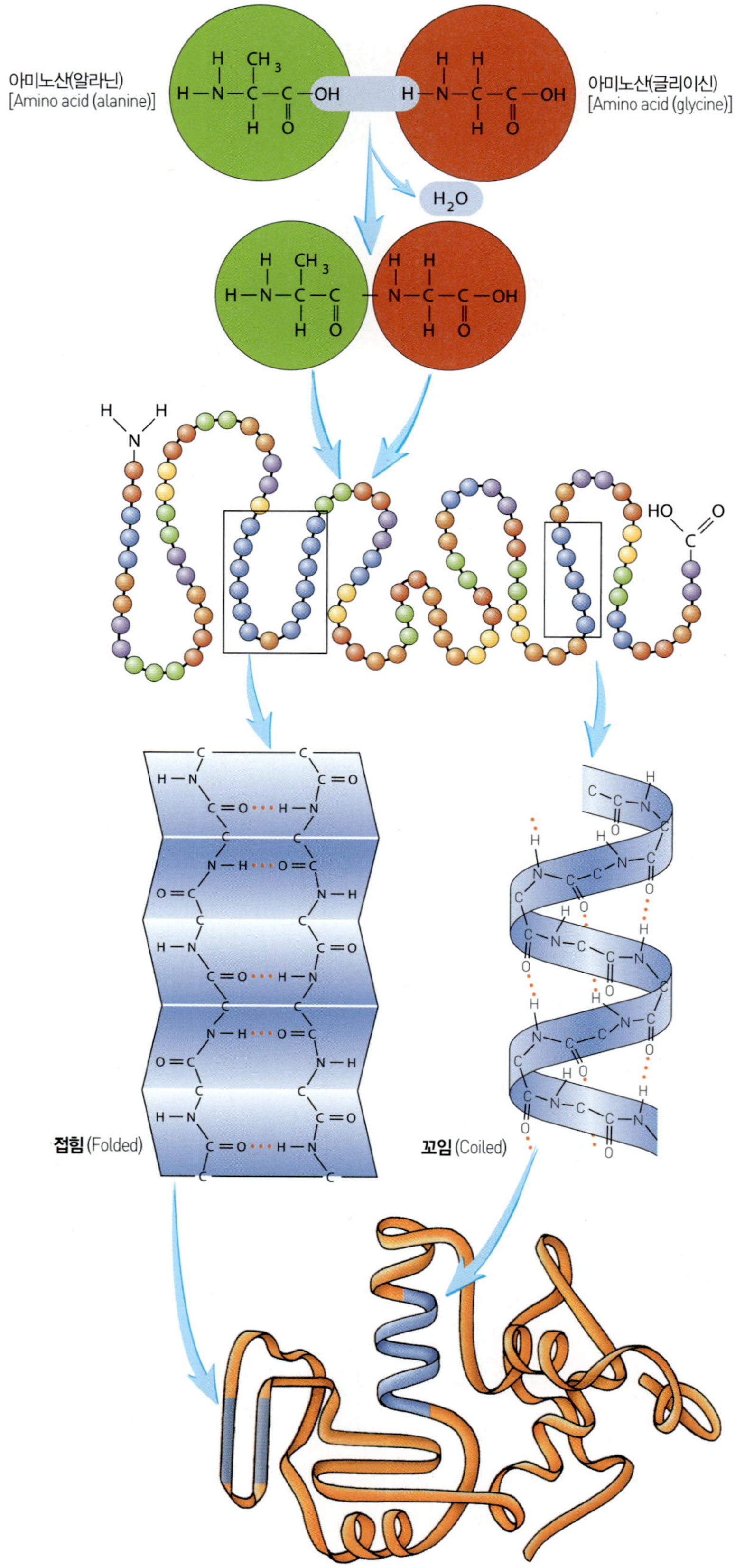

그림 2.16 단백질 구조

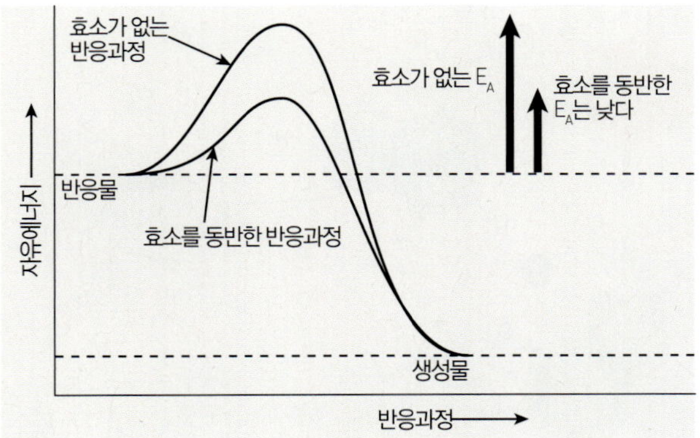

그림 2.17 활성화 에너지와 효소
활성화 에너지는 화학반응을 시작하는데 필요한 에너지이다. 효소가 없으면, 화학반응이 진행되지만 더 많은 에너지를 필요로 한다. 효소는 활성화 에너지를 낮춰서 보다 쉽게 화학반응이 진행되도록 한다.

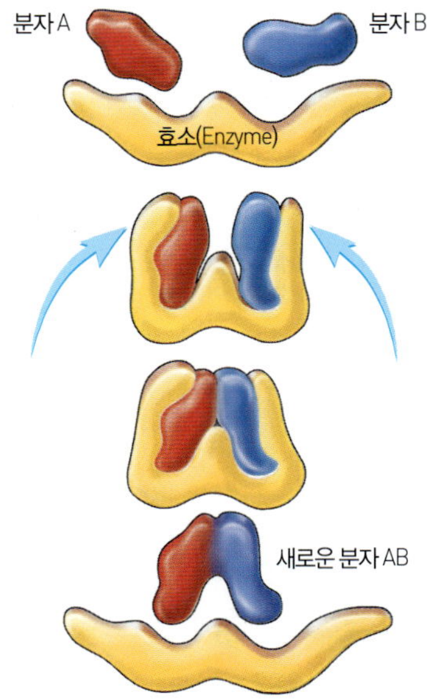

그림 2.18 효소의 작용
효소는 반응하는 분자를 한 곳에 모은다. 반응 분자가 효소의 모양과 꼭 알맞기 때문(자물쇠 -열쇠 모형)에 가능하다. 반응이 끝난 뒤, 변형되지 않은 효소는 다시 사용이 가능하다.

하는 반응을 위하여 매우 특이하며, 각 효소는 다만 한 종류의 화학반응만을 조절한다. 화학반응이 종결되면 효소는 반응물로부터 분리되고 다른 반응물과 결합하여 다시 사용될 수 있다(그림 2.18).

인체의 화학반응들은 주로 효소의 농도나 활성도를 조정하는 기전들에 의하여 조절된다. 세포 내에서 효소가 만들어지는 속도 혹은 그 효소가 활성인가 비활성인가의 여부가 화학반응들의 속도를 결정한다.

핵산(DNA와 RNA)

디옥시리보핵산(deoxyribonucleic acid; DNA)은 세포의 유전물질이며 단백질 합성 시 아미노산의 결합 순서를 결정하고, 합성된 단백질은 궁극적으로 세포의 활동을 조절하는 역할을 한다. DNA는 단백질의 구조를 결정하는 정보를 포함하고 있다. **리보핵산**(ribonucleic acid; RNA)은 구조적으로 DNA와 연관되어 있고, 그리고 세 종류의 RNA도 역시 유전자 발현 또는 단백질 합성에 중요한 역할을 수행한다. 제3장에서 우리는 DNA와 RNA가 세포의 기능을 알려주는 방법을 탐구한다.

핵산(nucleic acids)은 탄소, 수소, 산소, 질소와 인으로 구성된 큰 분자이다. DNA와 RNA는 둘 다 **뉴클레오티드**(nucleotides)라는 기본 구성요소로 구성되어있다. 각 뉴클레오티드는 질소 유기염기와 인산기가 부착된 당(단당류)으로 구성되어 있다(그림 2.19). 당은 DNA에는 디옥시리보오스, RNA에는 리보오스가 있다. 유기염기에는 단일 고리분자인 티민(thymine), 시토신(cytosine)과 우라실(uracil), 이중 고리분자인 아데닌(adenine)과 구아닌(guanine)이 있다.

DNA 사슬의 두 가닥은 서로 돌면서 꼬이는 이중 나선구조를 하고 있어 나선형 사다리와 흡사한 모습인데, 여기서 각각의 계단은 질소 염기쌍에 해당한다. 사다리의 옆은 당분자와 이웃한 뉴클레오티드의 인산기 사이의 공유결합에 의하여 형성된다. 사다리의 가로대는 한쪽편의 뉴클레오티드의 염기가 다른 쪽의 염기와 수소결합으로 연결되어 형성된다. DNA의 각 뉴클레오티드는 유기염기의 하나를 포함하고 있다: 아데닌, 티민, 시토신, 또는 구아닌. 아데닌은 티민과만 결합하는데, 그 이유는 유기염기인 아데닌과 티민의 구조가 두 개의 수소결합을 형성하는 것을 허용하기 때문

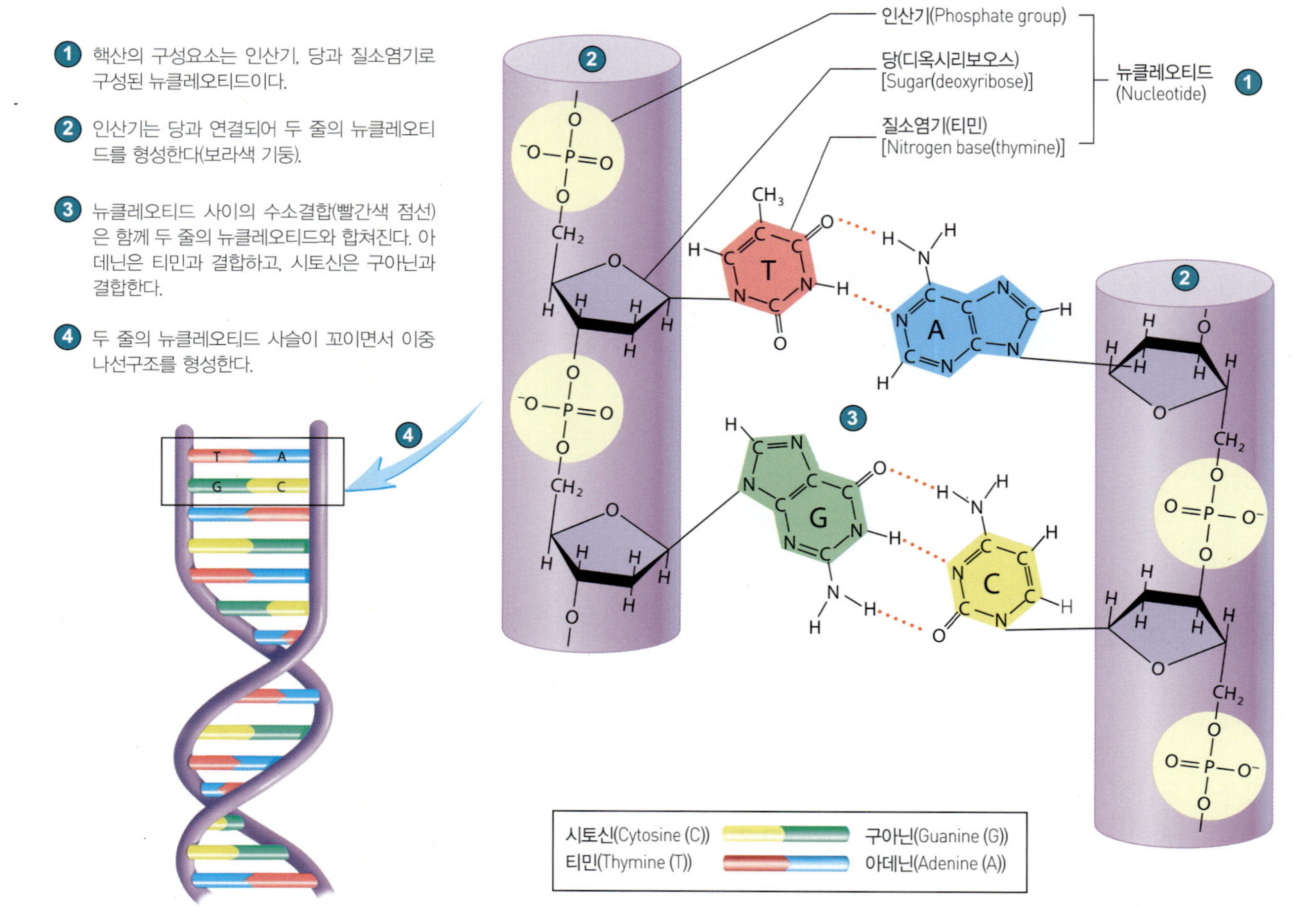

그림 2.19 DNA의 구조

이다. 시토신은 구아닌과만 결합하는데, 그 이유는 유기염기인 시토신과 구아닌이 세 개의 수소결합을 할 수 있게 하기 때문이다.

DNA 분자의 유기염기의 배열에는 유전정보가 저장되어 있다. 각 DNA 분자는 백만 개의 유기염기로 구성되어 있고, 그리고 DNA의 염기서열은 단백질 분자에서 발견되는 아미노산 서열과 형태를 결정한다. 효소는 단백질이기 때문에, DNA 구조는 효소 구조를 조절하는 것에 의하여 세포에서 일어나는 화학반응의 속도와 형태를 결정한다. 그러므로 DNA에 포함된 정보는 궁극적으로 모든 세포 활동을 정의한다. DNA로 부호화된 아교섬유와 같은 다른 단백질은 사람의 많은 구조적 형태와 특성을 결정한다.

RNA는 DNA의 단일 뉴클레오티드 사슬과 유사한 구조를 갖고 있다. DNA처럼, 서로 다른 네 개의 뉴클레오티드가 RNA 분자를 만드는데, 유기염기는 티민만 우라실로 대치된 것만 제외하고 나머지는 같다. 우라실은 아데닌하고만 결합한다.

관련된 질환

시안화물 중독

Justin Hale는 그의 집의 화제로부터 구조되었지만, 시안 중독을 겪었다. 고무와 플라스틱이 탈 때 나오는 연기를 흡입하는 것이 가정화재 시에 시안 중독의 원인으로 가장 흔하다. 시안화합물은 사립체에서 ATP 생산을 방해하기 때문에 사람을 죽게 할 수 있다(제3장 참조). 세포는 충분한 ATP가 없으면, 기능부전이 되어 죽게 된다. 심장과 뇌는 시안 중독에 특히 민감하다.

흡입 또는 피부를 통한 흡수에 의한 시안 중독은 일부 제조업체에서 일어날 수 있으며, 그리고 시안 가스는 유태인 학살 때 사람을 죽이는 데 사용되었다. 시안을 먹는 의도적인 자살은 드물지만, 스파이 영화에서 자살 캡슐에 의해 유명해졌다. 1982년 시카고 인근에서 일곱 사람이 누군가 시안을 의도적으로 섞은 타이레놀을 먹고 죽었다. 차후에 모방 범죄가 일어나서 수정이 불가능한 캡슐과 포장이 널리 사용되게 되었다. 참고로 시안이 포함된 물질에는 '청산가리'가 있다.

삼인산아데노신(ATP)

삼인산아데노신(adenosine triphosphate; ATP)은 모든 생명체에서 발견되는 특별히 중요한 유기분자이다. 삼인산아데노신은 아데노신(유기염기 아데닌과 리보오스 당)과 세 개의 인산기로 구성되어 있다(그림 2.20). **이인산아데노신**(ADP)은 단지 2개의 인산기를 갖고 있다. 위치에너지는 둘째와 셋째 인산기 사이의 공유결합에 에너지를 저장하는 것은 생명체에 중요한데 그 이유는 세포 안의 거의 모든 화학작용에 사용되는 에너지는 둘째와 셋째 인산기의 공유결합이 제공하기 때문이다.

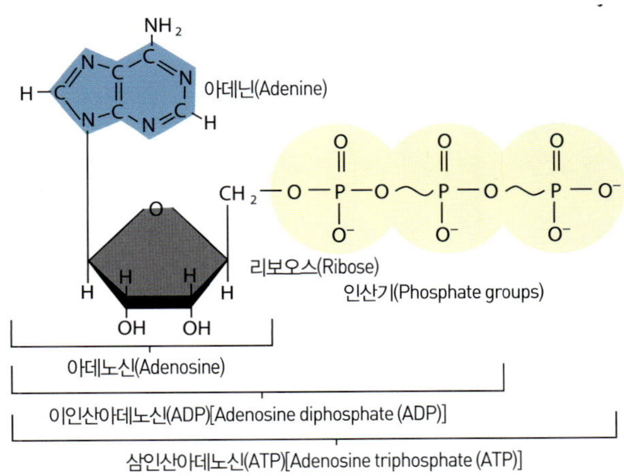

그림 2.20 ATP의 구조

삼인산아데노신(ATP)은 세포의 에너지 공급원이라고 불리는데 그 이유는 에너지 저장과 에너지 제공을 모두 할 수 있는 능력이 있기 때문이다. ATP의 농도는 값의 좁은 범위 내에서 유지되며, 에너지가 필수적으로 필요한 모든 화학반응은 ATP의 양이 부족해질 때 멈춘다.

예상문제에 대한 답

Rafael이 축구경기 전날 밤에 충분히 수분을 취하지 못 하였고 날씨는 덥다는 것을 알게 되었다. 문제는 Rafael이 땀을 흘렸을 때 싸늘하였고, 그리고 땀이 멈추었을 때는 지나치게 더웠다는 것을 알려준다. 땀은 2.1단원에서 배웠듯이 주로 물로 구성되었고, 물 분자는 극성이라 서로 수소결합을 하도록 허용한다. 뒤에 있는 2.4단원에서 수소결합이 물을 안정화시킨다는 것을 알게 되고, 많은 양의 열을 흡수하도록 한다는 것을 배웠다. 따라서 땀을 흘리는 것은 땀 속의 물 분자가 열을 흡수할 수 있기 때문에 피부에 차가운 공기층을 효과적으로 만든다. Rafael이 탈수상태가 되었기 때문에 땀을 흘리지 못하고 지나치게 더워졌으며 가벼운 열사병을 겪었다.

CHAPTER 03

세포의 구조와 기능

예상문제

사진에 있는 소년인 Carlos는 콩팥이 원인이 되어 많은 양의 희석된 소변을 생산하는 요붕증을 앓고 있다. 그는 항상 물병을 갖고 다니며, 결코 화장실로부터 너무 멀리 떨어지지 않는다. 체액의 항상성을 유지하기 위해(제1장 참조), Carlos는 소변으로 손실되는 수분을 보충할 수 있도록 물을 많이 마셔야 한다. 요붕증은 유전질환으로 중요한 화학자극인 콩팥의 물 손실을 조절하는 항이뇨호르몬 ADH에 몸이 정상적으로 반응하지 않는 증상이다.

제3장에서 세포 구조와 유전정보 발현에 관하여 공부한 다음, 세포 수준에서 Carlos의 상태가 어떻게 발달하는지를 설명할 수 있게 된다.

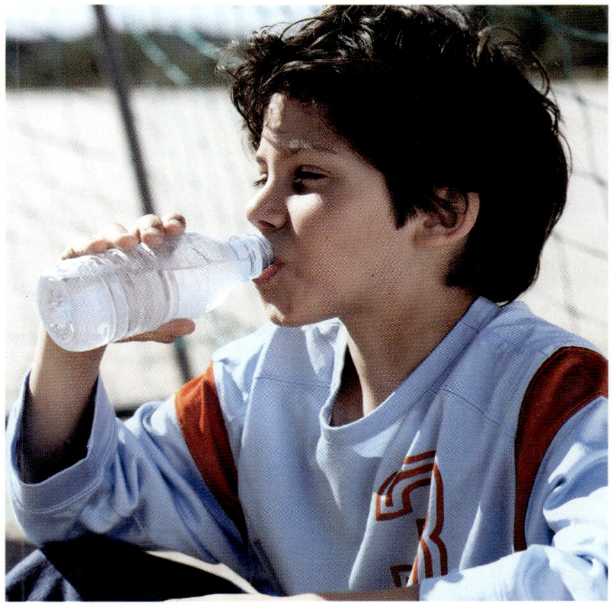

Module 2 Cell & chemistry | Anatomy & Physiology REVEALED aprevealed.com

3.1 세포 구조

세포에 대한 지식은 제2장의 화학에 대한 지식과 제4장의 조직에 대한 지식을 습득하는 데 중요한 연결고리가 된다. 화학에 관한 지식은 세포가 화학물질로 구성되어 있고, 그러한 화학물질이 많은 세포의 특성들을 나타내기 때문에 세포들을 이해할 수 있게 한다.

결국 세포는 사람 몸의 형태와 기능을 결정한다. 세포의 기능을 알아야 조직을 공부할 수 있다. 더군다나 많은 질병과 장애는 세포에서 시작된다. 몸은 수없이 많은 세포들로 만들어져 있기 때문에 사람 몸의 해부학과 생리학을 이해하기 전에 먼저 세포의 해부학과 생리학을 이해하여야 한다.

세포는 생명 기능을 수행하는 최소 단위이다. 비록 사람이 100조 개의 세포로 이루어졌더라도, 가장 단순한 생명체는 단 하나의 세포로 구성되어 있다. 세포의 평균 크기는 뾰족한 연필로 종이에 찍을 수 있는 가장 작은 점의 크기의 1/5 정도이다. 세포는 살아있는 구조의 복합체로서, 크기가 아무리 작아도, 일반적으로 많은 특성을 지니고 있다. 또한 대부분의 세포는 특정한 기능을 수행할 수 있도록 특수화되어 있다. 따라서 사람 몸을 구성하고 있는 수많은 세포 또한 전문화된 세포의 집단으로 이루어져 있다. 세포집단의 통합된 기능이 사람과 모든 다른 복합생명체의 생존에 매우 중요하다. 이 장은 세포의 구조와 세포가 항상성을 유지하는 데 필요한 활동을 어떻게 행하는지를 공부한다.

각 세포는 고도로 체계화된 단위이다. 세포 안에서 **세포소기관**(organelles)이라는 특수화된 구조는 특정한 기능을 수행한다(그림 3.1, 표 3.1). 핵은 세포의 유전물질을 갖고 있는 세포소기관이다. 핵을 둘러싸고 있는 살아 있는 물질을 **세포질**(cytoplasm)이라 부르며, 세포질 속에는 여러 가지 형태의 세포소기관이 들어 있다. 세포질은 세포막 또는 원형질막으로 둘러싸여 있다.

각 세포 속에 있는 세포소기관의 수와 형태는 세포의 특수한 구조와 기능을 결정한다. 예를 들면, 다량의 단백질을 분비하는 세포는 단백질을 합성하고 분비하는 잘 발달된 세포소기관을 갖고 있고, 근육세포는 단백질과 근육세포를 수축할 수 있는 세포소기관을 갖고 있다.

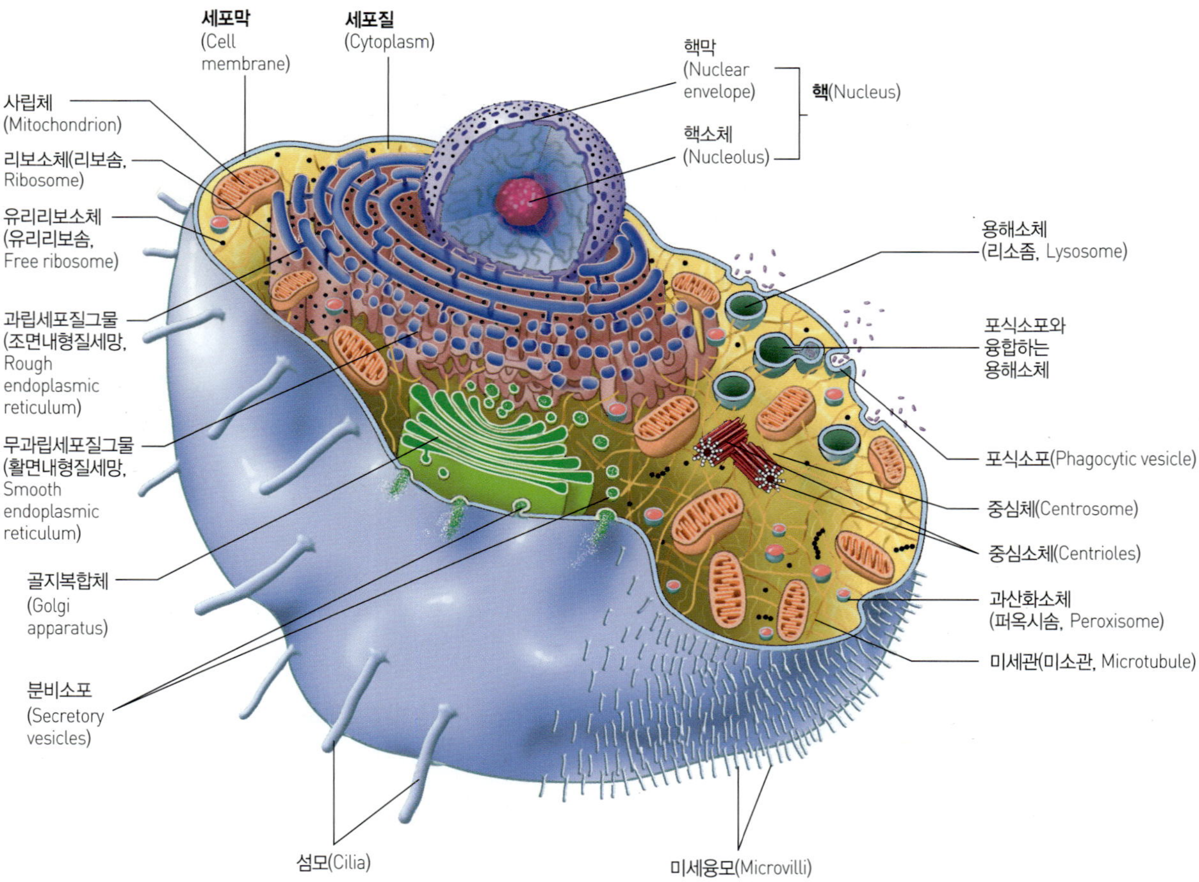

그림 3.1 세포의 일반 구조

세포의 일반 구조는 세포 속의 주요 세포소기관을 보여준다. 그러나 한 세포가 모든 세포소기관 종류들을 포함하고 있는 경우는 없다. 더군다나, 한 종류의 세포는 한 종류의 많은 세포소기관을 함유하기도 하더라도 다른 종류의 세포는 매우 적게 함유하기도 한다.

표 3.1 세포소기관의 위치와 기능

세포소기관	위치	기능
핵	가끔 세포의 중심 가까이	유전물질인 DNA와 핵소체를 함유한다. RNA가 합성되는 곳이며, 리보소체 소단위와 합쳐진다.
리보소체(리보솜)	세포질 속	단백질 합성을 하는 곳
과립세포질그물	세포질 속	많은 리보소체가 붙어 있다. 단백질 합성을 하는 곳
무과립세포질그물	세포질 속	지방 합성을 하는 곳. 해독작용에 관여한다.
골지복합체	세포질 속	단백질의 구조를 변형하고 분비소포 속에 단백질을 포장한다.
분비소포	세포질 속	세포에서 생산된 물질을 함유한다. 골지복합체에서 형성된다. 세포외배출을 통해 분비된다.
용해소체(리소좀)	세포질 속	세포 속으로 잡혀온 물질을 소화하는 효소를 함유한다.
사립체	세포질 속	유산소 호흡이 일어나는 곳이며 ATP를 합성하는 주요한 기관이다.
미세관	세포질 속	세포질을 지지한다. 세포분열을 돕고 섬모와 편모의 성분을 형성한다.
중심소체	세포질 속	세포분열 동안 염색체의 이동을 쉽게 한다.
섬모	각 세포의 표면 위에 많이 분포함	세포 표면의 물질을 이동시킨다.
편모	정자세포 표면에 세포 한 개당 한 개씩 존재함	정자세포가 전진하도록 한다.
미세융모	세포 표면의 확장으로 세포면 위에 많이 분포함	세포의 표면적을 증가시킨다.

3.2 세포의 기능

세포는 생명의 모든 특징을 갖고 있는 가장 작은 단위이다. 우리 몸의 세포는 여러 가지 주요 기능을 수행한다.

1. *세포대사와 에너지 사용*. 세포 속에서 일어나는 화학반응을 총괄하여 세포대사라 한다. 대사활동 중에 방출되는 에너지는 새로운 분자의 합성, 근육수축과 체온을 유지하는 것을 돕는 열 생산 등과 같은 세포 활동에 사용된다.
2. *분자의 합성*. 세포는 단백질, 핵산과 지질을 포함한 다양한 형태의 분자를 합성한다. 몸의 각각 다른 세포들은 같은 분자들을 모두 생산하지는 않는다. 그 때문에 세포의 구조와 기능의 특성은 세포가 생산하는 분자의 종류에 따라 결정된다.
3. *소통*. 세포는 다른 세포와의 사이에 소통할 수 있게 해주는 화학 신호와 전기 신호를 만들고 받아들인다. 예를 들어, 신경세포는 다른 신경세포와 근육세포와 소통하여 근육세포를 수축하게 한다.
4. *생식과 유전*. 각 세포는 개체의 유전정보의 복사본을 갖고 있다. 특수 세포(정자세포와 난자세포)는 유전정보를 다음 세대로 전달한다.

3.3 세포막

세포막(cell membrane) 또는 **형질막**(plasma membrane)은 세포의 가장 바깥에 있는 구성요소이다. 세포막은 세포질을 둘러싸고 있으며, 세포 속의 물질과 세포 바깥의 물질 사이에 경계를 구성한다. 세포 바깥의 물질을 **세포바깥**(세포외, extracelluar) 물질이라 하고, 세포 속의 물질을 **세포 속**(세포내, intracelluar) 물질이라 한다. 세포를 둘러싸는 것 뿐만 아니라 세포막은 세포 내용물을 지지해주며, 세포 속 및 세포 바깥으로의 움직임을 결정하는 선택적인 장벽으로 작용하며, 세포 사이의 정보전달의 역할을 담당한다. 세포막을 구성하는 주요 분자는 인지질과 단백질이다. 추가적으로 세포막은 콜레스테롤과 탄수화물과 같은 다른 분자도 포함하고 있다.

세포막 안의 분자의 배열에 관한 연구를 통해 **유동 모자이크 모델**(fluid-mosaic model)이 나오게 되었다(그림 3.2). 인지질은 두 층(이중층)의 분자로 구성된다. 극성을 지니면서 인이 위치한 인지질의 머리쪽은 친수성이기 때문에 세포바깥액과 세포 속액을 마주보게 배열된다. 비극성이면서 지방산이 위치한 인지질의 꼬리쪽은 물을 싫어하기 때문에 두 층인 인지질의 가운데 부분에 마주보게 배열된다. 이와 같은 이중층인 인지질의 배열 때문에 세포의 속과 바깥 사이의 지질장벽이 형성된다.

이중층인 인지질은 액체와 비슷한 성질을 갖고 있다. 인지질막 속에 위치한 콜레스테롤이 막의 내구성과 유연성을 더해준다. 단백질 분자는 인지질 분자 사이에 떠 있으면서 자유롭게 이동할 수 있으며, 어떤 경우에는 세포막의 속에서 바깥까지 확장된다. 탄수화물은 일부 단백질 분자에 결합하여 그들의 기능에 변화를 준다. 단백질은 막 안에서 막통로, 운반체 분자, 수용체, 효소 또는 구조적 지지를 한다. **막통로**(membrane channel)와 운반체 분자는 세포막을 통한 물질의 운반에 관여한다. **수용체**(receptor molecule)는 세포 속 연락체제의 일부분으로 세포 속 수용체는 세포 인식과 세포 활동의 조화를 가능하게 한다. 예를 들면, 신경세포는 근육세포로 이동하여 근육세포막의 수용체와 잠시 결합하는 화학전령물질을 방출한다. 수용체와 결합한 결과는 근육세포의 수축과 같은 반응을 유발하는 신호로 작용한다.

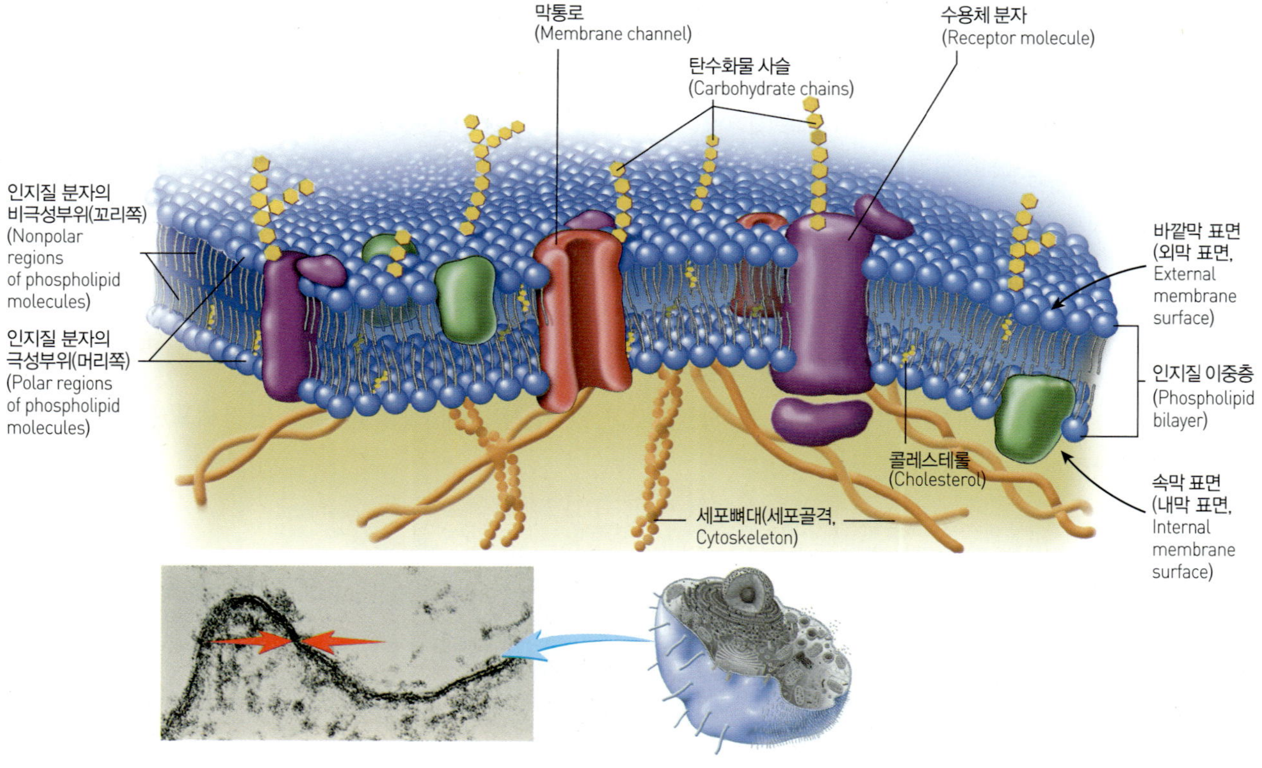

그림 3.2 세포막

(a) 세포막의 유동 모자이크 모델. 막은 두 층의 인지질과 콜레스테롤로 구성되며, 막 속에서 자유롭게 이동할 수 있는 단백질이 존재한다. 각 인지질 분자의 비극성인 소수성 부분은 막의 중심을 향하고, 극성인 친수성 부분은 세포의 바깥쪽 혹은 안쪽의 액체 환경을 향해 있다.

(b) 한 세포의 세포막을 보여주는 투과전자현미경 사진. 세포막 양쪽 표면에 있는 단백질은 세포막의 구성성분보다 쉽게 염색되어서 마치 막이 세 부분인 것처럼 보인다. 두 개의 어두운 부분은 단백질과 인지질 머리부분이고, 밝은 중앙 부분은 인지질 꼬리부분과 콜레스테롤이다.

3.4 세포막을 통한 물질이동

세포막은 세포의 안이나 바깥으로 통과하는 데 일부 물질은 허용하고, 다른 것은 허용하지 않는 **선택적 투과성**(selectively permeable)을 가지고 있다. 효소, 당원과 칼륨 이온 같은 물질들은 세포 속에서 높은 농도로 발견되고, 반면에 나트륨 이온, 칼슘 이온과 염소 이온은 세포 바깥에서 높은 농도로 발견된다. 또한, 영양분은 계속적으로 세포로 들어가고, 노폐물은 반드시 배출된다. 세포막의 투과 특성과 일부 분자들을 수송할 수 있는 세포막의 능력 때문에, 세포는 세포 속 분자의 농도를 유지할 수 있다. 막의 파열, 막 투과성의 변화, 또는 수송과정의 이상은 정상 세포 속 분자의 농도를 파괴하고 세포를 사망에 이르게 한다.

표 3.2에는 세포막을 통과하는 특수한 형태의 움직임이 나열되어 있으며, 각 방법의 자세한 내용은 다음 부분에서 논의한다.

확산

용액(solution)은 **용매**(solvent)라는 액체 또는 기체에 **용질**(solute)이라는 하나 또는 그 이상의 물질이 녹아 있는 것이다. 이온이나 분자 같은 용질은 용액 속에서 높은 농도의 영역에서 낮은 농도의 영역으로 이동하려는 경향이 있다. 이런 과정이 **확산**(diffusion)이다(그림 3.3의 1 · 2단계). 확산의 예는 공기의 흐름이 없는 방 전체에 연기 또는 향기의 분포, 비이커의 잔잔한 물에서의 물감 또는 소금의 점진적인 확산 등이 있다.

확산은 용액 속의 모든 용질의 자연적이고 끊임없는 멋대로 운동의 결과로 발생한다. 더 많은 용질 입자가 낮은 농도의 영역보다 높은 농도의 영역에 존재한다. 입자가 멋대로 움직이기 때문에, 용질 입자가 높은 농도에서 낮은 농도로 움직이는 것이 낮은 농도에서 높은 농도로 이동할 기회보다 더 많다. 평형상태에서는 용질의 실제 움직임은 멈춘다. 자유로운 운동은 계속되고 어느 한 방향으로의 용질의 움직임은 반대방향에서 균등운동에 의해 균형이 잡힌다(그림 3.3의 3단계).

농도 차이(concentration gradient)는 두 지점에서 용매 속의 용질의 농도 차이를 두 지점의 거리로 나눈 값이다. 농도 차이가 급격하다는 것은 용질의 농도 차이가 크거나 두 지점 사이의 거리가 작다는 뜻이다. 물질이 '농도 차이 아래로 이

표 3.2 세포막을 가로지르는 운동의 종류와 특징

종류	운반 기전	ATP 소모	예
확산	세포막의 지방 부분을 경계로 또는 막통로를 경계로 발생한 농도 차이	소모하지 않음	산소, 이산화탄소, 염소 이온, 요소
삼투	세포막의 지방 부분을 경계로 또는 막통로를 경계로 발생한 농도 차이	소모하지 않음	물
운반체 매개 운반			
촉진확산	운반체 분자에 의한 농도 차이	소모하지 않음	대부분 세포에서 포도당의 이동
능동운반	운반체 분자에 의한 농도 차이*에 대항함	소모함	나트륨 이온, 칼륨 이온, 칼슘 이온과 수소 이온, 아미노산
이차 능동운반	운반체 분자에 의한 농도 차이에 대항함. 한 물질을 이차 능동운반하기 위한 에너지는 다른 물질의 농도 차이에서 비롯됨	소모함	포도당, 아미노산
세포내섭취	소포에 의해 세포 속으로 이동	소모함	포식작용에 의한 입자의 소화, 수용체 매개 세포내섭취, 포액작용에 의한 액체 소화
세포외배출	소포에 의해 세포 바깥으로 이동	소모함	단백질의 분비

※ 능동운반은 주로 농도 차이의 반대 방향으로 물질을 움직이지만, 농도 차이의 방향대로 물질을 이동할 수도 있다.

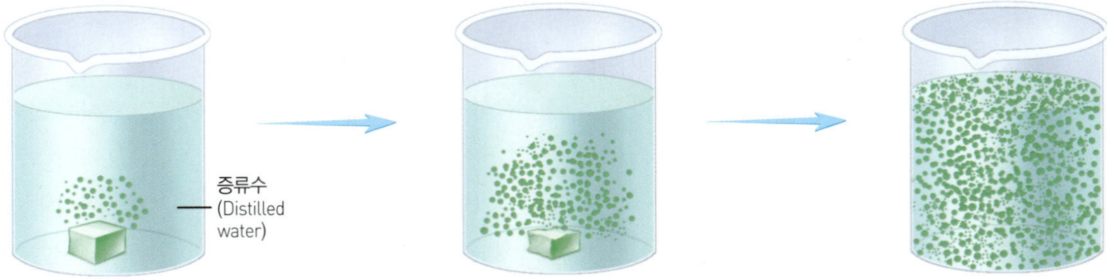

1 소금결정(*초록색*)을 비이커의 물에 넣으면, 농도경사가 소금결정에서 나온 소금과 소금결정을 둘러싼 물 사이에 존재한다.

2 소금 이온(*초록색*)은 농도경사를 따라 물속으로 미끄러져 내려간다.

3 소금 이온과 물 분자는 용액 전체에 골고루 퍼져나간다. 소금 이온과 물 분자가 임의로 이동을 계속하더라도, 농도경사가 없기 때문에 순전한 이동은 존재하지 않는다.

그림 3.3 확산

동한다'는 뜻은 용질이 높은 농도에서부터 농도가 낮은 곳으로 확산한다는 것을 의미한다. '농도 차이 위로 이동한다'는 뜻은 용질이 낮은 농도에서부터 농도가 높은 곳으로의 이동한다는 것을 의미한다. 농도 차이 위로 이동하는 이동형태는 확산에 의해 일어나지 않기 때문에 반드시 에너지를 사용해야 이동할 수 있다.

우리 몸에서, 확산은 세포바깥액과 세포속액을 통한 물질수송의 중요한 수단이다. 물질과 더불어 영양분과 일부 노폐물도 세포속 및 세포바깥으로 확산한다. 많은 물질의 정상적 세포속 농도는 확산에 의존한다. 예를 들면, 세포 밖 산소농도가 감소하면, 세포 안으로 산소가 확산하지 못하고, 세포의 기능이 비정상적이 된다.

이중층인 인지질은 대부분의 수용성 물질의 장벽으로 작용한다. 그러나 크기가 작은 수용성 분자는 세포막의 인지질 분자 사이에서 확산이 가능하다. 다른 수용성 분자는 **세포막통로**(cell membrane channel)를 통해서만 막을 통과하여 확산된다(그림 3.4). 산소, 이산화탄소와 스테로이드 같은 지용성 분자는 세포막을 쉽게 통과한다.

세포막통로는 세포막의 한 쪽 표면에서 다른 쪽 표면으로 확장된 단백질 분자로 구성된다(그림 3.5). 각 통로는 특정

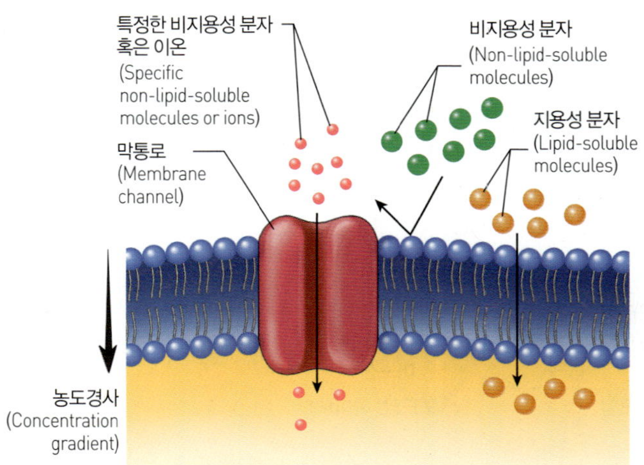

그림 3.4 세포막을 통한 확산

비지용성 분자(빨간색)는 막통로를 통해서 확산된다. 지용성 분자(주황색)는 직접 막을 통해서 확산된다.

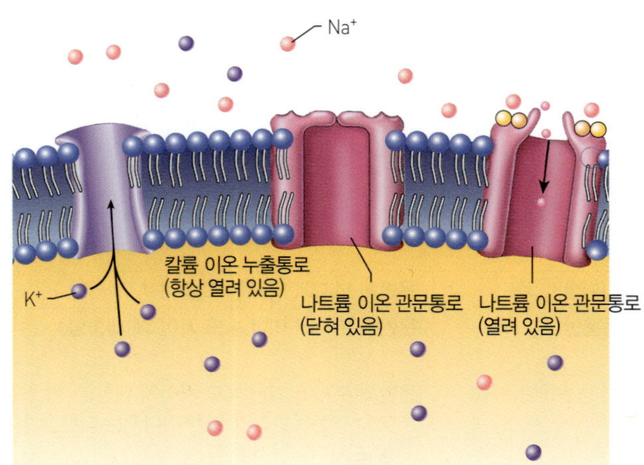

그림 3.5 누출통로와 관문통로

이 예에서, 칼륨 이온 누출통로(보라색)는 항상 열려 있어, 칼륨 이온이 세포막을 가로질러 확산되는 것을 허용한다. 나트륨 이온 관문통로(분홍색)는 통로의 열림과 닫힘으로 막을 가로지르는 나트륨 이온의 이동을 조절한다.

한 분자만 통과를 허용한다. 크기, 모양과 분자의 전하는 특정 분자의 통과 여부를 결정한다. 예를 들면, 나트륨 이온은 나트륨 이온통로를 통해서 통과하고, 칼륨 이온과 염소 이온은 각각 칼륨 이온통로와 염소 이온통로를 통해서 제각기 통과한다. 막통로를 통해서 세포막을 통과하는 수분의 빠른 이동이 일어난다.

세포막통로에서 일어나는 이온의 이동은 차이가 있다. 어떤 통로는 이온이 빠져나가는 것을 끊임없이 허용하며, 이런 통로를 **누설통로**(leak channel)라고 한다. 다른 통로는 막을 통과하는 이온의 이동을 통로를 열고 닫음으로써 제한하며, 이런 통로를 **관문통로**(gated channel)라고 한다(그림 3.5).

삼투

삼투(osmosis)는 세포막과 같은 선택적 투과막을 경계로 농도가 낮은 곳에서 농도가 높은 곳으로 물(용매)이 확산하는 것이다(그림 3.6, 표 3.2 참조). 물은 극성 분자이지만, 크기가 충분히 작아서 인지질 분자 사이 또는 물 통로를 지나서 세포막을 통과하여 이동할 수 있다. 물의 이동에 따른 커다란 부피의 변화는 정상적인 세포의 기능을 방해할 수 있기 때문에 삼투는 세포에게 매우 중요하다. 삼투는 세포막이 선택적 투과성이어서 용질이 이동하지 못할 때, 그리고 물에 대한 농도 차이가 세포막을 가로질러서 존재할 때 일어난다. 물은 저농도 용액에서 세포막을 가로질러 고농도의 용액 속으로 확산된다. 세포막을 경계로 어느 쪽 용액이 더 높은 농도를 갖고 있는지를 알게 되면 세포막을 통해 이동하는 물의 운동방향을 예상할 수 있다.

삼투압(osmotic pressure)은 선택적 투과막을 가로지르는 물의 이동을 방해하는 데 필요한 힘이다. 따라서 삼투압은 선택적 투과막을 가로지르는 삼투에 의해 움직이는 물의 경향을 측정하는 척도이다. 삼투압은 한 쪽 끝이 선택적 투과막으로 막힌 튜브 속에 용액을 넣고 튜브를 증류수에 담가서 측정한다(그림 3.6의 1단계 참조). 물 분자는 삼투에 의해 막을 통과해서 튜브로 이동하고, 용액에 힘을 가해 튜브 속 액체를 상승시킨다(그림 3.6의 2단계 참조). 용액이 높아지면, 용액의 무게는 **정수압**(hydrostatic pressure)을 만들고(그림 3.6의 3단계 참조), 정수압은 물을 튜브 밖으로 돌려보내 튜브를 둘러싸고 있는 증류수로 간다. 튜브로 들어가는 물의 실제 움직임은 튜브의 정수압이 원인이 되어 물이 튜브의 바깥으로 움직이고, 같은 속도로 물은 확산에 의해서 튜브로 확산되어 멈춘다. 튜브 속 용액의 삼투압은 튜브로 들어가는 물의 실제 움직임을 방해하는 정수압과 같아진다.

용액의 농도가 높아질수록 삼투압이 높아지고, 물이 용액 안으로 들어가려는 경향도 커진다. 이와 같은 현상은 낮은 농도의 용액에서(용질은 적고, 물은 많은) 좀 더 높은 농도의 용액(용질은 많고, 물은 적은)으로 물이 움직이려 하기 때문에 생긴다. 용액의 농도가 높아질수록 물이 용액 속으로 움직이는 경향이 커지며, 이러한 물의 움직임을 방해하기 위한 삼투압도 커진다.

세포를 용액 안에 두었을 때, 용액과 세포의 세포질 사이의 농도 차이에 따라 세포의 모양이 변화한다. **저장액**(hypotonic solution)은 세포의 세포질에 비해 용질의 농도가 낮고 용매의 농도가 높다. 따라서 용액은 세포보다 작은 삼투압을 갖는다. 물은 삼투에 의해 세포 속으로 들어가고, 그 결과 세포가 부풀게 된다. 만약 세포가 충분하게 부풀면 세포는 파열되는데 그 과정을 **용해**(lysis)라고 한다(그림 3.7a). 세포를 **등장액**(isotonic solution)에 담그면, 세포와 용질의 농도 및 용매의 농도가 같다. 그러므로 세포는 쭈그러들지도 부풀지도 않는다(그림 3.7b). 세포를 **고장액**(hypertonic solution)에 담그면, 세포의 세포질에 비해 용질의 농도가 높고 용매의 농도가 낮다. 물은 삼투에 의하여 세포에서 고장액으로 빠져나가서, 그 결과로 세포가 쭈그러지거나 **무딘톱날모양**(둔거치, crenation)이 된다(그림 3.7c). 일반적으로 용액을 혈관 속으로 주입하거나 조직 속으로 주입할 때는 반드시 몸의 세포와 같은 등장액이어야 한다.

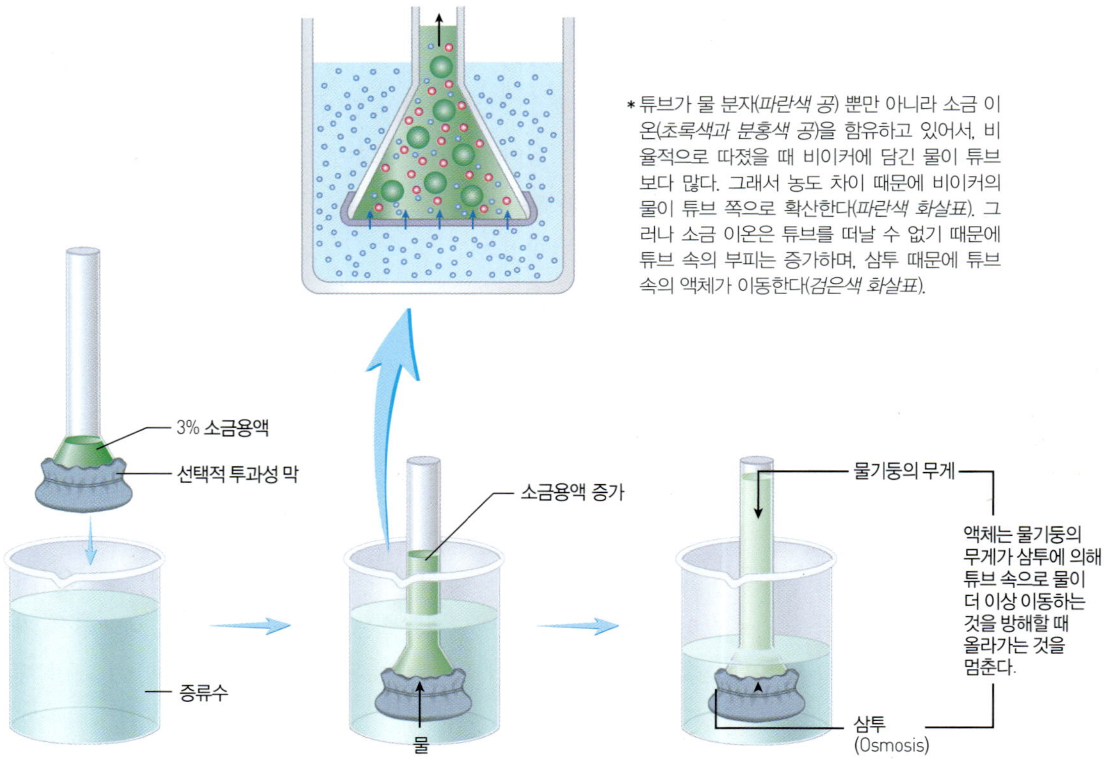

① 3% 소금용액(*초록색*)이 들어 있는 튜브의 끝을 선택적 투과막으로 막으면, 물 분자는 선택적 투과막을 통과하지만 소금 이온은 투과하지 못하고 튜브 속에 남는다.

② 튜브를 증류수에 담근다. 물이 튜브 속으로 삼투에 의해 이동한다(위에 삽입된 그림 참조). 튜브 속의 물이 높아지면서 소금의 농도는 낮아진다(*초록색이 밝아진다*).

③ 튜브 속으로 삼투에 의해 튜브 안의 물기둥의 무게(정수압)가 튜브 속으로 물의 추가 이동을 방해할 때까지 물이 이동한다. 물의 튜브 속으로의 실제 이동을 방해하는 정수압은 튜브 속의 삼투압과 동등하다.

그림 3.6 삼투

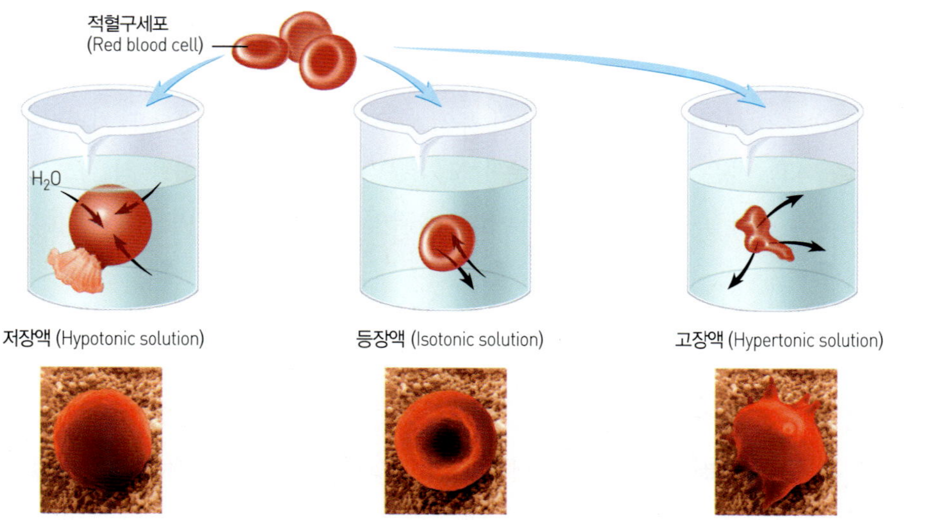

(a) 적혈구를 저장액(낮은 용질 농도를 가짐)에 넣으면, 물이 삼투에 의해 세포 속으로 들어가(*검은 화살표*), 세포가 부풀거나 혹은 터지기까지도 한다(용해; *세포 아래쪽으로 쏟아져 나오는 빨간색*).

(b) 적혈구를 등장액(용질의 농도가 세포 속과 동등하게 가짐)에 넣으면, 물은 같은 속도로 세포의 안과 밖으로 이동을 한다(*검은 화살표*). 실제 물의 이동은 없으며, 세포 모양은 정상을 유지한다.

(c) 적혈구를 고장액(높은 용질 농도를 가짐)에 넣으면, 삼투에 의해 물이 세포 밖으로 나가 용액 속으로 이동하여(*검은 화살표*), 그 결과 세포가 쭈그러든다(무딘 톱날 모양).

그림 3.7 저장액, 등장액과 고장액의 적혈구에서의 영향

운반체 매개 운반

대다수의 아미노산이나 포도당 같은 영양분 분자들은 확산에 의해 세포로 들어가지 못하고, 세포에서 생산되는 단백질 같은 많은 물질들도 확산에 의해 세포에서 나가지 못한다. 세포막에 있는 단백질인 **운반체 분자**(carrier molecules)는 커다란 수용성 분자 또는 전하를 가진 이온을 세포막을 통과하여 이동시키는 **운반체 매개 운반**(carrier-mediated transport mechanisms)에 관여한다. 운반하려는 분자가 막의 한쪽 면에 있는 특정한 운반체 분자에 결합한 다음, 운반체 분자의 입체구조가 변하면서 운반되는 분자는 세포막의 반대편으로 이동된다. 세포막 반대편으로 운반된 분자는 운반체 분자에서 분리되며, 운반체 분자는 원래의 모양으로 되돌아간다. 운반체 매개 운반은 한 가지 특정한 분자만이 매개체에 의해 이동되는 **특이성**(specificity)을 나타낸다. 세 종류의 운반체 매개 운반에는 촉진확산, 능동수송과 이차 능동수송이 있다.

촉진확산

촉진확산(facilitated diffusion)은 물질을 그 물질의 농도가 높은 곳에서 낮은 곳으로, 세포 속으로 또는 세포 밖으로 이동시키는 운반체 매개 운반이다(그림 3.8, 표 3.2 참조). 촉진확산에서는 단순확산과 마찬가지로 ATP가 사용되지 않으며, 운반체 단백질과 결합한 분자는 그 농도가 높은 곳에서 낮은 곳으로 운반된다.

능동수송

능동수송(active transport)은 물질이 세포막을 가로질러 농도 차이에 대항하여 낮은 농도의 구역에서 높은 농도의 구역으로 움직이는 운반체 매개 운반과정이다(표 3.2 참조). 따라서 능동수송 과정은 세포막의 한쪽 면에 다른 면의 농도보다 몇 배 더 높은 농도로 물질을 축적시킨다. 능동수송은 ATP라는 형태의 에너지를 필요로 한다. 만약 ATP를 이용할 수 없으면 능동수송은 멈춘다. 능동수송의 한 예로 작은창자에서 혈액으로 다양한 아미노산의 이동이 있다.

어떤 경우에는 능동수송이 한 물질을 다른 물질로 교환하기도 한다. 예를 들면, **나트륨-칼륨 펌프**(sodium-potassium pump)는 나트륨 이온을 세포 밖으로 이동시키고 칼륨 이온은 세포 안으로 이동시킨다(그림 3.9). 그 결과로 세포바깥은 나트륨 이온의 농도가 높아지고, 세포 속은 칼륨 이온의 농도가 높아진다. 나트륨–칼륨 펌프에 의해 생성된 나트륨 이온과 칼륨 이온의 농도 차이는 안정막전위를 유지하는 데 필수적이다(제8장 참조).

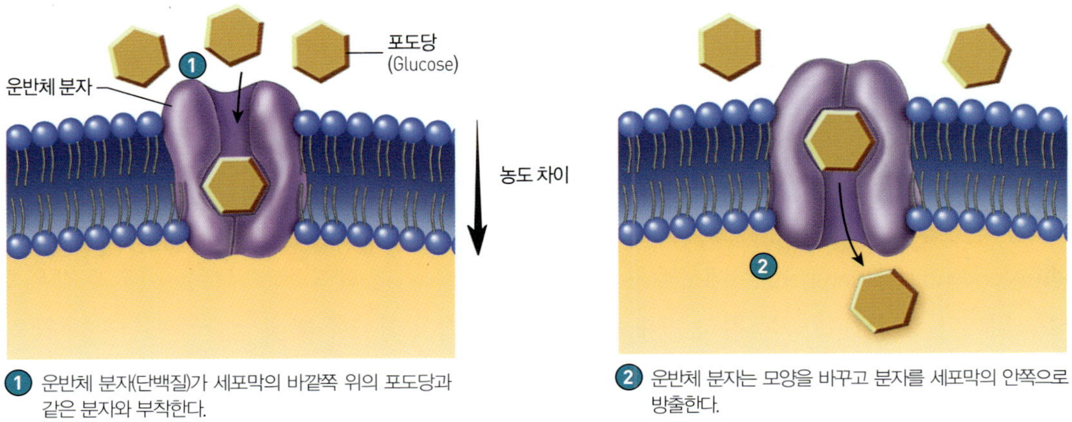

그림 3.8 촉진확산

1. 세 개의 나트륨 이온과 ATP가 나트륨-칼륨 펌프에 결합한다.

2. ATP가 분해되어 ADP와 인산기가 되고 에너지를 방출한다. 방출된 에너지는 나트륨-칼륨 펌프의 모양을 변화시키는 데 사용된다.

3. 나트륨-칼륨 펌프의 모양 변화로 나트륨 이온이 막을 통과하여 세포바깥액으로 이동된다.

4. 두 개의 칼륨 이온이 나트륨-칼륨 펌프에 결합한다.

5. 나트륨-칼륨 펌프로부터 인산기가 방출된다.

6. 나트륨-칼륨 펌프는 모양이 변하여, 칼륨 이온이 막을 가로질러 이동하여 세포질 속으로 들어간다. 나트륨-칼륨 펌프는 다시 나트륨 이온과 ATP와 결합한다.

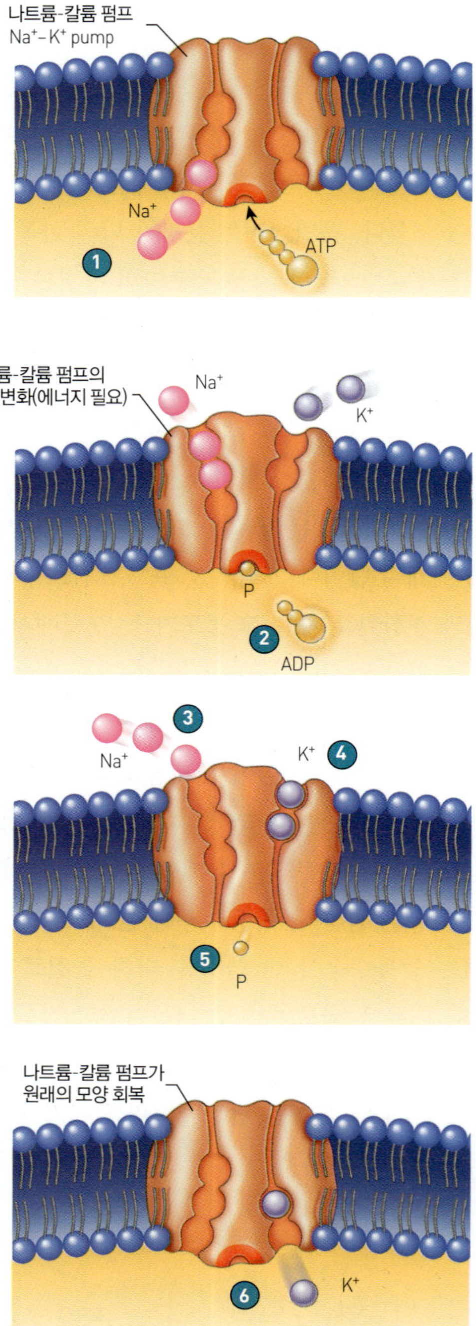

그림 3.9 능동수송: 나트륨-칼륨 펌프

이차 능동수송

이차 능동수송(secondary active transport)은 세포막을 가로질러 농도 차이를 확립하는 나트륨 이온과 같은 한 가지 물질의 능동수송에 포함되어 일어난다. 농도 차이 아래로 운반되는 물질의 확산에 의해 생산된 에너지를 활용하여 세포막을 가로지르는 제 2의 물질(포도당)을 운반할 수 있게 된다(그림 3.10). **공동수송**(cotransport)이란 운반체가 두 물질을 같은 방향으로(세포 바깥으로 또는 세포 속으로) 운반하는 방식이다. **역방향수송**(countertransport)은 한 물질은 세포 속으로, 다른 물질은 세포 바깥으로 운반하는 방식이다.

세포내섭취와 세포외배출

크기가 큰 수용성 분자, 물질의 작은 조각 또는 세포도 막인 **소포**(vesicle)에 둘러싸여 세포막을 가로질러서 이동된다. 세포막의 액체성 특성 때문에 소포와 세포막이 융합하여, 소포의 내용물이 막을 가로지는 것이 허용된다.

세포내섭취(endocytosis)는 소포를 형성하여 세포막을 통하여 물질을 흡수한다(표 3.2 참조). 세포막 함입(안으로 접힘)이 물질을 포함한 소포를 형성하여 세포 속으로 흡수한다. 소포는 이 때 세포질 속으로 이동한다.

세포내섭취는 특징이 있다. 세포막은 특정한 물질이 결합하는 특정한 수용체를 포함하고 있다. 특정한 물질이 수용체에 결합할 때, 세포내섭취가 촉발되어 물질이 세포 속으로 운반된다. 이런 과정을 **수용체 매개 세포내섭취**(receptor-mediated endocytosis)라고 한다(그림 3.11). 콜레스테롤과 성장인자는 수용체 매개 세포내섭취에 의해 세포 속으로 흡수되는 분자이다. 세균 포식작용도 역시 수용체 매개반응이다.

포식작용(phagocytosis)이라는 용어는 고형 입자를 삼켰을 때 세포내섭취에 가끔 사용된다. 세포막의 일부분이 입자를 둘러싸고 확장되고 입자가 막으로 둘러싸여 융합된다. 세포막이 떨어져 나와 입자를 포함한 소포를 형성한다. 소포

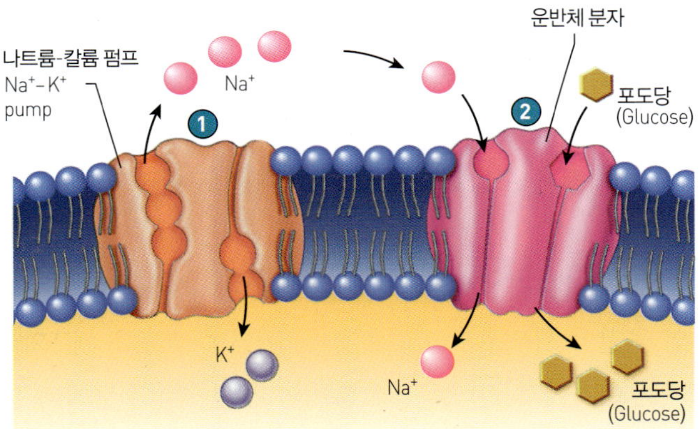

① 나트륨-칼륨 펌프는 나트륨 이온의 농도를 세포의 안보다 밖의 농도가 더 높은 상태로 유지한다.

② 나트륨 이온은 포도당도 같이 이동시키는 운반체 분자에 의해 세포 안으로 이동된다. 나트륨 이온의 농도 차이는 포도당의 농도 차이에 맞선 동향수송에 의해 포도당을 이동하는 데 필요한 에너지를 제공한다.

그림 3.10 이차 능동수송

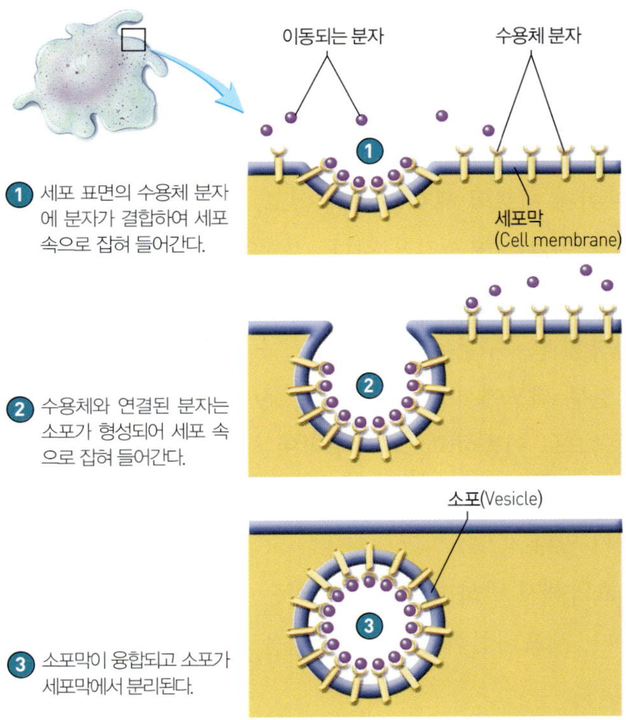

① 세포 표면의 수용체 분자에 분자가 결합하여 세포 속으로 잡혀 들어간다.

② 수용체와 연결된 분자는 소포가 형성되어 세포 속으로 잡혀 들어간다.

③ 소포막이 융합되고 소포가 세포막에서 분리된다.

그림 3.11 수용체 매개 세포내섭취

관련된 질환

애디슨병

Lowe Blood는 설명할 수 없는 체중감소, 피로와 낮은 혈압을 경험하였다. 여러 가지 검사를 한 다음, 그의 주치의는 부신겉질에서 생산되는 알도스테론의 감소를 수반하는 애디슨병(Addison disease)이라고 진단했다. 알도스테론의 생산이 너무 낮게 떨어지면, 일부 콩팥세포는 나트륨 이온의 이동이 불가능해진다. 이것은 소변에서 나트륨 이온과 물의 손실을 야기하여 혈액 부피와 혈압이 떨어지는 원인이 된다.

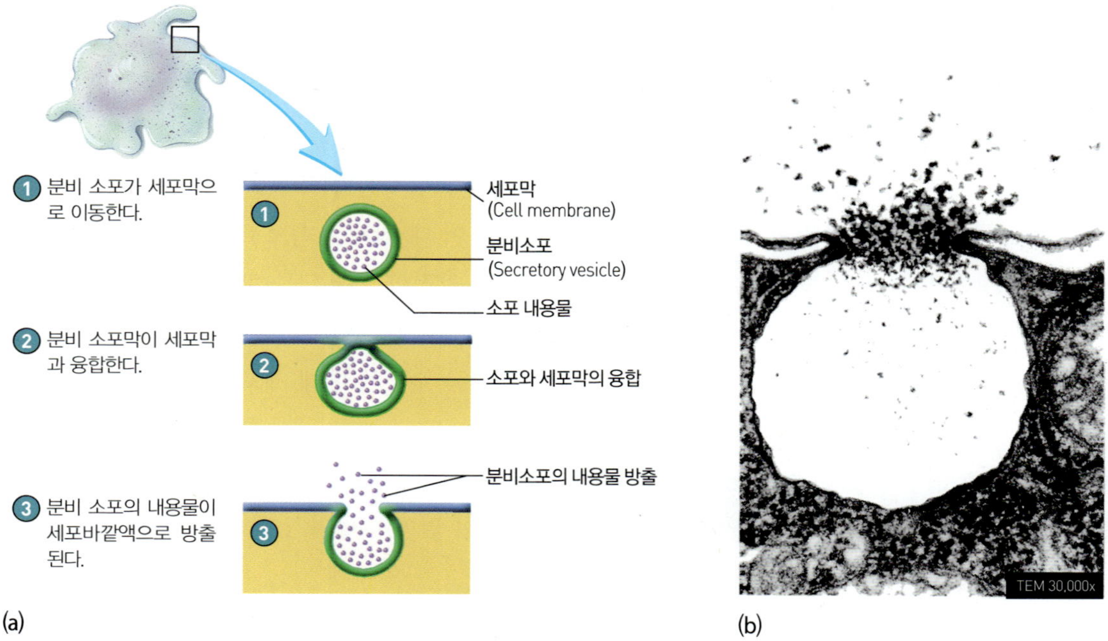

그림 3.12 세포외배출
(a) 세포외배출 모식도. (b) 세포외배출의 투과전자현미경 사진.

는 이제 세포의 세포질 속에 있고, 세포막은 온전하게 남아 있다. 백혈구와 포식세포는 세균, 세포 잔유물 및 이물질과 외부 입자를 포식작용 한다. 포식작용은 백혈구세포가 몸에 들어온 해로운 물질을 파괴한다는 중요한 의미를 지니고 있다. **포액작용**(pinocytosis)은 더 작은 소포를 형성하고, 소포 속에는 액체를 포함하고 있어서 입자를 포함하고 있는 포식작용과는 구분된다.

일부 세포에서 **분비소포**(secretory vesicle)라는 주머니에는 세포로부터 방출될 물질이 축적되어 있다. 분비소포는 세포막쪽으로 이동하고, 소포의 막이 세포막과 융합되면서 소포 속의 물질이 세포로부터 방출된다. 이러한 과정을 **세포외배출**(exocytosis)이라 한다(그림 3.12, 표 3.2 참조). 세포외배출의 예는 이자에서 소화효소의 분비와 침샘에서의 점액의 분비가 있다.

요약해서 말하면, 세포내섭취는 세포에 의해 물질을 섭취한 결과이고, 세포외배출은 세포로부터 물질의 배출을 허용한다. 세포내섭취와 세포외배출을 위한 소포 형성과정에는 ATP 에너지를 필요로 한다.

3.5 세포질 속 소기관들

핵

핵(nucleus)은 흔히 세포 중앙 근처에 위치하는 커다란 세포소기관이다. 몸의 모든 세포는 그들의 생활주기의 모든 과정에 핵을 갖고 있다. 하지만 적혈구세포와 같은 일부 세포는 적혈구세포가 성숙되면 핵이 없어진다. 뼈대근육세포와 같은 다른 세포는 한 개 이상의 핵을 포함하고 있다.

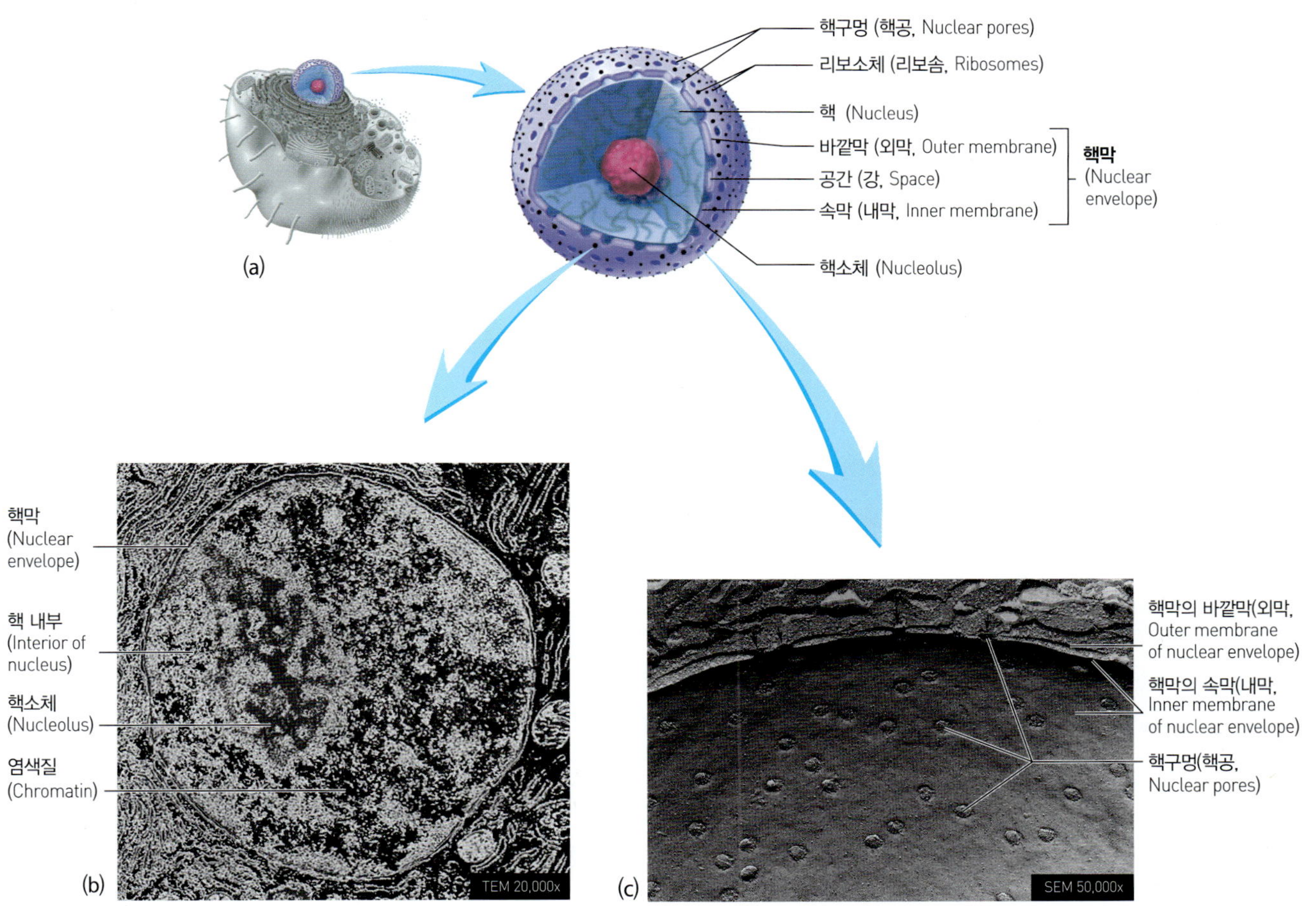

그림 3.13 핵

(a) 핵막은 속막과 바깥막으로 구성되어 있는데, 합쳐져서 핵구멍을 만든다. 핵소체는 막으로 싸여 있지 않은 핵의 농축된 부위로 대부분이 RNA와 단백질로 구성된다. (b) 핵의 투과전자현미경 사진. (c) 주사전자현미경 사진에서 핵막의 막과 핵구멍을 보여준다.

핵은 공간이 좁은 2개의 막으로 둘러싸여 있다. **핵막**(nuclear envelope)의 여러 곳에서는 속막과 바깥막이 서로 합쳐져 **핵구멍**(핵공, nuclear pore)을 형성하고 있다(그림 3.13). 핵구멍을 통해서 물질이 핵의 안 또는 바깥으로 통과를 한다.

사람 세포의 핵 속에는 23쌍의 DNA와 단백질로 구성된 **염색체**(chromosomes)가 들어 있다. 세포 수명의 대부분 동안, 염색체는 느슨하게 꼬여 있고 이를 **염색질**(chromatin)이라 한다(그림 3.14, 그림 3.13b). 세포분열을 준비할 때, 염색체는 단단하게 꼬이고 현미경으로 알아 볼 수 있게 된다("세포생활사" 참조). 각 개인의 구조와 기능별 특징에 영향을 주는 유전자는 DNA의 일부분이며, 유전자는 단백질의 구조를 결정한다. 단백질의 구조를 결정하는 방법으로 유전자는 세포 구조와 기능을 총괄한다.

핵소체(nucleolus)는 핵 안에 들어 있는, 둘러싸는 막이 없이 분산되어 있는 물체이다(그림 3.13 참조). 보통 하나의 핵 속에 여러 개의 핵소체가 들어 있다. 핵소체에서 리보소체의 소단위들이 만들어진다. 세포질에서 생산된 단백질은 핵구멍을 통해서 핵과 핵소체로 이동된다. 이 단백질은 **리보소체 리보핵산**(ribosomal ribonucleic acid; rRNA)과 합쳐진다. rRNA는 핵소체에서 생산되고, 리보소체의 소단위를 형성한다(그림 3.15). 생산된 리보소체 소단위는 핵구멍을 통해 세포질로 이동하며, 큰 소단위와 작은 소단위가 합쳐져서 리보소체를 형성한다.

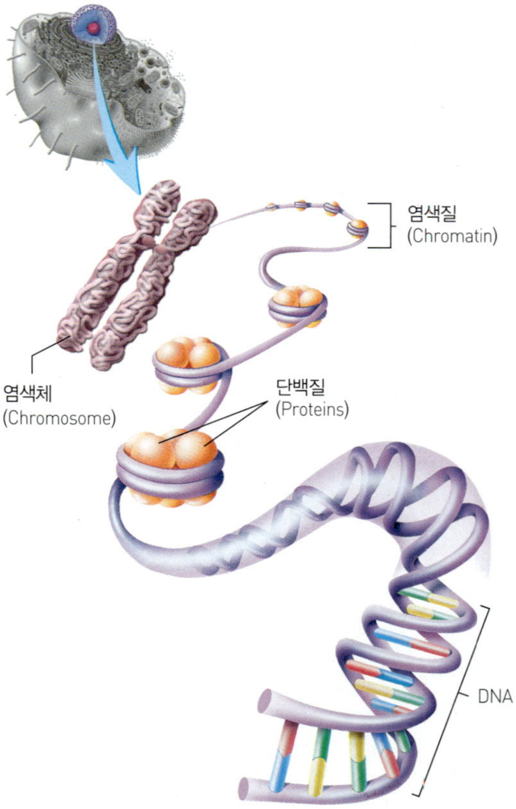

그림 3.14 염색체의 구조

리보소체

리보소체(리보솜, ribosomes)는 단백질의 합성이 일어나는 세포소기관이다("유전자 발현" 참조). 자유리보소체는 세포질 내에 자유롭게 떠 다니는 상태로 있으며, 세포질그물의 막에 결합된 형태로 존재하는 것도 있다.

과립세포질그물과 무과립세포질그물

세포질그물(형질내세망, endoplasmic reticulum; ER)은 바깥쪽 핵막에서 세포질로 확장되어 있는 막의 연속이다(그림 3.16). **과립세포질그물**(조면내형질세망, rough ER)은 리보소체가 결합한 세포질그물이다. 어떤 세포 내에 많은 양의 과립세포질그물이 있다는 것은 단백질의 합성량을 의미한다. 반면 리보소체가 부착하지 않은 세포질그물은 **무과립세포질그물**(활면내형질세망, smooth ER)이라 한다. 무과립세포질그물은 세포에서 지질을 합성하는 장소이다. 뼈대근육세포에서 무과립세포질그물에는 칼슘 이온이 저장되어 있다.

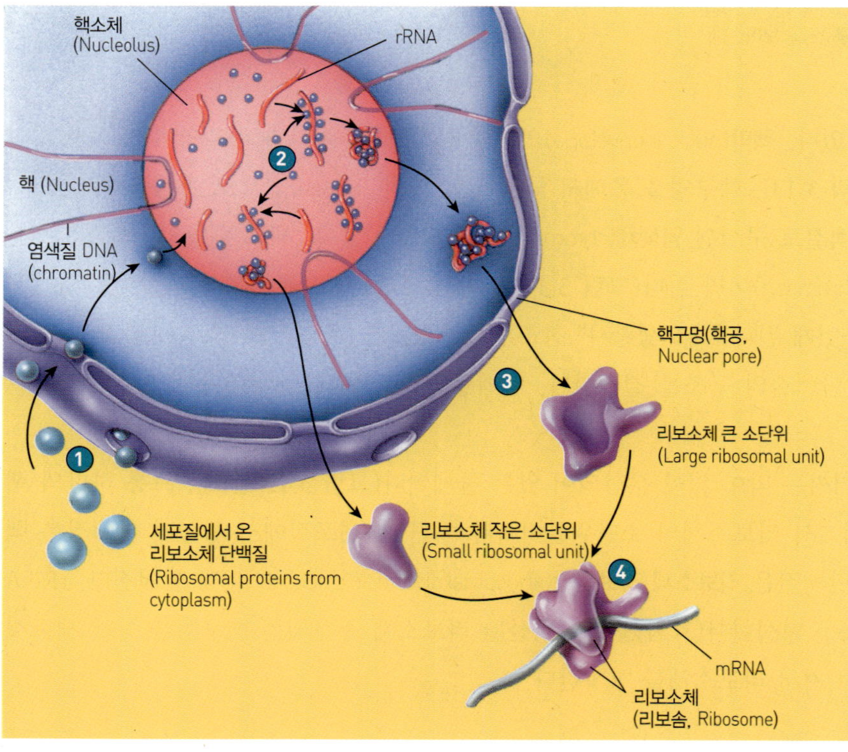

1. 세포질에서 생산되는 리보소체 단백질은 핵구멍을 통해 핵소체로 이동된다.
2. 핵소체에서 대부분이 생산되는 rRNA는 리보소체 단백질과 조립되어 리보소체 작은 소단위와 큰 소단위를 형성한다.
3. 리보소체 작은 소단위와 큰 소단위는 핵소체와 핵을 핵구멍을 통해서 빠져나간다.
4. 리보소체 작은 소단위와 큰 소단위는 세포질에서 단백질을 생산하는 동안 서로 결합하고 mRNA와 결합한다.

그림 3.15 리보소체의 생산

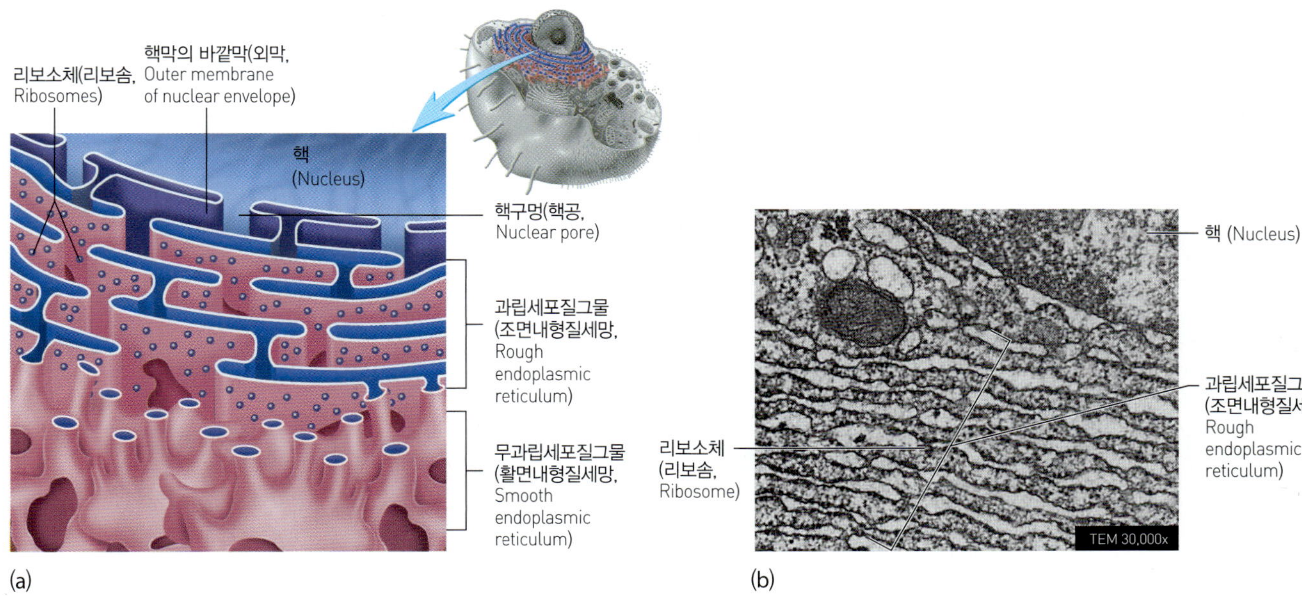

그림 3.16 세포질그물

(a) 세포질그물은 핵막이 연속된 것이고 과립세포질그물(리보소체와 함께) 혹은 무과립세포질그물(리보소체 없음)로 존재한다. (b) 과립세포질그물의 투과전자현미경 사진.

골지복합체

골지복합체(Golgi apparatus)는 막으로 둘러싸인 작은 휘어진 주머니(소낭)들이 치밀하게 중첩된 더미로 구성되어 있다(그림 3.17). 골지복합체는 물질들을 농축하고 변형하며 포장하는 역할을 한다. 예를 들면, 리보소체에서 합성된 단백질들은 세포질그물로부터 골지복합체로 이동된다. 골지복합체는 이들을 농축하며, 경우에 따라서는 탄수화물이나 지질 분자와 결합함으로써 단백질을 화학적으로 변형시킨다. 계속해서 단백질들은 분비소포에 쌓이게 되고, 결국 골지복합체의 가장자리에서 떨어져 나간다. 골지복합체는 침샘이나 이자세포와 같이 단백질을 분비하는 세포 내에서 많은 수가 존재하며 또한 크게 발달되어 있다.

분비소포

소포(vesicle)는 세포 안에서 운반 또는 물질을 저장하는 작고 막으로 싸인 주머니이다. 분비소포는 막으로 둘러싸인 작은 소포로 세포의 표면으로 이동한다(그림 3.17). 그들의 막은 원형질막과 융합하며 소포 내의 내용물들은 외부로 방출한다. 많은 세포들에서 분비소포는 세포질 안에 축적되고 세포가 신호를 받으면 외부로 방출된다. 예를 들면, 신경세포는 다른 세포와 소통하기 위하여 분비소포로부터 신경전달물질을 방출한다. 또한 호르몬이 들어 있는 분비소포는 신호가 호르몬을 방출하라는 신호가 올 때까지 내분비세포의 세포질 안에 머물러 있다. 예를 들면, 인슐린은 혈액의 포도당이 높아져서 분비를 자극할 때까지 이자세포의 세포질에 남아 있다.

용해소체와 과산화소체

용해소체(lysosome)는 골지복합체로부터 형성된 막에 둘러싸여 있는 작은 소포이다. 이들은 세포질 내에서 소화계통의 기능을 하는 여러 종류의 효소들을 함유한다. 세포내섭취에 형성된 소포는 용해소체와 융합된다(그림 3.18). 이 효소들

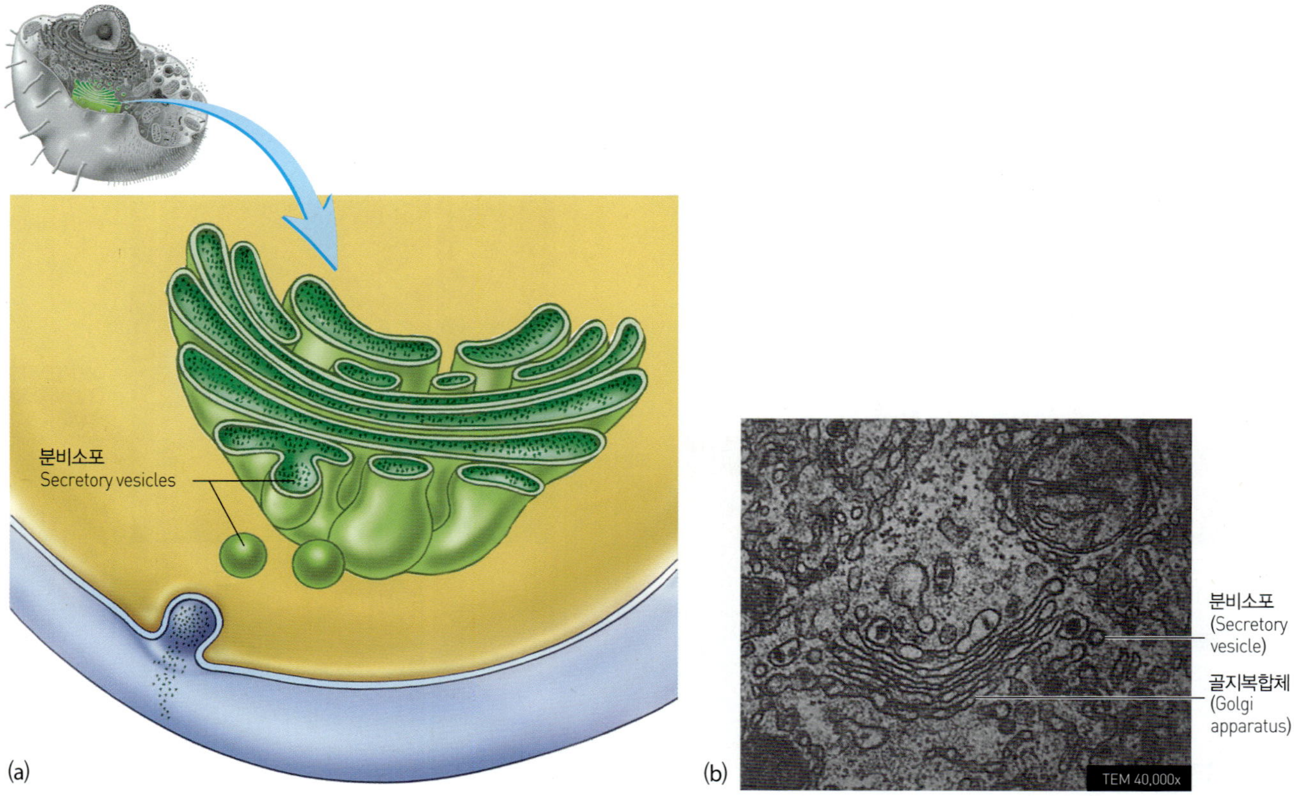

그림 3.17 골지복합체

(a) 골지복합체는 납작한 막주머니 그리고 접시를 쌓아 놓은 모양 혹은 팬케이크처럼 생겼다.
(b) 골지복합체의 투과전자현미경 사진.

1. 소포는 세포 밖에서 물질을 둘러싸서 만들어진다.
2. 소포는 세포막으로부터 떨어져 나와 세포 안에 분리된 소포로 된다.
3. 용해소체는 골지복합체에서 떨어져 나온다.
4. 용해소체는 소포와 융합한다.
5. 용해소체에서 나온 효소는 소포 안의 물질과 혼합되어, 효소가 물질을 소화시킨다.

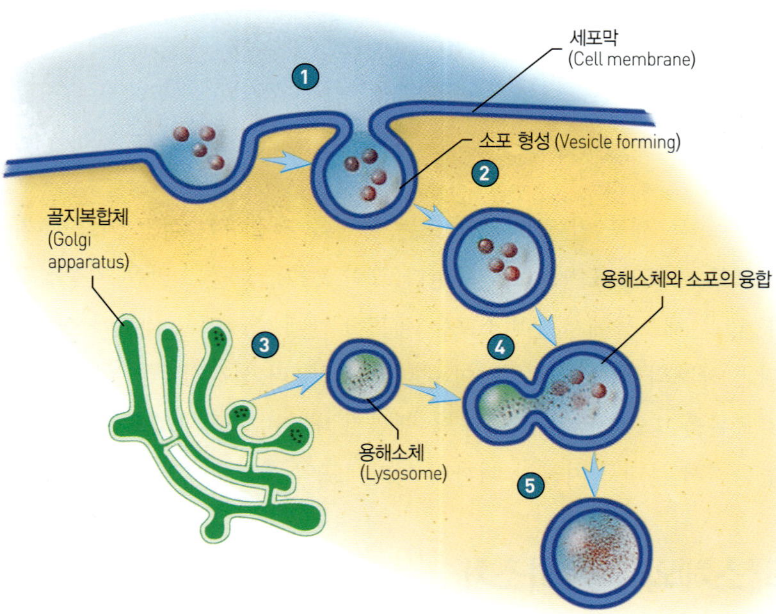

그림 3.18 용해소체의 작용

은 세포질 내에 들어온 물질들을 분해하는 역할을 한다. 예를 들면, 백혈구가 세균을 포식하면 용해소체 내에 있는 효소들은 세균을 파괴시킨다. 그 때 용해소체 안에 있는 효소들이 포식한 세균을 파괴한다.

과산화소체(퍼옥시솜, peroxisome)는 지방산, 아미노산과 과산화수소를 분해하는 효소가 들어 있는 막에 싸인 작은 소포이다. 과산화수소는 지방산과 아미노산이 분해될 때 생기는 부산물로 세포에 독성이 있다. 과산화소체에 들어 있는 효소는 과산화수소를 물과 산소로 분해한다. 간과 콩팥세포처럼 해독작용에 적극적인 세포는 많은 과산화소체를 지니고 있다.

사립체

사립체(mitochondria)는 속막과 바깥막이 공간으로 나뉘어 있는 작은 세포소기관이다(그림 3.19, 그림 3.1 참조). 바깥막은 매끈하지만, 속막에는 능선이라는 수많은 주름이 있는데, **능선**(능, crista)은 사립체의 속으로 선반처럼 돌출되어 있다.

사립체는 세포 내에서 ATP를 생산하는 중요한 장소이다. 사립체는 호기성 호흡(제17장 참조), 즉 음식물 분자를 분해하여 ATP를 생산하는 산소를 필요로 하는 일련의 화학반응을 수행한다. ATP는 세포 내에서 일어나는 대부분의 화학반응에 필요한 중요 에너지원이며, 많은 에너지를 필요로 하는 세포들은 적은 에너지를 필요로 하는 세포들보다 더 많은 사립체를 갖는다. 예를 들면, 아주 많은 능동수송을 수행하는 세포에는 많은 사립체가 들어 있다. 운동의 결과로 근육이 커질 때, 근육세포에서 존재하는 사립체의 수가 증가하고 근육수축에 필요한 추가적인 ATP를 제공한다.

세포뼈대

세포뼈대(세포골격, cytoskeleton)는 세포를 지지하고, 세포소기관을 제자리에 있게 하며, 세포가 모양을 변하게 할 수 있도록 하는 단백질로 구성된다. 이 단백질구조에는 미세관, 잔섬유와 중간잔섬유가 있다(그림 3.20).

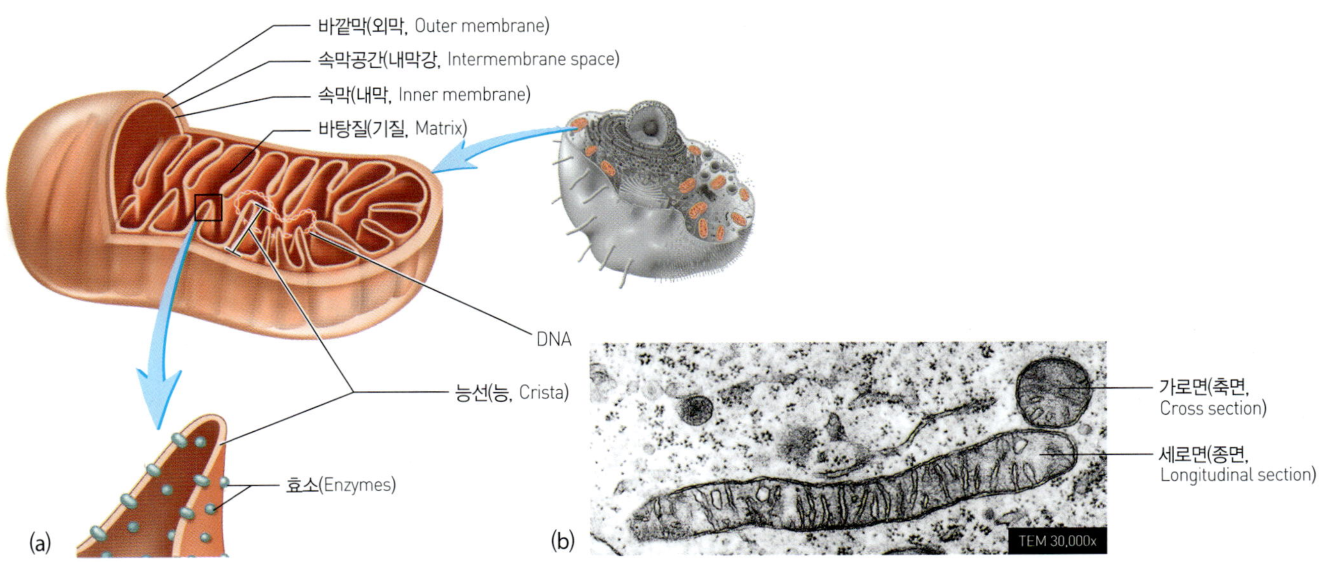

그림 3.19 사립체
(a) 전형적인 사립체 구조. (b) 사립체의 세로면과 가로면의 투과전자현미경 사진.

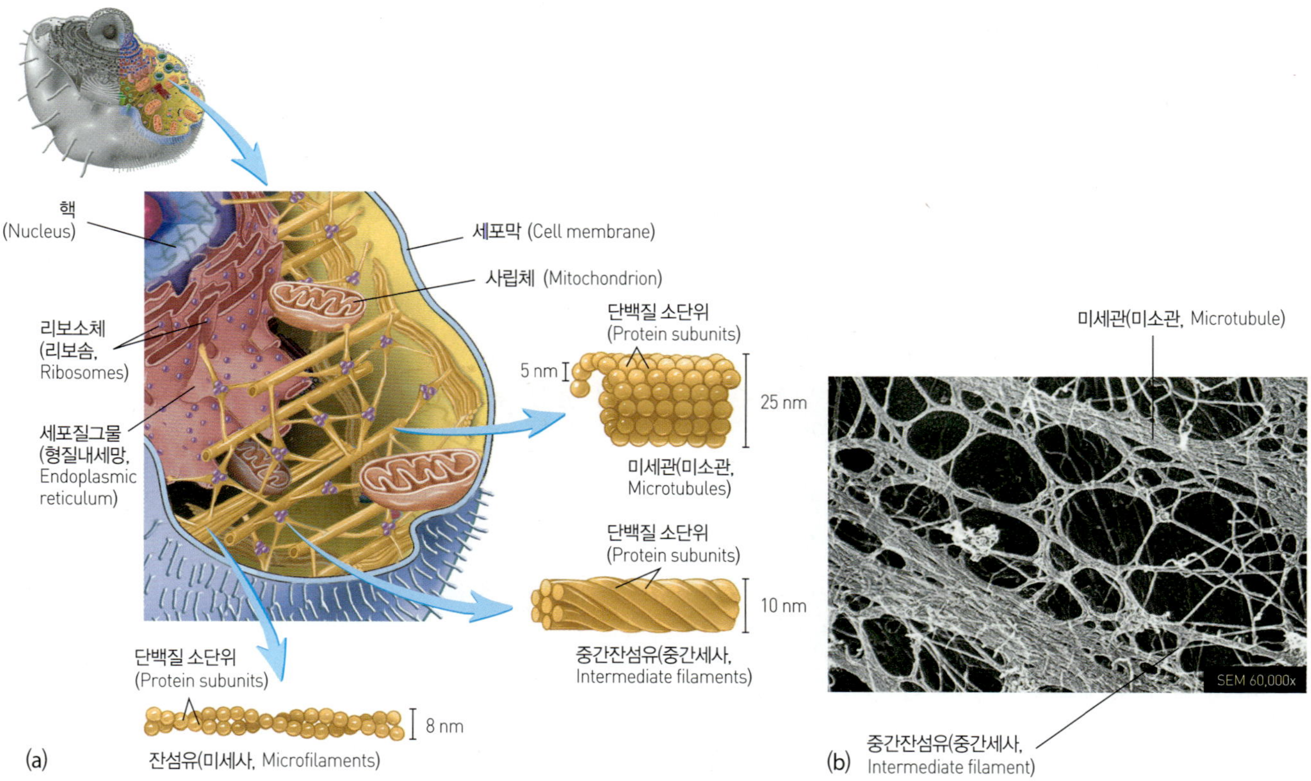

그림 3.20 세포뼈대
(a) 세포뼈대의 모식도. (b) 세포뼈대의 주사전자현미경 사진.

미세관(미소관, microtubule)은 단백질 소단위로 만들어진 속이 빈 구조이다. 미세관은 세포의 세포질을 지지하는 것을 돕고, 세포분열을 도와주며, 섬모와 편모와 같은 세포소기관의 기본 성분을 형성하는 것과 같은 다양한 역할을 한다.

잔섬유(세사, microfilament)는 구조적으로 세포질을 지지하는 단백질 소단위로부터 형성된 작은 원섬유이다. 어떤 잔섬유는 세포 이동에 관여한다. 예를 들면, 근육세포의 잔섬유는 세포를 짧게 하거나 수축할 수 있게 한다.

중간잔섬유(중간세사, intermediate filament)는 미세관보다 직경이 작고 그러나 잔섬유보다는 직경이 큰 단백질 소단위로부터 형성된 원섬유이다. 중간잔섬유는 세포의 기계적 지지를 제공한다.

중심소체

세포중심(centrosome)은 핵 가까이에 있는 미세관 형성이 일어나는 세포질의 특별한 구역에 있다. 세포 중심은 서로 직각 방향으로 위치한 두 개의 **중심소체**(centrioles)를 포함하고 있다. 각 중심소체는 작은 원기둥 모양의 소기관으로 9개의 미세관세짝(triplets)이다. 각 미세관세짝은 세 개의 평행한 미세관이 서로 연결되어 구성된다(그림 3.21). 추가의 미세관은 중심소체 지역으로부터 확장하여, 나중에 공부할 "세포분열"에서 중요한 역할을 수행한다.

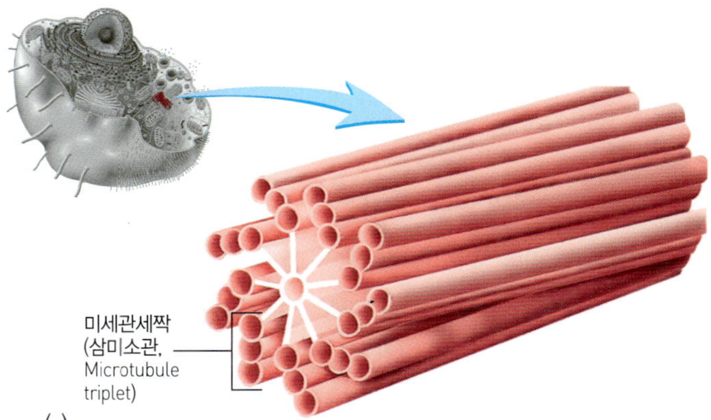

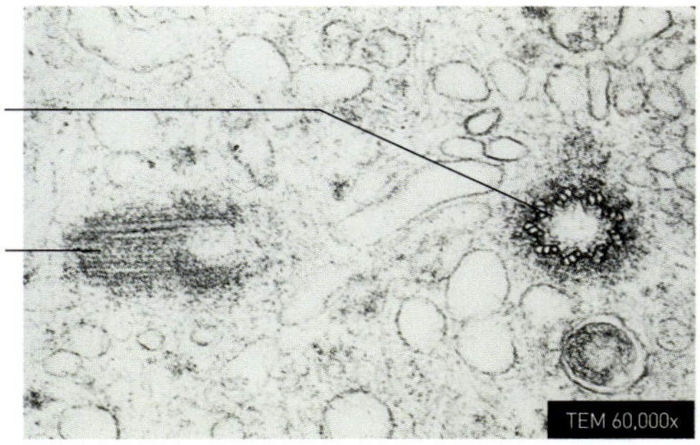

그림 3.21 중심소체

(a) 중심소체의 구조는 아홉 개의 미세관세짝으로 구성되어 있다. 각 미세관세짝은 한 개의 완전한 미세관과 두 개의 불완전한 미세관이 서로 융합된 것을 포함하고 있다.
(b) 한 쌍의 중심소체 투과전자현미경 사진으로 핵 근처에 정상적으로 위치하고 있다. 하나는 가로면 그리고 다른 하나는 세로면이 보인다.

섬모, 편모와 미세융모

섬모(cilia)는 세포 표면으로 돌출하며 움직임이 가능하다(그림 3.1 참조). 섬모의 수는 세포 한 개당 하나도 없는 것에서 천 개까지 매우 다양하다. 섬모는 세포로부터 확장된 원기둥 구조이다. 섬모는 미세관으로 구성되어 있고, 세포막으로 싸여 있는 중심소체의 양상과 비슷하게 구성되어 있다. 섬모는 호흡통로를 덮고 있는 표면세포에 많이 분포한다. 섬모의 조화된 움직임은 허파로부터 위쪽과 바깥쪽으로 먼지 입자가 묻혀 있는 점액을 수송한다. 이러한 운동은 허파에 남아 있는 찌꺼기를 제거하는 것을 돕는다.

편모(flagella)는 섬모와 유사한 구조를 갖지만 훨씬 더 길다. 편모의 수는 세포 한 개당 오직 1개만 존재한다. 따라서 정자세포에 있는 1개의 편모는 정자세포를 운동시키는 기능을 한다.

미세융모(microvilli)는 잔섬유에 의해 지지되는 세포막의 확장이지만(그림 3.1 참조), 섬모나 편모처럼 능동적으로 움직이지 못한다. 미세융모를 가진 세포 내에서 미세융모의 수는 무수히 많으며 세포의 표면적을 증가시키는 기능을 한다. 특히 창자, 콩팥 및 흡수가 중요한 역할을 하는 부위에서 세포 표면에 풍부하게 존재한다.

3.6 전체 세포 활동

세포의 특징은 세포가 생산하는 단백질의 종류에 의해 결정된다. 단백질은 핵의 유전정보에 의해 차례차례로 결정되어 생산된다. 세포 기능이 어떻게 일어나는지 이해하기 위해서는 유전자와 단백질 간의 연관관계를 반드시 생각해야 한다. 예를 들면, 많은 음식물 분자를 세포 속으로 운반하려면 세포막 단백질이 필요하다. 아미노산이 세포막의 운반 단백질을 포함하여 단백질 합성을 위하여 조립된다. 핵 속의 DNA에 포함되어 있는 정보는 단백질을 형성하는 리보소체에서 아미노산이 결합되는 것을 결정한다. 우리 몸은 100조 개의 다른 특성을 가진 세포로 구성되어 있다. 사람은 한 개의 세포로부터 인생을 시작한다. 세포분열과 세포 분화를 통하여 사람 몸을 만드는 세포가 형성된다. 뒤 단원에서 세포 기능의 특징과 사람 몸의 성장과 유지를 하는 전체 세포 활동을 보여준다.

유전자 발현

DNA에 들어 있는 정보는 단백질 합성을 지시한다. 이런 과정을 **유전자 발현**(gene expression)이라 한다. 단백질은 세포에서 생산된다. 단백질은 세포 속의 구조 구성요소로, 구조 단백질은 세포 바깥으로 분비되고, 세포 속의 화학반응을 조절하는 효소로 제공된다. DNA는 단백질 합성을 지시하여 완전한 생명체의 구조와 기능의 특징에 영향을 준다. 개인이 푸른 눈, 갈색 머리카락 또는 다른 유전적 특성을 갖고 있더라도 궁극적으로는 DNA에 의해 결정된다.

DNA 분자는 2개의 뉴클레오티드 가닥 형태를 이루기 위해 서로 연결된 뉴클레오티드로 구성되어 있다(그림 2.19와 3.23 참조). 2개의 가닥은 서로 연결되어 있으며 긴 축을 중심으로 꼬여 있는, 사다리 모양을 하고 있다. 이러한 뉴클레오티드는 화학적인 언어를 형성할 수 있는 화학적인 문자로서의 기능을 갖는다. **유전자**(gene)는 특별한 단백질을 만들어내는 화학적인 언어로 된 뉴클레오티드의 연속이다. 각각의 DNA 분자는 많은 다른 유전자들을 갖고 있다.

제2장에서 언급된 것처럼 단백질은 아미노산으로 구성되어 있다. 서로 다른 단백질들의 독특한 구조적 · 기능적 특징은 아미노산의 종류, 수, 배열에 따라 결정된다. 유전자의 뉴클레오티드 순서가 특정 단백질의 아미노산 순서를 결정한다.

유전자 발현은 두 단계, 즉 전사와 유전자부호해독으로 구성된다(그림 3.22). 어떤 요리를 만들기 위해 조리법을 도서관에 있는 참고서적에서 알아냈다고 가정해보자. 그 책을 가지고 나올 수가 없기 때문에 그 요리법을 복사하거나 **전사**(transcription)해야만 한다. 계속해서 주방에서는 복사된 요리법 내에 담겨진 정보를 이용해서 식사를 준비하게 된다. 어떤 한 형태에서 또 다른 형태(요리법에서 식사로)로 어떤 것이 변화하는 것을 **유전자부호해독**(translation)이라 부른다.

1 DNA는 단백질 생산에 필요한 정보를 갖고 있다.

2 한 DNA 가닥의 전사 결과로 DNA 가닥에 있는 정보의 복사본인 mRNA를 만든다. mRNA는 단백질을 만드는 데 필요하다.

3 mRNA는 핵을 떠나서 리보소체로 간다.

4 단백질의 구성단위인 아미노산은 tRNA가 리보소체로 운반한다.

5 유전자부호해독 과정 중에 mRNA에 담긴 정보는 단백질의 아미노산의 수, 종류와 배열을 결정하는 데 사용된다(그림 3.24 참조).

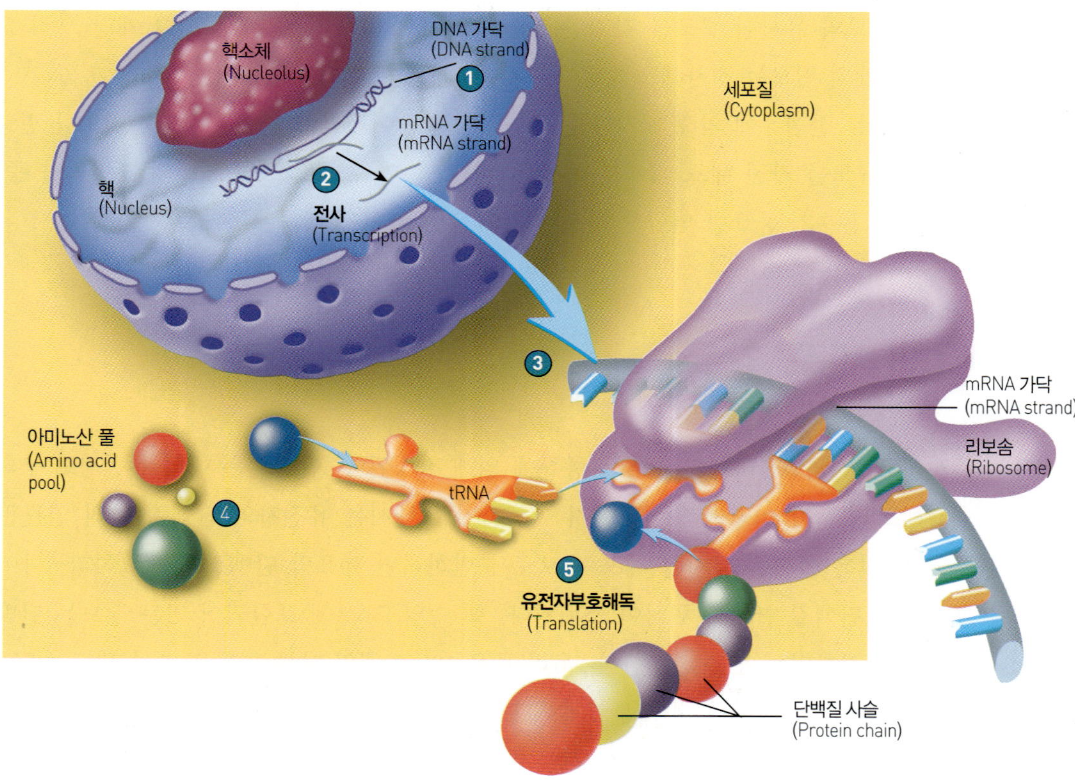

그림 3.22 유전자 발현의 개요

DNA(참고서적)는 다른 단백질들(식사)을 만들기 위해 수많은 유전자(요리법)를 갖는다. 그러나 DNA는 분자가 너무 크기 때문에 리보소체(주방)로 이동하기 위해 핵구멍을 통해 통과할 수가 없다. 참고서적이 도서관 내에서만 있는 것과 마찬가지로 DNA는 핵 속에만 머물게 된다. 그러므로 전사를 통해 세포는 특정 분자를 만드는 데 필요한 DNA 정보(언어들)를 복사하게 된다. 이와 같은 복사를 **전령 RNA**(messenger RNA; mRNA)라 부르며, mRNA는 핵에서 세포질의 리보소체로 이동하여 복사한 정보(언어들)를 이용해서 단백질을 형성하게 되는데 이것이 바로 유전자부호해독이다. 물론 요리법을 식사로 만드는 데에는 실제의 성분들이 요구된다. 단백질을 합성하는 데 필요한 성분들이 바로 아미노산이다. **전달 RNA**(transfer RNA; tRNA)라 불리는 특별한 운반 분자들은 아미노산을 리보소체로 운반한다(그림 3.22).

요약하면, 단백질의 합성은 DNA에서 정보의 일부를 복사하는 전사와 복사된 정보를 단백질로 바꾸는 유전자부호해독으로 구성된다.

전사

유전자 발현의 첫 단계는 세포의 핵에서 일어나는 **전사**(transcription)이다(그림 3.22의 1 · 2단계). DNA는 전사를 통해서 mRNA의 구조를 결정한다. DNA의 이중 가닥이 분리되고, DNA 뉴클레오티드는 RNA 뉴클레오티드와 쌍을 이룬다(그림 3.23의 1 · 2단계). 각 DNA의 뉴클레오티드는 티민, 아데닌, 시토신, 구아닌 중 하나의 유기염기를 포함한다: 각 mRNA의 뉴클레오티드는 우라실, 아데닌, 시토신, 구아닌을 포함한다. DNA가 주형으로 작용하여 DNA의 뉴클레오티드의 개수와 배열에 맞추어 mRNA의 뉴클레오티드의 개수와 배열이 이루어진다. DNA 뉴클레오티드는 특정한 RNA 뉴클레오티드하고만 쌍을 이룬다: (DNA의 티민과 RNA의 아데닌, DNA의 아데닌과 RNA의 우라실, DNA의 시토신과 RNA의 구아닌, 그리고 DNA의 구아닌과 RNA의 시토신).

DNA 뉴클레오티드가 RNA 뉴클레오티드와 쌍을 이룬 이후에, 효소가 RNA 뉴클레오티드 사이에 화학결합을 형성하여 긴 mRNA 분획을 형성하는 반응을 촉진시킨다(그림 3.23의 3단계 참조). 일단 mRNA 분절이 전사되고 나면 mRNA 분절은 제거된다.

표 3.3 유전자부호(Genetic code)

		두번째 염기					
		U	C	A	G		
첫번째 염기(5' 말단)	U	UUU UUC } 페닐알라닌(Phe) UUA UUG } 류신(Leu)	UCU UCC UCA UCG } 세린(Ser)	UAU UAC } 티로신(Tyr) UAA 종결 코돈 UAG 종결 코돈	UGU UGC } 시스테인(Cys) UGA 종결 코돈 UGG 트립토판(Trp)	U C A G	세번째 염기(3' 말단)
	C	CUU CUC CUA CUG } 류신(Leu)	CCU CCC CCA CCG } 프롤린(Pro)	CAU CAC } 히스티딘(His) CAA CAG } 글루타민(Gln)	CGU CGC CGA CGG } 아르기닌(Arg)	U C A G	
	A	AUU AUC AUA } 이소류신(Ile) AUG 메티오닌(Met, 시작 코돈)	ACU ACC ACA ACG } 트레오닌(Thr)	AAU AAC } 아스파라긴(Asn) AAA AAG } 리신(Lys)	AGU AGC } 세린(Ser) AGA AGG } 아르기닌(Arg)	U C A G	
	G	GUU GUC GUA GUG } 발린(Val)	GCU GCC GCA GCG } 알라닌(Ala)	GAU GAC } 아스파르트산(Asp) GAA GAG } 글루탐산(Glu)	GGU GGC GGA GGG } 글리이신(Gly)	U C A G	

※ 출처: 현문사

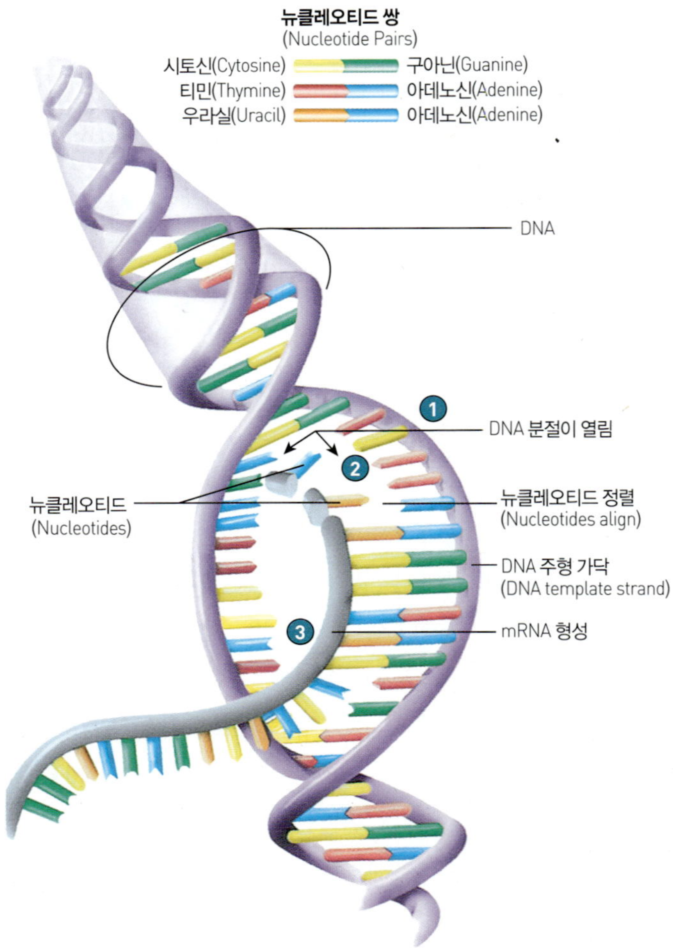

① DNA 분자의 가닥은 서로 분리된다. 한 개의 DNA 가닥이 mRNA 합성의 주형으로 제공된다.

② mRNA를 형성할 뉴클레오티드는 DNA의 뉴클레오티드와 그림의 위쪽에 위치한 설명표에 나타난 것 같은 염기쌍의 배열에 따라 형성된다. 따라서, DNA 주형 가닥(보라색)의 뉴클레오티드 서열은 mRNA(회색) 뉴클레오티드 서열을 결정한다. 효소(안 보임)는 mRNA의 뉴클레오티드를 서로 연결한다.

③ 뉴클레오티드가 덧붙여질 때 mRNA 분자가 형성된다.

그림 3.23 **DNA 전사에 의한 mRNA 형성**

mRNA의 정보는 특별한 아미노산이 명시된 **유전자부호**(codon)라는 세 개의 뉴클레오티드 무리에 담겨 있다. 예를 들면, 우라실, 시토신과 아데닌이 연속 배열된 뉴클레오티드(UCA)는 구체적으로 아미노산 세린(serine)을 의미한다. mRNA 유전자부호의 조합은 모두 64개이지만, 유전자부호에 의해 생산되는 아미노산은 20개뿐이다(표 3.3). 즉 여러 개의 유전자부호가 한 개의 아미노산에 특정된다. 예를 들어, 유전자부호 CGA, CGG, CGU와 CGC는 아미노산 아르기닌(arginine)에 대응하고, 유전자부호 UUU와 UUC 부호는 페닐알라닌(phenylalanine)에 대응한다. 일부 유전자부호는 특정한 아미노산에 특정되지 않고 다른 기능을 수행한다. 예를 들면, UAA는 아미노산을 위한 부호가 아니라, 유전자부호해독 과정을 끝내는 신호로 작용하기 때문에 정지유전자부호라고 한다.

유전자부호해독

유전자부호해독(translation)은 mRNA의 정보를 기반으로 단백질을 합성하는 것으로 리보소체에서 일어난다(그림 3.22의 3~5단계 참조). mRNA는 전사에 의해 생산된 후 핵구멍을 통과하여 리보소체로 이동한다. 리보소체는 유전자부호해독을 하는 동안 결합되어 있는 작은 소단위와 큰 소단위로 구성되어 있다. 유전자부호해독 과정은 mRNA에 덧붙여서 두 종류의 RNA, 즉 tRNA(trasfer RNA)와 **rRNA**(Ribosomal RAN)가 요구된다. 각 mRNA 유전자부호를 위한 한 종류의 tRNA가 있다. tRNA의 세 개의 연속된 뉴클레오티드로 된 **대응유전자부호**(anticodon)는 mRNA의 유전자부호와 쌍을 이룬다. 아미노산은 tRNA의 다른 부분에 결합된다. 이런 방법은 mRNA의 유전자부호에 정확한 아미노산이 짝을 맞추는 것을 보장하게 한다. 예를 들면, mRNA의 UUU 유전자부호에 대해 tRNA는 대응유전자부호 AAA를 갖고 아미노산 페닐알라닌과 결합한다.

유전자부호해독을 하는 동안 리보소체는 mRNA에 결합한다. 리보소체는 mRNA를 tRNA 분자와 같이 정렬시킨다. 따라서 tRNA의 대응유전자부호가 적절한 mRNA의 유전자부호와 쌍을 이룬다(그림 3.24의 1 · 2 단계). 리보소체와 연관된 효소에 의해 tRNA에 결합된 아미노산 사이에 **펩티드 결합**(peptide bond)을 형성한다(그림 3.24의 3단계). 리보소체가 mRNA의 하나의 유전자부호로 움직여 내려가고 그 때 하나의 tRNA를 방출하고 다음 tRNA가 제자리로 이동하도록 한다. 이런 과정이 계속되어 **폴리펩티드 사슬**(polypeptide chain)을 형성한다. 유전자부호해독은 리보소체가 mRNA의 정지유전자부호에 도달할 때 끝난다(그림 3.24의 4단계). 폴리펩티드 사슬은 방출되고 접혀서 단백질 분자의 입체구조를 형

1. 단백질 합성이 시작되면 리보소체가 mRNA에 결합. 리보소체는 두 개의 tRNA가 결합하는 자리를 갖고 있는데, 하나는 아미노산을 가진 tRNA가 차지한다. mRNA의 유전자부호와 tRNA의 대응유전자부호가 배열하고 결합하는 것을 주목하라. 다른 tRNA 결합자리는 열려 있다.

2. 열려 있는 tRNA 결합자리를 차지함으로써, 다음 tRNA가 mRNA 그리고 다른 tRNA와 적합하게 배열한다.

3. 리보소체 안의 효소는 아미노산 사이의 펩티드 결합을 형성하는 합성반응을 촉매작용을 한다.

4. 리보소체는 세 개의 뉴클레오티드에 의해 위치를 바꾼다. 아미노산이 없는 tRNA는 리보소체로부터 방출되고, 아미노산을 가진 tRNA가 그 자리를 차지한다. tRNA 결합 자리는 변화에 의해 열린 채로 남겨진다. 아미노산 추가는 2~4단계를 반복하여 추가된다. 결국, mRNA의 정지 유전자부호는 아미노산을 단백질(폴리펩티드)에 추가되는 것을 끝내고, 리보소체로부터 방출된다.

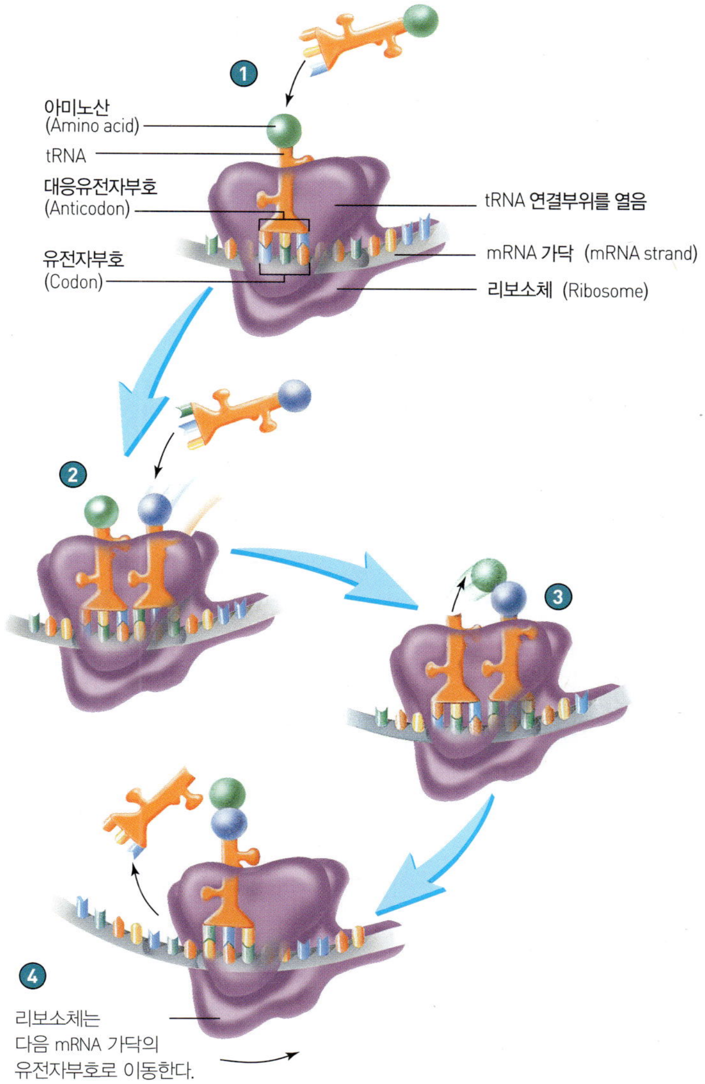

그림 3.24 **단백질 생산을 위한 mRNA의 유전자부호해독**

성한다(그림 2.16 참조). 단백질은 분리된 리보소체에서 생산된 각 사슬이 합쳐진 단일 폴리펩티드 사슬 혹은 두 개 혹은 그 이상의 폴리펩티드 사슬로 구성된다.

세포주기

성장과 분화를 하는 동안 세포분열을 통해 난자의 수정 이후 세포 수가 극적으로 증가하게 된다. 같은 과정이 손상된 조직의 교체와 재생을 위해 허용된다①. 세포주기에는 **사이기**(간기, interphase)라는 분열하지 않는 단계와 세포분열 단계가 있다(그림 3.26). 세포는 자신의 일생의 대부분을 세포의 정상 기능을 수행하면서 사이기로 보낸다②. 사이기가 진행되는 동안, DNA(세포핵 안의 염색체에 위치)는 복제된다(그림 3.26의 S기). DNA의 두 가닥이 서로 분리되어, 각 가닥은 DNA의 새로운 가닥을 생산하기 위한 주형으로 제공된다(그림 3.25). 각 주형 DNA의 뉴클레오티드는 효소에 의하여 나중에 합쳐져서 DNA의 새 가닥을 형성한 뉴클레오티드와 쌍을 이룬다. 주형 DNA 안의 뉴클레오티드의 배열은 아데닌은 티민과 짝을 이루고, 시토신은 구아닌과 쌍을 이루기 때문에 DNA의 새로운 가닥의 뉴클레오티드의 서열을

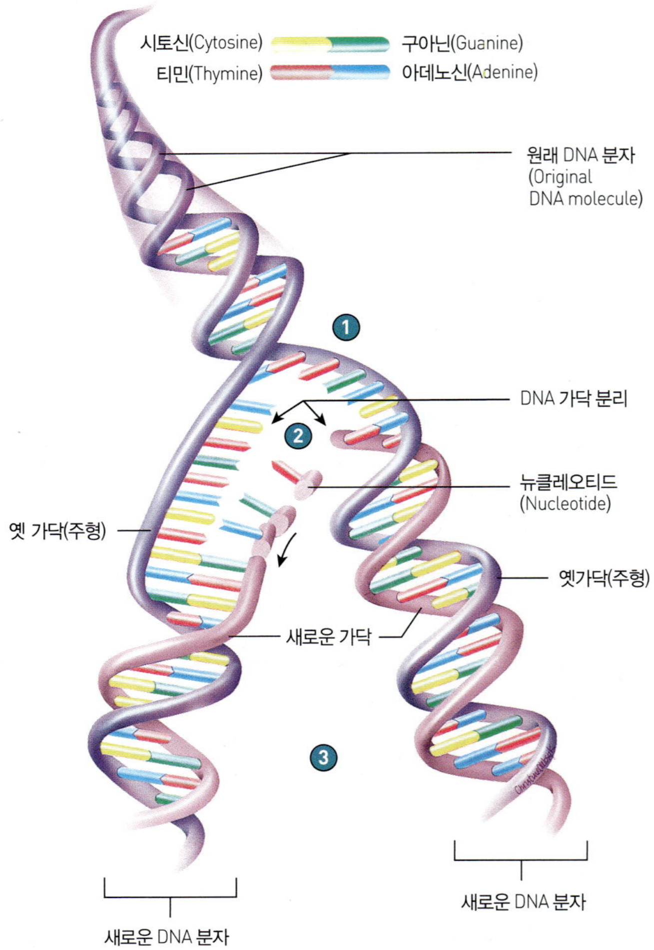

1 DNA의 가닥이 서로 분리된다.

2 각각의 옛가닥(*짙은 보라색*)은 새로운 가닥(*옅은 보라색*)의 형성을 위한 주형 기능을 한다.
뉴클레오티드의 염기배열은 새로 형성된 뉴클레오티드의 서열을 결정한다.

3 똑같은 두 개의 DNA가 생산된다.

그림 3.25 DNA의 복제
사이기 동안의 복제를 통해 똑같은 두 개의 DNA가 생산된다

결정한다. 두 개의 새로운 DNA 가닥이 두 개의 주형과 결합되어 DNA의 2개의 이중가닥을 형성한다.

사이기의 끝부분에, 세포는 두 개의 완전한 유전물질 집단을 갖게 된다. DNA는 핵 전체에 흩어져서 염색질이라는 가는 실같이 된다(그림 3.27의 1단계, 그림 3.13b, 그림 3.14 참조)③.

세포분열(cell division)은 단일 부모 세포로부터 딸세포를 형성한다. 새 세포는 성장과 조직 재생에 필요하며 유사분열을 통해 형성되고, 성세포는 생식을 위해 필요한데 감수분열(제19장에서 설명)을 통해 형성된다.

사람 몸의 각 세포에는 성세포를 제외하고, 46개의 염색체가 들어 있다. 성세포는 다른 세포들의 염색체 수의 절반을 갖고 있다(제19장의 "감수분열" 참조). 46개의 염색체 수는 **이배체**(diploid)이고 23쌍의 염색체로 구성되어 있다. 23쌍에는 1쌍의 성염색체가 포함되어 있는데, 만약 여성일 때는 2개의 **X 염색체**(X chromosome)이고, 만약 남성일 때는 X 염색체와 **Y 염색체**(Y chromosome)로 구성되어 있다. 나머지 22쌍의 염색체를 **상염색체**(autosome)라 한다. 성염색체는 개인의 성을 결정하고, 상염색체는 대부분의 다른 특징을 결정한다.

유사분열

성세포를 제외한 몸에 있는 대부분의 세포는 **유사분열**(mitosis)에 의해 증식한다. 유사분열 기간 동안, 부모 세포는 분열하여 부모 세포와 같은 양과 DNA의 종류가 같은 두 개의 딸세포를 형성한다. DNA가 세포의 구조와 기능을 결정하기 때문에, 딸세포는 부모 세포와 똑같은 DNA를 갖고 있고, 부모 세포와 같은 구조와 같은 기능을 수행한다.

편의상 유사분열은 네 시기로 구분한다: 전기, 중기, 후기와 말기(그림 3.27의 2~5단계). 각 단계가 어떤 주요 사건을 나타내더라도, 유사분열 과정은 계속된다. 각 단계를 공부하는 것은 유용하지만, 그러나 더 중요한 개념은 부모 세포와 같이 같은 수의 염색체와 같은 종류의 염색체를 유사분열에 의해 어떻게 얻는지를 이해하는 것이다.

- *전기(prophase)*. **전기**(prophase)가 진행되는 동안(그림 3.27의 2단계), 염색질이 농축되어 가시적인 염색체를 형성한다. 사이기 이후에, 각 염색체는 **중심절**(centromere)이라는 특정 부위에 연결되는 **염색분체**(chromatid)라는 두 개의 유전적으로 동일한 염색질 가닥으로 만들어진다. 유전물질의 복제는 사이기 동안 각 염색체의 두 개의 동일한 염색분체에서 일어난다. 또한 전기 동안에 방추사라 불리는 미세관이 중심소체에서 중심절까지 확장된다(그림 3.1, 그림 3.21 참조). 중심소체는 갈라진 후 세포의 양극으로 이동한다. 늦은 전기 때 핵소체와 핵막이 사라진다.

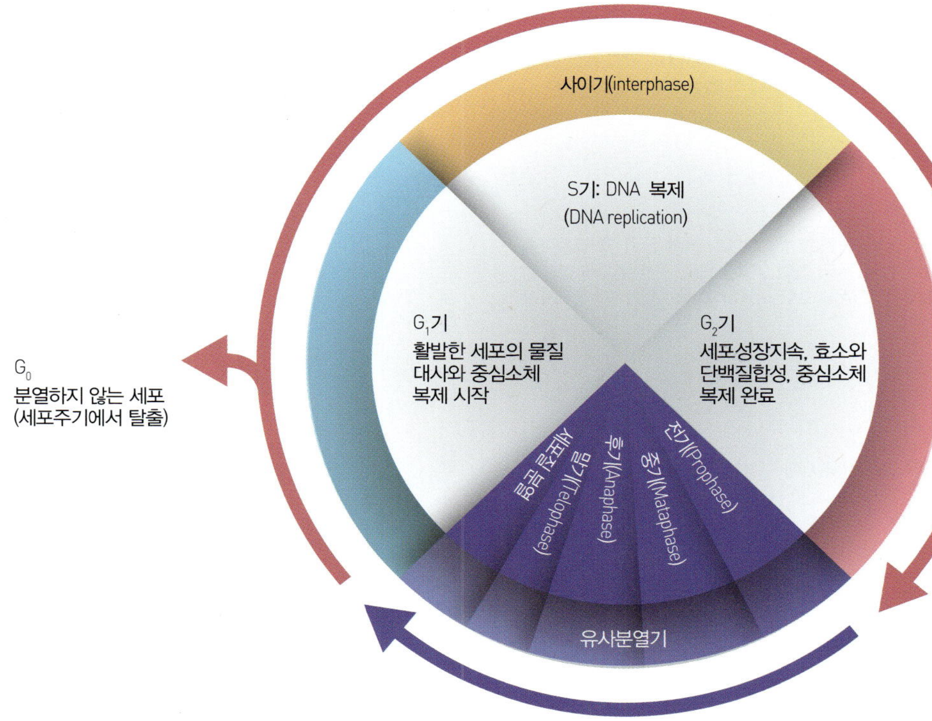

1. 세포주기는 세포분열이 시작된 후부터 다음 세포분열의 시작 때까지로 주기는 반복된다.
2. 사이기는 세포분열을 준비하는 단계로 세포주기의 약 90%이상을 차지하며 G_1기, S기 G_2기로 나뉜다.
3. 이 시기에 분열하지 않는 상태로 아주 오랫동안 남아 있으면 G0기라 하고 대부분의 신경세포는 일생동안 이 상태로 존재한다.

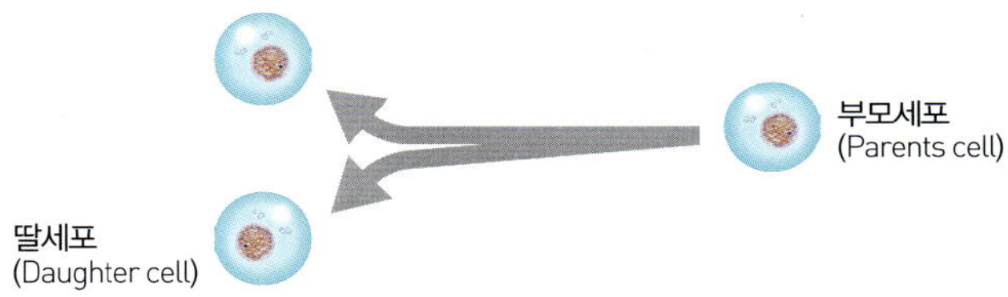

그림 3.26 세포주기
세포주기는 사이기와 유사분열기로 구성된다.

- *중기(metaphase)*. **중기**(metaphase)가 진행될 때(그림 3.27의 3단계), 염색체는 세포의 중심 가까이에 정렬한다.
- *후기(anaphase)*. **후기**(anaphase)가 시작될 때(그림 3.27의 4단계), 염색분체가 분리된다. 이때의 염색분체를 염색체라 한다. 현 시점에서는, 2개의 동일한 46개의 염색체가 세포 속에 존재한다. 후기의 끝 무렵에 염색체의 각 세트는 세포의 양극에 이르고, 세포질이 나뉘기 시작한다.
- *말기(telophase)*. **말기**(telophase)가 진행되는 동안(그림 3.27의 5단계), 각 딸세포의 염색체는 두 개의 분리된 핵을 형성해 간다. 염색체는 풀리기 시작하여 사이기 동안에 유전물질과 비슷해진다.

말기의 뒤를 따라서, 두 세포의 세포질이 완전하게 나뉘고, 2개의 분리된 딸세포가 생산된다(그림 3.27의 6단계).

분화

정자세포와 난자가 합쳐져서 단세포를 이루고, 새 개체가 시작된다. 수정이 진행되는 동안 단세포가 형성되고, 유사분열에 의해 분열되어 두 개의 세포를 형성하고, 두 세포는 나뉘어서 네 세포가 되는 과정을 계속한다(제20장 참조). 궁극적으로 성인의 몸을 형성하는 100조 개의 세포는 한 세포인 줄기세포에서 시작된다. 그러므로 개인의 몸에 있는 모

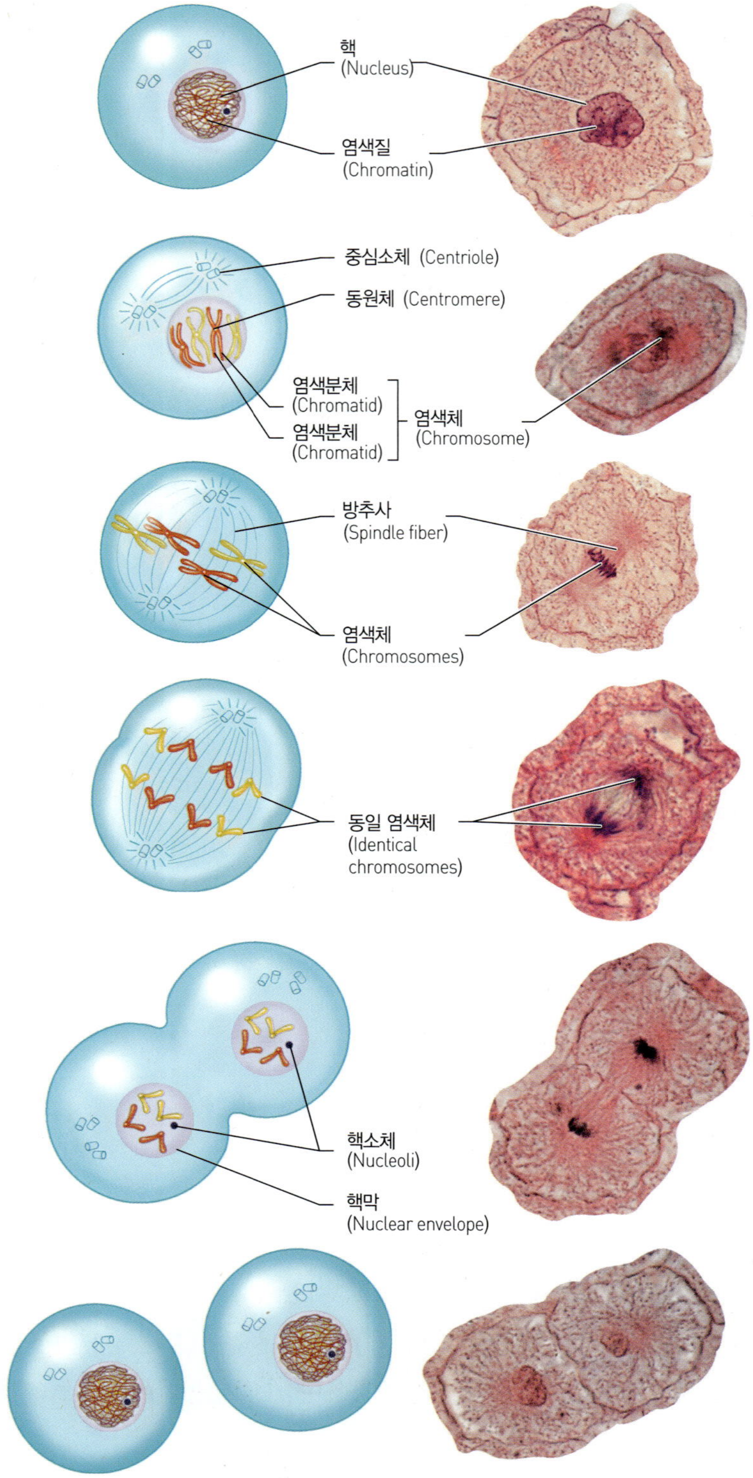

1. **사이기**는 세포분열 사이의 시간이다. DNA는 핵 속에서 얇은 염색질을 형성한다. DNA의 복제는 사이기에 일어난다.

2. **전기:** 염색질이 응축하여 염색체로 변한다. 각 염색체는 중심절에서 합쳐진 두 개의 염색분체로 구성된다. 중심소체는 세포의 반대쪽 끝으로 이동하고, 핵소체와 핵막이 사라진다.

3. **중기:** 염색체는 방추사에 연결된 채로 세포의 중앙에 배열한다.

4. **후기:** 염색분체가 분리되어 똑같은 두 무리의 염색체를 형성한다. 방추사의 도움으로 염색체들은 중심소체를 향해 이동한다. 세포질이 나뉘기 시작한다.

5. **말기:** 염색체가 흩어지면서 핵막과 핵소체가 형성되며, 세포질이 나뉘면서 두 개의 세포를 형성한다.

6. 세포분열이 완료되고 새로운 사이기가 시작한다. 염색체가 풀어져서 염색질이 된다. 세포분열로 인해 부모 세포와 똑같은 DNA를 갖고 있는 두 개의 딸세포가 생산된다.

그림 3.27 **세포생활사**

든 세포는 같은 양과 DNA의 형태를 포함하고 있다. 그러나 세포에 포함하고 있는 유전정보가 동일한 것이 사실이라고 하더라도, 모든 세포의 모양과 기능이 같지는 않다. 예를 들어, 뼈세포는 근육세포, 신경세포 또는 적혈구와는 같아 보이나 기능이 같지 않다.

세포가 특별한 구조와 기능으로 발전하는 과정을 **분화**(differentiation)라고 한다. 세포가 분화하는 동안, DNA의 일부분은 활동적이고, 다른 부분은 비활동적이다. DNA의 활동성 구분은 각 세포의 형태에 따라 다르다. 뼈세포의 구조와 기능에 밀접한 책임이 있는 DNA 부위는 지방세포의 구조 및 기능을 결정하는 DNA와는 다른 부위이다. 우리는 DNA의 어떤 부위가 어떠한 세포에서 활성적인가를 결정하는 정확한 기전을 완전하게 이해하고 있지는 못하지만 이것은 사람을 만드는 데 서로 기능을 갖는 많은 세포의 형태를 만드는 분화에 의한 것으로 생각된다. 이제 어느 세포 형태에서 어느 부분의 DNA가 활성화되어 세포로 결정되는지는 완전히 알지는 못하지만, 그러나 그 결과로 발생한 분화는 기능이 서로 모여 사람을 만드는 많은 세포 형태를 생산한다. 결국 세포가 분화되고 성숙될 때, 세포는 분열이 늦어지거나 혹은 심지어 멈추기도 한다.

세포자멸사

세포자멸사(apoptosis) 또는 *예정세포사(programmed cell death)*는 다양한 조직에 있는 세포 수는 조정되고 조절되는 정상적인 과정이다. 발생 중인 태아에서 세포자멸사는 발생 중인 손가락과 발가락 사이의 세포들과 같은 여분 조직을 제거한다. 일부 성인 조직에서 세포자멸사는 조직 안의 세포 수를 일정하게 유지하기 위하여 여분의 세포를 제거한다. 손상받거나 잠재적으로 위험한 세포, 바이러스에 감염된 세포 및 잠재적인 암세포도 역시 세포자멸사에 의해 제거된다.

세포자멸사는 특별한 유전자에 의해 조절된다. 이러한 유전자에 의해 부호화된 단백질이 결국에는 세포를 죽음에 이르게 한다. 세포자멸사가 시작될 때, 핵 속의 염색질이 농축되고 해체된다. 세포자멸사는 핵이 파괴되고, 마지막으로 죽음에 이르는 세포의 해체가 뒤따르는 것이다. 큰포식세포라는 특성화된 세포가 세포 조각들을 잡아먹는다.

예상문제에 대한 답

이 문제에서 중요한 요소를 생각해 보자. 첫째 Carlos는 유전병 요붕증, diabetes insipidus을 앓고 있고, 둘째로 이 질병은 콩팥에서 과도한 수분상실로 인한 것이다. 이 장에서, DNA가 곧바로 단백질을 합성하는 정보를 포함하고 있다는 것을 배웠다. 요붕증은 유전질환이기 때문에, 한 가지 가능한 결론은 어떤 종류의 단백질이 올바르게 기능하지 않기 때문이다. 또한 단백질이 수용체와 막통로의 작용을 포함한 여러 기능을 갖고 있다는 것을 배웠다. 이런 종류의 단백질의 기능부전은 물의 항상성을 방해한다. ADH는 콩팥으로부터의 수분 손실을 조절하는 화학신호이다. 만약 ADH 수용체가 변형되어 기능을 제대로 못한다면, 콩팥세포는 신호에 반응하지 못한다. 또 다른 가능성은 물이 세포막을 통과하여 이동하도록 허용하는 막의 수분통로가 제대로 작동하지 못하고 물 항상성이 방해받기 때문이다.

CHAPTER 04

조 직

예상문제

오늘은 Matt의 생일인데도 케이크를 먹지 못한다. Matt는 밀이나 다양한 다른 곡물에 들어 있는 단백질 무리인 글루텐에 대한 부적합 면역반응 때문에 생기는 글루텐창자병증을 앓고 있다. 대부분의 빵과 시리얼과 같은 글루텐을 함유한 음식을 먹고 난 다음 Matt는 창자에서 물과 영양분을 올바르게 흡수를 하지 못해서 설사를 한다. 흡수불량은 융모 또는 창자상피 주름 수의 감소, 그리고 융모에 남아 있는 세포의 수송능력의 감소에 의해 일어난다. 제3장에서 물과 영양분이 삼투와 다른 수송방법에 의해 세포 속으로 들어가거나 나가는 것을 배웠다. 제4장에서는 조직이 어떻게 분화되어 물과 영양분의 흐름을 허용하는지를 공부한다.

이 장을 학습하고 난 다음에는 Matt의 병에 의해 영향을 받는 조직의 종류와 이 조직 세포의 어느 부분이 손상을 받아서 물과 영양분을 흡수하는 능력이 감소하는지를 구분할 수가 있으며, 글루텐을 함유한 음식을 먹고 난 다음 Matt가 왜 설사를 하는지를 설명할 수 있다.

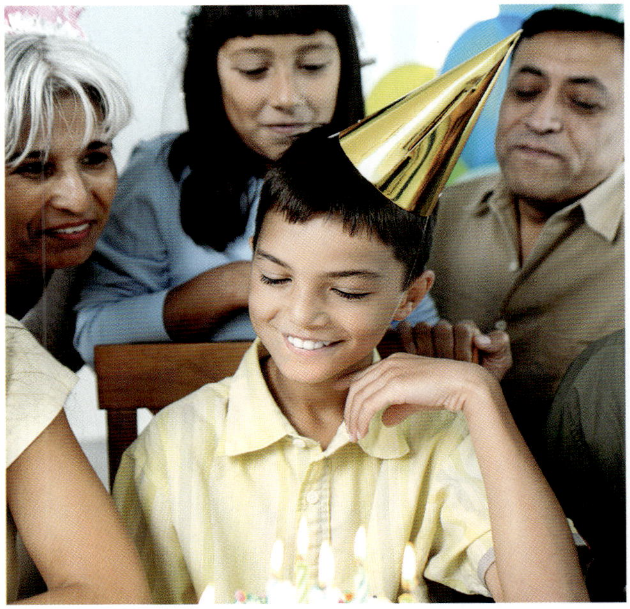

Module 3 Tissues | Anatomy & Physiology REVEALED apreveealed.com

4.1 조직과 조직학

조직(tissue)은 비슷한 구조와 기능을 가진 세포의 집단으로, 그들 사이에는 비슷한 세포바깥물질을 갖고 있다. 조직의 구조를 현미경을 이용하여 연구하는 것을 **조직학**(histology)이라 한다. 조직의 구조와 기능에 대한 지식은 각각의 세포들이 어떻게 체계화되어 조직을 형성하고 조직들이 어떻게 체계를 세워 기관을 형성하는지를 이해하는 데 중요하다. 각 조직의 구조는 조직의 기능과 관련이 있으며, 장기 속의 조직 구조는 장기 기능과 관련이 있다.

조직의 변화는 발달, 성장, 노화, 외상 또는 질병의 결과로 일어난다. 예를 들면, 뼈대근육이 커지는 것은 운동에 반응하여 뼈대근육세포의 크기가 증가하기 때문이다. 노인의 혈관벽의 탄력성이 줄어드는 것은 결합조직이 점차적으로 변화하기 때문이다. 대다수 암을 포함하는 비정상 조직은 현미경검사에 의해 밝혀질 수 있는 조직의 변화의 결과로 생긴다.

4대 기본조직에는 상피조직, 결합조직, 근육조직, 신경조직이 있다. 이 장에서는 상피조직과 결합조직을 강조하였으며, 다음 7, 8장에서는 근육조직과 신경조직을 더 자세하게 다룬다.

4.2 상피조직

상피(epithelium) 또는 *상피조직*(*epithelial tissue*)은 몸 전체의 바깥면과 속면을 덮는다. 몸의 표면이란 피부의 바깥층과 소화관, 호흡통로, 혈관과 같은 빈 공간을 덮는 것을 포함한다. 상피는 대부분의 샘도 형성한다. 상피는 대부분 아주 적은 양의 세포바깥물질을 지닌 세포로 구성된다. 약간의 예외는 있지만, 대부분의 상피들은 다른 세포들과 접촉하지 않는 **자유면**(free surface)과 밑에 있는 조직에 상피세포를 붙이는 바닥막에 인접한 **바닥막**(기저막, basement membrane)을 가지고 있다(그림 4.1). 상피는 상피세포의 단층 또는 자유면과 바닥막 사이에 있는 여러 층의 상피세포로 구성된다.

바닥막(기저막, basement membrane)은, 일부분은 상피세포가 분비하고, 일부분은 상피 밑에 있는 조직의 세포에서 분비된다. 바닥막은 단백질 분자의 망과 함께 바닥막에 부착된 다른 분자로 구성된다. 물질은 상피를 통과하고 바닥막도 역시 통과한다. 바닥막은 여과장치로서의 기능과 세포이동의 장벽으로서의 기능이 있다. 예를 들면, 일부의 상피세포가 암세포로 전환될 때, 바닥막이 밑에 있는 조직으로 암세포가 퍼지는 것을 방지하는 것을 돕는다.

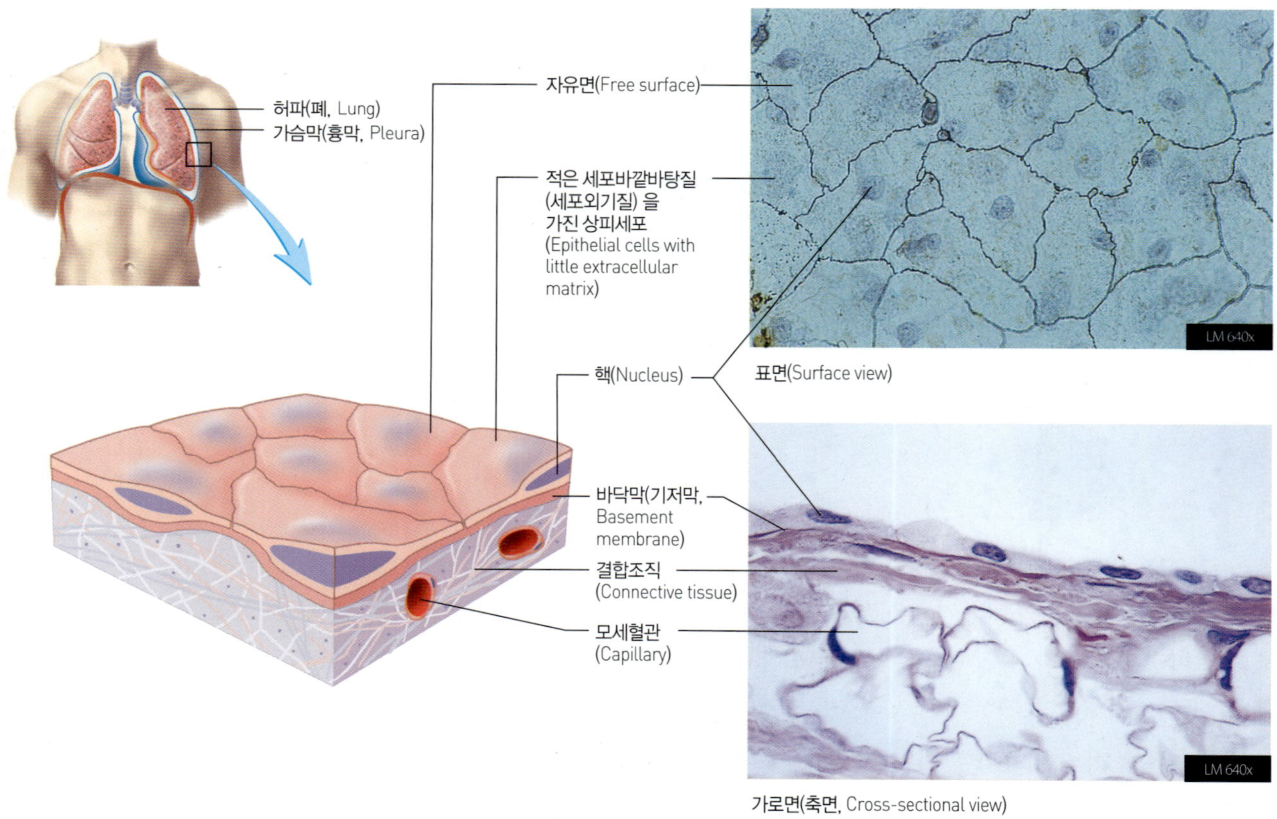

그림 4.1 상피의 특징

상피의 표면과 가로면을 다음의 특징에 따라 나타내었다. 세포 사이의 적은 세포밖물질, 자유면, 밑의 조직에 상피세포를 부착시키는 바닥막. 결합조직 속의 모세혈관은 바닥막을 뚫지 못한다. 영양분, 산소와 노폐물은 모세혈관과 상피세포 사이에서 바닥막을 가로질러 확산된다.

혈관은 밑에 있는 조직으로부터 상피로 확장되지 않기 때문에 가스와 영양분은 혈관이 풍부한 밑에 있는 조직으로부터 바닥막을 가로질러 확산되어야만 한다. 상피세포에서 만들어진 노폐물은 바닥막을 가로질러서 혈관으로 확산된다.

상피의 기능

상피의 주요 기능은 아래와 같다.

1. *밑에 있는 구조를 보호한다.* 예로서 피부의 바깥층과 입안의 상피는 마모로부터 밑에 있는 구조를 보호한다.
2. *장벽으로 작용한다.* 상피는 많은 물질들이 상피를 통해 이동하는 것을 방지한다. 예를 들면, 피부의 상피는 몸으로부터 물이 손실되는 것을 줄이는 장벽으로 작용하며, 많은 독성물질과 미생물이 몸으로 들어오는 것을 막는다.
3. *물질의 통과를 허용한다.* 상피는 상피층을 통과하여 여러 물질들이 이동하는 것을 허용한다. 예를 들면, 산소와 이산화탄소는 허파의 상피를 통하여 확산에 의해서 공기와 혈액 사이에서 교환된다.
4. *물질을 분비한다.* 땀샘, 점액샘과 이자에서 소화효소를 분비하는 부분은 모두 상피세포로 구성된다.
5. *물질을 흡수한다.* 상피조직 중 일부의 세포막은 물질의 흡수를 조절하는 운반단백질(제3장 참조)을 포함하고 있다. 예를 들면, 창자의 상피세포는 소화된 음식물 분자, 비타민과 이온들을 흡수한다.

상피의 분류

상피들은 조직 내에서 세포층의 숫자와 형태에 따라서 이름이 지어진다(표 4.1). **단층상피**(simple epithelium)는 한 층의 세포로 구성된다. **중층상피**(stratified epithelium)는 두 층 이상의 상피로 구성되며, 어떤 세포는 다른 세포의 꼭대기에 놓인다. 상피세포의 종류는 세포 형태를 기준으로 **편평**(squamous), **입방**(cuboidal), 그리고 **원주**(columnar)로 구분한다. 대부분의 경우에 각 상피는 단층편평상피, 단층원주상피 또는 중층편평상피와 같은 두 이름의 조합으로 이름이 지어진다. 상피가 중층일 때, 상피의 이름은 자유면에 있는 세포의 모양에 따라 명명한다.

이행상피(transitional epithelium)는 넓게 늘어날 수 있는 많은 세포층으로 구성되어 있는 특별한 중층편평상피의 형태이다. 늘어나지 않은 상태에서, 이행상피는 다섯 내지 그 이상의 입방 또는 원주세포로 구성되어 있으며, 이 세포들은 자유면에서 주로 돔 모양으로 되어 있다. 이행상피는 신장됨에 따라서 입방상피에서 편평상피로 변화하여 세포층 수가 감소된다. 이행상피는 방광과 같이 많이 확장되어야 하는 속공간을 덮고 있으며, 오줌의 부식효과로부터 아래에 있는 구조를 보호한다.

표 4.1 상피의 분류

층수	세포 모양
단층상피(한 층)	편평 입방 원주
거짓중층상피(단층의 변형)	원주
중층상피(두 층 이상)	편평 입방 원주
이행상피(중층의 종류)	늘어나지 않았을 때는 대략 입방에서 원주이고, 늘어났을 때는 편평

구조와 기능의 연관성

세포층과 세포 모양

특정 형태의 상피에서 세포층 숫자와 세포의 모양은 상피가 수행하는 기능을 반영한다. 두 가지 중요한 기능은 상피를 통한 물질의 이동을 조절하고 밑에 있는 조직을 보호하는 것이다. 한 층의 세포로 이루어진 단층상피는 물질을 이동시키는 원초적인 기능을 가진 기관에서 발견된다. 예를 들면, 허파의 허파꽈리벽을 가로질러 가스가 확산하는 것을 포함하여, 콩팥에서 여과막을 통과하는 액체 여과기능, 샘으로부터의 분비, 그리고 창자에서의 영양분 흡수 등이 있다. 중층상피를 통한 물질의 이동은 중층상피의 여러 층들이 방해하므로 중층상피는 보호기능에 적합하다. 바깥세포층이 손상되면, 깊은층으로부터의 세포로 대치된다. 중층편평상피는 피부, 항문관, 질과 같이 마모가 일어나는 몸의 부위에서 발견된다.

기능에서의 차이는 세포 모양을 반영한다. 허파과리에서의 확산 혹은 콩팥토리의 여과 기능을 수행하는 세포는 보통 납작하고 얇다. 분비 혹은 흡수를 주기능으로 하는 세포는 보통 입방 혹은 원주형태이다. 예를 들면, 위는 단층원주상피로 덮여 있다. 이 상피에는 점액이 가득 찬 많은 분비소포를 포함하고 있다. 단층원주상피가 생산하는 많은 양의 점액은 위에서 생산되는 소화효소와 산에 대항하여 위 상피를 보호한다. 만약, 이 보호작용이 깨어지면 위의 상피와 밑에 있는 조직이 자극되거나 궤양이 발생할 수 있다. 콩팥세관에 있는 단층입방상피세포는 분비 혹은 물질을 흡수하는 기능을 하며, 능동수송에 필요한 ATP를 생산하는 많은 사립체를 포함하고 있다.

상피세포의 모양과 층수는 오랜 기간 동안 자극을 받거나 혹은 다른 비정상적인 상태에 노출되면 변화할 수 있다. 담배를 피우는 사람은 기관이나 기관지와 같은 커다란 호흡통로의 상피 변화를 결국 경험하게 된다. 호흡통로로부터 점액과 찌꺼기의 청소 기능을 수행하는 섬세한 거짓중층원주상피는 자극에 대한 저항성이 크지만 청소기능을 수행하지 못하는 중층편평상피로 대체된다. 또한, 폐암은 흡연가의 허파 호흡통로의 상피세포 변화로부터 발생하며, 세포 구조의 변화는 암을 구분하는 데 이용된다.

자유면

대부분의 상피는 다른 세포와 접촉하지 않고 밑의 조직과는 멀리 떨어져 있는 자유면을 갖고 있다. 자유면의 특성은 기능을 반영한다. 자유면은 매끈하거나 혹은 미세융모 또는 섬모로 덮여 있다. 매끈한 자유면은 면을 가로질러 이동할 때의 마찰을 감소시킨다. 그 예로, 혈관을 덮고 있는 것은 매끈한 표면을 가진 단층편평상피로 혈관을 통해 혈액이 흐를 때의 마찰을 감소시킨다. **미세융모**(microvilli)는 세포막이 원통 모양으로 확장된 것이고 자유면의 면적을 증가시킨다(제3장 참조). 작은창자의 내벽 세포들과 같이 흡수 또는 분비에 관여하는 각 세포들의 자유면은 정상적으로 많은 미세융모들이 덮고 있다. **섬모**(cilia)는 세포의 자유면을 따라 물질을 밀어낸다(제3장 참조). 코안과 기관은 거짓중층섬모원

관련된 질환

암 검진

Wanna Wonder는 팝 도말검사 Pap smear를 받은 후 걱정이 되었다. 그녀는 왜 이런 검사를 받아야 하는지를 알기를 원했다. 그녀의 주치의는 팝 도말검사로 자궁경부암을 찾아 낼 수 있다고 설명해 주었다. 의사는 면봉을 이용하여 자궁경부에 있는 세포를 수집하고, 수집된 세포는 염색을 하여 현미경으로 관찰한다. 정상 세포에 비교하여 암세포는 크고 비정상적인 핵을 가진 다양한 크기와 모양을 갖고 있다. 만약 자궁경부암이 일찍 발견되면, 암이 몸의 다른 부위로 퍼지기 전에 치료를 할 수 있다.

주상피로 덮여 있다. 섬모세포와 섞여 있는 점액을 생산하는 특수화된 세포를 **술잔세포**(배상세포, goblet cell)라 한다. 먼지와 다른 물질들을 상피를 덮고 있는 점액에 가두고, 섬모의 운동으로 점액에 갇힌 입자를 삼키거나 토해내는 곳인 목구멍으로 돌려보낸다. 끊임없는 점액의 이동은 호흡통로를 깨끗하게 유지하는 것을 돕는다.

세포 연결

상피세포는 여러 가지 방법으로 다른 세포들과 연결된다(그림 4.2). **폐쇄띠**(폐쇄소대, tight junction)는 이웃한 세포를 서로 연결하고 투과성 장벽을 형성한다. 폐쇄띠는 상피세포 사이에서 허리띠를 허리에 두르는 것과 같이 각 세포를 완전하게 둘러싸기 때문에 물질의 통로를 방해한다. 물질이 상피층을 통과하기 위해서는 반듯이 세포를 통과해야 하기 때문에, 그 세포들은 어떤 물질이 통과하는지를 조절한다. 폐쇄띠는 창자의 내벽과 대부분의 다른 단층상피에서 발견된다. **부착반점**(부착반, desmosome)은 세포를 서로 연결시키는 기계적인 연결이다. 부착반점이 변형된 **반부착반점**(반부착반, hemidesmosome)은 역시 바닥막에 세포를 고정시킨다. 피부의 중층편평상피와 같이 자극을 받는 상피에서는 더 많은 부착반점이 발견된다. **틈새이음**(간극연결, gap junction)은 작은 분자와 이온이 한 상피세포에서 이웃한 상피세포로 지나가도록 허용을 하는 작은 통로이다. 대부분의 상피세포는 틈새이음으로 다른 세포와 연결된다.

샘

샘(선, gland)은 표면 쪽으로, 속공간으로 또는 혈액 속으로 물질을 분비하는 구조이다. 대부분의 샘들은 일차적으로 상피로 구성되어 있다. 그러나 가끔 하나의 술잔세포는 점액을 상피 표면으로 분비하기 때문에 홑세포샘으로 분

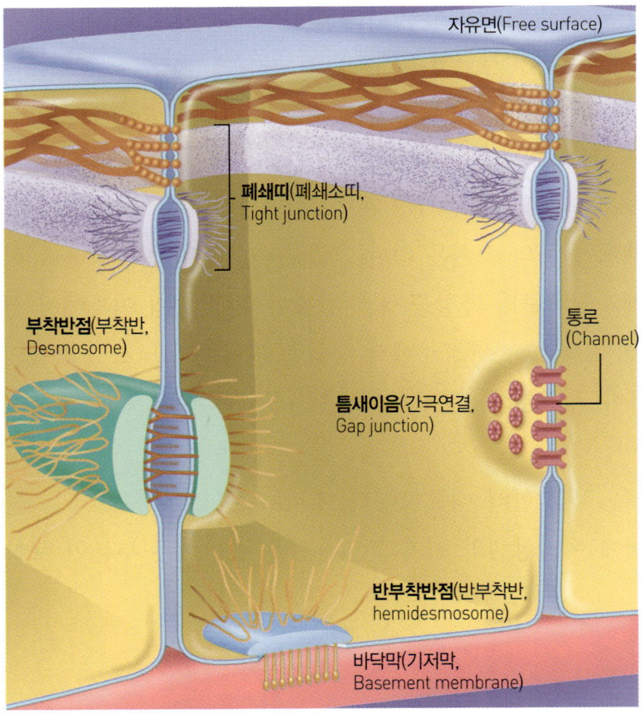

그림 4.2 세포 연결
부착반점과 폐쇄띠는 세포와 다른 세포를 고정시키고, 반부착점은 세포를 바닥막에 고정시킨다. 틈새이음은 이웃한 세포들끼리 연락을 주고받는 것을 허용한다.

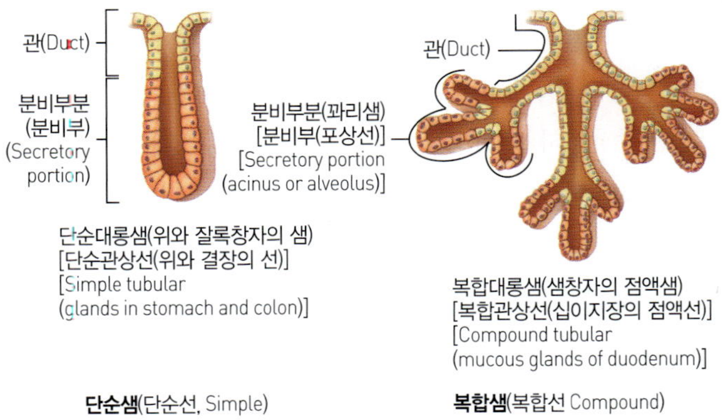

그림 4.3 외분비샘의 구조
관의 모양에 따라 외분비샘을 단순샘 혹은 복합샘으로 구분한다. 분비 부위에 따라 대롱샘 혹은 꽈리샘, 대롱꽈리샘으로 구분한다.

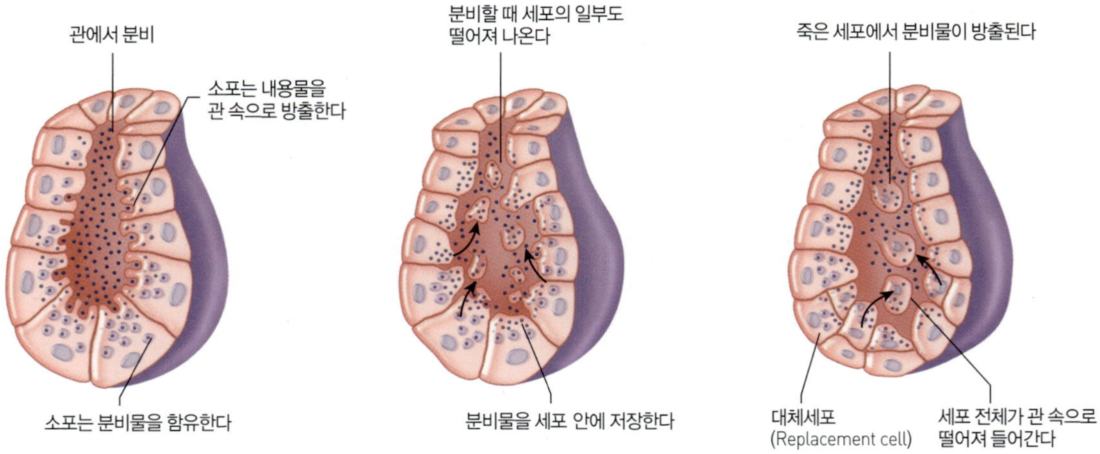

(a) 샘분비샘
샘의 세포는 능동수송에 의해 분비하거나 분비물을 함유한 소포를 생산한다. 그리고 소포는 내용물을 외분비를 통해 관으로 비운다.

(b) 부분분비샘
분비물은 관의 속공간 근처의 세포에 저장한다. 속공간 근처에 있는 세포의 부분에 포함된 분비물은 세포 일부가 떨어져 나가고 분비도 함께 되어 부분분비가 일어난다.

(c) 온분비샘
분비물은 샘의 세포에 저장된다. 온전한 세포가 샘에서 떨어져 나가고 그리고 분비의 부분이 된다. 손실된 세포는 샘의 깊은 곳에 있는 다른 세포로 대체된다.

그림 4.4 외분비샘과 분비의 종류
외분비샘은 분비의 종류에 따라 분류된다.

류된다. 관을 갖는 샘을 **외분비샘**(외분비선, exocrine gland)이라고 한다(그림 4.3). 외분비샘 중에서 **단순샘**(단순선, simple gland)은 한 개의 관이 있지만 가지는 없고, **복합샘**(복합선, compound gland)은 여러 개의 관과 많은 가지를 갖는다. 분비 부위의 모양이 다양할 수 있는데 어떤 샘은 분비 부위가 **대롱샘**(관상선, tubular gland)으로 관의 지름이 일정하고 곧으며, 어떤 것은 나선 모양이다. 분비 부위 끝부분이 확장되어 주머니 모양의 구조를 지니면 **꽈리샘**(포상선, acinar gland)이라고 한다. 일부 복합샘은 물질을 분비하는 꽈리샘과 대롱샘을 갖고 있다(대롱꽈리샘). 외분비샘으로부터 나오는 분비물들은 분비관을 거쳐 표면이나 기관 속으로 배출된다. 예를 들면, 땀샘에서 분비하는 땀은 땀샘관을 지나서 표피로 배출되며, 이자에서 분비하는 분비물은 분비관을 통과해서 작은창자로 들어간다.

외분비샘은 생성물이 어떻게 세포에서 분비되는가에 따라 분류할 수도 있다. 가장 흔한 분비의 종류는 **샘분비**(선분비, merocrine secretion)이다. 샘분비에서 생성물이 방출되지만, 실제 세포 물질의 손실은 없다(그림 4.4a). 분비는 각각 능동적으로 수송하거나 혹은 소포에 포장하거나 세포의 자유면에서 세포외배출의 과정을 통해 방출된다. 땀샘과 이자에서 생산되는 소화효소는 샘분비에 의해서 방출된다. **부분분비**(이출분비, apocrine secretion)에서 생성물 분비는 샘세포 조각들의 방출이다(그림 4.4b). 젖샘에서 분비되는 젖은 일종의 부분분비이다. **온분비**(전분비, holocrine secretion)는 세포 전체가 탈락하는 것이다(그림 4.4c). 피부의 피지샘은 온분비를 한다.

내분비샘(내분비선, endocrine gland)은 분비관이 없으며 분비물을 직접 혈액 내로 분비한다. **호르몬**(hormone)이라는 물질은 혈액을 통하여 인체의 다른 부분으로 운반된다. 내분비샘에는 갑상샘과 이자의 인슐린을 분비하는 부분이 포함된다. 내분비샘은 제10장에서 자세히 설명할 것이다.

4.3 결합조직

결합조직(connective tissue)은 몸 전체에서 발견된다. 결합조직은 보통 한 세포와 다른 세포를 분리하는 다량의 세포바깥바탕질에 의해 구별된다. **세포바깥바탕질**(세포외기질, extracellular matrix)은 세 가지 중요 구성요소가 있다: (1) 단백질섬유, (2) 비섬유성 단백질과 다른 분자로 구성된 바탕질, (3) 액체.

세 가지 종류의 단백질 섬유가 대부분의 결합조직을 형성한다. **아교섬유**(교원섬유, collagen fiber)는 미세한 밧줄과 닮아 신축성이 있지만, 늘어나는 것에는 저항한다. **그물섬유**(망상섬유, reticular fiber)는 매우 가늘고, 짧은 아교섬유로 가지를 쳐 지원망을 형성한다. **탄력섬유**(elastic fiber)는 침대 스프링과 유사한 구조를 갖고 있다. 늘어난 다음 원래의 모양으로 다시 감길 수 있다.

바탕질(기질, ground substance)은 광학현미경을 사용할 때 세포와 아교섬유는 보이는 데 반하여 모양이 없는 배경이다. 바탕질이 모양이 없는 것 같더라도, 그 속에 있는 분자들은 매우 구조적이다. **프로테오글리칸**(proteoglycan)은 단백질로 가지를 구성하고 다당류가 솔잎을 형성하는 소나무의 줄기와 비슷하다. 이 구조는 프로테오글리칸이 다당류 사이에서 많은 양의 물을 모을 수 있게 한다.

결합조직세포는 기능에 따라 명명한다. 이름에 접미사 *-blast*(모세포)를 포함한 세포는 바탕질을 생산한다. 세포 이름의 끝이 *-cyte*(세포)로 끝나는 것은 바탕질을 유지한다. 그리고 끝이 *-clast*(파괴)로 끝나는 세포는 재조합을 위해 바탕질을 분해한다. 예를 들어, **섬유모세포**(fibroblast)는 섬유성 결합조직의 세포바깥바탕질 속의 섬유와 바탕질을 형성하는 세포이고, **섬유세포**(fibrocyte)는 그것을 유지하는 세포이다. **뼈모세포**(골모세포, osteoblast)는 뼈를 형성하고, **뼈세포**(골세포, osteocyte)는 뼈를 유지하고, **뼈파괴세포**(파골세포, osteoclast)는 뼈를 파괴하여 뼈의 재구성에 관여한다.

또한 결합조직에서 면역계통에 연관된 세포들이 발견된다. **큰포식세포**(대식세포, macrophage)는 큰 백혈구로, 돌아다니는 능력과 결합조직에 있는 미생물을 포함한 이물질을 섭취할 수 있다. **비만세포**(mast cell)는 염증을 일으키는 히스타민 같은 화학물질을 분비하는 움직임이 없는 세포이다.

결합조직의 기능

결합조직은 다음의 주요 기능을 수행한다:

1. *다른 조직을 둘러싸서 분리.* 결합조직의 판이 간과 콩팥 같은 기관을 둘러싸는 피막을 형성한다. 결합조직은 또한 조직과 기관을 분리하는 층을 형성한다. 예를 들면, 결합조직은 근육, 동맥, 정맥, 신경을 다른 것으로부터 구분한다.
2. *어떤 조직을 다른 조직에 연결.* 힘줄은 결합조직으로 된 강한 줄 혹은 끈으로 근육을 뼈에 부착하고, 인대는 결합조직 띠로 뼈를 서로 지탱한다.
3. *몸의 일부를 지지하고 이동시킴.* 뼈대계통의 뼈는 몸에 단단한 지지를 제공하고, 약간 단단한 연골은 코, 귀와 관절의 표면과 같은 구조를 지지한다. 뼈 사이의 관절은 몸의 한 부분이 다른 부분에 관련되어 움직이는 것을 허용한다.
4. *화합물 저장.* 지방조직은 고에너지 분자를 저장하고, 뼈는 칼슘과 인 같은 무기질을 저장한다.
5. *충격흡수와 절연작용.* 지방조직은 완충작용과 이것에 둘러싸인 조직을 보호하는 기능을 하며, 피부 밑의 단열층으로서 열을 보존하는 것을 돕는다.
6. *운반. 혈액은 가스,* 영양분, 효소, 호르몬과 면역계통의 세포를 몸 전체로 보낸다.

7. *보호*. 면역계통의 세포들과 혈액은 독소와 조직손상 뿐만 아니라 미생물에 대한 보호작용을 제공한다. 뼈는 부상으로부터 밑에 있는 조직을 보호한다.

결합조직의 분류

결합조직의 형태는 구별이 어렵게 서로 뒤섞여 있고, 이행점(transition point)을 정확히 밝히기가 어렵다. 결과적으로 결합조직은 세포의 형태와 비율과 세포바깥바탕질에 따라 어느 정도 임의의 분류를 한다.

결합조직의 두 개의 주요 범주는 배아결합조직과 성긴결합조직이다. 발생 8주가 되면, 대부분의 배아결합조직은 성인에서 볼 수 있는 결합조직의 형태를 형성하여 분화된다.

표 4.2는 이 책에서 사용하는 결합조직의 분류를 나타낸다. 결합조직에는 세 가지 형태가 있다: 고유결합조직(성긴결합조직과 치밀결합조직), 지지결합조직(연골과 뼈), 액체결합조직(혈액).

표 4.2 결합조직의 분류

고유결합조직 Connective tissue proper	
성긴결합조직(섬유가 적고 바탕질이 더 많다)	치밀결합조직(섬유가 많고 바탕질이 적다)
성근결합조직 Areolar	치밀아교결합조직, 규칙 Dense, regular collagenous
지방조직 Adipose	치밀탄력결합조직, 규칙 Dense, regular elastic
그물조직 Reticular	치밀아교결합조직, 불규칙 Dense, irregular collagenous
	치밀탄력결합조직, 불규칙 Dense, irregular elastic
지지결합조직 Supporting connective tissue	
연골 Cartilage(semisolid matrix)	뼈 Bone(solid matrix)
유리연골 Hyaline	해면뼈 Spongy
섬유연골 Fibrocartilage	치밀뼈 Compact
탄력연골 Elastic	
액체결합조직 Fluid connective tissue	
혈액 Blood	조혈조직 Hemopoietic Tissue
적혈구 Red blood cells	적색골수 Red marrow
백혈구 White blood cells	황색골수 Yellow marrow
혈소판 Platelets	

관련된 질환

마르팡증후군

고등학생인 Izzy Taller는 키가 203cm이다. 농구팀 코치는 Izzy를 설득하여 농구팀에 들어오도록 하였는데, 그러기 위해서는 신체검사가 필요하다. 의사는 Izzy의 사지, 손가락과 발가락이 그의 몸의 나머지 부분과 비례하여 불균형적으로 길다고 판정하였다. Izzy는 심장판막에 문제가 있음을 나타내는 비정상적인 심음이 있고, Izzy는 눈의 수정체가 정상 위치에 있지 않기 때문에 시력이 나쁘다. 의사는 Izzy의 상태는 피브릴린-1(fibrillin-1)이라는 비정상적인 단백질 생산으로 생기는 보통 염색체 우성 유전질환(제20장 참조)인 마르팡증후군(Marfan syndrome) 같다고 진단하였다. 피브릴린-1(fibrillin-1)이라는 단백질은 탄력섬유의 정상적인 형성과 유지에 필요하며 TGFß라는 성장인자의 조절에 필요하다. 탄력섬유는 몸 전체에 걸쳐 결합조직에서 발견되므로, 마르팡증후군은 여러 몸 계통에 영향을 준다. 마르팡증후군의 주요 사망원인은 대동맥 벽의 결합조직이 약해져서 생기는 대동맥 파열이다.

4.4 근육조직

근육조직(근조직, muscle tissue)의 중요한 특성은 움직일 수 있는 수축력을 갖고 있는 것이다. 근육수축은 근육세포 내에 있는 수축단백질 때문에 가능하다(제7장 참조). 근육세포의 길이는 그 지름에 비해서 더 길다. 근육세포는 가느다란 실 모양을 하기 때문에 **근육섬유**(근육섬유, muscle fiber)라고 부르기도 한다.

표 4.3 근육조직 Muscle Tissue

(a) 치밀아교결합조직 Dense Collagenous Connective Tissue

구조 :	기능 :	위치 :
뼈대근육세포 혹은 섬유는 줄무늬가 나타난다. 세포는 크고, 길고 그리고 많은 핵을 가진 원통모양이다.	몸의 이동; 수의적 조절	뼈 혹은 다른 결합조직에 부착

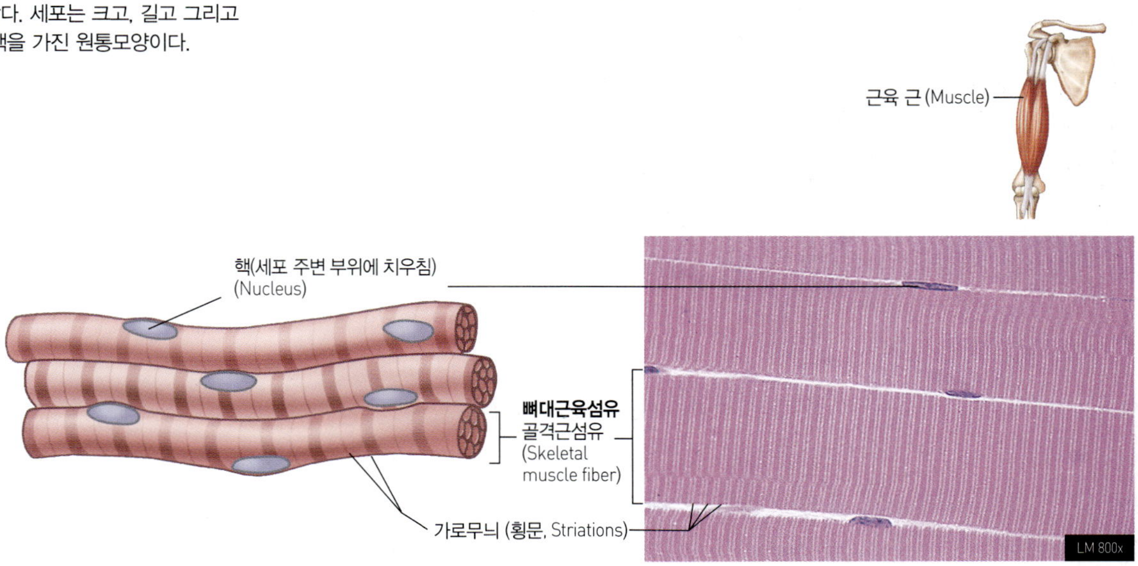

(a) 심장근육 Cardiac Muscle

구조 :	기능 :	위치 :
심장근육세포는 원통형이고 줄무늬가 있으며 한 개의 핵을 갖고 있다; 심장근육은 틈새이음을 포함한 사이원반에 의해 나뉘어지고 서로 연접한다.	혈액 분출; 불수의적(무의식적) 조절	심장 속

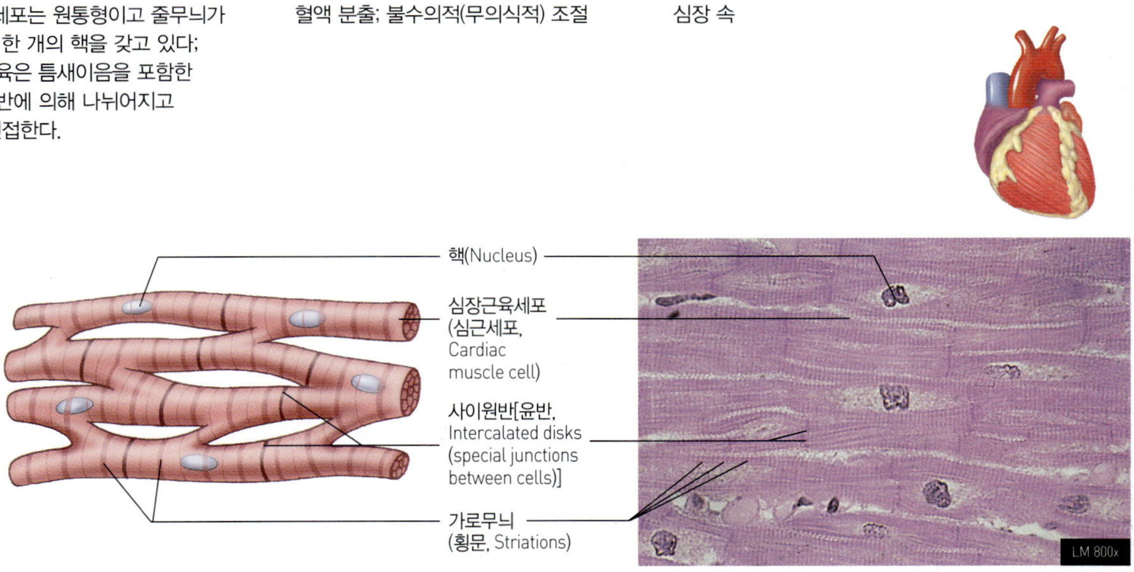

표 4.3 근육조직 Muscle Tissue(계속)

(c) **민무늬근육** Smooth Muscle

구조 :
민무늬근육세포는 각 끝이 가늘고, 줄무늬가 없고, 한 개의 핵을 가지고 있다.

기능 :
기관의 크기를 조절하고, 액체가 관을 통과하게 하고, 눈에 들어 오는 빛의 양을 조절하고, 피부에 닭살을 돋게 한다. 불수의적(무의식적) 조절

위치 :
위와 창자같은 속빈 기관, 피부와 눈, 혈관과 기관지

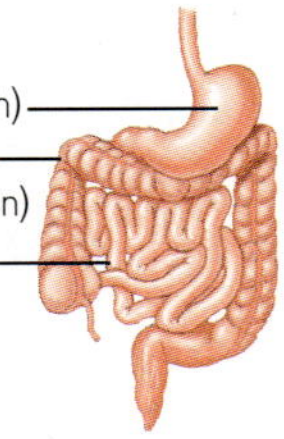

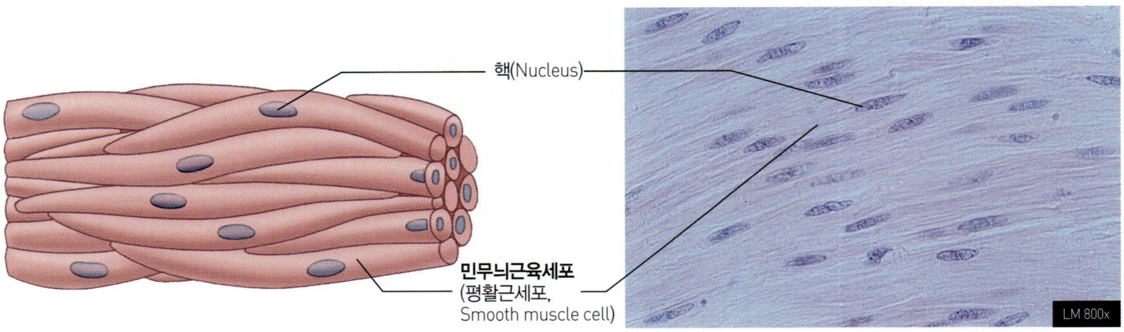

근육조직에는 뼈대근육, 심장근육 및 민무늬근육이 있다. **뼈대근육**(골격근, skeletal muscle)은 우리가 보통 근육이라고 생각하는 것이다(표 4.3a). 뼈대근육은 동물의 고기이며 사람 체중의 약 40%를 구성한다. 뼈대근육은 그 이름이 의미하듯이 뼈에 부착되어서 인체 운동을 일으킨다. 뼈대근육은 의도적으로 뼈대근육을 수축함으로써 특정한 몸의 움직임을 수행할 수 있기 때문에 맘대로근육(수의근)이라고 한다. 그러나 신경계통은 반사운동이 일어나는 동안과 근육의 장력을 유지할 때와 같이 뼈대근육이 의도하지 않았는데도 수축하게 할 수 있다. 뼈대근육은 세포가 여러 개의 핵을 지니며, 길고 원통형 모양으로 생겼다. 몇몇 뼈대근육 세포들은 근육 전체에 걸쳐서 뻗어 있다. 뼈대근육세포들은 세포 내에 있는 수축단백질의 배열 때문에 **가로줄무늬**(횡문, striated)가 나타난다(제7장 참조).

심장근육(심근, cardiac muscle)은 심장의 근육이다. 심장은 혈액을 펌프작용 하는 능력이 있다(표 4.3b). 심장근육은 의지적으로 조절할 수 없다. 명상이나 생체 자기제어(biofeedback)와 같은 심장박동수에 영향을 주는 방법을 배울 수도 있다. 심장근육세포는 원주 모양을 하지만 뼈대근육에 비해서 짧다. 심장근육세포들은 세포마다 한 개의 핵을 가지며 가로줄무늬를 띠며, **사이원반**(윤반, intercalated disks)에 의해서 가지를 치거나 연결되어 있다. 사이원반들은 많은 개체의 심장근육세포들이 한 단위로서 기능을 하도록 협동적 수축작용을 하는 데 중요한 역할을 한다(제12장 참조).

민무늬근육(평활근, smooth muscle)은 심장을 제외한 속빈장기의 벽을 형성하며 피부와 눈에서도 발견된다(표 4.3c). 민무늬근육은 소화관을 통한 음식물의 이동이나 방광의 속공간을 비우는 능력을 가지고 있다. 민무늬근육의 끝은 뾰족하며 한 개의 핵을 갖고, 가로줄무늬가 없다.

4.5 신경조직

신경조직(nervous tissue)은 뇌, 척수 그리고 신경을 형성하며 인체의 많은 활동을 통합시키거나 조절하는 능력이 있다. 예를 들면, 신경조직은 뼈대근육의 의식적인(수의적) 억제와 심장근육의 의식적으로 할 수 없는(불수의적) 조절작용을 한다. 우리 자신의 의식과 외부환경, 정서, 추리능력 그리고 기억하는 것은 신경조직에 의해서 수행되어지는 과정의 결과이다. 많은 기능들은 신경세포들의 교통작용 능력에 좌우되며 **활동전위**(action potential)라고 불리는 전기적인 신호작용에 의해 다른 조직들에 영향을 미친다.

신경조직은 활동전위의 전도 능력을 갖는 신경세포와 버팀세포로 구성되어 있다. **신경세포**(neuron, *nerve cell*)는 활동전위를 전도한다. 신경세포는 세 부분, 즉 세포체, 가지돌기와 축삭(표 4.4)으로 구성되어 있다. **세포체**(cell body)는 핵을 갖고 있고 일반적인 세포기능을 수행하는 곳이다. **가지돌기**(수상돌기, dendrite)와 **축삭**(axon)은 신경세포의 세포돌기이다. 가지돌기는 일반적으로 활동전위를 수용하여 세포체로 전도하며 신경세포마다 한 개로 되어 있는 축삭은 보통 세포체로부터 받은 활동전위를 전도한다. 활동전위는 일반적으로 세포체와 축삭이 연결되고 축삭의 끝까지 이어지는 축삭의 기저부에서 시작된다. **신경아교세포**(신경교세포, neuroglia)는 신경조직을 지지하며 신경세포에 영양을 공급하고 보호하며 절연 기능이 있다. 신경조직은 제8장에서 자세하게 기술하기로 한다.

표 4.4 신경조직 Nervous Tissue

구조 :	기능 :	위치 :
신경세포는 가지돌기, 세포체, 그리고 긴 축삭으로 구성됨. 신경아교세포, 혹은 지지 세포는 신경세포를 둘러싼다.	신경세포는 정보를 활동전위라는 자료를 형태로 전도하고, 정보를 저장하고 통합시키고 평가한다. 신경아교세포는 신경세포를 지지 및 보호하고, 축삭을 감싸는 특이한 말이집을 형성한다.	뇌, 척수와 신경절 속

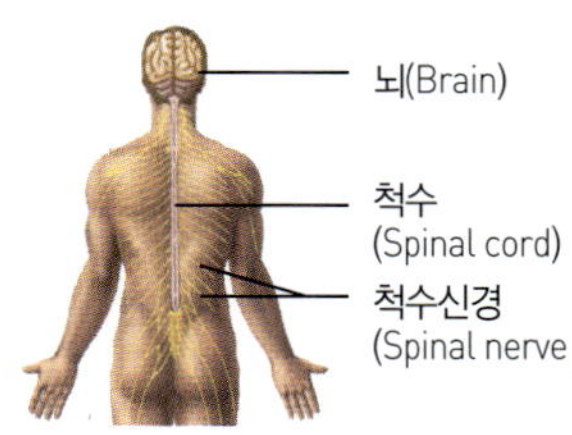

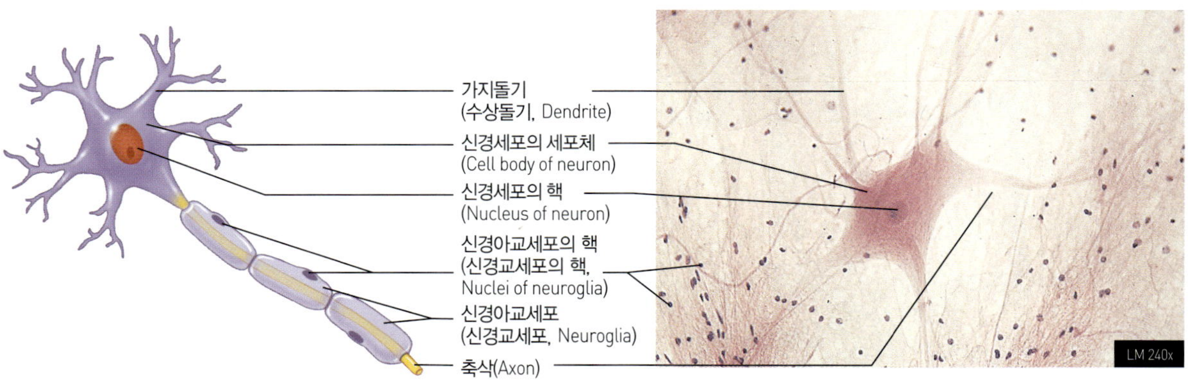

4.6 막

막(membrane)이란 어떤 구조물을 덮거나 속공간을 덮고 있는 얇은 조직의 판이거나 층이다. 대부분의 막은 상피로 싸여 있는 결합조직이나 상피조직으로 구성되어 있다. **피부**(skin) 또는 *피부막*(*cutaneous membrane*)은 바깥막이다. 피부는 중층편평상피와 치밀결합조직으로 구성되어 있다(제5장 참조). 속막의 세 가지 주요 범주는 점막, 장막과 윤활막이다.

점막

점막(mucous membrane)은 두꺼운 성긴결합조직층을 덮고 있는 여러 종류의 상피들로 구성되어 있다. 이들 상피들은 소화기관, 호흡기관, 배설기관 그리고 생식기관과 같은 몸 밖으로 열려 있는 기관의 속공간을 덮고 있다(그림 4.5a). 대부분의 점막은 점액을 분비하는 점액샘을 갖고 있다. 점막의 위치에 따라 다양하지만, 보호, 흡수와 분비 기능을 포함하고 있다. 예를 들면, 입안의 중층편평상피는 아래에 있는 조직들을 보호한다. 창자의 단층원주상피는 영양을 흡수하고 소화효소와 점액을 분비하는 기능을 한다. 점막은 코 속 통로도 역시 덮고 있다. 코안에 염증이 생기면, 감기 또는 알레르기의 특징인 콧물이 흐르게 된다.

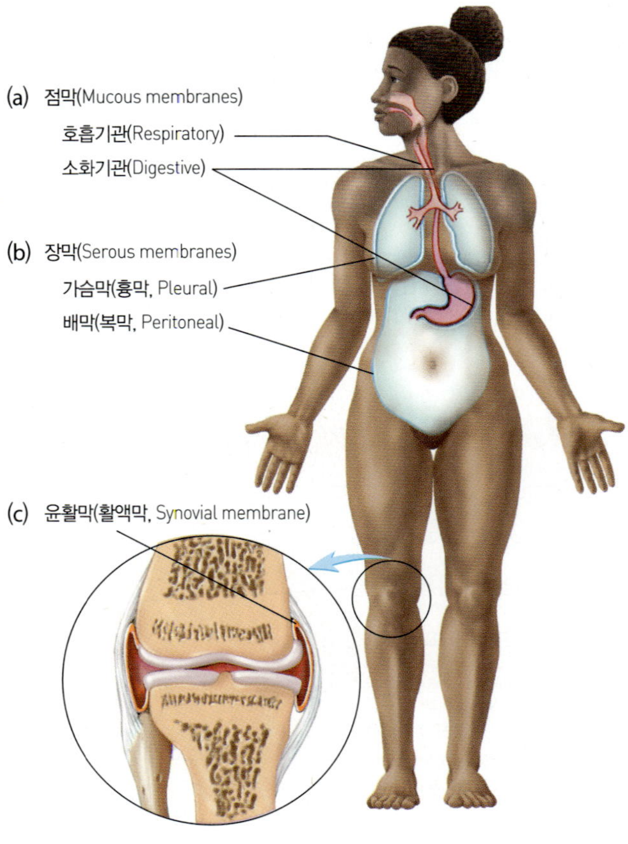

그림 4.5 속막
(a) 점막은 바깥으로 열린 공간을 덮으며 가끔은 점액을 분비하는 점액샘을 포함한다.
(b) 장막은 바깥으로 열리지 않은 공간을 덮으며 점액샘을 포함하지 않지만 장액을 분비한다.
(c) 윤활막은 윤활관절을 둘러싼 공간을 덮고 있다.

장막

장막(serous membrane)은 얇은 성긴결합조직층에 의존하고 있는 단층편평상피로 구성되어 있다. 장막은 몸통 안을 감싸고 있고 그 공간에 있는 기관을 덮고 있다(그림 4.5b). 장막은 장액을 분비하고, 장액은 장막의 표면을 덮고 있다. 장막의 상피세포의 매끈한 표면은 장액의 윤활성질과 결합되어서 가슴안 또는 배골반안 속의 기관이 서로 미끄러져서 찰과상으로 인한 손상을 방지한다. 장막은 자신이 위치하는 곳의 이름을 따른다: **가슴막**(흉막, pleural membrane)은 허파와 관계 있으며, **심장막**(심막, pericardial membrane)은 심장과 관계가 있고, **배막**(복막, peritoneal membrane)은 배골반안에 위치한다. 구조 이름에 접미사 *-itis*가 첨가되면, 그 구조에 염증이 있는 것을 의미한다. 이와 같이 **심낭염**(pericarditis)과 **배막염**(복막염, peritonitis)은 각각 심장막과 배막의 염증을 나타낸다. **가슴막염**(흉막염, pleurisy)은 가슴막의 염증이다.

윤활막

윤활막(활액막, synovial membrane)은 결합조직으로만 구성된다. 윤활막은 관절안의 안쪽을 감싼다(관절안은 움직관절(가동관절)의 속에 뼈와 함께 있는 공간이다)(그림 4.5c). 윤활막은 **윤활액**(활액, synovial fluid)을 생산하며, 윤활액은 관절을 매우 미끄럽게 함으로서 마찰을 줄이고 관절 속에서의 원활한 움직임을 허용한다. 윤활막과 다른 결합조직막은 제6장에서 다룬다.

4.7 조직손상과 염증

염증(inflammation)은 조직이 손상될 때 일어난다. 예를 들어, 바이러스가 상기도의 상피세포에 감염되었을 때, 염증과 감기의 증상이 나타난다. 염증은 자동차 문에 당신의 손가락이 끼거나 칼에 베었을 때와 같은 외상에 따른 즉각적이고 고통스러운 사건의 결과로도 나타난다. 그림 4.6은 염증반응의 단계를 도해한 것이다. 염증은 신체의 방어기능을 동원하고 미생물, 이물질과 손상받은 세포들을 격리 또는 파괴함으로써 조직 재생을 지속하도록 한다(제14장 참조). 염증은 다섯 가지 주요 증상인 발적, 열, 종창, 통증 그리고 기능장애를 일으킨다. 하지만 불쾌한 증상을 만드는 과정은 대체로 유익하다.

손상이 일어난 다음에 **화학 매개체**(chemical mediator)라 불리는 물질이 손상된 조직과 근처의 혈관에서 방출되거나 혹은 활성화된다. 화학 매개체에는 **히스타민**(histamine)과 **프로스타글란딘**(prostaglandin)이 포함된다. 일부 매개체는 홍조와 같이 사람의 얼굴이 빨개질 때 나타나는 것과 유사한 열을 생산하여 혈관 확장의 원인이 된다. 혈관의 확장은 감염과 싸우고 상처 재생에 중요한 혈액세포와 다른 물질들을 상처부위로 이동시키는 것을 빠르게 하기 때문에 유익하다.

감염의 화학 매개체는 혈관의 투과성을 높여, 물질과 혈액세포를 혈관 밖과 조직 안으로 이동시켜 상처와 직접 대하게 한다. 조직의 **부종**(edema) 혹은 부기는 물, 단백질, 그리고 혈액에서 온 다른 물질이 조직 속으로 이동한 것이다. 단백질 중의 하나인 섬유소는 몸의 나머지 부위로부터 상처난 곳에 벽으로 막는 섬유망을 형성한다. 이런 기전은 감염원이 퍼지는 것을 막는다. 혈액세포의 한 종류로 조직으로 들어오는 것은 세균을 섭취하여 감염과 싸우는 포식 백혈구인 **호중구**(neutrophil)이다. 호중구는 적은 수의 세균을 섭취한 다음 죽는다. 죽은 호중구의 혼합물, 다른 세포들과 액체가 축적되어 **고름**(농, pus)이 된다.

염증에 관계있는 통증은 여러 경로로 생긴다. 신경세포종말은 직접손상과 통각에서 생산되는 어떤 화학 매개체에 의

1 피부의 나무조각이 손상과 세균 감염의 원인이 된다. 염증 화학 매개체가 방출되거나 부상 조직과 가까이에 있는 혈관을 활성화시킨다. 일부 혈관은 파열되어 출혈이 생긴다.

2 화학 매개체는 모세혈관을 확장시키고 피부를 붉게 만든다. 화학 매개체는 모세혈관 투과력을 증가시키고, 액체가 모세혈관을 빠져나가 부기(화살표)를 만든다.

3 백혈구(호중구)가 확장된 혈관을 빠져나가 세균이 감염된 장소로 이동하고, 그곳에서 세균과 다른 찌꺼기의 포식작용을 시작한다.

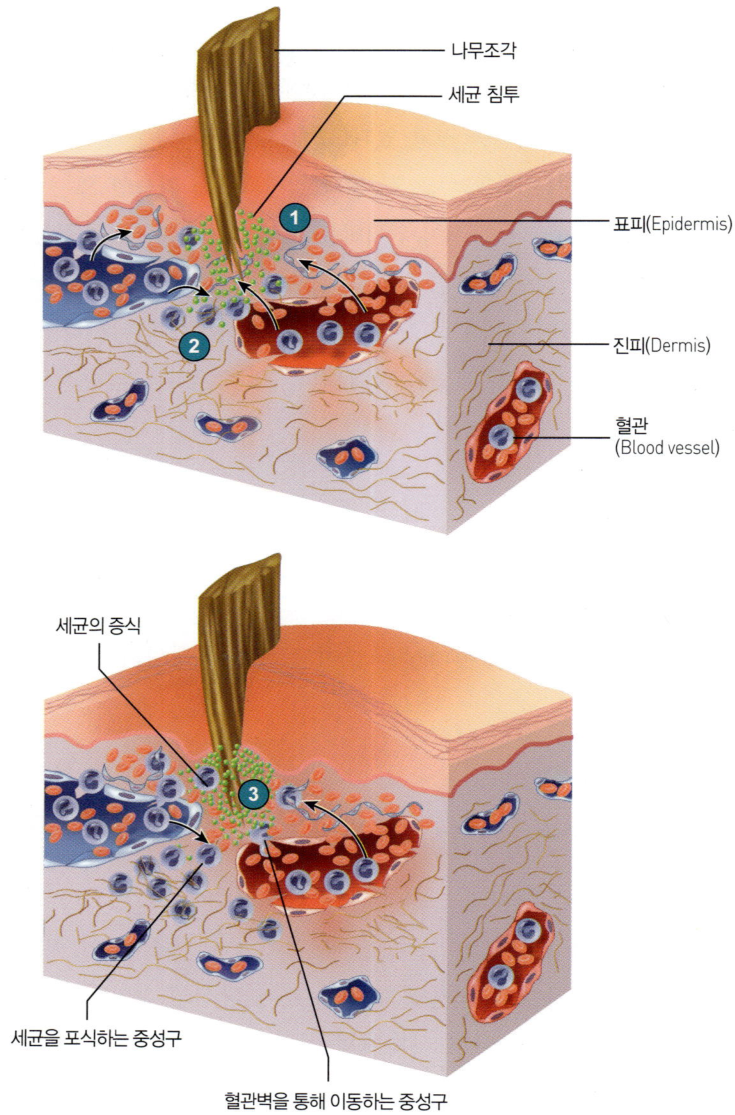

그림 4.6 **염증**

해 자극받는다. 게다가 조직에서 부종과 고름이 축적되어 압력이 증가하여 통증의 원인이 되기도 한다.

통증, 부종의 결과로 생긴 움직임 제한, 조직 파괴는 기능장애에 모두 기여하며, 기능장애는 추가 손상으로부터 상처 부위를 보호하기 위하여 사람에게 보내는 경고 신호로 볼 수 있다.

만성 염증

만성 또는 오래된 염증은 손상의 원인이 제거되지 않거나 또는 다른 것이 치유과정을 방해할 때 발생한다. 허파 또는 콩팥의 감염은 짧은 기간의 염증에 뒤이어 수복되는 것으로 끝난다. 그러나 장기 염증 혹은 자극물에 장기 노출이 원인이 되어 만성 염증이 일어난다. 허파에서 이산화규소와 같은 자극물이 원인이 되어 만성 염증이 일어나거나 비정상적인 면역반응이 섬유결합조직에 의해 정상 조직의 대체가 일어난다. 위 또는 작은창자의 만성 염증은 궤양의 원인이 될 수 있다. 정상 조직의 결손은 정상 기관기능의 결손으로 이어진다. 따라서 허파, 간 또는 콩팥과 같은 기관의 만성 염증은 사망으로 이어진다.

염증반응이 너무 오래 지속되거나 심하게 나타날 경우 약물을 사용하여 화학 매개체의 작용을 방해하거나 화학 매개체의 합성, 분비를 억제함으로써 증상을 완화시키기도 한다. 예를 들면, 항히스타민이라는 약은 건초열이 있는 사람에서 방출되는 히스타민의 효과를 억제한다. 아스피린과 같은 약인 이부프로펜과 나프록센은 프로스타글란딘과 같은 물질의 합성을 방해하여 통증을 제거하는 효과적인 항염증 약품이다.

4.8 조직 재생

조직 수복(tissue repair)은 죽은 세포 대신에 생존 가능한 세포로 대치하는 것이다. 조직 수복은 재생에 의하거나 또는 섬유화에 의해 일어날 수 있다. **재생**(regeneration)은 새 세포가 파괴된 세포와 같은 종류이고, 대개 일반적으로 정상 기능이 회복된다. **섬유화**(fibrosis) 혹은 새로운 형태의 조직 대체는 결국 흉터가 생기는 이유가 되고 일부 조직의 기능상실의 원인이 된다. 침범된 조직과 상처의 손상 정도는 조직 재생의 종류를 결정하는 가장 중요한 특징이다.

재생은 피부와 창자의 점막과 같은 일부의 조직을 완전하게 수리한다. 이런 경우에 재생은 주로 줄기세포에 의하여 이루어진다. **줄기세포**(간세포, stem cell)는 자기 재생을 하며 평생 분열을 계속하는 비분화세포이다. 각 분열 때, 딸 줄기세포와 이차 세포는 분화를 겪는다. 분화된 세포는 죽은 세포와 동일한 세포 형태이다. 재생은 결합조직과 간과 이자와 같은 샘 안의 분화된 세포의 분열을 포함한다. 이 세포들은 정상적으로 분열하지 못하지만, 손상된 이후에 분열할 수 있는 능력을 유지한다.

섬유화는 일부 조직에서 뚜렷한 회복장치이다. 성인 뇌, 심장, 그리고 뼈대근육 속에는 비교적 적은 수의 줄기세포가 포함되어 있어, 성숙한 신경세포, 심장근육과 뼈대근육은 분열하지 않는다. 이 세포들이 분열하지 못하는 반면, 그들은 한정된 손상으로부터 회복할 수 있다. 예를 들면, 신경세포의 축삭이 손상이 되면, 신경세포는 새로운 축삭을 자라게 할 수 있지만, 세포체까지 손상된 경우 신경세포는 죽게 된다. 만약 이 세포들이 죽게 되면, 이 세포들은 보통 결합조직으로 대체된다.

신경세포가 추가 신경세포를 형성하지 못하더라도, 줄기세포의 작은 집단이 성인 뇌에서 발견된다. 이 줄기세포는 분열할 수가 있고 새 신경세포를 형성한다.

이것은 일부 뇌손상에서 줄기세포를 유도해서 치료 방법을 개발할 수 있다는 것을 의미한다. 연구자들은 화학물질의 일종인 성장인자를 발견하였는데, 성장인자는 줄기세포를 유도해서 분열하고 손상된 신경세포를 보다 빨리 회복시킨다. 새 신경세포는 중추신경계의 다른 기능성 신경세포와 함께 작동할 수 있다.

덧붙여서 조직 재생과 섬유화에 의한 회복 기전에도 불구하고 침범된 세포의 종류와 상처의 심각성 정도에 따라 상처 치유에 영향을 끼친다. 보통 더욱 심한 손상을 입으면 재생은 섬유화를 수반할 가능성이 더 크다.

피부의 재생은 그림 4.7의 조직 재생에 잘 제시되어 있다. 상처의 가장자리가 서로 가까워질 때, 상처는 혈액으로 채워지고 덩어리를 형성한다(11장 참조). **혈전**(clot)에는 상처 가장자리를 연결하고, 출혈을 멈추는 실 모양의 단백질인 섬유소를 포함하고 있다. 혈전의 표면은 건조되어 상처를 밀봉하고 감염을 방지하는 **딱지**(가피, scab)를 형성한다.

염증반응은 상처에서 감염원과 싸우기 위해 활성화되며 회복과정을 도와준다(그림 4.6 참조). 혈관이 확장되어 혈관의 투과성 증가로 혈액세포와 다른 물질들이 조직 속으로 들어간다. 상처난 곳은 섬유소에 의해 막히고, 호중구가 혈액에서 조직으로 들어간다.

상처 가장자리에 있는 상피는 재생이 되고 염증반응이 계속되는 동안 딱지 아래로 이동한다. 결국 가장자리로부터

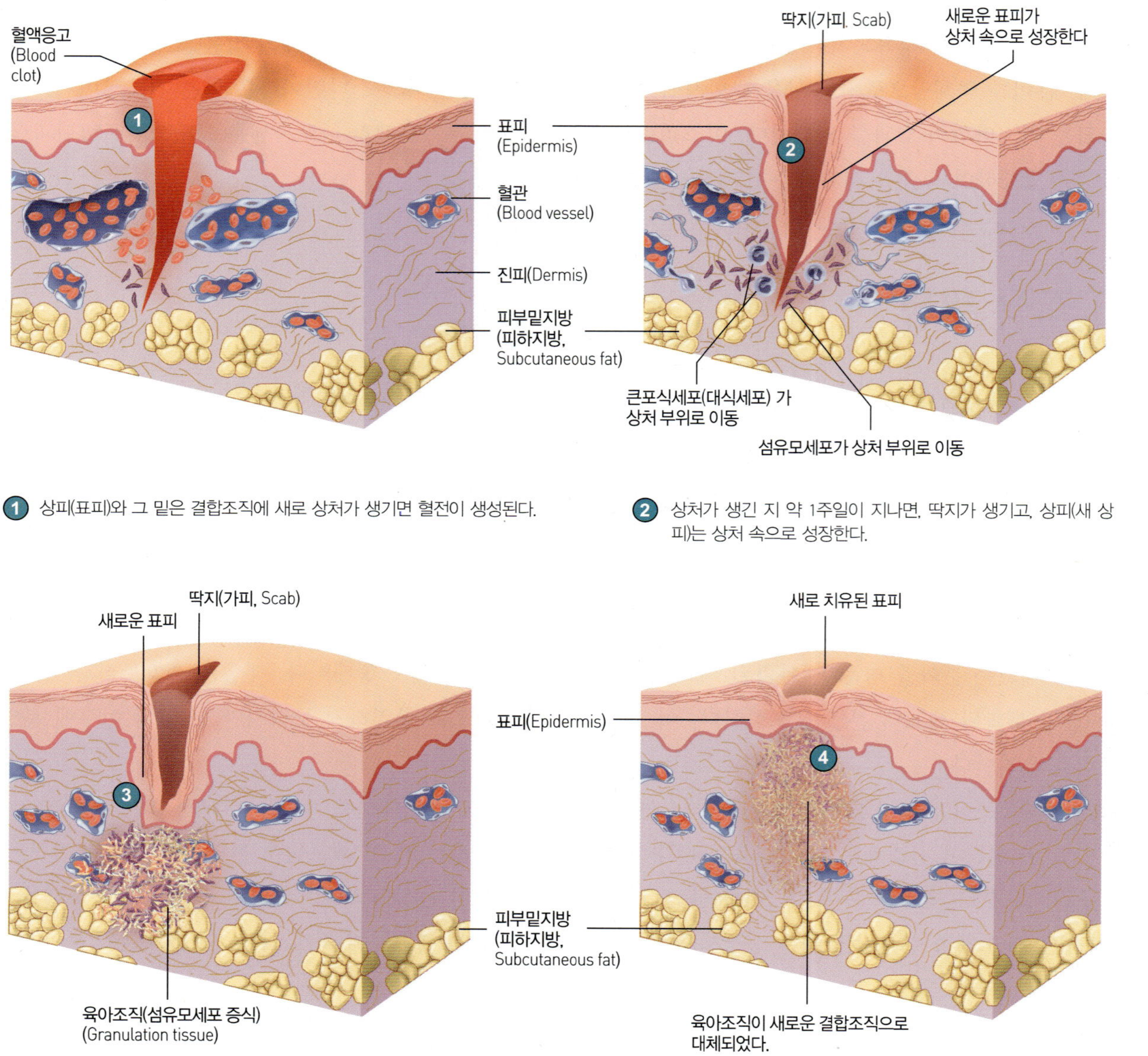

1 상피(표피)와 그 밑은 결합조직에 새로 상처가 생기면 혈전이 생성된다.

2 상처가 생긴 지 약 1주일이 지나면, 딱지가 생기고, 상피(새 상피)는 상처 속으로 성장한다.

3 상처가 생긴 지 약 2주가 지나면 상피는 상처 속으로 완전히 성장해서 섬유모세포는 육아조직을 형성한다.

4 상처가 생긴 지 약 1달이 지난 다음 상처는 완전히 아물고, 딱지는 떨어져 육아조직이 새로운 결합조직으로 대체된다.

그림 4.7 조직 재생

나온 상피세포는 서로 만나 상피는 회복된다. 상피가 재생된 다음 딱지는 떨어진다.

포식세포의 다른 종류인 큰포식세포는 죽은 호중구, 세포 잔해와 분해된 혈전을 제거한다. 섬유모세포가 주위의 결합조직으로부터 옮겨와서, 아교섬유와 다른 세포바깥바탕질 구성요소를 생산한다. 상처 가장자리 혈관에서 모세혈관이 뻗어 나와 혈관을 재생한다. 그 결과가 섬유화이고, 섬유화가 진행되는 동안 혈전은 섬유모세포, 아교섬유와 모세혈관으로 구성된 섬세하고 오톨도톨한 결합조직인 **육아조직**(granulation tissue)으로 대체된다. 결국 정상 결합조직이 육아조직으로 대체된다. 가끔 많은 양의 육아조직이 처음에는 많은 혈관이 있어 밝은 붉은 색인 흉터로 남는다. 흉터는 아교섬유가 축적되고 혈관의 수가 감소되어 붉은 색에서 흰색으로 변한다.

상처의 가장자리가 멀리 떨어져 있을 때, 즉 상처가 깊을수록 혈전은 상처의 간극을 완전하게 메꾸지 못하게 되고,

상피세포가 재생되고 상처를 덮을 때까지 오래 남아 있어야 한다. 결국, 조직 손상이 증가하면 염증의 정도는 더욱 커지고, 포식세포가 제거해야 될 더 많은 세포잔해가 늘어나 그만큼 감염의 위험이 증가하게 된다. 더욱 많은 육아조직이 형성되고 육아조직 속의 섬유모세포가 수축되어 생긴 **상처구축**(wound contracture)이 상처의 가장자리를 끌어당겨 상처 가장자리를 가깝게 한다. 그러나 상처구축이 상처의 크기를 감소시키고, 치유를 빠르게 하지만 흉터를 흉하게 만들고 약하게 한다.

예상문제에 대한 답

글루텐 장질환은 창자 속막에 영향을 주어 영양분과 물을 흡수하는 능력을 감소시킨다. 이러한 사실은 영양분과 물의 흡수가 여러 가지의 수송방법을 통해 세포 수준에서 일어난다는 것을 알려준다.

첫째로 글루텐 장질환에 의해 영향을 받는 조직의 종류를 구분해 보자. 이 장에서 상피조직은 창자를 덮는 것을 포함하여 몸 표면을 덮는다는 것을 배웠다. 추가적인 자료는 창자의 점막은 단층원주상피로 구성되어 있다는 것을 보여준다. 그러므로 Matt의 글루텐 장질환에 의해 영향을 받는 조직의 종류는 단층원주상피이다.

이 질병에 의해 영향을 받는 특정한 세포 부위를 밝히라는 질문이 있었다. 질문에 있는 대로, 창자는 손가락 모양의 돌기인 융모로 구성되어 있고, 융모는 단층원주상피로 덮여 있다. 이 조직의 상피세포는 미세융모를 갖고 있다. 제3장에서 미세융모는 흡수를 위해 표면적을 넓히기 위한 원형질막의 확장이라고 배웠다. Matt의 글루텐 장질환은 영양분과 물의 흡수능력이 감소된다. 그래서 질병에 의해 영향을 받은 세포 부위는 미세융모라고 결론지을 수 있다.

최종적인 질문은 글루텐을 먹고 난 다음 한바탕 설사로 Matt가 고통받는 이유를 설명하라는 것이다. 글루텐이 융모와 미세융모의 수를 감소시켜 창자점막을 훼손한다. 이것은 흡수를 위한 표면적을 감소시킨다. 만약 표면적이 감소되면, 영양분이 거의 흡수되지 못한다. 제3장에서 물이 삼투에 의해 높은 용질 농도의 장소로 이동하는 것을 보여주었다. 영양분 분자가 창자에서는 용질이다. 왜냐하면 용질이 흡수되지 못하기 때문에, 창자에서 용질 농도는 높게 유지되고, 물의 흡수는 감소한다. 그 결과로, 영양분과 물은 창자에 축적되고, 설사할 때 물 같은 배설물로 나타난다.

C H A P T E R

05 외피계통

예상문제

Mia, Christine 그리고 Landon은 함께 하루를 보내게 되어 매우 기뻤다. 그들의 어머니들은 아이들이 바깥에서 함께 뛰어 놀고, 즐겁고 재밌는 놀이를 하는 것을 보는 게 행복했다. 아이들은 하루종일 자외선에 노출된 채 뛰어다니며, 뜨거운 태양 아래서 놀았다. 그날 저녁, Landon은 조금 햇볕에 그을렸으나, 가엾게도 Christine은 피부계통에 심각한 영향을 미칠 만큼 햇볕에 그을렸다. 이러한 실제 상황을 바탕으로 우리는 이 단원에서 자연적이고 인공적인 다양한 요인들이, 태양에 노출된 뒤 나타나는 아이들의 각기 다른 반응에 어떤 영향을 미치는지 배울 것이다.

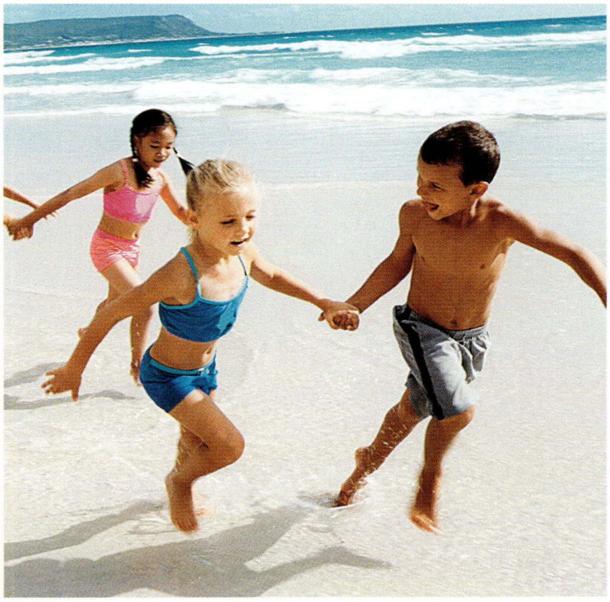

Module 4 Integumentary System | Anatomy & Physiology REVEALED aprevealed.com

5.1 외피계통의 기능

외피계통(integumentary system)은 피부와 털, 샘, 손 · 발톱 등과 같은 부속기관으로 구성되어 있다. 외피는 덮개를 의미하고, 외피계통은 몸의 외부를 덮고 있으며, 쉽게 관찰되기 때문에 모든 사람들에게 익숙하다. 더욱이, 사람들은 외피계통의 외형에 관심을 많이 갖고 있다. 여드름은 많은 청소년들에게 골칫거리의 원인이기 때문에 그들은 깨끗하고, 매력적인 피부를 가꾸기 위해 노력한다. 주름살 형성과 노화 또는 머리카락의 감소는 일부의 사람들이 경험하는 원치 않는 노화의 신호이다. 이러한 이유들 때문에 사람들은 많은 시간과 노력, 그리고 돈을 그들의 피부에 로션을 바르거나 머리카락의 색을 바꾸거나 손 · 발톱을 다듬는 등 외피계통의 외형을 변화시키는 데 사용한다. 또한, 그들은 발한억제제를 사용하여 땀의 배출을 제어하고, 향수 및 탈취제와 세안을 통해 몸에서 나는 냄새를 없애거나 차단시키기 위해 노력한다.

외피계통의 외형은 몸의 생리적인 불균형을 나타낼 수 있다. 여드름이나 사마귀와 같은 일부의 질환은 주로 외피계통에만 영향을 미친다. 그러나 다른 질환들은 인체의 다른 부위에 영향을 미치지만, 외피계통에 그 증상이 나타나므로 질환의 진단에 유용한 신호로 활용된다. 예를 들면, 열에 의해 증가되는 혈류양의 상승으로 얼굴에 홍조현상이 나타날 수 있는 반면, 심장발작 동안 나타나는 피부를 통한 혈류양의 감소는 사람의 얼굴을 창백하게 할 수 있다. 또한, 일부의 질환들은 홍역, 수두, 알레르기 반응 등과 같은 피부발진을 유발할 수 있다. 더욱이, 외피계통과 다른 인체의 각 계통은 건강 및 질병 상태 모두에서 복잡한 방식으로 종종 서로 영향을 주고 받을 수 있는 상호작용을 한다.

우리는 일반적으로 외피계통의 외형이 어떻게 보이는지에만 관심이 있지만, 외피계통은 그 외형 이외에 많은 중요한 기능을 가지고 있다. 외피계통의 주요한 기능은 다음과 같다.

1. *보호*. 피부는 찰과상과 자외선에 대한 보호작용을 한다. 또한, 피부계통은 체액의 손실과 박테리아 등과 같은 미생물의 침입으로부터 인체를 보호한다.
2. *감각*. 외피계통은 뜨거움, 차가움, 닿는 느낌(촉감), 누르는 느낌(압력) 및 통증을 감지할 수 있는 감각수용체를 가지고 있다.
3. *비타민 D 생산*. 자외선에 노출되었을 때, 피부는 칼슘 항상성의 중요한 조절인자인 비타민 D를 만들 수 있는 물질을 생산한다.
4. *온도조절*. 피부의 표면 아래로 흐르는 혈액의 양과 땀샘의 활동량은 모두 체온을 조절하는 데 관여한다.
5. *배설*. 노폐물의 일부는 피부와 샘의 분비작용을 통하여 배출된다.

5.2 피부

피부는 표피 및 진피와 같은 두 가지 주요한 조직층으로 만들어진다. **표피**(epidermis)는 피부의 가장 표층에 위치하며, 치밀결합조직으로 구성된 **진피**(dermis) 위에 있는 상피층이다(그림 5.1). 표피와 진피의 두께는 위치에 따라 다양한데, 일반적으로 진피는 표피에 비해 10~20배 가량 두껍게 형성되어 있다. 표피는 체액의 손실을 예방하고, 마모에 강한 반면, 진피는 대부분 피부의 구조적 강도를 담당하는 층이다. 피부는 결합조직층인 **피부밑조직**(피하조직, subcutaneous tissue)의 위에 있다. 피부밑조직은 피부의 일부분이 아니라 피부를 근육과 뼈에 고정시켜주는 층이다. 이를테면, 만약 피부밑조직이 집의 기초라면, 진피는 집의 대부분을 형성하고, 표피는 집의 지붕에 해당한다.

표피

표피(epidermis)는 중층편평상피로 구성되어 있으며, 그 가장 아래층에서 새로운 세포가 유사분열에 의해 만들어진다. 새로운 세포가 형성되기 때문에 오래된 세포는 표면쪽으로 밀려나고, 탈락하거나 벗겨져 떨어진다. 가장 바깥쪽의 세포는 그 아래 깊은 곳의 세포를 보호하고, 복제된 세포는 표면으로부터 소실된 세포를 대체한다. 이 세포들의 복제와 성장 및 이동과정 동안 각 세포는 모양과 화학적 구성이 변하게 된다. 이러한 과정은 세포를 단단하게 만드는 **케라틴**(keratin) 단백질이 채워지기 시작하기 때문에 **각질화**(keratinization)라 부른다. 각질화가 진행되면서 상피세포는 결국 죽게 되고, 마모에 강하고 투과장벽을 형성하는 굳은 세포의 바깥층을 형성하게 된다.

각질화가 연속적인 과정임에도 불구하고, **세포층**(strata)이라 불리는 뚜렷한 층을 표피에서 볼 수 있다(그림 5.2). 가장 깊은층인 **바닥층**(기저층, stratum basale)은 보통 19일마다 유사분열을 하는 입방 또는 원주세포로 구성되어 있다. 하나의 딸세포는 새로운 바닥층의 세포가 되고, 이 세포는 다시 분열한다. 다른 딸세포는 표면쪽으로 밀려나고, 대략 40~56일의 세포주기를 가진다. 세포가 표면으로 이동함에 따라 세포의 모양이 변화된 중간층을 만든다.

각질층(stratum corneum)은 표피의 가장 바깥쪽 층이며, 케라틴으로 채워진 죽은 편평상피세포로 구성되어 있다. 케라틴은 각질층 자체에 구조적 강도를 준다. 또한, 각질층의 세포는 지질에 의해 덮이고, 둘러싸여 있어 피부를 통한 체액의 손실을 예방하거나 막는 데 도움이 된다.

각질층은 25개 층 이상의 죽은 편평상피세포로 구성되어 있으며, 각각의 세포는 부착반점에 의해 연결되어 있다(제4장 참고). 그러나, 결국 부착반점은 따로따로 분해되고, 세포는 피부로부터 떨어져 나간다. 머리 피부의 표면으로부터 과도하게 탈락된 각질층을 비듬이라 한다. 마찰을 많이 받는 피부에서는 각질층을 형성하는 세포의 숫자가 크게 증가하여 피부의 일부분이 두꺼워지는 구역이 늘어나는데, 이러한 구역을 **굳은살**(callus)이라 한다. 뼈돌기 윗부분의 각질층은 각질층이 두꺼워지면 **티눈**(corn)이라 불리는 원뿔 모양의 구조가 형성될 수 있다

진피

진피(dermis)는 섬유모세포, 지방세포, 큰포식세포 등 많은 종류의 세포들이 포함된 치밀결합조직으로 구성되어 있다. 또한, 신경, 털주머니, 민무늬근육, 샘, 림프관 등이 진피의 안까지 확장되어 있다(그림 5.1).

아교질과 탄력섬유는 진피의 구조적 강도를 담당하는 구성성분이다. 실제, 진피는 가죽제품을 만드는 동물의 가죽부분

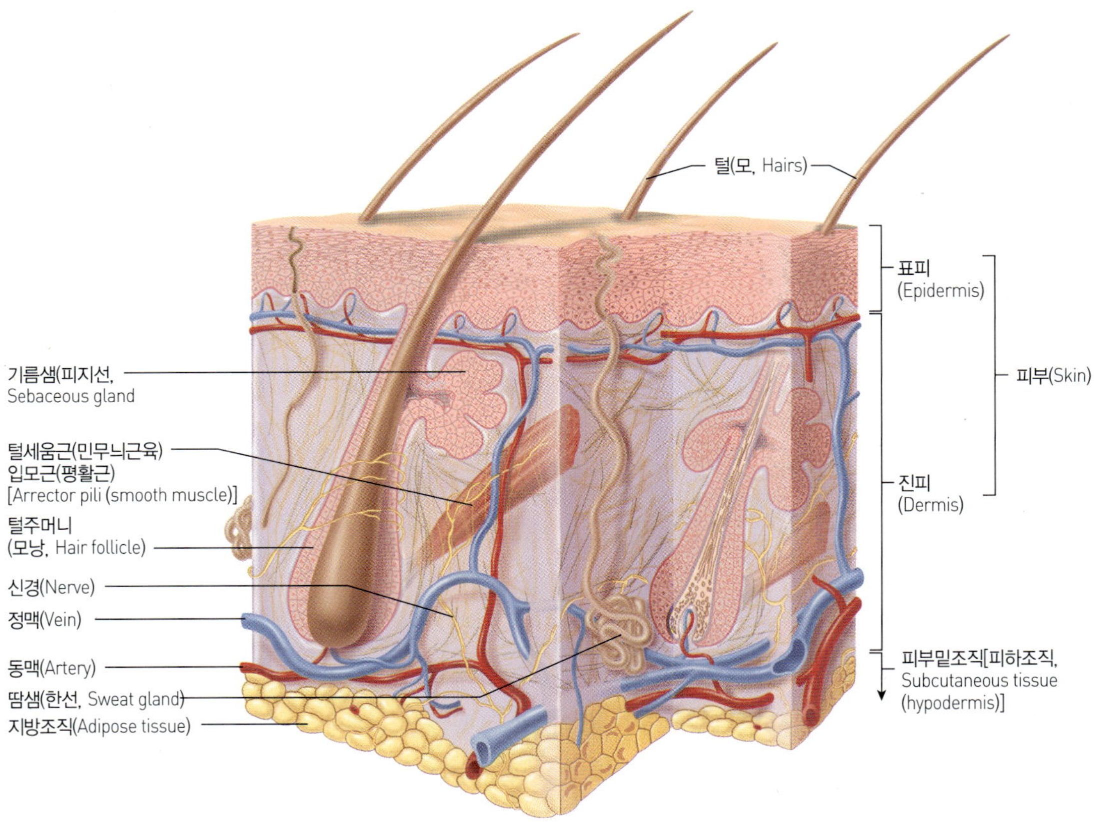

그림 5.1 피부와 피부밑조직층
표피와 진피로 구성된 피부는 피부밑조직에 의해 그 아래의 구조에 연결되어 있다. 털, 샘 및 털세움근과 같은 피부 부속기관에 주목하라. 이들의 일부는 피부밑조직층까지 확장되어 있고, 많은 양의 지방조직이 피부밑조직층에 존재한다.

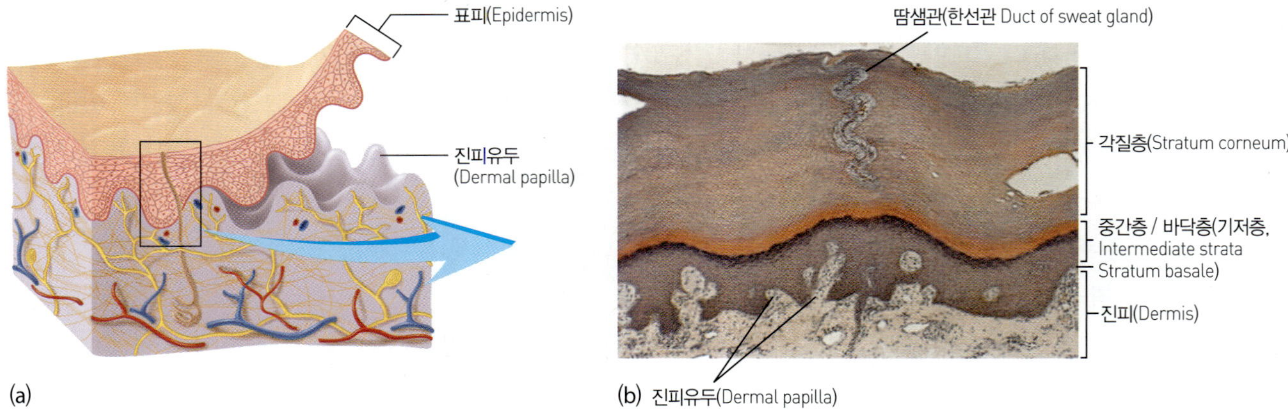

그림 5.2 표피와 진피

(a) 표피는 진피 위에 위치하며 진피유두는 표피방향으로 뻗어 있다.
(b) 진피 위에 위치하는 표피의 현미경 사진. 표피의 각 층과 진피유두를 주목하라.

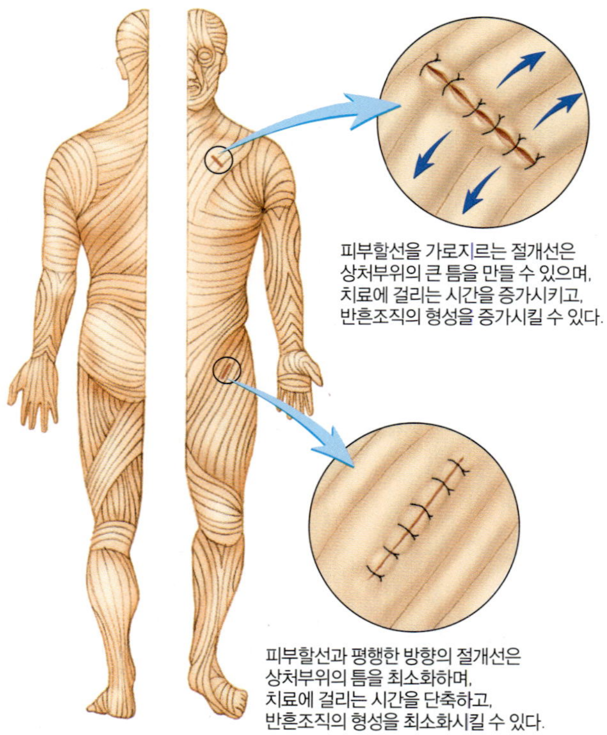

그림 5.3 피부할선

아교섬유의 방향이 피부에 피부할선 또는 장력선을 만든다.

으로 진피의 아교섬유는 서로 다른 방향으로 배열되어 있으며, 신축성이 풍부하다. 그러나 일부에 위치하는 많은 아교섬유는 다른 곳에 비해 일정한 방향성을 가지며 배열되어 있다. 이것은 피부에 **피부할선**(cleavage lines) 또는 장력선을 만드는데, 이것은 피부할선을 따라 가해지는 장력에 강한 특징을 가진다(그림 5.3). 이러한 피부할선을 알고 있는 것은 외과의사에게 중요하다. 피부할선을 가로지르는 수술 절개선은 많은 반흔조직을 남기지만, 피부할선과 평행한 방향의 절개선은 상처의 갈라진 틈이 적어지고, 조직의 반흔조직도 감소된다(제4장 참고). 어떠한 이유에서든 피부에 과도한 장력이 가해지면 진피는 손상될 수 있으며, 손상받은 흔적을 표피에 남기게 된다. 임신선 또는 **살트임**(stretch marks) 이라 불리는 이러한 선은 신체의 일부가 급격하고, 빠르게 성장하거나 커질 때 발생할 수 있다. 예를 들어, 임신선은 임신기간 동안 종종 여성의 복부 피부와 가슴에 형성되거나, 심한 웨이트 트레이닝에 의해 근육 크기가 빠르게 커지는 운동선수의 피부에 나타날 수 있다.

진피의 윗부분은 표피방향으로 확장된 **진피유두**(dermal papillae)라는 돌출부를 가지고 있다(그림 5.2). 진피유두는 표피에 영양분을 공급하고, 노폐물을 제거하며, 체온의 조절을 돕는 혈관을 많이 가지고 있다. 손바닥, 발바닥, 손가락 끝에 위치한 진피유두는 표피에 평행하게 배열되어 있으며, 곡선으로 형성된 융기를 만들어 표피 위의 지문과 발자국을 만드는 데 관여한다. 이러한 곡선으로 형성된 융기는 손·발의 마찰력과 쥐는 힘을 증가시키는 데 기여한다.

피부색

피부색은 피부의 색소, 피부를 통한 혈액순환 및 각질층의 두께에 의해 결정된다. **멜라닌**(melanin)은 주로 피부, 털, 눈의 색깔을 결정짓는 주된 색소이다. 대부분의 멜라닌 분자는 갈색에서 검은색 색소지만, 일부는 황색 또는 붉은색을 띤다. 멜라닌은 햇빛으로부터 자외선을 차단하는 물질이다.

멜라닌은 표피의 깊은층에 위치하고, 상피세포 사이로 연장된 긴 돌기를 가진 불규칙한 모양의 멜라닌세포에 의해 생성된다(그림 5.4). 멜라닌세포의 골지복합체는 **멜라닌소체**(melanosomes)라는 소포에 멜라닌을 포장하고, 멜라닌소체는 멜라닌세포의 세포돌기로 이동한다. 이 후 상피세포는 멜라닌세포의 돌기 끝을 포식하고, 그것에 의해서 멜라닌소체를 함유하게 된다. 그러나, 표피의 모든 상피세포가 멜라닌 색소를 함유할 수 있음에도 불구하고, 멜라닌세포만이 멜라닌을 생성한다.

많은 멜라닌 색소는 피부의 일부에 주근깨 또는 점을 형성하고, 생식기, 젖꼭지, 젖꼭지 주위의 원형부위에 검은 구역을 만든다. 입술, 손바닥 및 발바닥과 같은 일부의 다른 부위에는 멜라닌 색소가 적게 침착된다.

멜라닌 색소의 형성은 유전적인 요인, 노출된 빛의 양, 호르몬에 의해 결정된다. 유전적인 요인은 인종간에 따른 멜라닌 색소의 생성량에 차이를 나타나게 한다. 모든 인종이 대부분 동일한 숫자의 멜라닌세포를 가지고 있음에도 불구하고, 인종간 피부색의 차이는 멜라닌의 양, 종류 및 분포에 의해 결정된다. 많은 유전자가 피부색에 영향을 미치긴 하지만, 하나의 돌연변이가 멜라닌 색소의 형성을 방해할 수 있다. 예를 들어, **백피증**(albinism)은 멜라닌의 부족 또는 결핍을 야기할 수 있는 퇴행성 유전질환의 특징을 가지고 있다. 백피증 환자는 창백한 피부, 하얀 털, 비색소화 된 홍채를 가진다.

예를 들어, 태양 아래에서 자외선에 노출되면 멜라닌세포에서 멜라닌 색소의 생성이 증가된다. 이러한 결과 피부는 햇볕에 그을리게 된다.

에스트로겐과 멜라닌세포자극호르몬과 같은 일정한 호르몬은 여성의 임신기간 동안 멜라닌 생성을 증가시켜 젖꼭지, 젖꼭지 주변의 원형부위와 생식기 구역을 더욱 검어지게 한다. 또한, 이 기간 동안 광대뼈와 이마, 그리고 가슴이 검어지며, 색소침착의 결과로 형성되는 검은선이 복부의 중앙에 나타난다.

피부를 통한 혈액의 흐름에 의해 피부는 불그스레한 색조를 나타내고, 혈액의 흐름이 증가할 때 붉은 빛은 더 진해

1. 멜라닌 소체는 멜라닌 세포의 골지복합체에 의해 만들어진다.
2. 멜라닌 소체가 멜라닌 세포의 돌기로 이동한다.
3. 상피세포는 멜라닌 세포의 돌기 끝을 포식한다.
4. 상피세포에 포식된 멜라닌 소체는 상피세포로 이동하여 상피세포의 안에 위치한다.

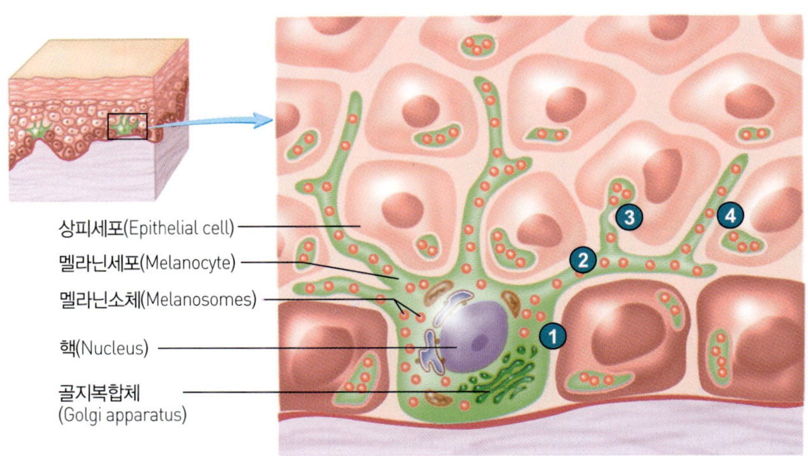

그림 5.4 상피세포로 가는 멜라닌소포의 이동과정
멜라닌세포는 멜라닌을 생산하여 멜라닌소체에 담아 많은 상피세포로 이동시킨다.

임상에서 활용하기 피부색의 특별한 장점

인간에게서 피부색의 진화는 피부색이 특정한 현대의 건강 문제를 설명하는 데 도움이 되기 때문에 흥미롭다. 인간의 진화 동안 우리 조상의 뼈대계통은 직립보행과 보다 먼 거리를 걷거나 뛰는 능력을 증가시키는 쪽으로 변화되었다. 육체적 활동량의 증가는 신체에서 과다한 열을 발생시킨다. 피부에 있는 땀샘의 증가와 피부를 덮고 있는 털의 감소는 과다한 열을 배출하는데 도움이 된다.

몸 전체에서 나타나는 털의 감소와 함께 태양에 장기간 노출되는 피부는 두 가지 점에서 해롭다. 첫째, 피부암의 발생을 촉진시키는 DNA 손상을 일으킨다. 둘째, 이것은 혈액에서 비타민 B 폴산염을 감소시키고, 광화학작용을 통하여 그것을 파괴한다. 혈액 내의 낮은 폴산염은 태아 신경계통의 비정상적인 발생위험률을 증가시키는 것으로 알려져 있다(제20장 참조). 한편, 태양으로부터 나오는 자외선에 신체가 노출되면 비타민 D의 생성이 촉진된다. 비타민 D는 작은창자에서 태아와 영 · 유아 뼈대계통의 정상적인 발달에 필수적인 칼슘의 흡수를 촉진시킨다. 그러나 비타민 D의 부족은 뼈가 물렁하고, 약하며, 쉽게 부러지는 구루병을 야기할 수 있다. 따라서 피부에서 색소침착의 증가는 피부암과 신경계통의 비정상적인 발생을 예방할 수 있지만, 뼈대계통의 발생 및 성장을 손상시킬 수 있다.

피부에서 적당한 양의 멜라닌 색소는 자외선의 해로운 영향으로부터 인체를 보호하기 충분한 양이어야 하지만, 적은 양의 색소로도 자외선이 비타민 D 생성을 촉진할 수 있기에 충분하여야한다. 자외선의 강도는 열대지방에서 강하지만 극지방으로 갈수록 약해진다. 인류의 피부색은 각기 다른 자외선에 대한 노출빈도의 유전적 산물이다. 검게 그을린 피부색의 열대지방 사람들은 자외선에 대한 보호효과를 제공하는 보다 더 많은 멜라닌 색소를 가지고 있지만, 연중 계속해서 비타민 D를 생성할 수 있다. 밝은 피부색을 가진 고위도에 살고 있는 사람들은 멜라닌 색소를 상대적으로 적게 가지고 있어 충분히 자외선으로부터 보호되는 효과를 가지고 있지만, 인체의 비타민 D 생성능력을 증가시켜야만 한다.

사람들이 그들의 조상이 진화해온 지역으로부터 다른 곳으로 이주할 때, 문화적인 특성들은 그들이 변화된 자외선 환경에 적응하는 데 도움이 된다. 예를 들면, 의복과 우산 또는 천막과 같은 휴대용 해 가리개 등은 자외선으로부터 인체를 보호하는 기구로 이용되고, 물고기와 같이 비타민 D가 풍부한 음식을 섭취함으로써 충분한 비타민 D을 섭취할 수 있다. 그럼에도 불구하고, 남쪽 지방으로 이주한 밝은 피부색을 가진 사람들은 피부암이 발생할 위험성이 크고, 북쪽 지방으로 이주한 검게 그을린 피부색의 사람들은 구루병이 발생할 위험성이 크다.

진다. 이러한 예는 염증반응의 결과로 나타나는 홍조로 얼굴이 붉어지는 것이다. 또한, 쇼크 상태에서 나타나는 혈액흐름의 감소는 피부를 창백하게 만들며, 혈액의 산소함량이 떨어지게 되면 피부를 청색증과 같은 푸른빛으로 변하게 할 수 있다. 게다가, 출생점은 진피의 모세혈관에 나타나는 선천적 질환이다.

카로틴(carotene)은 호박과 당근과 같은 식물에서 찾을 수 있는 황색 색소이다. 사람은 일반적으로 카로틴을 섭취하여 비타민 A의 원료로 사용한다. 카로틴은 지질에 용해되며, 모두 소모되면 각질층의 지질과 진피 및 피부밑조직의 지방세포에 카로틴이 다시 축적된다. 많은 양의 카로틴이 소모되면 피부는 빠르게 황색을 띠게 된다.

피부에서 색소 및 다른 물질의 분포는 피부의 색깔 형성에 영향을 미친다. 어두운 색소가 진피 또는 피부밑조직층에 존재하면, 어두운 색소에 반사된 빛은 진피의 아교섬유에 의해 산란되어 푸른색을 만들 수 있다. 어두운 색소가 존재하지 않는 진피와 피부밑조직 깊은 곳은 그 위 조직의 빛 산란효과 때문에 푸른색으로 보인다. 이러한 영향에 의해 문신, 타박상, 그리고 표층혈관 등이 푸른색으로 보이게 된다.

5.3 피부밑조직

마치 튼튼한 기초 위에 집의 뼈대가 세워져 있는 것과 같이, 피부는 그것을 아래의 뼈와 근육에 부착시키고, 혈관과 신경을 피부에 공급하는 **피부밑조직**(피하조직, subcutaneous tissue) 위에 위치한다(그림 5.1). 피부의 일부분이 아닌 피부밑조직은 때로 피하조직(hypodermis)이라 불리기도 한다. 피부밑조직은 나이, 성별, 식습관에 따라 조직의 양과 위치에 차이가 있긴 하지만, 인체에 저장되어 있는 지방의 약 절반 정도가 포함되어 있는 성긴결합조직이다. 피부밑조직의 지방은 충격완화장치나 단열재와 같은 역할을 하고, 성별에 따른 개개인의 특성에 따라 남자와 여자 사이에서 각각 다른 양상으로 나타난다.

피부밑조직은 인체의 총 체지방률을 산정하는 데 사용되기도 한다. 특정한 부위의 피부와 피부밑조직을 두 손가락으로 집고, 집힌 부위의 두께를 측정한다. 두 손가락으로 집은 부위의 두께가 두꺼울수록 총 체지방률이 크다. 신체 체지방률의 평균치는 인종에 따라 다양하지만, 여성의 체지방률이 남성에 비해 높다. 대략적으로 여성의 총 체지방률은 21~30%, 남성은 13~25%이다. 기준치 이상의 총 체지방률은 비만의 지표가 된다.

5.4 외피계통의 생리학

보호

외피계통은 많은 보호기능을 수행한다.

1. 손상되지 않은 피부는 지질성분이 수분의 확산에 대한 장벽의 역할을 하기 때문에 체액의 손실을 방지하는 데 중요한 기능을 한다.
2. 피부는 미생물과 인체에 침입하는 다른 외부 물질로부터 신체를 보호한다. 또한, 피부샘에서 생성되는 분비물은 일부 미생물이 인체에 침입하지 못하게 하는 환경을 만든다.
3. 피부의 중층편평상피는 마모에 대한 구조적 안정성을 갖게 한다.
4. 멜라닌 색소는 자외선을 흡수하고, 자외선의 손상으로부터 피부조직을 보호한다.
5. 털은 다양한 방법으로 보호기능에 기여한다. 머리카락은 열 손실을 방지하고, 눈썹은 눈동자에 물기가 마르지 않도록 유지하며, 속눈썹은 이물질로부터 눈을 보호하고, 코와 귀에 있는 털은 먼지나 다른 이물질의 침입을 방지하는 역할을 한다.
6. 손 · 발톱은 외부로부터의 손상에 대하여 손가락 및 발가락 끝부분을 보호하고, 방어에 이용될 수 있다.

감각

표피와 진피에 있는 감각수용체는 통증, 열, 추위, 압력 등을 감지할 수 있다(제9장 참고). 털은 신경이 없지만, 털주머니 주위의 감각수용체는 털의 움직임을 감지할 수 있다.

비타민 D 생산

피부가 자외선에 노출되었을 때 **비타민 D**(vitamin D)의 전구물질이 생성된다. 이 전구물질은 혈액에 의해 간으로 운반되어 그곳에서 변형되고, 활성화 상태의 비타민 D를 형성하기 위해 콩팥으로 보내진다. 충분한 자외선에 노출된 경우, 인체는 필요로 하는 모든 비타민 D를 생성할 수 있다. 그러나 우리가 입는 옷과 과다한 실내 생활은 자외선에 대한 노출시간을 줄이기 때문에 사람들은 충분한 비타민 D를 섭취할 필요가 있다. 지방이 많은 물고기(어유)와 비타민 D 강화 우유는 비타민 D를 섭취할 수 있는 좋은 방법이다. 계란, 버터, 간은 소량의 비타민 D를 포함하고 있지만, 일일 비타민 D 요구량을 충족하기엔 부족할 정도로 소량이다. 활성화된 비타민 D는 소장에서 정상적인 뼈 성장 및 근육기능에 필요한 물질인 칼슘과 인산의 흡수를 촉진하기 때문에 적정 수준의 비타민 D는 반드시 필요하다(제7장 참고).

온도조절

일반적으로 신체의 체온은 37℃로 유지된다. 신체 내의 화학반응 속도는 체온의 변화에 의해 증가 또는 감소될 수 있기 때문에 신체의 체온조절은 중요하다. 체온의 미세한 변화는 효소를 비효율적으로 작용하게 하고, 신체에서 정상적인 화학변화율을 방해할 수 있다.

운동, 열 및 온도가 높은 환경은 체온을 높이는 경향이 있다. 항상성을 유지하기 위해서 신체는 과도한 열을 내려야 한다. 진피에 있는 혈관이 팽창하고, 피부 내 혈액의 흐름을 더욱더 증가시킴에 따라 신체 조직의 깊은 곳에서 피부로 열을 전달한다(그림 5.5). 열은 방사선(적외선 에너지), 대류(공기 이동), 전도(물체와의 직접적인 접촉) 등에 의해 손실된다. 피부의 표면으로 흐르는 땀의 증발에 의해 열을 발산하고, 체온을 감소시킨다.

체온이 정상 수준 이하로 떨어지기 시작하면 피부로 가는 혈류를 감소시키는 진피혈관의 수축에 의해 열이 보존된다. 따라서 적은 열이 신체의 깊은 조직으로부터 피부로 전달되어 열의 손실을 막는다. 그러나 피부를 통해 흐르는 미량의 따듯한 혈액에 의해 피부온도는 떨어진다. 피부온도가 15℃ 이하로 떨어지면 진피의 혈관이 팽창된다.

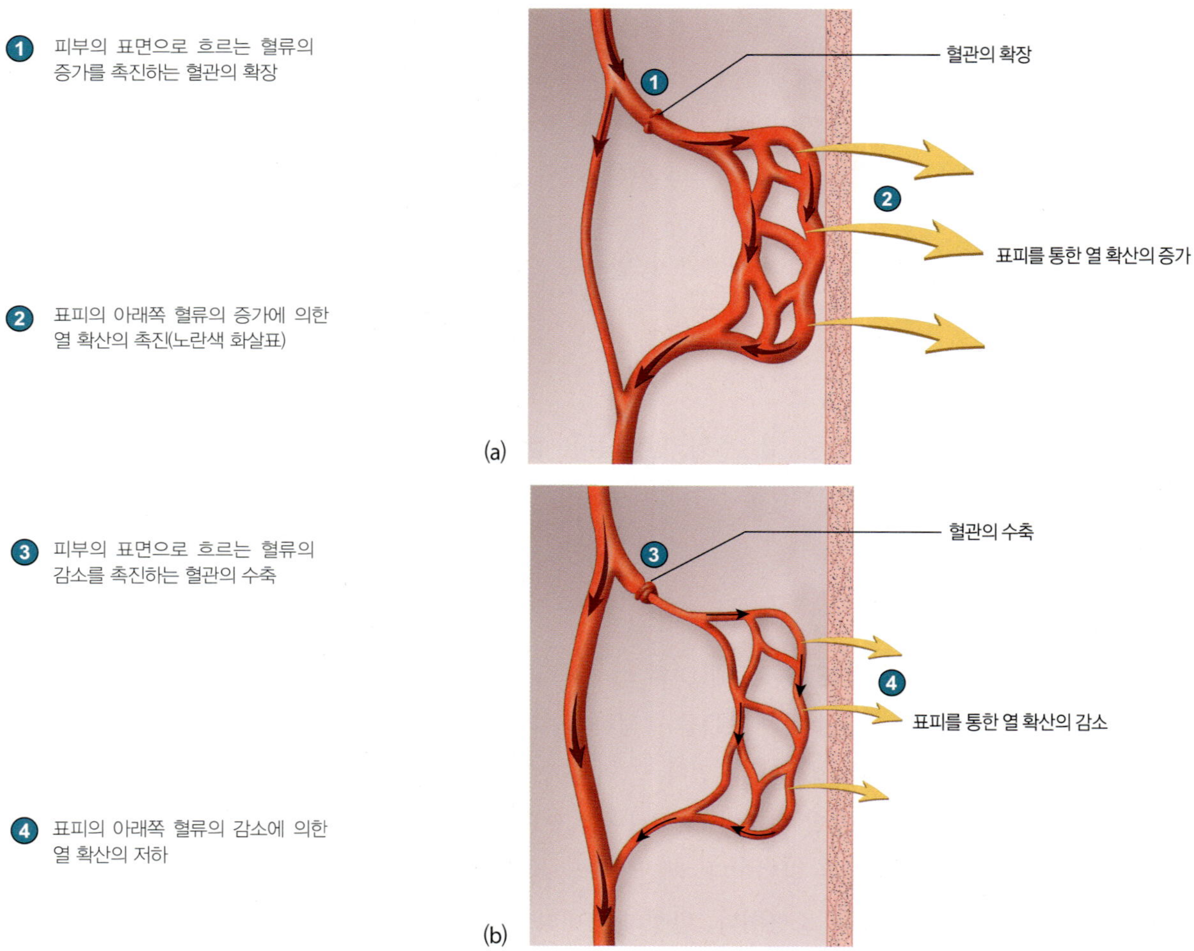

그림 5.5 피부에서의 열교환

배설

배설(excretion)은 몸으로부터 노폐물을 제거하는 것이다. 물, 염류 외에 땀에는 요소, 요산, 암모니아 등과 같은 소량의 노폐물이 포함되어 있다. 신체는 많은 양의 땀을 흘릴 수 있지만, 땀샘은 노폐물의 배설에 중요한 역할을 하지 않는다.

5.5 진단보조 프로그램으로서의 외피계통

외피계통은 관찰하기 쉽고, 종종 신체의 다른 부위에서 유발되는 질환 및 질병의 증상이 피부에 나타나기 때문에 신체의 질환 및 질병의 진단에 유용하다. 예를 들어, 혈액 내 산소 농도의 감소에 의해 발생되는 청색증은 순환장애 또는 호흡기능의 불균형을 나타낸다. **황달**(jaundice)이라 불리는 누르스름한 피부색은 간이 바이러스성 간염과 같은 질병에 의해 손상되었을 때 나타날 수 있다. 일반적으로 간은 오래된 적혈구의 파괴산물인 쓸개즙 색소를 소장으로 배출한다. 쓸개즙 색소는 황색이고, 혈액과 조직에서 쓸개즙 색소의 축적이 증가하면 간 기능의 손상을 나타낸다.

피부에 나타나는 발진과 병변은 신체 다른 부위에 있는 질환의 징후다. 예를 들어, 박테리아가 목에 감염되었을 때 나타나는 성홍열은 혈액으로 독소를 방출하고, 이것이 피부에 붉은 발진을 유발한다. 또한, 발진의 발생은 음식 또는 페니실린과 같은 약물에 대한 알레르기 반응을 나타내기도 한다.

피부, 털, 손·발톱의 상태는 신체의 영양상태에 의해 영향을 받는다. 철결핍빈혈 시, 손톱은 정상적인 외형을 잃고, 평편해지거나 오목하게 되는 반면, 비타민 A 결핍 시, 피부는 과도한 각질을 생성하고, 특징적으로 피부가 거칠어진다.

털에는 실험실 분석에 의해 검출될 수 있는 여러 가지 물질이 농축되어 있기 때문에 정상적인 털과 환자의 털을 비교 분석하면 정확한 진단에 유용하게 이용할 수 있다. 예를 들어, 납중독은 털에 높은 농도의 납이 존재한다. 그러나 개인별 건강상태나 영양상태의 확인을 위해 털 검사를 사용하는 것은 신뢰할 수 없다.

5.6 화상

화상(burn)은 열, 추위, 마찰, 화학물, 전기 또는 방사선에 의해 유발되는 조직손상이다. 화상은 조직에 가해진 손상의 깊이에 따라 분류된다(그림 5.6). **부분화상**(partial-thickness burns)의 경우, 표피는 살아 있고, 화상으로 손상된 조직뿐만 아니라 그 가장자리에서도 조직의 재생이 일어난다. 부분화상은 1도 화상과 2도 화상으로 구분된다.

*1도 화상*은 조직손상이 단지 표피에 국한된 것으로 피부가 붉어지고, 통증이 있으며, 약간의 **부종**(edema) 또는 부기가 있다. 1도 화상은 햇볕에 타거나, 아주 뜨겁거나 차가운 물체에 짧은 시간 노출되었을 때 발생할 수 있으며, 1주 이내에 흉터 없이 치료가 가능하다.

*2도 화상*은 표피와 진피조직 모두에 열에 의한 손상을 받은 것이다. 진피의 손상이 미약하면 충혈, 통증, 부종, 그리고 물집의 증상을 나타낸다. 치료는 대략 2주 정도가 소요되며 대부분 흉터를 남기지 않는다. 그러나 화상이 진피의 깊은 곳까지 손상시키면 상처는 붉고, 갈색 또는 흰색으로 보이며, 치료에 몇 개월이 걸리고, 흉터가 남을 수 있다. 모든 2도 화상의 경우, 표피는 털주머니와 땀샘의 상피조직뿐만 아니라 상처의 가장자리에서부터 다시 생성된다.

전신화상(full-thickness burns) 또는 *3도 화상*의 경우, 표피와 진피가 모두 손상받는 것으로, 회복은 화상으로 손상된 부위의 가장자리로부터 시작된다. 3도 화상은 종종 1도와 2도 화상구역에 의해 둘러싸여 있다. 1도와 2도 화상구역은 통

임상에서 활용하기 여드름

여드름(acne)은 털주머니와 기름샘의 염증이다. 호르몬, 피지기름, 세포의 비정상적인 물질 생산, 박테리아(Propionibacterium acnes) 등과 같은 4가지 요소에 의해 여드름이 발생하는 것으로 생각된다. 특히, 사춘기 동안 테스토스테론은 기름샘을 자극하고, 피지기름의 생성을 증가시킨다. 고환과 난소 모두 남성호르몬인 테스토스테론을 생산하기 때문에 이러한 영향은 남성과 여성 모두에서 나타난다.

여드름의 병변은 털주머니에 있는 상피세포의 과다생성으로 시작된다. 이러한 세포는 털주머니의 벽으로부터 떨어져 털주머니를 막는 피지기름과 혼합된 세포덩어리를 형성하여 또 다른 세포에 달라붙는다. 털주머니를 막은 뒤 나타나는 피지기름의 축적으로 패립종이 나타날 수 있다. 여드름은 세포덩어리가 축적될 때 발생하고, 피지기름은 털주머니의 입구를 통하여 나온다. 털주머니의 벽이 파괴되면 주변 조직에 침입하는 여드름이 생긴다. P.acnes와 다른 박테리아가 고름이 가득 찬 붉은 여드름의 생성을 촉진하는 염증반응을 만든다. 조직의 손상이 광범위한 경우 흉터가 발생한다.

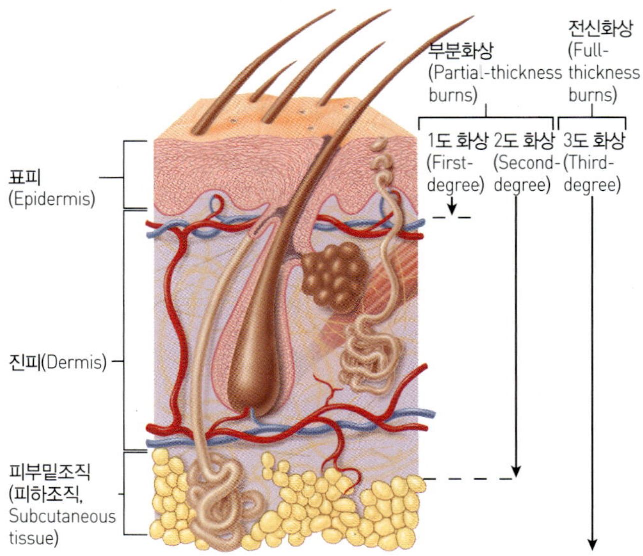

그림 5.6 화상

화상은 피부손상의 정도에 기초하여 분류된다. 부분화상은 표피에만 손상이 주어진 1도 화상과 표피와 진피에 손상이 주어진 2도 화상으로 세분화 된다. 전신화상 또는 3도 화상은 표피와 진피 그리고, 보통 그 아래의 깊은 조직까지 화상에 의한 손상으로 파괴된다.

증이 있지만, 3도 화상구역은 표피와 진피에 있는 감각수용체가 파괴되었기 때문에 일반적으로 통증이 없다. 3도 화상의 손상부위는 흰색, 황갈색, 갈색, 검은색 또는 진한 선홍색을 띤다.

정도가 심한 부분화상과 전신화상은 치료에 많은 시간이 소요되고, 상처의 외형이 손상되고, 약화되는 흉터를 만든다(제4장 참고). 이러한 합병증을 예방하고, 치유시간을 단축시키기 위해 피부이식이 자주 이용된다. 부분층피부이식으로 불리는 시술의 경우, 표피와 진피조직을 신체의 다른 부위에서 떼어내 화상부위 위에 이식한다. 혈관이 이식조직으로 자라 들어가고, 영양물질을 공급할 수 있을 때까지 사이질액을 이식조직에 자양분으로 공급한다. 그 과정 동안, 기증자의 조직은 2도 화상과 유사하게 털주머니와 땀샘의 상피조직으로부터 새로운 상피가 생성된다.

화상의 상처부위에 대한 자가조직 피부이식이 불가능하거나 제한적일 때, 의사는 경우에 따라 인간 사체로부터 떼어낸 이식조직이나 인공피부를 사용하기도 한다. 그러나 이러한 기술은 신체의 면역체계가 이식조직을 외부물질로 인식하고, 거부반응을 보이기 때문에 종종 이식의 결과가 좋지 않다. 이러한 문제에 대한 해결책은 실험실에서 화상 피해자 자신의 피부 일부를 키우는 것이다. 화상 피해자의 건강한 피부조직의 영양분과 빠른 성장을 촉진하는 호르몬이 담겨 있는 플라스크에서 키우면 새로운 피부조직은 샘이나 털이 없는 상피조직으로 자라난다.

5.7 피부암

피부암은 가장 흔한 유형의 암이다. 화학물질과 엑스레이와 같은 방사선이 암을 유발하는 것으로 알려져 있지만, 대부분 피부암의 발생은 태양으로부터 방출되는 자외선에 노출되는 것과 관련 있다. 따라서 대부분의 피부암은 얼굴, 목 또는 손에 발생할 수 있다. 피부암이 발생할 수 있는 대부분의 사람들은 피부가 희거나(그들은 태양의 자외선으로부터 피부가 보호되지 못한다.), 50세 이상의 나이를 가진 사람들이다(그들은 태양에 노출된 시간이 상대적으로 길다).

피부암에는 세 가지 주요한 유형이 있다. 가장 흔한 유형인 **바닥세포암종**(기저세포암종, basal cell carcinoma)은 바닥층의 세포에서 발생하고, 진피로 연장되어 개방형 궤양을 만든다(그림 5.7a). 이 유형의 피부암 치료법으로는 수술적 제거 또는 방사선 치료가 이용된다. 다행히도, 이 유형의 피부암은 신체의 다른 부위로 확장되거나 전이되는 위험성이 적다. **편평세포암종**(squamous carcinoma)은 바닥층의 표면 가까이에 있는 세포에서 발생된다. 일반적으로 이들 세포는 거의 또는 전혀 분열하지는 않지만, 편평상피세포암종의 경우 이 세포들은 각질을 생성하는 것과 같이 계속하여 분열한다. 전형적인 증상은 결절 모양의 덩어리를 형성하고, 각질화된 악성종양은 표피에 인접해 있다(그림 5.7b). 만약 치료를 하지 않으면 종양은 진피로 침범하여 전이될 수 있으며, 결국에는 사망할 수 있다. **악성 흑색종**(malignant melanoma)은 일반적으로 피부에 검은 점으로 존재하는 멜라닌세포에서 발생하는 드문 형태의 피부암이다. 피부에 있는 검은 점은 멜라닌세포가 농축되어 있는 것이다. 흑색종은 크고 편평하며, 병변을 확산시키거나 깊은 색소결절로 나타날 수 있다(그림 5.7c). 이러한 암 종류는 일반적으로 전이가 일어나고, 발생 초기에 진단과 치료가 이루어지지 않으면 종종 치명적인 결과를 가져온다.

태양에 노출되는 시간을 최소화하고, 자외선을 막아주는 자외선 차단제의 사용은 피부암의 발생 가능성을 감소시킬 수 있다. 자외선은 그 파장에 따라 두 가지 유형으로 분류되는데, 장파장 자외선(UVA)은 중파장 자외선(UVB)보다 긴 파장을 가지고 있다. 장파장 자외선에 노출되면 대부분 피부가 햇볕에 검게 타고, 악성흑색종의 발생과 관련된다. 중파장 자외선에 노출되면 대부분 피부에 화상과 같은 현상이 나타나고, 바닥세포암종 또는 편평세포암종의 발생과 관련된다. 따라서 야외활동 시 장파장 및 중파장 자외선을 모두 효과적으로 막아주는 자외선 차단제를 사용하는 것이 좋다.

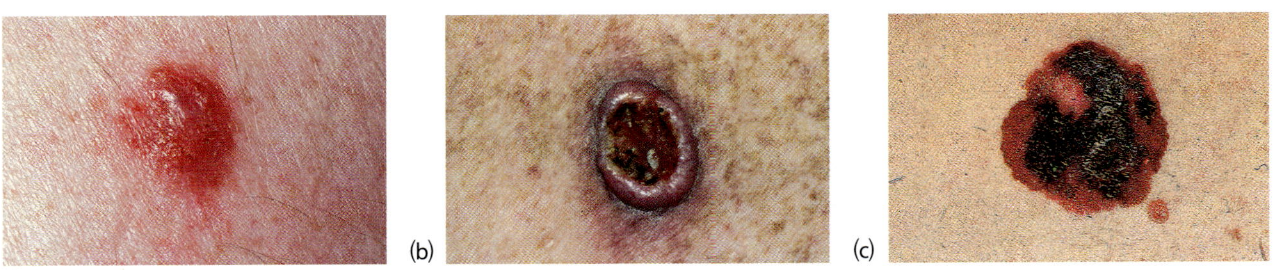

(a) (b) (c)

그림 5.7 피부암

(a) 바닥세포암종. (b) 편평세포암종. (c) 악성 흑색종.

질병과 질환: 피부

상태	특징
백선증	피부의 군데군데 딱지와 염증반응을 일으키는 곰팡이 감염.
습진과 피부염	알레르기, 감염, 혈액순환의 감소 또는 화학약품이나 환경인자에 대한 노출에 의해 유발되는 피부의 염증상태.
건선	크게 형성된 딱지, 은색의 딱지가 앉는 등 정상적인 표피층(각질층)보다 두꺼운 특징을 가진 만성적인 피부질환으로 딱지가 떨어져 나가면 출혈이 생길 수 있다.
미생물 감염	
농가진(고름딱지증)	고름을 포함하고 있는 작은 물집으로 노란 껍질로 얇게 형성되어 쉽게 파열되며, 종종 어린아이에게 영향을 준다.
욕창궤양(욕창)	누워서만 지내는 환자나 휠체어를 타고 생활해야 하는 사람에서 주로 발생하는 것으로 혈류가 감소하여 조직의 압박과 피부 및 피부밑조직의 손상을 야기할 수 있으며, 이후 박테리아에 의한 감염과 궤양이 발생한다.
바이러스 감염	
홍역	호흡기도를 통한 바이러스에 의해 야기되는 피부손상으로 폐렴으로 발전하거나 뇌 손상을 유발하는 등 뇌에 영향을 준다.
풍진	종종 호흡기도를 통한 바이러스 질환의 피부손상으로 이러한 바이러스는 태반을 통과하여 태아에 손상을 줄 수 있기 때문에 임신기간 동안 감염되면 매우 위험하다.
수두	호흡기도를 통한 바이러스 질환의 피부손상.
대상포진	휴면기 바이러스가 외상 또는 스트레스나 또 다른 질병에 의해 다시 재발할 수 있는 통증을 수반하는 피부손상으로 어린 시절의 감염 이후 수두바이러스에 의해 발생한다.
단순포진	단순헤르페스바이러스에 의해 유발되는 피부질환으로 입이나 호흡경로로 전파되고, 재발할 수 있다.
음부포진(생식기헤르페스)	생식기 질환으로 단순헤르페스바이러스 II에 의해 유발되며, 성적접촉에 의해 전파된다.

※ 자세한 정보들은 **www.mhhe.com/seeleyess8**에서 찾아볼 수 있다.

예상문제에 대한 답

'피부색 단원'에서 우리는 표피에 존재하는 멜라닌세포가 태양으로부터 나오는 자외선을 방어하는 멜라닌을 생성한다고 배웠다. 또한, 우리는 신체에서 생성되는 멜라닌의 양이 우리의 유전자를 포함한 다양한 자연적인 요인에 의해 결정된다는 것을 알고 있다. 우리는 Landon이 자외선에 노출되었을 때보다 많은 멜라닌을 생성할 수 있는 유전자를 가지고 있기 때문에 자연스럽게 Christine보다 더욱 검은 피부를 가지고 있다는 것을 추정할 수 있다. 또한, 피부암 단원에서 우리는 자외선 차단제를 이용하여 인위적으로 자외선을 막을 수 있다는 것을 배웠다. Christine의 엄마는 자외선 차단제를 사용해야 하는 것을 잊어버렸었거나, 사용한 자외선 차단제가 일반적으로 일광화상을 야기하는 중파장 자외선(UVB)를 효과적으로 차단하지 못했을 것이다.

CHAPTER

06 뼈대계통

예상문제

Moore 박사와 Rutledge 박사는 거의 20년 가까이 함께 일해 온 사이이다. Rutledge 박사는 Moore 박사를 괴롭히는 일이 한 가지 있는 것을 알고 있다. 그것은 Moore 박사가 선반 아래에서 물건을 들어 올릴 때마다 찡그리며 아파하고, 평소의 행복한 모습이 아닌 조급한 성격으로 변한 것이었다. Moore 박사는 단 며칠이라도 환자들을 돌볼 수 없는 것이 싫어서 절대로 입원하지 않을 것이라고도 했다. 결국 Rutledge 박사가 설득하여 자신이 촬영하는 조건으로 Moore 박사의 등허리를 방사선 촬영하게 되었다. Rutledge 박사가 방사선 사진을 보여주자 Moore 박사는 곧바로 자신을 괴롭혀온 통증의 원인이 되는 곳을 지적하였다. 통증의 원인을 생각해보자.

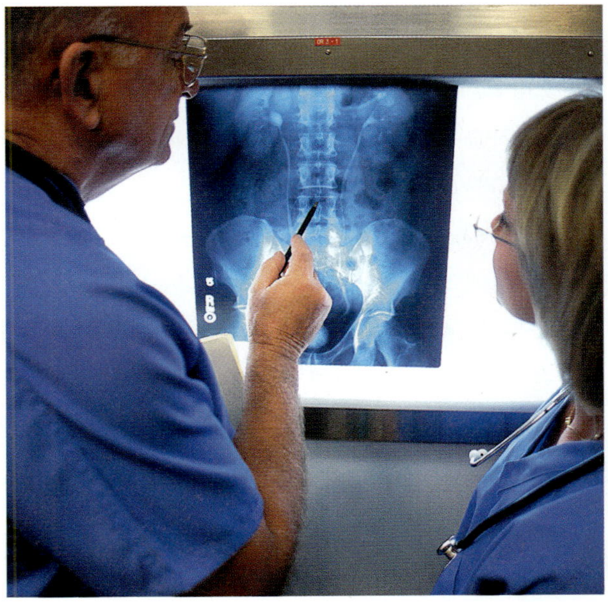

Module 5 Skeletal System | Anatomy & Physiology REVEALED apreveraled.com

6.1 뼈대계통의 기능

우리가 앉고 서고 걸으며 연필을 잡고 숨을 쉬는 모든 행동들은 뼈대계통과 밀접한 관련이 있다. 뼈대가 없으면 몸을 이루는 물렁조직을 지지할 수 없고 움직임도 불가능해진다. 뼈대계통은 그림 6.1에 나타낸 여러 뼈들과 연골, 힘줄, 인대 등의 결합조직으로 이루어져 있다. *뼈대(skeleton)*라는 용어는 건조한(dried)이라는 뜻의 그리스어에서 유래되었지만 실제로 뼈대는 전혀 건조하지도 않고 죽어 있는 구조도 아니다. 오히려 성장하고 통증을 느끼며, 스트레스에 반응하고, 손상 후 회복되는 그야말로 역동적으로 살아 있는 조직이다.

관절(joint, articulation)은 이웃한 두 개의 뼈 사이를 일컫는 말이다. 대부분의 관절은 운동성이 높지만 극히 제한된 움직임을 나타내는 곳도 있고 전혀 움직이지 않는 관절도 있다. 관절의 구조는 움직임의 정도와 매우 밀접한 관련이 있다.

뼈대계통은 몸을 지지하는 구조로서 많이 생각되고 있지만 이 외에도 여러 기능을 가지고 있다. 뼈대계통의 대표적인 예는 아래와 같다.

1. *지지(support)*. 단단하고 강한 뼈(bone)는 체중을 전달하는 데 매우 적합하며, 몸을 지지하는 주요 구조이다. 연골(cartilage)은 견고하지만 유연한 지지 구조로서 코, 바깥귀, 가슴우리, 기관 등을 이루고 있다. 인대(ligament)는 섬유결합조직으로 이루어진 강한 띠의 구조로서 뼈들을 붙잡아주는 역할을 한다.
2. *보호(protection)*. 뼈는 그 안에 둘러싸인 장기를 보호한다. 예를 들면, 머리뼈(skull)는 뇌를 둘러싸 보호하고, 척추뼈(vertebrae)는 척수를 둘러싸 보호하며, 가슴우리(rib cage)는 심장, 허파 등의 가슴장기를 둘러싸 보호한다.
3. *운동(movement)*. 뼈대근육(skeletal muscle)은 강한 띠 형태의 결합조직인 힘줄(tendon)을 통해 뼈에 붙는다. 뼈대근육이 수축하여 뼈가 움직이면 몸의 운동이 일어나게 되며, 두 개 이상의 뼈가 인접한 곳인 관절(joint)에서 그 운동이 일어나는 것이다. 일부의 관절안에는 연골이 뼈끝을 덮고 있어 뼈의 운동성을 증가시킨다. 인대는 관절의 과도한 운동을 억제한다.
4. *저장(storage)*. 주로 칼슘(calcium), 인(phosphorus)과 같은 혈액 속의 무기질이 뼈에 저장된다. 반대로 혈액 속의 농도가 떨어지면 뼈에 저장되었던 무기질이 혈액으로 유리된다. 지방세포도 뼈의 골수공간(medullary cavity)에 축적된다. 필요할 경우 지질(lipid)이 혈액으로 유리되어 다른 조직에서 에너지원으로 사용된다.
5. *혈구형성(blood cell production)*. 대부분 뼈의 골수공간은 적색골수(red bone marrow)로 채워져 있으며, 이곳에서 혈구세포와 혈소판을 만들어낸다.

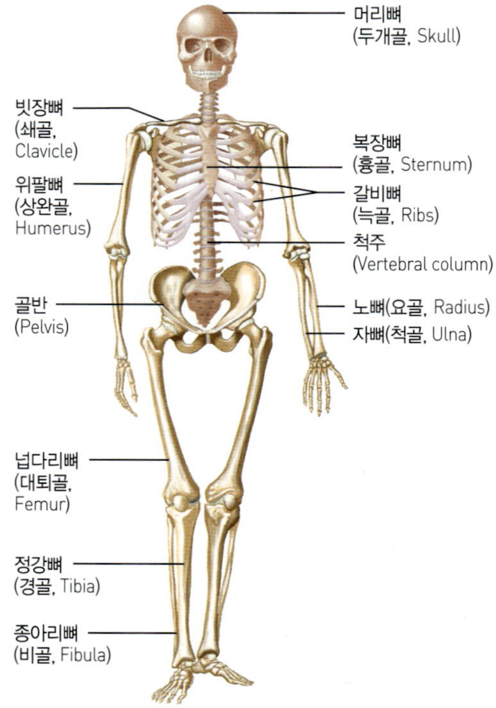

그림 6.1 뼈대를 이루는 주요 뼈들

6.2 세포바깥바탕질

뼈대계통의 뼈, 연골, 힘줄, 인대는 모두 결합조직이다. 이들은 세포바깥바탕질(세포외기질, extracellular matrix)의 많은 부분을 차지하고 있다. 바탕질(기질, matrix)에는 물과 무기질뿐만 아니라 콜라겐(collagen), 바탕질(ground substance), 기타 유기물 분자들이 들어 있다. 결합조직의 종류에 따라 그 구성성분이 조금씩 다르다.

콜라겐(collagen)은 밧줄 형태의 단백질이다. **프로테오글리칸**(proteoglycan)은 **다당류**(polysaccharide)와 핵심단백질(core protein)로 이루어진 큰 분자로서, 소나무 가지에 솔잎이 붙은 것처럼 생겼다. 소나무 가지들이 모여 소나무가 되듯이 프로테오글리칸은 서로 모여 큰 덩어리를 형성한다. 프로테오글리칸은 다당류로 이루어진 뾰족한 수많은 가시들 사이에 많은 양의 물을 끌어당겨 잡아놓을 수 있다.

힘줄(건, tendons)과 **인대**(삭, ligaments)의 세포바깥바탕질에는 많은 양의 콜라겐 섬유가 들어 있어서 밧줄처럼 질긴 특

관련된 질환

불완전골생성증

10세 소녀 Trix는 다발성 골절로 인하여 병원에 입원하였다. 처음에 의사들은 아동학대로 인해 발생한 것으로 의심하였으나 검사결과 그녀는 불완전골생성증으로 진단되었다. 불완전골생성증은 영어로 brittle bone disease라고도 표현하며 말 그대로 뼈의 형성이 불완전한 질병을 일컫는다. 나이에 비해 키가 작고 짧은 팔다리는 휘어 있는 것이 특징이다. 척주도 비정상적으로 휘어 있다. 불완전골생성증은 유전자 변형으로 인해 발생하는 드문 질환으로서 콜라겐의 양과 질이 떨어지는 결과를 초래한다. 그 결과 뼈바탕질이 유연성을 잃게 되고, 이로 인해 정상 뼈에 비해서 쉽게 부러지게 되는 것이다.

징이 있다. **연골**(cartilage)의 세포바깥바탕질에도 콜라겐과 프로테오글리칸이 들어 있는데, 콜라겐은 연골을 질기게 만들고 프로테오글리칸은 물을 많이 함유하고 있어서 연골을 부드럽고 탄력있게 만든다. 그 결과, 연골은 단단한 조직임에도 불구하고 구부러지거나 눌렸을 때 바로 제 모습으로 돌아올 수 있는 탄성을 가지고 있기 때문에 충격 흡수 기능이 아주 뛰어나다.

뼈의 세포바깥바탕질에는 콜라겐 및 칼슘과 인산염 같은 무기질이 들어 있다. 밧줄 형태의 콜라겐은 콘크리트 건물의 철근처럼 뼈에 어느 정도의 유연함을 제공한다. 콘크리트 자체에 해당하는 무기질 성분은 체중전달 등의 압박 강도를 높이는 데 작용한다. 뼈의 무기질은 **수산화인회석**(hydroxyapatite)이라는 인산칼슘결정(calcium phosphate crystal)의 형태로 존재한다.

6.3 뼈의 일반적인 특징

뼈는 모양에 따라 긴뼈, 짧은뼈, 납작뼈, 불규칙뼈의 4가지로 분류할 수 있다. **긴뼈**(장골, long bone)는 너비보다 길이가 긴 뼈를 말한다. 팔다리를 이루는 대부분의 뼈가 긴뼈이다. **짧은뼈**(단골, short bone)는 길이에 비해서 너비가 넓은 뼈를 말하며, 손목뼈와 발목뼈가 대표적인 예이다. **납작뼈**(편평골, flat bone)는 얇고 편평한 모양의 뼈이다. 머리뼈, 갈비뼈, 어깨뼈, 복장뼈가 여기에 해당한다. **불규칙뼈**(불규칙골, irregular bone)는 척추뼈 및 얼굴뼈와 같이 앞선 3가지의 어느 형태에도 들어맞지 않는 뼈이다.

긴뼈의 구조

긴뼈는 전형적인 뼈의 부분을 설명할 때 아주 유용하다(그림 6.2). 긴뼈는 가운데에 **뼈몸통**(골간, diaphysis)이 있고, 양쪽 끝에 **뼈끝**(골단, epiphysis)이 있는 모양이다. 다른 뼈와 관절을 이루는 부위인 뼈끝은 얇은 **관절연골**(articular cartilage)로 덮여 있다. 뼈몸통과 뼈끝 사이에는 성장판이라고 불리는 **뼈끝판**(골단판, epiphyseal plate)이 있는데, 연골로 이루어져 있으며 이곳을 통해 뼈의 길이 성장이 일어난다. 성장이 끝나면 뼈끝판의 연골이 뼈로 바뀌면서 **뼈끝선**(골단선, epiphyseal line)으로 남는다(그림 6.2b).

뼈몸통 속에는 **골수공간**(골수강, medullary cavity)이라는 공간이 있다. 이 공간은 뼈끝에도 있고 긴뼈가 아닌 다른 뼈에도 존재한다. 골수공간은 '**골수**(bone marrow)'로 채워져 있는데 **황색골수**(황골수, yellow bone marrow)는 주로 지방세포로 이루어져 있고, **적색골수**(적골수, red bone marrow)는 혈구형성세포로 이루어져 있어서 성인이 되어서도 유일하게 조혈작용을 하는 곳이다(제11장 참조). 소아의 뼈는 성인보다 적색골수로 채워져 있는 곳이 많으며, 나이가 들수록 적색골수는 점점 황색골수로 대치된다. 성인에서 적색골수는 오로지 몸통을 이루는 뼈대나 팔다리뼈의 몸쪽뼈끝에만 남게 된다.

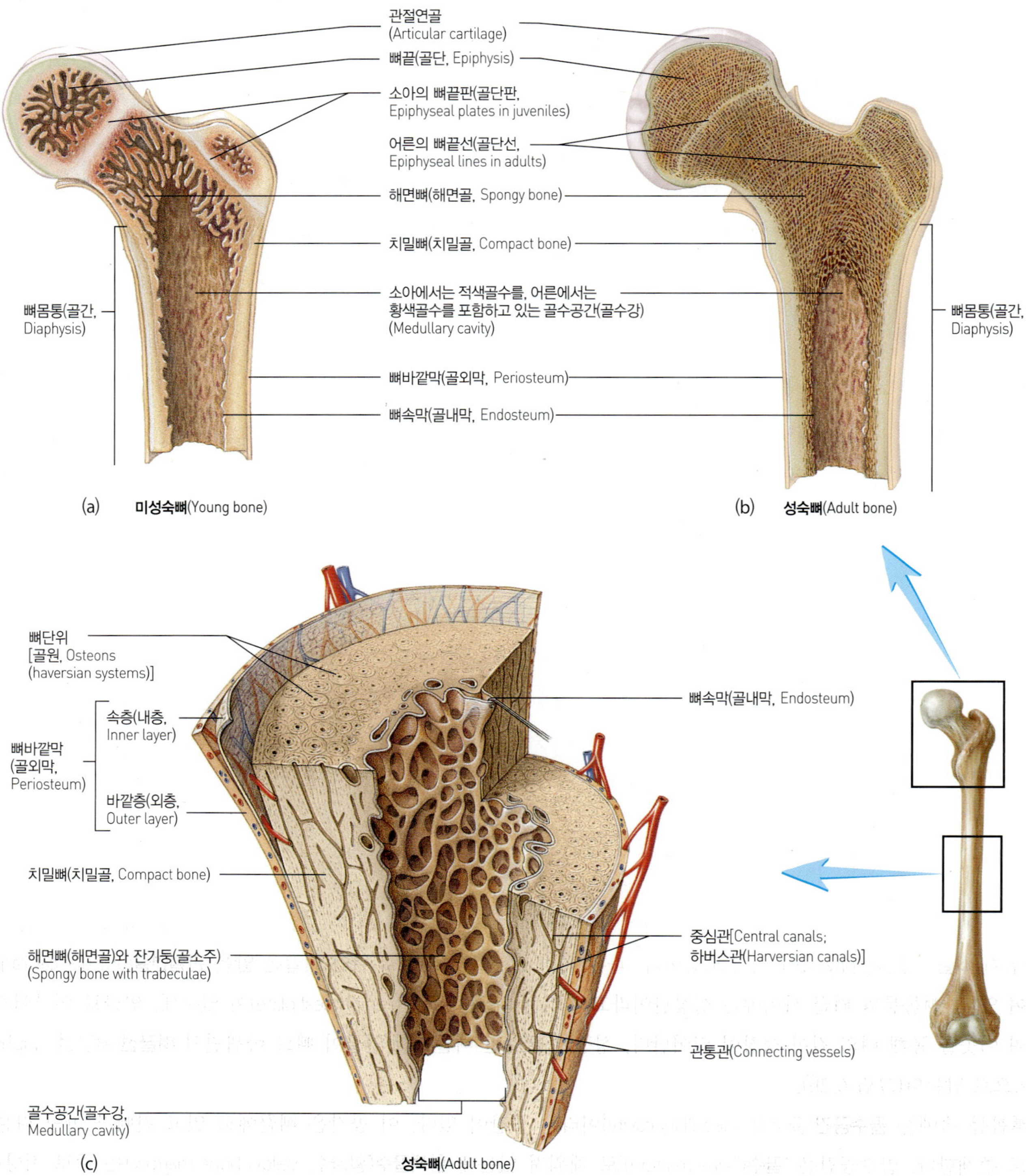

그림 6.2 긴뼈의 구조

(a) 미성숙 긴뼈의 뼈끝, 뼈끝판, 뼈몸통. (b) 성숙 긴뼈의 뼈끝선. (c) 뼈몸통의 속 구조

뼈의 겉면은 **뼈바깥막**(골외막, periosteum)이라는 치밀결합조직으로 덮여 있으며, 뼈바깥막에는 혈액과 신경이 풍부하게 분포되어 있다. 한편 뼈 속에서 골수공간을 둘러싸는 얇은 막의 결합조직을 **뼈속막**(골내막, endosteum)이라고 한다.

뼈의 조직학

뼈바깥막과 뼈속막에는 뼈를 만드는 세포인 **뼈모세포**(골모세포, osteoblast)가 들어 있으며, 뼈의 복구(repair)와 재형성(remodeling) 과정에서 매우 중요한 역할을 한다. 뼈모세포가 바탕질로 둘러싸이게 되면 **뼈세포**(골세포, osteocyte)라고 한다.

뼈는 **층판**(lamella)이라고 하는 얇은 막의 세포바깥바탕질로 이루어져 있으며, 층판 사이에 **뼈세포방**(골소강, lacuna)에 갇힌 뼈세포가 위치한다(그림 6.3). 뼈세포에서 뻗어나와 세포바깥바탕질인 층판을 가로지르는 돌기를 **뼈세관**(골세관, canaliculi)이라고 한다.

조직학적 구조에 따라 뼈를 2종류로 분류할 수 있다. **치밀뼈**(치밀골, compact bone)는 매우 치밀하고 단단한 형태의 바탕질과 세포로 이루어져 있으며, **해면뼈**(해면골, spongy bone, *cancellous bone*)는 얼기설기 얽혀 있는 잔기둥으로 이루어져 있어서 그 사이사이에 골수가 채워져 있다.

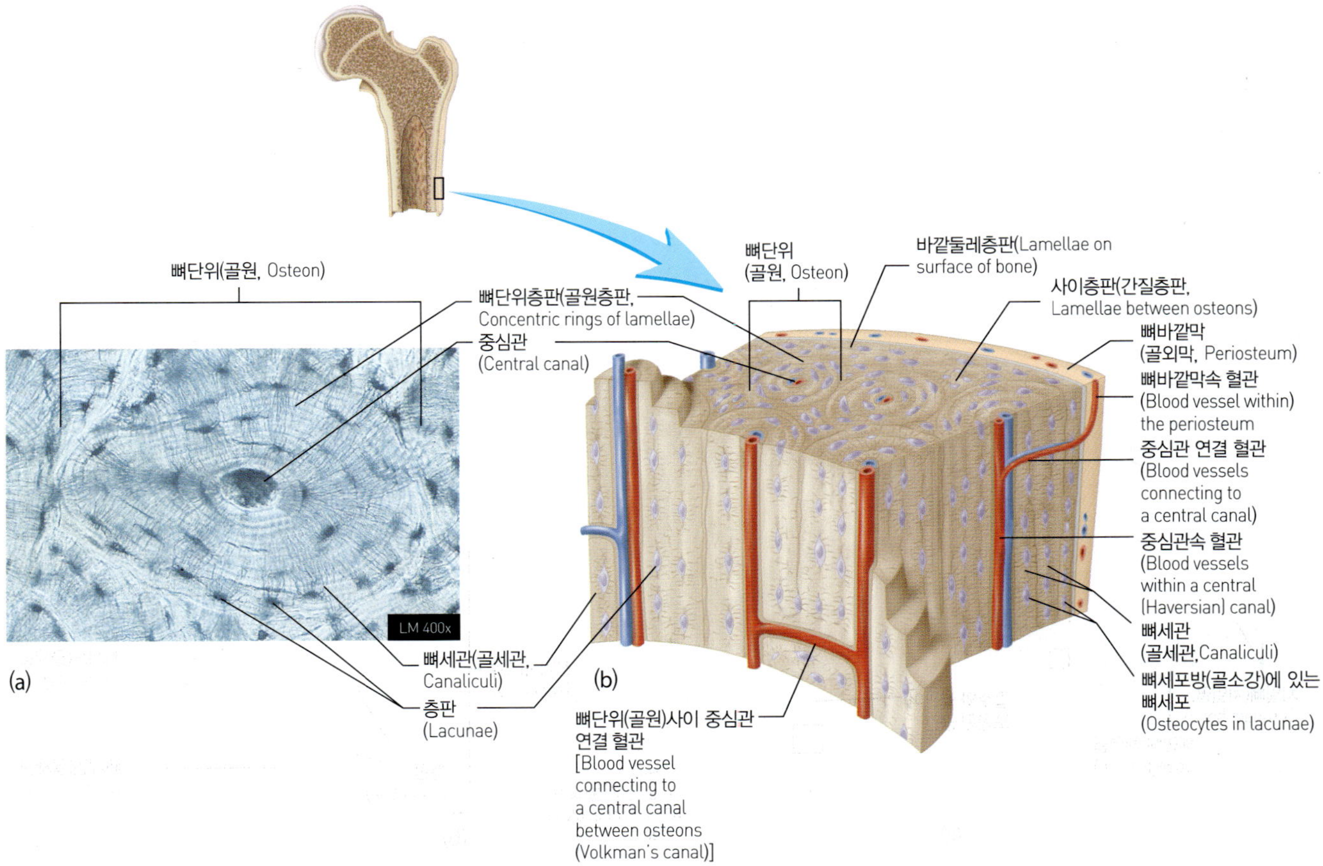

그림 6.3 뼈조직의 구조
(a) 치밀뼈의 현미경 사진. (b) 치밀뼈의 미세한 구조.

치밀뼈

치밀뼈(치밀골, compact bone)(그림 6.3)는 긴뼈 뼈몸통의 대부분을 구성하며, 다른 종류의 뼈에서는 얇은 겉면을 형성한다. 치밀뼈 층판은 주로 **중심관**(central canal, *Haversian canal*)을 가운데에 두고 동심원으로 배열된 원형의 층판들로 이루어져 있으며, 뼈의 장축을 따라 평행하게 주행하는 혈관이 중심관 안에 들어 있다. 각 중심관 및 이를 둘러싸는 원형의 층판과 뼈세포들을 하나의 **뼈단위**(골원, osteon) 또는 *하버스계통*(*Haversian system*)이라고 한다. 뼈의 단면을 현미경으로 보면 각 뼈단위는 과녁처럼 생겼으며 중심관은 과녁의 중심처럼 보인다(그림 6.3). 뼈세포방에 들어 있는 뼈세포는 뼈세관을 통해 다른 뼈세포와 연결되어 있다. 뼈세관은 마치 뼈단위의 층판에 금이 간 것처럼 보이게 한다.

중심관의 혈관에서 유리된 영양분은 뼈세관을 통해 확산되어 뼈세포로 공급된다. 노폐물은 영양분과 반대 방향으로 확산되어 배출된다. 중심관의 혈관은 뼈바깥막이나 뼈속막의 혈관과 연결되어 있다.

해면뼈

해면뼈(해면골, spongy bone)는 그 모양 때문에 붙여진 이름으로서 주로 긴뼈의 뼈끝에 존재하며, 다른 종류의 뼈들에서도 그 속을 구성하는 뼈이다. 해면뼈는 건물을 지을 때 설치하는 가설물의 일종인 비계처럼 생긴 가느다란 막대기 형태의 **잔기둥**(소주, trabecula)으로 이루어져 있다(그림 6.4a). 잔기둥은 뼈의 무게를 증가시키지 않은 채 강도를 높여주는 역할을 하는데, 해면뼈가 없었다면 뼈의 무게는 지금보다 훨씬 무거웠을 것이다. 잔기둥 사이는 골수로 채워져 있다. 각 잔기둥은 몇몇 층의 층판과 그 사이에 있는 뼈세포로 이루어져 있다(그림 6.4b). 잔기둥에는 혈관이 없으며 따라서 중심관도 존재하지 않는다. 골수공간을 지나는 혈관에서 나온 영양분은 잔기둥의 뼈세관을 통해 확산되어 뼈세포로 공급된다.

뼈되기

뼈모세포(골모세포, osteoblast)가 뼈를 만들어내는 것을 **뼈되기**(골화,ossification)라고 한다. 뼈모세포가 뼈바탕질로 완전히 둘러싸이면 성숙한 뼈세포(osteocyte)로 바뀐다. 태아에서 뼈는 2가지 방법으로 만들어지는데, 모두 기존에 있었던 결합조직이 뼈바탕질로 분화되면서 뼈를 형성한다(그림 6.5). 결합조직으로 만들어진 막에서 뼈가 만들어지는 것을 막뼈되기(intramembranous ossification)라고 하고, 연골에서 뼈가 만들어지는 것을 연골속뼈되기(endochondral ossification)라고

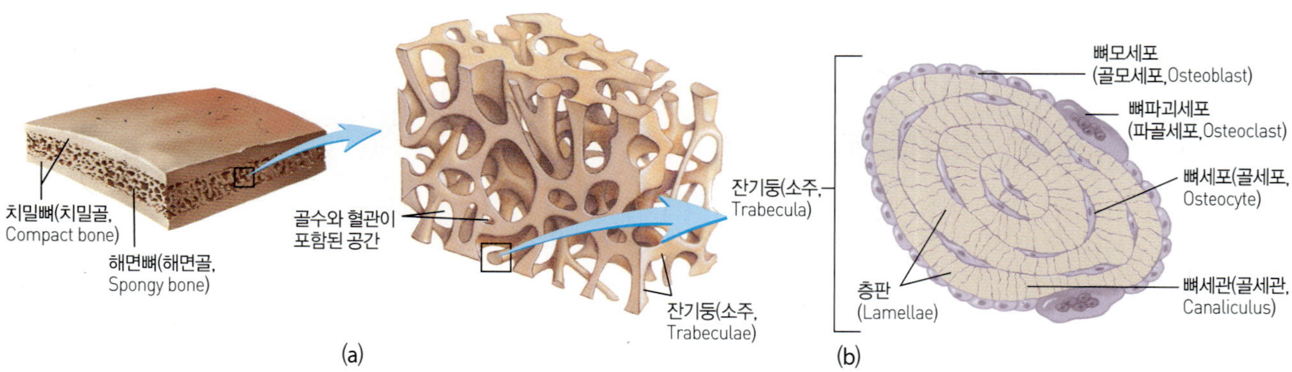

그림 6.4 해면뼈

(a) 뼈속공간의 뼈기둥, 잔기둥. 일생 동안 이 공간은 적색 혹은 황색골수와 혈관으로 가득차 있음.
(b) 잔기둥의 가로면.

한다. 어느 방법이든지 모두 치밀뼈와 해면뼈를 만들어낸다.

뼈모세포가 결합조직막에서 뼈를 만들어내는 것이 **막뼈되기**(막골화, intramembranous ossification)인데, 주로 머리뼈에서 일어난다. 뼈모세포가 결합조직섬유에 일렬로 달라붙어 뼈바탕질을 만들어내면서 잔기둥(trabecula)을 형성한다. **뼈되기중심**(골화중심, ossification center)(그림 6.5a)에서 시작해서 방사상으로 뻗어나가며 잔기둥을 만든다. 머리뼈에는 대개 2개 이상의 뼈되기중심이 있는데, 각각 커지면서 뼈가 서로 만나게 된다. 처음 생긴 잔기둥은 지속적으로 재형성되고 커지면서 결국 치밀뼈로 변하게 된다.

머리뼈바닥 및 나머지 대부분의 뼈대는 연골모델(cartilage model)로부터 **연골속뼈되기**(연골내골화, endochondral ossification)를 통해서 뼈가 만들어진다. 연골모델은 뼈가 될 모양을 그대로 나타내고 있다(그림 6.6의 1단계). 연골속뼈되기의 과정은 다음과 같다. 처음에 **연골세포**(chondrocyte)가 점점 커지고 숫자도 많아지다가 결국 죽게 되면 연골바탕질(cartilage matrix)이 석회화된다(그림 6.6의 2단계). 이 과정은 연골모델의 몸통에서 일어나며, 이때 연골막(perichondrium)에는 혈관이 풍부하게 발달하게 된다. 발달한 혈관을 통해 들어온 비특이결합조직세포(unspecified connective tissue cell)가 연골막 안에서 뼈모세포로 분화하고, 이 뼈모세포가 뼈바탕질을 만들어내 뼈몸통(diaphysis)의 바깥면을 둘러싸면서 연골막이 뼈바깥막으로 바뀌게 된다. 이어서 혈관이 뼈몸통의 중심을 뚫고 뼈모세포와 함께 안으로 들어오면서 뼈되기를 가속화시킨다. 처음 뼈가 나타나는 뼈몸통의 가운데를 **일차뼈되기중심**(일차골화중심, primary ossification center)라고 한다(그림 6.6의 3단계). 뼈모세포가 뼈속 중심을 차지하면서 **뼈파괴세포**(파골세포, osteoclast)가 석회화된 연골바탕질을 제거하고, 또 동시에 뼈모세포가 일렬로 배치되어 뼈잔기둥을 형성한다. 뼈를 만들고 제거하는 과정이 서로 뒤바뀌면서 계속 지속되는데, 그 결과 뼈몸통의 중심에 골수로 채워진 골수공간(medullary cevity)이 생겨나게 된다. 이후 뼈끝에 **이차뼈되기중심**(이차골화중심, secondary ossification center)이 발생한다(그림 6.6의 4단계).

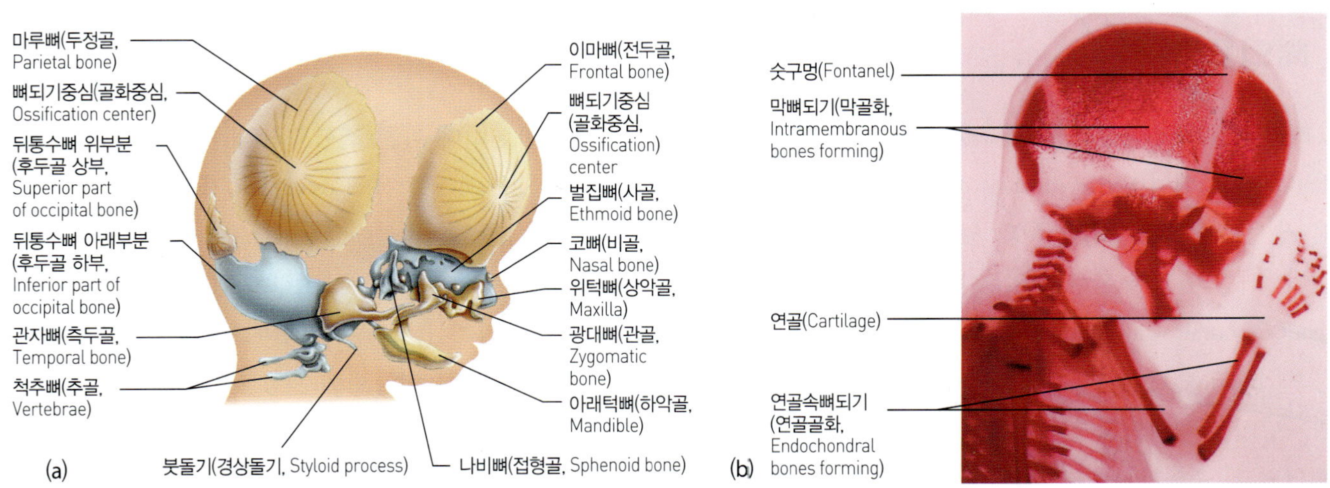

그림 6.5 태아에서 뼈되기

(a) 막뼈되기는 12주 태아에서 발생. 머리뼈의 납작뼈에서 뼈되기중심을 노란색으로 표시. 이 머리뼈 아랫부분에서 연골속뼈되기는 파란색으로 표시.
(b) 18주 태아의 방사선 사진. 막뼈되기와 연골속뼈되기 모두 나타남. 막뼈되기는 머리뼈의 납작뼈에서 뼈되기중심이 발생. 연골속뼈되기는 긴뼈의 몸통에서 형성. 이 시기의 뼈끝은 연골상태임.

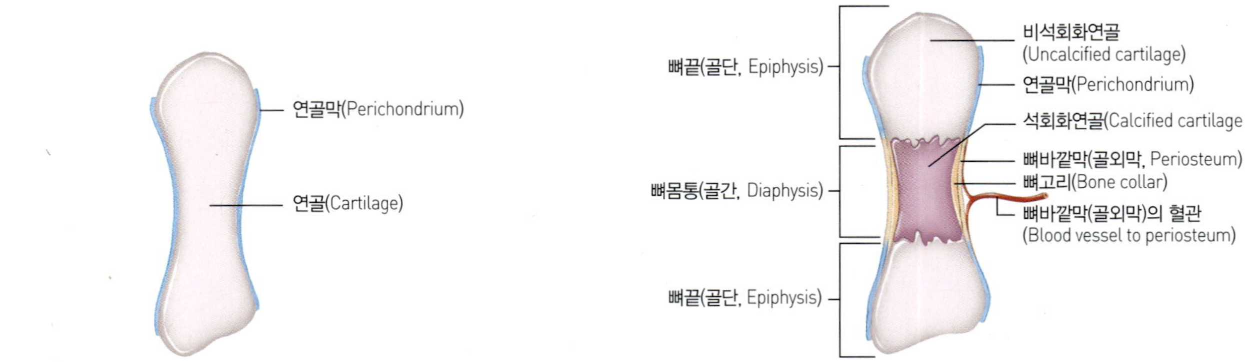

1 뼈 모양으로 생긴 연골이 연골세포에 의해 만들어짐. 연골막이 뼈모양으로 생긴 연골의 대부분을 둘러싸고 있음

2 연골세포가 커지고 연골이 석회화되어 뼈고리가 형성되고 몸통의 연골막은 뼈바깥막이 됨

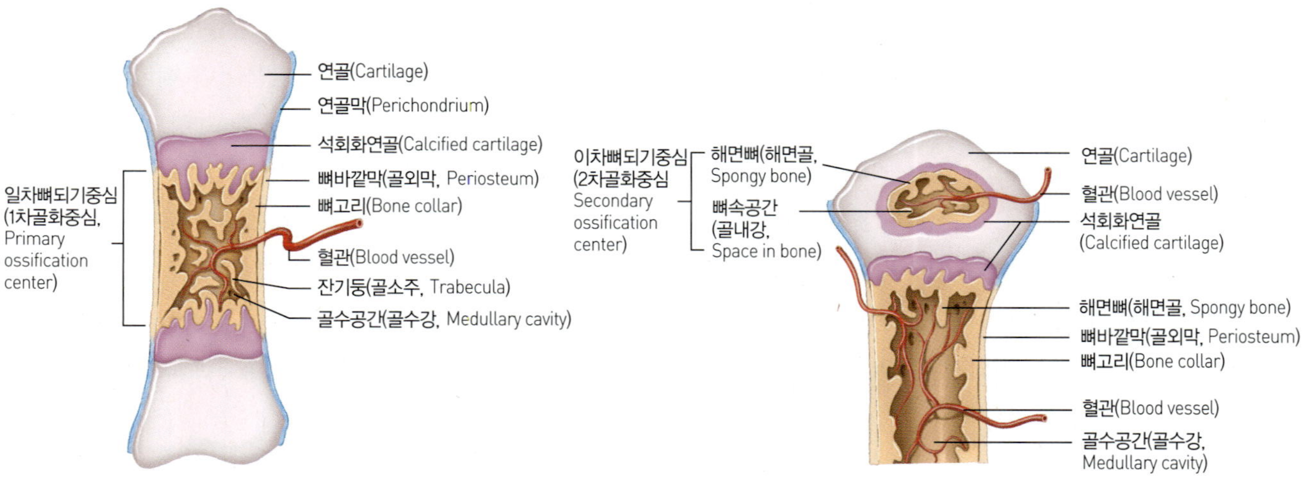

3 일차뼈되기중심은 혈관과 뼈모세포가 석회화연골을 뚫고 들어가 형성. 뼈모세포는 뼈바탕질과 잔기둥을 형성

4 이차뼈되기중심은 긴뼈의 뼈끝에서 형성

그림 6.6 긴뼈의 연골속뼈되기

뼈의 성장

뼈의 성장(골의 성장, bone growth)이란 기존의 뼈에 새로운 층판(lamellae)이나 다른 결합조직의 축적이 일어나는 것을 말한다. 뼈막(periosteum)과 기존의 뼈바탕질(bone metrix) 사이의 겉면에 뼈모세포(osteoblast)가 새로운 뼈바탕질을 생산하여 축적시키면 뼈의 넓이 혹은 단면 지름이 커지게 된다. 이 과정을 덧붙이성장(appositional growth)이라고 한다. 사람의 키와 관련이 있는 뼈의 길이 성장은 뼈끝판(epiphyseal plate)에서 일어나며, 이러한 성장은 연골속뼈되기(endochondral ossification)을 통해 발생한 뼈에서 일어난다(그림 6.7). 뼈끝판에서 뼈의 세로축과 평행하게 배열된 연골세포(chondrocytes)의 수가 증가하게 되면서 뼈의 길이가 길어지는 것이다. 그 후 연골세포는 팽창하면서 죽게 되고, 연골바탕질은 석회화되기 시작한다. 확장된 연골세포 주변의 연골은 대부분은 뼈파괴세포(파골세포, osteoclasts)에 의해 제거되고, 죽어가는 연골세포는 뼈모세포로 대체된다. 뼈모세포는 석회화된 연골 표면에서 뼈층판(lamellae)를 축적함으로써 뼈를 형성하기 시작한다. 이러한 과정은 뼈끝판의 뼈몸통 쪽에서 일어난다.

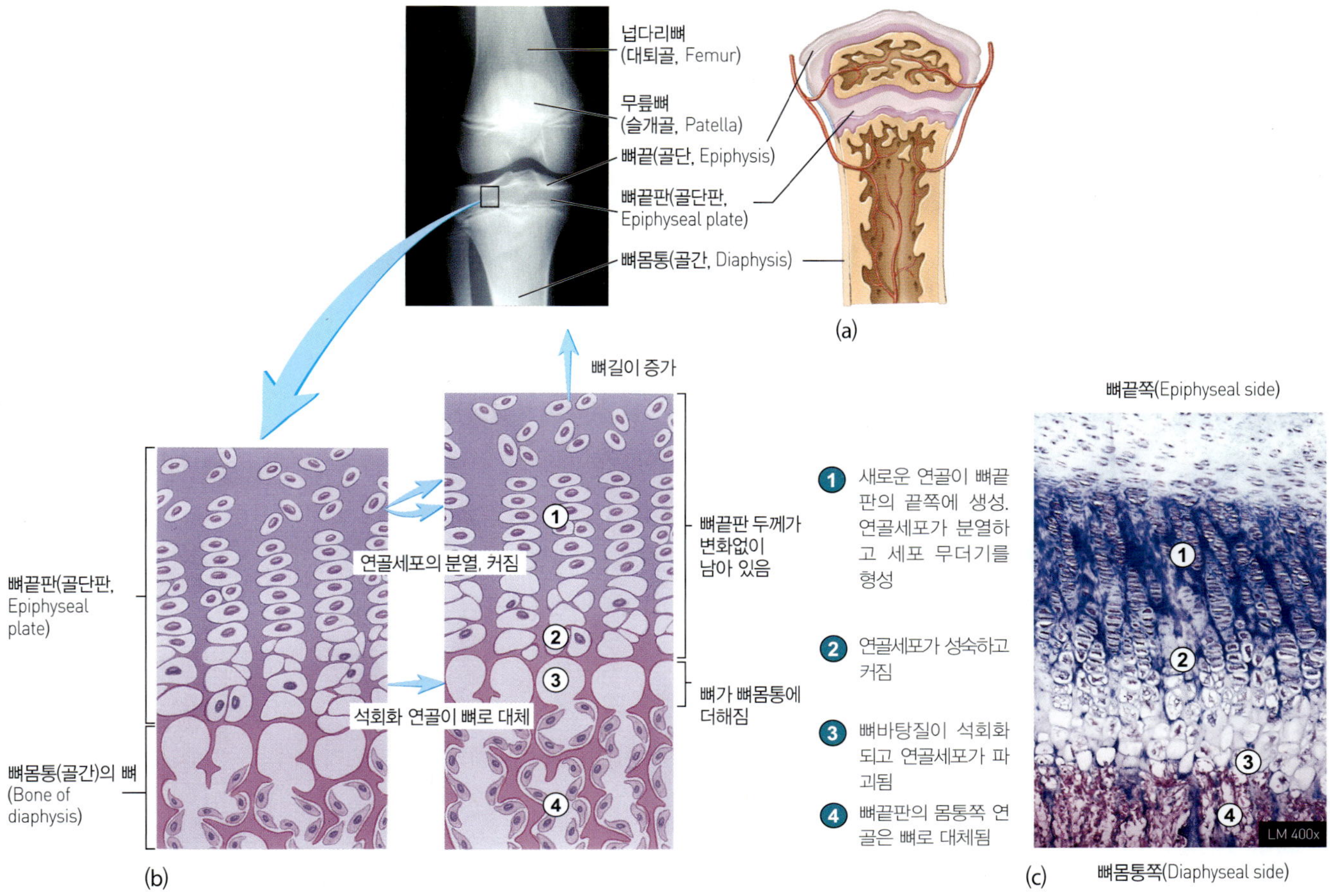

그림 6.7 연골뼈 성장

(a) 긴뼈에서 뼈끝판(epiphyseal plate)의 위치. (b) 뼈끝판의 연골세포들이 서로 나뉘어져 기둥을 형성한 다음 뼈끝을 향해 연골을 만들어내면서 뼈가 길어지게 된다. 동시에 오래된 연골들은 석회화가 진행되어 뼈로 교체되는 재형성(remodeling) 과정을 겪는데, 이로써 뼈몸통의 골수공간(medullary cavity)이 확장할 수 있게 된다. 최근의 연구결과에 의하면 뼈끝판의 두께가 일정하게 유지되면서 끊임없이 뼈끝을 향해 이동함으로써 뼈의 길이가 길어지는 것이라고 한다. (c) 뼈끝판의 현미경 사진으로 연골세포(chondrocyte)가 서로 나뉘어져 있으며, 석회화(calcification)와 뼈되기(ossification)가 일어나는 부위에서 뼈의 확장이 일어나고 있다.

뼈의 재형성

뼈의 재형성(bone remodeling)이란 뼈파괴세포(파골세포, osteoclasts)에 의해 기존의 뼈가 제거되고, 뼈모세포(osteoblasts)에 의해 새로운 뼈가 형성되는 것을 말하며, 우리 몸의 모든 뼈에서 일어난다. 뼈의 재형성은 뼈의 형태 변화, 스트레스에 대한 적응, 체액의 칼슘 이온 조절 등에도 기여한다. 또한 재형성은 뼈끝판에서 새롭게 만들어진 해면뼈에서 치밀뼈가 만들어지는 뼈의 성장에도 관련되어 있다. 긴뼈에서 뼈 겉면에 새로운 뼈가 축적됨으로써 직경이 증가하고, 길이 성장은 뼈끝판에서 일어난다. 이와 동시에 뼈의 안쪽면에서는 뼈의 제거가 일어난다. 뼈의 직경이 증가할 때 골수공간(medullary cavity)의 확장이 함께 일어나기 때문에 치밀뼈의 두께는 비교적 일정하게 유지된다. 만약 뼈가 커지는데도 골수공간이 함께 확장되지 않는다면 뼈몸통의 치밀뼈가 두꺼워지면서 뼈가 매우 무거워질 것이다.

뼈는 몸의 주요한 칼슘 저장고이기 때문에 뼈의 재형성은 혈액의 칼슘 농도를 정상 범위 안에서 유지시키는 데 매우 중요한 역할을 한다. 혈액에서 칼슘 농도가 감소하면 뼈에 축적되었던 칼슘을 유리시키고, 식이를 통한 칼슘의 공급이 충분하면 칼슘을 뼈에 축적시킨다. 이러한 칼슘의 제거와 축적은 호르몬에 의해 조절된다(뒤에 나오는 “뼈와 칼슘 항상성” 참조).

만약 뼈에 칼슘의 축적이 너무 많이 진행된다면 뼈가 두꺼워지면서 비정상적인 뼈돌기(spur)나 종양(lump)이 만들어져 정상적인 기능을 수행하는 데 방해가 될 수 있다. 반대로 뼈엉성증(골다공증, osteoporosis)에서처럼 뼈의 형성이 적어지거나 칼슘의 제거가 많이 일어난다면 뼈가 약해져서 골절이 쉽게 일어날 것이다.

뼈의 복구

뼈가 부러지게 되면 복구 과정이 일어나게 된다. 골절이 발생하면 뼈에 있는 혈관도 손상되며, 혈관에서 출혈이 일어나 손상된 부위에 **피덩이**(혈괴, clot)가 형성된다(그림 6.8의 1단계). 이 후 2~3일이 지나면 주변 조직에서 혈관과 세포들이 피덩이에 침투하기 시작한다. 이 세포들 중에 어떤 세포는 부러진 뼈 사이에 섬유결합조직으로 이루어진 망을 형성하는데, 부러진 뼈조각들을 붙잡아주고 그 사이의 빈 공간을 채우는 역할을 한다. 다른 세포는 섬유결합조직망 안에 연골을 형성하기도 한다. 부러진 두 뼈 사이에 형성된 섬유결합조직망과 연골을 모두 합쳐 *가골*(*callus*)이라고 한다(그림 6.8의 2단계).

뼈모세포가 가골로 들어가서 해면뼈를 형성하기 시작한다(그림 6.8의 3단계). 대개 손상 4~6주 후에 가골 안의 해면뼈 형성이 완료된다. 이 기간 동안 움직이거나 하면 새로 생긴 뼈바탕질에 미세한 재골절이 발생할 수 있기 때문에 절대로 움직여서는 안 된다. 이후 가골 안의 해면뼈는 천천히 재형성되어 치밀뼈나 해면뼈로 대체되면서 뼈의 복구 과정이 끝나게 된다(그림 6.8의 4단계). 비록 뼈 복구의 초기 과정에서 골절이 일어난 부위의 고정(immobilization)이 필수적이지만 완전한 고정은 오히려 근육, 뼈, 관절에 좋지 않다. 얼마 전까지만 해도 약 10주에 이르는 기간 동안 뼈를 완전히 움직이지 못하게 하는 고정이 일반적이었지만 이제는 뼈가 고정된 채로 2주만 지나더라도 관련된 근육의 근력은 거의 절반 가까이 떨어진다는 사실을 이미 알고 있다. 더욱이 뼈가 완벽히 고정된다면 뼈의 형성을 돕는 데 필요한 정상적인 역학 스트레스가 작용하지 않아서 뼈바탕질이 흡수되고 뼈의 강도가 약해지게 된다. 동물실험을 통해 허리뼈를 완전히 고정시킨 채 한 달이 지나게 되면 척추뼈의 압박 강도가 3배까지 감소한다는 사실이 밝혀졌다. 현대적 치료법은 뼈를 고정시키면서도 근육의 크기와 근력의 감소를 방지하고 관절의 가동성을 유지하기 위하여 충분한 운동과의 균형을 추구한다. 이를 위해 석고붕대를 착용하고 있는 시간을 제한하거나 움직임이 일어나는 동안 뼈에 적당한 강도의 스

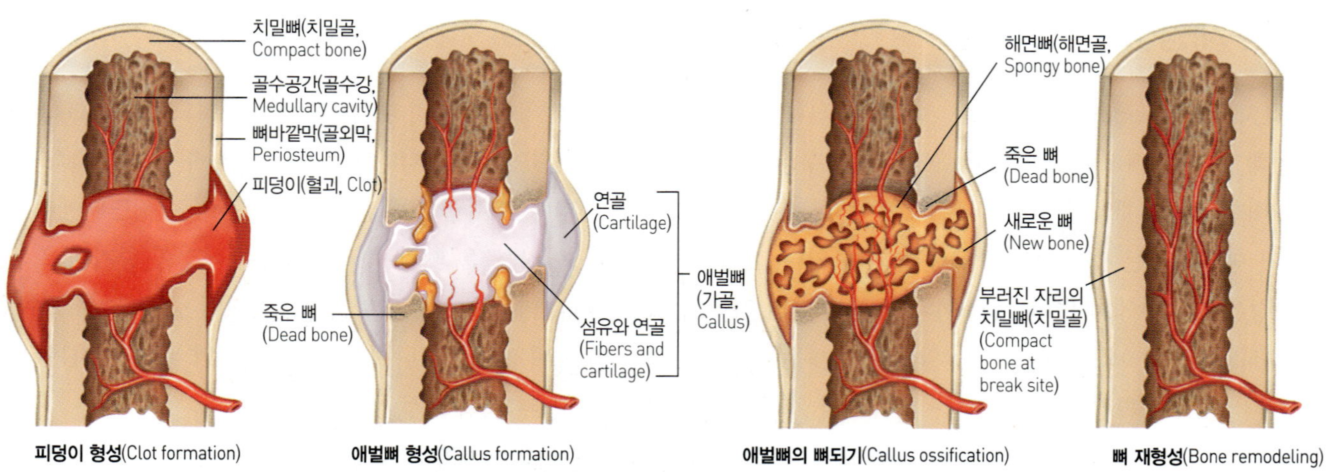

1 뼈가 부러지면 손상된 자리에 피덩이가 형성

2 혈관과 세포가 피덩이에 침입해서 애벌뼈라 불리는 섬유와 연골의 망을 형성

3 뼈모세포가 애벌뼈로 들어가서 해면뼈를 형성

4 대부분의 해면뼈는 천천히 치밀뼈로 재형성되고 복구가 완성

그림 6.8 뼈의 치유

트레스를 유지시키는 "walking cast"를 사용할 필요가 있다. 골절의 완전한 치유에는 수개월이 걸리기도 하는데, 적절히 치유되기만 한다면 치유된 곳은 인접한 부위의 뼈보다 훨씬 강해질 수 있다.

6.4 뼈와 칼슘 항상성

뼈는 우리 몸에서 칼슘(Ca^{2+})의 주요한 저장고이며, 뼈에서 칼슘이 들어가고 나오는 작용은 근육과 신경이 정상적으로 기능할 수 있도록 필요한 혈액 내 칼슘의 농도를 결정하는 데 매우 중요하다. 뼈모세포(osteoblasts)가 새로운 뼈를 형성할 때 칼슘이 뼈로 들어가고, 뼈파괴세포가 뼈를 흡수할 때 칼슘이 뼈에서 유리된다. 뼈모세포와 뼈파괴세포의 활동이 균형을 이루게 되면, 뼈로 들어가고 나오는 칼슘의 이동도 균형을 이루게 된다.

혈액 내 칼슘의 농도가 낮아지게 되면 뼈파괴세포의 활동성이 증가하여 뼈에서 혈액으로 칼슘이 유리됨으로써 혈액 내 칼슘 농도가 올라가게 된다. 반대로 혈액 내 칼슘 농도가 높아지면 뼈파괴세포의 활동성이 감소되는 반면 뼈모세포의 활동성이 증가하여 혈액에서 새로운 뼈로 칼슘이 축적됨으로써 혈액 내 칼슘 농도가 낮아지게 된다.

칼슘의 항상성은 두 가지 호르몬에 의해서 유지된다. 혈액 내 칼슘의 농도가 낮아지면 부갑상샘에서 **부갑상샘호르몬**(부갑상선호르몬, parathyroid hormone; PTH)을 분비하여 뼈파괴세포의 활동성을 증진시킴으로써 뼈의 흡수를 통해 혈액 내 칼슘 농도가 올라가게 된다. 또한 부갑상샘호르몬은 콩팥의 오줌 형성 과정에서 칼슘의 흡수를 증가시키는 역할도 한다. 뿐만 아니라 콩팥을 자극하여 작은창자에서의 칼슘 흡수에 중요한 활동성 비타민 D의 형성을 촉진시킨다. 혈액 내 칼슘 농도의 감소가 부갑상샘호르몬의 분비를 자극하는 것이다.

혈액 내 칼슘의 농도가 높아지면 갑상샘에서 **칼시토닌**(calcitonin)을 분비하여 뼈파괴세포의 활동성을 감소시킴으로써 혈액 내 칼슘 농도가 낮아지게 된다. 혈액 내 칼슘 농도의 증가가 칼시토닌의 분비를 촉진시키는 것이다. 부갑상샘호르몬과 칼시토닌의 자세한 기능은 제10장에 자세히 기술되어 있다.

6.5 관절계통

관절(joint or *articulation*)은 두 개의 뼈가 만나는 부분을 말한다. 관절은 일반적으로 움직임이 고려된 것이지만 항상 그런 것은 아니다. 많은 관절에서 제한된 움직임이 나타나고 어떤 것들은 완전히 혹은 거의 완전히 움직일 수 없다.

관절을 분류하는 방법 중 기능별 분류법은 움직임의 정도를 기준으로 한 것으로 **못움직관절**(부동관절, synarthrosis), **좀움직관절**(반관절, amphiarthrosis), 그리고 **윤활관절**(활막관절 또는 가동관절, diarthrosis)이 있다. 하지만 기능적 분류는 다소 제한적이고 이 본문에서는 사용되지 않는다. 대신, 우리는 관절하는 뼈를 함께 감싸는 결합조직(connective tissue)의 형태와 관절주머니(joint capsule)에 액체가 차 있는지의 여부에 따라 분류하는 방법인 구조적 분류를 사용한다. 관절은 구조적으로 섬유(fibrous), 연골(cartilaginous), 그리고 윤활(synovial) 관절로 분류된다.

섬유관절

섬유관절(fibrous joint)은 두 개의 뼈로 구성되어 있으며 섬유조직으로 결합되어 있고 조금 움직이거나 혹은 전혀 움직임이 없다. 이 부류의 관절들은 구조에 따라 다음과 같이 더 분류할 수 있다. 봉합, 인대결합(syndesmosis) 혹은 치아이틀결합(gomphosis)이다. **봉합**(suture)은 머리뼈 각각의 뼈 사이에 형성된 섬유관절이다. 신생아에서 봉합의 몇몇 부분은 꽤 넓은데 이것을 **숫구멍**(대천문, fontanel)이라 한다(그림 6.9). 숫구멍은 출산 과정동안 머리뼈를 구부러지기 쉽게 만들어 주고, 뿐만 아니라 태어난 후 머리의 성장을 가능하게 한다. **인대결합**(syndesmosis)은 서로 어느 정도 떨어져 있는 뼈들을 인대가 함께 붙잡아 주고 있는 섬유관절이다. 노뼈(radius)와 자뼈(ulna)의 먼쪽 대부분은 섬유막으로 연결되어 있는 섬유관절이다. **치아이틀결합**(치아치조결합, gomphosis)은 말뚝이 움푹 파인 곳에 장착되어 인대가 고정하는 형태의 섬유관절이다. 이 관절은 치아와 이틀 사이에서 관찰할 수 있다.

연골관절

연골관절(cartilaginous joint)은 두 개의 뼈가 연골을 이용하여 연결된 것으로 약간의 움직임만 발생된다. 연골관절은 성장기 긴뼈의 뼈끝판(epiphyseal plate)의 연골과 갈비뼈(rib)와 복장뼈(sternum) 사이의 연골이 한 예이다. 많은 중압이 가해지는 몇몇 연골관절들의 연골들은 추가적으로 콜라겐 섬유에 의해 강화된다. 이러한 연골을 **섬유연골**(fibrocartilage)이라 하고(제4장 표 4.2 참조) 척추사이원반(intervertebral disk)과 같은 관절을 형성한다.

윤활관절

윤활관절(활막관절, synovial joints)은 자유롭게 움직이는 관절로 관절하는 뼈들의 끝을 둘러싸서 형성된 공간 안에 액체가 포함되어 있다. 팔다리뼈대(appendicular skeleton)의 뼈들이 결합한 대부분의 관절은 윤활관절이나 몸통뼈대(axial skeleton)의 뼈들이 결합한 관절은 그렇지 않다. 이런 유형은 팔다리뼈대가 몸통뼈대에 비해 움직임이 크다는 것을 반영한다. 윤활관절의 몇 가지 특징들은 그들의 기능에 있어 중요하다(그림 6.10). 윤활관절 안 뼈의 관절면은 **관절연골**(articular cartilage)의 얇은 층으로 덮여 있어 뼈와 만나는 부분에 부드러운 표면을 제공한다. **관절안**(관절강, joint cavity)은 액체로 차 있고 **관절주머니**(관절낭, joint capsule)가 에워싸고 있다. 관절주머니는 뼈들을 함께 붙잡아 주고 움직일 수 있도록 돕는 역할을 한다. 관절주머니 섬유부분의 일부분이 두꺼워지면서 인대를 형성하기도 한다. 더불어 관절주머니 밖

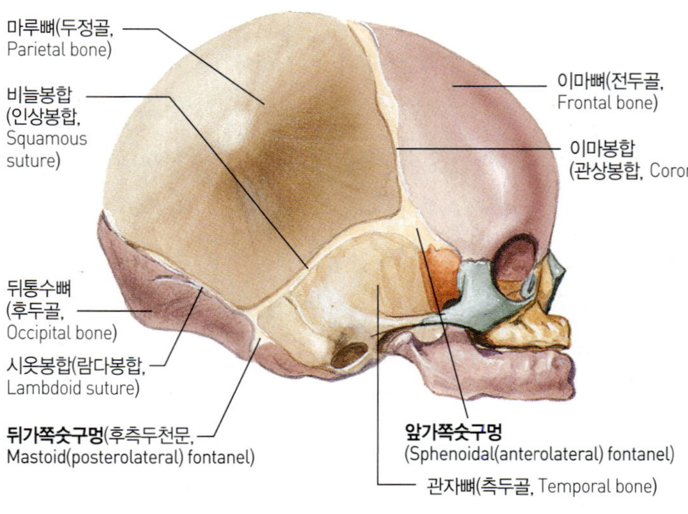

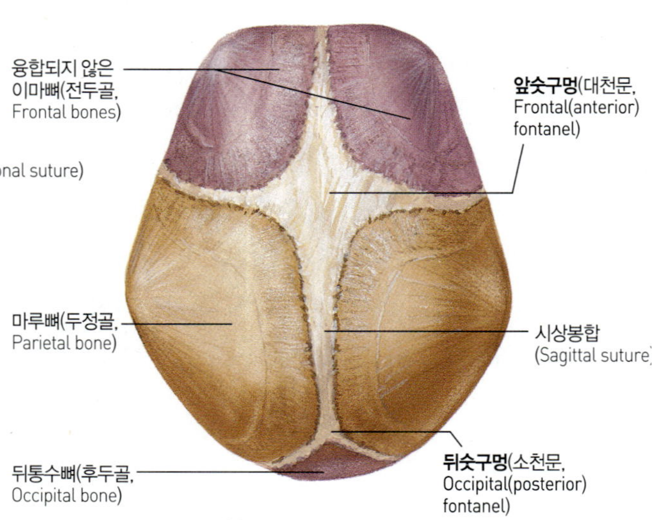

그림 6.9 신생아 머리뼈의 숫구멍과 봉합

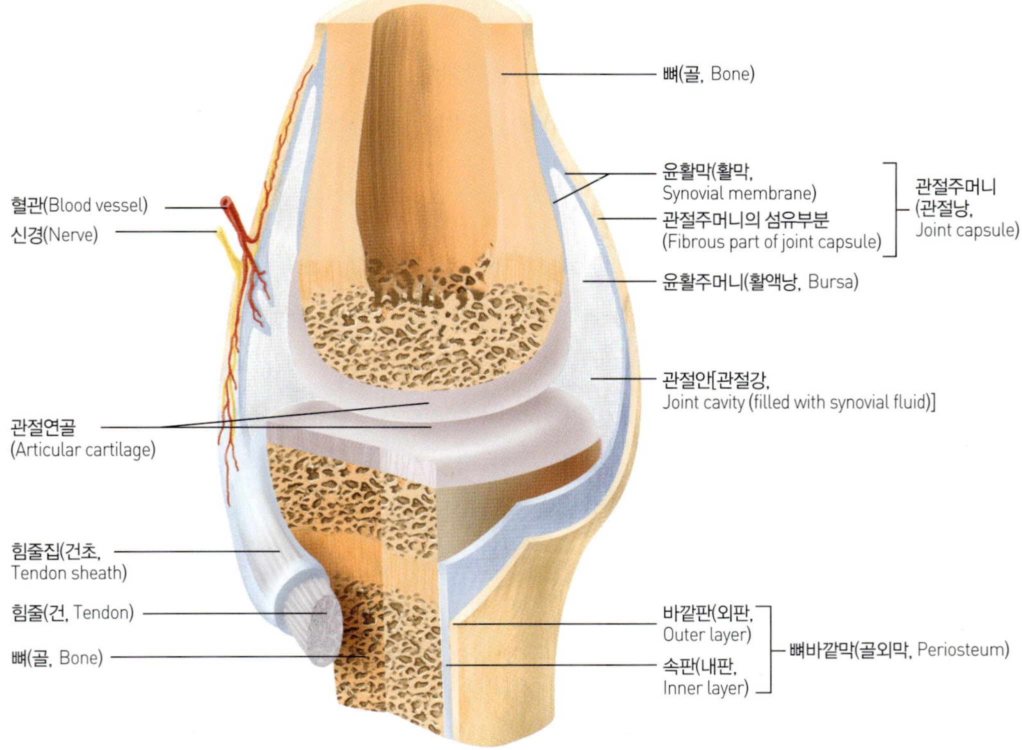

그림 6.10 윤활관절의 구조

의 인대와 힘줄은 관절의 강도에 기여한다.

윤활막(활막, synovial membrane)은 관절안에서 관절연골 부위를 제외한 모든 부분에 막을 형성한다. 이 막에서 다당류, 단백질, 지질, 그리고 세포로 된 복잡한 혼합물인 **윤활액**(활액, synovial fluid)을 생산한다. 윤활액은 관절의 표면을 덮는 얇은 윤활 피막의 형태이다. 특정의 윤활관절에는 윤활막이 마치 주머니처럼 확대된 것이 있는데 이것을 **윤활주머니**(활액낭, bursa)라 한다. 윤활주머니는 힘줄이 뼈를 가로지는 곳과 같이 표면이 쓸리는 구조물들 사이에 위치하여 구조물에 수반될 수 있는 손상을 줄인다. 윤활주머니에 찰과상의 결과로 종종 염증이 생기는데 그것을 **주머니염**(낭염, bursitis)이라 한다. 윤활막은 관절과 관련된 힘줄을 따라 **힘줄집**(건초, tendon sheath)으로 확장되기도 한다(그림 6.35).

6.6 노화가 뼈대계통과 관절에 미치는 영향

뼈대계통(skeletal system)에서 가장 중요한 나이와 관련된 변화는 관절뿐만 아니라 뼈바탕질(bone matrix)의 질과 양에도 영향을 준다. 나이 든 사람의 뼈바탕질은 젊은 사람의 뼈바탕질보다 좀 더 부서지기 쉽다. 왜냐하면 상대적으로 무기물은 증가하고 콜라겐 생산이 감소하여 콜라겐 섬유가 감소하였기 때문이다. 나이가 듦에 따라 뼈모세포(osteoblast)에 의해 뼈바탕질이 생산되는 속도가 뼈파괴세포(osteoclast)에 의해 바탕질이 파괴되는 속도보다 느리기 때문에 바탕질의 양도 자연 감소한다.

뼈 질량은 30대에 가장 높고 남자가 남성호르몬의 영향과 몸무게가 많이 나가기 때문에 일반적으로 여자보다 밀도가 높다. 인종 또한 뼈 질량에 영향을 미친다. 미국 흑인과 라틴계통의 사람들은 백인이나 아시아인보다 높은 뼈 질량을 가지고 있다. 35세 이후, 남자와 여자 모두 일 년에 0.3~0.5%의 뼈 손실을 경험한다. 이러한 손실은 폐경(menopause)이후 10배 증가하며 거의 5~7년 동안 일 년에 3~5%의 속도로 증가한다.

뼈의 중요한 손실은 뼈골절의 가능성을 증가시킨다. 예를 들어, 기둥(trabeculae)의 손실은 척추뼈(vertebra) 골절의 위험을 크게 증가시킨다. 뿐만 아니라, 뼈의 손실과 골절의 결과는 기형, 키의 손실, 통증, 그리고 경직의 원인이 될 수 있다. 턱뼈에서의 뼈 손실은 치아손실을 초래하기도 한다.

사람의 나이에 따라 관절에서도 많은 변화가 발생한다. 윤활관절(synovial joint)에 가장 큰 변화가 일어나며 종종 나이 든 사람에게 큰 문제로 제시된다. 늘 사용하는 관절면을 덮고 있는 연골은 마모될 수 있다. 사람이 젊었을 때는 새롭고 탄력 있는 바탕질(matrix)의 생산이 마모를 보충한다. 사람처럼 나이가 들면 대체의 속도가 떨어지고 바탕질이 좀 더 딱딱하게 되며 거기에 마모의 속도가 더 해진다. 윤활액(synovial fluid)의 생산속도 또한 나이와 함께 떨어지고 추후에는 관절연골(articular catilage)의 마모에 관련된다. 많은 사람들이 나이가 들면서 관절의 염증성 퇴행인 관절염(arthritis)도 겪고 있다. 게다가 관절 둘레의 인대(ligament)와 힘줄(tendon)들이 나이가 들면서 짧아지고 신축성이 떨어지게 되어 운동범위가 줄어들기 때문에 신체적 움직임도 줄어든다.

뼈대계통(skeletal system)의 나이에 의한 영향으로부터 가장 효과적인 예방대책은 신체적 움직임의 증가와 칼슘과 비타민 D 보충제 섭취를 같이 병행하는 것이다. 심한 운동은 오히려 뼈바탕질의 손실로 뒤바뀔 수 있다.

뼈대계통의 질환과 장애

상태	설명
암	악성 혹은 양성의 종양이 발생할 수 있으며 다양한 뼈의 결손을 일으키는 원인이 된다.
	뼈대장애
성장과 발달의 장애	
거인증	뼈끝판이 과도하게 자라 몸의 크기가 비정상적으로 증가하는 것
난쟁이증	뼈끝판의 부적절한 성장으로 인해 몸의 크기가 비정상적으로 작은 것
불완전뼈형성	불충분하거나 비정상적인 콜라겐으로 인해 뼈가 쉽게 잘 부러지는 것
구루병	Ca^{2+}와 같은 미네랄이나 비타민 D의 부족으로 인해 성장이 지연되고 뼈가 무르고 약하며 쉽게 부러지게 된다.
박테리아 감염	
골수염	박테리아 감염에 한 뼈의 염증은 종종 뼈의 완전한 파괴를 초래한다.
결핵	전형적으로 결핵균은 뼈에 영향을 미친다.
탈석회	
뼈연화증	어른의 뼈에서 칼슘이 감소되어 부드러워지는 것으로 비타민 D의 결핍에 의해서도 발생된다.
뼈엉성증(골다공증)	전반적인 뼈조직의 양이 감소해서 발생된다.
	관절장애
관절염	관절의 염증으로 원인은 감염체, 대사장애, 외상, 면역장애이다.
류마티스성 관절염	일반적으로 결합조직의 자가면역질환이다.
뼈관절염(퇴행성 관절염)	관절이 노화됨에 따라 서서히 퇴화되는 것으로 운동을 지연시킬 수 있다.
통풍	조직과 관절주머니 내 요산 결정 생산이 증가되고 축적된다.
윤활낭염과 엄지건막류	
윤활낭염	윤활주머니의 염증
엄지건막류	대부분의 엄지건막류는 첫째발허리뼈의 변형을 유발한다. 윤활낭염도 이 변형과 동반한다. 꽉 끼는 신발은 자극을 준다.
관절치환술	통증이 심한 관절을 인공관절로 치환한다.

※ 위 질환들에 대한 추가적인 정보들은 **www.mhhe.com/seeleyess8**에서 찾아볼 수 있다.

예상문제에 대한 답

Moore 박사는 몸을 굽힐 때 통증을 호소하는데 허리부위의 척추사이원반(intervertebral disk)이 파열되었을 가능성이 높다. 척추사이원반이 파열되면 척추사이원반의 일부분이 돌출되어 척수(spinal cord) 혹은 척수신경(spinal nerve), 그들의 기능을 중재하는 곳을 압박하여 통증을 유발한다. 허리뼈(lumbar vertebrae)가 척주(vertebral column)의 다른 부분보다 더 무게를 받치기 때문에 허리 아랫부분의 원반탈출(herniation)은 가장 일반적이다. Thomas의 파열된 원반은 장기적인 요양으로 치유될 수 있거나 혹은 수술이 요구될 수 있다. 어떤 수술은 파열된 원반을 제거하고 볼기뼈의 일부분으로 대치하는 것이 수반된다. 결국, 인접한 척추뼈가 뼈에 의해 틈을 가로질러 다른 뼈와 융합되기도 한다.

CHAPTER

07 근육계통

예상문제

Javier씨의 집 뒷마당에는 몇 그루의 사과나무가 있다. Javier 씨는 사과나무에 병충해가 생기지 않게 하려고 유기인산염 성분의 농약을 살포하였는데, 농약을 살포할 때 지켜야 할 주의사항을 지키지 않고 평상복 차림에 마스크도 착용하지 않은 채 농약을 살포하였다. 농약을 살포하기 시작한 얼마 후에 Javier씨는 복통, 복시, 호흡곤란 및 뼈대근육의 경직을 호소하였다. 그는 곧 응급실로 이송되어 유기인산염 중독증을 진단받았다.

유기인산염과 아세틸콜린은 연접틈새에서 서로 아세틸콜린에스테르분해효소와 결합하려고 경쟁하게 되며, 유기인산염 중독이 되면 이 효소가 효과적으로 아세틸콜린을 분해하지 못하게 된다. 따라서 유기인산염에 중독되면 뼈대근육에 작용하는 아세틸콜린의 작용시간이 길어지게 된다. 또한, 호흡근육과 소화장기에 분포하는 민무늬근육에도 같은 영향을 미치게 된다.

뼈대근육에 대한 지식과 그림 7.6과 그림 7.8을 참고하면 다음 질문에 답할 수 있게 된다.

a. 유기인산염 중독에서 나타나는 뼈대근육의 경직에 대해 설명하시오.
b. 아세틸콜린 대항제의 임상적 의의를 설명하고 유기인산염 중독을 치료하는 약물의 기전에 대하여 설명하시오.

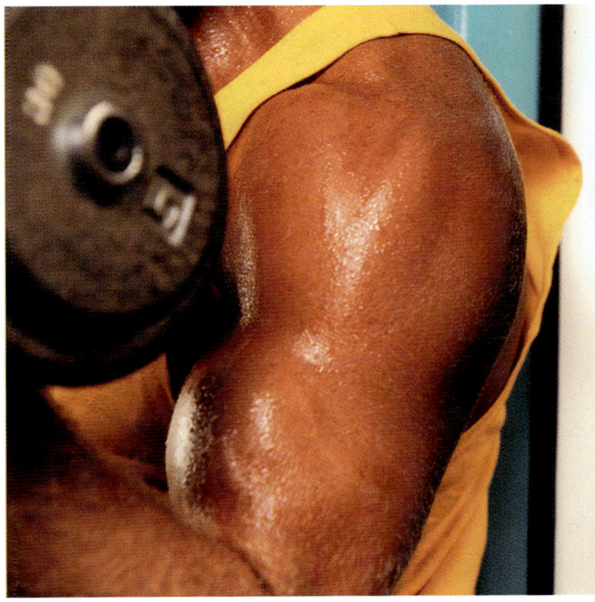

Module 6 Muscular System | Anatomy & Physiology REVEALED® aprevealed.com

7.1 근육계통의 기능

육상 선수가 마지막 바퀴를 돌아 결승점을 향해 달리고 있다. 팔과 다리를 힘차게 움직여 최대 속도에 도달하려 노력한다. 심장박동이 빨라지고 호흡은 빠르고 깊고 규칙적이 된다. 혈액이 소화기관에서 이동하여 많은 양의 혈액이 뼈대근육으로 옮겨지면서 뼈대근육으로 가는 산소공급을 최대화한다. 근육조직은 우리 몸에서 가장 풍부하고 가장 잘 적응을 하는 구조물이다.

일 하는 동안 모든 근육을 움직일 필요는 없다. 몸을 움직이지 않고 가만히 있더라도 자세를 잡아주는 근육은 앉거나 서 있는 자세를 유지시키고, 호흡근육은 호흡을 유지시키며, 심장은 혈액을 온몸으로 뿜어내고, 혈관은 수축과 이완을 반복하여 혈액이 필요한 장기로 혈액을 보낸다.

우리 몸의 움직임은 어떤 세포 표면의 섬모나 편모의 움직임, 중력과 근육의 수축에 의한 움직임 등 다양한 방식으로 이루어진다. 그런데 우리 몸 움직임의 대부분은 근육의 수축에 의해 일어난다. 제4장에서 설명한대로, 근육조직은 세 종류, 즉 뼈대근육, 심장근육과 민무늬근육으로 구성된다(그림 7.1). 이 장에서는 주로 뼈대근육의 구조와 기능에 대해 다루기로 하며, 심장근육과 민무늬근육은 간단히 설명할 것이다. 다음은 근육계통의 주요한 기능이다 .

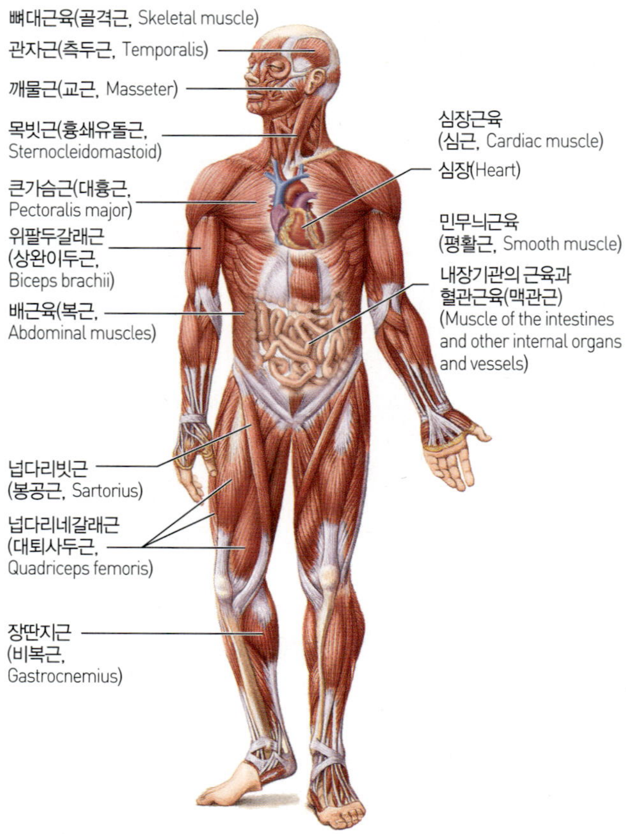

그림 7.1 근육계통의 개요

1. *몸의 움직임*. 뼈대근육의 수축은 걷기, 달리기와 손가락 움직임 같은 몸의 움직임을 유발한다.
2. *자세유지*. 뼈대근육은 근긴장도를 유지하여 앉거나 똑바로 서 있게끔 한다.
3. 호흡. 가슴우리의 근육은 호흡에 필요한 움직임을 수행한다.
4. *열 발생*. 뼈대근육이 수축할 때 부산물과 열이 발생한다. 뼈대근육에서 방출된 열이 체온을 유지하는 데 매우 중요한 역할을 한다.
5. *의사소통*. 뼈대근육은 말하기, 쓰기, 몸짓과 얼굴 표정 등으로 의사소통에 관여한다.
6. *혈관과 소화기관의 수축*. 소화장기와 혈관벽에 있는 민무늬근육의 수축은 이 구조물을 수축시킨다. 이와 같은 수축 때문에 소화장기 속의 음식물과 물이 이동할 수 있고, 혈관은 혈액의 흐름을 조절한다.
7. *심장의 수축*. 심장근육의 수축은 심장박동을 유발하고 온몸으로 혈액을 내뿜는다.

7.2 뼈대근육의 특징

성인의 **뼈대근육**(골격근, skeletal muscle)은 체중의 약 40%를 차지한다. 뼈대근육이란 명칭은 근육의 대부분이 뼈대계통에 부착하는 것에서 유래하였다. 현미경으로 관찰했을 때 가로줄 무늬가 관찰되기 때문에 *가로무늬근(striated muscle)*이라고 부르기도 한다.

뼈대근육의 네 가지 기능적 특징은 다음과 같다.

1. **수축성**(contractility)은 뼈대근육이 힘을 발휘하며 길이가 짧아지는 것이다. 뼈대근육이 수축하면 근육이 붙어 있는 구조물이 움직인다. 수축하면 근육의 길이가 힘껏 짧아지지만, 반대 기능을 하는 근육은 이완되면서 근육의 길이가 길어진다.
2. **흥분성**(excitability)은 자극에 의해 뼈대근육이 반응할 수 있는 능력이다. 정상적으로, 자극은 의식의 조절을 받은 신경이 전달한다.

3. **확장성**(extensibility)은 뼈대근육이 늘어나는 것이다. 수축한 이후에, 뼈대근육은 정상상태로 회복하거나 약간 더 늘어날 수 있다.
4. **탄력성**(elasticity)은 뼈대근육이 약간 더 늘어났다고 하더라도 원래의 모습으로 되돌아오는 것을 뜻한다.

뼈대근육의 구조

근육을 덮고 있는 결합조직

각각의 뼈대근육은 **근육바깥막**(근외막, epimysium) 또는 *근막(muscular fascia)*이라는 결합조직에 의해 둘러싸여 있다(그림 7.2a). **근육다발막**(근주막, perimysium)에 둘러싸인 **근육다발**(근속, muscle fasciculus) 묶음들이 근육을 형성하며, 근육다발은 근육섬유라고 불리는 **근육세포**(근세포, muscle fiber)로 구성된다(그림 7.2b). 각각의 근육섬유는 **근육섬유막**(근세포막, endomysium)이라는 결합조직에 둘러싸여 있다.

근육섬유의 구조

근육섬유의 구조를 이해하면 근육수축 기전을 이해할 수 있다. 한 개의 근육세포는 여러 개의 핵이 주변에 치우쳐 있는 한 개의 원기둥 모양 섬유이다. 우리 몸에서 가장 큰 근육섬유는 길이가 30 cm, 직경이 0.15 mm나 되며, 이렇게 거대한 근육세포는 몇 천 개의 핵을 가지고 있다. 근육섬유를 싸고 있는 막을 **근육세포막**(근세포막, sarcolemma)이라고 한다(그림 7.2b). 여러 개의 핵들은 근육세포막 바로 아래쪽에 위치한다. 근육세포막 표면을 따라 **가로세관**(횡소관, transverse tubule, T tubule)이라는 구조가 있어 일정한 간격으로 근육섬유를 따라가거나 근육섬유 속으로 파고들기도 한다. 가로세관은 무과립속형질그물이 고도로 발달한 형태인 **근육세포질그물**(근형질내세망, sarcoplasmic reticulum)과 연결되어, 근육세포막과 근육세포질그물을 서로 연결시킨다. 근육세포질그물은 근육수축에 중요한 역할을 하는 칼슘 이온을 풍부하게 함유하고 있다.

근육섬유의 안쪽을 **근육세포질**(sarcoplasm)이라고 하며, 근육섬유의 끝을 서로 연결시키는 실 모양의 **근육원섬유**(근원섬유, myofibril)를 다수 가지고 있다(그림 7.2c). 근육원섬유는 **액틴 잔섬유**(actin myofilament)와 **미오신 잔섬유**(myosin myofilament)(그림 7.2d)라는 두 종류의 단백질 섬유이다. 이들은 매우 질서 정연하고 반복적으로 배열하여 **근육원섬유마디**(근절, sarcomere)를 이루며, 근육원섬유를 서로 연결시킨다(그림 7.2c · d).

액틴 잔섬유와 미오신 잔섬유

가는 액틴 잔섬유는 세 가지 성분, 즉 액틴, 트로포닌과 트로포미오신으로 이루어진다. 액틴 잔섬유는 진주알 두 개를 엮어 놓은 모양을 하고 있고, 미오신 잔섬유가 부착하는 곳이다(그림 7.2e). **트로포닌**(troponin)은 일정한 간격을 두고 액틴 잔섬유에 부착되어 있으며 칼슘이 결합하는 부위이다. **트로포미오신**(tropomyosin)은 실처럼 꼬여 있는 액틴 잔섬유의 고랑을 따라 위치하며, 자극받지 않은 근육에서 미오신 잔섬유가 액틴 잔섬유와 결합하는 부위를 가로막고 있다. 만약 칼슘이 없다면 트로포미오신은 액틴 잔섬유에 있는 미오신 부착부위를 덮는다. 그러나 칼슘이 분비되면, 칼슘이 트로포닌과 결합하면서 트로포미오신을 잡아당겨서 액틴 잔섬유에 있는 미오신 부착부위를 노출시킨다.

두꺼운 미오신 잔섬유는 여러 개의 골프채를 모아놓은 모양을 하고 있고 골프채 끝부분을 **미오신 머리**(myosin head)라고 한다(그림 7.2f). 미오신 머리는 세 개의 중요한 기능을 수행한다: (1) 미오신 머리는 액틴 잔섬유에 있는 부착부위와 결합할 수 있다. (2) 수축하는 동안 미오신 머리가 굽혀진다. (3) ATP를 사용하여 에너지를 방출한다.

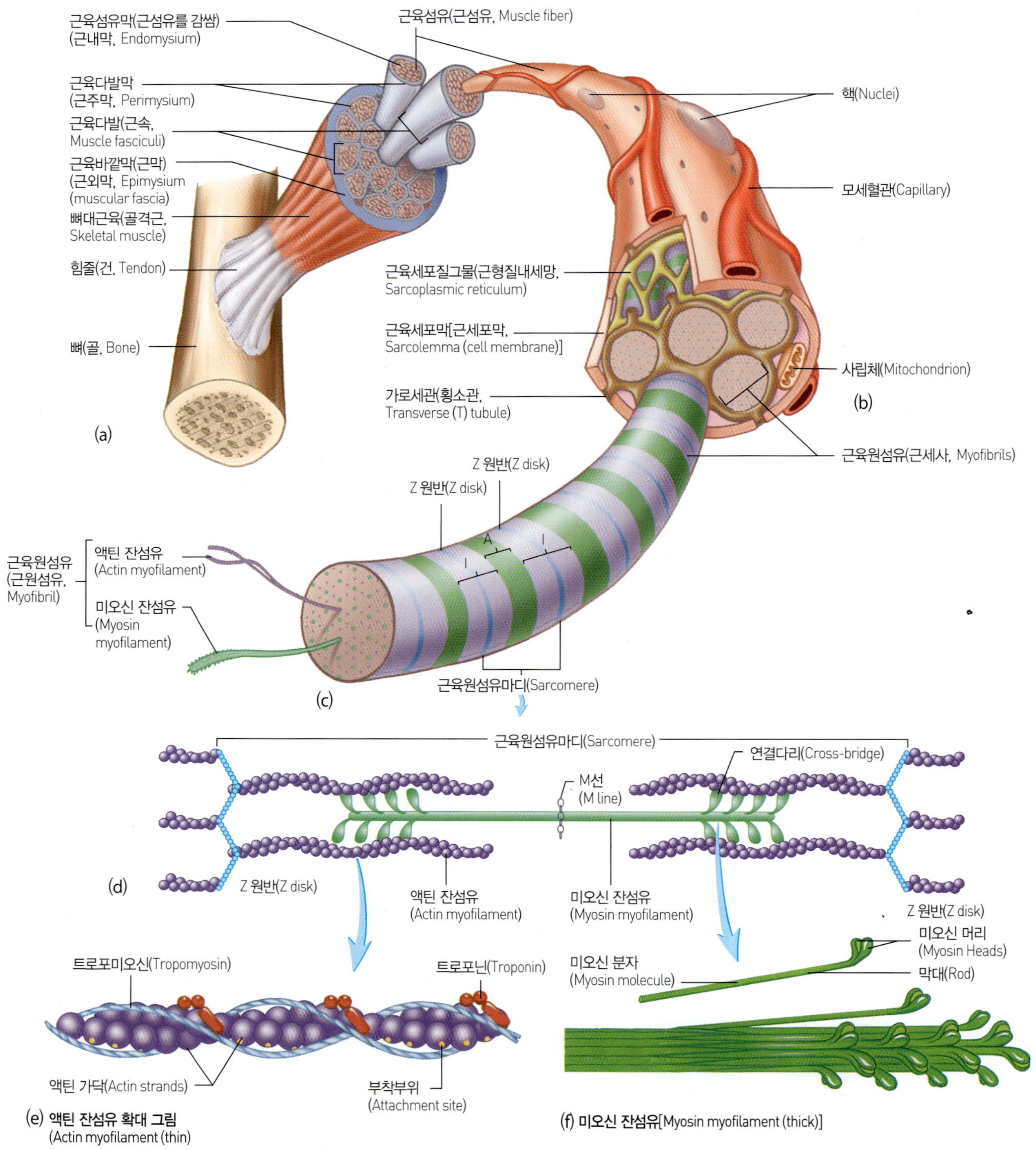

그림 7.2 육의 구조

(a) 근육은 힘줄을 통해 뼈에 부착된다. 근육은 근육다발막에 둘러싸인 근육다발로 구성된다. 근육다발들은 근육섬유막에 둘러싸인 근육섬유라는 근육세포로 구성된다. 전체 근육은 근육바깥막 또는 근막에 의해 둘러싸여 있다.
(b) 여러 개의 근육원섬유를 함유하고 있는 근육섬유를 확대한 모습.
(c) 근육원섬유는 근육의 끝 쪽으로 확장하여 근육원섬유마디라는 띠 모양을 형성한다.
(d) 한 개의 근육원섬유마디는 주로 액틴 잔섬유와 미오신 잔섬유로 구성된다. Z 원반은 액틴 잔섬유가 고정되는 부위이며, 미오신 잔섬유는 M선에 의해 정렬한다.
(e) 액틴 잔섬유를 확대한 모습.
(f) 미오신 잔섬유를 확대한 모습.

근육원섬유마디

근육원섬유마디는 수축할 수 있는 능력이 있는 뼈대근육 중에서 가장 작은 구조물이기 때문에 뼈대근육의 구조적 및 기능적 단위이다. 각각의 근육원섬유마디는 미끄러지듯 움직일 수 있어서 길이가 짧아진다. 근육원섬유마디가 짧아지면 근육원섬유도 짧아져서 결국은 근육섬유가 수축하게 된다. 근육원섬유마디는 한 개의 Z 원반에서부터 바로 곁에 있는 Z 원반 사이이다. 각각의 **Z 원반**(Z disk)은 액틴 잔섬유와 연결되어 그물 같은 구조를 형성한다. 근육원섬유 속에 있는 액틴 잔섬유와 미오신 잔섬유의 배열 때문에 근육원섬유가 띠 모양을 나타낸다(그림 7.3). 밝은 **I띠**(I band)는 액틴 잔섬유만 있는 부위로, Z 원반 및 미오신 잔섬유와 연결된다. 각 근육원섬유마디의 가운데부분은 어두운 **A띠**(A band) 부위로, 미오신 잔섬유의 길이와 같으며 액틴 잔섬유와 미오신 잔섬유는 A띠 양 끝부분에서 서로 겹쳐진다. 각 근육원섬유마디의 한 가운데는 옅은 **H띠**(H zone) 부위로, 미오신 잔섬유로만 구성되며 두 번째로 밝은 부위이다. 미오신 잔섬유의 끝은 근육원섬유마디의 중심에서 **M선**(M line)을 형성하며 고정된다. 반복되는 I띠와 A띠 때문에 현미경으로 뼈대근육을 관찰하면 줄무늬가 보인다(표 4.10a 참조). 근육원섬유마디, 가로세관과 근육세포질그물이 서로 밀접하게 작용하여 신경자극에 의해 근육섬유를 수축시킨다.

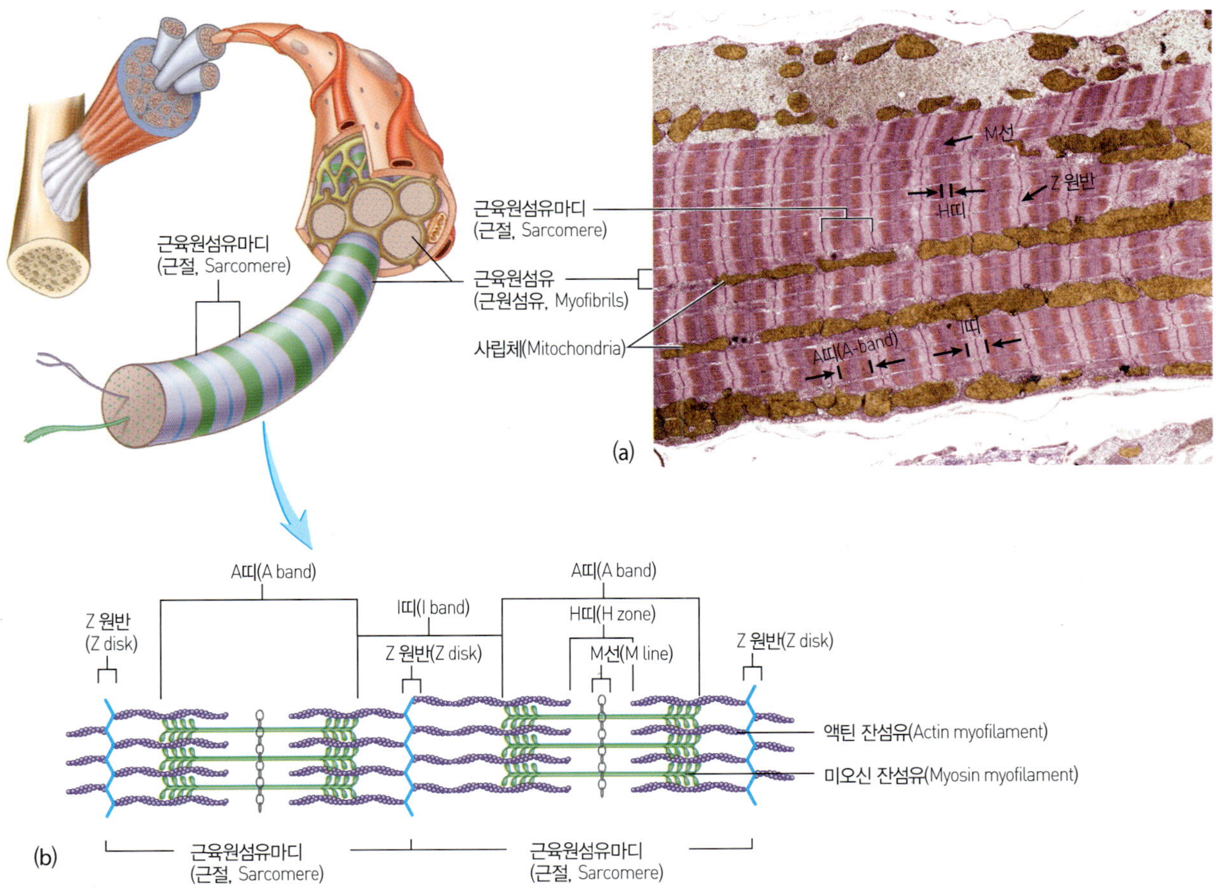

그림 7.3 육의 구조

(a) 근육섬유 속에 있는 여래 개의 근육원섬유마디가 관찰되는 뼈대근육의 전자현미경 사진.
(b) 서로 연결되는 두 개의 근육원섬유마디에서 띠 모양이 나타나는 구조물을 모식도로 그린 모습.

근육섬유의 흥분성

우리 몸의 다른 세포와 마찬가지로 근육섬유는 전기적 성질을 갖고 있다. 이번 단락에서 뼈대근육의 전기적 성질을 설명하고 다음 단락에서 근육수축에서 전기적 성질의 역할을 설명할 것이다.

대부분 세포막의 안쪽은 바깥쪽과 비교했을 때 음성 전하를 띠고 있다. 즉 세포막은 **극성**(polarized)을 나타내고 있다(그림 7.4의 1단계). 이와 같은 전기적 차이를 **안정막전위**(resting membrane potential)라고 하고, 세포막을 중심으로 안쪽과 바깥쪽에 존재하는 이온의 분포가 불균등하기 때문에 안정막전위가 발생하며, 다음 세 가지 이유 때문에 생긴다: (1) 세포막 안쪽의 칼륨 농도가 바깥쪽보다 매우 높다. (2) 세포막 바깥의 나트륨 농도가 안쪽보다 매우 높다. (3) 세포막에서 칼륨 이온이 나트륨 이온보다 쉽게 투과한다. 제3장에 있는 여러 이온통로를 참고해 보면, 누설통로는 언제나 열려 있고, 화학의존성 통로는 신경전달물질 같은 화학물질이 결합할 때에만 열린다(그림 3.5 참조). 따라서 흥분성이 있는 세포는 많은 칼륨 누설통로를 가지고 있어서, 세포 안쪽으로 나트륨이 유입되는 것보다 세포 바깥으로 칼륨이 훨씬 더 빨리 빠져나간다. 즉 칼륨 이온이 이동하는 통로는 열렸지만 나트륨 같은 이온이 이동하는 통로는 닫혀있다. 게다가 음성 전하를 나타내는 단백질 등이 세포막을 투과하지 못하고 세포막 안쪽에 위치하고 있다. 이러한 이유들 때문에 세포막 안쪽은 바깥쪽과 비교했을 때 더 많은 음성 전하를 갖게 된다.

약간의 칼륨 이온은 농도 차이 때문에 세포막 안쪽에서 바깥쪽으로 이동할 수 있다. 칼륨이 양성 전하를 띠기 때문에, 칼륨 이온이 세포막 안쪽에서 바깥쪽으로 이동하면 세포막 바깥쪽과 비교했을 때 세포막 안쪽이 더 많은 음성 전하를 띠게 된다.

칼륨은 추가적인 칼륨이 세포막 바깥쪽으로 확산되는 것을 막을 만큼의 전하 차이에 도달할 때까지 계속 확산된다. 안정막전위는 칼륨 이온이 세포막 바깥으로 확산되려는 경향과 세포막 안쪽의 음성 전하 때문에 칼륨 이온이 세포막 안쪽으로 이동하려는 경향이 평형을 이룬 상태이다. 휴식 상태에서, 나트륨–칼륨 펌프는 세포막 바깥쪽에 있는 칼륨을 세포막 안쪽으로 이동시키고, 세포막 안쪽에 있는 나트륨을 세포막 바깥쪽으로 이동시킨다. 나트륨–칼륨 펌프를 통한 나트륨과 칼륨의 능동수송 때문에 세포막을 중심으로 나트륨과 칼륨의 불균형 분포가 유지된다(제3장 참조).

근육섬유나 신경세포가 자극받는 상황에서, 자극은 나트륨 통로를 빨리 열어서 짧은 순간에 나트륨이 세포막을 투과하게 된다(그림 7.4의 2단계). 세포막 안쪽보다 바깥쪽의 나트륨 농도가 매우 높고 세포막 안쪽이 음성 전하를 띠기 때문에, 양성 전하를 띤 나트륨은 급격하게 세포 안쪽으로 이동하여 세포막 안쪽이 양성 전하를 띠게 되고, 세포막 바깥쪽이 음성 전하를 띠게 된다. 이러한 변화를 **탈분극**(depolarization)이라고 한다. 탈분극이 끝날 무렵, 나트륨 통로가 닫히면서 추가적으로 칼륨 통로가 열린다(그림 7.4의 3단계). 따라서 나트륨이 세포 안쪽으로 이동하는 경향이 감소하는 반면 칼륨이 세포 바깥으로 이동하려는 경향이 증가한다. 이러한 변화 때문에 또 다시 세포막 안쪽이 바깥쪽에 비해 더 음성 전하를 띠게 된다. 추가적인 칼륨 통로가 닫히면서 세포막의 전하가 휴지기 상태로 되돌아간다(그림 7.4의 1단계). 안정막전위로 되돌아가는 변화를 **재분극**(repolarization)이라고 한다. 세포막의 빠른 탈분극과 재분극을 **활동전위**(action potential)라고 한다. 근육섬유의 활동전위는 근육의 수축을 유발한다. 안정막전위와 활동전위에 대한 자세한 설명은 제8장을 참고하기 바란다.

신경분포

뼈대근육섬유는 운동신경세포에서 비롯된 자극에 의해서만 수축할 수 있다. **운동신경세포**(motor neuron)는 근육의 수축을 자극할 수 있는 특화된 신경세포이며, 운동신경세포에서 발생한 활동전위가 전달되어 뼈대근육섬유가 수축한다.

① **안정막전위.** 나트륨 통로(분홍색)와 대부분의 칼륨 통로(보라색)가 닫혀 있다. 칼륨이 농도 차이 때문에 일부 열려 있는 칼륨 통로를 통해 세포 바깥으로 확산하여, 세포막 속의 전하가 바깥쪽에 비해 음성을 띠도록 한다.

② **탈분극.** 나트륨 통로가 열린다. 나트륨이 농도차이 때문에 열린 나트륨 통로를 거쳐 세포 속으로 확산하여, 세포막 속의 전하가 바깥쪽에 비해 양성을 띠도록 한다.

③ **재분극.** 나트륨 통로가 닫히면서 나트륨의 이동이 멈춘다. 대부분의 칼륨 통로가 열린다. 칼륨이 세포 바깥으로 이동하는 것이 증가하여, 세포막 속의 전하가 다시 바깥쪽에 비해 음성을 띠도록 한다.

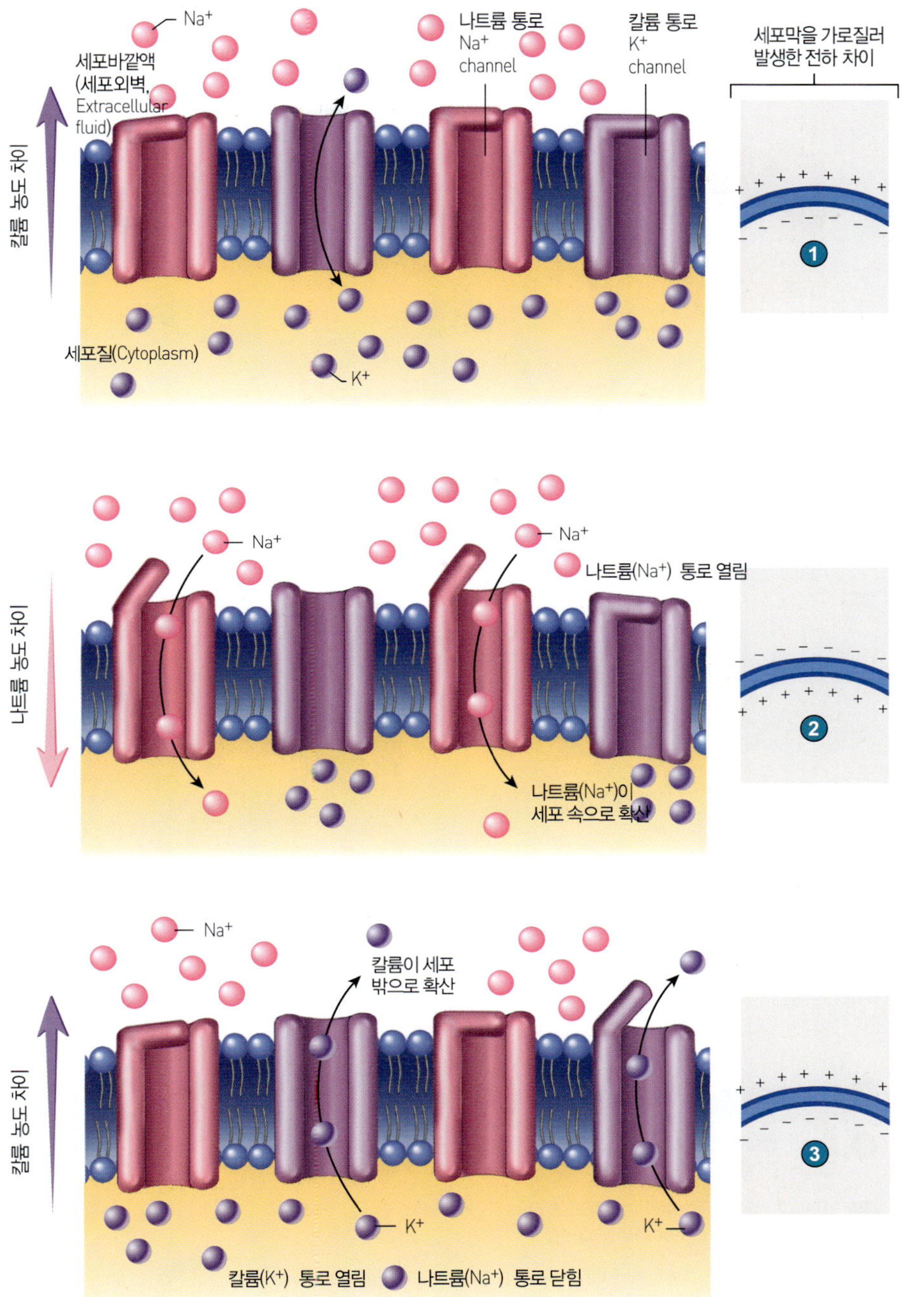

그림 7.4 이온 통로와 활동전위
1단계는 휴지기 상태에서 나트륨 통로와 칼륨 통로의 상태이다. 2단계와 3단계는 어떻게 이 두 이온의 통로가 열리고 닫히면서 활동전위를 생산하는지를 보여준다. 각 단계에서 세포막을 가로질러 발생하는 전하의 차이를 잘 확인해 보자.

운동신경세포의 축삭은 근육을 관통하여 여러 개의 근육섬유에 잔가지를 낸다. 각각의 잔가지들은 근육섬유와 **신경근육이음부**(신경근육연접, neuromuscular junction)를 형성한다(그림 7.5). 보다 일반적으로 사용하는 용어는 **연접**(synapse)이며, 한 신경세포와 다른 신경세포 또는 신경세포와 근육 또는 샘 같은 작용세포 사이의 연결부위를 일컫는다. 신경근육이음부는 근육섬유 중심부분에 위치한다. 한 개의 운동신경세포가 움직일 수 있는 뼈대근육섬유의 수를 **운동단위**(motor unit)라고 한다. 운동단위가 적은 경우, 운동신경세포가 한 개 또는 몇 개의 근육세포를 움직여서 손가락 움직임 같이

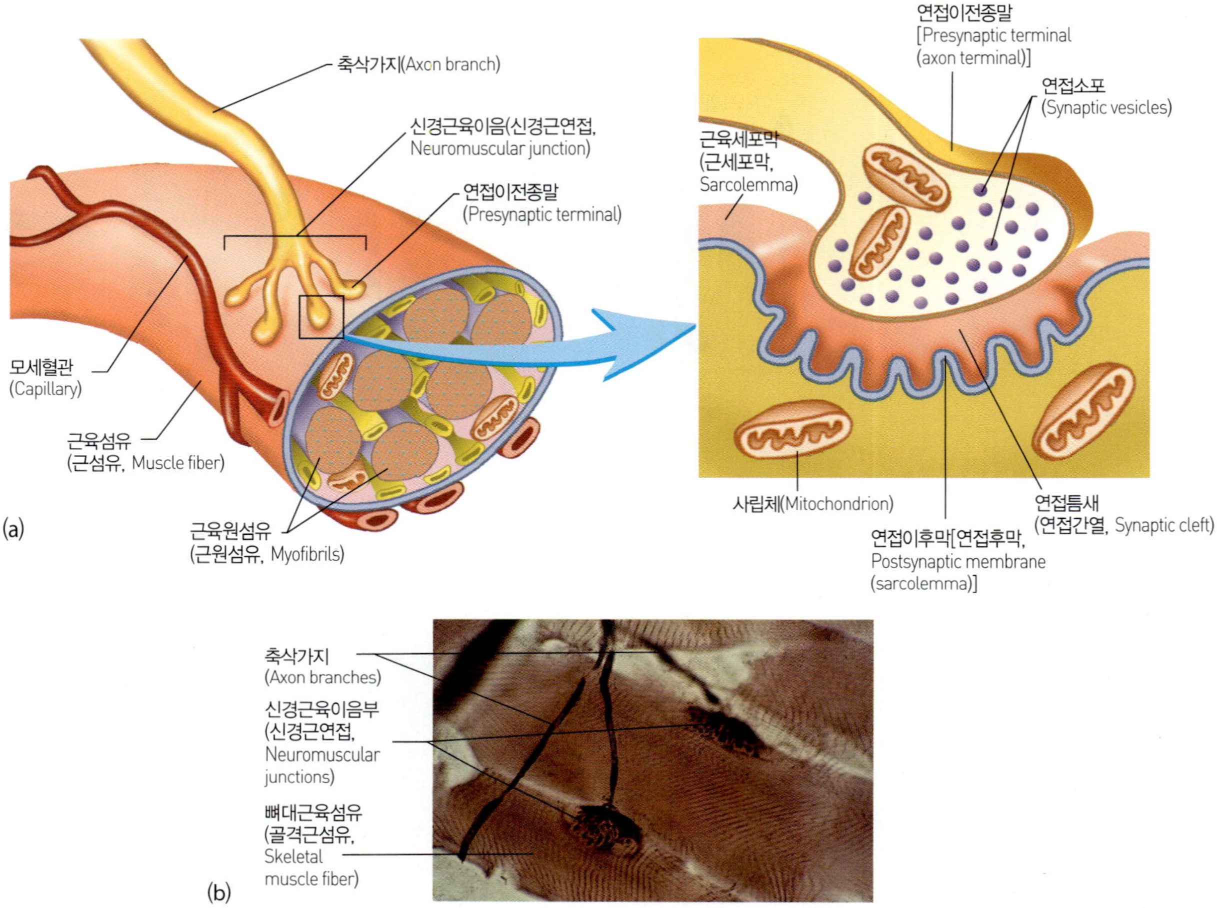

그림 7.5 신경근육이음부

(a) 신경근육이음부에서, 한 개의 근육섬유는 여러 개의 축삭가지와 연결된다. (b) 신경근육이음부의 현미경 사진.

1. 연접이전종말에 활동전위가 도달하면 칼슘 통로가 열린다.
2. 칼슘이 연접이전종말로 들어오면 신경전달물질인 아세틸콜린이 연접소포에서 연접틈새로 분비된다.
3. 아세틸콜린은 연접틈새를 가로질러 확산하여 연접이후막에 있는 아세틸콜린 수용체와 결합하여 나트륨 통로를 연다.
4. 나트륨이 농도 차이에 의해 근육섬유로 확산하여 근섬육막을 탈분극시킨다. 일단 문턱값을 넘게 되면 연접이후 활동전위가 발생한다.

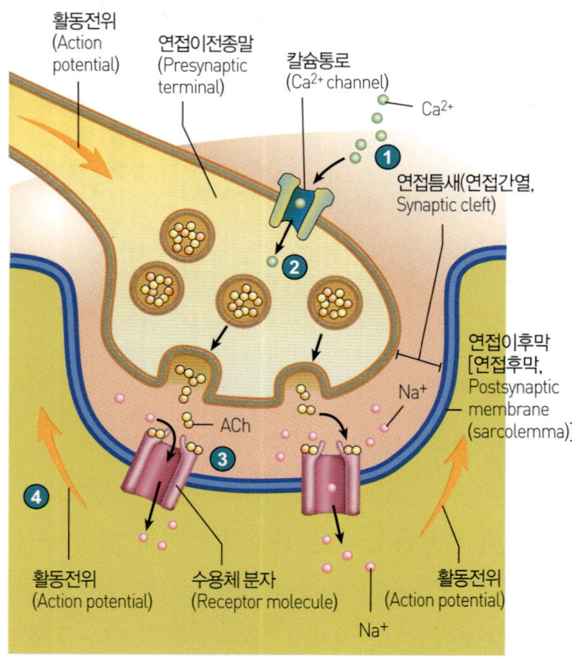

그림 7.6 신경근육이음부의 기능

신경근육이음부에서 활동전위에 반응하여 아세틸콜린이 분비된다.

관련된 질환

중증근육무력증

45세인 Strong 씨는 면도를 할 때 왼쪽 뺨을 편평하게 만들지 못했기 때문에 얼굴근육이 마음대로 움직이지 않는 것을 깨달았다. 며칠 후, 오른쪽 얼굴근육도 제대로 움직이지 않았고, 왼쪽 눈꺼풀처짐증과 말이 어눌해지는 증상이 나타났다. Strong 씨를 진료한 신경과의사는 중증근육무력증이라는 진단을 내렸다.

중증근육무력증(myasthenia gravis)은 항체가 아세틸콜린 수용체를 공격하는 자가면역질환이다. 그 결과 정상적으로 연접이후막에 위치하는 아세틸콜린 수용체가 파괴된다. 수용체 수가 적어지면, 아세틸콜린이 근육을 제대로 수축시키지 못해서 근육의 약화와 피로가 발생한다. Strong 씨의 혈액검사에서 아세틸콜린 수용체에 대한 항체가 발견되어 중증근육무력증이 확진되었고, 항콜린에스테라아제인 네오스티그민을 처방받고 어느 정도 증상이 감소되었다. 항콜린에스테라아제는 아세틸콜린에스테르분해효소의 작용을 억제하여 연접틈새에서 아세틸콜린이 분해되는 것을 억제한다. 따라서 연접틈새의 아세틸콜린 농도가 높은 채로 유지되어 줄어든 아세틸콜린 수용체와 결합하는 빈도를 높인다.

매우 정밀한 운동을 조절하지만, 운동단위가 큰 경우, 운동신경세포가 약 1,000개의 근육세포를 움직여서 넓적다리부위 근육의 움직임 같은 큰 힘을 낼 수 있다. 따라서 운동단위가 적을수록 보다 정밀한 운동을 조절할 수 있다.

신경근육이음부는 부푼 축삭종말이 근육세포막에 무리지어 함입한 형태를 지닌다. 부푼 형태의 축삭종말을 **연접이전종말**(presynaptic terminal)이라고 한다. 연접이전종말과 근육섬유막 사이 공간을 **연접틈새**(연접간열, synaptic cleft)라고 한다. 근육섬유막을 **연접이후막**(연접후막, postsynaptic membrane)이라고 한다. 연접이전종말은 **연접소포**(synaptic vesicle)라는 작은 소포를 많이 함유하며, 이 소포 속에 **아세틸콜린**(acetylcholine; Ach)이라는 **신경전달물질**이 들어 있어서, 연접이전신경에서 분비되어 연접이후 세포를 자극하거나 억제한다.

활동전위가 연접이전종말에 도달하면 칼슘 통로가 열리고, 칼슘 이온이 연접이전종말로 유입되면서 연접소포에서 아세틸콜린이 연접틈새로 세포외배출이 되도록 한다(그림 7.6의 1 · 2단계). 아세틸콜린은 연접틈새로 확산되어 근육섬유의 세포막에 있는 수용체와 결합한 다음, 세포막에 있는 나트륨 통로를 열어 나트륨의 투과도를 높인다. 나트륨의 움직임 때문에 활동전위가 시작되고, 근육섬유 전체로 활동전위가 퍼져서 근육이 수축한다(그림 7.6의 3 · 4단계). 연접틈새로 방출된 아세틸콜린은 **아세틸콜린에스테르분해효소**(acetylcholinesterase)에 의해 재빨리 분해된다. 이 효소의 분해작용 때문에 운동신경세포에서 발생한 활동전위는 한 번만 뼈대근육섬유에 전달되어 한 번의 근육수축이 유발된다.

근육수축

뼈대근육조직의 수축은 액틴 잔섬유와 미오신 잔섬유가 서로를 가로질러 미끄러져 들어옴으로써 근육원섬유마디가 짧아지는 것이다. 많은 근육원섬유마디의 끝과 끝이 연결되어 근육원섬유를 형성한다. 근육원섬유마디가 짧아져 근육원섬유가 짧아지고, 따라서 전체 근육이 짧아진다.

액틴 잔섬유가 미오신 잔섬유 사이로 미끄러져 들어오는 것을 **근육섬유미끄럼 모델**(활주필라멘트 모델, sliding filament model)이라고 한다. 수축이 일어나더라도 액틴 잔섬유와 미오신 잔섬유의 길이는 변하지 않는다. 근육이 수축하는 동안 H띠와 I띠가 짧아지지만 A띠의 길이는 변하지 않는다(그림 7.7).

근육이 이완하면 근육원섬유마디가 길어진다. 길이가 길어지려면 다른 근육의 수축 또는 중력에 힘과 같은 반대방향의 힘이 필요하다.

그림 7.8은 뼈대근육의 수축을 유발하는 자극에 따른 연속적인 과정을 보여준다. 뼈대근육섬유에서 발생한 활동전위는 근육세포막과 가로세관으로 전달된다(그림 7.6 참조). 활동전위는 가로세관에 인접한 근육세포질그물의 칼슘 투과도를 증가시켜 근육세포질 속으로 칼슘을 확산시킨다. 칼슘은 액틴 잔섬유에 붙어있는 트로포닌과 결합하고, 이 결합

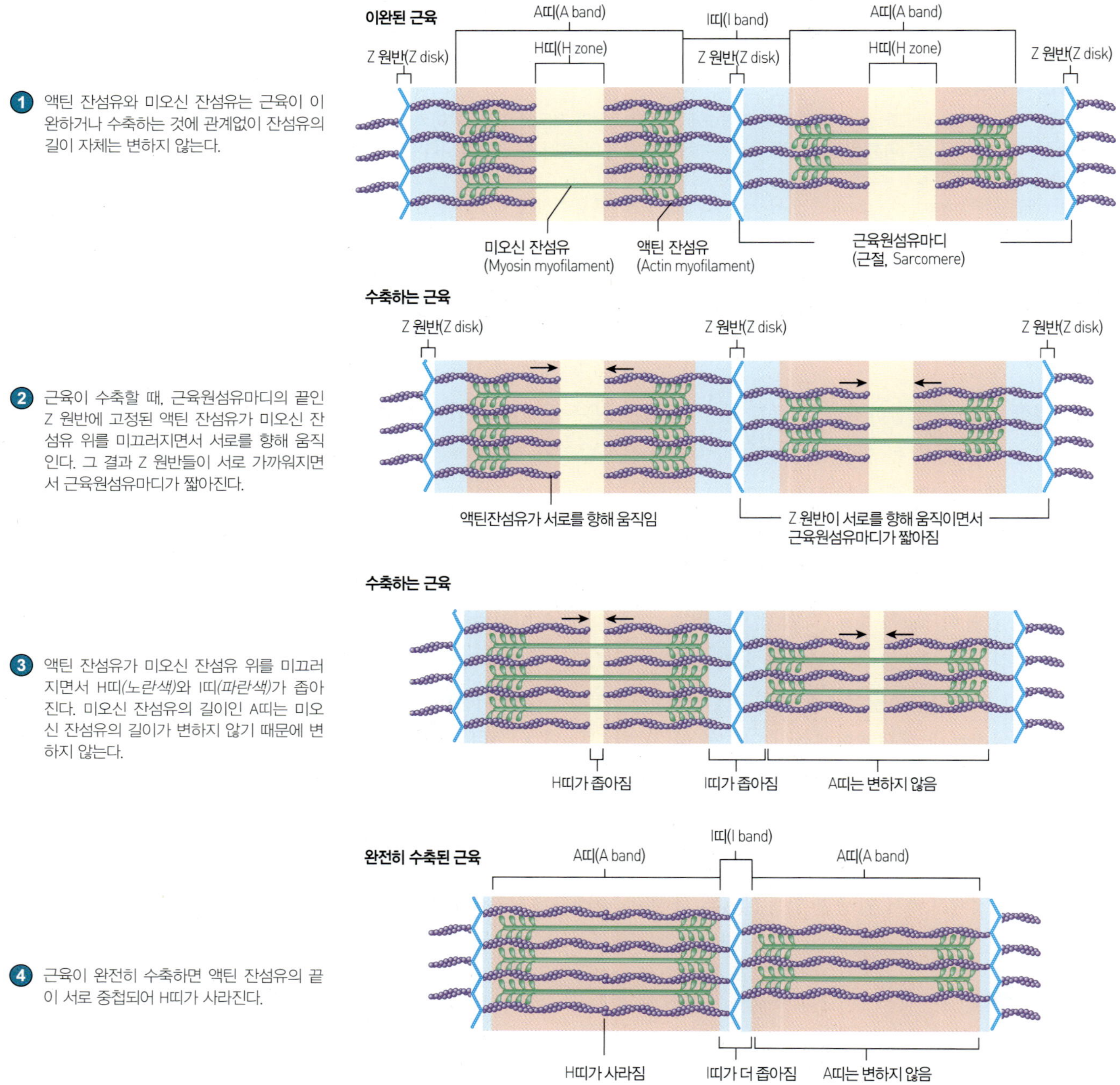

그림 7.7 근육원섬유마디의 짧아짐

때문에 트로포미오신을 고랑에서 잡아당겨 액틴 잔섬유에 있는 미오신 부착부위를 노출시키며, 액틴 잔섬유의 미오신 부착부위와 미오신 머리는 **연결다리**(교차결합, cross-bridge)를 형성한다.

근육의 수축을 위한 에너지는 삼인산아데노신(ATP)을 사용하며, ATP는 대사과정에서 방출된 고에너지 분자이다(제3장과 제17장 참조). ATP가 이인산아데노신(ADP)과 인산염(P)으로 분해되면서 에너지가 방출된다. 근육이 수축하는 동안 ATP에서 방출된 에너지는 미오신 머리에 잠시 동안 저장되었다가 미오신 머리가 근육원섬유마디의 중앙부 쪽으로 굽혀져서 액틴 잔섬유를 잡아당긴다. 그러면서 ADP와 P는 미오신 머리에서부터 방출된다.

새로운 ATP 분자가 미오신 머리와 결합하면 연결다리가 끊기면서 ATP가 ADP와 P로 변하지만 에너지를 사용하지

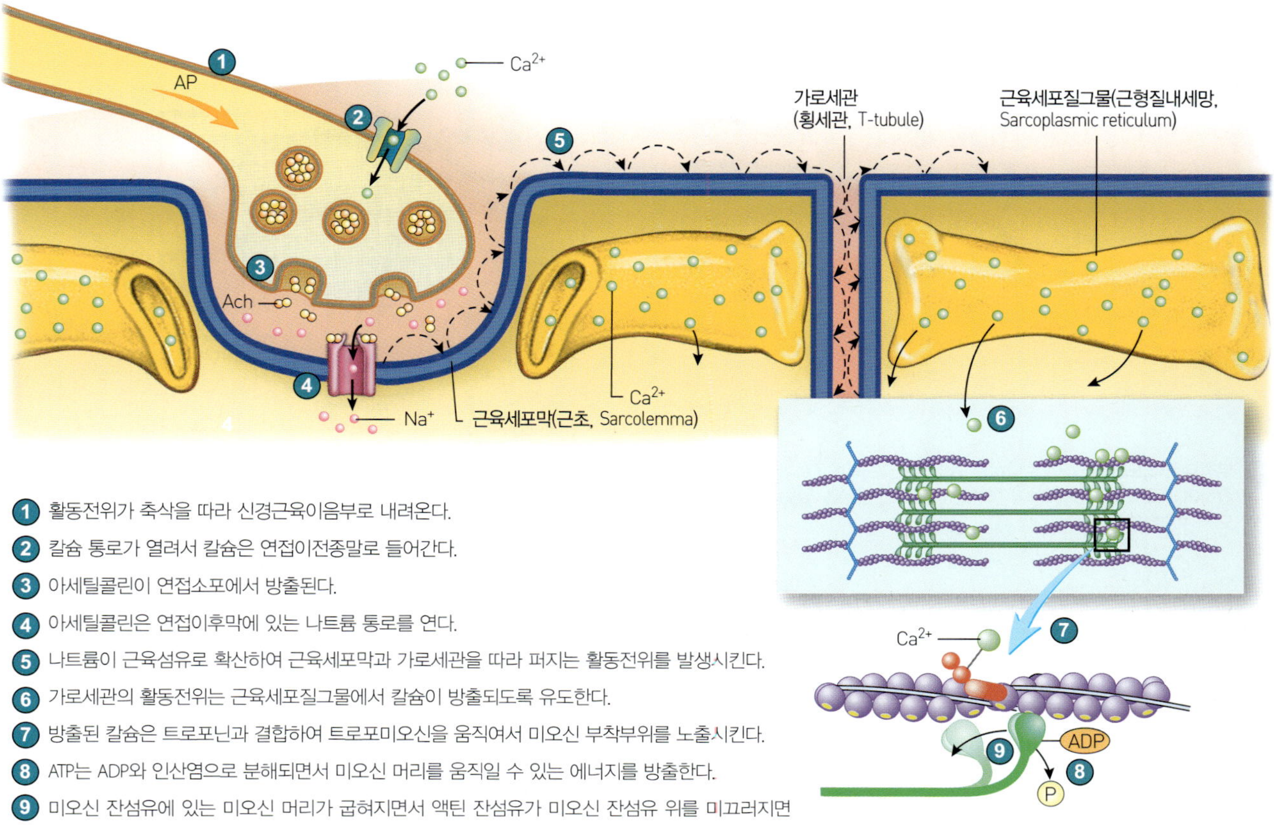

1. 활동전위가 축삭을 따라 신경근육이음부로 내려온다.
2. 칼슘 통로가 열려서 칼슘은 연접이전종말로 들어간다.
3. 아세틸콜린이 연접소포에서 방출된다.
4. 아세틸콜린은 연접이후막에 있는 나트륨 통로를 연다.
5. 나트륨이 근육섬유로 확산하여 근육세포막과 가로세관을 따라 퍼지는 활동전위를 발생시킨다.
6. 가로세관의 활동전위는 근육세포질그물에서 칼슘이 방출되도록 유도한다.
7. 방출된 칼슘은 트로포닌과 결합하여 트로포미오신을 움직여서 미오신 부착부위를 노출시킨다.
8. ATP는 ADP와 인산염으로 분해되면서 미오신 머리를 움직일 수 있는 에너지를 방출한다.
9. 미오신 잔섬유에 있는 미오신 머리가 굽혀지면서 액틴 잔섬유가 미오신 잔섬유 위를 미끄러지면서 서로를 향해 움직이게 한다. 칼슘과 ATP가 존재하는 동안, 이러한 과정은 반복된다.

그림 7.8 **뼈대근육 수축과정의 정리**

않은 채로 미오신 머리와 결합하고 있으며, 굽혀졌던 미오신 머리는 펴지면서 원래 위치로 되돌아가서 다음 번에 부착부위가 노출될 때까지 기다린다. 칼슘이 트로포닌과 결합하고 사용할 수 있는 ATP가 남아 있는 한, 연결다리 형성, 미오신 머리의 이동과 연결다리 분리가 반복된다(그림 7.9). 새로운 ATP가 미오신 머리와 결합해야만 연결다리가 분리된다. 사망 이후에는 ATP가 생산되지 않기 때문에 이미 형성된 연결다리가 분리되지 못해서 근육이 단단해진다. 이런 상태를 **사후경직**(rigor mortis)이라고 한다.

ATP에서 방출된 에너지의 일부는 근육을 수축하기 위해 연결다리를 형성하는 과정에 사용되고 나머지는 열로 방출된다. 근육수축 과정에서 발생한 열은 체온을 높이며, 운동을 하는 동안 더 열이 발생된다. 전체 근육이 수축하는 형태의 일종인 떨림은 추위를 극복하기 위해 몸이 반응하는 좋은 예이다. 떨림에 관여하는 근육의 움직임에 의해 체온이 증가한다.

근육의 이완은 칼슘이 근육세포질그물 속으로 ATP를 소모하면서 능동수송 되어 일어난다. 따라서 액틴 잔섬유 분자에 있던 미오신 부착부위가 다시 트로포미오신으로 덮여져서 연결다리를 형성하지 못한다.

근육단일수축, 강축, 가중과 활성 운동단위 증가

근육단일수축(muscle twitch)은 한 번의 자극에 의해 한 개의 근육섬유가 수축하는 것이다. 대부분의 근육섬유는 운동단위를 이루고 있어서 근육단일수축은 같은 운동단위에 있는 근육섬유의 수축을 뜻한다. 근육단일수축은 세 단계로 구성된다(그림 7.10). **시동기**(lag phase)는 자극을 준 시간과 수축이 시작되는 시간 사이를 뜻한다. **수축기**(contraction phase)는

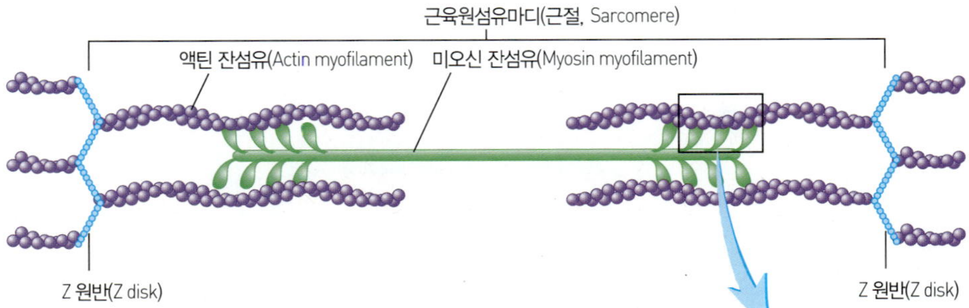

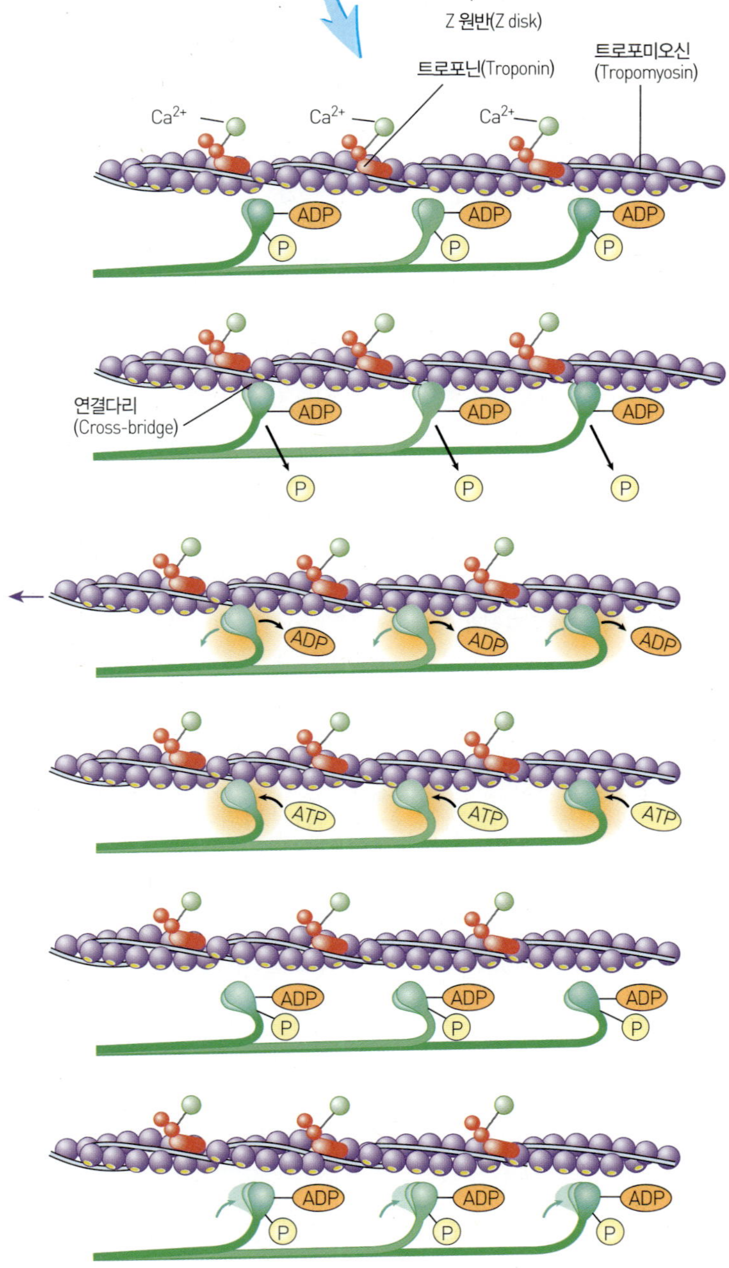

1 부착부위의 노출. 근육이 수축하는 동안, 칼슘은 트로포닌과 결합하여 트로포미오신을 움직임으로서 액틴 잔섬유에 있는 미오신 부착부위를 노출시킨다.

2 연결다리 형성. 미오신 머리가 액틴 잔섬유에서 노출된 부착부위와 연결다리를 형성하면 인산염이 미오신 머리에서 방출된다.

3 힘찬 운동. 미오신 머리에 축적되었던 에너지가 사용되면서 미오신 머리를 움직여서*(초록색 화살표)* 액틴 잔섬유가 미오신 잔섬유 위를 미끄러지면서 움직이게*(보라색 화살표)* 한다. ADP 분자가 미오신 머리에서 방출(검정색 화살표)된다.

4 ATP 분자가 미오신 머리와 결합. ATP 분자가 미오신 머리와 결합한다.

5 연결다리 분리. ATP 분자가 ADP와 인산염으로 분해되면서 미오신 머리가 액틴 잔섬유와 분리된다.

6 회복 단계. 미오신 머리가 원래 위치로 되돌아가고*(초록색 화살표)*, 에너지는 미오신 머리에 축적된다. 칼슘이 여전히 트로포닌에 붙어 있으면 연결다리가 형성되면서 2단계로 돌아가 수축이 반복된다. 근육이 수축할 때 이와 같은 주기가 여러 번 반복된다. 모든 연결다리가 동시에 형성되고 분리되지 않는다.

그림 7.9 근육의 수축과정에서 일어나는 ATP의 분해와 연결다리의 운동

임상에서 활용하기 아세틸콜린 길항제

아세틸콜린의 생산, 방출 및 분해와 아세틸콜린 수용체와 결합하는 것에 영향을 주는 어떤 물질도 활동전위의 전달에 영향을 줄 수 있다. 예를 들어, 유기인산염을 함유하는 살충제는 아세틸콜린에스테르분해효소와 결합하여 이 효소의 기능을 억제한다. 그 결과 아세틸콜린이 분해되지 못하고 연접틈새에 축적되어 계속해서 근육섬유를 자극한다. 살충제에 노출된 곤충은 호흡근육에 경직마비(spastic paralysis)가 유발되어 호흡근육이 이완하지 못하고 계속 수축한 채로 유지된다.

사람도 비슷한 반응을 보인다. 호흡을 담당하는 근육들은 정상적인 수축과 이완을 반복하지 못한다. 대신 호흡근육은 피로감에 빠질 때까지 경직마비 상태를 유지한다. 환자는 호흡기능상실로 사망한다. 쿠라레(curare)는 남아메리카 인디언들이 독화살에 사용한 유기물로, 아세틸콜린 수용체와 결합하여 아세틸콜린이 수용체와 결합하는 것을 막는다. 쿠라레는 수용체가 활성화되는 것을 억제하여 신경자극이 있더라도 근육이 반응하지 않는 이완마비(flaccid paralysis) 상태를 유발한다. 쿠라레에 자주 노출되는 사람에게는 중독현상이 나타나지 않는다. 그런데, 쿠라레는 신경근육이음부에서 아세틸콜린의 역할에 대한 연구를 하는 데 활용되거나 어떤 수술과정에서 근육을 이완시킬 때 사용되기도 한다.

근육이 수축하는 데 걸리는 시간이고, **이완기**(relaxation phase)는 근육이 이완하는 데 걸리는 시간이다.

시동기 동안, 활동전위는 한 개 이상의 운동신경세포에서 발생하며, 그 중의 하나의 운동신경세포에서 발생한 활동전위가 신경근육이음부로 전달된다(그림 7.5 참조). 일단 자극이 신경근육이음부에 도달하면, 아세틸콜린은 연접이전 종말에서 방출되며, 연접틈새를 확산하여 수용체와 결합하게 되면 나트륨이 세포막을 가로질러 연접이후막의 활동전위를 유발한다(그림 7.6 참조). 수축기 이전에, 활동전위는 근육세포질그물에서 칼슘을 방출시켜서 연결다리를 형성시킨다(그림 7.9의 1 · 2단계 참조).

수축기는 연속적으로 연결다리가 움직여서(그림 7.9의 3~6단계 참조) 근육섬유에 의해 근육긴장도가 증가하는 것이다(그림 7.10 참조).

이완기 동안, 칼슘은 능동수송에 의해 근육세포질그물로 돌아간다. 칼슘이 트로포닌 분자에서 분리되면서, 트로포미오신 분자는 액틴 잔섬유에 있는 미오신 부착부위를 막는다. 연결다리 형성이 방해되어 근육섬유에 의한 근육긴장도가 감소한다(그림 7.10 참조).

근육수축의 힘은 다양하게 나타난다. 예를 들어, 깃털을 들어 올릴 때 필요한 힘은 10kg짜리 아령을 들어 올릴 때 필요한 힘보다 적게 필요하다. 근육수축에 의해 생산된 힘은 두 가지 방법으로 증가된다. (1) 가중은 근육 속의 근육섬유

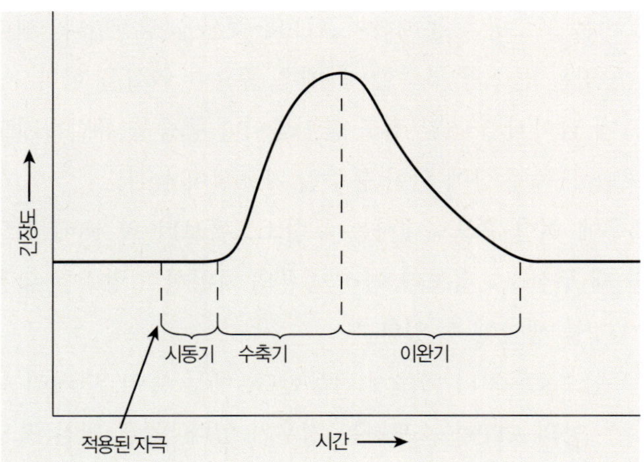

그림 7.10 근육단일수축에서 각 시기들

한 개의 근육섬유에서 일어나는 단일수축의 가설. 자극 이후에, 아주 짧은 시동기가 있고, 그 다음에 수축기와 이완기가 발생한다.

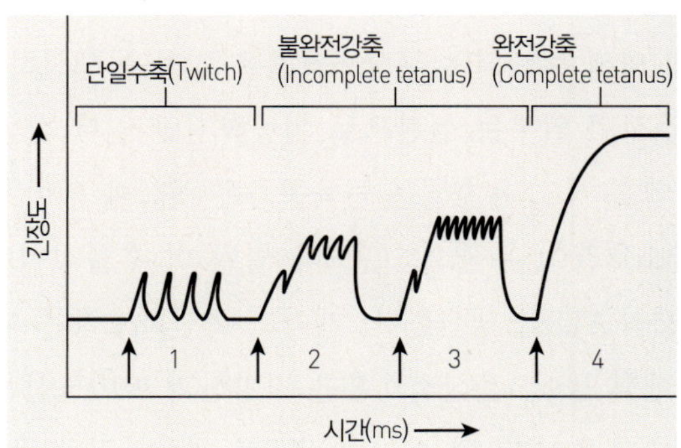

그림 7.11 근육단일수축에서 각 시기들

1~4로 가면서 자극의 빈도를 증가시켰다. 각각의 자극에서 화살표는 자극이 시작된 시점을 표시한다. 자극빈도 1은 자극의 간격에 따라 완전한 이완이 동반된 근육의 수축이 연속적으로 생긴다. 자극빈도 2~3은 자극의 간격에 따라 완전한 이완이 생기지 못하면서 불완전강축이 유발된다. 자극빈도 4는 자극의 간격에 따라 이완되지 않아 완전강축이 유발된다.

의 수축력이 증가하는 것이며, (2) 활성 운동단위 증가는 수축하는 근육섬유의 수가 증가하는 것이다.

가중(summation)은 각각의 근육섬유의 수축력이 재빠른 자극에 의해 증가하는 것이다. 초당 근육신경원이 생산하는 자극을 뜻하는 자극빈도가 낮아지면, 근육단일수축 사이에 근육섬유가 완전히 이완되는 시간이 존재한다(그림 7.11의 자극빈도 1). 자극빈도가 증가하면(그림 7.11의 자극빈도 2 · 3), 근육섬유의 수축 사이에 근육섬유가 완전히 이완할 수 있는 충분한 시간이 없어진다. 따라서 이전 수축에 새로운 수축이 가중되어 전체적인 근육의 수축력이 증가한다. 경련성 수축인 **강축**(tetanus)은 자극빈도가 너무 빨라서 근육이 이완되지 못해서 발생한 지속적인 수축이다(그림 7.11의 자극빈도 4). 가중과 강축 상황에서 근육의 수축력이 증가되는 것은 연결다리 형성을 촉진하는 칼슘이 근육원섬유와 강력하게 연결되기 때문이다. 칼슘의 강력한 연결은 활동전위가 매우 빠르게 전달되어 칼슘이 능동수송에 의해 근육세포질그물로 돌아가는 속도보다 칼슘이 근육세포질그물에서 방출되는 속도가 더 빠르기 때문에 발생한다.

활성 운동단위 증가(recruitment)에서는 자극받는 운동단위의 숫자가 증가하여 수축하는 근육섬유의 숫자가 증가하기 때문에 근육의 수축력이 증가한다. 몇 개의 운동단위만이 자극된다면, 수축하는 근육섬유의 숫자가 적기 때문에 근육의 수축력이 약하다. 자극받는 운동단위의 숫자가 증가할수록 수축하도록 자극받는 근육섬유가 증가하여 근육의 수축력이 증가한다. 근육의 최대수축력은 근육을 구성하는 모든 운동단위가 자극받을(활성증가될) 때 발생한다.

만약 근육 속의 모든 운동단위가 동시에 수축한다면 운동은 매우 빠르고 격동적이다. 그러나 운동단위는 조금씩 활성증가되기 때문에 운동단위가 자극되어도 추가적인 운동단위가 활성증가할 때까지 일부만이 자극되어 강축상태를 유지한다. 따라서 수축이 느리고, 부드럽고, 지속적으로 발생한다. 같은 방식으로, 근육의 부드러운 이완은 다른 운동단위가 이완하더라도 운동단위의 일부가 강축상태로 유지되기 때문에 가능하다.

근육수축에 필요한 에너지

근육수축에 필요한 에너지는 반드시 ATP로부터 나오며, 휴식을 취하고 있는 근육섬유라도 세포 유지를 위해 상당히 많은 양의 ATP를 필요로 한다. 따라서 근육섬유는 끊임없이 ATP를 생산해야만 한다. ATP의 대부분은 유산소호흡에 의해 생산되고 일부는 무산소호흡에 의해 생산된다(제17장 참조).

산소가 반드시 필요한 **유산소호흡**(유기호흡, aerobic respiration)은 포도당을 분해하여 ATP, 이산화탄소 및 물을 생산한다. 유산소호흡은 근육세포질과 근육원섬유 사이에 있는 사립체에서 일어난다. 대사율이 높은 모든 세포와 마찬가지로, 근육섬유는 산소를 많이 소모하고 많은 수의 사립체를 함유한다.

산소를 필요로 하지 않는 **무산소호흡**(무기호흡, anaerobic respiration)은 포도당을 분해하여 ATP와 젖산을 생산한다. 뼈대근육에 의해 수행되는 무산소호흡은 젖산을 생산하며, 활용할 수 있는 산소가 부족할 때 매우 중요한 역할을 한다. 생산된 젖산의 일부는 혈관으로 이동하지만 일부 젖산은 근육세포에 남아서 3~5일 정도 불편함이나 통증을 유발하기도 한다. 열흘 정도 유지되는 근육통증은 젖산에 의한 통증이라기보다 근육 손상에 의한 통증일 가능성이 높다.

유산소호흡이 무산소호흡보다 훨씬 더 효율적이다. 유산소호흡에 의한 포도당대사는 무산소호흡보다 약 18배 정도 많은 양의 ATP를 생산한다. 게다가 유산소호흡은 ATP를 생산할 때 무산소호흡보다 여러 종류의 다양한 영양소를 활용한다. 예를 들어, 유산소호흡은 지방산과 아미노산을 사용하여 ATP를 생산할 수 있다.

유산소호흡이 더 많은 양의 ATP를 생산하지만 무산소호흡은 유산소호흡보다 빠르게 반응한다. 예를 들어, 단거리 육상선수처럼 격렬한 운동을 할 때, 무산소호흡을 통해 생산된 적은 양의 ATP를 소모하는 경우가 있다. 물론 많은 포도당을 사용하여 무산소호흡을 통해 다량의 ATP가 생산될 수도 있으나, 이와 같은 무산소호흡은 아주 짧은 시간동안만 수행된다.

근육섬유는 휴식기간에 대량의 ATP를 비축하지 못한다. 그래서 다른 고에너지 분자인 **크레아틴인산염**(creatine phosphate)을 비축하고 있다. 크레아틴인산염은 수축할 때 재빨리 사용되는 저장 에너지원으로 근육섬유에서 충분한 양의 ATP를 유지할 수 있도록 돕는다. 활동이 적은 기간에는 여분의 ATP를 사용하여 크레아틴인산염을 합성한다. 근육이 수축할 때에는 저장되었던 적은 양의 ATP가 제일 먼저 사용된다. 그 다음 크레아틴인산염에 비축되었던 에너지를 활용하여 생산된 ATP를 사용하며, 남은 ATP를 저장한다. 그림 7.12는 어떻게 유산소호흡, 무산소호흡과 크레아틴인산염이 서로 작용하여 근육의 수축에 필요한 ATP를 생산하는지를 요약한 것이다.

휴지기 근육이나 마라톤 같이 긴 시간 수축한 근육은 유산소호흡에 의해 생산된 ATP를 사용한다. 포도당이 에너지원으로 사용되지만, 휴지기 근육이나 지속된 운동에서는 지방산이 더 중요한 에너지원이 된다. 운동을 하면 유산소호흡에 의해 생산된 ATP가 재빨리 소모되어 ATP 저장량이 감소하기 시작한다. 이때 크레아틴인산염에 저장된 에너지를 사용하여 ATP를 생산하게 되며, 저장된 크레아틴인산염을 모두 소모하면 무산소호흡에 의존해야 한다. 무산소호흡은 활용 가능한 포도당을 대사시켜 격렬한 운동을 하는 상황에서 2~3분 정도 사용할 수 있는 ATP를 생산한다. 격렬한 운동을 할 때, 근육섬유에 저장된 당원이 분해되어 포도당을 형성하여, 더 많은 ATP를 생산하는 데 사용된다. 무산소호흡은 궁극적으로 포도당이 떨어지면 멈추며 근육섬유 속에 젖산을 축적시킨다.

격렬한 운동 이후에, 근육이 더 이상 활발하게 수축하지 않더라도 호흡률과 호흡량은 증가된 채로 유지되며 이렇게 증가된 호흡은 *산소결핍*(*oxygen deficit*) 상태를 보상하기 위한 산소를 제공할 수 있다. *산소소모의 회복*(*recovery oxygen consumption*)은 다음 화학반응 과정에 꼭 필요하다: (1) 젖산을 포도당으로 전환시킴, (2) 근육섬유 속에 부족해진 ATP와 크레아틴인산염을 원래대로 보충함, (3) 허파, 혈액 및 근육에 산소를 보충함. 무산소호흡에서 생산된 젖산이 포도당으로 전환되고 크레아틴인산염이 원래대로 보충된 이후에 호흡률은 정상으로 돌아온다. 산소결핍의 규모는 운동이 격렬한 정도, 운동이 지속된 시간 및 개인의 육체적 조건에 의해 달라진다. 허약한 사람의 대사능력은 잘 훈련된 운동

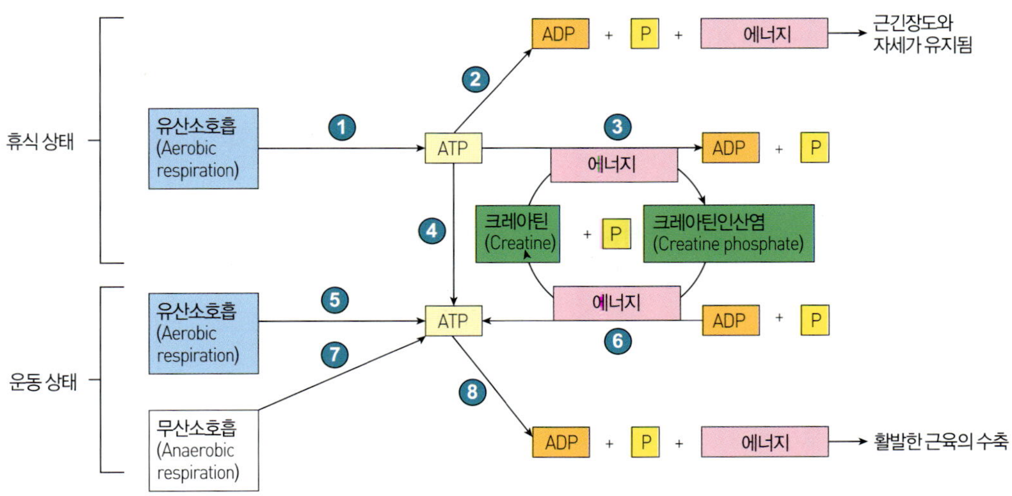

1 휴식 상태에서, ATP는 유산소호흡에 의해 생산된다.
2 적은 양의 ATP가 소모되면서 근긴장도와 자세가 유지된다.
3 초과 생산된 ATP는 저장 에너지원 분자인 크레아틴인산염으로 변한다.
4 운동이 시작되면, 이미 세포가 지니고 있던 ATP를 사용한다.
5 보통의 운동을 하는 동안, 유산소호흡은 근육수축에 필요한 대부분의 ATP를 생산한다.
6 크레아틴인산염에 저장된 에너지를 사용하여 ATP를 생산할 수 있다.
7 심한 운동을 하는 동안, 무산소호흡은 짧은 기간 동안 근육의 수축을 유지할 수 있는 적은 양의 ATP를 생산한다.
8 전체 운동을 하는 동안, 활동한 근육의 수축을 위한 ATP는 4~7단계를 거치면서 제공된다.

그림 7.12 휴식 상태와 운동 상태에서 ATP의 운명

선수보다 훨씬 낮다. 운동과 훈련을 통해 개인의 유산소호흡 능력과 무산소호흡 능력 모두 증진될 수 있다.

피로

피로는 일할 수 있는 능력이 줄어든 상태이다. **근육피로**(muscular fatigue)는 근육섬유가 생산되는 것보다 빨리 ATP를 소모하거나 칼슘이 효과적으로 액틴 잔섬유와 미오신 잔섬유를 자극하지 못하는 상태를 뜻한다. ATP 농도가 급격히 떨어짐에 따라 근육섬유의 최대수축력이 감소하고, 수축력은 점점 더 약해진다.

달리기 선수가 갑자기 운동장에서 쓰러지는 현상은 근육피로의 좋은 예이다. 이 상태에서 선수가 아무리 달리고 싶어도 근육은 더 이상 정상적인 기능을 하지 못한다. 극심한 근육피로 상태에서 근육은 수축이나 이완을 하지 못하게 된다. 이와 같은 상태는 ATP를 모두 사용한 상태로 **생리적 구축**(physiological contracture)이라고 부른다. ATP가 미오신 머리와 결합해야만 액틴 잔섬유와 미오신 잔섬유 사이의 연결다리가 끊기기 때문에 ATP가 모두 소모되면 연결다리가 끊기지 못해서 근육이 이완하지 못한다.

정신적 피로(psychological fatigue)는 가장 흔한 형태의 피로이며, 근육 자체의 문제가 아니라 중추신경계통의 문제 때문에 발생한다. 근육은 여전히 수축력이 있지만, 중추신경계통은 연속적인 근육수축이 불가능한 것처럼 인식한다. 지친 운동선수가 상대 선수의 자극에 반응하여 큰 힘을 발휘하는 것은 정신적 피로를 극복하는 좋은 예가 된다.

근육수축의 종류

근육의 수축은 등척수축과 등장수축으로 구별된다. **등척수축**(isometric contraction)은 근육의 길이가 변하지 않지만 수축과정에서 긴장도가 증가하는 것이다. 등척수축은 등 근육처럼 일정한 수축으로 자세를 유지시키는 근육에서 발견된다. 반면 **등장수축**(isotonic contraction)은 근육이 수축할 때 근육의 길이가 짧아지지만 근육에서 발생하는 긴장도가 일정한 것이다. 팔과 손가락의 움직임은 주로 등장수축에 의해 생긴다. 대부분의 근육수축은 등척수축과 등장수축이 혼합하여 일어나서 근육의 길이가 짧아지거나 근육의 긴장도가 증가한다.

동심수축(concentric contraction)은 근육의 길이가 짧아지면서 근육의 긴장도가 증가하는 수축이며 대부분의 움직임이 동심수축에 의해 발생한다. **편심수축**(eccentric contraction)은 근육의 긴장도가 유지되는 등장수축이지만 반대쪽 근육의 저항 때문에 근육의 길이기 늘어나는 수축이다. 편심수축의 예는 역도선수가 천천히 바벨을 내려놓을 때 발생한다. 편심수축을 하는 동안 근육에서는 상당한 힘이 발생하고 반복적으로 편심수축이 일어나게 되면 근육이 손상될 수 있다.

근긴장도

근긴장도(muscle tone)는 근육에서 발생하는 끊임없는 긴장도를 뜻한다. 근긴장도는 등을 꼿꼿이 하고, 다리를 똑바로 하며, 머리를 세우는 근육의 수축상태를 설명할 수 있게 해 준다. 근긴장도는 자극 받은 근육에 있는 전체 운동단위의 일부분이 관여하기 때문에 근육섬유를 끊임없이 강직하도록 유지한다.

느린연축섬유와 빠른연축섬유

근육섬유는 느린연축섬유와 빠른연축섬유로 구분되기도 하며(표 7.1), 이러한 구분은 미오신 잔섬유의 막대부분의 차이 때문에 가능하다(그림 7.2). 느린연축섬유는 제 I 형 미오신을 주로 함유한다. 빠른연축섬유는 제 IIa 형 또는 제 IIb 형 미오신을 함유한다. 세 개의 다른 미오신들은 서로 다른 미오신 유전자에 의해 생산된다. 빠른연축섬유는 빨리 수축하지만 쉽게 피로해지는 반면, 느린연축섬유는 천천히 수축하지만 피로에 대한 저항력이 크다. 제 IIb 형 섬유는

표 7.1 뼈대근육 섬유의 특징

	느린연축섬유(제 I 형)	빠른연축섬유(제 IIa 형)	빠른연축섬유(제 IIb 형)
섬유 직경	가장 작다	중간 크기	가장 크다
미오글로빈 함량	풍부하다	풍부하다	부족하다
사립체	많다	많다	적다
대사	높은 유산소호흡 능력	높은 무 · 유산소호흡 능력, 중간 정도의 유산소호흡 능력	최고로 높은 무산소호흡 능력
피로에 대한 저항	높다	중간 정도	낮다
미오신 머리 활성도	느리다	빠르다	빠르다
당원의 농도	낮다	높다	높다
기능	자세를 유지한다, 활동을 지속한다	훈련된 근육에서의 활동을 지속한다	짧은 순간 지속되는 빠르고, 강도 높은 운동(단거리 달리기)

제 I 형 섬유보다 열 배나 빨리 수축할 수 있고, 제 IIa 형 섬유는 이 두 형의 중간 정도 속도로 수축할 수 있다. 제 IIa 형 섬유는 제 IIb 형 섬유보다 피로에 대한 저항력이 크다. 빠른연축섬유는 당원을 많이 저장하고 있고 무산소호흡에 매우 잘 적응할 수 있지만, 느린연축섬유는 사립체를 더 많이 함유하고 유산소호흡에 더 적합하다.

닭 가슴살에 있는 흰색 근육은 주로 빠른연축섬유로 구성되며, 이 근육은 짧은 시간에 빨리 수축할 수 있으나 쉽게 지친다. 그래서 닭은 먼 거리를 날지 못한다. 대신 닭은 잘 걷는다. 반면에 오리는 오랜 시간 날 수 있어서 먼 거리를 날아간다. 닭의 다리나 오리의 가슴근육은 느린연축섬유인 빨간색 또는 어두운 근육으로 이루어진다. 근육의 겉모습이 더 어둡게 보이는 것은 혈관이 풍부하고 순간적으로 산소를 저장할 수 있는 **미오글로빈**(myoglobin)이 존재하기 때문이다. 미오글로빈은 근육수축에 의해 혈액 흐름이 방해를 받더라도 계속해서 산소를 방출할 수 있다.

그러나 사람의 근육에서는 느린연축섬유와 빠른연축섬유를 완벽하게 구별할 수는 없다. 대부분의 근육들은 두 종류의 섬유를 모두 함유하고 있다. 자세를 잡아주는 근육들은 빠른연축섬유보다 느린연축섬유를 많이 함유하고 위팔에 있는 근육은 느린연축섬유보다 빠른연축섬유를 많이 함유하고 있다.

평균적으로, 건강하고 활동적인 성인은 비슷한 숫자의 느린연축섬유와 빠른연축섬유를 지니고 있으며, 제 IIa 형 섬유가 제 IIb 형 섬유보다 세 배 정도 많이 존재한다. 다양한 무산소운동 또는 유산소운동을 수행하는 운동선수는 느린연축섬유와 빠른연축섬유가 균형을 이루고 있다. 그러나 세계적인 단거리 선수들은 약 80% 이상의 제 II 형 섬유를 지니고 있으나 세계적인 마라톤 선수들은 약 95% 정도의 제 I 형 섬유를 지니고 있다고 한다.

사람 몸을 구성하는 근육섬유의 비율은 전적으로 유전적인 영향을 받지만 훈련에 의해서도 변할 수 있다. 반복적인 훈련은 근육으로 가는 혈류를 증가시켜서 근육섬유 속의 사립체 개수를 증가시킨다. 이로 인해 근육의 크기가 커지고 이를 **근비대**(hypertrophy)라고 한다. 근력강화운동을 통해 근육이 커지면서 제 IIb 형 근육섬유들은 제 IIa 형으로 대체되어 피로를 덜 느끼게 된다. 운동을 그만두게 되면 제 IIa 형이 제 IIb 형으로 대체된다.

뼈대근육 속에 있는 근육세포의 숫자는 출생 이후에 비교적 일정하게 유지된다. 근육의 크기가 커지는 것은 이미 존재하던 근육섬유의 크기가 커지는 것이지 근육세포의 숫자가 급증하는 것은 아니다. 오히려 나이가 들수록 근육세포의 숫자는 감소한다. 그러나 근육섬유막 바로 아래 존재하는 미분화 세포인 **근육위성세포**(근위성세포, satellite cell)는 자극이 생겼을 때 새로운 근육섬유로 분화할 수도 있다. 자극은 손상, 질병 또는 극심한 훈련 때문에 존재하는 근육섬유가 파괴될 때 생긴다.

7.3 민무늬근육과 심장근육

민무늬근육(평활근, smooth muscle)은 세포당 한 개의 핵을 지닌 작고 방추형으로 생긴 세포로(표 7.2), 뼈대근육보다 근육원섬유마디를 형성하는 액틴 잔섬유와 미오신 잔섬유를 덜 함유하기 때문에 가로줄무늬가 없다. 민무늬근육은 신경계통의 자극을 받더라도 뼈대근육보다 느리게 수축하며 산소가 결핍되지 않는다. 민무늬근육세포의 안정막전위는 느린 탈분극과 재분극 사이의 변동을 거듭하고 있어서 주기적이며 자발적으로 활동전위를 발생하여 민무늬근육이 수축하기도 한다. 이러한 민무늬근육의 주기적 자발적 수축을 **자동성**(autorhythmicity)이라고 한다. 민무늬근육은 마음대로 움직일 수 없지만(불수의적) 뼈대근육은 마음대로 움직일(수의적) 수 있다. 소화계통을 조절하는 호르몬의 일부는 민무늬근육을 자극하여 수축시킬 수도 있다.

민무늬근육세포들은 서로 모여 근육층을 형성한다. 이 세포들 사이에는 틈새이음(제4장 참조)이라는 특화된 세포사이 연결이 발달되어, 활동전위가 같은 조직 안에 있는 민무늬근육세포로 퍼져나간다. 따라서 같은 조직 안의 민무늬근육세포들은 마치 하나의 근육처럼 동시에 수축할 수 있다.

심장근육은 뼈대근육과 민무늬근육의 장점들을 공유하고 있다(표 7.2). 심장근육세포는 길이가 길고, 가지치기를 한 모양으로 생겼으며 가로무늬를 가지고 있으면서도 세포당 한 개의 핵을 갖는다. 액틴 잔섬유와 미오신 잔섬유는 근육원섬유마디를 형성하지만, 뼈대근육처럼 일정한 배열을 하지는 않는다. 따라서 심장근육세포는 가로무늬가 있기는 하지만 뼈대근육처럼 뚜렷하지 않다. 신경 자극을 받았을 때 심장근육의 수축 속도는 민무늬근육보다 빠르고 뼈대근육보다 느리며 자동성이 있다. 심장근육은 산소가 부족해지면 움직임이 제한되지만, 산소가 꾸준히 공급되면 지속적으로 수축하며 쉽게 피로를 느끼지 않는다.

심장근육세포는 **사이원반**(윤반, intercalated disk)에 의해 서로 연결되어 있다. 사이원반은 치밀이음부와 틈새이음을 포괄하는 특화된 구조물로 세포사이로 활동전위가 잘 퍼지도록 한다. 이와 같은 세포사이 연결에 의해 심장근육세포들은 마치 하나의 근육처럼 작용할 수 있다. 따라서 한 번의 활동전위가 한 개의 심장근육세포에 전달되면 심장근육세포

표 7.2 근육계통에 속하는 근육의 비교

	뼈대근육	심장근육	민무늬근육
	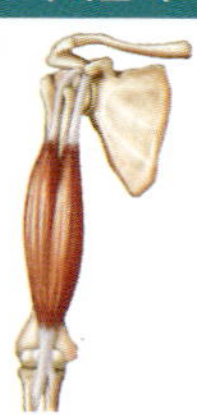	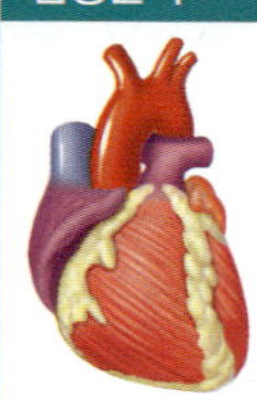	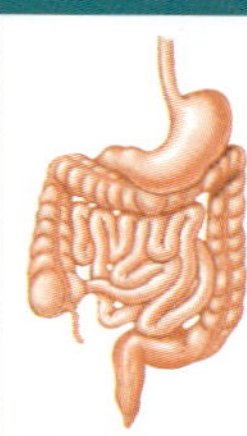
위치	뼈에 부착	심장	속빈 장기 및 혈관의 벽, 샘
모습	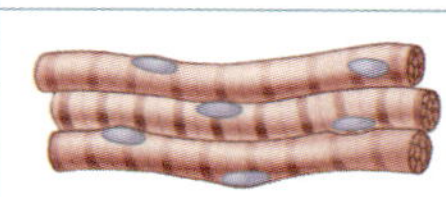	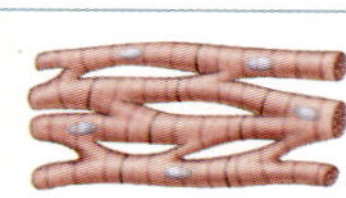	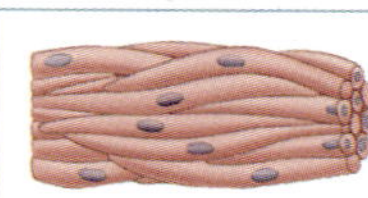
세포 형태	길고 원주형	가지친 모양	방추형
핵	여러 개의 핵이 주변부에 위치	보통 한 개의 핵이 세포의 중앙에 위치	한 개의 핵이 세포의 중앙에 위치
특이사항	–	사이원반이 있음	세포와 세포가 서로 연결됨
가로무늬	있다	있다	없다
자동성	없다	있다	있다
조절	수의적 조절	불수의적 조절	불수의적 조절
기능	몸을 움직임, 뼈대를 움직임	심장을 수축시켜 혈액을 박출함	기관 및 도관을 압박함

관련된 질환

서혜부 견인증

Lowe는 약간 추운 늦가을에 축구를 하였다. 다른 선수들과 마찬가지로 공을 반대편으로 차는 동작을 하다가 Lowe는 오른쪽 넓적다리 안쪽부위에서 날카로운 통증을 느끼면서 땅에 쓰러졌다. 축구팀 주치의가 넓적다리 안쪽부위 중심부를 누르자 Lowe는 엄청난 통증을 느꼈다. 축구팀 주치의는 경기장 바깥으로 Lowe를 옮긴 다음 Lowe의 통증부위에 얼음주머니를 올려놓았다. 4~5일 정도 Lowe는 항염증약물을 복용하면서 얼음주머니(Ice)를 통증부위에 올려놓은 채 휴식을 취하고(Rest), 근육을 압박(Compressing)하고 넓적다리부위를 위쪽(Elevating)으로 위치시켰다(RICE 요법). Lowe의 손상은 통증과 압박통증만 있을 뿐 부종이 없었기 때문에 중증도 1에 해당하는 손상이었다. 중증도 2 손상은 근육의 일부가 찢어진 상태이기 때문에 훨씬 더 통증이 심하고 부종이 생긴다. 중증도 3 손상은 근육 전체가 찢어진 상태이기 때문에 엄청난 통증과 부종이 동반되며 걸을 수 없게 된다. 서혜부 견인증은 주로 긴모음근에 이상이 생긴 것이지만 두 개 이상의 모음근에 이상이 생겨서도 발생할 수 있다. 근육의 손상은 주로 닿는곳 가까운 부위의 힘줄에서 잘 생긴다.

들이 한 번에 수축할 수 있다. 민무늬근육과 마찬가지로 심장근육은 마음대로 움직일 수 없으며(불수의적), 에피네프린 같은 호르몬의 영향을 받는다.

7.4 노화가 뼈대근육에 미치는 영향

뼈대근육이 노화되면 근육량과 근력이 감소하고, 신경자극에 반응하여 근육이 수축하는 데 걸리는 시간과 피로에서 회복되는 시간이 증가한다. 근육섬유의 소실은 25세부터 서서히 시작되어 80세가 되면 전체 근육의 약 50% 정도가 소실된다. 무거운 물건을 들거나 운동을 하는 것이 근육 소실을 줄이는 데 도움이 되기는 하지만 근육섬유의 소실을 원천적으로 억제하지는 못한다. 게다가 빠른연축섬유가 느린연축섬유보다 훨씬 더 빨리 소실되는 경향이 있다. 근육의 힘과 수축속도가 감소하는 주 원인이 바로 급격한 빠른연축섬유의 소실 때문이다. 신경근육이음부의 표면적이 감소함에 따라 신경세포의 활동전위가 근육섬유에 전달되는 속도가 감소한다. 따라서 근육섬유에서 발생하는 활동전위가 감소한다. 운동신경세포의 수도 감소하기 때문에 남아 있는 운동신경세포가 더 많은 근육섬유를 움직여야만 하며, 운동단위가 증가함에 따라 근육을 정확하게 조절하지 못하게 된다. 노화가 진행되면 근육 주변의 모세혈관의 밀도를 감소시켜서 근육이 피로에서 회복하는 데 많은 시간이 소요된다.

노화와 관련된 뼈대근육의 소실은 열심히 육체활동을 하는 사람에서 현저하게 감소된다. 나이가 들수록 몸을 움직이지 않는 생활을 하게 되는데, 노인일지라도 운동을 하게 되면 보다 힘 있고 활동적인 움직임을 할 수도 있다.

질병과 질환 : 근육계통

상태	설명
근육경련	고통스런, 경직성 근육의 수축. 젖산이 많이 축적되어 발생함
섬유근통	생명에 위협이 되지 않는 만성근육통증이 전신에 퍼지며 치료법이 없음. 일명 만성근육통증후군이라고도 함
근비대	근육원섬유의 수가 증가되어 근육의 크기가 커지는 것으로 근육을 많이 사용하면 발생함
근위축	근육원섬유의 수가 줄어들어 근육의 크기가 작아지는 것. 마비 등으로 근육을 사용하지 않아서 발생함
근육퇴행위축	모든 종류의 근육이 퇴행하여 근위축에 빠지는 유전질환
뒤시엔느 근위축증	디스트로핀을 만드는 유전자의 일부가 소실되어 점진적인 근육의 약화와 구축이 일어남
근육긴장퇴행위축	강력한 근육의 수축 이후에 이완이 되지 않아 근육이 약화됨. 주로 손에 있는 근육에서 심하게 나타남
중증근육무력증	관련된 질환 참조
힘줄염	근육의 힘줄 또는 부착점이 과도한 근육 사용에 의해 염증이 발생한 것

※ 자세한 정보들은 **www.mhhe.com/seeleyess8**에서 찾아볼 수 있다.

예상문제에 대한 답

a. 뼈대근육이 이완되지 못하고 수축한 채로 경직되었다는 것은 근육세포의 자극을 차단할 수 있는 기능이 소실되었음을 의미한다. 유기인산염 중독은 신경근육이음부에서 아세틸콜린을 분해하여 근육섬유를 자극하는 아세틸콜린의 작용시간을 제한하는 아세틸콜린에스테르분해효소의 작용을 억제한다. 따라서 유기인산염에 중독되면 아세틸콜린이 연접틈새에 축적되기 때문에 연속적으로 근육섬유를 자극하게 된다. 그 결과 피로에 빠질 때까지 근육은 수축한 채로 유지된다.

b. "아세틸콜린" 대항제는 아세틸콜린과 같은 신경전달물질의 대사에 영향을 미치는 화학물질 중 하나이다. 특정 신경전달물질의 대항제는 중독증상이 나타날 때 치료제로 활용될 수 있다. 쿠라레(curare)라는 화학물질은 근육세포에 존재하는 아세틸콜린 수용체와 결합함으로써 아세틸콜린이 수용체와 결합하는 것을 방해한다. 아세틸콜린이 수용체와 결합하지 못하게 되면 정상적인 신경자극에도 근육이 반응하지 못하게 된다. 유기인산염 중독의 경우에는 신경근육이음부에 아세틸콜린이 너무 많이 존재하여 임상증상을 유발하기 때문에 아세틸콜린 수용체와 결합하는 쿠라레가 유기인산염 중독의 임상증상을 완화시킬 수 있다. 즉, 유기인산염 중독에서 쿠라레를 치료제로 활용하면 쿠라레가 아세틸콜린 수용체와 결합하여 아세틸콜린의 작용을 방해하기 때문에 호흡근육의 경직마비를 예방할 수 있다.

CHAPTER

08 신경계통

예상문제

"아빠, 이것봐 내차가 부릉부릉 하면서 가고 있어" James의 아들 Jacob은 신나게 소리쳤다. James와 Jacob은 장난감 차를 가지고 놀면서 오후를 보냈다. James는 Jacob이 장남감 차를 가지고 거실 주위를 돌면서 자동차 엔진소리를 내는 것을 보는 것이 행복했다. James의 감각과 행동 그리고 감정은 뇌와 척수 그리고 신경 및 감각수용체로 구성된 신경계통에 의해 나타나는 결과이다.

그날 밤, Jacob은 잘 시간이 되었고, 거실에서 가지고 놀던 장남감 차를 아빠가 정리해주길 바랬다. James는 어두운 거실에서 Jacob이 가지고 놀았던 차를 정리하던 중 작은 차 하나를 오른발로 밟았다. 이와 동시에 그는 오른쪽 발바닥에 통증을 느꼈고, 즉시 통증이 느껴지는 오른발을 들었다. 그러나 그때 왼발 아래에 또 다른 차가 있는 것을 느꼈다. 다행히도, 그는 다른 발이 차를 밟지 않도록 그의 체중을 뒤로 이동시킬 수 있었다. 이 장을 배우고 난 뒤, James가 그의 발을 보호할 수 있었던 반사작용에 대하여 설명하라.

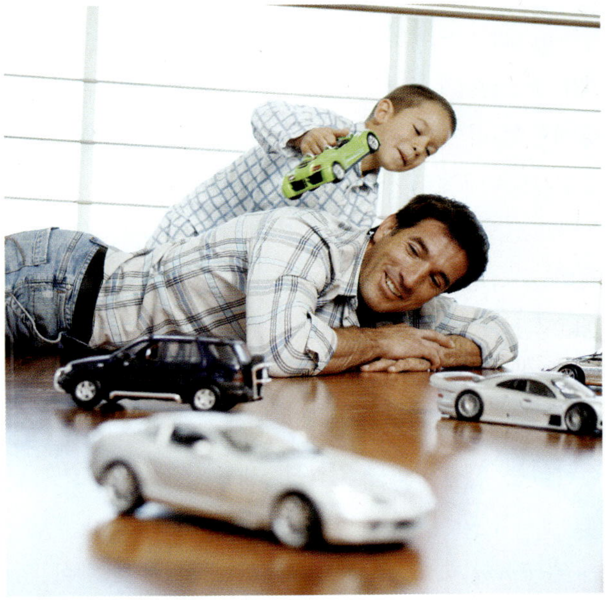

Module 7 Nervous System | Anatomy & Physiology REVEALED aprevealed.com

8.1 신경계통의 기능

신경계통은 거의 모든 신체 기능에 어떠한 방식으로든 관련되어 있다. 신경계통의 주요 기능은 다음과 같다.

1. *감각정보의 수용.* 감각수용체는 다양한 내 · 외부의 자극을 감시한다. 우리는 보고(시각), 듣고(청각), 맛보고(미각), 냄새를 맡고(후각), 만지고(촉각), 아파하고(통증), 움직이고(몸의 자세), 뜨거움과 차가움(온도각) 같은 감각을 느낀다. 혈액의 수소 이온농도(pH)와 혈액의 가스 및 혈압 등의 일부 감각은 무의식 중에 인지된다.
2. *정보의 통합.* 뇌와 척수는 감각정보를 통합/분석하고, 그에 대한 반응을 하기 위한 중요 기관이다. 인체에서 즉각적인 반응을 만들어내는 감각정보는 경우에 따라 기억에 저장되거나 지워진다.
3. *근육과 샘의 조절.* 뼈대근육은 일반적으로 신경계통에 의해 자극 받았을 때만 수축한다. 따라서 신경계통은 뼈대근육의 조절을 통해 신체의 주요한 움직임을 조절한다. 또한, 신경계통은 심장근육, 민무늬근육 및 인체에 존재하

는 많은 샘의 조절에 관여한다.

4. *항상성 유지*. 신경계통은 항상성 유지에 중요한 역할을 한다. 이러한 기능은 신체의 내외적 상태의 변화를 인지하고, 통합 및 분석하여 그에 적절한 반응을 나타내는 신경계통의 특성 때문이다. 이러한 특성을 통하여, 신경계통은 인체의 일정한 내부환경을 유지하기 위해 다른 계통의 활성을 자극하거나 억제할 수 있다.
5. *정신활동의 안정과 유지*. 뇌는 의식과 기억, 그리고 생각 등의 정신활동을 관장하는 중심이다.

8.2 신경계통의 구분

신경계통은 중추신경계통과 말초신경계통으로 구분된다(그림 8.1). **중추신경계통**(중추신경계, central nervous system; CNS)은 뇌와 척수로 구성되어 있으며, **말초신경계통**(말초신경계, peripheral nervous system; PNS)은 중추신경계통의 밖에 위치하는 모든 신경조직(신경섬유와 신경절)으로 구성되어 있다.

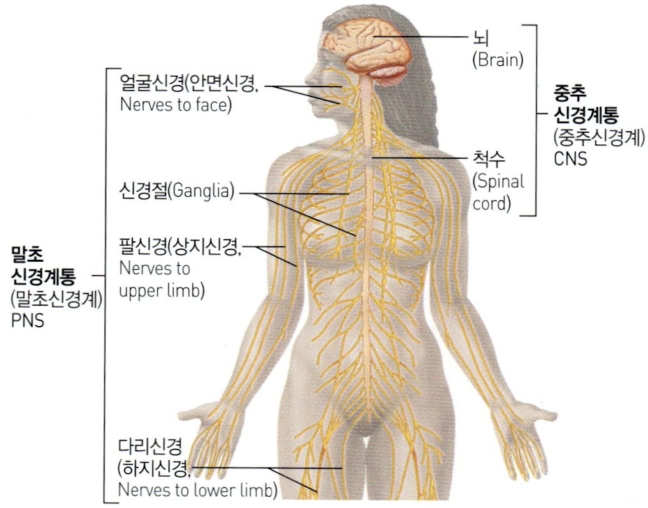

그림 8.1 신경계통
중추신경계통(CNS)은 뇌와 척수로 구성되어 있으며, 말초신경계통(PNS)은 신경섬유와 신경절로 구성되어 있다.

말초신경은 다음과 같이 기능적으로 구분되는 두 가지의 구성성분으로 분류된다(그림 8.2). 첫째, **감각신경**(지각신경, sensory division) 또는 *들신경*(*afferent division*)은 감각수용체에서 중추신경계통으로 활동전위를 전달한다. 말초신경계통에서 중추신경계통으로 활동전위를 전달하는 신경세포를 **감각신경세포**(지각신경세포, sensory neurons)라 한다. 둘째, **운동신경**(motor division) 또는 *날신경*(*efferent division*)은 중추신경계통에서 인체에 있는 근육 및 샘과 같은 효과기로 활동전위를 전달하여 각 기관의 운동을 조절한다. 중추신경계통에서 말초신경계통 쪽으로 활동전위를 전달하는 신경세포를 **운동신경세포**(motor neurons)라 한다.

운동신경은 중추신경계통에서 뼈대근육으로 활동전위를 전달하는 **몸신경계통**(체신경계, somatic nervous system)과 중추신경계통에서 심장근육과 민무늬근육 및 샘 등으로 활동전위를 전달하는 **자율신경계통**(자율신경계, autonomic nervous system)으로 세분화된다. 이 중 자율신경계통은 교감신경과 부교감신경으로 구분된다.

장관신경계통(장관신경계, enteric nervous system; ENS)은 말초신경계통의 독특한 구성성분이다. 장관신경계통은 모두 소화관 내에 위치한 감각과 운동신경세포로 구성되어 있다. 장관신경계통은 일반적으로 감각신경세포와 자율신경계통의 운동신경세포에 의해 중추신경계통의 조절을 받지만, 중추신경계통이나 말초신경계통의 다른 부분에서 오는 정보에 상관없이 기능을 할 수 있다.

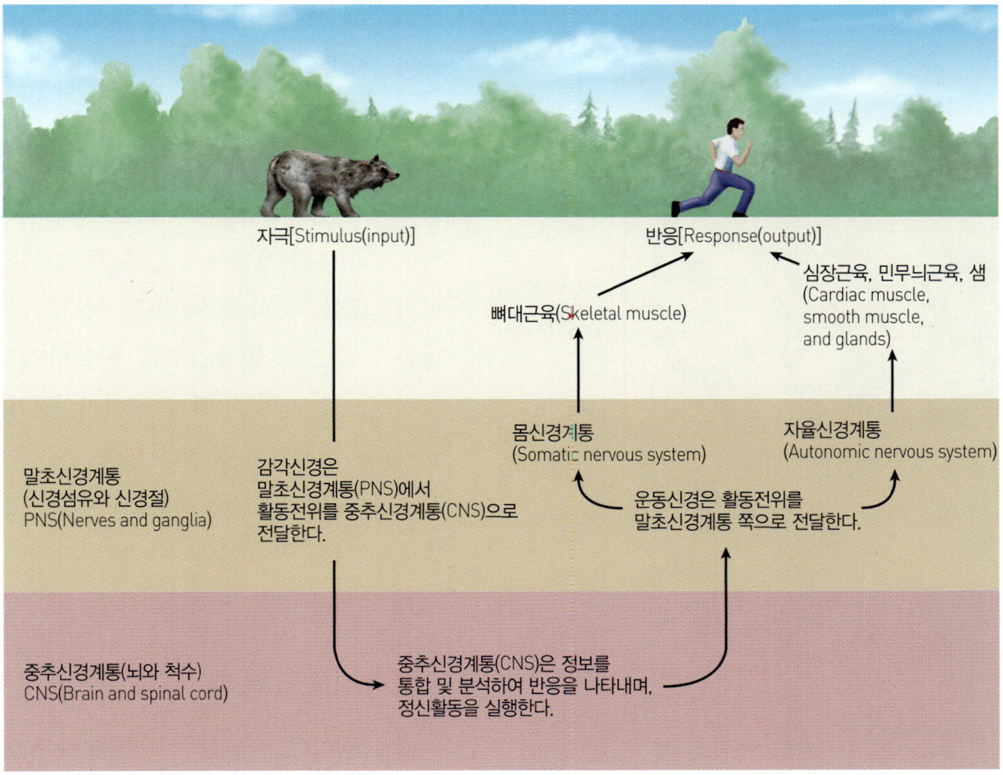

그림 8.2 신경계통의 구성
말초신경계통(PNS)의 감각신경은 자극을 감지하고, 활동전위를 중추신경계통(CNS)으로 전달한다.
중추신경계통은 들어온 활동전위를 통합/분석하여 반응을 나타내기 위해 운동신경으로 전달되는 활동전위를 만든다. 운동신경은 몸신경계통과 자율신경계통으로 나뉜다.

8.3 신경계통의 세포

신경계통을 구성하고 있는 두 가지의 세포형태는 신경세포와 신경아교세포이다.

신경세포

신경세포(신경원, 뉴런, neurons, *nerve cell*)는 자극을 받아들이고, 활동전위를 전달하여 신호를 다른 신경세포나 효과기로 전달한다(그림 8.3). 신경세포는 세포체와 가지돌기 및 축삭이라는 두 종류의 돌기로 구성되어 있다.

각 신경세포의 **세포체**(cell body)는 하나의 핵을 가지고 있다. 일반적인 다른 세포와 같이, 신경세포의 핵은 유전자발현을 위한 정보가 담겨 있으며, 많은 수의 과립세포질그물(rough ER)과 골지복합체 및 사립체가 핵을 싸고 있다. 중간세사를 포함한 많은 양의 신경미세섬유와 미세관이 각각의 구역에서 세포질의 뼈대를 이루고 있다.

가지돌기(수상돌기, dendrites)는 짧고, 보통 신경세포의 세포체로부터 점점 가늘게 뻗어 있는 수많은 가지를 만든다. 대부분의 가지돌기는 신경세포의 세포체가 확장된 것이지만, 구조가 같은 가지돌기는 일부 감각신경세포 축삭의 끝부분으로부터 나오기도 한다. 가지돌기는 보통 다른 신경세포 또는 감각수용기로부터 정보를 받아 들이고, 신경세포의 세포체 쪽으로 정보를 전달한다.

각각의 신경세포는 세포체로부터 연장된 하나의 긴 세포돌기인 **축삭**(axon)을 가지고 있다. 축삭이 신경세포의 세포

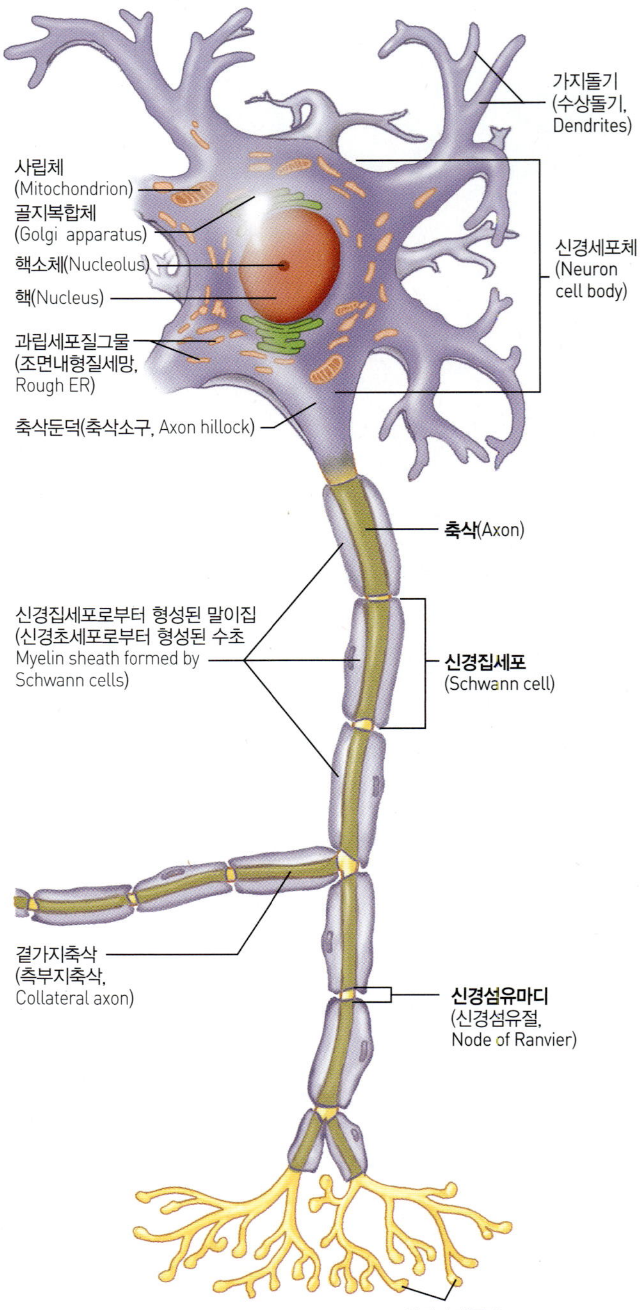

그림 8.3 전형적인 신경세포
말초신경계통에서 전형적인 신경세포의 구조적인 특징은 세포체와 축삭 및 가지돌기와 같은 두 가지 형태의 돌기이다.

체로부터 시작되는 부위를 **축삭둔덕**(axon hillock)이라고 한다. 각각의 축삭은 동일한 두께로 일정하게 형성되어 있으며, 수 mm에서 1m가 넘는 길이로 매우 다양하게 나타날 수 있다. 감각신경세포의 축삭은 활동전위를 중추신경계통 쪽으로 전달하고, 운동신경세포의 축삭은 중추신경계통에서 말초 쪽으로 활동전위를 전달한다. 또한, 축삭은 뇌 또는 척수의 한 부분으로부터 다른 부분으로 활동전위를 전달하기도 한다. 축삭은 일반적으로 가지를 뻗지 않지만, **곁가지**(측지, collateral axons)를 형성하는 분절을 만들기도 한다. 축삭은 **말이집**(수초, myelin sheaths)이라고 부르는 고도로 분화된 절연층에 의해 싸여 있을 수 있다(자세한 내용은 이장의 '말이집'에서 다룰 것이다).

신경세포의 종류

신경세포는 그 돌기가 어떻게 배열되어 있느냐에 따라 세 가지 종류로 구분된다(그림 8.4, 표 8.1). **뭇극신경세포**(다극신경원, multipolar neurons)는 많은 가지돌기와 하나의 축삭을 가지고 있다. 중추신경계통에 위치하는 대부분의 신경세포와 거의 모든 운동신경세포가 뭇극신경세포에 해당한다. **두극신경세포**(양극신경원, bipolar neurons)는 각각 한 개씩의 가지돌기와 축삭을 가지고 있으며, 눈의 망막이나 코안 공간과 같은 일부 감각기관에 존재한다. 대부분의 감각신경세포는 거짓홑극신경세포이다. **거짓홑극신경세포**(위단극신경원, pseudo-unipolar neurons)는 세포로부터 확장된 하나의 돌기를 가지고 있으며, 이 돌기는 세포체로부터 가까운 곳에서 두 개의 돌기로 갈라진다. 하나의 돌기는 말초 쪽으로, 다른 한 개는 중추신경계통 쪽으로 뻗는다. 두 개의 돌기는 각각 중추신경계통으로 들어가는 짧은 하나의 축삭과 말초에서 감각수용체와 같은 가지돌기로 작용한다. 축삭은 말초에서 감각정보를 받아서 중추신경계통 쪽으로 활동전위를 보내주는 역할을 한다.

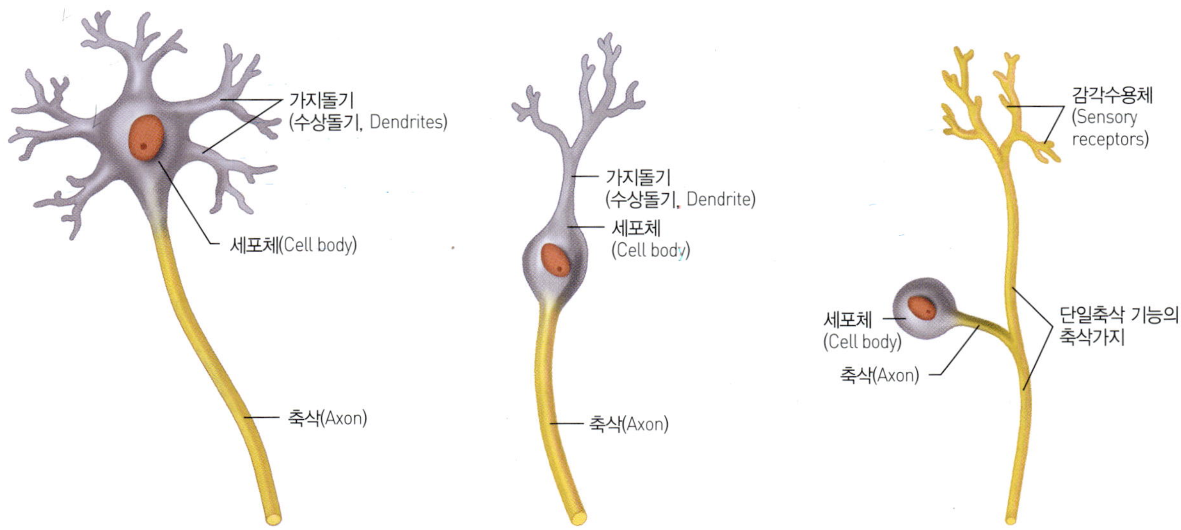

(a) **뭇극신경세포**(다극신경원)는 많은 가지돌기와 축삭을 가지고 있다.

(b) **두극신경세포**(양극신경원)는 각각 하나씩의 가지돌기와 축삭을 가지고 있다.

(c) **거짓홑극신경세포**(위단극신경원)의 축삭은 있고, 가지돌기는 없는 것으로 보인다.

그림 8.4 신경세포의 종류

표 8.1 신경계통의 세포(그림 8.4, 8.5 참조)

세포유형	특징	기능
신경세포		
뭇극신경세포	많은 가지돌기와 하나의 축삭	대부분의 운동신경세포와 중추신경계통에 위치하는 신경세포임
두극신경세포	하나의 가지돌기와 하나의 축삭	눈 및 코와 같은 특수감각기관에서 관찰됨
거짓홑극신경세포	하나의 축삭을 가진 것처럼 보임	대부분의 감각신경세포
신경아교세포		
별아교세포	많은 돌기를 뻗고 있음	신경세포를 구조적으로 지지하고, 신경정보의 전달과정을 조절하며, 혈관-뇌장벽을 형성하는 데 관여함. 신경조직의 재생을 도움
뇌실막세포	상피세포와 유사함	뇌의 뇌실계통과 척수의 중심관에 존재하고, 뇌척수액을 순환시키며, 일부는 뇌척수액을 생성하는 맥락얼기를 형성함
미세아교세포	작고, 이동할 수 있는 세포임	세균의 감염으로부터 중추신경계통을 보호하고, 염증에 반응하며 큰포식세포가 됨
희소돌기아교세포	다양한 축삭을 에워쌀 수 있는 돌기를 가진 세포임	세포의 돌기는 중추신경계통에서 축삭을 싸는 말이집을 형성하거나 민말이집 축삭을 에워쌈
신경집세포	축삭을 에워싸고 있는 하나의 세포임	말초신경계통에서 축삭을 둘러싸는 말이집을 형성하거나 민말이집 축삭을 에워쌈

신경아교세포

신경아교세포(neuroglia, *glial cell*)는 중추와 말초신경계통의 신경세포와는 다른 세포로 신경세포에 비해 그 수가 훨씬 더 많다. 대부분의 신경아교세포는 신경세포와는 다르게 분열할 수 있는 능력을 가지고 있으며, 다섯 종류가 있다. **별아교세포**(성상교세포, astrocytes)는 중추신경계통에서 대부분 버팀세포와 같이 작용한다. 이러한 작용에 따라, 별아교세포는 신경세포의 가까이에서 신경세포 간의 신경정보전달 과정을 촉진하거나 억제할 수 있다. 더욱이, 별아교세포는 혈관의 내피세포와 함께 중추신경계통과 혈액 사이에서 **혈관뇌장벽**(blood-brain barrier)이라는 투과장벽을 형성하는데 관여한다. 별아교세포는 신경세포에 가해지는 손상을 감소시키는데 도움이 되지만, 회복과정에서 손상된 축삭의 재생을 방해할 수 있는 상처를 만든다. **뇌실막세포**(상의세포, ependymal cells)는 중추신경계통 내 액체가 가득 찬 공간(뇌실계통)에 존재한다. 일부의 뇌실막세포는 뇌척수액을 만들고, 표면에 섬모를 가지고 있는 일부의 뇌실막세포는 중추신경계통을

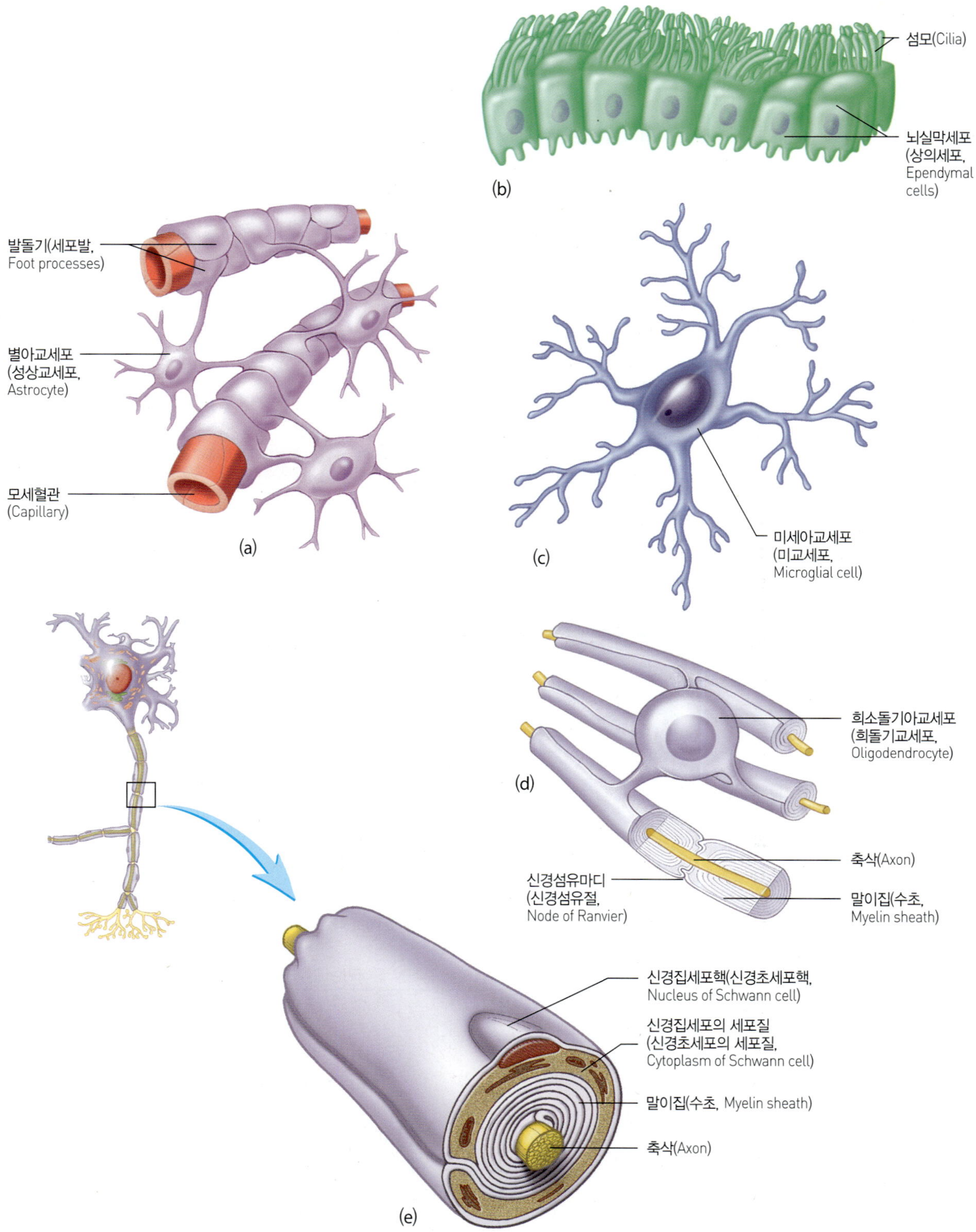

그림 8.5 신경아교세포의 종류

(a) 혈관을 싸고 있는 발돌기를 만드는 별아교세포.
(b) 표면으로부터 연장된 섬모를 가지고 있는 뇌실막세포.
(c) 미세아교세포.
(d) 중추신경계통에서 세 개의 축삭을 싸고 있는 말이집을 형성한 희소돌기아교세포.
(e) 말초신경계통에서 축삭의 말이집을 형성하고 있는 신경집세포.

통한 뇌척수액의 흐름을 도와준다. **미세아교세포**(미교세포, microglia)는 중추신경계통에서 면역세포처럼 작용한다. 이 세포는 세균과 신경세포의 손상에 따라 나타나는 부산물을 제거함으로써 뇌를 보호하는 데 도움을 준다. 중추신경계통의 **희소돌기아교세포**(희돌기교세포, oligodendrocytes)와 말초신경계통의 **신경집세포**(신경초세포, Schwann cells)는 축삭을 싸고 있는 말이집을 만드는 데 관여한다(그림 8.5, 표 8.1).

말이집

축삭은 중추신경계통에서는 희소돌기아교세포와 말초신경계통에서는 신경집세포의 세포돌기에 의해 싸여 있다(그림 8.5). **민말이집축삭**(무수축삭, unmyelinated axons)은 중추신경계통에서는 희소돌기아교세포와 말초신경계통에서는 신경집세포의 함몰 부위에 놓여 있다(그림 8.6). **말이집축삭**(유수축삭, myelinated axons)은 **말이집**(수초, myelin sheaths)이라는 특수하게 분화된 구조로 싸여 있다(그림 8.6). 각각의 희소돌기아교세포 돌기 및 신경집세포는 견고하게 둘러싸여 있는 세포막을 형성하도록 축삭의 주위를 반복적으로 싸고 있다. 많은 신경세포의 축삭으로 구성된 전형적인 작은 신경은 보통 말이집축삭 보다 민말이집축삭을 많이 가지고 있다. 말이집은 세포막을 가로지르는 거의 모든 이온의 이동을 방지하는 우수한 절연체이다. **신경섬유마디**(신경섬유절, nodes of Ranvier)라 불리는 말이집의 틈새는 희소돌기아교세포의 구역 사이 또는 각 신경집세포 사이에 mm 단위로 나타나며, 이온의 이동은 신경섬유마디에서만 일어날 수 있다. 축삭의 말이집형성은 축삭을 따라 발생하는 활동전위의 효율성과 속도를 증가시킨다. 활동전위에 대한 자세한 내용은 뒤에서 자세히 설명될 것이다.

신경조직의 구성

중추신경계통과 말초신경계통 모두에는 회색질 구역과 백색질 구역이 포함되어 있다. **회색질**(회백질, gray matter)은 신경세포의 세포체와 가지돌기의 집단으로 구성되어 있으며, 말이집이 거의 없다. 중추신경계통에서 뇌의 표면에 존재하는 회색질을 **겉질**(피질, cortex)이라 부르고, 뇌의 깊은 곳에 회색질의 덩어리 형태로 모여 있는 곳을 **핵**(nuclei)이라 부른다. 이때, 뇌의 깊은 곳에 존재하는 회색질의 덩어리인 핵과 세포의 핵은 개념적으로 다르다는 것을 명심해야 한다. 말초신경계통에서, 신경세포의 세포체가 덩어리를 이루고 있는 것을 **신경절**(ganglion)이라 부른다.

백색질(백질, white matter)은 흰색으로 보이는 말이집에 싸여 같은 방향으로 뻗어 있는 축삭의 다발로 구성되어 있다.

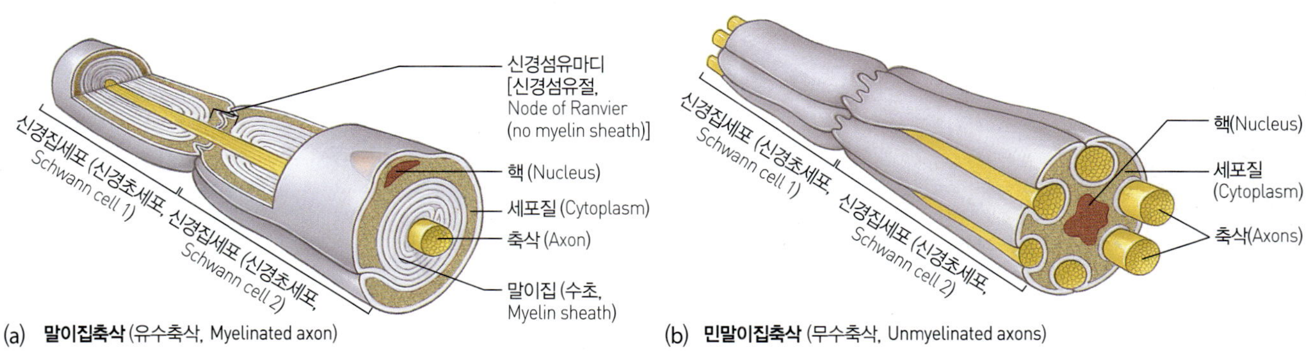

그림 8.6 말이집축삭과 민말이집축삭의 비교

(a) 하나의 축삭을 싸고 있는 말이집을 두 개의 신경집세포가 각각 형성하고 있는 것을 볼 수 있다.
(b) 여러 개의 축삭을 싸고 있는 두 개의 신경집세포는 말이집을 형성하지 않고 있는 것을 볼 수 있다.

중추신경계통의 백색질은 중추신경계통의 한 곳에서 다른 곳으로 활동전위를 전파하는 **신경로**(nerve tract) 또는 *전도로*를 형성한다. 말초신경계통에서 축삭과 축삭을 싸고 있는 결합조직의 다발을 **신경**(nerve)이라 부른다.

8.4 전기신호와 신경경로

안정막전위

모든 세포는 전기적인 특성을 나타내는데, 대부분 세포막의 안쪽은 음전하를, 세포막의 바깥쪽은 양전하를 나타낸다. 이러한 전하 분포의 불균형은 세포막이 **극성화**(polarized)되어 있음을 의미한다. 휴지기의 세포에서 이와 같은, 불균형한 전하의 분포를 **안정막전위**(resting membrane potential)라 한다. 세포막의 바깥쪽은 배터리의 양극이고, 안쪽은 음극에 해당된다. 따라서 전위라 부르는 미량의 전압 차이는 휴지기의 세포막을 가로질러 측정할 수 있다.

1. 휴지기의 세포에서 세포막의 안쪽은 칼륨 이온의 농도가 높고, 세포의 밖은 나트륨 이온의 농도가 높다. 세포막은 음전하를 띠고 있는 단백질이 투과할 수 없기 때문에 이들은 세포막의 안쪽에 분리되어 있다.

2. 이곳에는 나트륨 누출통로보다 칼륨 누출통로가 더 많이 있다. 휴지기의 세포에서 오직 누출통로만이 열리고, 관문통로는 닫혀 있다. 형질막을 교차하는 이온 농도의 차이 때문에 칼륨은 세포 밖으로 확산되어 그것의 농도경사를 떨어뜨리고, 나트륨은 세포 안으로 확산되어 그것의 농도경사를 떨어뜨린다. 세포 밖으로 확산되려는 칼륨의 경향성은 음전하를 띠는 단백질에 의해 세포 안으로 끌어당겨지는 칼륨의 성향에 의해 방해 받게 된다.

3. 나트륨-칼륨 펌프는 세 개의 나트륨 이온을 세포 밖으로 두 개의 칼륨 이온을 세포 안으로 교환되게 하는 펌프작용에 의해 나트륨과 칼륨의 격차수준을 유지하는 데 도움이 된다. 이 펌프는 ATP의 가수분해에 의해 작용한다. 안정막전위는 세포 밖으로 이동하는 칼륨 이온이 세포 안으로 이동하는 칼륨과 평형을 이룰 때 유지된다.

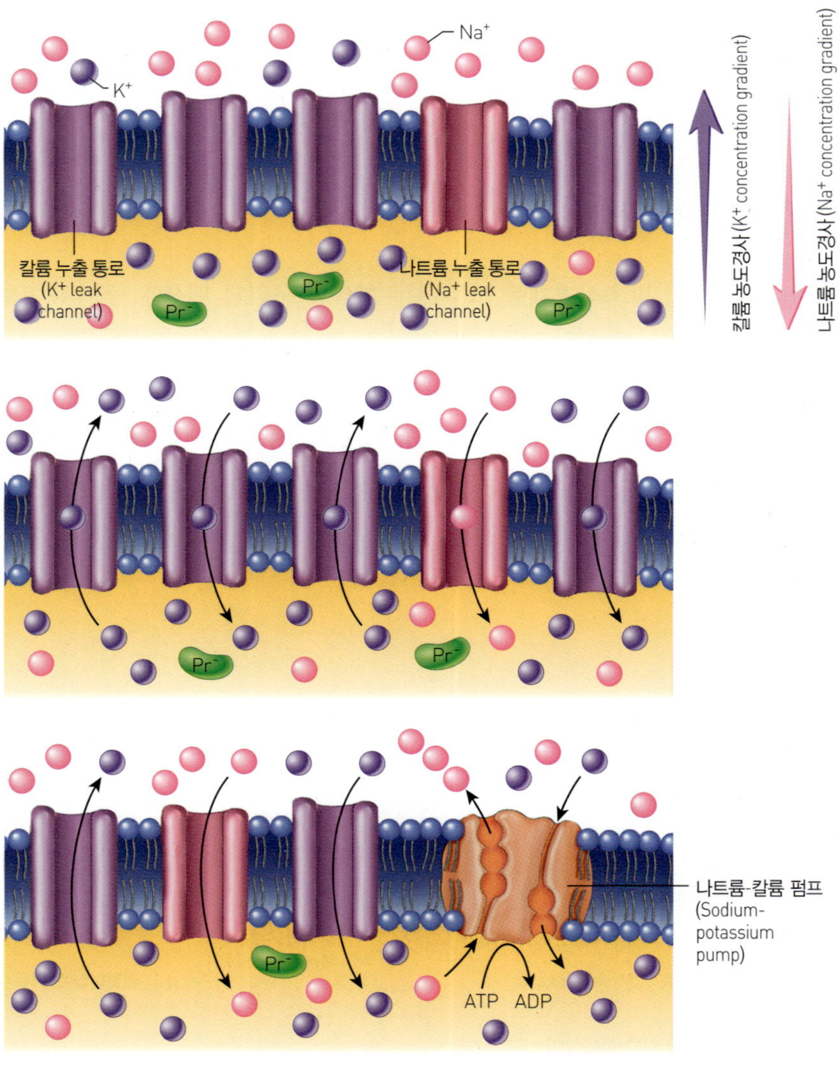

그림 8.7 안정막전위의 발생

안정막전위는 다음과 같은 3가지 주요한 요인에 의해 형성된다. (1) 세포막의 바로 안쪽에 있는 칼륨 이온의 높은 농도, (2) 세포막의 바로 바깥쪽에 있는 나트륨 이온의 높은 농도, (3) 그리고 나트륨에 비해 칼륨에 대한 세포막의 높은 투과율(그림 8.7의 1단계)이다. 따라서 안정막전위는 세포막을 가로지르는 이온의 농도 차이와 세포막 투과율의 특성에 의해 나타난다.

세포막 투과율의 차이는 막을 통해 열리는 이온 통로의 수적인 차이 때문이다. 이온은 혼자 세포막을 가로질러 자유롭게 이동하지 못하고, 세포막에 존재하는 이온 통로를 통해 흐른다. 통로를 통한 이온의 흐름은 세포막을 가로지르는 이온의 농도차 때문이다. 이러한 종류에는 누출통로와 관문통로 두 가지 기본 형태의 이온 통로가 있다(그림 3.5). **누출통로**(leak channels)는 항상 열려 있다. 따라서 누출통로의 명칭이 의미하는 것과 같이 이온은 세포막을 가로질러 세포의 밖으로 누출될 수 있고, 그들의 농도경사는 떨어진다. 세포가 휴지기에 있을 때, 막전위는 누출통로를 통한 이온의 확산에 의해 안정화된다. 나트륨 누출통로보다 칼륨 누출통로가 50~100배 가량 많기 때문에, 휴지기의 세포막은 나트륨에 비해 칼륨에 더 높은 투과성을 보인다. 그러므로 칼륨 누출통로는 휴지기의 막전위에 가장 크게 기여한다. **관문통로**(gated channels)는 특정한 신호에 의해 열리기 전까지는 닫혀 있다. **전압의존형 통로**(voltage-gated channels)은 막전위의 변화에 의해 열리는 반면, **화학작동 통로**(chemically gated channels)는 신경전달물질이나 다른 화학물질에 의해 열린다. 통로가 열리면 관문통로는 막전위를 변화시킬 수 있다. 따라서 이러한 과정을 통해 다음 장에서 설명될 활동전위가 발생될 수 있다.

앞서 설명한 바와 같이, 휴지기의 세포 안쪽은 음전하를 바깥은 양전하를 띤다. 세포 안쪽이 음전하를 나타내는 근본적인 원인은 음전하를 가진 단백질과 같은 분자의 농도가 높기 때문인데, 세포막은 이러한 물질에 대해서 불투과성을 가지기 때문에 단백질은 세포 밖으로 확산되어 나가지 못한다(그림 8.7의 2단계). 그 결과, 양전하를 띠는 칼륨이 누출통로를 통해 세포 밖으로 유출되기 때문에, 세포막의 안쪽은 더욱 더 음전하가 된다. 세포 안쪽의 음전하를 나타내는 분자들은 양전하를 띠고 있는 칼륨을 세포 안쪽으로 잡아 당기는 경향을 나타낸다. 세포 밖 칼륨의 농도경사는 세포 안으로 칼륨을 끌어당기는 세포 안의 음전하에 의해 균형이 유지되기 때문에 안정막 전위는 평형상태가 유지된다(그림 8.7의 2단계).

세포막을 가로지르는 이온의 누출에 대한 보상차원으로 **나트륨-칼륨 펌프**(sodium-potassium pump)가 세포막 안쪽의 칼륨과 바깥쪽의 나트륨 농도를 유지하기 위해 필요하다. 이 펌프는 능동적으로 칼륨을 세포 안쪽으로 나트륨을 세포 바깥쪽으로 운반한다(그림 8.7의 3단계). 이 펌프는 이온의 평형상태를 유지하기 위해 많은 양의 에너지를 소모하는 아주 중요한 펌프로 정상적인 세포에서 총 ATP의 25%와 신경세포에서 총 ATP의 70%을 소모한다.

활동전위

근육세포와 신경세포는 **흥분성 세포**(excitable cells)이고, 안정막전위는 관문통로를 활성화시킬 수 있는 자극에 반응하여 변하게 된다. 관문통로의 열림과 닫힘은 세포막의 투과율 특성을 변화시킬 수 있고, 그 결과 막전위를 바뀌게 할 수 있다.

활동전위의 생성에 관여하는 통로는 전압의존형 나트륨 통로와 칼륨 통로이다(그림 8.8의 1단계). 세포막이 휴지기에 있을 때, 전압의존형 통로는 닫혀 있다(그림 8.8의 1단계). 화학물질에 의해 열리는 화학작동 통로의 신경전달물질이 활성화된 이후 근육세포와 신경세포에 자극이 주어질 때, 나트륨 통로가 아주 빨리 열리게 되고, 이때 나트륨이 신속하게 세포 안으로 유입된다(그림 8.8의 2단계). **국소전류**(local current)라 불리는 이러한 나트륨의 이동은 세포막의 안쪽을 양전하를 띠게 만들고, 그 결과 세포막은 **탈분극**(depolarization)된다. 이러한 탈분극은 **국소전위**(local potential)를 생성되게 하는데 탈분극이 충분하게 강하지 않을 경우, 나트륨 통로는 다시 닫히고, 국소전위는 신경세포의 막을 따라 전파되지 못하고 사라지게 된다. 탈분극의 강도가 충분하면 나트륨은 세포 안으로 유입되고, 국소전위는 **문턱값**(threshold)에 도달하게 된다. 이러한 문턱값 이상의 탈분극은 전압의존형 나트륨 통로를 열리게 하여 문턱값은 거의 대부분 세포체 근처의 축삭둔덕(axon hillock)에 도달하게 된다. 이러한 통로의 열림에 의해 나트륨에 대한 세포막의 투과성은 600배 이상 증가된다. 또한, 전압의존형 칼륨 통로도 열리기 시작한다. 더욱 더 많은 나트륨이 세포 안으로 유입되므로 인

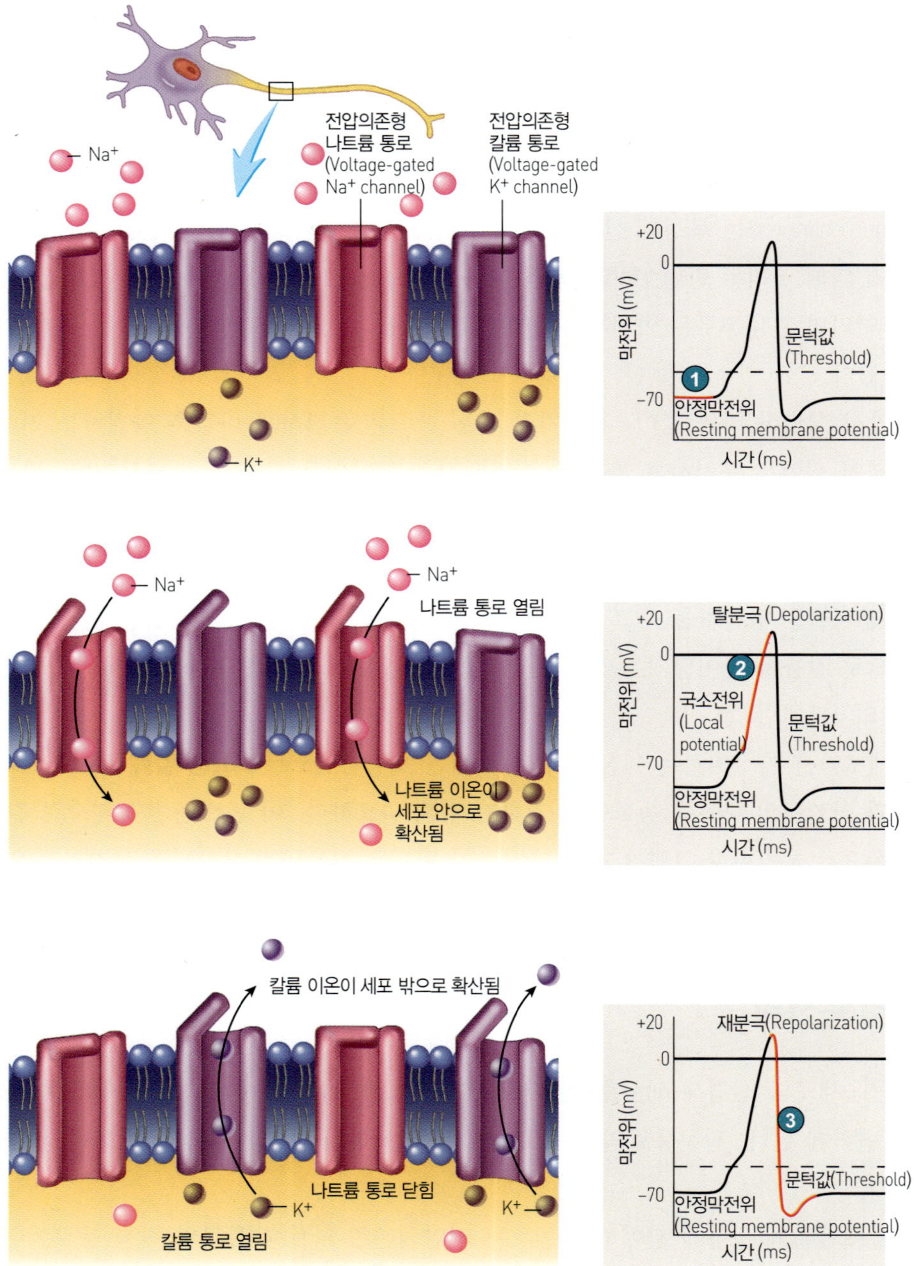

① **안정막전위.** 나트륨 통로와 대부분의 칼륨 통로는 닫혀 있고, 세포막의 밖이 안에 비해 양전하를 띠고 있다.

② **탈분극.** 나트륨 통로 및 칼륨 통로가 열리기 시작하여 나트륨 이온이 세포 안으로 확산되어 들어온다. 나트륨이 세포 안으로 들어오는 움직임이 세포막의 안을 양전하로 만들기 때문에 그 결과 탈분극이 일어난다.

③ **재분극.** 나트륨 통로가 닫히고, 추가적인 칼륨 통로가 열린다. 세포 안으로 들어오는 나트륨 이온의 이동은 멈추고, 세포 밖으로 이동하는 칼륨이 증가함에 따라 재분극이 유발된다.

그림 8.8 전압의존형 이온 통로와 활동전위

단계 1은 휴지기의 세포에서 전압의존형 나트륨 통로와 칼륨 통로의 상태를 보여주고 있다. 2단계와 3단계는 어떻게 통로가 열리고, 닫혀서 활동전위를 만드는지를 보여주고 있다. 각 단계에 대한 오른쪽 그래프는 이온 통로의 상태에 의해 야기되는 막 전위를 붉은 선으로 보여주고 있다.

해 빠른 시간 안에 막 전위를 역전시킬 수 있는 탈분극이 일어나고, 이 때 세포막의 안쪽은 바깥쪽에 비해 상대적으로 양전하를 띠게 된다. 전위의 역전은 나트륨 통로를 닫히게 하고, 더욱 더 많은 칼륨 통로가 열리게 하기 때문에 나트륨 이온의 세포내 유입은 멈추고, 칼륨 이온은 세포의 바깥쪽으로 확산되어 나가게 된다(그림 8.8의 3단계). 이러한 과정은 세포막을 안정막전위로 재분극시킨다. 따라서, 탈분극과 재분극은 **활동전위**(action potential)의 구성요소가 된다(그림 8.9). 재분극이 끝날 때 세포막의 전위는 일시적으로 안정막전위보다 큰 음전하를 띠게 되는데, 이러한 상태를 **과다분극**(hyperpolarization)이라 한다. 이 동안 증가되었던 칼륨에 대한 투과율은 짧은 시간 동안만 유지된다.

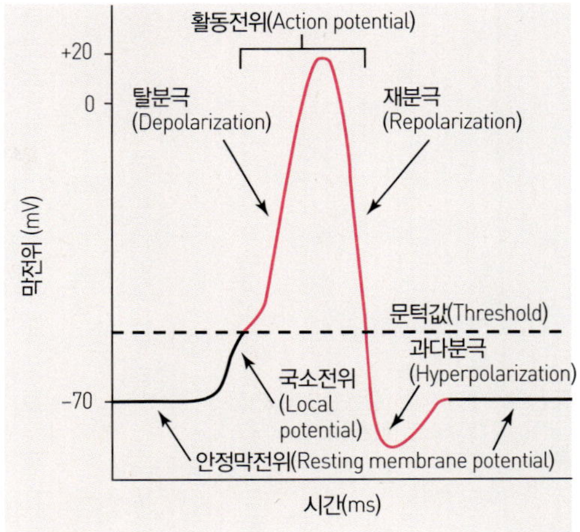

그림 8.9 활동전위

국소전위가 문턱값에 도달하면, 실무율의 활동전위가 시작된다. 과다분극단계 동안 세포막을 가로지르는 전압은 대략 −70mV에서 +20mV로 변한다. 재분극단계 동안 세포막을 가로지르는 전압은 −70mV로 되돌아간다. 세포막이 안정막전위로 회복되기 전 재분극이 끝날 무렵에 짧은 과다분극 기간이 나타나며, 전체 과정은 1~2ms간 지속된다.

요약하면, 안정막전위는 누출통로의 활성도에 의해 조절된다. 자극에 의해 화학통로가 열리고 국소전위가 발생한다. 국소전위가 충분히 강하게 일어나면 활동전위를 생성하는 전압의존형 통로를 활성화시킨다.

활동전위는 **실무율**(all-or-none law)을 나타내며, 이것이 문턱값에 도달하면 활동전위를 발생시키지만, 문턱값에 도달하지 못하면 활동전위는 발생하지 않는다. 세포에서 활동전위는 모두 같은 크기의 값을 가지기 때문에 전위의 역전을 위한 크기도 항상 같은 값을 가진다. 강력한 자극은 아주 높은 빈도의 활동전위를 만들지만, 각 활동전위의 크기는 증가하지 않는다. 따라서 신경정보의 전달은 활동전위의 빈도에 의해 조절된다.

활동전위는 민말이집축삭에서는 전달속도가 느리지만, 말이집에 싸여 있는 말이집축삭에서는 전달속도가 더욱 더 빨라진다. 민말이집축삭 세포막의 일정한 구역에서 발생하는 활동전위는 세포막의 인접한 부위에서 국소전위의 발생을 촉진한다. 막의 인접한 부위에서 발생한 국소전위는 활동전위를 생성하고, 이것에 의해 활동전위는 축삭에 형성되어 있는 세포막을 따라 전달된다. 이러한 종류의 활동전위 전파를 **연속전도**(continuous conduction)라고 한다(그림 8.10).

말이집축삭의 신경섬유마디에서 활동전위는 그 주위를 싸고 있는 세포 바깥액과 축삭의 세포질을 통해 다음 섬유마디로 활동전위의 전달을 촉진시키는 국소전위가 흐르도록 한다. 이것에 의해 활동전위는 신경섬유마디에서 다음 마디로 건너뛰면서 축삭을 따라 전파된다. 이러한 활동전위의 전파 형태를 **도약전도**(saltatory conduction)라 한다(그림 8.11). 이러한 도약전도는 세포막의 전체 길이에 걸쳐 활동전위가 전파될 필요가 없기 때문에 전도속도를 크게 증가시킨다. 말이집축삭에서 일어나는 활동전위의 전도는 메뚜기가 뛰는 것과 같지만, 민말이집 축삭에서는 메뚜기가 걸어가는 것과 같다.

자율신경세포의 특징과 같이 소량의 말이집에 의해 싸여 있는 중간 정도의 두께를 가진 축삭은 1초에 3~15m의 속도로 활동전위를 전달하는데 반해, 두꺼운 말이집에 싸여 있는 축삭은 초당 15~120m의 속도로 활동전위를 전달한다. 감각신경과 운동신경에 의해 전달되는 빠른 활동전위의 전도는 인체가 외부환경의 변화에 대하여 신속하게 대응할 수 있도록 한다. 더욱이, 민말이집축삭에 비해 말이집축삭의 전도 동안 세포막을 가로지르는 이온의 양이 현저하게 감소하게 된다. 그렇기 때문에, 이온의 분포를 유지하는 나트륨−칼륨 펌프를 위해 필요로 하는 에너지의 양이 최소화된다.

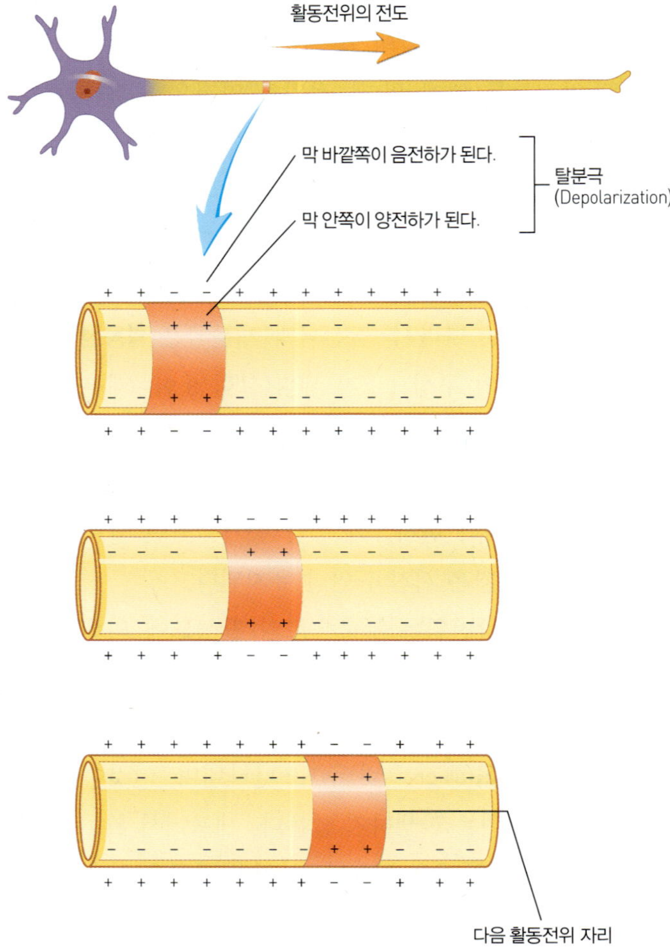

1. 활동전위(오랜지색)가 활동전위에 인접한 막을 즉각적으로 탈분극시키는 국소전류를 일으킨다.
2. 국소전류에 의해 유발된 탈분극이 문턱값에 도달할 때, 새로운 활동전위는 본래의 활동전위가 만들어졌던 곳 부근에서 발생한다.
3. 활동전위는 축삭의 세포막을 따라 전도된다.

그림 8.10 민말이집축삭의 연속적인 신경전도

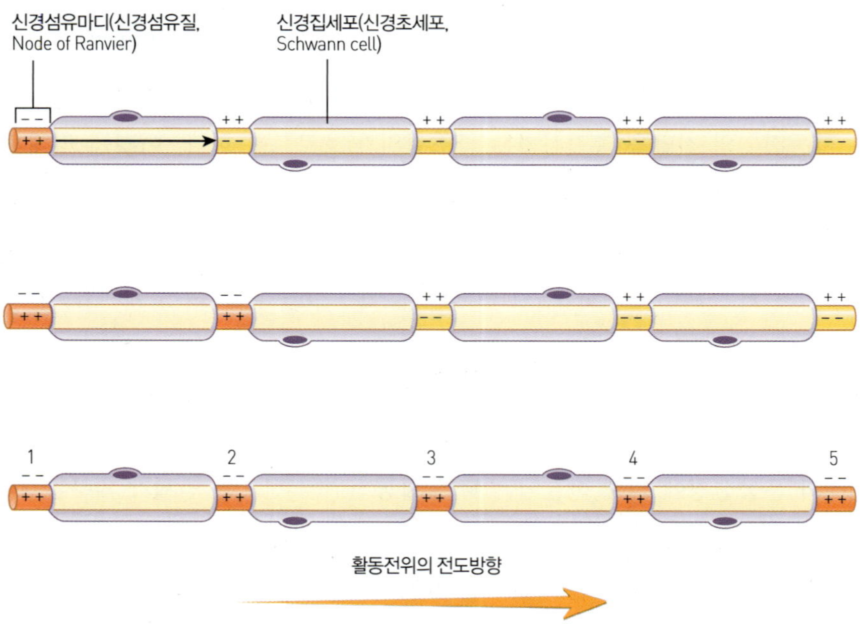

1. 신경섬유마디에서 활동전위(오렌지색)는 국소전류를 발생시킨다. 국소전류는 신경집세포의 말이집이 마디 사이의 축삭을 차단하기 때문에 다음의 신경섬유마디로 흐른다.
2. 국소전류에 의해 유발된 탈분극이 다음 신경섬유마디에서 문턱값에 도달할 때, 새로운 활동전위가 생성된다.
3. 활동전위의 전도는 활동전위가 축삭의 모든 막을 따라 일어나는 대신에 연속적인 신경섬유마디(1~5)에서 발생하기 때문에 말이집축삭에서 훨씬 더 빠르게 전달된다.

그림 8.11 도약전도: 말이집축삭에서 활동전위의 전도

신경연접

신경연접(synapse)은 신경세포의 축삭이 이웃하고 있는 또 다른 신경세포나 근육 또는 샘과 같은 효과기와 맞닿아 있는 구조로(그림 8.12), 축삭의 끝부분은 **연접이전종말**(presynaptic terminal)을 형성한다. 가지돌기 또는 효과기세포의 세포막을 **연접이후막**(postsynaptic membrane)이라 하고, 연접이전과 연접이후막 사이의 공간을 **연접틈새**(synaptic cleft)라 한다. **신경전달물질**(neurotransmitters)이라고 하는 화학물질은 연접이전종말에서 **연접소포**(synaptic vesicles)에 저장된다. 활동전위가 연접이전종말에 도달하면 전압의존형 칼슘 통로가 열리고, 칼슘이 세포의 안쪽으로 들어오게 된다. 이러한 칼슘의 세포내 유입은 연접이전종말로부터 세포외 유출을 통해 신경전달물질의 방출을 유도한다. 이렇게 분비된 신경전달물질은 연접틈새를 가로질러 연접이후막에 존재하는 특정한 수용체에 달라붙는다. 연접이후막에 존재하는 막 수용체에 신경전달물질이 붙게 되면 연접이전종말에서 분비되는 신경전달물질의 종류와 연접이후막에 존재하는 수용체의 종류에 따라 연접이후막에서는 나트륨과 칼륨 및 염화물에 대해 화학적으로 개방되는 통로를 열리거나 닫히게 한다. 이러한 반응에 의해 연접이후세포에서 활동전위가 발생하거나 억제된다. 예를 들어, 나트륨 통로가 열리게 되면 연접이후세포는 탈분극되기 시작하고, 문턱값에 도달하면 활동전위가 생성된다. 그러나 칼륨이나 염화물 통로가 열리게 되면

1. 연접이전종말에 도착한 활동전위는 전압의존형 칼슘 통로의 개방을 유도한다.
2. 칼슘은 세포 안으로 확산되어 들어가고, 연접소포가 신경전달물질을 분비하도록 촉진한다.
3. 신경전달물질은 연접이전종말을 가로질러 연접틈새로 분비된다.
4. 신경전달물질은 특정한 수용체에 결합하고, 화학적으로 작용하는 나트륨 통로의 개방을 유도한다. 나트륨 이온은 세포 안으로 확산되어 들어가서 막전위의 변화를 촉진한다.

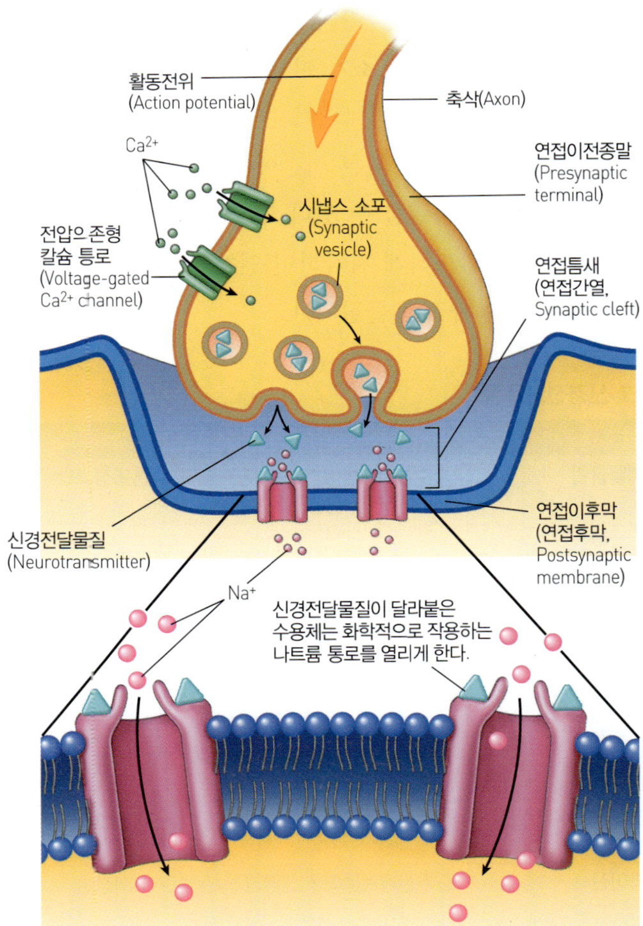

그림 8.12 신경연접
신경연접은 신경세포의 끝부분(연접이전종말)과 작은 공간(연접틈새) 및 다른 신경세포나 근육 및 샘세포와 같은 효과기 세포의 연접이후막으로 구성되어 있다.

관련된 질환

보툴리눔독소증

Ima Kannar는 식품 저장고 선반에서 껍질 콩이 들어 있는 오래된 항아리를 정리하였다. 그녀가 항아리 뚜껑의 먼지를 털고 있을 때, 이물질이 조금 흘러나온 것을 알게 되었고, 항아리를 열어보자 항아리 안의 콩은 괜찮아 보였으며, 이상한 냄새도 나지 않았다. 그녀는 저녁 때 텔레비전을 보면서 콩의 일부를 먹었고, 이 후 침실로 가서 잠을 청했다. 다음 날 오후 Ima는 그녀의 정원에서 일을 하고 있을 때 목구멍이 건조해지는 것을 느꼈다. 그리고, 사물이 겹쳐 보였고, 호흡하기가 힘들었다. 그래서 그녀는 황급히 응급센터에 전화를 걸었다. 응급구조사가 도착한 후 20분 뒤에 그녀는 숨을 쉴 수가 없었다. 응급구조사는 그녀에게 인공호흡장치를 달고 병원으로 이송했다. 진단결과 의사는 그녀가 보툴리눔독소증(botulism)에 걸린 것을 알게 되었다. 인공호흡장치에 의지한 그녀는 아주 더디게 회복되었고, 몇 달간 병원에 입원해 있었다. 보툴리눔독소증은 보툴리누스균의 독성에 의해 유발되는데, 이 균은 불완전하게 만들어진 통조림 식품과 같이 산소가 없는 혐기성 환경에서 자란다. 이 독성물질은 신경연접에서 아세틸콜린의 방출을 차단하기 때문에 근육이 수축하지 못하고, 호흡근육의 장애로 호흡기능이 상실되면 사람은 사망할 수 있다.

연접이후세포의 안쪽은 더욱 더 음전하를 띠게 되거나 **과다분극화**(hyperpolarized)되고, 활동전위의 발생이 억제된다.

많은 신경전달물질이나 신경전달물질의 구성물로 잘 알려져 있는 것은 **아세틸콜린**(acetylcholine; Ach)과 **노르에피네프린**(norepinephrine)이다. 그 밖의 신경전달물질에는 세로토닌, 도파민, 감마아미노부티르산(GABA), 글라이신, 엔도르핀 등이 있다(표 8.2). 신경전달물질은 연접틈새에서 효소에 의해 빠르게 분해되거나 연접이전종말로 재흡수 된다. 이러한 과정에 의해 신경전달물질은 연접틈새로부터 제거되기 때문에, 연접이후막에서 이 물질의 영향은 아주 짧은 시간 안에 이루어진다. 아세틸콜린이 신경전달물질로 사용되는 신경근육이음부와 같은 연접부에서 **아세틸콜린에스테라아제**(acetylcholinesterase)라는 효소가 아세틸콜린을 분해한다(제7장 참고). 이렇게 분해된 물질은 재사용을 위해 연접이전종말로 재흡수된다. 노르에피네프린은 연접이전종말로 빠르게 재흡수되거나 효소에 의해 분해된다. 신경전달물질의 방출과 분해 또는 재흡수는 빠른 시간에 일어나고, 연접이후세포는 수 초간 받게 된다. 약물은 신경연접에서 이러한 신경전달물질의 영향을 조절할 수 있다. 코카인과 암페타민은 노르에피네프린의 방출을 증가시키고, 재흡수를 막아서 연접이후 신경세포를 과도하게 자극하여 인체에 유해한 영향을 준다. 세로토닌의 재흡수를 막는 약물은 우울증과 행동장애를 치료하는 데 효과적인 물질이다.

표 8.2 신경전달물질

물질	분비장소	효과	임상예
아세틸콜린	중추신경계통 및 자율신경계통의 신경연접, 신경근육이음부	흥분성 또는 억제성	노인 치매의 한 종류인 알츠하이머병은 아세틸콜린을 분비하는 신경세포의 감소와 연관되어 있다. 뼈대근육이 약화되는 중증근육무력증은 아세틸콜린 수용체의 감소에 의해 야기된다.
노르에피네프린	일부 중추신경계통 및 자율신경계통의 신경연접	흥분성	코카인과 암페타민은 노르에피네프린의 방출을 증가시키고, 재흡수를 막기 때문에 연접이후신경세포를 과도하게 자극한다.
세로토닌	중추신경계통의 신경연접	일반적으로 억제성	이 물질은 감정, 불안장애 및 수면유도와 관련되어 있다. 세로토닌의 수준은 정신분열증(과대망상, 환청 및 환각, 금단증상)에서 증가된다. 세로토닌 전달체를 막는 프로작(Prozac)과 같은 약물은 불안장애와 우울증을 치료하기 위해 사용된다.
도파민	일부 중추신경계통 및 자율신경계통의 신경연접	흥분성 또는 억제성	수의운동 조절의 저하를 나타내는 파킨슨병은 도파민을 분비하는 신경세포의 파괴에 의해 나타난다.
감마아미노부티르산(GABA)	중추신경계통의 신경연접	억제성	감마아미노부티르산의 기능을 증가시키는 약물은 신경세포가 지나치게 과흥분하는 간질을 치료하기 위해 사용된다.
글라이신	중추신경계통의 신경연접	억제성	글라이신 수용체는 스트리크닌 독소에 의해 억제된다. 스트리크닌은 일부 신경세포의 억제작용을 감소시키기 때문에 신경세포를 과흥분시킨다. 스트리크닌 독성은 강력한 근육수축과 경련을 유발한다. 호흡근육의 지속성 강직은 사망을 초래할 수 있다.
엔도르핀	내림통증경로	억제성	마약성 모르핀과 헤로인은 연접이전 신경세포의 엔도르핀 수용체에 붙으며, 신경전달물질의 분비를 막음으로 통증을 감소시킨다.

반사작용

반사작용(reflex)은 말초에 가해져서 중추신경계통으로 전달되는 자극에 반응하여 나타나는 제대로(불수의적)작용이다. 반사작용은 사람이 자극에 가능한 더욱 더 빠르게 반응할 수 있게 한다. **반사활**(반사궁, reflex arc)은 반사작용을 일으키게 하는 신경경로이다(그림 8.13). 반사활은 작고, 자극을 감지하며, 반응할 수 있는 단순한 경로이기 때문에 신경계통의 기본적인 기능단위이다. 반사활은 일반적으로 **감각수용체**(sensory receptor), **감각신경**(지각신경, sensory neuron), 일부의 반사활에서는 신경세포들 사이에 위치하여 다른 신경세포들과 정보를 주고 받는 **사이신경**(interneurons), **운동신경**(motor neuron), 근육 및 샘과 같은 **효과기관**(effector organ) 등 5가지의 기본적인 구성성분을 가지고 있다. 단순반사활은 사이신경이 관여하지 않는다. 대부분의 반사작용은 고등한 기능을 수행하는 대뇌중추보다 오히려 척수나 뇌줄기에서 일어난다.

반사작용의 한 가지 예는 사람의 손가락이 뜨거운 난로에 닿을 때 발생하는 것이다. 뜨거운 열은 피부의 통증수용기를 자극하고, 활동전위를 발생시킨다. 감각신경은 활동전위를 척수로 전달하고, 그곳에서 사이신경에게 정보를 전달한다. 사이신경은 척수에 존재하는 운동신경과 신경연접을 하고 있기 때문에 활동전위는 운동신경의 축삭을 따라 위팔의 굽힘근육으로 전달된다. 이 근육들이 수축하여 뜨거운 난로로부터 손가락을 떼게 한다. 이러한 반사작용은 의식적인 생각을 필요로 하지 않으며, 자극으로부터 손가락을 떼게 하는 것은 사람이 통증을 의식적으로 인지하기 전에 일어난다.

신경경로

신경세포는 중추신경계통에서 비교적 단순한 형태에서 아주 복잡한 형태로 배열되어 있는 신경경로를 만든다. 두 가지의 단순한 경로는 모음과 퍼짐경로이다. **모음경로**(converging pathway)는 두 개 또는 그 이상의 신경세포가 같은 신경세포에 집중되어 있는 형태의 신경연접을 형성한다(그림 8.14a). 이것은 하나의 신경경로에서 전달되는 신경정보보다 더 많은 정보가 단일경로에 모여드는 형태로 전달될 수 있게 한다. **퍼짐경로**(diverging pathway)는 하나의 신경세포에서

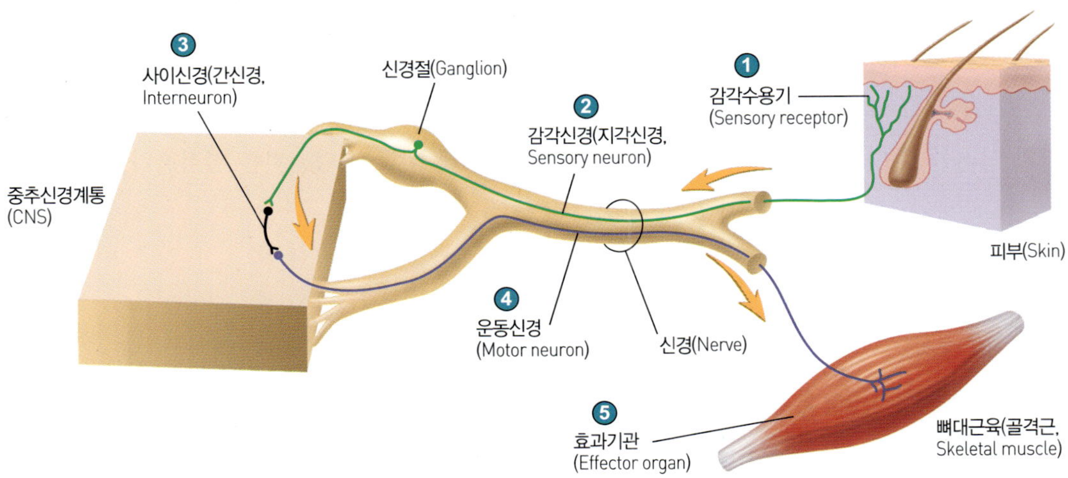

그림 8.13 반사활
반사활의 부분은 활동전위가 그것을 통과하는 순서에 따라 표시되어 있다. 다섯 가지의 구성성분은 (1) 감각수용체, (2) 감각신경세포, (3) 사이신경, (4) 운동신경세포 및 (5) 효과기관이다.
단순반사활은 반사작용에 사이신경이 관여하지 않기 때문에 네 가지의 성분만으로만 구성되어 있다.

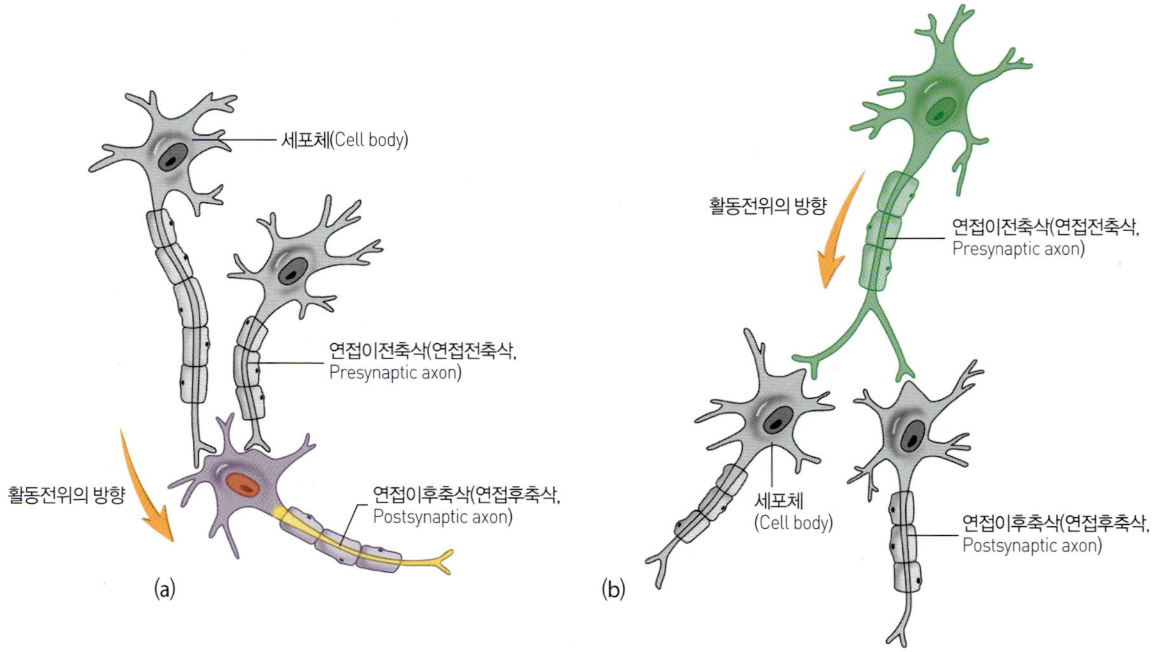

그림 8.14 신경계통의 모음과 퍼짐 신경경로
(a) 두 개의 신경세포가 하나로 모이는 것을 보여주는 모음경로의 일반적인 방식.
(b) 하나의 신경세포가 두 개 이상의 신경세포로 퍼져 나가는 것을 보여주는 퍼짐경로의 일반적인 방식.

나온 축삭이 여러 갈래로 나뉘어지고, 하나 이상의 신경세포와 신경연접을 형성한다(그림 8.14b). 이것은 하나의 신경경로가 두 개 또는 그 이상의 신경경로로 퍼져나가는 형태로 정보가 전달될 수 있게 한다.

중추신경계통과 말초신경계통의 신경연접에서 이러한 연결은 활동전위가 많은 효과를 가지게 한다. 하나의 연접이전 활동전위는 일반적으로 문턱값에 도달하여 표적 세포에서 활동전위를 유도하기에 충분한 연접이후 국소전위를 발생시키지 못한다. 따라서 많은 연접이전 활동전위는 **가중**(summation)이라는 과정이 필요한데, 신경경로에서 신호의 가중은 다수의 문턱밑 국소전위를 통합하게 한다. 국소전위의 가중은 막전위에 문턱값을 일으키고, 활동전위를 유발한다. **공간가중**(spatial summation)은 국소전위가 연접이후 신경세포의 서로 다른 구역으로부터 일어날 때 발생하고, **시간가중**(temporal summation)은 국소전위의 시간이 중복될 때 발생한다. 이것은 국소전위가 일시적으로 중복될 수 있도록 빠르게 발생하는 단일입력으로부터 만들어진다. 공간 및 시간가중은 신호의 형태에 따라 흥분이나 억제의 원인이 될 수 있다. 다중입력의 이러한 통합은 연접이후 신경세포가 활동전위를 생성할 수 있는지를 결정한다.

8.5 중추 및 말초신경계통

앞서 설명한 대로, 중추신경계통은 뇌와 척수로 구성되어 있다(그림 8.1). 뇌는 머리뼈 안에 들어 있고, 척수는 척주 안에 들어 있다.

말초신경계통은 뇌와 척수 밖의 모든 신경과 신경절로 구성되어 있다. 말초신경계통은 인체의 내부와 표면 모두의 광범위한 곳으로부터 정보를 수집하고, 감각신경섬유로 구성된 신경경로를 통해 중추신경계통으로 정보를 전달한다. 그 결과 외부의 일부 정보는 인체에서 무시되거나 반사작용을 촉진하는 등 뇌에서 더욱 광범위하게 평가된다. 말초신경계통의 운동신경은 중추신경계통으로부터 인체의 다양한 곳에 위치하는 근육과 샘으로 정보를 전달하여 이 구조의 기능과 활성도를 조절한다. 말초신경계통의 신경은 뇌신경 12쌍과 척수신경 31쌍의 두 가지로 구분된다.

8.6 척수

척수(spinal cord)는 머리뼈 바닥의 큰구멍(foramen magnum)에서 첫째 또는 둘째허리뼈(lumbar vertebra)까지 이어진다(그림 8.15). 척수신경은 척수와 인체 사이를 연결하는 기능을 한다. 척수의 아래 끝과 척수신경은 말의 꼬리와 비슷하게 밑으로 뻗어 있는데, 이것을 총칭해서 **말총**(마미, cauda equina)이라 한다.

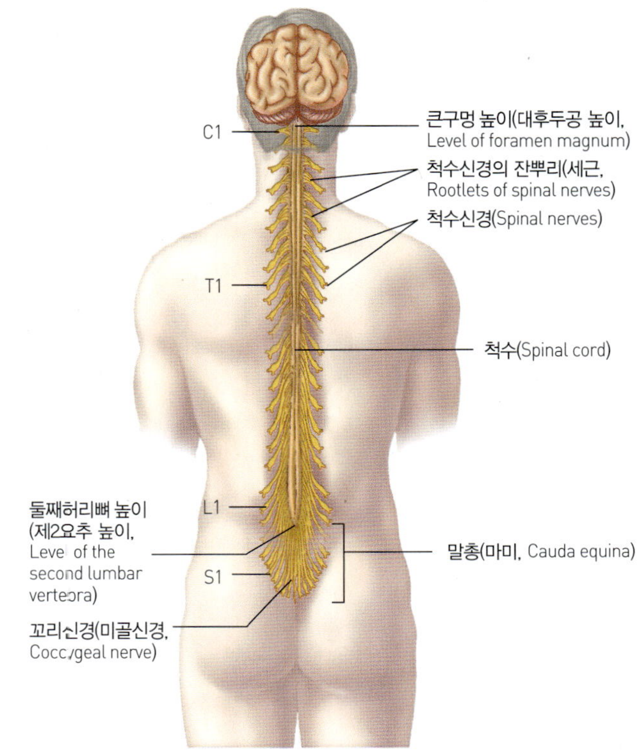

그림 8.15 척수신경과 척수신경뿌리

가로면을 통해 척수가 표면 쪽의 백색질과 깊은 쪽의 회색질로 구성되어 있음을 알 수 있다(그림 8.16a). 백색질은 말이집축삭으로 구성되어 있고, 회색질은 주로 신경세포의 세포체 집단으로 이루어져 있다. 척수의 각 절반에 있는 백색질은 **뒤기둥**(후주, posterior column), **앞기둥**(전주, anterior column), **가쪽기둥**(측주, lateral column)이라는 세 가지의 기둥으로 구성되어 있다. 척수의 각 기둥은 오름 및 내림신경로 또는 길을 포함하고 있다. **오름신경로**(상행신경로, ascending tracts)는 활동전위를 뇌로 전달하는 축삭으로 구성되어 있고, **내림신경로**(하행신경로, descending tracts)는 뇌로부터 전파되는 활동전위를 전달하는 축삭으로 구성되어 있다. 오름신경로와 내림신경로는 이 장의 뒤에 나올 "감각기능"과 "운동기능"에서 더 자세하게 논의 될 것이다.

척수의 회색질은 **앞뿔**(전각, anterior horns)과 **뒤뿔**(후각, posterior horns)을 가지는 알파벳 H자와 같은 모양을 하고 있다. 작은 **가쪽뿔**(측각, lateral horns)은 자율신경계통과 관련된 신경세포가 존재하는 척수 부위에서 관찰할 수 있다. **중심관**(central canal)은 척수의 중앙에 위치하며, 뇌척수액으로 가득 채워진 공간이다.

척수신경은 척수의 앞면과 뒤면을 따라 위치하는 수많은 잔뿌리(rootlets)로 부터 시작된다(그림 8.16a). 배쪽 잔뿌리는 척수의 앞면에서 **앞뿌리**(전근, ventral root)를 형성하고, 등쪽 잔뿌리는 척수의 뒤면에서 **뒤뿌리**(후근, dorsal root)를 형성한다. 앞뿌리와 뒤뿌리는 척수의 가쪽에서 척수신경으로 합쳐지며, 뒤뿌리는 **뒤뿌리신경절**(후근신경절, dorsal root ganglion)이라는 신경절을 가지고 있다.

거짓홑극감각신경세포의 세포체가 뒤뿌리신경절에 존재한다(그림 8.16b). 이러한 신경세포의 축삭은 인체의 말초에서 시작된다. 이 세포들의 축삭은 척수신경을 통하여 뒤뿌리를 거쳐 척수의 회색질에 형성되어 있는 뒤뿔로 들어간다. 뒤뿔에서 축삭은 사이신경과 신경연접을 형성하거나, 척수의 백색질로 들어가 위로 올라가거나 아래로 내려가기도 한다.

인체의 근육과 샘의 활성도를 조절하는 운동신경의 세포체는 척수 회색질의 앞뿔과 가쪽뿔에 존재한다. 맘대로(수의

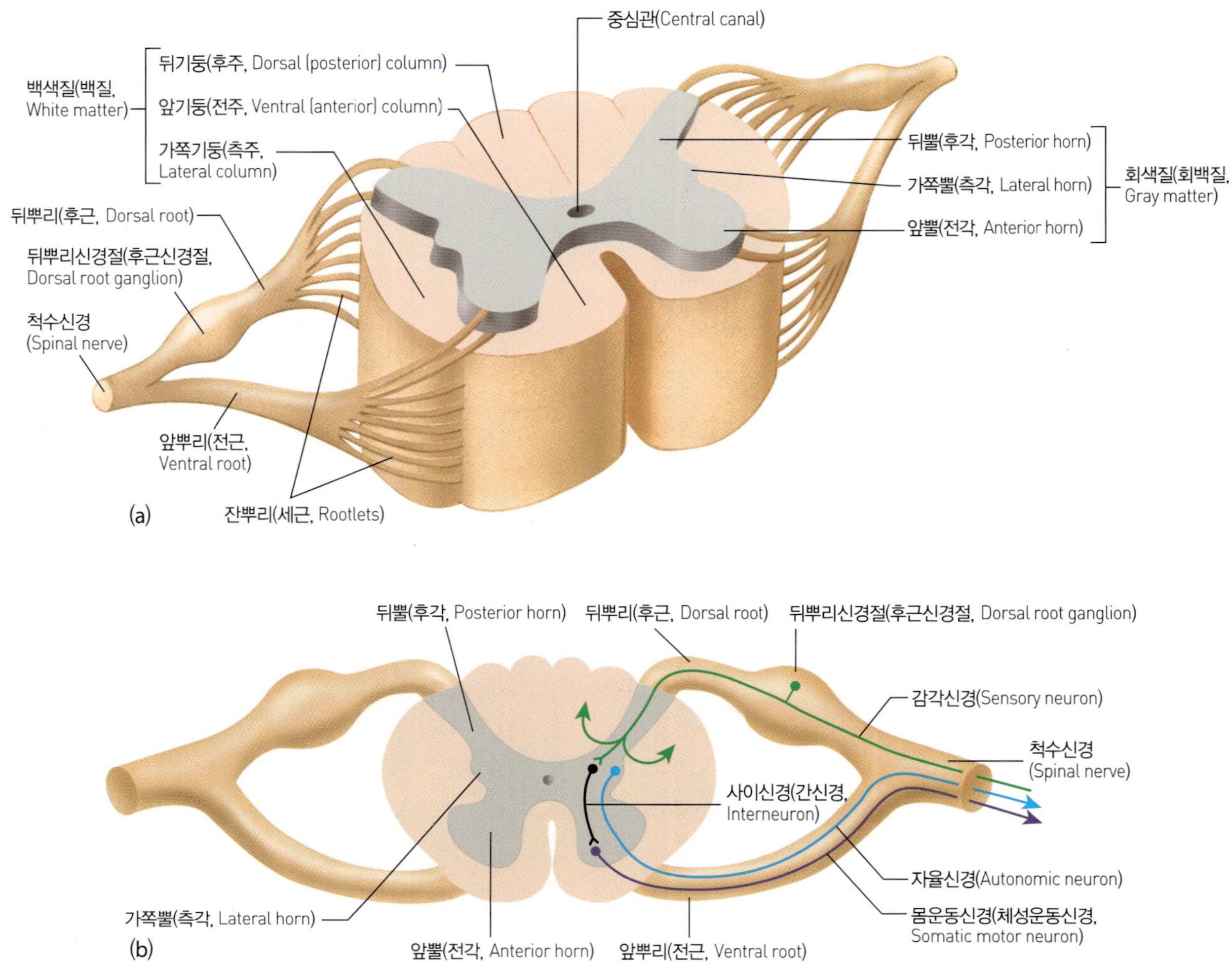

그림 8.16 척수의 가로면

(a) 각각의 척수분절에서 잔뿌리는 뒤부분에서 뒤뿌리와 앞부분에서 앞뿌리를 형성하기 위해 합쳐진다.
(b) 척수에서 감각신경과 운동신경의 연관관계.

성)운동신경은 앞뿔에 있고, 자율신경은 가쪽뿔에 있다. 운동신경의 축삭은 앞뿌리를 형성하여 척수신경과 합쳐진다. 따라서 뒤뿌리는 감각신경의 축삭을 가지고 있고, 앞뿌리는 운동신경의 축삭을 가지고 있기 때문에 척수신경은 감각과 운동신경의 축삭을 모두 가지고 있게 된다.

모음경로의 예는 척수에 있는 운동신경세포가 근육의 수축을 유발하는 것이다(그림 8.17a). 통증수용기에서 시작된 감각신경은 활동전위를 전달하여 사이신경과 신경연접 한 다음 운동신경세포와 계속해서 신경연접한다. 또한, 의식적인 움직임을 조절하는 대뇌겉질의 신경세포는 내림신경로에 포함된 축삭을 통해 같은 운동신경세포와 신경연접을 형성한다. 사이신경과 대뇌겉질의 신경세포 모두는 운동신경세포에 모여드는 축삭을 가지고 있다. 따라서, 운동신경세포는 반사활을 거치거나 의식적인 생각에 의해 조절될 수 있다.

퍼짐경로의 예는 척수에 있는 감각신경세포이다(그림 8.17b). 감각신경세포의 축삭은 척수에 있는 통증수용기의 가지에 활동전위를 전달한다. 하나의 가지는 사이신경과 신경연접을 형성함으로써 반사반응을 일으킨다. 이후, 사이신경은 통증의 원인으로부터 인체의 손상부위를 제거하기 위한 근육을 조절하게끔 운동신경세포와 신경연접을 형성한다.

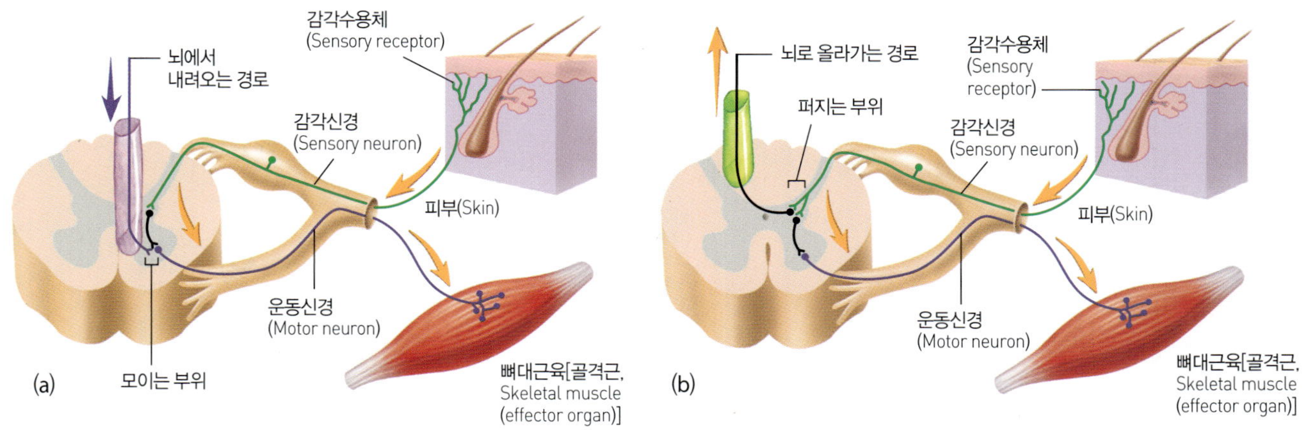

그림 8.17 척수의 퍼짐과 모음 신경경로
(a) 모음경로는 말초에 있는 감각신경세포(초록색)와 사이신경(검은색) 및 뇌에서 내려오는 내림신경세포(자주색)가 하나의 운동신경세포(파란색)에 집중된다.
(b) 퍼짐경로는 말초에 있는 감각신경세포(초록색)가 갈라져서, 사이신경(검은색)의 경로를 통해 운동신경세포에 정보를 보내고, 동시에 뇌로도 정보를 전달한다.

다른 가지는 활동전위를 신경로를 통해 뇌로 전달하는 오름신경세포와 신경연접을 형성하여 자극이 뇌에서 통증으로 인지되게 한다.

척수반사

무릎반사

단순반사는 근육에 가해지는 늘어나는 힘에 반응하여 근육이 수축하게 하는 **뻗침반사**(신장반사, stretch reflex)다. **무릎반사**(슬개반사, knee-jerk reflex, *patellar reflex*)는 뻗침반사의 전형적인 예이다(그림 8.18). 즉 무릎인대(patella ligament)를 두드리면 넙다리네갈래근(대퇴사두근, quadriceps femoris muscle)의 힘줄(건, tendon)과 근육들이 늘어난다. 또한, 이 근육에 존재하는 감각수용기도 늘어나고 뻗침반사가 촉진된다. 그 결과, 근육의 수축은 종아리(leg)를 펴게 하는데, 이것은 전형적인 무릎반사의 특징이다.

임상의사들은 이 반사작용에 영향을 미치는 중추신경계통의 특정한 부분이 정상적으로 기능을 하는지를 확인하기 위해 무릎반사에 대한 검사를 이용한다. 척수의 내림신경로를 형성하는 신경세포는 뻗침반사를 담당하는 신경세포와 신경연접을 형성하고, 이들의 활성도를 조절한다. 이러한 활성도는 자세를 유지하고, 근육의 작용을 조절하는 데 중요하다. 심각한 척수신경손상 후, 모든 척수반사는 손상된 척수 아래에서 사라지게 된다. 손상 후 약 2주경에, 무릎반사는 회복되지만 종종 악화되기도 한다. 뻗침반사가 없어지거나 지나치게 손상되었다면, 이러한 반사작용을 조절하는 뇌 또는 척수에 있는 신경세포가 손상되었음을 의미한다.

회피반사

회피반사(withdrawal reflex) 또는 *굽힘근반사*(*flexor reflex*)의 역할은 통증을 수반하는 자극으로부터 팔다리와 몸의 다른 부위를 보호하는 것이다. 감각수용기는 통증수용기이다(제9장 참조). 통증을 수반하는 자극이 가해진 후, 감각신경은 뒤뿌리신경절을 통하여 척수로 활동전위를 전달하고, 감각신경세포는 사이신경과 신경연접을 형성한다. 이 후 사이신경은 다시 운동신경세포와 신경연접을 계속해서 형성한다(그림 8.19). 신경연접이 형성된 운동신경세포는 일반적으로 통증성 자극으로부터 팔다리를 떼게 하는 굽힘근육(flexor muscles)을 자극한다.

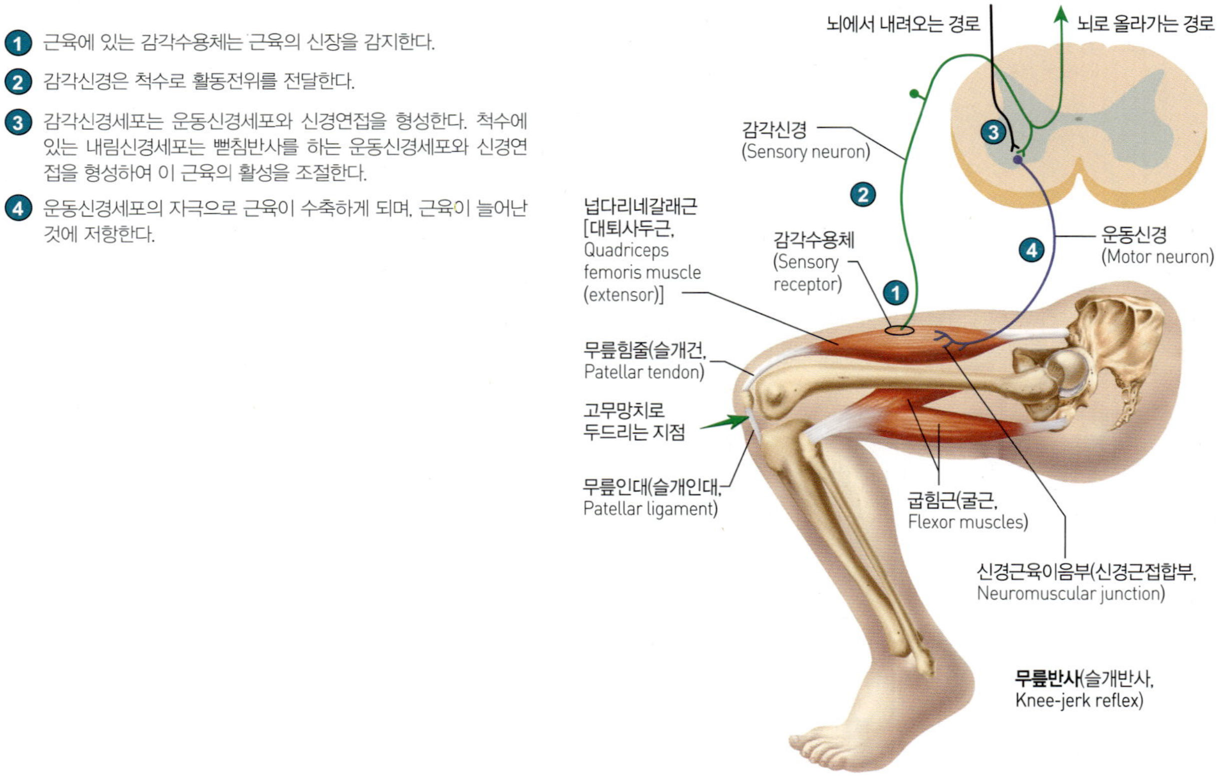

그림 8.18 무릎반사

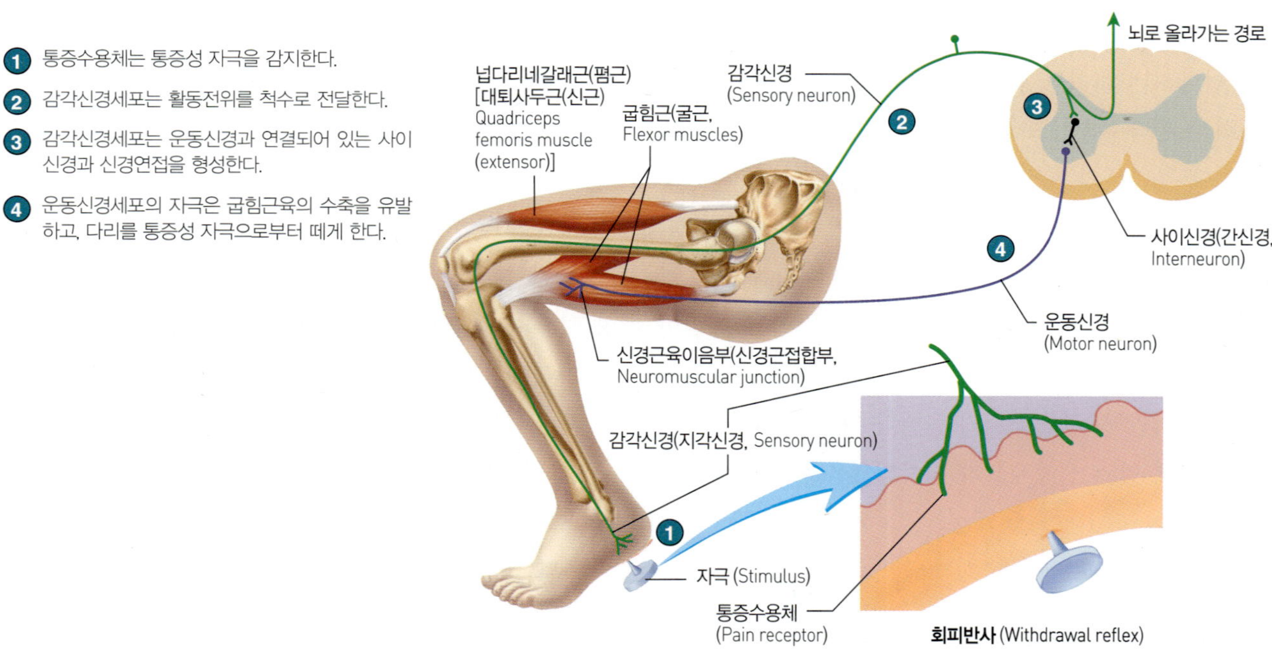

그림 8.19 회피반사

8.7 감각기능

중추신경계통은 몸의 내부와 외부에서 발생하는 다양한 자극을 받는다. 우리는 이러한 감각정보의 대부분을 인지하지 못하지만, 이 정보는 우리의 생존과 인체의 정상적인 기능에 매우 중요하다. 뇌줄기와 사이뇌로 전달되는 감각정보는 인체의 항상성유지에 도움이 된다. 대뇌와 소뇌로 전달되는 감각신경은 외부환경에 대한 정보를 우리에게 알리고, 중추신경계통이 운동기능을 조절할 수 있게 한다. 감각정보의 작은 부분만으로도 자극의 의식적인 인지가 가능하다(제9장 참고).

오름신경로

척수와 뇌줄기는 활동전위를 통해 말초에서 뇌의 다양한 부분으로 신경정보를 전달하는 많은 **오름신경로**(상행신경로, ascending tracts) 또는 통로를 가지고 있다(표 8.3, 그림 8.20). 각각의 신경로는 특정한 유형의 자극을 감지하기 위해 고도로 분화된 감각수용체로의 축삭이 포함되어 있기 때문에 통증, 온도, 촉각, 자세, 압력과 같은 특정한 감각유형과 관련된 정보를 전달하는 기능을 한다(제9장 참고).

신경로는 일반적으로 그들의 시작하는 곳과 끝나는 곳을 가리키는 복합적인 이름이 붙는다. 오름신경로의 이름은 보통 그것이 척수에서 시작됨을 나타내는 척수-(*spino-*)라는 접두사로 시작된다. 예를 들어, 척수시상로(spinothalamic tract)는 척수에서 시작되어 시상에서 끝이 나는 신경로다.

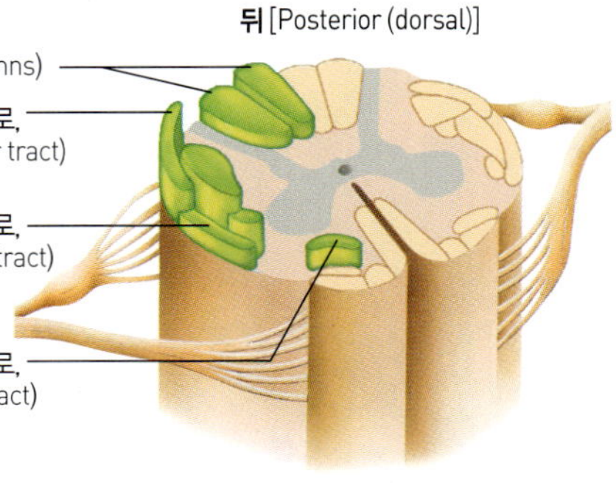

그림 8.20 척수의 오름신경로

표 8.3 오름신경로(그림 8.20, 8.21 참조)

신경로	기능
척수시상로	통증, 온도, 가벼운 촉각, 압력, 간지럼, 가려움
뒤기둥경로	고유감각, 촉각, 심부압력, 진동
척수소뇌로(앞, 뒤)	소뇌로 가는 고유감각

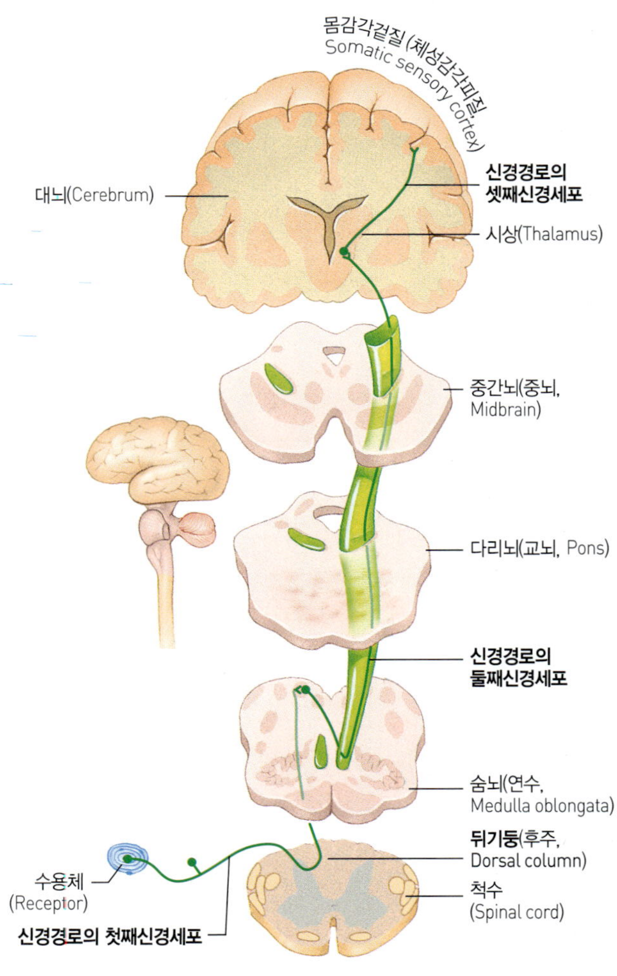

그림 8.21 뒤기둥

뒤기둥은 촉각, 자세, 압력과 관련된 활동전위를 전달한다. 삽입된 그림의 라인은 절단 높이를 나타낸다.

대부분의 오름신경로는 말초로부터 뇌까지 배열되어 있는 두 개 또는 세 개의 신경세포로 구성되어 있다. 대뇌로 정보를 전달하는 거의 대부분의 신경세포는 시상에서 끝이 난다. 이때, 또 다른 세포가 시상에서 대뇌겉질로 정보를 전달한다. 통증과 온도감각과 관련된 활동전위를 시상으로 전달하는 **척수시상로**(spinothalamic tract)는 오름신경로의 좋은 예이다. 촉각, 자세 및 압력과 관련된 활동전위를 전달하는 **뒤기둥**(후주, posterior column)은 또 다른 예이다(그림 8.21).

감각신경로는 일반적으로 척수나 뇌줄기의 한 곳으로부터 인체의 다른 곳으로 교차한다. 따라서 뇌의 왼쪽 부분은 인체의 오른쪽 부분으로부터 반대방향에서 감각정보를 받는다.

또한, 오름신경로는 뇌줄기나 소뇌에서도 끝이 난다. 예를 들어, 앞 또는 뒤 **척수소뇌로**(spinocerebellar tracts)는 신체의 자세와 관련된 정보를 소뇌로 전달한다(이장의 "소뇌" 부분 참고).

대뇌겉질의 감각영역

그림 8.22은 일부의 감각영역과 운동영역이 표시되어 있는 왼쪽 대뇌겉질의 가쪽면을 보여주고 있다. 영역(area)과 겉질(cortex)이라는 용어는 종종 대뇌겉질의 이 구역에 대한 명칭으로 사용되기도 한다. 오름신경로는 감각이 인지되는 **일차감각영역**(primary sensory area)이라는 대뇌겉질의 특정한 구역으로 투사된다. **일차몸감각겉질**(일차체성감각피질, primary somatic sensory cortex) 또는 *일반감각영역(general sensory area)*은 중심고랑의 뒤에 있는 마루엽에 위치한다. 통증, 압력 및 온도와 같은 일반감각정보를 전달하는 감각신경은 시상에서 신경연접을 하고, 시상에 있는 신경세포가 계속해서 정보를 일차몸감각겉질로 정보를 전달한다. 신체의 특정한 부위에서 감각신경은 일차몸감각겉질의 일정한 부위에 투사되기 때문에 머리가 가장 아래로 가있는 신체의 지형도가 대뇌겉질의 감각겉질에 나타난다(그림 8.22). 다른 일차감각영역으로는 뒤통수엽의 시각겉질, 관자엽의 일차청각겉질 및 뇌섬엽의 미각영역 등이 있다.

연합영역(association area)이라는 일차감각영역에 인접한 겉질영역은 인지과정과 관련되어 있다. 예를 들어, 눈의 망막

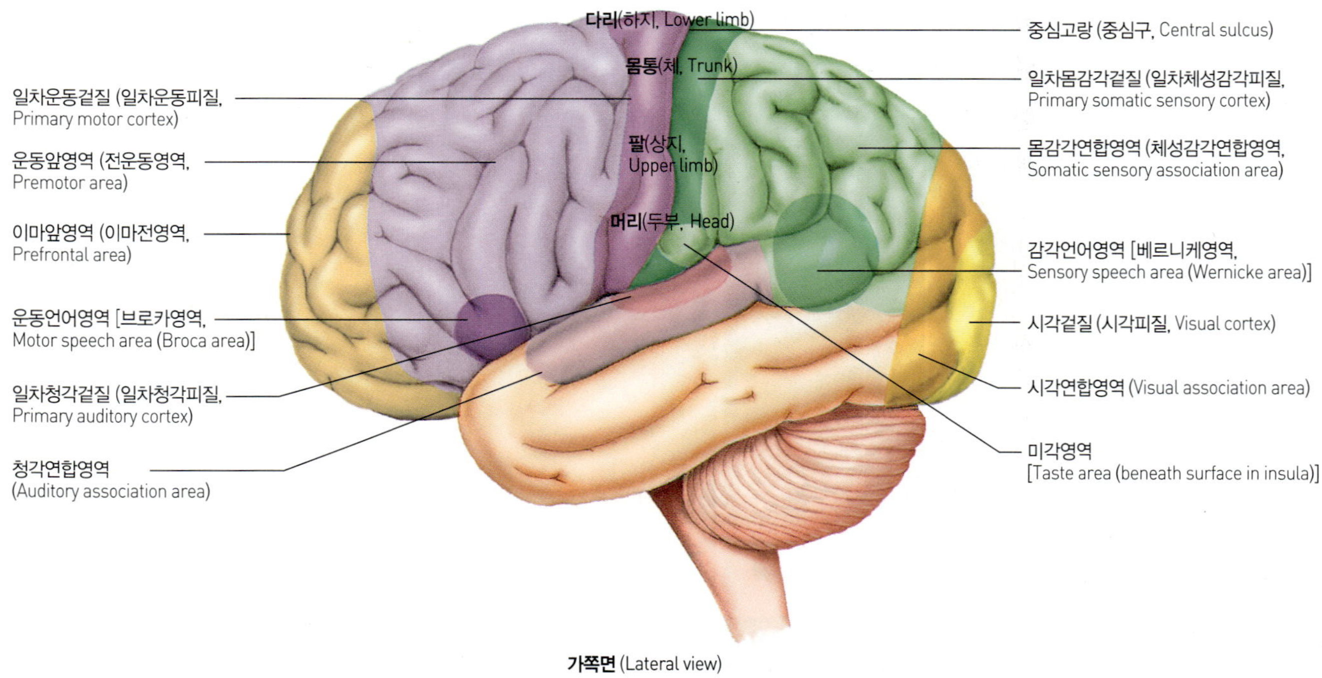

그림 8.22 왼쪽 대뇌반구의 가쪽면에 있는 감각과 운동영역

에서 시작된 감각활동전위는 시각영역에 도달하기 때문에 형상이 인지된다. 이 후, 활동전위는 시각겉질로부터 시각연합영역으로 넘어가기 때문에 현재의 시각정보가 과거의 시각경험과 비교되어 "내가 전에 본적이 있는가?"을 판단하게 된다. 이러한 비교에 기반하여, "판단"을 담당하는 시각연합영역은 시각정보를 인식하고, 정보가 중요한지를 결정하게 된다. 예를 들어, 우리가 거리에서 사람들과 지나칠 때, 우리는 보통 그 사람을 이전에 본적이 없다면 스쳐가는 사람들을 주목하지 않지만, 스쳐 지나가는 그 사람을 알고 있다면 그 사람의 고유한 특징이 우리의 주의를 끌게 된다. 또 다른 연합영역에는 일차청각겉질 주위의 청각연합영역과 일차몸감각겉질 주위의 몸감각연합영역 등이 있다.

8.8 운동기능

뇌와 척수의 운동계통은 인체의 자세와 균형을 유지할 뿐만 아니라, 몸통, 머리, 팔다리, 혀 및 눈을 움직이고, 얼굴 표정과 언어를 통해 타인과의 소통을 위한 반응을 한다. 척수와 뇌줄기를 통해 조절되는 반사작용은 약간의 신체 움직임에 대한 근원이 된다. 의식적인 생각 없이 발생하는 운동을 **제대로운동**(불수의운동, involuntary movement)이라 한다. 한편, **맘대로운동**(수의운동, voluntary movement)은 걷기 또는 타자치기와 같은 특별한 목적을 달성하기 위해 의식적으로 활성화된다. 의식적으로 활성화되긴 하지만, 대부분 맘대로운동의 세부적인 작용은 자동적으로 일어난다. 예를 들어, 우리가 걷기 시작하면, 그물체와 척수에 있는 신경회로가 우리의 팔다리를 자동적으로 조절하기 때문에, 우리는 모든 근육의 순간운동량조절(momentto-moment control)에 대하여 생각하지 않는다. 타자치기와 같이 한 번 배운 복잡한 작업은 비교적 자동적으로 이루어진다.

맘대로운동은 위운동신경세포와 아래운동신경세포의 자극에 의해 일어난다. **위운동신경세포**(상위운동신경원, upper motor neurons)는 대뇌겉질에 신경세포체가 위치한다. 위운동신경세포의 축삭은 아래운동신경세포와 연결되는 내림신경로를 형성한다. **아래운동신경세포**(하위운동신경원, lower motor neurons)는 척수 회색질의 앞뿔 또는 뇌신경핵에 신경세포체가 위치한다. 아래운동신경세포의 축삭은 중추신경계통을 빠져 나와 척수신경이나 뇌신경을 통해 뼈대근육을 지배하며, 제7장에서 설명한 운동단위(motor units)를 만든다.

대뇌겉질의 운동영역

일차운동겉질(일차운동피질, primary motor cortex)은 중심고랑의 바로 앞에 있는 이마엽의 뒤부분에 위치한다(그림 8.22). 이 부분에서 시작된 활동전위는 뼈대근육의 수의운동을 조절한다. 위운동신경세포의 축삭은 이 겉질의 특정한 부분에서 신체의 일정한 부분으로 투사되고, 이것에 의해서 일차몸감각겉질의 지형도와 유사하게 머리가 아래쪽으로 가 있는 신체 지형도가 일차운동겉질에 만들어진다(그림 8.22). 이마엽의 **운동앞영역**(전운동영역, premotor area)은 신체의 운동이 일차운동겉질에서 실제적으로 일어나기 전에 조직화되는 곳이다. 예를 들어, 사람이 걷는 것을 결정할 때, 운동앞영역의 신경세포가 첫 번째로 자극되고, 근육이 어떤 순서와 정도로 수축해야 하는지에 대한 결정이 내려진다. 그 때, 활동전위는 각각의 계획된 움직임이 시작되는 일차운동겉질의 위운동신경세포를 거쳐 목표장기로 전달된다.

운동을 계획하고, 실행하기 위한 동기부여와 예측은 **이마앞영역**(전두엽전영역, prefrontal area)이라는 이마엽의 앞부분에서 일어난다. 연합겉질의 이 부분은 사람과 같은 영장류에서만 잘 발달되어 있다. 이곳은 동기부여와 감성적인 행동 및 감성과 관련되어 있다. 사람에서 이 영역이 크고 넓은 것은 우리 감정의 복잡성과 앞서 생각하고, 인간에게서 비교적 잘 발달된 일에 대한 동기부여의 능력으로 설명될 수 있다.

내림신경로

내림신경로의 명칭은 그것들의 시작하는 곳과 끝나는 곳에 기초하여 만들어진다(표 8.4, 그림 8.23). 예를 들어, 겉질척수로(corticospinal tracts)는 대뇌겉질에 시작되어 척수에서 끝나기 때문에 그 명칭이 만들어졌다. 겉질척수로는 대뇌겉질에 있는 위운동신경세포에서 척수에 있는 아래운동신경세포로(유사한 직접적인 신경로가 뇌줄기의 아래운동신경세포로) 직접 뻗기 때문에 **직접경로**(direct pathway)인 것으로 간주된다. 다른 신경로는 시작되는 뇌줄기 일부분의 이름을 따서 명칭이 만들어 진다. 그것들은 뇌줄기에서 시작되지만, 이러한 신경로는 대뇌겉질, 바닥핵 및 소뇌에 의해 간접적으로 조절된다. 대뇌겉질과 척수의 신경세포 사이에 직접적인 연결이 형성되어 있지 않기 때문에 이러한 신경로를 **간접경로**(indirect)라 한다.

내림신경로는 각기 다른 운동형태를 조절한다(표 8.4). 가쪽기둥(lateral columns)에 있는 신경로는 손가락을 뻗고, 조절하는 것과 같이 목표지향적 팔다리운동을 제어하는 데 중요하다(그림 8.16, 그림 8.23). **가쪽겉질척수신경로**(외측피질척수신경로, lateral corticospinal tracts)는 숙련된 손 움직임의 속도와 정확도를 조절하는데 특히 중요하다. 그물척수신경로(reticulospinal tract)와 같은 앞쪽기둥(anterior columns)의 신경로는 몸의 자세, 균형 및 목, 몸통, 몸 쪽 팔다리근육의 조절을 통한 팔다리의 위치를 유지하는 데 중요하다.

가쪽겉질척수신경로는 어떻게 내림신경로가 기능을 하는지를 설명하는 데 도움이 된다. 이 신경로는 대뇌겉질에서 시작하여 뇌줄기로 내려온다(그림 8.24). 숨뇌에 있는 피라미드의 아래 끝에서, 축삭은 신체의 반

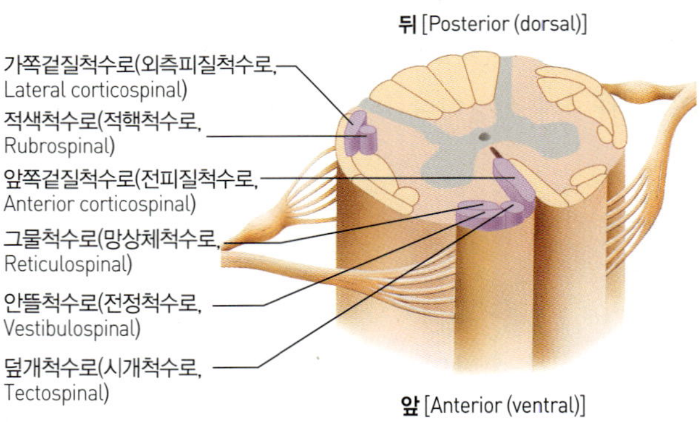

그림 8.23 척수의 내림신경로

표 8.4 내림신경로(그림 8.23, 8.29)

경로	기능
직접경로	
가쪽겉질척수로	근육의 긴장도, 숙련된 손의 움직임
앞쪽겉질척수로	근육의 긴장도, 몸통근육의 움직임
간접경로	
적색척수로	운동 조화
그물척수로	움직임 중의 자세 조정
안뜰척수로	자세와 평형
덮개척수로	시각반사에 반응한 움직임

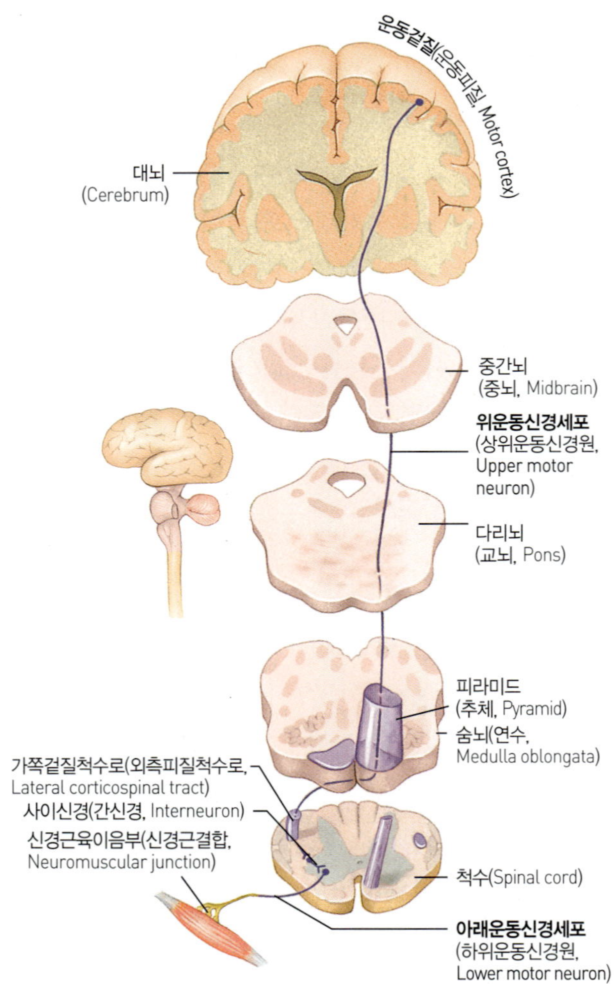

그림 8.24 직접경로의 예

가쪽겉질척수로는 머리 아래쪽의 움직임을 조절하는 데 관여한다. 삽입된 그림의 라인은 절단 높이를 나타낸다.

관련된 질환

척수손상의 회복

Harley Chopper는 오토바이를 타고 곡선을 돌 때, 자갈 부스러기에 미끄러져 옆으로 넘어졌다. 그 결과 Harley는 오토바이에서 떨어졌고, 옹벽에 머리를 부딪쳤다. 그는 헬멧을 착용했음에도 불구하고, 큰 힘으로 벽에 부딪히는 압력에 의해 목이 손상되었다. 병원에서의 검사를 통해 Harley는 C5와 C6의 척추에 골절이 있는 것을 알게 되었다. 담당의사는 척수 주위의 염증을 감소시키기 위해 메틸프레드니솔론을 투여하였고, Harley의 목 척추는 안정되었다. 처음에, Harley는 팔에 감각이 없고, 움직이지 못했지만, 이후 조금의 감각이 되살아났고, 팔을 움직일 수 있게 되었다. 그는 몇 주간 병원에 입원해 있으며 팔다리의 감각과 운동기능이 점차 회복되었지만, 물리치료에 몇 개월을 소모했다. 3년 후, Harley는 여전히 걷기능력이 완전히 회복되지 않았다.

Harley의 손상 후 즉각적으로 내림신경로와 오름신경로 모두의 기능상실이 나타났다. 이것은 전체 척수환자가 외상에 의한 "쇼크"을 경험하는 것 같이 척수손상에서 종종 일어나는 손상의 형태이다. 이러한 손상 후 치료를 하지 않으면, 초기 충격은 영구적인 손상으로 이어질 수 있다. 종종, 이러한 치료에도 불구하고, 손상이 너무 심하여 기능의 영구적인 손실을 야기하기도 한다. Harley의 경우에서는, 모든 오름신경로는 정상 기능을 회복했지만, 사고가 난 지 3년이 지났음에도 불구하고, 일부 다리로 가는 가쪽겉질척수로의 기능적 손상이 여전히 남아 있는 예이다.

대편으로 건너와 계속해서 척수로 내려온다. 뇌줄기나 척수에서 신체의 반대편으로 축삭이 건너가는 것은 내림경로의 전형적인 교차방법이다. 따라서 뇌의 왼쪽은 신체의 반대쪽인 오른쪽에 있는 뼈대근육을 조절한다.

바닥핵

바닥핵(기저핵, basal nuclei)은 기능적으로 관련된 여러 가지 신경핵의 집단이다(그림 8.25). 이 구조물의 주요한 두 개의 핵은 대뇌 깊은 곳에 위치하는 **줄무늬체**(선조체, corpus striatum)와 중간뇌에 검게 착색된 세포의 집단인 **흑색질**(흑질, substantia nigra)이다.

바닥핵은 운동의 계획, 조직 및 협응과 자세유지에 중요하다. 복잡한 신경회로가 시상 및 대뇌겉질과 함께 바닥핵에 서로 연결되어 있다. 이러한 연결은 일부는 자극하고, 다른 일부는 억제하는 되먹임 회로를 형성한다. 자극회로는 특히 앉은 자세에서 일어나거나 걷기 시작할 때와 같은 수의운동이 시작될 때 근육활동을 촉진한다. 억제회로는 근육에 대항하여 근육활동을 억제시키므로 자극회로의 작용을 촉진한다. 더욱이, 억제회로는 몸통과 팔다리의 임의적인 움직임을 억제하고, 몸통, 팔다리 및 머리가 쉴 때 근육긴장도를 감소시킨다. 바닥핵의 장애는 앉은 자세에서 일어나거나, 걸음을 시작하기 힘들게 한다. 바닥핵의 장애를 가진 사람들은 근육긴장도가 증가하고, 그들이 쉴 때 과장되거나 제어되지 않는 움직임을 나타낸다. 일부 바닥핵 장애의 독특한 특징은 사람이 작업을 수행하지 않을 때 손의 미세한 떨림이 있는 "안정시 떨림(resting tremor)"이다. 파킨슨병(Parkinson disease), 헌팅톤병(Huntington disease) 및 뇌성마비(cerebral palsy)는 바닥핵의 질환이다(이 장의 마지막에 있는 "질병과 질환 표" 참고).

소뇌

소뇌는 몸의 균형과 근육의 긴장도를 유지하고, 몸의 미세한 움직임을 조정하는 데 관여한다. 소뇌에 장애가 생기면 근육의 긴장도는 떨어지고, 몸의 미세한 움직임은 매우 서툴게 된다.

소뇌의 중요한 기능은 **비교측정기**로서의 역할이다(그림 8.26). 비교측정기는 이 경우에 운동겉질 및 말초의 구조물과 같은 두 가지 출처로부터 온 정보를 비교하는 감지장치로서의 역할을 수행한다. 대뇌운동겉질로부터 시작된 활동전위는 척수로 내려와 맘대로운동을 시작하게 한다. 또한, 곁가지(collateral branches)는 운동겉질에서 소뇌로 내려오며, 의도된 움직임을 나타내는 정보를 제공한다. 게다가, 동시에 소뇌에 전달되는 활동전위는 관절, 인대 및 근육에 분포하며, 몸의 위치에 대한 정보를 제공하는 **고유감각신경세포**(proprioceptive neurons)로부터 시작된다. 소뇌는 운동겉질에서 나오는 의도된 움직임에 대한 정보를 움직이는 구조물로부터 나오는 감각정보와 비교한다. 차이점이 발견되면, 소뇌는 불일치를 바로잡기 위한 활동전위를 운동겉질에 있는 운동신경세포와 척수로 보낸다. 이 결과 부드럽고, 조화된 움직임이 가능해진다. 예를 들어, 눈을 감으면 소뇌의 비교측정 기능은 손가락으로 원활하고, 쉽고 부드럽게 우리의 코를 두드릴 수 있게 한다. 소뇌에 장애가 있으면 과도한 힘으로 손가락으로 코를 두드리게 하는 경향이 있다. 알코올의 한 가

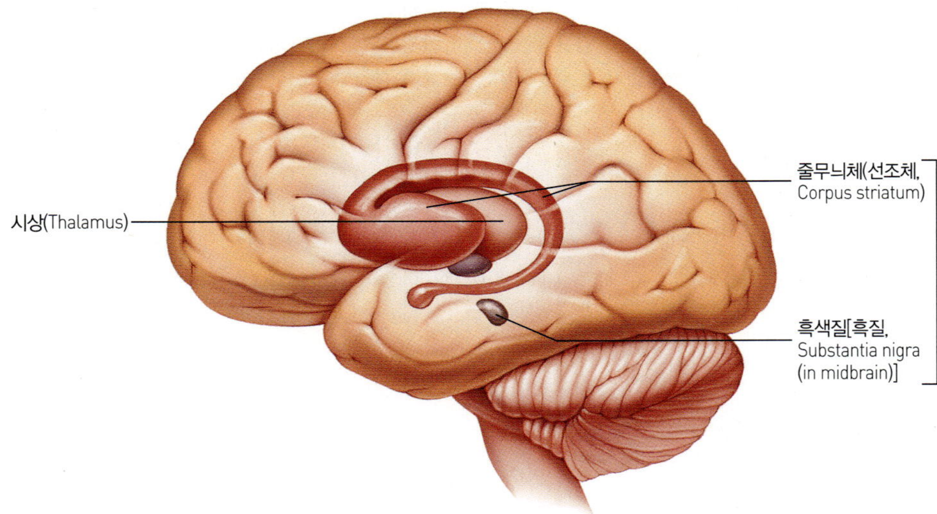

그림 8.25 바닥핵

1. 대뇌겉질의 운동영역은 척수의 아래운동신경에 활동전위를 전달한다.
2. 운동겉질의 활동전위는 소뇌에 의도된 움직임을 알려준다.
3. 척수의 아래운동신경은 활동전위를 뼈대근육으로 보내 근육을 수축시키게 한다.
4. 뼈대근육과 관절에서 고유감각신호가 근육의 상태와 근육수축에 따른 구조의 변화와 연관된 정보를 소뇌로 전달한다.
5. 소뇌는 운동겉질에서 오는 정보를 뼈대근육과 관절에서 오는 고유감각정보와 비교한다.
6. 소뇌의 활동전위는 척수의 아래운동신경에서 운동겉질의 자극을 수정한다.
7. 소뇌의 활동전위는 대뇌겉질로 보내져서 움직임의 활동을 조절하게 한다.

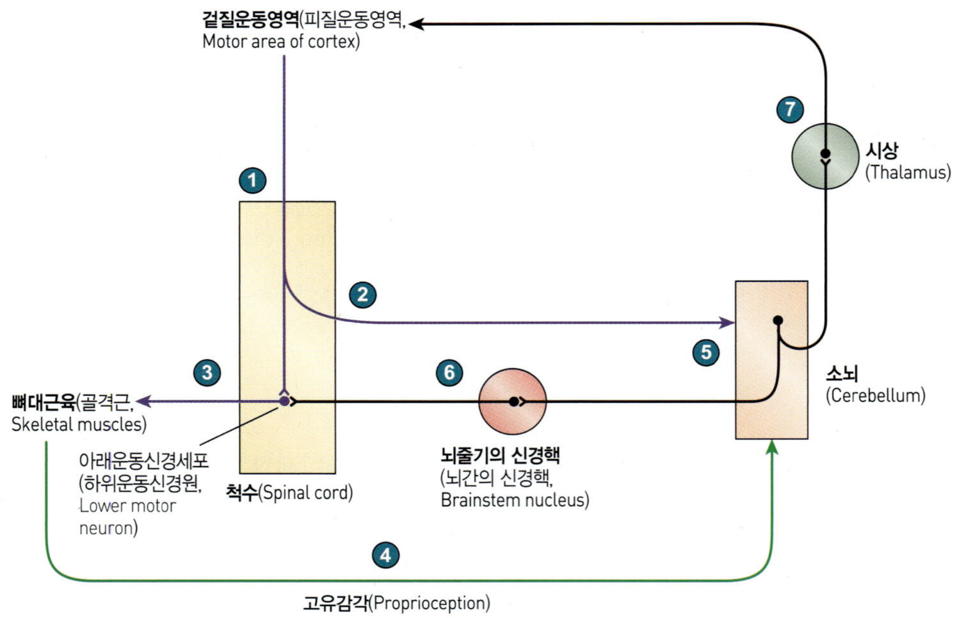

그림 8.26 소뇌의 비교측정 기능

지 효과는 소뇌의 기능을 억제하는 것이다.

소뇌의 또 다른 기능은 피아노를 연주하는 것과 같은 운동능력을 배우는데 있어 대뇌와 함께 운동학습에 관여하는 것이다. 대뇌와 소뇌는 이러한 운동능력을 학습하기 때문에 전문화된 운동은 부드럽고, 자동적으로 만들어질 수 있다.

8.9 그 밖의 뇌기능

왼쪽과 오른쪽 대뇌반구 사이의 소통

오른쪽 대뇌반구는 신체의 왼쪽 절반으로부터 감각정보를 받고 근육활동을 조절한다. 왼쪽 대뇌반구는 신체의 오른쪽 절반으로부터 감각정보를 받고 근육을 조절한다. 한 곳의 대뇌반구에 의해 받아들여지는 감각정보는 **맞교차**(교련, commissure)라는 양쪽 대뇌반구 사이의 연결을 통해 서로 공유된다. 이러한 맞교차의 가장 큰 구조물은 세포틈새의 바닥에 있는 넓은 띠 모양의 신경로인 **뇌들보**(뇌량, corpus callosum)이다(그림 8.28).

언어와 예술활동과 같은 서로 다른 기능은 양쪽 대뇌반구 사이에 동등하게 공유되지 않는다. 연구자들은 오른쪽 대뇌반구가 삼차원적인 공간인지능력이나 음악적인 능력과 같은 기능에 더 많이 관련되어 있는 반면, 왼쪽 대뇌반구는 수학 및 언어와 같은 능력에 뛰어난 분석적인 대뇌반구라고 믿고 있다.

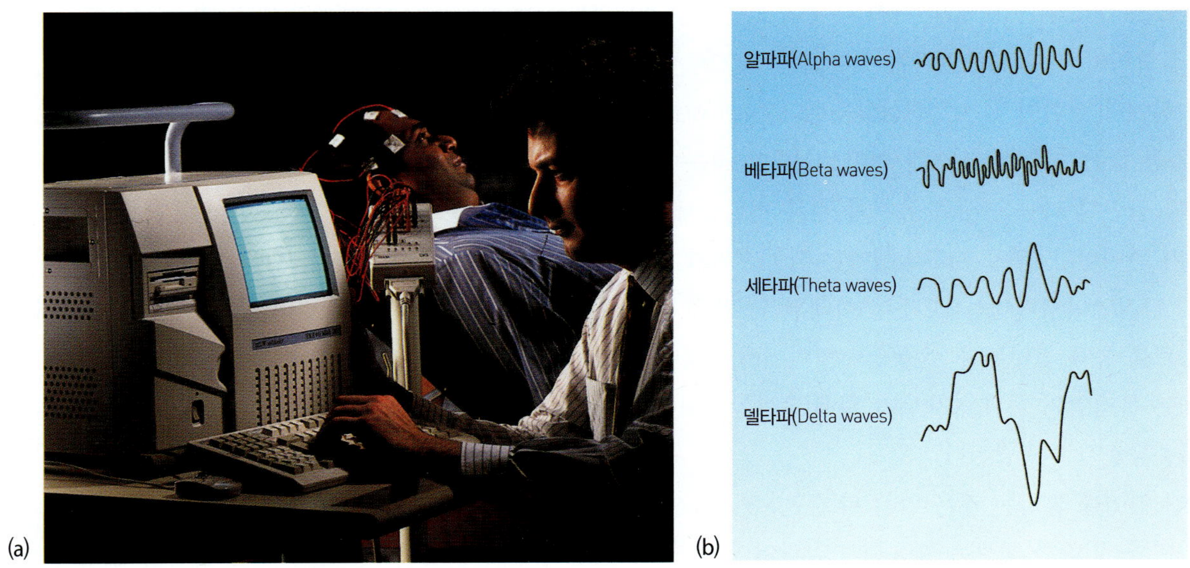

그림 8.27 뇌파
(a) 전극을 머리에 붙이고 있는 환자. (b) 네 가지 뇌파기록.

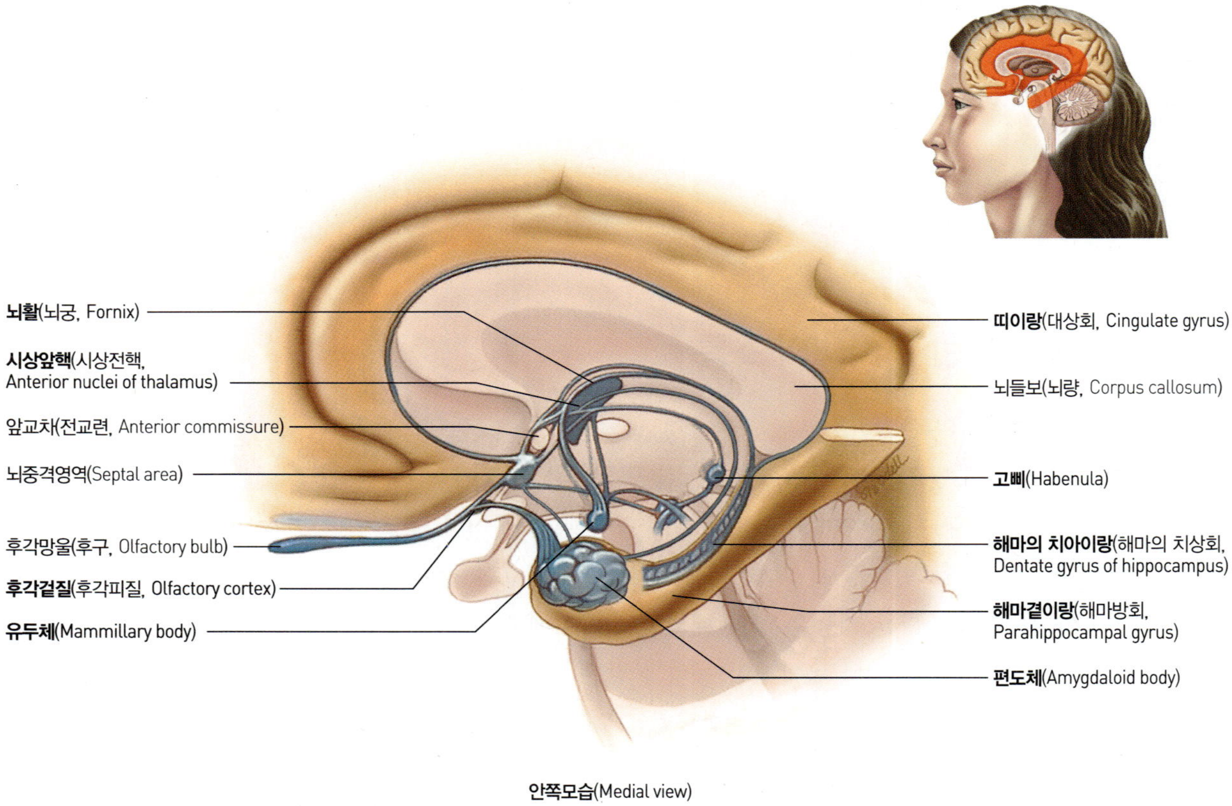

그림 8.28 둘레계통
둘레계통은 후각겉질, 양쪽 대뇌반구의 안쪽면에 있는 대뇌겉질 영역인 띠이랑, 시상과 시상하부에 있는 신경핵, 관자엽에 있는 해마 및 연결성 신경경로인 뇌활로 구성되어 있다.

언어

대부분 사람들의 언어영역은 왼쪽 대뇌겉질에 있다. 마루엽의 한 부분인 **감각언어영역**(sensory speech area; 베르니케 영역, Wernicke area)과 이마엽의 아래 부분에 있는 **운동언어영역**(motor speech area; 브로카 영역, Broca area)과 같은 중요한 대뇌겉질영역이 언어와 관련되어 있다(그림 8.22). 이 부분 또는 이와 연관된 뇌구역에 손상이 오면 말하기 또는 언어 이해에 장애나 결함이 있는 **언어상실증**(실어증, aphasia)이 발생할 수 있다. 이러한 장애의 가장 일반적인 원인은 뇌졸중으로, 뇌졸중 생존자의 25~40%가 언어상실증을 겪는 것으로 추정된다.

언어와 관련된 기능은 서로 유사한 기본 경로를 필요로 한다. 예를 들어, 우리가 듣는 단어를 반복하기 위해 다음의 신경로가 관여한다. 귀로부터 발생하는 활동전위가 일차청각겉질에 도달하면 말을 들을 수 있고, 청각연합영역에서 인지되며, 감각언어영역에서 그 뜻이 이해된다. 말을 나타내는 활동전위는 이때 감각언어영역과 운동언어영역을 연결하는 신경로를 통해 전달된다. 운동언어영역에서, 말은 그것이 반복되는 것과 같이 만들어진다. 활동전위는 이때 말을 만들어 내는 움직임의 계획을 세우기 위해 운동앞영역(premotor area)으로 가고, 최종적으로 특정한 말의 움직임을 일으키는 일차운동겉질로 전달된다.

기록된 언어를 말하는 것은 약간 다른 경로를 가진다. 정보는 시각겉질로 들어가고 난 뒤, 시각연합영역으로 전달된 후 인지된다. 이러한 정보는 계속해서 감각언어영역으로 전달되어 이해되고, 말하는 것처럼 인지된다. 감각언어영역에서부터 정보는 우리가 듣는 말에 대한 경로와 같은 신경로를 통하여 운동언어영역, 운동앞영역을 차례대로 거쳐 최종적으로 일차운동겉질로 전달된다.

뇌파와 의식

각기 다른 의식수준은 뇌의 특이한 전기적 활성에 의해 나타날 수 있다. 사람의 머리피부에 부착하고, 측정장치에 연결된 전극은 **뇌전도**(electroencephalogram; EEG)를 생성하여 뇌의 전기적 활성상태를 측정할 수 있다(그림 8.27). 이 전극은 개별적인 활동전위를 측정하지는 않지만, 많은 신경세포의 집단에서 동시에 발생하는 활동전위를 측정할 수 있다. 대부분의 시간, 뇌의 전기적 활성상태가 일반적으로 동기화되지 않기 때문에 뇌파의 모양은 일정한 형태가 없이 불규칙하다. 그러나 특정한 때에 전기적인 신호는 **뇌파**(brain wave)로 알려진 파도와 같은 형태로 측정될 수 있다. 이들의 강도와 빈도는 뇌의 활성상태에 따라 차이가 있다. 깨어 있는 사람과 잠자는 사람에서 나타나는 각기 다른 의식수준은 특정한 형태의 뇌파에 의해 표시된다. **알파파**(alpha wave)는 일반적으로 깨어 있지만, 조용하게 눈을 감고 휴식을 취하는 사람에게서 관찰된다. **베타파**(beta wave)는 알파파보다 높은 빈도를 가지며, 강한 정신활동을 하는 동안에 발생한다. 수면이 시작되는 동안, 뇌파는 알파파에서 델타파로 급격하게 변화된다. 깊은 잠에 빠지면 점진적으로 더 많은 델타파가 발생한다. **델타파**(delta wave)는 유아와 심각한 뇌 손상을 가진 환자에서 깊은 수면 중에 발생한다. 뇌파의 네 번째 유형인 **세타파**(theta wave)는 일반적으로 어린이에서 관찰되지만, 특정한 뇌질환이나 좌절을 경험한 성인에서 발생할 수 있다. 신경과의사는 장애에 대한 치료를 진단하고, 결정하기 위해 이러한 뇌파를 이용한다.

기억

기억의 저장은 작업기억, 단기기억, 장기기억의 세 단계로 나눠진다. 또한, 장기기억은 사실(*서술적*)과 관계되거나 숙련(*절차적*)과 관계된 기억의 유형에 따라 세분화 된다.

뇌는 작업의 즉각적인 수행을 위해 필요한 정보를 즉시 저장한다. 이러한 작업과 관련된 기억을 **작업기억**(working memory)이라 한다. 그것은 몇 초에서 몇 분간만 지속되고, 주로 이마엽에서 발생한다. 작업기억은 주로 한 번에 저장될 수 있는 정보의 조각 수에 의해 제한된다. 새로운 정보가 제공되면 이전에 저장되었던 작업기억의 오래된 정보는 제거된다.

단기기억(short-term memory)은 작업기억보다 오래 지속되고, 몇 분에서 며칠 동안 유지될 수 있다. 단기기억은 신경연접의 증가에 의해 형성되는 정보의 전달과 관련된 기전에 의해 저장된다. 단기기억은 물리적 손상이나 산소의 부족과 같은 뇌 손상이나 전신마취와 같이 신경의 기능에 영향을 주는 특정한 약물에 민감하다.

단기기억은 새롭고, 강력한 신경연접연결의 형성과 관련된 점진적 단계인 **강화**(consolidation)에 의해 몇 분 내에 저장되고, 영구적으로 보관되는 **장기기억**(long-term memory)으로 전환된다. 기억이 저장되는 시간의 길이는 얼마나 자주 그것을 회상하고 사용하는가에 달려 있다. **서술적 기억**(declarative memory) 또는 *명시적 기억*(*explicit memory*)은 이름, 날짜, 장소와 같은 사실뿐만 아니라 감성적인 숨은 뜻과 관련된 기억과 연관되어 있다. 감정과 분위기는 뇌의 입구처럼 작용하고, 어떤 것이 장기서술기억에 저장될 것인지를 결정한다. **절차적 기억**(procedural memory) 또는 *반사기억*(*reflexive memory*)은 자전거를 타는 것과 같은 운동 숙련도의 발달과 관련되어 있다. 절차기억은 시간이 지남에 따라 작은 정도의 기억만이 없어진다.

장기기억은 신경연접을 통한 정보전달의 장기적인 향상을 유발하는 구조적, 기능적 변화와 관련되어 있다. **기억심상**(memory engram) 또는 *기억흔적*(*memory trace*)이라는 모든 연속적인 과정은 정보, 사고 또는 생각의 주어진 한 부분에 대한 장기보존과 관련된다. 정보를 반복하고, 기존의 기억과 연결하는 것은 우리가 단기기억에서 장기기억으로 정보를 전달하는 데 도움이 된다.

둘레계통

후각겉질과 대뇌의 일부분 및 신경핵은 **둘레계통**(변연계, limbic system)이라는 이름으로 함께 무리지어 있다(그림 8.28). 둘레계통은 장기적인 서술기억, 감성, 감정에 대한 내장반응, 동기부여 및 기분에 영향을 미친다. 둘레계통의 가장 중요한 감각정보는 후각정보이다. 둘레계통은 배고픔, 갈증과 같은 생존을 위해 필요한 후각자극에 반응한다. 둘레계통은 기능적으로 시상하부와 연결되어 있다. 둘레계통의 장애는 게걸스러운(왕성한) 식욕, 비정상적인 성활동의 증가 및 공포와 분노 반응을 포함하는 행동 등을 나타내게 한다.

8.10 뇌신경

뇌신경(cranial nerves) 12쌍은 표 8.5과 그림 8.29에 설명되어 있다. 뇌신경은 로마 숫자에 의해 CN I부터 CN XII까지 표시된다. 뇌신경은 기능에 따라 일반적으로 감각과 운동의 두 가지 종류가 있다. 감각기능은 시각과 같은 특수감각이나 얼굴의 촉각과 통증감각 같은 더 많은 일반감각으로 나눠질 수 있다. 운동기능은 몸운동과 부교감신경으로 세분화된다. 몸운동 성분이 있는 뇌신경은 머리와 목의 뼈대근육에 신경지배를 한다. 부교감신경 성분이 포함되어 있는 뇌신경은 샘, 민무늬근육 및 심장근육에 신경지배를 한다.

일부의 뇌신경들은 감각, 몸운동, 부교감신경 성분이 혼합되어 있는 반면, 다른 일부 뇌신경은 오직 감각 성분이나 몸운동 성분만으로 되어 있다. 후각신경(CN I), 시각신경(CN II), 및 속귀신경(CN VIII) 등 세 가지 뇌신경은 오직 감각 성분으로만 구성되어 있다. 도르래신경(CN IV), 갓돌림신경(CN VI), 더부신경(CN XI) 및 혀밑신경(CN XII) 등 네 가지 뇌신경은 이들의 운동신경이 고유감각정보를 전달하긴 하지만 몸운동 성분으로만 구성되어 있다.

삼차신경(CN V)은 감각과 몸운동 기능을 가지고 있다. 이 신경은 모든 뇌신경 중에서 가장 넓은 범위에 일반감각분포를 가지고 있으며, 얼굴의 피부에서 뇌로 감각정보를 전달하는 유일한 뇌신경이다. 인체 나머지 피부의 감각정보는 척수신경에 의해 중추신경계통으로 전달된다. 치과의사에 의해 투여된 마취제는 치아에서 삼차신경의 가지를 통해 전달되는 감각신경전달을 효율적으로 차단한다. 삼차신경에서 치아로 뻗어 있는 이러한 가지는 몸의 다른 신경보다 더 빈번하게 마취된다.

눈돌림신경(CN III)은 몸운동과 부교감신경 성분이 포함되어 있다. 얼굴신경(CN VII), 혀인두신경(CN IX) 및 미주신경(CN X)은 감각, 몸운동, 부교감신경 성분 모두를 가지고 있다(표 8.5). 미주신경은 인체에서 가장 중요한 부교감신경 중 하나이다. 이 신경은 심장박동수, 호흡 및 소화와 같은 가슴과 소화기관의 기능을 조절한다.

척수신경과 같이, 많은 뇌신경의 감각과 운동기능은 머리와 몸의 한 부분에서 대뇌겉질의 반대쪽으로 건너간다. 예를 들어, 삼차신경을 통해 들어온 오른쪽 얼굴의 감각정보는 뇌줄기에서 반대쪽으로 건너가 왼쪽 대뇌겉질에 전달된다. 왼쪽 대뇌겉질에서 시작된 운동명령은 뇌줄기에서 반대쪽으로 건너가 얼굴신경을 통해 얼굴의 오른쪽 근육으로 전달된다.

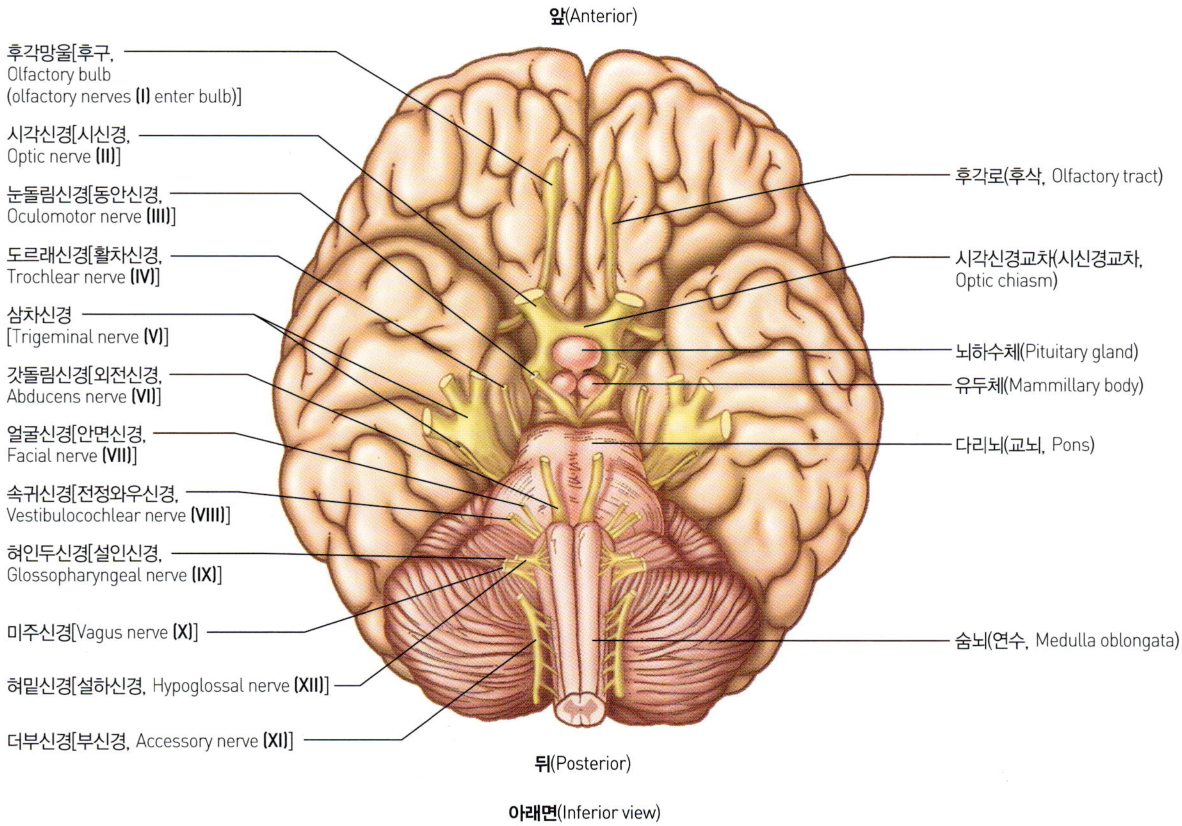

그림 8.29 뇌신경의 시작점을 보여주는 뇌의 아래면

표 8.5 뇌신경과 각각의 기능(그림 8.29 참고)

로마숫자	이름	일반기능	특수기능
CN I	후각신경	감각	냄새
CN II	시각신경	감각	시각
CN III	눈돌림신경	몸운동, 부교감	몸운동: 위곧은근, 안쪽곧은근, 아래곧은근, 아래빗근 등 4가지 종류의 안구근육과 위눈꺼풀올림근 부교감: 동공의 수축과 수정체 두께 조절
CN IV	도르래신경	몸운동	안구근육 중 위빗근
CN V	삼차신경	감각, 몸운동	감각: 얼굴과 치아 몸운동: 씹기근육
CN VI	갓돌림신경	몸운동	안구근육 중 가쪽곧은근
CN VII	얼굴신경	감각, 몸운동, 부교감	감각: 맛 몸운동: 얼굴의 표정근 부교감: 침분비와 눈물샘
CN VIII	속귀신경	감각	청각, 평형
CN IX	혀인두신경	감각, 몸운동, 부교감	감각: 맛과 혀 뒤쪽의 촉각 몸운동: 인두근 부교감: 침샘
CN X	미주신경	감각, 몸운동, 부교감	감각: 인두, 후두 및 내장 몸운동: 입천장, 인두 및 후두 부교감: 가슴안과 배안의 장기
CN XI	더부신경	몸운동	목빗근 및 등세모근과 위쪽 등근육들
CN XII	혀밑신경	몸운동	혀근육

8.11 자율신경계통

자율신경계통(ANS)은 활동전위를 중추신경계통으로부터 말초로 전달하는 운동신경세포로 이루어져 있다. 자율신경계통을 구성하는 신경세포는 민무늬근육, 심장근육 및 샘에 신경분포한다. 자율신경계통의 기능은 광범위하게 무의식적으로 조절된다.

자율신경계통의 신경세포에서 시작된 축삭은 중추신경계통에서 표적 기관으로 가는 모든 신경경로로 뻗지 않는다. 이것은 중추신경계통에서 시작된 축삭이 뼈대근육으로 뻗는 몸운동신경계통의 신경세포와 대조를 이룬다. 자율신경계통은 중추신경계통에서 효과기관으로 신경정보를 전달하는 과정에 두 가지 종류의 신경세포가 관여한다. 첫째는 **신경절이전신경세포**(절전신경세포, preganglionic neuron)이고, 두 번째는 **신경절이후신경세포**(절후신경세포, postganglionic neuron)이다(그림 8.30). 신경절이전신경세포는 중추신경계통의 밖에 위치하는 **자율신경절**(자유신경절, autonomic ganglion)에서 신경절이후신경세포와 신경연접을 하기 때문에 이렇게 불린다. 유일한 예외는 부신으로 신경을 뻗는 신경절이전신경세포이다. 이곳의 신경절이후신경세포는 부신속질에서 실제적으로 호르몬을 분비하는 세포이다.

자율신경계통은 **교감신경계통**(교감신경계, sympathetic division)과 **부교감신경계통**(부교감신경계, parasympathetic division)으로 구성되어 있다(표 8.6, 그림 8.31). 교감신경계통에 존재하는 신경세포는 일반적으로 개개인의 신체활동에 대한 준비를 하는 반면에, 부교감신경은 일반적으로 휴식 시에 인체에서 일어나는 소화와 같은 불수의적인 기능을 촉진한다.

교감신경계통의 이해

교감신경계통의 신경절이전신경세포의 세포체는 첫 번째 가슴분절(T1)에서 두 번째 허리분절(L2) 사이 척수회색질의 가쪽뿔에 있다(그림 8.16). 신경절이전신경세포의 축삭은 앞뿌리를 통하여 뻗고, 교감신경줄기 신경절이나 곁신경절로 투사된다(그림 8.31). **교감신경줄기신경절**(교감신경간신경절, sympathetic chain ganglion)은 다른 교감신경줄기 신경절과 연접하고, 이들은 척수의 양쪽 면을 따라 연속적으로 사슬을 형성하기 때문에 이렇게 이름 붙여졌다. 가슴안 공간은 신경

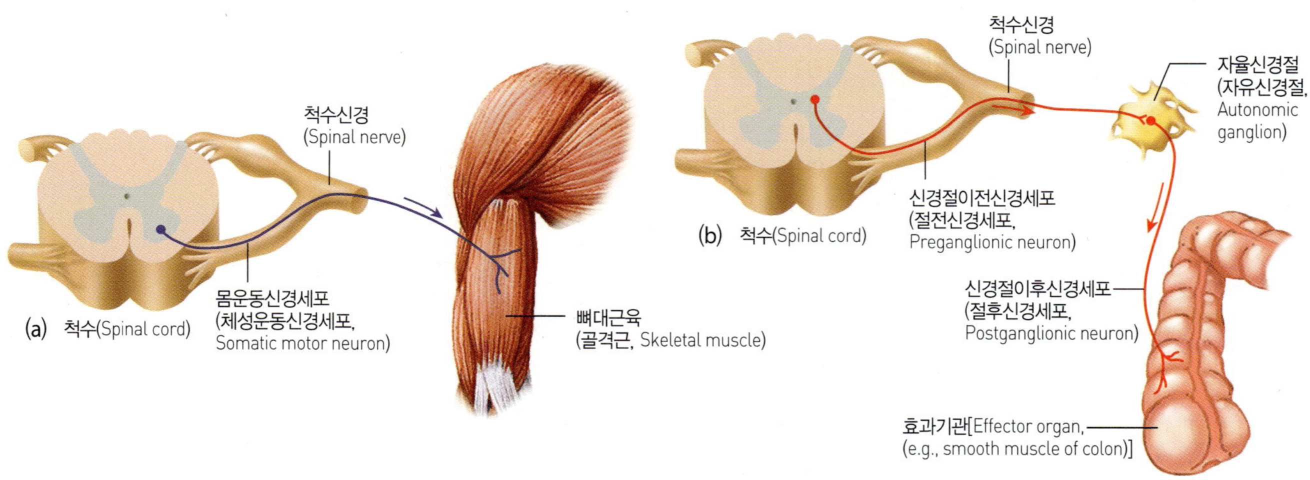

그림 8.30 몸신경계통과 자율신경계통에서 신경세포의 조직화

(a) 몸운동신경세포의 세포체는 중추신경계통에 있으며, 축삭이 뼈대근육에 신경지배를 하고 있다.

(b) 신경절이전신경세포의 세포체는 중추신경계통에 있으며, 축삭은 자율신경절에서 신경절이후신경세포와 신경연접을 하고 있다. 신경절이후신경세포는 연장되어 효과기관과 신경연접을 형성한다.

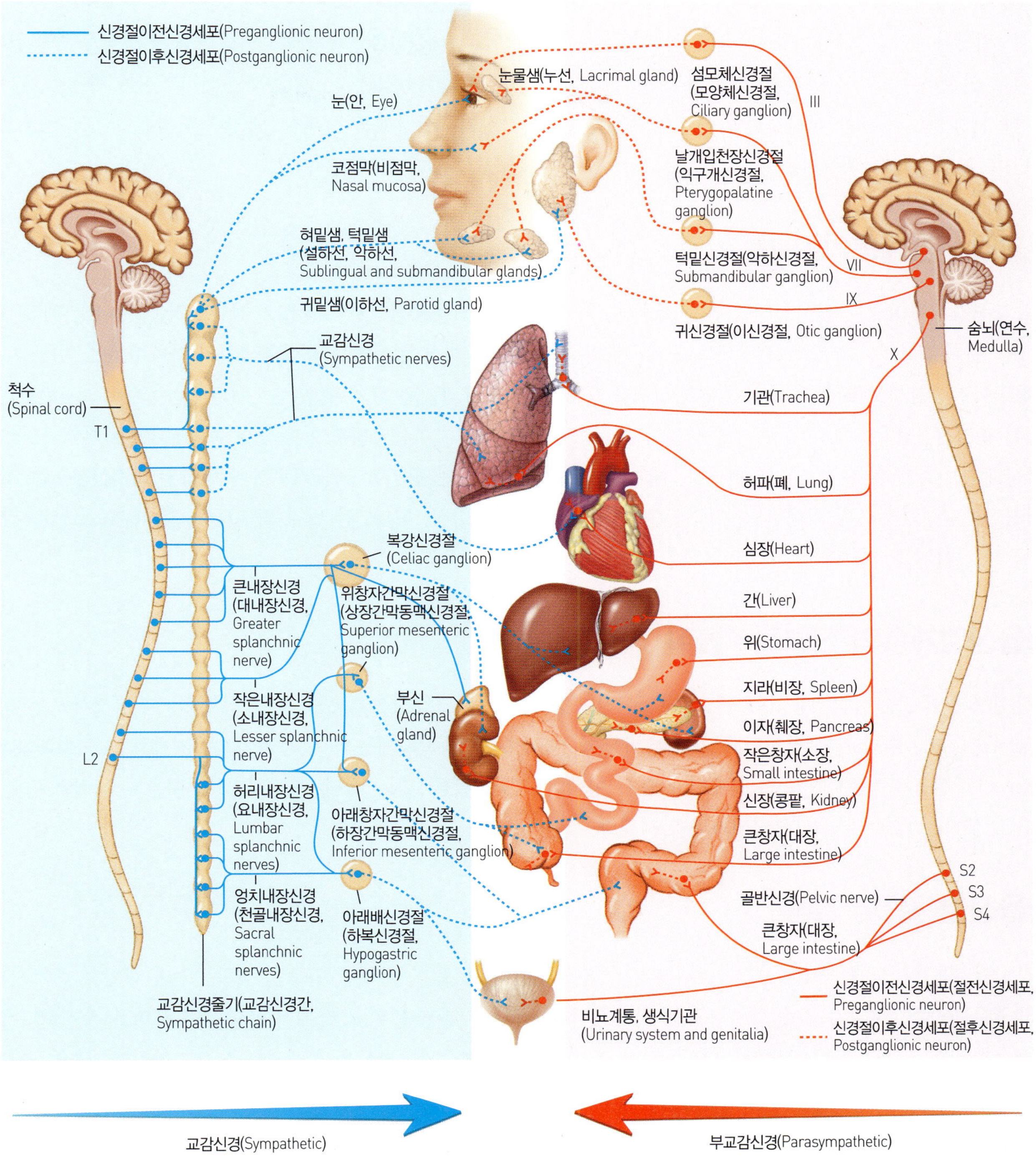

그림 8.31 자율신경계통에 의한 인체 각 기관의 신경지배

신경절이전섬유는 실선으로, 신경절이후섬유는 점선으로 나타냈다.

표 8.6 자율신경계통의 교감신경 성분과 부교감신경 성분(그림 8.31 참고)

구분	신경절이전신경세포의 위치	신경절이후신경세포의 위치	일반적인 기능
교감신경	T1~L2	교감신경줄기 신경절 또는 곁신경절	신체활동에 인체를 준비시키는 "투쟁반응"
부교감신경	뇌신경: CN III, CN VII, CN IX, CN X 척수신경: S2~S4	표적 기관의 벽 근처나 표적 기관에 묻혀 있는 종말신경절	휴식기에 인체의 불수의적인 활동을 촉진

절이후교감신경에 의해 신경지배가 일어난다. **결신경절**(측부신경절, collateral ganglion)은 표적장기 근처에 위치하며, 복강신경절, 위창자간막신경절, 아래창자간막신경절로 구성되어 있다. **내장신경**(splanchnic nerve)은 배와 골반부분에 있는 곁신경절로 연장되는 교감신경이다. 일부의 신경절이전신경세포는 교감신경줄기신경절에서 신경연접을 하지만, 다른 일부는 이 신경절을 지나쳐 곁신경절에 신경연접을 한다. 신경절이후신경세포는 교감신경줄기신경절이나 곁신경절에서 시작되며, 표적조직으로 투사된다.

부교감신경계통의 이해

부교감신경계통의 신경절이전신경세포체는 뇌줄기에 위치하는 눈돌림신경(CN III), 얼굴신경(CN VII), 혀인두신경(CN IX) 및 미주신경(CN X)의 신경핵이나 S2~S4의 척수신경이 시작되는 척수 중심회색질의 가쪽부분에 있다.

신경절이전신경세포의 축삭은 척수나 뇌신경을 통해 머리의 효과기관 근처나, 가슴, 배 및 골반의 효과기관 벽에 묻혀 있는 **종말신경절**(terminal ganglion)로 뻗는다(그림 8.31). 신경절이후신경세포의 축삭은 종말신경절로부터 표적 기관으로 상대적으로 짧은 신경섬유를 뻗는다. 대부분의 가슴안 및 배안 장기는 뇌줄기로부터 연장된 **미주신경**(vagus nerve)의 신경절이전신경세포에 의해 신경지배를 받는다. 미주신경은 심장, 허파, 간 및 위와 다른 소화기관으로 부교감신경지배를 하는 가지를 뻗는다.

자율신경계통의 신경전달물질

교감신경과 부교감신경계통의 모든 신경절이전신경세포와 부교감신경계통의 모든 신경절이후신경세포는 **아세틸콜린**(acetylcholine)이라는 신경전달물질을 분비한다. 대부분 교감신경계통의 신경절이후신경세포는 **노르에피네프린**(norepinephrine)을 분비한다. 많은 신체의 기능은 이러한 신경전달물질의 기능을 모방하거나, 이들의 표적조직에 대한 작용을 방해하는 약물에 의해 촉진되거나 억제된다.

자율신경계통의 기능

교감신경계통은 신체활동에 인체를 준비시키는 역할을 한다(표 8.7). 이러한 반응은 심박동수와 혈압을 증가시키고, 공기의 흐름을 증가시키기 위해 호흡통로를 확장시키며, 에너지 생산을 위해 간에서 포도당의 분비를 촉진한다. 이와 동시에, 이 반응은 소화활동을 억제한다. 이러한 과정을 통해, 교감신경계통은 신체활동을 유지하는 데 필요하지 않은 기관의 활성을 억제하고, 혈액과 영양소를 운동을 하는 동안 활성화 되는 기관으로 보낸다. 또한, 신체의 과도한 열은 발한작용을 증가시키고, 피부 근처의 혈관을 확장시킴으로써 내린다. 교감신경계통은 우리가 위험에 직면하거나, 그 상황에서 가능한 빨리 벗어나고자 하는 행동을 준비하기 때문에 종종 **맞섬도피반응체계**(fight-or-flight system)와 관계된다.

자율신경계통의 부교감신경 성분은 일반적으로 신체의 휴식상태와 관계된다(표 8.7). 부교감신경계통의 활성화는 소화, 배설 및 배뇨와 같은 제대로(불수의)활동을 촉진한다. 소화계통에서 부교감신경의 작용은 어떻게 자율신경계통이 다양한 장기의 활동을 통합적으로 조절할 수 있는지를 설명한다. 부교감신경의 활성은 이자로부터 소화효소의 분비를 증가시키고, 작은창자에서 음식과 효소를 혼합하며, 소화관을 통해 물질을 이동시키는 수축을 유도한다. 이러한 협력은 소화와 음식의 흡수작용을 증가시킨다. 동시에, 부교감신경성 자극은 심장박동수를 감소시켜 혈압을 떨어드리고, 공기통로를 수축시켜 공기의 흐름을 저하시킨다.

표 8.7 다양한 조직에 대한 자율신경계통의 영향

표적 기관	교감성 영향	부교감성 영향
심장	심장의 수축력과 심박동수의 증가	심박동수의 감소
혈관	수축과 확장	
허파	세기관지의 확장	세기관지의 수축
눈	동공확장, 먼 거리의 시야를 위해 수정체를 조절하는 섬모체근의 이완	동공수축, 근거리의 시야를 위해 수정체를 조절하는 섬모체근의 수축
창자와 위의 벽	운동성 감소, 조임근의 수축	운동성 증가, 조임근의 이완
간	당원분해, 포도당 분비	당원합성
지방조직	지방분해	
부신	에피네프린과 노르에피네프린의 분비	
땀샘	땀 분비	
침샘	점액성 침 분비	묽은 침 분비
방광	근육이완, 조임근 수축	근육수축, 조임근 이완

교감과 부교감신경계통은 표적조직에 따라 각각 촉진작용과 저하작용을 일으킨다. 예를 들어, 교감신경계통은 혈관의 벽에 있는 민무늬근육의 수축을 촉진하고, 허파의 공기통로 벽에 있는 민무늬근육의 수축을 억제한다. 이와 마찬가지로, 부교감신경계통은 방광의 수축을 촉진하고, 심장의 수축을 억제한다.

자율신경세포에 의해 신경지배를 받는 대부분의 기관은 교감과 부교감신경계통 모두에 의해 조절된다. 대부분의 경우에, 두 가지 자율신경계통의 영향은 반대로 작용한다. 예를 들어, 심장의 교감신경성 자극은 심장의 박동수를 증가시키지만, 부교감성 자극은 심박동수를 감소시킨다. 두 가지의 계통이 한 기관에 모두 신경지배를 할 때, 교감신경계통은 신체활동이나 스트레스 상황에서 주요한 역할을 수행하지만, 부교감신경계통은 신체의 휴식기 동안 더 많은 기능을 한다. 이러한 두 가지 계통의 일반적인 반대작용에도 불구하고, 일부의 상황에서는 다양한 표적 기관의 활성을 조절하기 위해 두 계통 모두 함께 작용한다. 예를 들어, 남자에서 부교감신경계통은 음경의 발기를 촉진하고, 교감신경계통은 분비물의 분비를 자극하고, 사정이 시작되는 것을 돕는다. 그러나 모든 기관이 이 둘의 신경지배를 받는 것은 아니다. 땀샘과 혈관은 대부분 오로지 교감신경세포에 의해서만 신경지배를 받는 반면, 눈의 수정체와 관련된 민무늬근육은 주로 부교감신경세포에 의해 신경지배를 받는다.

8.12 장관신경계통

장관신경계통(enteric nervous system; ENS)은 소화관의 벽에 있는 신경얼기로 구성되어 있다(그림 16.2 참고). 이 신경얼기는 중추신경계통으로 소화관을 연결시켜주는 감각신경세포와 중추신경계통을 소화관으로 연결시켜주는 교감과 부교감신경세포 및 장관신경얼기 내에 위치하는 장관신경세포로 구성된다. 장관신경세포의 독특한 특성은 이 계통이 국소반사를 통해 중추신경계통과는 별개로 소화관을 감시하고, 조절할 능력이 있다는 것이다. 예를 들어, 소화관의 확장은 장관감각신경세포에 의해 감지되고, 장관사이신경을 자극한다. 장관사이신경은 샘에서 분비작용을 촉진하는 장관운동신경세포를 자극한다. 장관신경계통이 중추신경계통과는 완전히 별개로 소화관의 활성을 조절할 수 있지만, 일반적으로 두 계통은 함께 작용한다. 미주신경의 부교감신경 성분을 통한 중추신경계통의 조절과 교감신경은(주로 내장신경) 장관신경세포의 기능과 독립적으로 작용할 수 있다. 그러므로 장관신경계통은 자율신경계통을 완전하게 하는 말초신경계통의 독특한 부분이다.

8.13 노화가 신경계통에 미치는 영향

사람의 연령에 따라, 감각은 감각신경의 감소와 남은 신경세포의 기능장애 및 중추신경계통의 처리과정의 변화 때문에 점차 쇠퇴한다. 피부에 있는 감각수용체의 수가 감소하는 결과, 노인은 무언가가 피부를 건드리거나 누르는 감각을 인지하는 능력이 떨어지고, 손으로 물체를 만져서 확인하기 힘들어진다. 이러한 변화는 노인이 더욱 피부손상에 노출되기 쉽게 한다.

팔다리와 관절위치에 대한 감각저하는 평형과 신체 동작의 조정능력에 영향을 미칠 수 있다. 신체의 자세, 긴장도 및 근육과 인대의 길이에 대한 정보 또한 감소하고, 더욱이 운동조절과 조화뿐만 아니라 신체의 움직임, 자세, 위치에 대한 감각이 저하된다.

또 다른 감각신경세포의 기능저하는 혈압, 갈증, 목구멍의 이물질, 방광에 있는 소변의 양, 곧창자에 있는 배설물의 양을 감지하는 능력이 감소하는 것과 관련되어 있다. 그 결과, 노인은 고혈압, 탈수, 연하장애 및 숨 쉬기 곤란, 요실금, 변비나 변실금에 더 걸리기 쉽다.

더욱이, 운동신경세포 수의 일반적인 감소가 나타난다. 척수의 허리분절에 있는 아래운동신경세포의 50%나 되는 정도가 60세 정도에 감소된다. 감소된 운동신경세포에 의해 신경지배를 받았던 근육섬유 또한 줄어서 근육량의 전반적인 쇠퇴가 나타난다. 운동단위의 손실은 남아 있는 운동단위가 보상작용을 수행해야 하기 때문에 더욱 빨리 근육의 피로가 나타나게 한다. 그러나 규칙적인 신체 운동은 이러한 쇠퇴를 방지하고 감소시킨다.

반사작용은 활동전위의 발생과 전도 및 신경연접의 기능이 느려지기 때문에 사람이 나이가 들어감에 따라 더뎌진다. 신경전달물질과 수용체의 숫자도 감소한다. 반사작용이 느려진 것 같이 노인은 신체의 내외부적인 상태의 변화에 자동적이며, 빠르고, 정확하게 반응할 수 없게 된다.

뇌의 크기와 무게는 사람이 나이가 들어감에 따라 감소한다. 적어도 이러한 변화는 대뇌에 있는 신경세포의 감소에 의해 유발된다. 그러나 남아 있는 신경세포는 이러한 손실의 대부분을 보상할 수 있다. 또한, 구조적인 변화도 신경세포에서 나타난다. 신경세포의 세포막은 더욱 단단해지고, 세포질그물은 구조가 더욱 불규칙해지며, 신경원섬유매듭이 세포에서 발생하고, 아밀로이드판이 신경연접에서 형성된다. 이러한 모든 변화는 신경세포의 기능을 저하시킨다.

단기기억은 대부분의 노인에서 저하된다. 이러한 변화는 개개인에 따라 다르게 나타나지만, 일반적으로 60세까지는 변화가 천천히 일어나고, 70세가 넘어가면서 더욱 빨라지는 경향이 있다. 그러나 기억력의 감소량은 보통 대부분의 사람에서 크지 않다. 노인은 대부분 말에 의해 빠르게 제공되는 생소한 정보를 받아들이기 어렵게 된다. 장기기억은 영향을 받지 않는 모습을 보이며, 오히려 노인에서 좋아진다.

단기기억과 마찬가지로, 문제를 해결하는 생각, 계획, 사고력은 일반적으로 60세까지 서서히 저하되지만, 그 이후에는 빠르게 저하된다. 그러나, 이러한 변화는 가볍고, 사실상 일정치 않다. 실제 이러한 기능은 많은 노인들에게서 변하지 않지만, 10% 정도의 노인들은 오히려 사고능력이 증가된다. 이러한 변화의 많은 부분이 개개인의 배경, 교육, 건강, 동기 및 경험에 의해 좌우된다. 지속적인 정신활동이 나이가 들어감에 따라 나타나는 정신적인 기량의 손실을 감소시키는 것으로 알려져 있다.

노인들은 잠드는 데 더 많은 시간이 필요하고, 밤에 깨어 있는 시간이 많아지는 것을 경험하는 경향이 있다. 수면에 영향을 미칠 수 있는 요인은 통증, 소화불량, 규칙적인 다리의 움직임, 수면무호흡증, 방광의 용량감소 및 말초혈액순환 저하이다.

질병과 질환 : 신경계통

상태	설명
	중추신경계통 질환
중추신경계통의 감염	
뇌염	바이러스와 비교적 가끔 세균이나 다른 병원체에 의해 유발되는 뇌의 감염으로 열, 혼수상태 및 경련의 증상을 나타낸다.
수막염	바이러스성 감염이나 세균감염에 의해 유발되는 뇌척수막의 염증으로 목의 경직, 두통 및 열의 증상을 보이며, 심한 경우 마비, 혼수상태 또는 죽음을 초래할 수 있다.
광견병	감염된 동물에 의해 전파되는 바이러스성 질환으로 뇌 감염은 비정상적인 흥분성, 공격성, 마비와 같은 증상 및 심한 경우 죽음을 초래할 수 있다.
파상풍	세균성 신경독소에 의해 발생하며, 척수와 뇌줄기의 아래운동신경세포에 영향을 미쳐 근육을 수축시키고, 근육이완을 방해하여 신체에 "입벌림장애"와 같은 강직이 나타나고, 호흡근육의 경련에 의한 사망을 초래할 수 있다.
다발경화증	자가면역질환으로 바이러스성 감염에 의해 발생하며, 뇌 염증과 척수의 말이집탈락 및 경화성 말이집은 비정상적인 활동전위 상태를 유발하여 지나친 반사작용, 떨림 및 언어장애의 증상을 나타낸다.
중추신경계통의 운동장애	
운동이상증	바닥핵이 관련된 질환으로 경련성 운동, 안정 시 떨림 등과 같은 증상을 나타낸다.
헌팅톤병	우성의 유전성 질환으로 바닥핵의 점진적인 변성을 야기하고, 불수의성 움직임의 특징을 나타낸다.
뇌성마비	비정상적인 뇌의 발달이나 손상에 의해 유발되는 뇌손상으로 운동기능과 운동협응력의 장애를 나타내는 일반적인 말이며, 근육긴장도의 증가, 안정 시 떨림, 말하기 및 삼키기의 어려움, 목적 없는 움직임 등과 같은 증상을 나타낸다.
파킨슨병	바닥핵의 손상에 의해 유발되며, 근경직, 안정 시 떨림, 일반적인 움직임의 부족, 셔플링(shuffling) 보행 등의 특징이 있다.
다른 중추신경계통의 질환	
뇌졸중	뇌에서의 출혈이나 뇌 일부 구역의 세포사멸을 유발하는 대뇌의 혈관을 막는 덩어리 및 연축에 의해 발생하며, 무감각, 언어손실, 마비 등의 증상을 나타낸다.
알츠하이머병	대뇌겉질에서 신경세포의 감소에 의해 유발되는 정신적인 황폐화나 치매로 보통 노년층에 영향을 미치는 질환이며, 정상적인 지능의 결함, 기억상실, 짧은 주의집중 기간, 우울감, 방향감 장애 및 과민성과 같은 증상을 나타낸다.
테이새크스병	태아의 유전성 지질축적장애로 주로 중추신경계통에 영향을 주며, 마비, 시각상실 등의 증상을 나타내며, 심한 경우 사망을 초래한다.
간질	불수의적인 근육수축을 유발하는 갑작스러운 광범위한 신경발화에 의해 발생하는 발작이 나타난다.
두통	염증, 치아 자극, 안구장애, 목과 머리근육의 긴장 및 알 수 없는 원인에 의해 발생한다.
	말초신경계통 질환
일반적인 말초신경계통의 질환	
마비	병리학적인 상태나 의료조치를 촉진하기 위해 일시적으로 유도된 감각소실이다.
신경염	원인의 수에 의해 유발되는 신경의 염증으로 운동신경에서는 운동기능의 손실과 감각신경에서는 마비나 신경통을 나타낼 수 있다.
신경통	신경의 경로를 따라 욱신거리거나 찌르는 듯한 통증의 극심한 발작이 있는 신경의 통증으로 염증, 신경손상 및 알 수 없는 원인에 의해 발생한다.
말초신경계통의 감염	
나병	피부와 말초신경계통의 세포를 죽이는 세균성 질환으로 흉하게 보이는 혹과 조직괴사가 나타난다.
포진(헤르페스)	감각신경절에 있는 헤르페스 바이러스에 의한 피부손상의 특징을 가지는 질환이며, 서로 다른 바이러스는 입술의 발진에 의한 구강손상, 성적행위에 의해 전파되는 질환으로 생식기의 손상이나, 어린이에서는 수두를 성인에서는 대상포진을 유발한다.
회색질척수염	중추신경계통의 바이러스성 감염으로 몸운동신경세포에 손상을 주며, 근육의 마비와 위축을 유발한다.
다른 말초신경계통의 질환	
근긴장성 이영양증	우성의 유전성 질환으로 근력저하, 근육의 기능장애 및 근위축의 특징이 있다.
신경섬유종증	유전자질환으로 말초신경로를 따라 나타나는 양성종양인 신경섬유종은 피부가 성장하는 유아기에 나타난다.
중증근육무력증	아세틸콜린 수용체에 영향을 미치는 자가면역질환으로 신경근육이음부의 기능장애로 근육의 쇠약과 약화를 증가시켜 근육의 마비를 초래한다.

※ 자세한 정보들은 **www.mhhe.com/seeleyess8**에서 찾아볼 수 있다.

예상문제에 대한 답

James는 장난감 차를 밟은 통증에 한 번이 아니라 두 번 반응했다. 우리는 그가 장난감 밟은 때마다, 그가 체중을 지탱하는 그의 다리를 처음엔 오른쪽에서 왼쪽으로 다음엔 왼쪽에서 오른쪽으로 바꾼 것을 알고 있다. 이 장을 읽고, 우리는 회피반사가 통증을 수반하는 자극으로부터 다리를 떼게 하는 것을 배웠다.

James는 그가 장난감을 밟았을 때, 이 반사를 보여 주었다. James에 의해 보여진 회피반사는 감각신경세포, 운동신경세포 및 사이신경이 관련되어 있다. 감각신경세포가 통증자극을 중추신경계통으로 전달하고, 사이신경이 감각신경과 운동신경 사이에서 이 정보를 중계하여 운동신경세포가 뼈대근육의 수축을 조절하게 하였다. James가 장난감 차를 그의 오른발로 밟았을 때, 그는 회피반사가 일어나기 전에 체중의 거의 대부분을 오른쪽 다리로 이동시켰다. 회피반사는 James가 그의 오른쪽 다리를 들고, 왼쪽 다리로 체중을 지탱하게 하였다. 그러나 James가 그의 왼쪽 다리를 뻗을 때, 그는 또 다른 장난감 차를 밟았고, 그의 왼쪽 다리에서 회피반사가 활성화되었다. 한쪽 다리에서 반복적으로 일어나는 회피반사와 다른 발을 내디디는 것은 James가 넘어지는 것을 막아 주었다.

CHAPTER

09 감각기관

예상문제

Freddy는 나이가 들면서도 평생 정상적인 시력을 유지하기 위하여 안경이 필요한 적이 없었다. 그에게는 먼 거리의 사물을 보는데 문제가 있고, 수정체의 교정이 필요한 근시를 가진 가족이 있다. 최근에 Freddy는 독서할 때 종종 글자를 잘 볼 수 없는 것을 알게 되었다. 그는 친구들에게 종종 "팔이 짧아지는 것 같다"고 농담을 한다.

시각의 전달과정에 대해 학습한 후, Freddy가 어떤 종류의 시야장애를 겪고 있으며, 왜 그가 시야장애와 관련해서 그의 팔이 짧아지는 것 같다고 농담을 하였는지를 설명해보자.

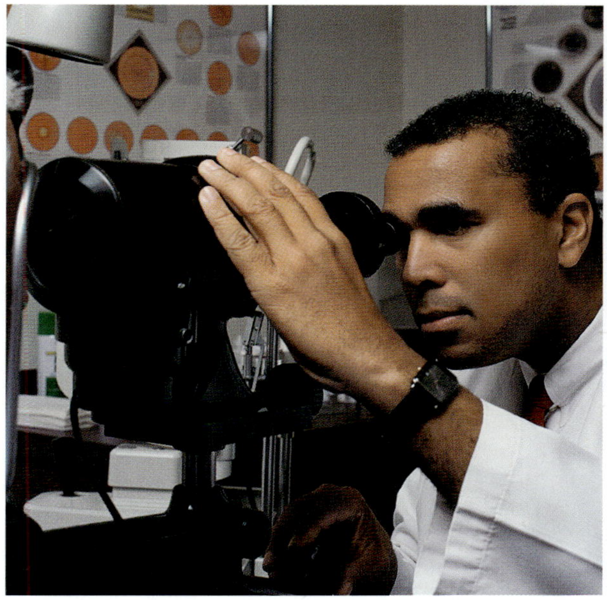

Module 7 Nervous System | Anatomy & Physiology REVEALED aprevealed.com

9.1 감각

감각(sense)은 자극을 인지하는 능력으로 주위 환경과 인체에 대한 정보를 받아들이는 것을 의미한다. **감각**(sensation) 또는 *인지(perception)*는 감각수용체에 의해 받아들여진 자극을 의식적으로 지각하는 것이다. 뇌는 끊임없이 인체의 내부와 외부로부터 광범위한 자극을 받아들이지만, 감각수용체의 자극이 곧바로 감각이 되지는 않는다. 감각수용체는 뇌와 척수로 전파되는 활동전위를 생성해서 자극에 반응하는데, 활동전위가 대뇌겉질에 도달하였을 때 감각이 일어난다. 뇌의 일부 다른 구역 또한 감각에 관여한다. 예를 들어, 시상은 통증을 인지하는 데 아주 중요한 역할을 한다.

일반적으로 후각, 미각, 시각, 청각 및 촉각의 5가지 감각이 알려져 있는데, 감각은 일반감각과 특수감각과 같이 두 개의 종류로 나눈다. **일반감각**(general sense)은 인체의 많은 부분에 분포하는 수용체를 가지고 있으며, 몸감각 및 내장감각의 하위 집단으로 구분된다. **몸감각**(체성감각, somatic sense)은 주위 환경과 인체에 대한 감각정보를 전달한다. **내장감각**

(visceral sense)은 기본적으로 내장기관에서 일어나는 통증과 압력에 관련된 정보를 전달한다.

특수감각(special sense)은 인체의 특정 부위에 위치하며, 그 구조가 더 특수하게 분화되어 있다. 특수감각에는 후각, 미각, 시각, 청각 및 평형에 대한 감각이 포함된다.

9.2 일반감각

일반감각은 인체 전반에 걸쳐 광범위하게 분포하는 촉각, 압력, 통증, 온도, 진동 및 가려움에 대한 감각과 신체와 팔다리의 자세와 움직임에 대한 고유감각을 말한다.

감각수용체(sensory receptor)는 감각신경종말이나 활동전위가 발생함에 따라 자극에 반응할 수 있는 특수하게 분화된 세포의 한 부분이다. 다양한 종류의 수용체가 특수감각과 일반감각 모두와 관련되어 있으며, 각기 다른 형태의 자극에 반응한다.

1. **기계수용체**(mechanoreceptor)는 굽힘이나 신장과 같은 기계적인 자극에 반응한다.
2. **화학수용체**(chemoreceptor)는 냄새 입자와 같은 화학성분에 반응한다.
3. **광수용체**(photoreceptor)는 빛에 반응하고, **온도수용체**(thermoreceptor)는 온도의 변화에 반응한다.
4. **통각수용체**(nociceptor)는 통증에 대한 감각으로 유발되는 자극에 반응한다.

일반감각에 대한 수용체의 대부분은 피부와 관련되어 있으며(그림 9.1), 일부의 수용체는 근육, 힘줄 및 인대와 같이 몸의 깊은 구조와 관련되어 있다. 구조적으로 가장 단순하고, 일반적인 수용체는 상대적으로 덜 특수하게 분화된 가지

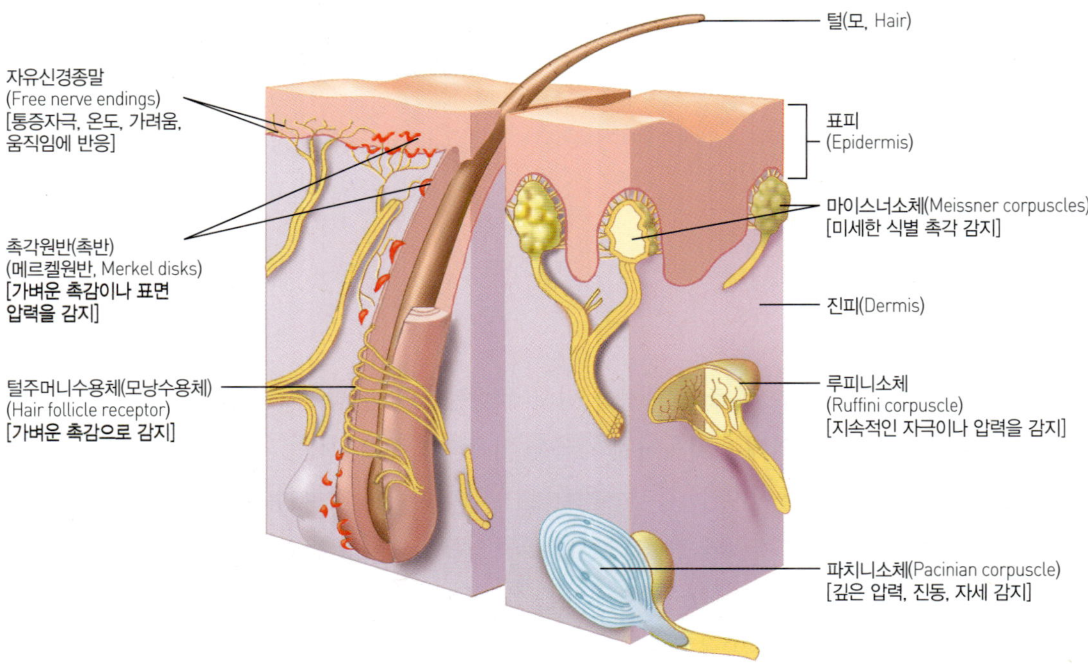

그림 9.1 피부의 감각수용체

돌기와 유사한 신경가지인 **자유신경종말**(free nerve ending)이다. 자수신경종말은 인체의 모든 구역에 광범위하게 분포되어 있다. 일부 자유신경종말은 통증 자극에, 일부는 온도에, 일부는 가려움에, 일부는 움직임에 반응한다. 온도에 대한 수용체는 **냉각수용체**(cold receptor)와 **온각수용체**(warm receptor)가 있다. 냉각수용체는 온도가 떨어지면 반응하지만, 온도가 12℃ 아래로 떨어지면 반응을 멈춘다. 온각수용체는 온도가 올라가면 반응하지만, 온도가 47℃ 위로 올라가면 반응을 멈춘다. 통증수용체는 12℃ 아래나 47℃ 위의 온도일 때 반응하기 때문에, 아주 추울 때 따뜻한 물체가 피부에 닿는 것을 구별하기가 힘들다.

촉각수용체(tactile receptor)는 구조적으로 자유신경종말에 비해 더 복잡하며, 많은 부분은 피막에 싸여 있다. 인체에는 다양한 종류의 촉각수용체가 있다(그림 9.1). **촉각원반**(촉반, Merkel disk)은 표층에 위치하는 신경종말로 가벼운 촉감과 표면의 압력을 감지한다. 또한, 털과 관련된 **털주머니수용체**(모낭수용체, Hair follicle receptor)는 가벼운 촉각을 감지하는데 관여한다. 가벼운 촉각에 대한 수용체는 아주 민감하지만, 식별성이 떨어져서 접촉되는 지점을 정확하게 찾을 수 없다. **마이스너소체**(Meissner corpuscle)는 식별성 촉각인 미세 촉각에 반응하며, 표피의 깊은 곳에 위치한다. 이 수용체는 촉각 감각을 국소화할 수 있는 아주 특수한 구조물이다. 피부의 깊은 곳에 위치한 촉각수용체인 **루피니소체**(Ruffini corpuscle)는 피부에서 지속적인 압력을 감지하는 데 중요한 역할을 수행한다. 가장 깊은 곳에 있는 수용체는 **층판소체**(Pacinian corpuscle)라 하며, 힘줄 및 관절과 관계되어 있으며, 깊은 압력, 진동 및 자세(고유감각)에 대한 정보를 전달한다.

통증

통증(pain)은 불쾌한 정서적인 인지와 감정적인 경험을 특징으로 하는 감각정보이다. 통증감각은 빠르게 전달되고 통증의 위치를 알 수 있는 절단통, 느리게 전달되어 확산되는 쑤시는 듯한 통증 및 날카로운 통증과 작열통 등의 몇 가지 형태가 있다.

피부의 표층에서 일어나는 통증에 대한 감각은 통증수용체와 촉각수용체에서 동시에 일어나는 자극의 결과이기 때문에 고도로 국소화 되어 있다. 피부 깊은 곳의 통증감각과 내장통증의 인지는 피부의 깊은 구조에 촉각수용체가 없기 때문에 고도로 국소화 되어 있지 않다. 내장통증 자극은 일반적으로 확산되는 통증처럼 인지된다.

인체의 일부 구역에 있는 통증수용체에서 발생하는 활동전위는 **국소마취**(local anesthesia)에 의해 억제되는데, 이는 화학적 마취제를 감각수용체나 신경 근처에 주사하면 통증에 대한 뇌의 인지를 감소시키기 때문이다. 또한, 통증에 대한 뇌의 인지는 의식이 상실되면 억제된다. 이는 보통 **전신마취**(general anesthesia)에 의해 가능한데, 화학적 마취제가 그물체(formatio reticularis)에 영향주기 때문이다.

또한, 통증에 대한 인지는 본래 가지고 있는 인체의 신경조절계통에 의해 영향을 받는다. 피부에 있는 촉각수용체에서 시작된 감각축삭은 척수의 뒤뿔에서 신경세포와 신경연접하는 곁가지를 가지고 있다. 계속해서 이 신경이 신경연접을 형성하고, 통증감각을 뇌로 전달하는 척수시상로로 축삭을 뻗는 신경을 억제한다(표 8.4 참고). 예를 들어, 상처부위의 피부를 문지르면 촉각수용체가 자극되어 척수로 연결된 감각축삭을 따라 활동전위의 전달이 증가한다. **문조절 이론**(gate control theory)에 따라 이 활동전위는 문을 닫고, 통증 정보가 척수시상로를 따라 뇌로 전달되는 활동전위를 억제한다.

문조절 이론은 통증의 정도를 감소시키는 데 사용되는 다양한 기술에 대한 생리학적 근거를 설명할 수 있다. 척수시상로에 의해 전달된 활동전위는 뒤기둥의 내림신경세포에 의해 전달되는 활동전위에 의해 억제될 수 있다(제8장 참조). 이 신경세포는 정신활동과 팔다리의 움직임을 수반하는 육체활동에 의해 자극된다. 내림신경세포는 척수시상로가 시작되는 뒤뿔에 있는 신경세포와 연접하여 이 세포를 억제한다. 강력한 정신활동이나 육체활동은 뒤기둥의 신경세포에서 활동전위의 비율을 증가시켜 통증에 대한 인지를 감소시킨다. 신체적인 운동의 계획 및 실행은 만성통증의 임상적인 치료에서 중요한 치료법이다. 또한, 침술과 지압술과 같은 방법은 척수시상로에 있는 신경세포의 활동전위를 억제하는 내림 뒤기둥 신경세포를 자극함으로써 통증의 인지를 감소시킬 수 있다. 문조절 이론은 사람들의 주의를 다른 곳으로 전환시키면 왜 통증의 정도가 억제되는지를 설명한다.

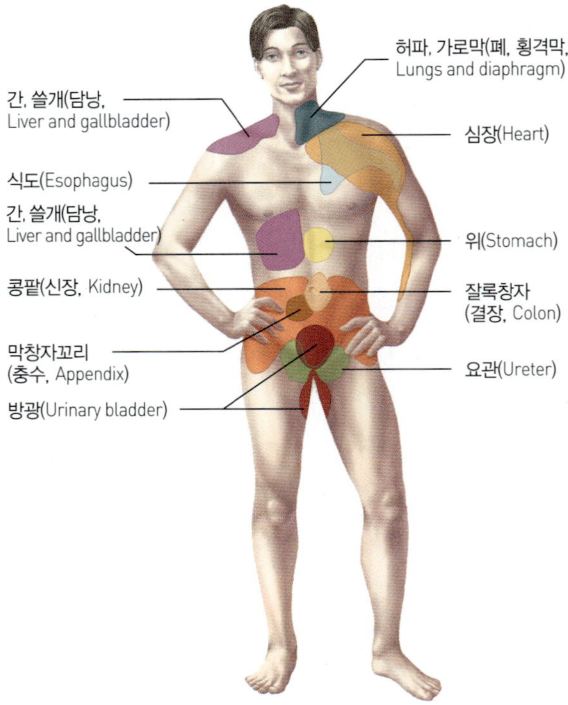

그림 9.2 인체의 연관통증부위
표시된 내장장기에서 시작된 통증과 연관되어 있는 피부영역을 보여준다.

연관통증

연관통증(referred pain)은 통증 자극의 근원이 아닌 다른 인체 영역에서 통증을 감지하는 통증감각이다. 가장 일반적으로 우리는 내장 장기와 같은 깊은 구조물이 손상받거나 염증이 일어났을 때 연관통증을 느낀다(그림 9.2). 이는 통증을 보내는 표층부위와 깊은 내장구역에 있는 감각신경세포의 통증 자극이 척수의 같은 오름 신경세포에 모이기 때문에 나타난다. 뇌는 통증 자극의 두 가지 원인을 구분하지 못하기 때문에, 우리는 피부와 같이 특정한 신경지배를 받고 있는 표층구조물에서 통증감각이 전달되는 것으로 인지한다.

연관통증은 내장기관의 손상과 관련된 실제적인 원인을 진단하는데 임상적으로 유용하다. 예를 들어, 심장발작 동안 심장에 있는 통증수용체는 심장근육의 일부에 혈류가 차단되었을 때 통증감각이 자극된다. 그러나 심장발작 환자는 종종 심장에 통증을 느끼지 못하고, 대신 왼쪽 어깨에서 팔 아래로 퍼지는 피부통증을 느끼게 된다(그림 9.2).

9.3 특수감각

후각, 미각, 시각, 청각 및 평형에 대한 감각은 아주 고도로 분화되고, 국소화된 감각수용체이다. 후각과 미각의 인지는 구조적으로나 기능적으로 밀접하게 연관되어 있고, 감각수용체와 화학물질의 상호작용에 의해 감지된다. 시각에 대한 감각은 감각수용체와 빛의 상호작용에 의해 일어난다. 청각과 평형은 모두 감각수용체와 기계적 자극의 상호작용에 반응하여 전달된다. 청각은 음파에 반응하여 발생하고, 평형은 중력이나 신체의 움직임에 반응하여 발생한다.

9.4 후각

후각(olfaction)은 냄새에 대한 감각으로 코안으로 들어오는 **후각자극제**(odorants)라는 공기 중의 입자에 반응하여 발생한다. **후각신경세포**(후신경세포, olfactory neuron)는 코안의 윗부분에 위치하는 **후각상피**(olfactory epithelium)로 두극신경세포(bipolar neuron)이다(그림 9.3a). 후각신경세포의 가지돌기는 상피 표면으로 연장되어 있으며, 가지돌기의 끝은 상피 표면에 점액성의 얇은 피막과 같이 놓여 있는 길고 특수하게 분화된 섬모로 변형되어 있다. 점액은 코 안의 상피를 촉촉하게 하고, 공기 중의 입자를 끌어들여서 녹이며, 코 상피로부터 미립자와 분자 입자의 제거를 촉진한다.

공기 중의 방향제는 상피 표면의 점액에서 용해되기 시작하여 특수하게 분화된 섬모의 막에서 수용체 분자에 결합한다. 수용기에 결합한 방향제는 감각신경세포에 의해 대뇌의 후각겉질로 전달되는 활동전위를 일으킨다. 사람에게는 적어도 400개가 넘는 **후각수용체**(olfactory receptor)가 있다. 인체의 대부분의 다른 수용기와 다르게, 각각의 후각수용체는 다양한 형태의 방향제와 결합할 수 있다. 반대로, 각 형태의 방향제는 다양한 후각수용체와 결합할 수 있다. 방향제와 수용체의 다양한 결합은 우리가 어림잡아 10,000 가지의 서로 다른 냄새를 맡을 수 있게 한다. 방향제가 수용체에 결합하면, 그 수용체는 감수성이 줄어들고, 특정한 냄새 정보를 감지하는 것을 돕기 위해 얼마 동안 다른 방향제에 반응하지 않는다. 냄새를 감지하기 위한 문턱값은 아주 낮아서 후각신경세포에 결합된 아주 소량의 방향제로도 활동전위를 일으킬 수 있다. 동물은 많은 종류와 수의 후각수용체를 가지기 때문에 후각의 범위와 민감도가 사람보다 더 크다. 예를 들어, 개는 종종 냄새로 폭발물을 추적하거나 사람이 맡지 못하는 다른 화학물질을 탐지하기 위해 이용된다.

후각과 관련된 신경경로

후각신경세포로부터 나온 축삭은 벌집뼈체판의 구멍을 빠져나가 **후각망울**(후구, olfactory bulb)로 들어가 첫 번째 뇌신경인 후각신경(CN I)을 만든다(그림 9.3b). 이곳에서 축삭은 사이신경과 신경연접을 하고, **후각로**(후삭, olfactory tract)를 통해 뇌로 활동전위를 전달한다. 각각의 후각로는 관자엽과 이마엽에 위치한 **후각겉질**(후각피질, olfactory cortex)이라는 뇌의 일부 영역에 후각 정보를 전달한다. 후각은 시상을 통과하지 않고 직접 대뇌겉질과 연결되는 유일한 감각이다. 이것은 후각겉질의 기원을 반영하고 있는 것으로 후각겉질은 냄새를 의식적으로 인지하는 것과 냄새에 대한 내장 및 감정 반응 모두와 관련되어 있다.

후각망울과 후각겉질 안은 냄새 입자에 지속적으로 노출될 때 활동전위의 전달을 억제하는 되먹임 고리가 작동한다.

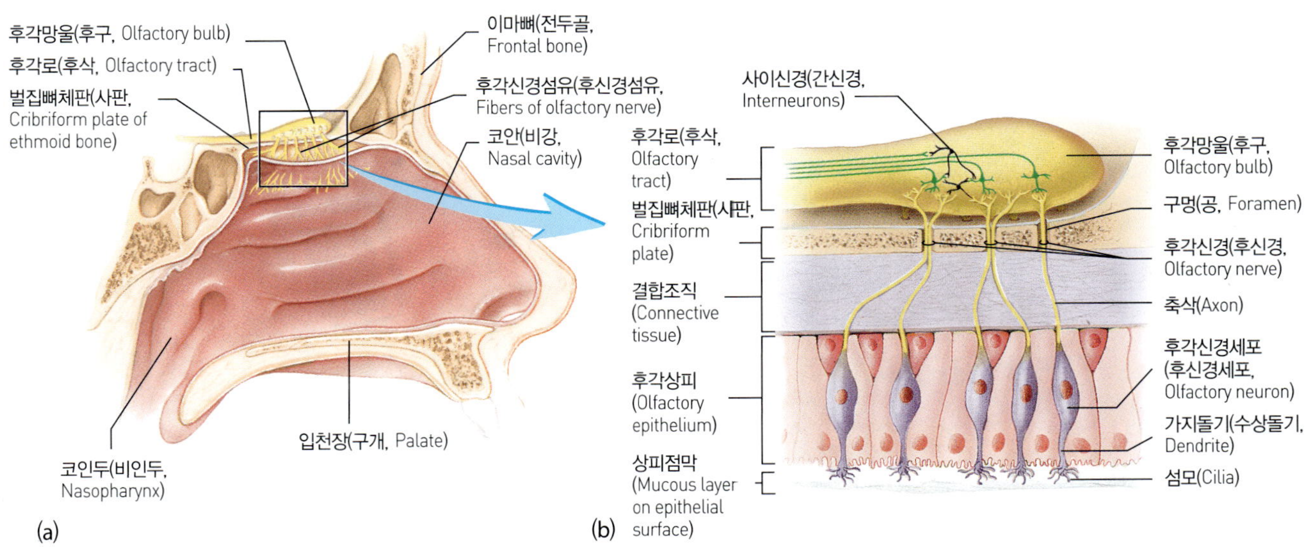

그림 9.3 후각상피와 후각망울

(a) 코안 가쪽벽의 시상면을 통해 후각신경, 후각망울, 후각로를 보여준다.
(b) 후각신경세포는 후각상피에 위치하며, 후각신경세포의 축삭은 벌집체판을 통해 후각망울로 들어간다.

이 되먹임 고리는 일시적으로 수용체의 민감도를 감소시키기 때문에 후각기관이 냄새에 **적응**(adaptation)할 수 있게 한다. 예를 들어, 우리가 팝콘 냄새가 나는 영화관 안에 들어간다면, 우리는 곧 팝콘 냄새에 적응되고, 몇 분 뒤에 그 냄새를 맡지 못하게 된다. 그러나 우리가 얼마 동안 그 곳을 벗어났다가 다시 그곳에 들어가면 냄새는 다시 더 진하게 느껴지게 된다.

9.5 미각

맛봉오리(미뢰, taste bud)는 미각 자극을 감지하는 감각구조이다. 맛봉오리는 혀의 표면으로 확장된 구조인 **유두**(papillae)의 표면에 위치하는 타원형의 특수한 구조이다(그림 9.4). 또한, 맛봉오리는 입천장, 혀의 뿌리 및 후두덮개와 같은 입과 인두 전체에 걸쳐서 분포한다. 각각의 맛봉오리는 두 가지 형태의 세포로 구성되어 있다. 특수하게 분화된 상피세포는 각 맛봉오리 바깥쪽의 지지피막을 형성하고, 안쪽은 대략 40개의 **미각세포**(taste cell)로 구성되어 있다. 각각의 미각세포는 중층상피로 둘러싸여 있는 **맛구멍**(미공, taste pore)의 작은 구멍으로 뻗는 **미각털**(미각모, taste hair)이라는 돌기를 가지고 있다. 용해된 분자나 이온은 미각털의 수용체에 결합하고, 감각신경세포에서 활동전위가 만들어져서 대뇌겉질의 대뇌섬(insula)으로 전달된다.

맛감각은 신맛, 짠맛, 쓴맛, 단맛 및 감칠맛(umami) 등 다섯 가지의 기본적인 유형으로 나뉜다. 모든 맛봉오리가 다섯 가지 기본적인 맛감각을 모두 감지할 수 있지만, 각 맛봉오리는 보통 한 가지 미각 자극에 더 민감하다. 그 결과, 여러 가지 서로 다른 맛을 감지하는 우리의 능력은 이러한 다섯 가지 종류의 다양한 맛봉오리의 결합을 통하여 이루어진다.

많은 맛감각은 후각에 의해 강하게 영향을 받는다. 이는 우리가 코를 막았을 때와 막지 않았을 때의 음식의 맛을 비교해보면 코를 막았을 때 맛감각이 감소되는 것으로 알 수 있다.

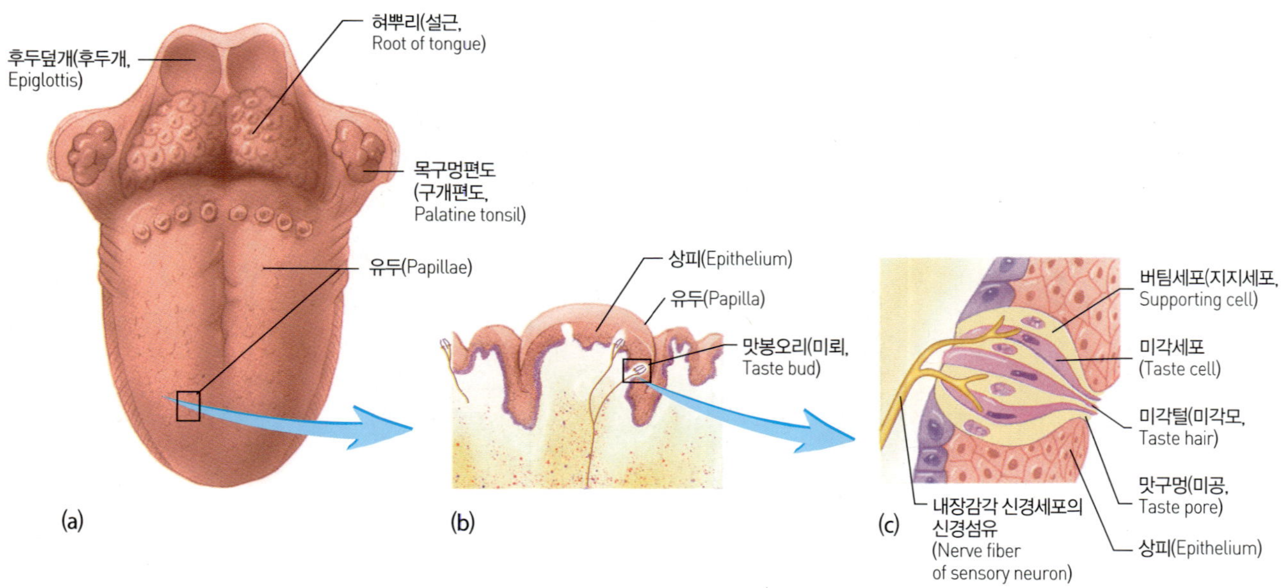

그림 9.4 혀

(a) 혀의 뒤면.
(b) 유두의 단면은 맛봉오리의 위치를 잘 보여준다.
(c) 맛봉오리의 확대된 단면 그림.

관련된 질환

미각상실

T. Burnes는 홍차를 만들기 위해 주전자에 물을 끓였다. 물이 끓자 그녀는 찻잔에 물을 따른 뒤, 뜨거운 차를 한번에 마셨고, 혀가 심하게 데었다. 앞으로 며칠 동안, 그녀는 맛감각과 촉각을 포함하는 혀 감각이 크게 감소될 것이다. 혀의 상피조직에 가해진 열에 의한 손상은 혀에 상처를 만들거나, 맛봉오리에 있는 미각세포와 같은 상피세포의 사멸을 유발한다. 상피세포에 손상이 있는 경우라면 맛감각은 몇 시간에서 며칠 내에 회복되지만, 만일 미각세포가 사멸한 경우에는 상피세포가 재생되는 데 약 2주가 소요된다.

미각과 관련된 신경경로

맛감각은 세 가지 뇌신경에 의해 전달된다. 얼굴신경은 혀의 앞쪽 2/3에서 미각 정보를 전달하고, 혀인두신경은 혀의 뒤 1/3에서 미각 정보를 전달한다. 또한, 미주신경은 혀의 뿌리에서 미각 정보를 전달한다. 이 세 가지 뇌신경의 축삭은 뇌줄기의 신경핵에 위치한 미각구역에 신경연접한다. 뇌줄기의 신경핵에 위치하는 신경세포의 축삭은 시상에 신경연접하고, 시상의 신경세포로부터 시작된 축삭은 대뇌섬에 있는 미각영역으로 맛감각을 전달한다(그림 8.22 참고).

9.6 시각

시각계통은 안구, 안구의 부속 구조 및 감각신경세포로 구성된다. 안구는 눈확이라는 뼈로 된 공간 안에 들어 있다. 시각과 관련된 활동전위는 안구에서 뇌로 정보를 전달한다. 우리는 시각계통을 통하여 세상에 대한 많은 정보를 얻는다. 예를 들어, 교육은 대부분 시각 정보에 근거하고, 숫자나 낱말을 읽는 능력에 좌우된다. 시각 입력은 빛과 어둠, 움직임과 색깔에 대한 정보를 포함한다.

눈의 부속 구조물

눈의 부속 구조물은 안구를 보호하고, 미끄럽게 하며, 움직이게 한다. 이러한 안구의 부속 구조물에는 눈썹, 결막, 눈물기관 및 안구근육이 있다(그림 9.5, 그림 9.6).

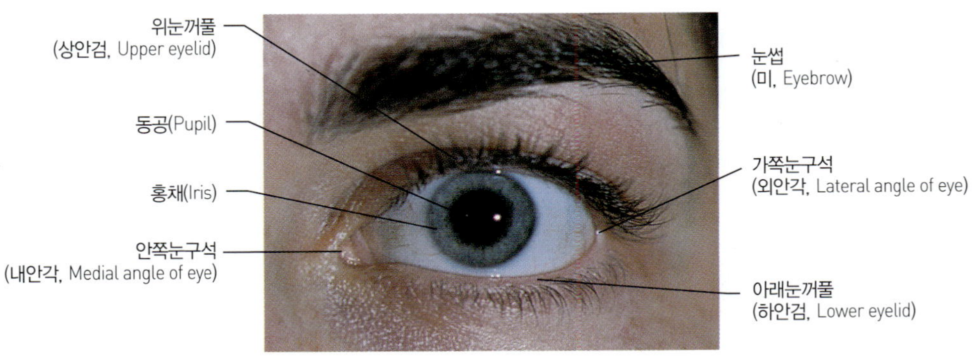

그림 9.5 왼쪽 눈의 안구와 부속 구조물의 일부

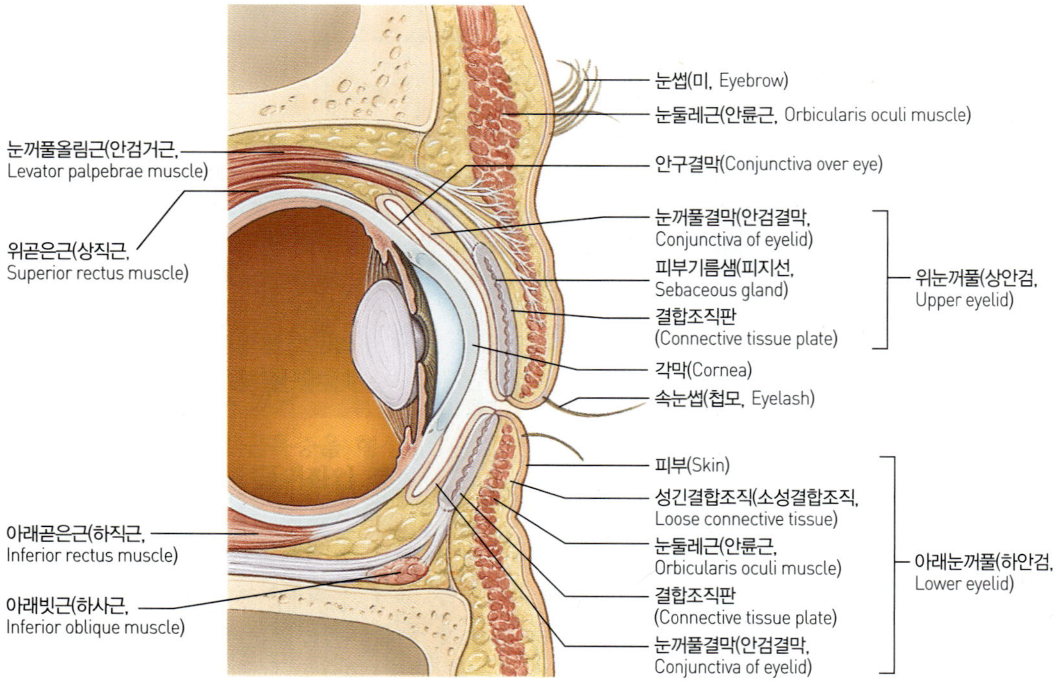

그림 9.6 시상면에서 본 안구와 부속 구조물

눈썹

눈썹(미, eyebrow)은 땀과 빗물 등이 이마에서 눈으로 흘러내려 눈을 자극하는 것을 막아줌으로써 안구를 보호한다. 또한, 태양의 직사광선으로부터 눈을 그늘지게 하는 데 도움이 된다.

눈꺼풀

눈꺼풀(안검, eyelid)은 속눈썹과 함께 외부 이물질로부터 눈을 보호한다. 물체가 갑자기 안구로 다가오면 눈꺼풀은 닫히면서 눈을 보호한 후, 아주 빠르게 열린다(눈깜박반사). 또한, 일반적으로 1분에 약 20번 정도 나타나는 눈의 깜박임은 눈물을 안구의 표면으로 퍼지게 하기 때문에 안구를 미끄럽게 유지하는 데 도움이 된다.

결막

결막(conjunctiva)은 얇고, 눈꺼풀의 안쪽 면과 안구의 앞쪽면을 덮고 있는 투명한 점액성 막이다. 결막의 분비물은 안구의 표면을 미끄럽게 하는데 도움이 된다. 결막염(conjunctivitis)은 결막의 염증이다(이 장의 끝에 있는 질병과 질환 표를 참고하라).

눈물기관

눈물기관(누기, lacrimal apparatus)은 눈확의 위가쪽모서리에 있는 눈물샘과 눈확의 아래안쪽모서리에 있는 코눈물관 및 이와 관련된 구조물로 구성되어 있다(그림 9.7). **눈물샘**(누선, lacrimal gland)은 안구의 앞쪽면 표층으로 흘러내리는 눈물을 분비한다. 눈물샘에 의해 분비되는 액체의 대부분은 안구의 표면에서 증발되지만, 과도한 눈물은 **눈물모세관**(누소관,

임상에서 활용하기 각막 이식

각막은 성공적으로 이식되는 주요한 기관 중의 하나이다. 각막 이식은 각막이 상처에 의해 손상 받거나, 감염이 각막의 표면을 심각하게 손상시켰을 때 종종 시행된다. 여러 가지의 특징이 각막을 비교적 쉽게 이식할 수 있게 한다. 각막은 외부에서 쉽게 접근할 수 있고, 기증자로부터 떼어내기가 비교적 용이하기 때문에, 환자에게 간단히 이식할 수 있다. 또한, 각막에는 혈관이 없기 때문에 이식 후 조직 안으로 광범위하게 혈관이 자라 들어가지 않고, 혈액을 공급할 필요도 없다. 그리고 각막에는 혈관이 없어서 면역계통을 자극하지 않기 때문에 다른 조직에 비해 거부반응이 일어날 위험성이 적다.

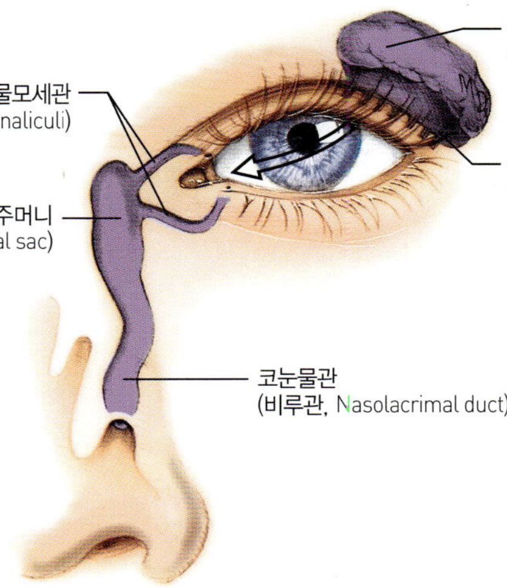

그림 9.7 눈물기관

lacrimal canaliculi)이라고 하는 작은 관에 의해 안구의 안쪽모서리에 모인다. 이 소관들은 코안으로 통하는 **코눈물관**(비루관, nasolacrimal duct)이 확장된 **눈물주머니**(누낭, lacrimal sac)로 열린다. 눈물은 안구를 미끄럽게 하고 정화한다. 또한, 눈물에는 안구의 감염을 방어하는 데 도움이 되는 효소가 들어 있다.

안구의 기능

안구는 카메라와 아주 유사한 기능을 한다. 홍채는 각막, 수정체 및 망막의 체액에 의해서 모인 빛을 안구의 안으로 들어오게 한다. 망막에 부딪친 빛은 뇌로 전달되는 활동전위를 만든다.

빛의 굴절

빛의 중요한 특성은 굴절될 수 있다는 것이다. 빛이 공기에서 아주 투명한 물질을 통과할 때 빛 광선은 굴절된다. 수정체의 표면이 오목한 경우 빛 광선은 구부러져서 수정체를 통하여 지나갈 때 확산되고, 수정체의 표면이 볼록하면 빛 광선은 모인다. 빛 광선이 한 곳으로 모이기 때문에 빛은 최종적으로 그것이 교차하는 지점에 도달한다. 교차하는 지점을 **초점**(focal point; FP)이라 하고, 빛이 한 곳에 모이게 하는 것을 **초점조절**(focusing)이라 한다(그림 9.8). 눈의 초점은 망막의 바로 앞에서 일어나고, 망막에 초점이 맞춰진 작은 상은 실제 사물과 대조적으로 역전된다.

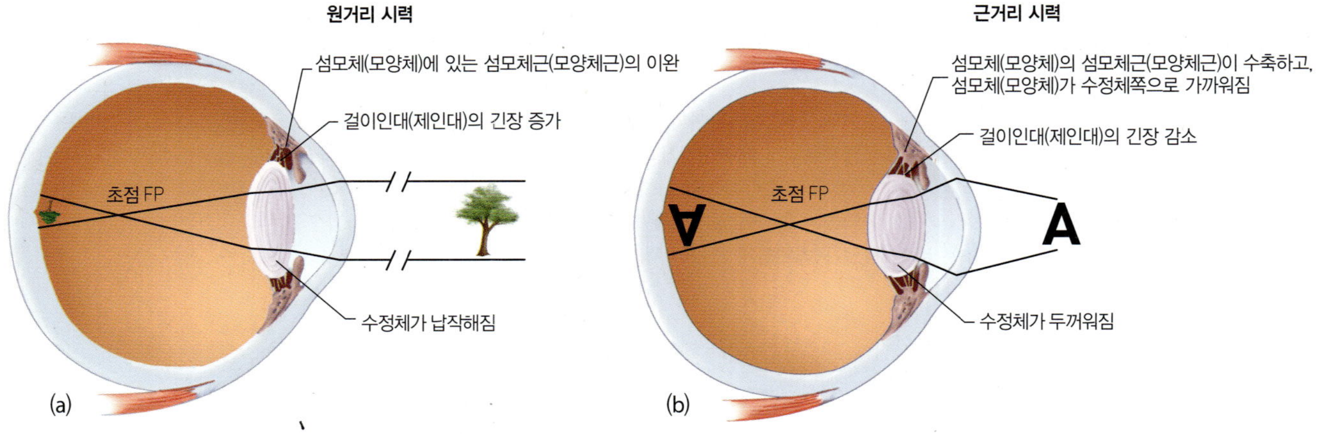

그림 9.8 눈에 의한 초점
초점(FP)은 빛 광선이 교차하는 지점이다.
(a) 먼 거리의 사물을 볼 때, 수정체는 편평해지고, 사물의 상이 망막에 맺힌다. (b) 가까운 시야를 위한 조절에서는 수정체가 더욱 더 원형이 되고, 사물의 상이 망막에 맺힌다.

망막에서 사물의 초점

각막은 볼록한 구조이므로 광선이 공기로부터 각막을 통과하면서 굴절되어 빛이 한 곳에 모인다(그림 9.8). 추가적인 빛의 집중은 빛이 안구방수, 수정체 및 유리체를 통하여 지나갈 때 일어난다. 가장 대조적인 매체 밀도는 공기와 각막 사이이다. 따라서 집중의 가장 큰 부분은 그 지점에서 일어난다. 그러나 각막의 모양과 망막으로부터의 거리가 고정되어 있어서 각막은 초점을 맞추는 데 어떠한 역할도 하지 못한다. 초점을 잡는 미세한 조절은 수정체의 모양이 변함에 따라 이루어진다.

섬모체의 걸이인대는 섬모체근육이 이완될 때 수정체의 둘레에서 탄력성이 있는 압력을 유지하고, 수정체가 비교적 편평하게 유지되도록 하여 멀리 있는 상을 볼 수 있게 한다(그림 9.8a). 사물이 눈으로부터 일정한 거리 이내로 가까워질 경우 섬모체근육은 부교감신경성 자극에 의해 수축하여 수정체를 섬모체 쪽으로 당기게 된다. 이것은 수정체 걸이인대의 긴장도를 감소시키고, 수정체 본래의 탄성 때문에 수정체가 더욱 구형의 모양을 만들 수 있게 한다(그림 9.8b). 이때 구형의 수정체는 더욱 더 볼록한 표면을 가지게 되고, 빛이 보다 많이 굴절되게 한다. 이 과정을 **조절**(accommodation)이라 하고, 이것은 일정한 거리 이내로 가까워진 사물에 대한 초점을 망막에서 맞출 수 있게 한다.

사람의 시력을 검사할 때 검안표를 눈으로부터 약 650cm 정도에 놓고, 정상 시력에 대해 표준화된 글자 줄을 읽을 수 있는지 물어본다. 사람이 글자 줄을 읽을 수 있으면 그 사람은 정상 시력을 가지고 있으며, 이것은 정상 시력을 가진 사람이 6m에서 보는 것을 우리가 6m에서 볼 수 있다는 것을 의미한다. 한편, 정상적인 시야를 가진 사람이 12m에서 볼 수 있는 글자를 오직 6m에서만 볼 수 있다면 그 사람의 시력은 6/12이고, 대개는 교정 렌즈가 필요하다.

시각의 신경경로

그림 9.9은 신호정보가 시각을 인지하는 뇌의 영역에 도달할 때까지 빛이 눈에 들어가는 것부터 빛에 의해 생성된 신호를 전달하는 신경경로를 보여준다. **시각신경**(시신경, optic nerve)은 눈을 떠나 시각신경구멍을 통해 눈확을 빠져 나와 머리뼈안으로 들어간다. 머리뼈안의 바로 안쪽에서 두 개의 시각신경이 합쳐져서 **시각교차**(시신경교차, optic chiasm)를 형성한다. 각 망막의 코쪽(안쪽) 부분에서 시작된 축삭은 시각교차를 통해 반대로 건너가고, 뇌의 반대쪽으로 투사된다. 각

망막의 관자쪽(가쪽) 부분에서 시작된 축삭은 시각신경을 통해 지나가고, 교차 없이 인체의 같은 쪽 뇌로 투사된다.

시각교차를 지난 신경절세포의 축삭경로는 두 개의 **시각로**(시삭, optic tracts)를 통해 전달된다(그림 9.9). 대부분 시각로의 축삭은 시상에서 끝난다. 시각로에서 분리되어 나온 일부의 축삭은 시상에서 끝나지 않고, 시각반사의 중추인 위둔덕에서 끝난다. 시각반사의 예는 갑작스런 소리나 불빛과 같은 자극이 주어지면, 소리가 나는 방향으로 머리와 눈을 돌리는 것이다. 시상에 있는 신경세포는 대뇌 뒤통수엽의 시각겉질에 투사되는 **시각부챗살**(시방사, optic radiation)이라는 섬유를 만든다(그림 9.9). 시각겉질은 시각정보를 인지하는 대뇌의 영역이다.

1. 각 시야의 영역은 관자쪽 반과 코쪽 반으로 나뉜다.
2. 수정체를 통과한 빛 광선은 시각영역의 각 반쪽을 망막의 반대쪽에 투사한다.
3. 시각신경은 망막에서 시각교차로 뻗어가는 축삭으로 구성되어 있다.
4. 시각교차에서 코쪽 망막에서 오는 축삭은 교차하여 반대쪽 뇌로 가고, 관자쪽 망막에서 오는 축삭은 교차하지 않고 뇌의 같은 쪽으로 투사된다.
5. 시각로는 시각교차를 통해 시상으로 가는 신경세포의 축삭으로 구성되어 있다.
6. 축삭은 시상에서 신경연접하고, 시각로를 형성하는 축삭의 곁가지는 위둔덕에서 신경연접을 한다.
7. 시각로부챗살은 시각겉질로 투사되는 시상에 있는 신경세포의 축삭으로 구성되어 있다.
8. 각 시야영역의 오른쪽 부분은 뇌의 왼쪽에(어두운 초록색과 밝은 푸른색), 시야영역의 왼쪽 부분은 뇌의 오른쪽에(밝은 초록색과 어두운 푸른색) 투사된다.

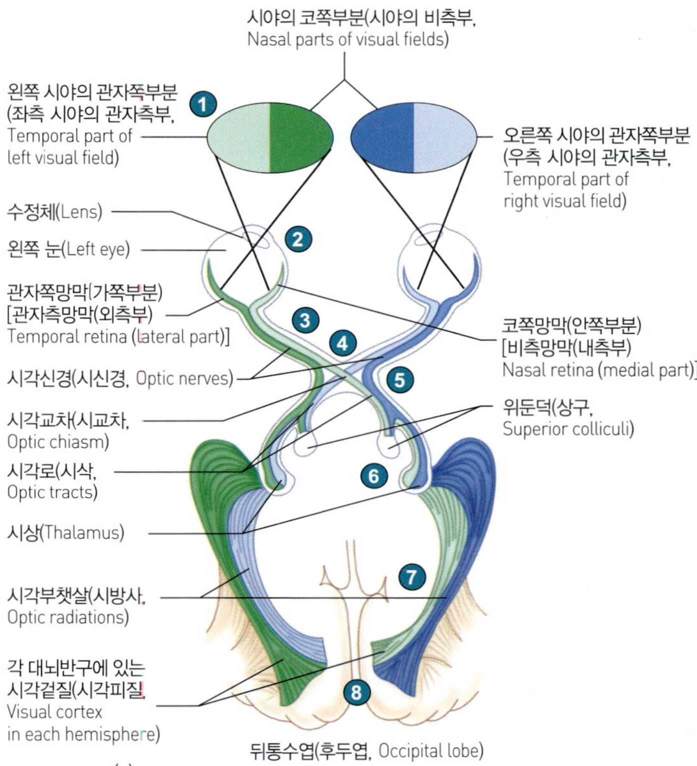

(a)

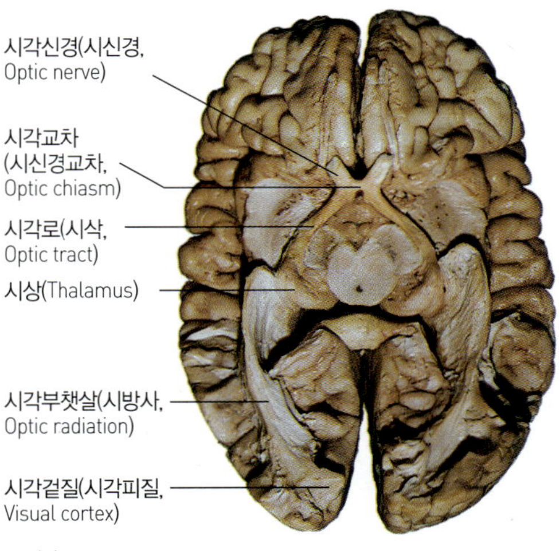

(b)

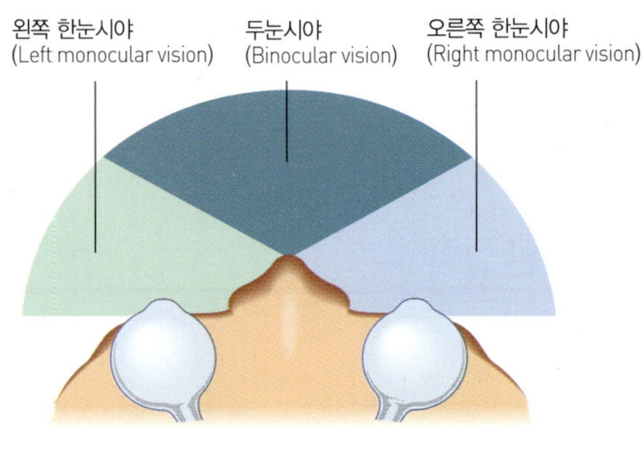

(c)

그림 9.9 시각경로

(a) 양쪽 눈에 대한 신경경로.
(b) 뇌의 가로면 사진은 시각신경, 시각로 및 시각경로를 보여주고 있다.
(c) 시야 영역의 중복.

각각의 눈으로 본 모습은 눈의 **시야**(visual field)이다(그림 9.9a). 거리감각(입체적이거나 두 눈으로 보는 시야)은 양쪽 눈 모두가 필요하고, 두 개의 시야가 겹칠 때 나타난다(그림 9.9c). 각각의 눈은 동일한 사물의 미세한 차이점을 인지한다. 이때, 뇌는 사물의 입체적인 모습으로 두 개의 형상을 처리한다. 오직 한 개의 눈만 기능을 한다면 사물의 모습은 사진을 보는 것과 매우 흡사하게 평면일 것이다.

9.7 청각과 평형

청각과 평형각의 기관은 바깥귀, 가운데귀 및 속귀의 세 부분에 나뉘어져 있다(그림 9.10). 바깥귀는 머리의 표면에서 고막으로 확장된 부분이다. 가운데귀는 고막의 안쪽으로, 공기로 채워진 방이다. 속귀는 가운데귀의 안쪽으로, 액체로 채워져 있는 방이다. 바깥귀와 가운데귀는 오직 청각에만 관련되어 있지만, 속귀는 청각과 평형 모두의 기능을 한다.

귀의 구조과 기능

바깥귀

귓바퀴(이개, auricle)는 머리의 표면에 있는 바깥귀의 도톰한 부위이다. 귓바퀴는 고막에 이르는 통로인 **바깥귀길**(외이도, external auditory canal) 쪽으로 통한다. 귓바퀴는 음파를 모으고, 고막으로 전달하기 위해 바깥귀길 방향으로 향하게 된다. 바깥귀길은 털과 **귀지**(cerumen)를 만드는 **귀지샘**(이도선, ceruminous gland)이 있는 길로 피지를 일반적으로 귀지로 변형시킨다. 털과 귀지는 섬세한 고막에 외부 이물질이 닿는 것으로부터 귀를 보호하는 데 도움이 된다.

고막(tympanic membrane)은 가운데귀로부터 바깥귀를 분리하는 얇은 막이다. 두 개의 상피 층 사이에 끼여 있는 결합조직으로 된 얇은 층으로 구성되어 있다. 고막에 도달한 음파는 고막의 진동을 유발한다.

가운데귀

가운데귀는 고막의 안쪽으로 공기로 채워져 있는 공간이다. 가운데귀의 안쪽부분에 감추어진 두 개의 구멍은 가운데귀를 속귀와 연결시켜주는 **안뜰창**(전정창, oval window)과 **달팽이창**(와우창, round window)이다. 가운데귀에는 **망치뼈**(추골, malleus), **모루뼈**(침골, incus), **등자뼈**(등골, stapes)라는 세 개의 **귀속뼈**(이소골, auditory ossicle)가 있다. 이 뼈들은 고막에서 안뜰창으로 진동을 전달한다. 망치뼈는 고막의 안쪽 면에 붙어 있으며, 모루뼈는 망치뼈와 등자뼈를 연결시켜 준다. 등

관련된 질환

겹보임

I.C. Double는 어느 날 아침에 일어나 시야가 흐린 것을 알았다. 그러나 그녀의 한쪽 눈을 감았을 때 시야가 다시 맑아졌다. 그녀는 이러한 시야 문제를 무시하고 일하러 갔지만 상태가 지속되었다. 결국, 그녀는 검안사에게 상담을 받았고, 검안사는 그녀가 겹보임 또는 복시에 의해 유발되는 흐린 시력을 경험하고 있는 것을 알게 되었다. 겹보임의 가장 일반적인 원인은 두 눈의 정렬이 어긋나는 것(두눈복시)이다. 이것은 종종 안구를 움직이는 근육의 약화에 의해 유발된다. 대부분의 성인은 이 증상을 쉽게 무시하지 못하고, 하나의 상을 제거하기 위해 한쪽 눈에 안대를 착용하기도 한다. 겹보임을 가진 아이들의 뇌는 이미지 중 하나를 무시하여 두 개의 조화되지 않은 상을 보정할 수 있기 때문에 이 문제는 사라질 수 있다. 겹보임은 뇌종양이 안구근육으로 가는 신경을 눌러서 그 기능을 저하시킴으로써 일어날 수도 있는데, 이와 같이 겹보임은 심각한 신경학적 문제의 증상 일 수 있기 때문에 무시하면 안 되고, 가능한 한 의사와 상의해야 한다.

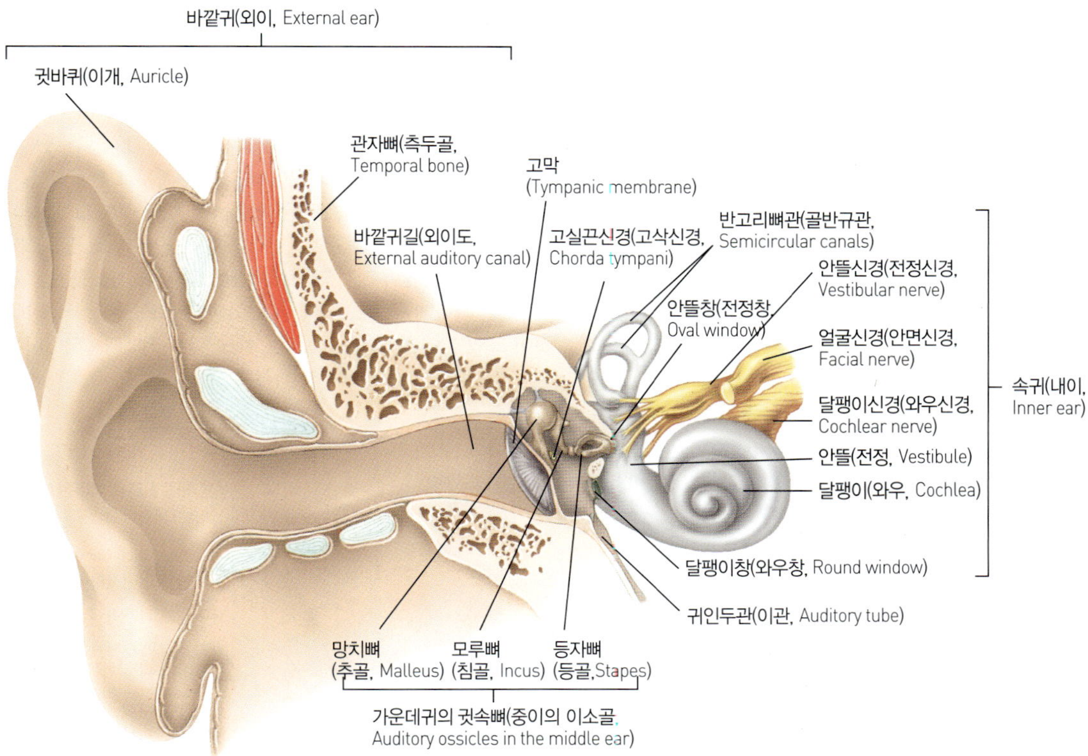

그림 9.10 귀의 구조

자뼈의 바닥부분은 유연성이 있는 인대에 의해 둘러싸여 있는 안뜰창에 얹혀져 있다. 고막의 면적이 안뜰창에 비해 20배 이상 크기 때문에 진동이 망치뼈에서 등자뼈로 전달될 때 진동의 세기는 20배 이상 증폭된다. 가운데귀에서 망치뼈와 등자뼈에 붙어 있는 두 개의 근육은 시끄러운 소음에 의해 유발되는 진동을 완충하고, 부드러운 속귀의 구조물을 보호하는 데 도움이 된다.

가운데귀에는 막히지 않은 두 개의 구멍이 있는데 하나는 관자뼈의 꼭지돌기에 있는 꼭지벌집으로 열려 있다. **귀인두관**(이관, auditory tube) 또는 *유스타키오관*(*Eustachian tube*)이라고 하는 다른 하나의 구멍은 인두로 열려 있고, 공기 압력이 가운데귀 공간과 바깥 공기 사이에서 동일해지도록 한다. 바깥 환경과 가운데귀 사이의 불균형한 공기 압력은 고막을 비틀어지게 하여 소리 진동을 저하시키고, 소리를 듣기 어렵게 할 수 있다. 또한, 고막의 비틀림은 이와 연관된 통증 신경을 자극한다. 이러한 비틀림은 사람이 고도를 바꿨을 때, 왜 소리가 약해지고 고막이 아픈 이유를 설명할 수 있다. 이러한 증상은 삼키기, 하품, 씹기운동이나 입과 코를 막고 허파에서 나오는 공기를 강제로 가운데귀로 보내는 방법 등을 이용해 귀인두관을 뚫리게 하여 가운데귀로 공기가 들어오거나 빠져 나가게 함으로써 완화시킬 수 있다.

속귀

속귀는 관자뼈 안에 **뼈미로**(골미로, bony labyrinth)라고 하는 서로 연결된 터널과 방으로 구성되어 있다(그림 9.11a). 뼈미로의 안쪽은 **막미로**(membranous labyrinth)라고 하는 막으로 만들어진 작은 터널과 방이 있다(그림 9.11b). 막미로는 **속림프**(내임파, endolymph)라는 맑고 투명한 액체로 채워져 있고, 막미로와 뼈미로 사이의 공간에는 **바깥림프**(외임파, perilymph)가 채워져 있다. 뼈미로는 달팽이, 안뜰 및 반고리뼈관의 세 부분으로 구분된다. 달팽이는 청각과 관련되고,

관련된 질환

뱃멀미

Earl e. F는 그의 첫 번째 여행으로 낚싯배를 타고 낚시를 하기로 했다. 배에 탑승 한 후, 뱃멀미가 나지 않는 것에 내심 안도했다. 마침내, 배는 낚시 장소에 도착했고, 엔진을 끄고 닻을 내렸다. 시간이 지나면서 배가 표류하기 시작했고, 그 때문에 배가 앞뒤좌우로 흔들렸다. 어느 순간 Earl는 미끼의 냄새와 디젤 연기가 혼합되어 불쾌한 냄새가 나는 것을 알게 되었다. Earl는 약간의 현기증과 졸음을 느꼈으며, 그때 속이 매스꺼운 것을 알게 되었다. "내가 멀미를 하는구나"라고 그는 깨달았다. 뱃멀미는 눈과 속귀의 반고리뼈관 같은 각기 다른 감각의 근원으로부터 뇌에 도달하는 정보의 충돌로 인해 발생한다. 뇌는 어지러운 느낌과 뱃멀미에 반응한다. Earl의 경우에서 계속해서 낚시를 시도하는 것은 그의 상태를 악화시킬 것이다. 결국, 그는 배속의 메스꺼움이 격렬해졌고, 배 난간 위에 기대어 바다에 구토를 했다. 시간이 지나 Earl는 자신의 상태가 어느 정도 나아지는 느낌이 드는 것을 알았고, 물을 보는 것 보다 수평선을 보는 것이 그의 상태에 더 도움이 되는 것을 알게 되었다. 그는 나머지 여행을 즐겼고, 아주 큰 물고기 몇 마리를 잡았다.

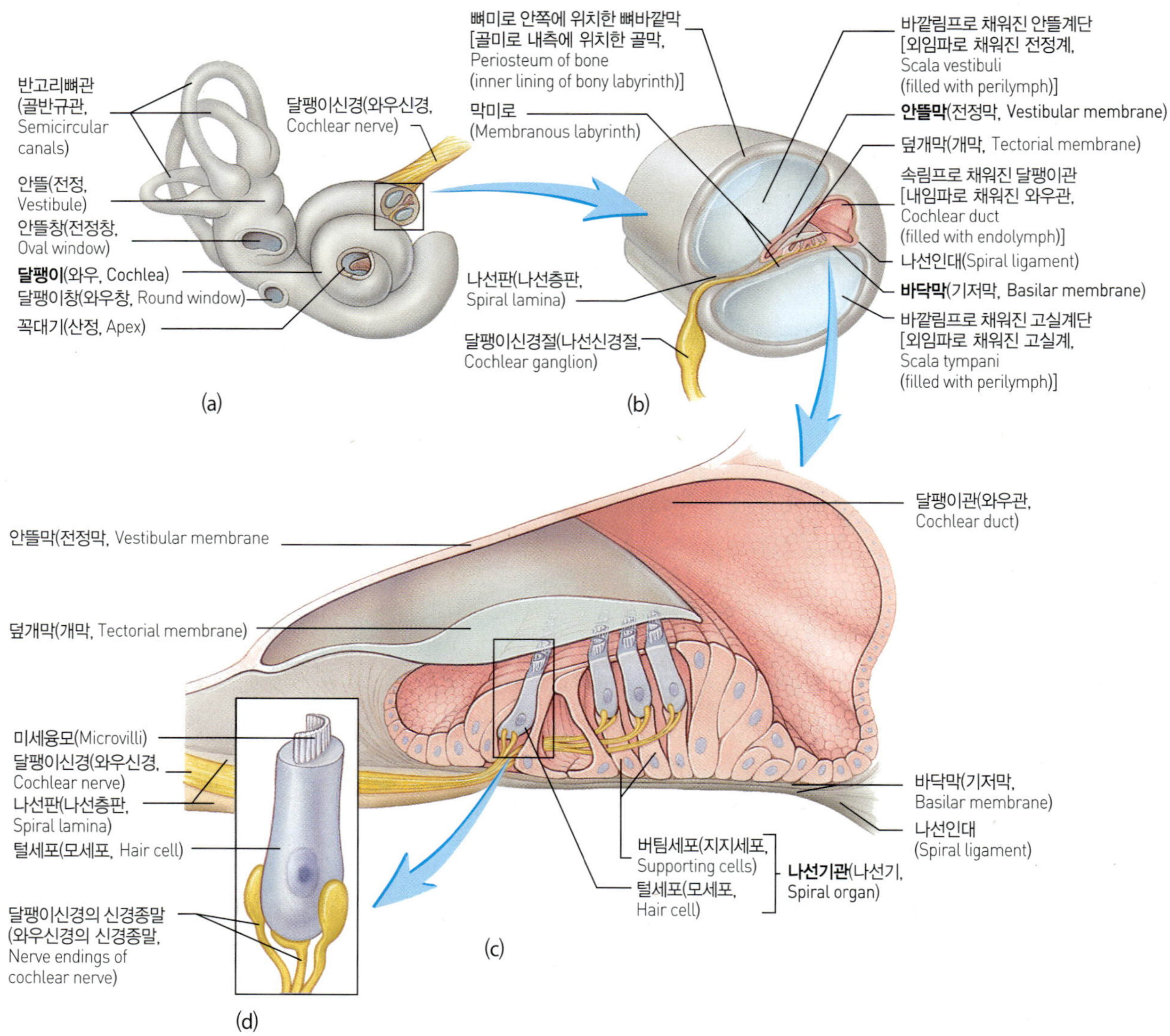

그림 9.11 속귀의 구조

(a) 뼈미로. 바깥면(회색)은 뼈미로의 안쪽면에 있는 뼈바깥막이다.
(b) 달팽이의 가로면에서 바깥층은 뼈미로의 안쪽 면에 있는 뼈바깥막이다. 막미로는 달팽이에서 아주 작으며, 안뜰막과 바닥막으로 구성되어 있다. 뼈미로와 막미로 사이의 공간은 안뜰계단과 고실계단의 두 개의 평행한 터널로 구성되어 있다.
(c) 달팽이관의 확대 그림(막미로).
(d) 털세포의 확대 그림.

안뜰과 반고리뼈관은 주로 평형과 관련되어 있다.

달팽이(와우, cochlea)는 달팽이 껍질과 같은 모양으로 나사 모양의 뼈로 된 중심부가 들어 있다. 이 나사의 나사산을 **나선판**(나선층판, spiral lamina)이라 한다. 달팽이는 안뜰계단, 고실계단 및 달팽이관 등 세 개의 도관으로 나뉘어진다(그림 9.11b). **안뜰계단**(전정계, scala vestibuli)은 안뜰창에서 달팽이의 꼭대기까지 계속된다. **고실계단**(고실계, scala tympani)은 꼭대기의 뒤에서 달팽이창까지 안뜰계단과 나란히 연장된다. 이러한 두 개의 도관은 뼈미로와 막미로의 벽 사이에 바깥림프로 채워져 있는 공간이다. 안뜰계단에 있는 막미로의 벽은 **안뜰막**(전정막, vestibular membrane)이라 하고, 고실계단에 있는 막미로의 벽은 **바닥막**(기저막, basilar membrane)이라 한다. **달팽이관**(와우관, cochlear duct)은 안뜰막과 바닥막 사이의 공간에 의해 만들어지고, 속림프로 채워져 있다.

달팽이관의 안쪽은 **나선기관**(나선기, spiral organ) 또는 *코르티기관(organ of Corti)*이라는 특수하게 분화된 구조가 있다(그림 9.11c). 나선기관은 그 표면에 종종 못움직(부동)섬모로 알려진 미세융모와 같은 털을 가진 **털세포**(모세포, hair cell)가 있으며, 이 세포는 특수하게 분화된 감각세포이다(그림 9.11c · d). 미세융모는 가는근육잔섬유에 의해 빳빳하게 형성되어 있다. 털의 끝은 나선판에 붙어 있는 **덮개막**(개막, tectorial membrane)이라는 무세포젤라틴성 선반에 묻혀 있다(그림 9.11b · c).

털세포는 축삭이 없지만, 각 털세포의 세포체는 **달팽이신경절**(나선신경절, cochlear ganglion) 또는 *나선신경절(spiral ganglion)*에 존재하는 감각신경세포의 축삭종말과 관련되어 있다. 감각신경세포의 축삭은 달팽이신경을 형성하기 위해 합쳐진다. 이 신경은 안뜰신경과 만나서 활동전위를 뇌로 보내는 **속귀신경**(내이신경, vestibulocochlear nerve)(CN Ⅷ)이 된다.

청각의 신경경로

청각과 평형에 대한 감각은 모두 속귀신경(CN Ⅷ)에 의해 전달된다. 이 신경은 두 개로 분리되어 있지만, 구조적으로는 밀접하게 관련된 곳에서 정보를 전달받는 신경이다. 달팽이신경은 청각과 관련된 속귀신경의 부분이고, 안뜰신경은 평형과 관련되어 있다. 달팽이신경은 뇌줄기의 **달팽이핵**(와우핵, cochlear nucleus)으로 축삭을 보낸다. 달팽이핵에 있는 신경세포는 뇌줄기의 다른 영역과 중간뇌에 있는 **아래둔덕**(하구, inferior colliculus)으로 정보를 전달한다. 또한, 아래둔덕에 있는 신경세포는 갑자기 큰 소리가 들리면 눈과 머리를 소리가 나는 쪽으로 돌리는 반사작용을 위해 정보를 위둔덕으로 투사한다. 아래둔덕으로부터 신경섬유는 시상으로 투사되고, 이곳으로부터 대뇌의 청각겉질로 정보가 전달된다.

평형

균형 또는 평형에 대한 감각은 정적평형과 동적평형의 두 가지 구성성분을 가지고 있다. **정적평형**(static equilibrium)은 안뜰과 관련되어 있으며, 중력과 연관된 머리의 자세를 평가하는 데 관여한다. **동적평형**(dynamic equilibrium)은 반고리뼈관과 관련되어 있으며, 머리의 움직임 속도와 방향에서 변화를 감지하는 것과 연관된다.

속귀의 **안뜰**(전정, vestibule)은 **타원주머니**(난형낭, utricle)와 **둥근주머니**(구형낭, saccule)의 두 개의 방으로 나뉠 수 있다(그림 9.12a). 각각의 방은 속림프에 의해 싸여 있는 **평형반**(macula)이라는 특수하게 분화된 상피조직이 포함되어 있다. 나선기관과 같이 평형반에는 털세포가 있다. 이 세포의 미세융모 끝은 **평형모래**(평형사, otolith)에 의해 눌려 있는 젤라틴성 덩어리인 *평형모래막(otolithic membrane)*에 묻혀 있고, 이 구조의 미립자는 단백질과 탄산칼슘으로 구성되어 있다. 이렇게 눌려 있는 젤라틴성 덩어리는 중력에 반응하여 움직이며, 털세포의 미세융모를 휘어지게 하고(그림 9.12c), 이와 관

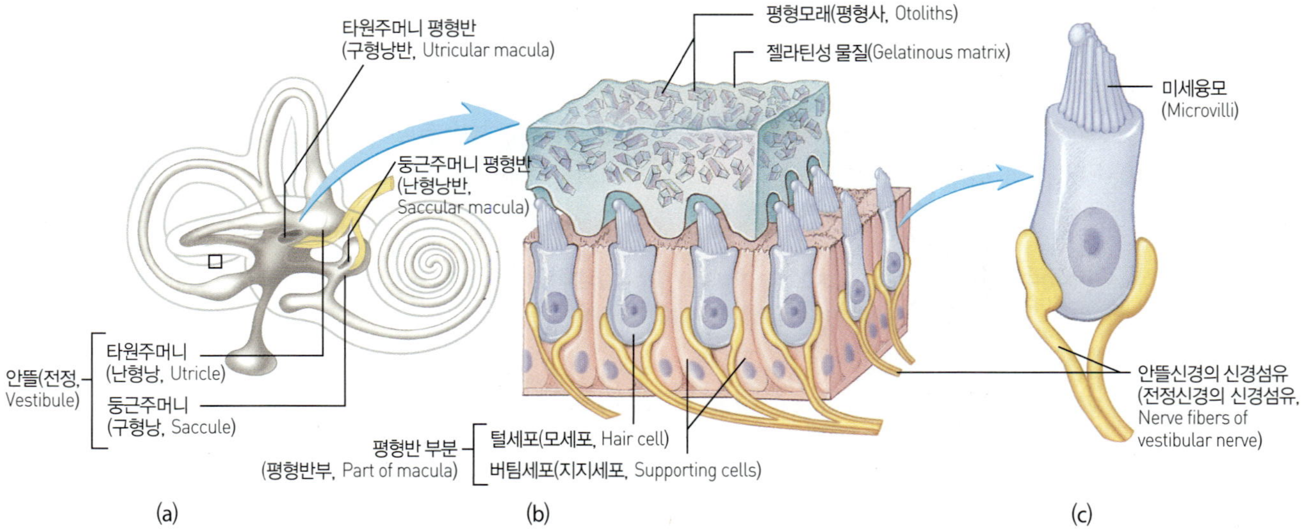

그림 9.12 평형반의 위치와 구조

(a) 안뜰의 타원주머니와 둥근주머니에 있는 평형반의 위치.
(b) 털세포와 평형모래를 보여주는 둥근주머니에 있는 평형반의 확대 그림.
(c) 미세융모를 보여주는 털세포의 확대 그림.

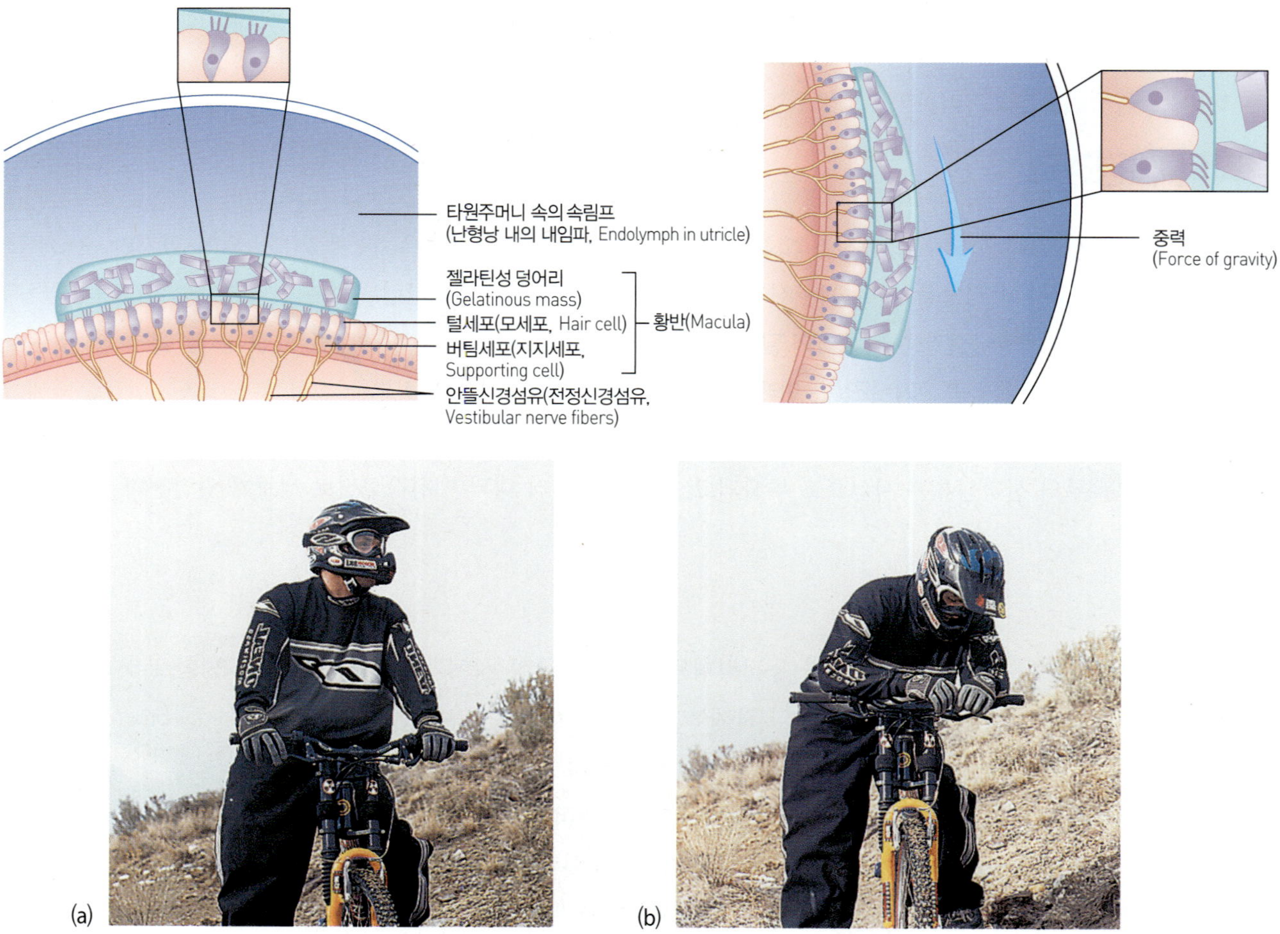

그림 9.13 평형유지를 위한 안뜰의 기능

(a) 똑 바로 선 자세에서 평형반은 움직이지 않는다.
(b) 사람이 몸을 구부릴 때, 머리의 자세가 변하면 평형반은 중력의 방향이 움직이는 것에 의해 반응한다.

련된 신경세포에서 활동전위를 유발한다. 신경세포로부터 발생하는 활동전위는 속귀신경의 안뜰부분에 있는 축삭에 의해서 뇌로 전달되어 머리 자세의 변화를 판단한다. 예를 들어, 사람이 몸을 구부리면 평형모래가 중력에 의해 움직이고, 결과로서 생기는 활동전위는 뇌에 머리의 자세에 관한 정보를 제공한다(그림 9.13).

반고리뼈관(골반규관, semicircular canals)은 동적평형에 관여한다. 관은 또 다른 관의 오른쪽에 위치하며, 사람의 움직임을 어떤 방향에서도 감지할 수 있게 한다. 각각의 반고리뼈관의 밑부분은 팽대(ampulla)로 확장된다(그림 9.14a). 각 팽대 안의 상피는 특수하게 분화하여 **팽대능선**(팽대릉, crista ampullaris)을 형성한다(그림 9.14b). 각각의 능선은 구부러진 상피능선으로 구성되어 있고, 젤라틴성 덩어리인 **팽대능선마루**(막팽대부정, cupula)는 능선 위에 놓여 있다. 팽대능선마루는 평형모래가 없는 것을 제외하고는 구조적으로나 기능적으로나 평형반과 비슷하다. 능선에 있는 털세포의 털과 비슷한 미세융모는 팽대능선마루에 묻혀 있다(그림 9.14). 팽대능선마루는 반고리뼈관 안에서 속림프의 움직임에 의해 위치가 바뀌는 부유물처럼 작용한다(그림 9.15). 머리가 한쪽 방향으로 움직이기 시작할 때 속림프는 움직이지 않고 남아 있는

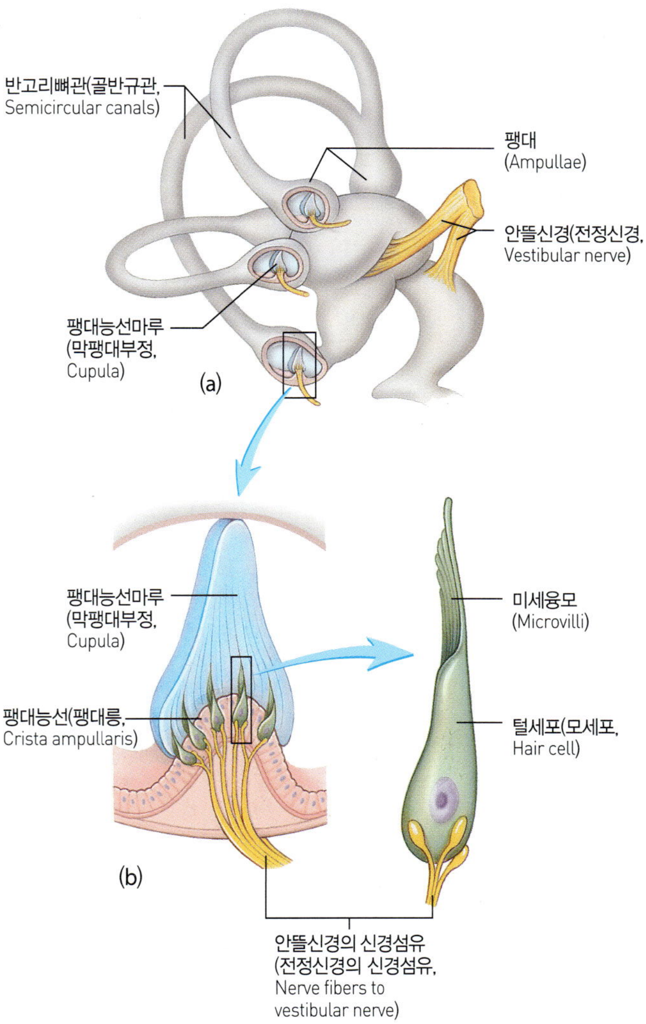

그림 9.14 반고리뼈관

(a) 반고리뼈관에 있는 반고리관팽대의 위치.
(b) 팽대능선마루와 털세포를 보여주는 팽대능선의 확대 그림.
(c) 털세포의 확대 그림.

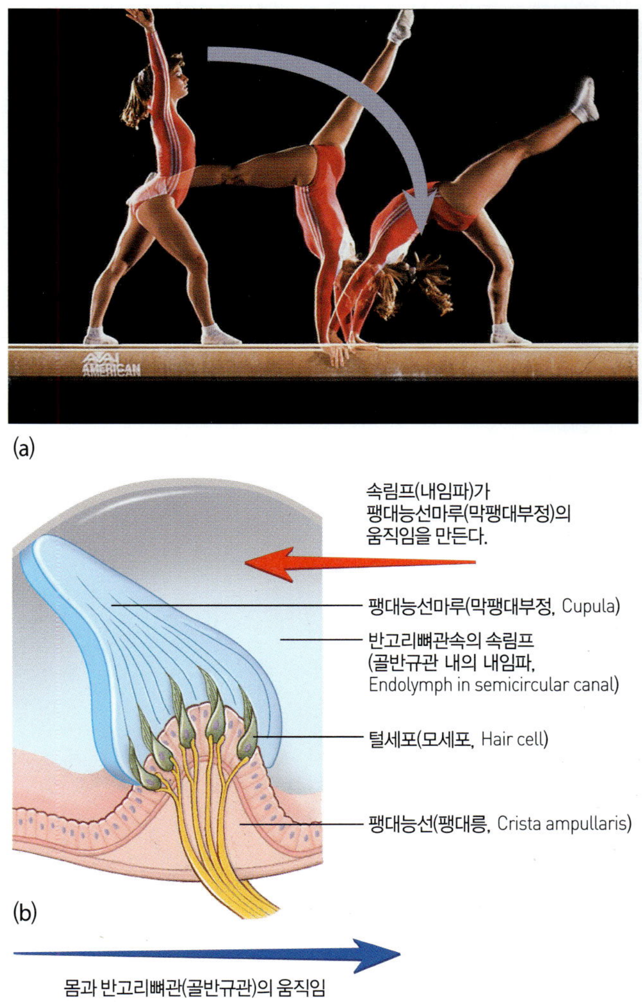

그림 9.15 팽대능선의 기능

(a) 사람이 덤블링을 하기 시작할 때, 반고리뼈관.
(b) 몸과 같은 방향으로 움직인다(파랑 화살표). 반고리뼈관에 있는 속림프는 몸과 팽대능선이 움직이기 시작할 때, 그 곳에 머무르려는 경향을 나타낸다. 그 결과, 팽대능선마루는 속림프의 움직임(붉은색 화살표)에 의해 몸 운동이 일어나는 반대쪽 방향으로 위치가 바뀐다.

경향이 있는 반면, 팽대능선마루는 머리와 함께 움직인다. 이러한 차이는 팽대능선마루의 방향을 머리가 움직이는 방향의 반대로 바꾸어 놓는다. 움직임은 액체를 따라잡으려는 노력을 계속한다. 머리와 팽대능선마루의 움직임이 멈추면 림프액은 운동의 방향에서 팽대능선을 바꾸어 놓는 움직임을 계속한다. 팽대능선의 운동은 털세포의 미세융모가 휘어지게 하여 털세포에서 탈분극이 발생한다. 탈분극은 안뜰신경에서 활동전위를 시작되게하며 이 신경은 달팽이 신경과 만나 속귀신경을 형성한다.

보트의 좌우 흔들림 운동 때문에 나타나는 것과 같이 반고리뼈관의 지속적인 자극은 구역질과 쇠약감을 특징으로 하는 **멀미**(motion sickness)를 유발 할 수 있다. 뇌는 반고리뼈관, 눈 및 등과 다리에 있는 자세수용기(고유감각)로부터 들어오는 정보와 감각정보를 비교한다. 이러한 공급원으로부터 들어오는 정보의 불일치에 의해 멀미가 유발될 수 있다.

평형의 신경경로

속귀신경의 안뜰 부분에서 형성된 축삭은 뇌줄기의 안뜰신경핵으로 투사된다. 축삭은 이 신경핵으로부터 소뇌 및 대뇌겉질과 같은 뇌의 수 많은 영역으로 퍼진다. 평형은 속귀에서 뿐만 아니라, 팔다리(고유감각)와 시각계통에서 안뜰신경핵으로 가는 감각정보와 연관된 복잡한 감각이다. 음주 측정 시 알코올이 평형감각의 시각 구성성분보다 큰 범위의 고유감각과 평형감각의 안뜰 구성성분에 영향을 주기 때문에 음주에 따른 평형감각을 평가하는 동안 눈을 감게 한다.

질병과 질환 : 시각, 청각, 평형

질환	설명
시각장애	
감염	
결막염	결막의 염증으로 보통 세균 감염으로 유발되며, 급성유행성결막염과 같은 형태는 주로 어린아이에게서 발생한다.
트라코마	클라미디아에 의해 유발되는 결막염의 형태로 전염성 시력상실의 주요한 원인이며, 접촉이나 공기 중으로 전파된다.
맥립종(다래끼)	속눈썹의 털주머니에 발생한 감염
초점, 눈정렬, 색각의 결함	
근시	가까운 사물을 보는 능력의 저하로 각막과 수정체의 굴절력이 눈의 길이에 비해 상대적으로 너무 클 때 발생한다.
원시	멀리 있는 사물을 보는 능력의 저하로 각막이 너무 편평하거나 수정체의 굴절률이 눈의 길이에 비해 너무 낮을 때 발생한다.
노안	근거리 시력의 저하로 수정체의 유연성이 감소되고, 조절기능이 저하되기 때문에 나타나는 일반적인 노화의 증상이다.
난시	각막이나 수정체가 균일하게 휘지 않아서 사물의 초점을 뚜렷하게 맞추지 못한다.
사시	한쪽이나 양쪽 눈의 방향이 일치하지 않는 것으로 안구근육의 약화에 의해 발생한다.
겹보임	사물이 두 개의 상으로 보이는 것이다.
색맹	하나 또는 두 개 이상의 색을 인지하는 능력이 완전히 손상되거나 부분적으로 손상된 것으로 대부분 남자에게서 더 빈번하게 발생한다.
시각상실	
백내장	외상, 감염 및 노화에 의한 수정체의 혼탁으로 시각상실의 가장 일반적인 원인이다.
황반변성	뚜렷한 중심시야의 소실로 주변 시야는 그대로 유지되며, 원인은 잘 알려져 있지 않다.
녹내장	안구방수에 의해 발생한 과도한 압력에 의해 유발되며, 망막이나 시각신경을 손상시켜 시각을 상실할 수 있다.
당뇨망막병증	시각신경 변성, 백내장, 망막박리와 관련되어 있으며, 종종 혈관변성과 출혈에 의해 발생한다.
망막박리	색소망막에서 감각망막이 떨어져 나온 것으로 상대적으로 일반적인 장애로 시각장애를 유발한다.
청각장애	
전도난청	바깥귀에서 나선기관으로 가는 음파전달의 기계적인 결함이다.
감각신경성 난청	나선기관이나 신경경로의 결함이다.
이명	귀울림과 같은 소리에 대한 인지의 착각으로 일반적인 장애이다.
중이염	증상은 귀에서의 미열 및 과민성 등이며, 심한 경우 고막에 손상이나 고막파열을 유발할 수 있는 것으로 어린아이에서 일반적으로 발생한다.
속귀염	소리의 감지와 평형의 유지가 저하될 수 있는 것으로 만성적인 중이염에 의해 발생할 수 있다.
평형장애	
멀미	반고리뼈관에서 뇌로 가는 정보와 등 및 다리의 자세와 눈에서 뇌로 가는 정보가 서로 상충될 때 유발되는 속의 메스꺼움과 허약이다.
메니에르병	영향을 받는 귀에 어지러움, 난청, 귀울림(이명) 및 충만한 느낌 등이 나타나며, 속귀에서 나타나는 어지러움과 관련된 가장 일반적인 질환이다. 원인을 잘 알려져 있지 않지만 귀의 액체이상이 관련된다.

※ 자세한 정보들은 **www.mhhe.com/seeleyess8**에서 찾아볼 수 있다.

예상문제에 대한 답

Freddy가 노인이라는 것이 강조되는 문제이기 때문에 우리는 그의 시력문제가 노화와 관련되어 있다고 추정할 수 있다. 시력에 대한 노화의 영향에 따라 우리는 노안이 눈에서 나타나는 노화와 관련된 가장 일반적인 변화이고, 눈에 있는 수정체의 유연성이 감소됨으로 나타난다는 것을 배웠다. 또한, 우리는 수정체의 모양이 변함에 따라 망막에서 사물의 초점을 맞출 수 있다는 것을 배웠다. 따라서 Freddy의 수정체는 유연성이 떨어지고, 초점을 맞추는 능력이 저하되었다. 그러나 그가 보기 어려운 사물이 어떤 것인가? 라는 물음이 생긴다. 그는 사물이 눈에 가까이 있을 때 초점을 맞추기 어렵다. 사물에 눈이 가까이 다가갈 때 섬모체근육이 수정체의 모양을 변화시키기 위해 수축한다는 것을 기억해보자. Freddy는 그의 팔이 점점 짧아지고 있다고 농담을 했고, 이것은 그가 수정체의 모양이 초점을 잡게 하기 충분하게 그의 얼굴로부터 물체를 멀리 잡고 있지 못하다는 것을 의미한다.

CHAPTER 10 내분비계통

예상문제

16세인 Katie는 미래에 세 명의 아이를 갖는 것을 꿈꾸었는데, 또래 중에서 자신만 초경을 하지 않은 것을 알고 초조해졌다. 병원을 방문하여 여러 검사를 받은 결과, Katie가 월경을 할 수 없으며 아이도 가질 수 없다는 진단을 받게 되었다. 실제로 Katie는 테스토스테론 불감성 증후군을 앓고 있었다. 겉모습은 여성이지만 유전적으로 남성이어서 남성 생식호르몬인 테스토스테론이 여성 생식호르몬인 에스트로겐보다 많이 분비되어 여성의 이차성징이 나타나지 못한 것이다.

Katie의 몸에서는 무슨 일이 생긴 것일까? 겉모습은 여성인데 유전적으로 남성인 이유는 무엇인가?

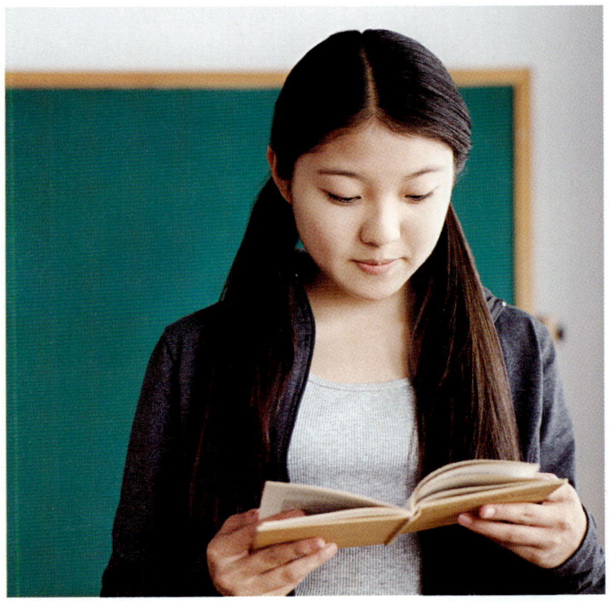

Module 8 Endocrine System | Anatomy & Physiology REVEALED apprevealed.com

10.1 화학적 소통의 원칙

우리 몸은 100조 개나 되는 세포들이 서로 조화롭게 활동하여 항상성을 유지하는 대단한 능력이 있다. 항상성을 유지하는 가장 중요한 방법은 화학전령인, 신경계통 및 내분비계통에 의해 세포들간의 조화를 이루는 것이다. **화학전령**(chemical messenger)은 세포가 서로 소통하여 우리 몸의 활동을 조절하는 것을 돕는다.

대부분의 화학전령은 특이한 세포의 집합체나 샘에 의해 생산된다. 샘은 화학물질을 분비하는 특화된 기능을 지닌 상피세포로 구성된 기관이다(제4장 참조). 화학전령의 분비와 운반방식을 기준으로 화학전령을 네 분류로 구별할 수 있다(표 10.1). 여기서는 화학전령의 기능에 대하여 설명하기로 한다. 어떤 화학전령은 한 가지 이상의 기능을 수행한다는 것을 알아야 한다. 예를 들어, 프로스타글란딘은 다양한 기능을 수행하기에 한 범주에 분류되지 못하고 여러 범주에 속하게 된다. 내분비계통을 포함한 화학전령을 분류하면 다음과 같다:

표 10.1 화학전령의 분류

화학전령	기능	예	
자가분비	지역에 있는 세포에서 분비됨. 분비물이 분비물을 만든 세포에 영향을 줌	에이코사노이드(프로스타글란딘, 트롬복산, 프로스타사이클린, 루코트리엔)	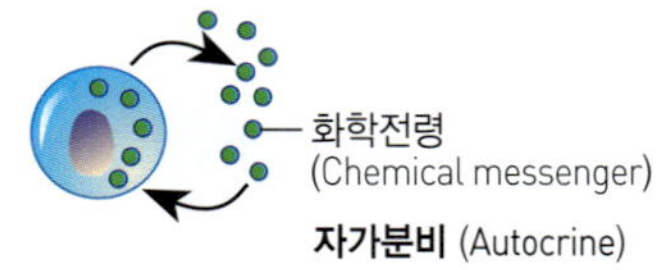
주변분비	다양한 조직에서 생산되어 세포 바깥으로 분비됨. 다른 조직에 국소적인 효과를 나타냄	소마토스타틴, 히스타민, 에이코사노이드	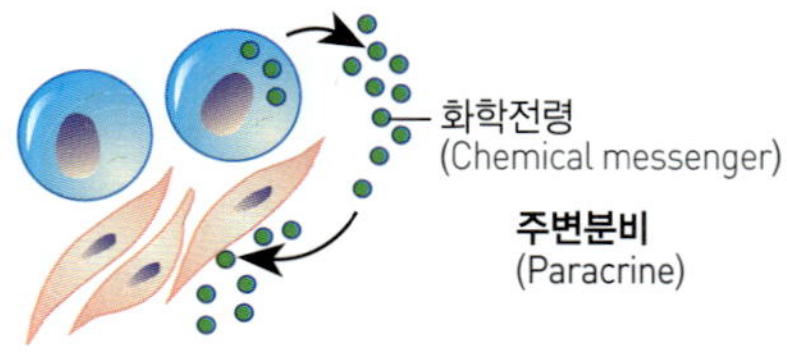
신경전달물질	신경세포에 의해 생산됨. 연접이전 종말에서 연접틈새로 분비됨. 아주 짧은 거리를 이동함. 연접이후 세포에 영향을 줌	아세틸콜린, 에피네프린	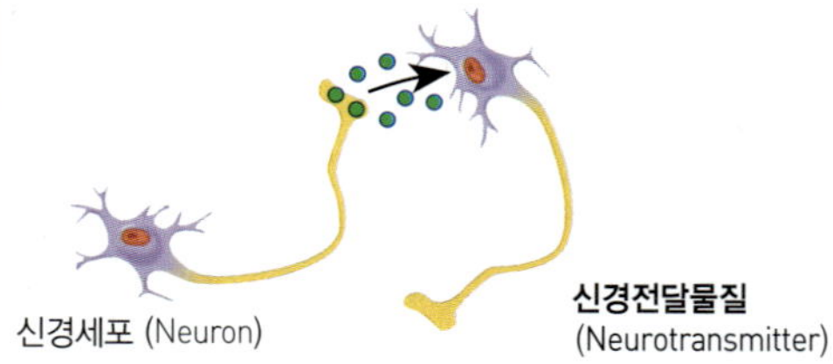
내분비	특정 세포에서 분비되어 혈액으로 들어감. 표적 조직까지 먼 거리를 이동함. 세포 기능의 조화로운 조절을 유도함	갑상샘호르몬, 성장호르몬, 인슐린, 에피네프린, 에스트로겐, 프로게스테론, 테스토스테론	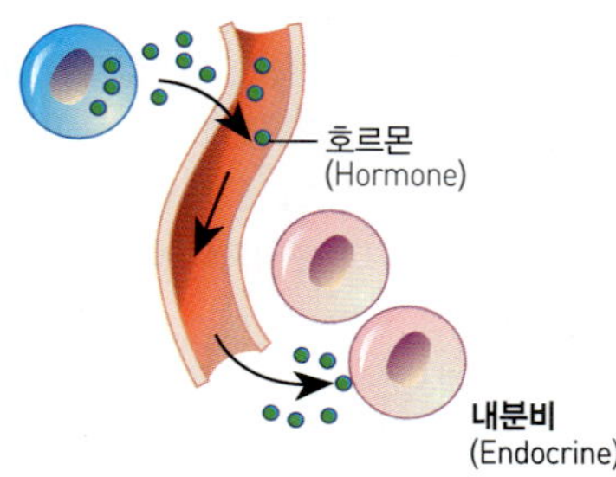

1. *자가분비 화학전령(autocrine chemical messenger)*. 자가분비 화학전령은 원래 분비한 세포가 자기 자신을 자극하는 것이다. 자가분비 화학전령의 예는 감염과정에서 백혈구에서 분비되는 화학전령들이다. 백혈구의 몇 종류는 스스로 세포 복제를 자극할 수 있어서 전체 백혈구 수가 빠르게 증가한다(제14장 참조).
2. *주변분비 화학전령(paracrine chemical messenger)*. 주변분비 화학전령은 바로 주변의 세포에게 영향을 준다. 이들 화학전령은 한 개의 세포에서 세포바깥체액으로 분비되어 주변 세포에 영향을 준다. 주변분비 화학전령의 예는 알레르기 반응에서 비만세포가 분비한 히스타민이다. 히스타민은 주변 혈관의 혈관이완을 자극한다.
3. *신경전달물질(neurotransmitter)*. 신경전달물질은 신경세포에 의해 분비된 화학전령으로 주변 세포, 근육세포 또는 샘세포를 활성화시킨다. 신경전달물질은 혈중이 아니라 연접틈새로 분비된다(제8장 참조). 따라서 엄밀한 의미에서 신경전달물질은 주변분비 화학전령이어야 하지만, 범주를 구분하기 위한 이 책의 목적을 위해 따로 분류하기로 한다.
4. *내분비 화학전령(endocrine chemical messenger)*. 내분비 화학전령은 어떤 샘과 세포에서 분비되어 혈액으로 들어가서, 내분비계통을 구성한다. 이들 화학전령은 분비된 곳에서 멀리 떨어진 다른 세포에 영향을 준다.

10.2 내분비계통의 기능

내분비계통의 주요 조절기능은 다음과 같다:

1. *대사*. 내분비계통은 대사율을 조절하고 조직에서 발생하는 화학변화의 총합을 조절한다.
2. *음식 섭취와 소화의 조절*. 내분비계통은 배고픔과 배부른 정도를 조절하고 음식물이 영양소로 분해되는 것을 조절한다.
3. *조직의 발생*. 내분비계통은 신경계통에 있는 조직의 발생에 영향을 준다.
4. *이온 조절*. 내분비계통은 혈액의 용질 농도를 조절한다.
5. *수분 균형*. 내분비계통은 혈액의 용질을 조절함으로써 수분의 균형을 조절한다.
6. *심박수와 혈압 조절*. 내분비계통은 심박수와 혈압을 조절하는 것을 돕고 육체적 활동을 준비하는 것을 돕는다.
7. *혈당과 다른 영양소의 조절*. 내분비계통은 혈중에서 혈당과 영양소의 농도를 조절한다.
8. *생식기능의 조절*. 내분비계통은 남성과 여성 생식계통의 발생과 기능을 조절한다.
9. *자궁수축과 모유 분비*. 내분비계통은 출산 과정에서 자궁의 수축을 조절하고 수유를 하는 여성의 모유 분비를 자극한다.
10. *면역계통의 조절*. 내분비계통은 면역세포의 생산과 기능을 조절하는 것을 돕는다.

10.3 내분비계통의 특징

내분비계통(내분비계, endocrine system)은 우리 몸 전체에 분포하는 **내분비샘**(내분비선, endocrine gland)과 특화된 내분비세포로 구성된다(그림 10.1). 내분비샘은 **호르몬**(hormone)이라는 화학전령을 도관이 아닌 혈류 속으로 분비한다. 그 다음 호르몬은 혈류를 통해 생산된 곳에서 먼 곳까지 운반되어 **표적 조직**(target tissue) 또는 *효과기*(*effector*)라는 특이한 곳으로 이동하여, 표적 조직의 조화된 반응을 유발한다. 내분비(endocrine)라는 용어는 그리스 단어에서 '속'을 뜻하는 "*endo*"와 '분비한다'는 것을 뜻하는 "*krino*"가 합쳐진 말로, 이 계통을 아주 잘 설명하고 있다.

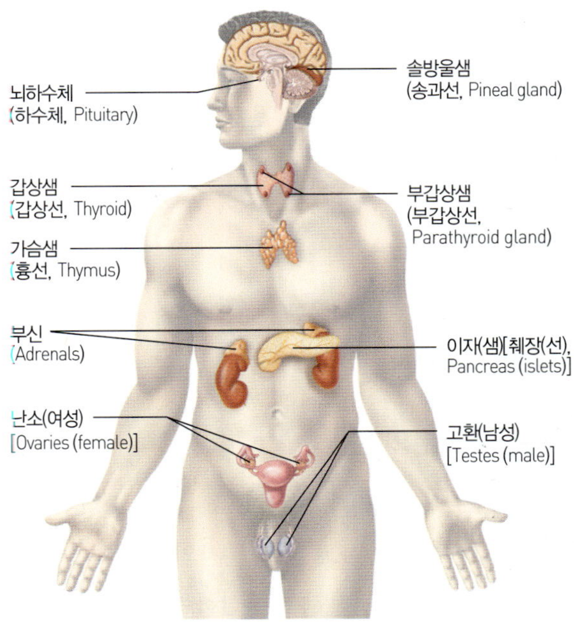

그림 10.1 주요 내분비샘과 위치

내분비샘은 **외분비샘**(외분비선, exocrine gland)과 혼동해서는 안 된다. 외분비샘은 분비물을 몸 바깥 또는 위와 작은창자 같은 소화기관으로 이동시키는 도관을 지니고 있다. 외분비샘의 예는 침샘, 땀샘, 젖샘과 소화효소들이다.

내분비계통을 공부하는 분야를 **내분비학**(endocrinology)이라고 하며, 이번 장에서 호르몬의 일반적인 원칙들과 특이한 호르몬과 그 호르몬의 기능에 대하여 공부하기로 한다.

10.4 호르몬

호르몬(*hormone*)이란 용어는 뭔가를 '작동시킨다'는 의미의 그리스 단어 "*hormon*"에서 기원하였다.

호르몬의 화학적 속성

호르몬은 지용성 호르몬과 수용성 호르몬이라는 두 화학적 범주 중 하나를 충족해야 한다. 세포막이 선택적 투과성이 있는 두 층의 인지질이기 때문에 지용성 분자는 세포 속으로 들어갈 수 있지만 수용성은 들어가지 못한다(제3장 참조). 따라서 호르몬의 기본은 표적 세포와 상호작용하는 호르몬의 화학적 속성에 따라 달라진다.

호르몬은 지용성과 수용성 범주 속에서 다시 화학적 구조에 따라 세분될 수 있다. 콜레스테롤에서 기인한 스테로이드호르몬, 아미노산 티로신에서 기인한 갑상샘호르몬이 대표적이며, 아미노산 유도체, 펩티드 또는 단백질에서 기인한 호르몬도 있다.

지용성 호르몬

지용성 호르몬은 스테로이드호르몬, 갑상샘호르몬과 지방산 유도체에서 기인한 호르몬 등 모두 극성이 없다.

지용성 호르몬의 운반

분자 크기가 작고 물에 잘 녹지 않는 지용성 호르몬은 호르몬과 결합하여 호르몬을 운반하는 결합단백질에 부착하여 혈류를 따라 이동한다. 결과적으로, 지용성 호르몬이 분해되어 순환계통에서 사라지는 속도는 매우 느리게 되고 지용성 호르몬의 수명은 며칠에서 몇 주가 된다.

결합단백질이 없으면, 지용성 호르몬은 모세혈관 바깥으로 빠르게 확산하여 간과 허파에 있는 효소에 의해 분해되거나 콩팥을 통해 몸에서 제거된다. 순환하는 가수분해효소도 자유 지용성 호르몬을 대사시킨다. 분해산물은 소변이나 쓸개즙으로 분비된다.

수용성 호르몬

수용성 호르몬은 극성을 띤 분자이다. 수용성 호르몬은 단백질호르몬, 펩티드호르몬과 대부분의 아미노산 유도체 호르몬들을 포함한다.

수용성 호르몬의 운반

수용성 호르몬은 많은 자유 호르몬들이 결합단백질과 상관없이 혈액에 용해되어 표적 조직으로 직접 혈액을 따라 순환한다. 많은 수용성 호르몬은 분자의 크기가 커서 쉽게 모세혈관벽을 통과하여 확산하지 못한다. 따라서 수용성 호르몬은 사이질공간으로 천천히 확산하는 경향이 있다. 단백질호르몬에 의해 조절되는 기관의 모세혈관은 작은 구멍이 나 있는 *창모세혈관*(*fenestrated*)으로 구성된다(제13장 참조). 단백질호르몬을 제외한 다른 수용성 호르몬은 크기가 작아서 혈액에서 걸러지지 않기 위해 크기가 큰 단백질에 붙어 있어야 한다.

모든 호르몬들은 순환계통에서 파괴되거나 표적 세포에 의해 파괴된다. 호르몬의 파괴와 제거는 호르몬이 작용하는 기간을 제한한다. 호르몬이 분비되어 아주 짧은 기간만 기능을 한다면 처리속도가 빨리 변하는 경향이 있다.

단백질호르몬, 펩티드호르몬과 아미노산 변형체인 수용성 호르몬은 단백질분해효소라는 혈액 속 효소에 의해 빠르

임상에서 활용하기 약물로서의 지용성 호르몬과 수용성 호르몬

특이한 호르몬은 어떤 질병을 치료하기 위해 투여된다. 스테로이드 같이 지용성 호르몬은 위와 작은창자의 벽을 가로질러 확산하여 순환계통으로 들어갈 수 있어서 경구 투약이 가능하다. 피임에 사용되는 합성 에스트로겐과 합성 프로게스테론, 염증의 경도를 약화시키는 스테로이드인 프레드니손도 경구 투약이 가능하다. 지용성 호르몬과 대조적으로, 단백질호르몬은 작은창자의 벽을 가로지르지 못한다. 게다가 단백질호르몬은 소화계통의 벽을 가로질러서 운반되기 이전에 개별 아미노산으로 분해되기 때문에 단백질호르몬의 정상구조가 파괴되어 생리학적 기능이 소실된다. 따라서 단백질호르몬은 경구투약이 아니라 반드시 주사로 투여되어야 한다. 가장 대표적으로 처방되는 주사용 단백질호르몬은 당뇨병을 치료하는 인슐린이다.

게 파괴되기 때문에 비교적 짧은 반감기를 갖는다. 콩팥은 혈액에 있는 호르몬 분해산물을 제거한다. 표적 세포도 호르몬이 세포내섭취에 의해 세포 속으로 들어오면 수용성 호르몬을 파괴한다. 호르몬이 일단 표적 세포 속으로 들어오면, 용해소체성 효소가 호르몬을 파괴한다. 표적 세포는 펩티드의 아미노산과 단백질호르몬의 아미노산을 재활용하여 새로운 단백질을 합성하기도 한다. 짧은 반감기를 갖는 호르몬의 혈중 농도는 빠르게 변하고 빨리 시작하여 짧게 지속되는 세포 현상을 조절하는 경향이 있다.

그러나 어떤 수용성 호르몬은 순환계통에 있을 때 더 안정적인 경우가 있다. 단백질호르몬과 펩티드호르몬은 탄수화물이 붙어 있거나 종말끝이 변형된 경우가 있다. 변형이 없는 수용성 호르몬과 달리 변형된 구조가 있는 수용성 호르몬은 단백질분해효소 활성도에서 보호될 수 있다. 추가적으로, 어떤 수용성 호르몬은 결합단백질에 붙어 있어서 자유 수용성 호르몬보다 더 오랫동안 혈장 속에서 순환할 수도 있다.

10.5 호르몬 분비의 조절

세 종류의 자극, 즉 체액성 자극, 신경성 자극과 호르몬성 자극이 호르몬 분비를 조절한다. 호르몬 분비를 자극하는 모든 자극은 음성 되먹임 기전을 통해 호르몬의 혈액 농도를 항상성이 유지되는 범위 내에서만 변화시킬 수 있다(제1장 참조). 일부에서는 양성 되먹임 기전이 혈액 호르몬 농도를 조절하기도 한다.

호르몬 분비의 자극

체액성 자극에 의한 조절

혈액에 들어 있는 분자가 직접 호르몬의 분비를 자극할 수 있다. *체액성*이란 단어는 혈액을 포함한 체액을 뜻하며, 혈중에서 순환하고 있기 때문에 혈액에 있는 분자가 호르몬의 분비를 자극하는 것을 **체액성 자극**(humoral stimulus)이라고 할 수 있다. 어떤 호르몬들은 포도당, 칼슘과 나트륨 같은 특이한 물질의 혈중 농도에 매우 민감하다. 그림 10.2는 특이한 분자(칼슘)의 혈중 농도에 의해 어떤 호르몬(부갑상샘호르몬, PTH)이 특이한 분자의 농도에 반응하여 분비되는 것을 나타낸다. 또 다른 예는, 매우 더운 날씨에 마라톤을 마친 선수는 약 12시간 동안 소변이 생산되지 않기도 하는데, 그 이유는 혈액 용질의 농도가 증가하여 항이뇨호르몬(ADH)이라는 수분 보존 호르몬이 분비되기 때문이다. 비슷한 경우로, 혈당의 증가가 이자에서의 인슐린 분비를 직접 자극하고, 혈중 칼륨 농도의 증가가 부신겉질의 알도스테론 분비를 직접 자극한다.

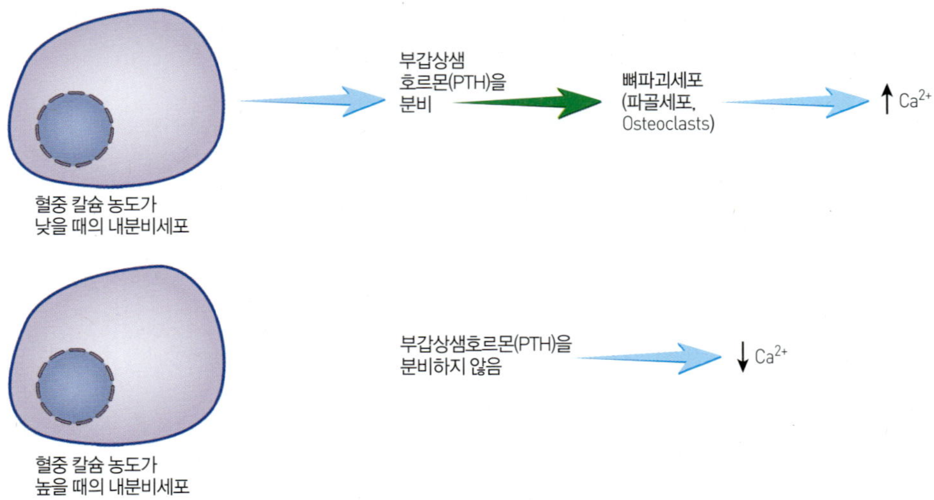

그림 10.2 호르몬 분비의 체액성 조절

신경성 자극에 의한 조절

호르몬 조절의 두 번째 종류는 내분비샘의 **신경성 자극**(neural stimulus)이다. 활동전위가 전달된 이후에, 신경세포는 신경전달물질을 연접으로 분비하여, 연접이후 세포가 호르몬을 생산하도록 자극한다. 어떤 신경전달물질은 세포를 자극하여 호르몬 분비를 증가시킨다. 그림 10.3은 호르몬 분비의 신경성 조절을 나타낸다. 예를 들어, 스트레스나 운동 같은 자극에 반응하여, 교감신경계통은 부신을 자극하여 에피네프린과 노르에피네프린의 분비를 촉진한다(제8장 참조). 에피네프린과 노르에피네프린에 대한 반응은 심박수 증가와 운동하는 근육으로 가는 혈류의 증가로 나타난다. 자극이 사라지면, 신경성 자극도 감소하여 에피네프린과 노르에피네프린의 분비가 감소한다.

어떤 신경세포는 자극되었을 때 화학전령을 직접 혈액으로 분비하여호르몬의 분비를 촉진하며, 이때 신경세포에서 분비되는 호르몬은 신경펩티드이다. 어떤 신경펩티드는 다른 내분비세포를 자극하여 호르몬 분비를 자극한다. 이 신경펩티드를 **분비호르몬**(releasing hormone)이라고 하며 주로 시상하부에서 분비된다.

호르몬성 자극에 의한 조절

호르몬 조절의 세 번째 종류는 **호르몬성 자극**(hormonal stimulus)을 사용하는 것이다. 다른 호르몬의 분비를 자극할 수 있는 호르몬이 호르몬의 분비를 조절하는 것이다(그림 10.4). 가장 대표적인 예가 뇌하수체 앞엽에서 분비된 **자극호르몬**(tropic hormone)이다. 많은 자극호르몬은 복잡한 분비과정의 일부분이다. 시상하부에서 생산된 분비호르몬이 뇌하수체를 자극하면, 뇌하수체는 자극호르몬을 생산한다. 뇌하수체의 자극호르몬은 혈액을 통해 세 번째 내분비샘을 자극하여 세 번째 호르몬이 분비된다. 예를 들어, 시상하부에서 생산된 분비호르몬이 뇌하수체를 자극하면, 뇌하수체는 갑상샘자극호르몬을 생산하여 갑상샘을 자극함으로써 갑상샘호르몬의 분비를 조절한다.

1. 내분비세포를 지배하는 신경세포가 활동전위 발생하면 촉진성 신경전달물질의 분비가 자극된다.
2. 내분비세포는 자신의 호르몬을 혈액 속으로 분비하여 표적 기관으로 이동한다.

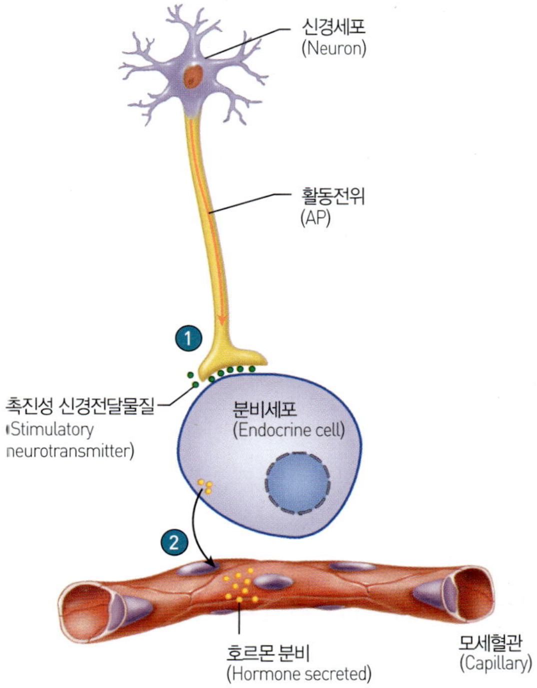

그림 10.3 직접적인 신경지배에 의한 호르몬 분비의 조절

1. 시상하부의 신경세포는 촉진성 호르몬인 분비호르몬을 방출한다. 분비호르몬은 혈액을 통해 뇌하수체 앞엽으로 이동한다.
2. 분비호르몬은 뇌하수체 앞엽에서 호르몬의 방출을 자극하고, 뇌하수체 앞엽의 호르몬은 혈액을 통해 표적 내분비세포로 이동한다.
3. 표적 내분비세포는 자신의 호르몬을 혈액으로 방출하여 표적 세포의 반응을 생산한다.

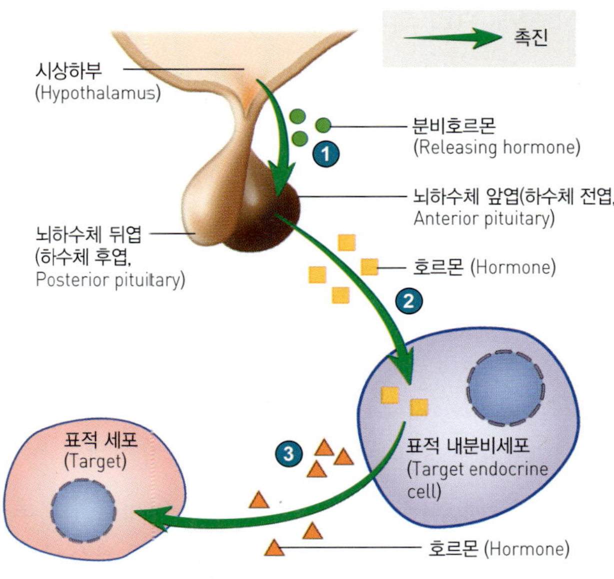

그림 10.4 호르몬 분비의 호르몬성 조절

호르몬 분비의 억제

호르몬 분비의 자극이 중요하지만, 호르몬 분비의 억제도 역시 중요하다. 억제과정도 체액성 자극, 신경성 자극과 호르몬성 자극이라는 세 가지 종류를 나타낸다.

체액성 자극에 의한 호르몬 분비의 억제

호르몬의 분비가 체액성 자극에 민감하다면, 똑같은 체액성 자극에 의해 분비가 촉진되는 동반 호르몬이 존재한다. 보통 동반 호르몬의 효과는 분비된 호르몬에 반대되거나 호르몬의 기능을 방해하는 경우가 많다. 예를 들어, 낮아진 혈압에 반응하여 혈압을 상승시키기 위해, 부신겉질은 알도스테론이라는 호르몬을 분비한다. 그런데 이 호르몬의 작용에 의해 혈압이 상승하면, 심장은 심방나트륨이뇨호르몬(atrial natriuretic hormone; ANH)을 분비하여 혈압을 낮춘다. 알도스테론과 심방나트륨이뇨호르몬은 혈압의 항상성을 유지하는 기능을 담당한다. 비슷한 예로 높아진 혈당을 낮추려 인슐린이 분비되지만, 혈당이 너무 낮아지면 글루카곤이 분비되어 혈당을 높인다.

신경성 자극에 의한 호르몬 분비의 억제

신경세포는 표적을 자극하는 것처럼 표적을 억제할 수도 있다. 억제성 신경전달물질은 표적 내분비샘에 작용하여 호르몬이 분비되지 못하게 한다. 시상하부 신경세포에서 생산된 호르몬이 뇌하수체의 자극호르몬의 분비를 방해하기도 하며, 이런 기능을 하는 호르몬을 **억제호르몬**(inhibiting hormone)이라고 한다.

호르몬성 자극에 의한 호르몬 분비의 억제

어떤 호르몬은 다른 호르몬의 분비를 방해하며, 호르몬 조절의 일반적인 방식이다. 예를 들어, 갑상샘호르몬은 뇌하수체의 갑상샘자극호르몬의 생산을 억제함으로써 자신의 혈중 농도를 조절한다. 갑상샘자극호르몬이 분비되지 않는다면 갑상샘호르몬의 분비도 적어진다.

혈중 호르몬 농도의 조절

혈중 호르몬 농도를 항상성 범위에 유지하게 하는 두 가지 기전, 즉 음성 되먹임과 양성 되먹임이 있다(제1장 참조).

1. *음성 되먹임*(*negative feedback*). 대부분의 호르몬은 음성 되먹임에 의해 조절된다. 호르몬의 혈중 농도가 어느 정도에 이르게 되거나 호르몬 분비가 충분하여 표적 세포를 활성화시킬 수 있게 되면 호르몬의 분비는 억제된다. 호르몬은 생산을 촉진하는 자극호르몬의 기능을 억제하여 호르몬 분비를 억제할 수도 있다. 따라서 음성 되먹임은 일종의 자기제한 방식이다(그림 10.5a). 예를 들어, 갑상샘호르몬은 시상하부의 갑상샘자극호르몬분비호르몬(TRH)의 생산을 억제하고, 뇌하수체 앞엽의 갑상샘자극호르몬(TSH)의 생산을 억제한다.
2. *양성 되먹임*(*positive feedback*). 어떤 호르몬은, 자극호르몬에 의해 자극을 받으면 표적 세포를 자극하는 것 이외에도 자극호르몬의 합성과 분비를 촉진하기도 한다. 자극호르몬의 증가로 인해 자신의 분비도 증가한다. 따라서 양성 되먹임은 일종의 자기번식 방식이다(그림 10.5b). 예를 들어, 에스트로겐 자극은 황체형성호르몬(LH)의 분비를 촉진한다.

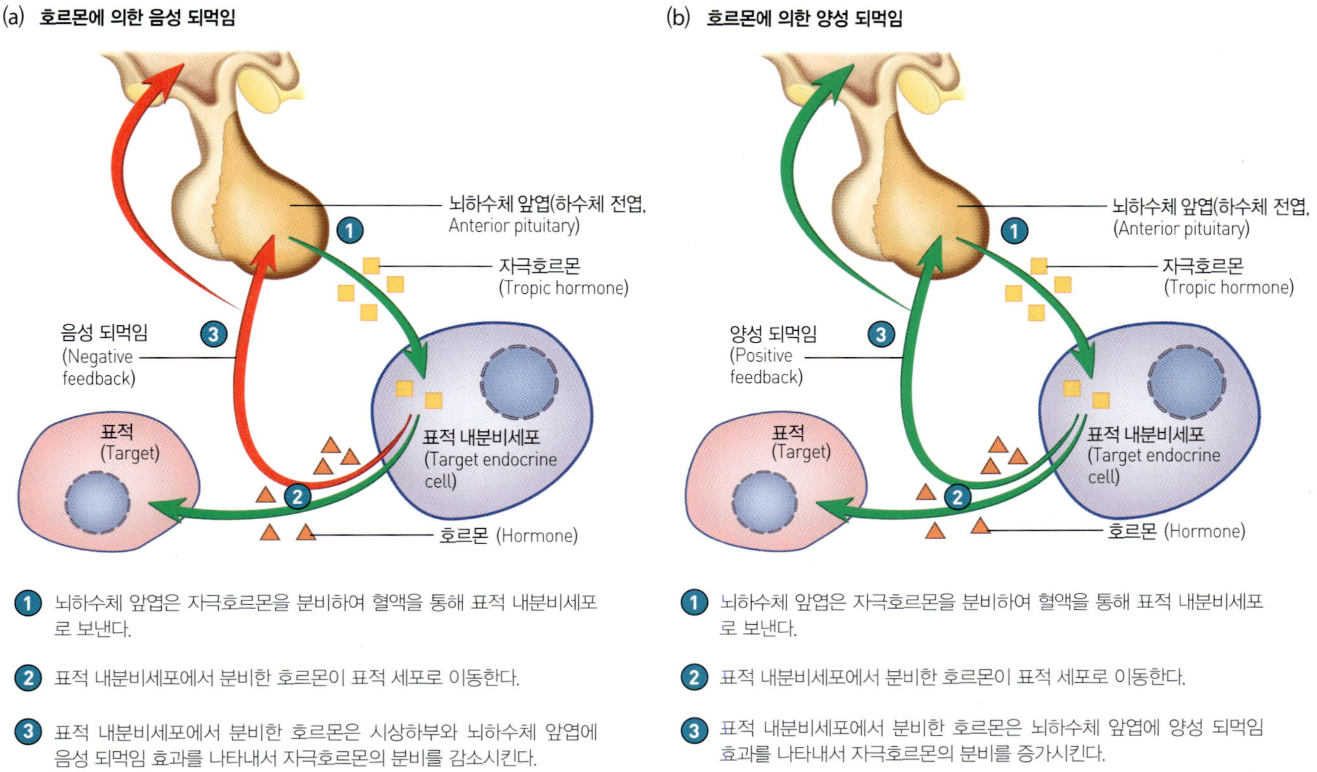

그림 10.5 **호르몬 분비를 조절하는 음성 되먹임과 양성 되먹임**

10.6 호르몬 수용체와 이들의 활동기전

호르몬은 **수용체**(receptor)라는 단백질과 결합함으로써 자신의 기능을 발휘한다. 호르몬은 그 호르몬에 대한 수용체를 지니고 있는 세포만을 자극한다. 수용체에서 호르몬이 직접 결합하는 곳을 **수용체 위치**(receptor site)라고 하며, 수용체 위치의 생김새와 화학적 특징 때문에 단지 특이한 호르몬만이 수용체와 결합할 수 있다. 어떤 호르몬이 다른 수용체가 아닌 한 종류의 수용체에만 결합하려는 경향을 **특이성**(specificity)이라고 한다(그림 10.6). 예를 들어, 인슐린은 인슐린 수용체에만 결합하고, 갑상샘호르몬 수용체와 결합하지 않는다. 그러나 에피네프린 같은 호르몬은 화학적 구조가 비슷한 다른 호르몬의 수용체인 "가족" 수용체와 결합할 수도 있다. 호르몬 수용체는 자신과 결합하는 호르몬에 대한 높은 친화력이 있어서, 많은 수의 수용체를 활성화시키는 데 필요한 호르몬의 농도는 아주 낮다.

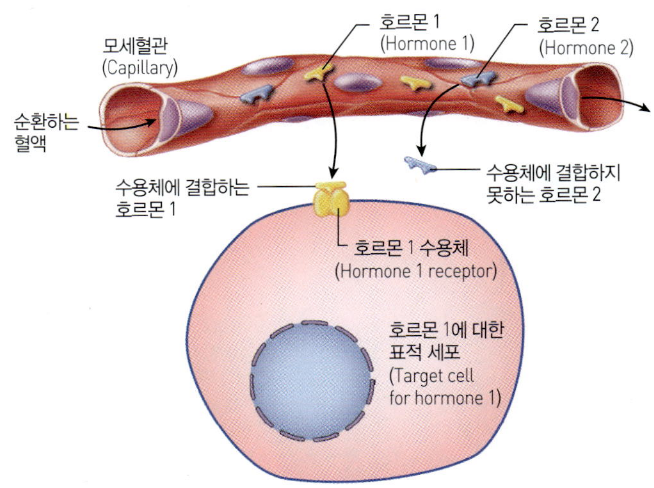

그림 10.6 **표적 조직의 특이성과 반응**
호르몬은 수용체 단백질과 결합한다. 수용체의 모양과 화학적 속성에 의해 수용체는 오직 특이한 호르몬하고만 결합한다. 이와 같은 연관성을 특이성이라고 한다. 반드시 호르몬이 자신의 수용체와 결합해야만 표적 세포가 반응을 생산한다.

수용체의 종류

지용성 호르몬과 수용성 호르몬은 서로 다른 종류의 수용체와 결합한다. 그림 10.7은 수용체의 종류와 활동기전에 대한 개요를 나타낸다.

1. *지용성 호르몬은 핵 수용체와 결합한다.* 지용성 호르몬은 분자의 크기가 비교적 작아서 세포막을 통과하여 확산한 다음, 대부분이 핵에 존재하는 **핵 수용체**(nuclear receptor)와 결합한다(그림 10.7a). 핵 수용체는 세포질에도 위치할 수 있으나 활성화되면 핵으로 이동한다. 호르몬이 핵 수용체와 결합하면, 호르몬-수용체 복합체는 핵에 있는 유전자와 상호작용하거나 세포 효소와 상호작용하여 표적 조직 속의 특이한 유전정보의 전사를 조절한다. 갑상샘호르몬과 스테로이드호르몬(테스토스테론, 에스트로겐, 프로게스테론, 알도스테론과 코티솔)은 핵 수용체와 결합한다.
2. *수용성 호르몬은 막고정 수용체와 결합한다.* 수용성 호르몬은 분자의 크기가 크고 세포막을 가로질러 통과하지 못한다. 그래서 수용성 호르몬은 세포막을 가로질러 확장하는 단백질인 **막고정 수용체**(membrane-bound receptor)와 결합하며, 막고정 수용체의 호르몬 결합위치는 세포막의 바깥쪽 표면 위에 노출되어 있다(그림 10.7b). 호르몬이 세포막 바깥에 있는 수용체와 결합하면, 호르몬-수용체 복합체는 세포 안의 반응이 시작하도록 한다. 막고정 수용체와 결합하는 호르몬은 단백질호르몬, 펩티드호르몬과 에피네프린과 노르에피네프린 같은 아미노산 유도체 호르몬들을 포함한다.

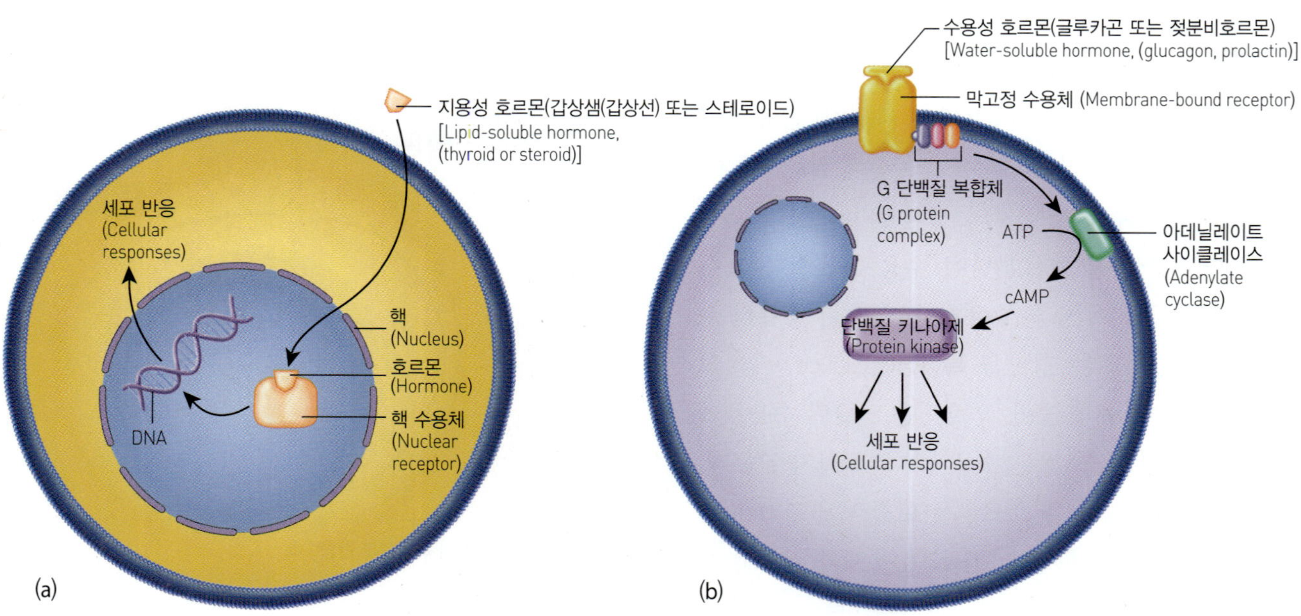

그림 10.7 핵 수용체와 막고정 수용체의 비교

(a) 지용성 호르몬은 표적 세포의 세포막을 확산하여 세포 속으로 이동하여 핵 수용체와 결합한다. 핵에서 호르몬과 수용체 복합체는 단백질 합성을 시작시킨다.
(b) 수용성 호르몬은 표적 세포의 세포막에 고정된 막고정 수용체와 세포 바깥에서 결합한다.

10.7 내분비샘과 내분비샘에서 분비되는 호르몬

내분비계통은 호르몬을 사이질액으로 분비하는 샘으로 구성된다(그림 10.1). 그 다음, 호르몬은 혈액으로 들어간다. 예를 들어, 혈액 공급을 가장 풍부하게 받는 장기는 부신과 갑상샘 같은 내분비샘이다.

어떤 내분비계통의 샘은 호르몬 분비 이외에 다른 기능도 수행한다. 예를 들어, 이자의 내분비 부위는 호르몬을 분비하고, 이 보다 더 큰 부위인 외분비 부위는 소화효소를 분비한다. 난소와 고환의 일부분은 호르몬을 분비하지만 더 많은 부분은 생식세포를 생산한다.

뇌하수체와 시상하부

뇌하수체(하수체, pituitary gland, hypophysis)는 완두콩 크기 정도로 작은 샘이다(그림 10.8의 위쪽). 뇌하수체는 시상하부의 아래쪽인 나비뼈안장 속에 들어 있다. **시상하부**(hypothalamus)는 시상 아래에 위치하며, 자율신경중추와 내분비조절중추의 기능을 하는 중요한 뇌 부분이다. 뇌하수체는 시각교차 뒤쪽에 위치하며 **깔때기**(누두, infundibulum)라는 줄기에 의해 시상하부와 연결되어 있다. 뇌하수체는 두 부위, 즉 뇌하수체 앞엽과 뇌하수체 뒤엽으로 구분된다. **뇌하수체 앞엽**(하수체 전엽, anterior pituitary)은 배아 입안에서 기원한 상피세포로 이루어져 있고, **뇌하수체 뒤엽**(하수체 후엽, posterior pituitary)은 뇌의 일부가 확장한 것으로 신경세포로 이루어져 있다. 뇌하수체의 엽에서 분비되는 호르몬은 표 10.2에 정리하였다.

뇌하수체에서 분비된 호르몬은 우리 몸에 있는 다른 샘의 기능을 조절(그림 10.8의 아래쪽)하기 때문에 내분비계통의 총책임자라고도 알려져 있다. 또한 뇌하수체는 키 성장, 콩팥기능, 출산과 수유를 조절하는 호르몬도 분비한다. 한편, 시상하부는 호르몬성 조절과 직접적인 신경지배를 통해 뇌하수체를 조절한다.

뇌하수체 앞엽에 대한 호르몬성 조절

시상하부의 신경세포는 뇌하수체 앞엽에 있는 세포에 작용하는 신경호르몬을 생산하여 분비한다(그림 10.9). 신경호르몬은 분비호르몬 또는 억제호르몬으로 작용한다. 분비호르몬은 뇌하수체 앞엽을 자극하여 특이한 호르몬의 생산과 분비를 자극하지만, 억제호르몬은 특정한 뇌하수체 앞엽 호르몬의 분비를 감소시킨다. 분비호르몬과 억제호르몬은 시상하부에 있는 모세혈관계통으로 들어간 다음 정맥을 통해 뇌하수체 앞엽에 있는 두 번째 모세혈관계통으로 들어간 다음, 뇌하수체 앞엽 호르몬 분비를 조절하는 막고정 수용체와 결합한다. 이렇게 분비호르몬과 억제호르몬을 운반하는 모세혈관계통과 정맥을 **시상하부-뇌하수체 문맥계통**(시상하부-하수체 문맥계, hypothalamic-pituitary portal system)이라고 한다.

뇌하수체 뒤엽에 대한 직접적인 신경지배

시상하부에 있는 신경세포의 자극은 뇌하수체 뒤엽 호르몬 분비를 조절한다(그림 10.10). 신경세포의 세포체는 시상하부에 위치하고, 이들의 축삭이 깔때기를 통해 뇌하수체 뒤엽으로 연결된다. 호르몬은 신경세포체에서 생산되고 축삭을 따라 운반되어 뇌하수체 뒤엽에 위치한 축삭종말에 호르몬이 저장된다. 이 신경세포가 자극되어 활동전위가 시상하부에서 축삭을 따라 뇌하수체 뒤엽으로 전달되면 축삭종말에 있던 호르몬이 분비된다.

시상하부와 뇌하수체, 즉 신경계통과 내분비계통이 매우 밀접하게 서로 연관되어 있다. 기쁨과 분노, 만성 스트레스와 같은 감정은 시상하부를 통해 내분비계통에 영향을 준다. 반대로, 내분비계통의 호르몬은 시상하부와 다른 뇌 부분의 기능에 영향을 줄 수 있다.

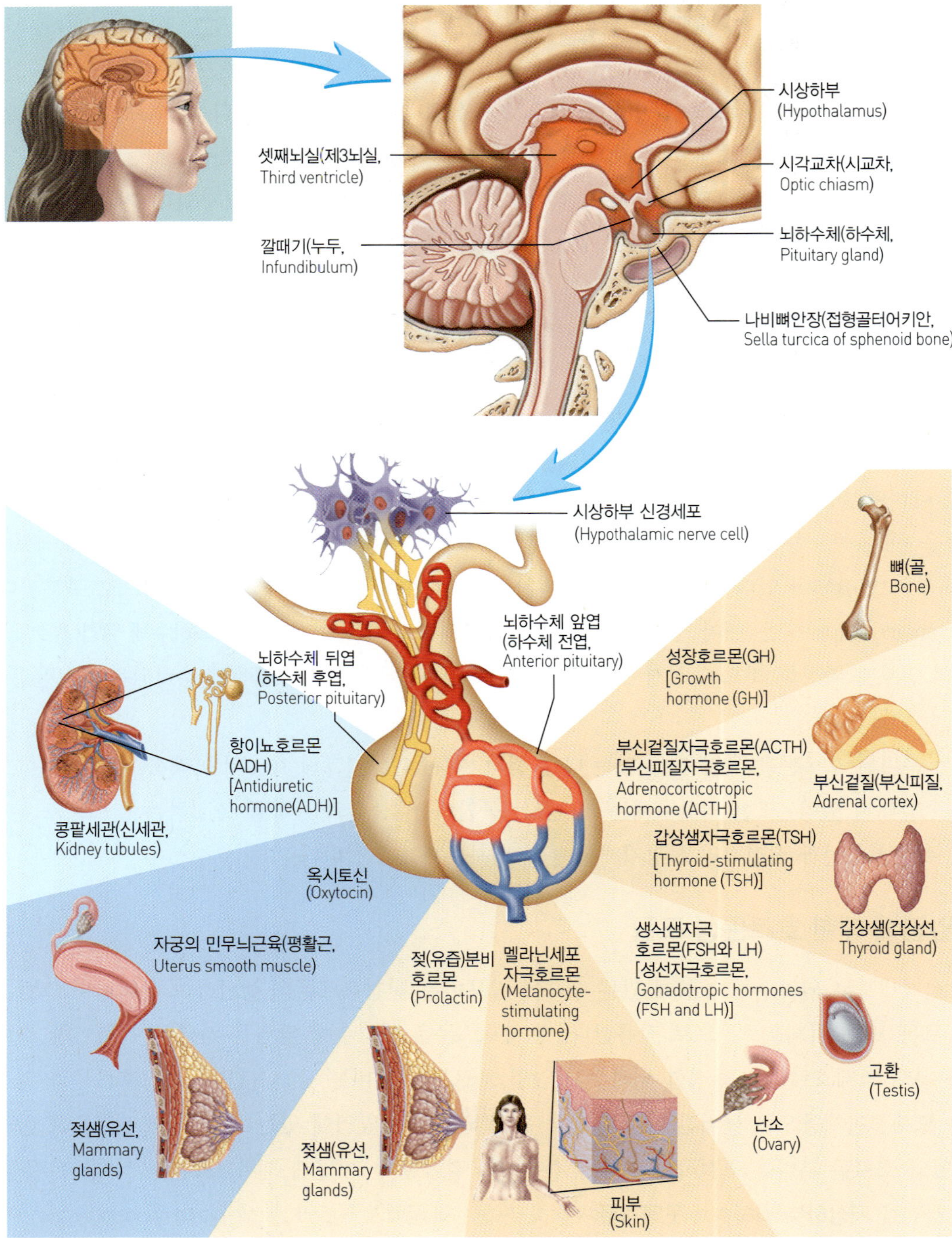

그림 10.8 뇌하수체, 뇌하수체의 호르몬과 표적조직

(위) 완두콩 정도 크기의 뇌하수체는 시상하부의 아래쪽에 위치한다. 깔때기는 뇌하수체와 시상하부를 연결한다. (아래) 뇌하수체 뒤엽에서 분비되는 호르몬은 파란색 영역에 나열하였고, 뇌하수체 앞엽에서 분비되는 호르몬은 살구색 영역에 나열하였다.

1 신경계통의 자극에 의해 시상하부의 신경세포는 분비호르몬과 억제호르몬(파란색 공)의 분비를 유도한다.

2 분비호르몬과 억제호르몬은 시상하부-뇌하수체 문맥계통을 거쳐 뇌하수체 앞엽으로 이동한다.

3 분비호르몬과 억제호르몬은 모세혈관을 빠져나와 뇌하수체 앞엽 세포에 있는 막고정 수용체와 결합하여 뇌하수체 앞엽의 호르몬 분비에 영향을 준다.

4 뇌하수체 앞엽에서 분비된 호르몬(노란색 네모)은 혈액을 통해 표적 조직(초록색 화살표)으로 이동하거나 다른 내분비샘으로 이동한다.

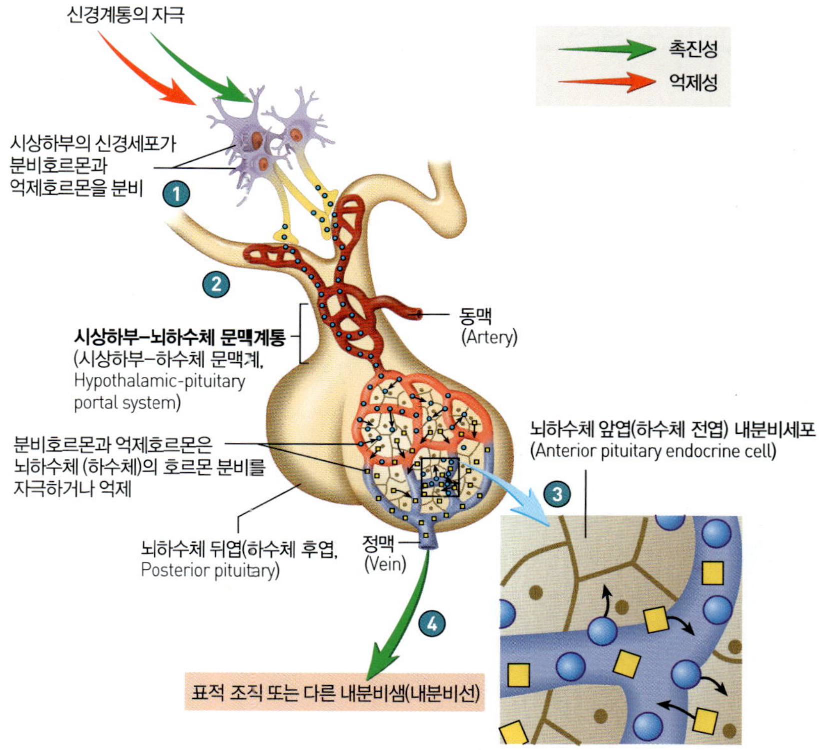

그림 10.9 시상하부와 뇌하수체 앞엽의 연관성

(a) 안뜰의 타원주머니와 둥근주머니에 있는 평형반의 위치.
(b) 털세포와 평형모래를 보여주는 둥근주머니에 있는 평형반의 확대 그림.
(c) 미세융모를 보여주는 털세포의 확대 그림.

1 신경계통의 자극에 의해 시상하부의 신경세포는 활동전위를 생산한다.

2 활동전위는 축삭에 의해 뇌하수체 뒤엽으로 전달된다. 신경의 축삭은 뇌하수체 뒤엽에서 호르몬을 저장하고 있다.

3 뇌하수체 뒤엽에서, 활동전위는 축삭에 저장하고 있던 호르몬(빨간색 공)을 순환계통으로 방출시킨다.

4 호르몬은 순환계통을 거쳐 표적 조직의 활동에 영향(초록색 화살표)을 준다.

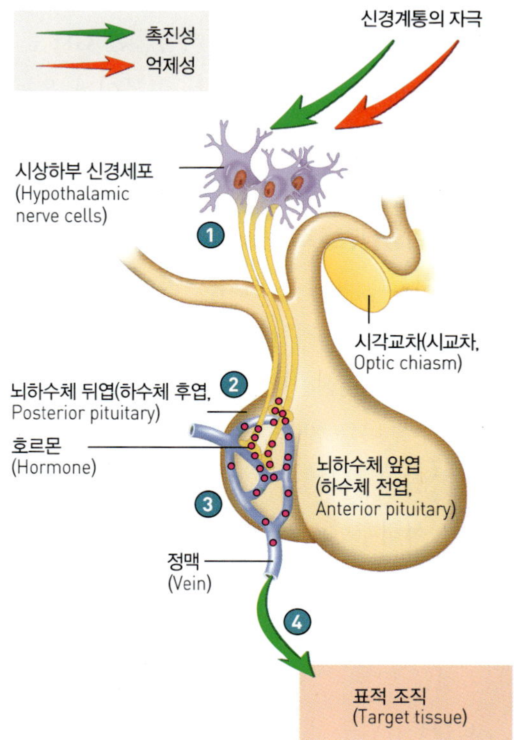

그림 10.10 시상하부와 뇌하수체 뒤엽의 연관성

관련된 질환

뇌하수체저하증(hypopituitarism)

한 아기가 태어났는데, 소아과 의사는 그 아이를 검사하다가 성장호르몬, 갑상샘호르몬과 부신겉질호르몬의 농도가 낮은 것을 발견하였다. 이는 뇌하수체 앞엽의 비정상적인 발생 때문이었다. 다행히도, 뇌하수체 앞엽에서 분비되는 필수 호르몬을 주사로 주입할 수 있었다. 예를 들어, 성장호르몬, 갑상샘호르몬, 코르티솔과 알도스테론(또는 관련된 물질들)을 주사할 수 있어서 뇌하수체의 기능이 저하되어도 이들이 호르몬의 기능을 대신할 수 있다. 뇌하수체 앞엽에서 TSH와 ACTH를 분비하지 못하기 때문에 이 아이의 갑상샘과 부신은 호르몬을 분비하지 못한다. 생식호르몬은 이 아이가 사춘기가 되기 전까지는 필요하지 않다. 성장호르몬이 없으면 이 아이의 성장은 많이 감소할 것이다. 갑상샘호르몬이 없다면, 신진대사, 성장과 신경 발생이 비정상적이 된다. 코르티솔과 알도스테론은 혈압을 유지하는 데 필수적인 호르몬이기 때문에 이들이 부족해지면 이 아이는 생존하지 못하게 된다.

뇌하수체 앞엽에서 분비되는 호르몬

성장호르몬(growth hormone; GH)은 유전자 발현을 증가시켜 뼈, 근육과 다른 장기의 성장을 자극한다. 또한, 음식을 먹지 않는 동안 지방을 분해하고 단백질은 덜 분해되도록 한다. 뇌하수체 발생의 이상으로 인해 GH 분비가 너무 적어지면, 성인이 되어도 몸의 비율은 정상이지만 키가 정상적으로 성장하지 않는 뇌하수체성 **왜소증**(pituitary dwarfism)(또는 난쟁이증)이 될 수 있다. 이런 상태는 GH를 주사하여 치료할 수도 있다.

뼈 성장이 완료되기 이전에 뇌하수체 종양에 의해 GH가 지나치게 많이 분비되면 뼈 성장이 엄청나게 일어날 수 있다. 키가 비정상적으로 커지게 되어 이를 **거인증**(거대증, giantism)이라고 한다. 뼈 성장이 완료된 이후에 GH가 많이 분비되면 뼈의 직경이 계속 증가하게 된다. 그 결과, 얼굴과 손이 비정상적으로 커지게 되어 이를 **말단거대증**(acromegaly)이라고 한다.

GH의 분비는 시상하부에서 분비되는 두 호르몬에 의해 조절된다. 분비호르몬은 GH 분비를 자극하고, 억제호르몬은 GH 분비를 억제한다. 대부분의 사람들은 GH 분비 주기를 지니고 있고 하루 중에서 깊은 잠을 자는 동안 GH 농도가 최고치에 이르게 된다. GH 분비는 공복이나 운동을 할 때에도 증가한다. 빠른 성장을 하는 시기에도 혈액의 GH 농도는 크게 증가하지 않는다. 다만, 어린이가 어른보다 GH 농도가 높은 경향이 있다. GH도 중요하지만, 유전적 요인, 영양 상태와 성호르몬 등이 성장에 영향을 준다.

GH는 **인슐린양성장호르몬**(insulin-like growth factors; IGF) 같은 단백질호르몬의 분비에도 영향을 준다. GH는 간에서 IGF 분비를 증가시킨다. IGF는 뼈와 연골에 있는 수용체와 결합하여 이들의 성장을 자극한다. IGF는 인슐린과 구조가 비슷하여 인슐린 수용체와 결합할 수도 있다. 인슐린의 농도가 높으면 인슐린도 IGF 수용체와 결합할 수 있다.

갑상샘자극호르몬(갑상선자극호르몬, thyroid-stimulating hormone; TSH)는 갑상샘 세포에 있는 막고정 수용체와 결합하여 갑상샘호르몬의 분비를 자극한다. TSH가 너무 많이 분비되면, 갑상샘의 크기가 커지고 너무 많은 양의 갑상샘호르몬이 분비된다. TSH가 너무 적게 분비되면, 갑상샘의 크기가 작아지고 너무 적은 양의 갑상샘호르몬이 분비된다. TSH의 분비 속도는 시상하부에서 생산된 분비호르몬에 의해 빨라진다.

부신겉질자극호르몬(부신피질자극호르몬, adrenocorticotropic hormone; ACTH)은 부신겉질 세포에 있는 막고정수용체와 결합한다. ACTH는 부신겉질을 자극하여 **코르티솔**(cortisol, hydrocortisone)의 분비를 증가시킨다. 또한, ACTH는 부신겉질이 퇴화하는 것을 막는 작용을 한다. ACTH는 피부에 있는 멜라닌세포와 결합하여 피부의 색소침착을 증가시킨다(제5장 참조). ACTH가 너무 많이 분비되면 피부가 검게 변한다. ACTH의 분비 속도는 시상하부에서 생산된 분비호르몬에 의해 빨라진다.

관련된 질환

항이뇨호르몬 부적합분비증후군

Willy 씨는 맹장수술을 받고 회복 중이다. 수술 후 3일째부터 입맛이 없어지고, 식욕도 없고, 피로 및 무력감, 복통과 구토가 발생하였다. 검사결과 Willy 씨의 콩팥이 너무 많은 수분을 보유하고 있었다. 소변량이 감소하고 농도가 진해졌으며 혈중 나트륨 농도가 낮아졌다(저나트륨혈증). 이러한 상황은 수술 후에 가끔 생기며 그 원인은 항이뇨호르몬의 분비가 비정상적으로 증가했기 때문이다. Willy 씨의 경우, 나열했던 증상들이 나타난 것은 저나트륨혈증이 신경계통에 영향을 주었기 때문이다. 수분 섭취를 제한하면서 고농도 생리식염수를 주사하여 혈중 나트륨 농도를 정상으로 회복시키면 이와 같은 상태에서 곧 회복할 수 있다.

생식샘자극호르몬(성선자극호르몬, gonadotropins)은 생식샘(난소와 고환) 세포에 있는 막고정 수용체와 결합하여 생식샘의 성장, 발생과 기능을 조절한다. **황체형성호르몬**(luteinizing hormone; LH)은 여성의 경우 배란을 유도하고, 난소에서 성호르몬인 에스트로겐과 프로게스테론의 분비를 촉진한다. 남성의 경우 LH는 고환의 사이질세포를 자극하여 성호르몬인 테스토스테론의 분비를 촉진하기 때문에 **사이질세포자극호르몬**(간질세포자극호르몬, interstitial cell-stimulating hormone; ICSH)이라고도 한다. **난포자극호르몬**(follicle stimulating hormone; FSH)은 난소의 난포 발생과 고환의 정자세포 발생을 자극한다. LH와 FSH가 없다면, 난소와 고환의 크기가 작아지고 난자와 정자가 생산되지 않으며 성호르몬도 분비되지 않게 된다. 시상하부에서 생산된 한 개의 분비호르몬이 LH와 FSH의 분비를 증가시킨다.

젖분비호르몬(유즙분비호르몬, prolactin)은 유방 세포에 있는 막고정 수용체와 결합하여 임신기간 동안 젖샘의 발생을 촉진하고, 수유기 동안 젖 분비를 자극한다. 젖분비호르몬의 조절은 약간 복잡하여 시상하부에서 분비된 여러 물질이 관여한다. 두 개의 조절 호르몬의 작용에 의해 프로락틴(prolactin) 분비가 촉진되거나 억제된다.

멜라닌세포자극호르몬(melanocyte-stimulating hormone; MSH)은 멜라닌세포에 있는 막고정 수용체와 결합하여 멜라닌 합성을 유도한다. MSH의 구조는 ACTH의 구조와 비슷하여, 이 두 호르몬이 과다하게 분비되면 피부가 검게 변한다. MSH의 조절 기전이 확실히 밝혀지지 않았지만, 시상하부에서 분비된 두 개의 조절호르몬의 작용에 의해 MSH의 분비가 촉진되거나 억제된다.

뇌하수체 뒤엽에서 분비되는 호르몬

항이뇨호르몬(antidiuretic hormone; ADH)은 집합세관 세포에 있는 막그정 수용체와 결합하여 집합세관에 의한 수분 재흡수를 증가시킨다. 그 결과 소변량이 감소한다. ADH가 많이 분비되면 혈관수축을 유도할 수도 있다. 따라서 *바소프레신*(*vasopressin*)이라고 불리기도 한다. 뇌하수체 뒤엽에서 ADH 분비가 감소하면 많은 양의 묽은 소변이 생산된다.

ADH 분비가 부족해지면 많은 양의 묽은 소변이 생산되는 **요붕증**(diabetes insipidus)이 생길 수 있다. 질병이 심해져서 하루에 수 리터(L)의 소변을 보기 전까지는 요붕증을 잘 인지하지 못한다. 소변량이 많이 증가하면 체액의 농도가 증가하고 칼슘, 나트륨과 칼륨 같은 중요한 전해질이 소변으로 소실될 수 있다. 알코올이 이뇨제의 역할을 하는 것으로 알려진 것은 알코올이 ADH 분비를 억제하기 때문이다.

옥시토신(oxytocin)은 자궁의 민무늬근육에 있는 막고정 수용체와 결합하여 자궁의 수축을 유도하고, 수유기 여성의 젖샘꽈리에 있는 민무늬근육을 수축시켜 젖이 분비되도록 한다. 옥시토신을 상업적으로 정제한 피토신은 출산 과정에 자궁수축을 유발하기 위해 사용되거나 출산 이후 자궁혈관을 수축시키기 위해 사용될 수 있다.

갑상샘

갑상샘(갑상선, thyroid gland)은 **잘록**(협부, isthmus)이라는 좁은 띠로 연결된 두 엽으로 구성된다. 엽들은 후두 바로 아래, 그리고 기관의 양 옆쪽에 위치한다(그림 10.11a · b). 갑상샘은 크기가 큰 내분비샘 중 하나이며 결합조직 피막에 둘러싸인 혈관이 풍부한 기관이다. 갑상샘의 주기능은 갑상샘호르몬을 분비하는 것이다. **갑상샘호르몬**(갑상선호르몬, thyroid hormones)은 세포내 수용체와 결합하여 대사율을 조절한다(표 10.2). 갑상샘호르몬은 단순입방상피로 구성된 작은 공 모양의 갑상샘 소포에서 생산되어 저장되어 있다(그림 10.11c · d). **갑상샘 소포**(갑상선 소포, thyroid fonicles)는 갑상샘호르몬에 부착된 일종의 단백질인 갑상샘 글로불린으로 채워져 있다. 소포들 사이는 모세혈관을 함유하고 있는 성긴결합조직

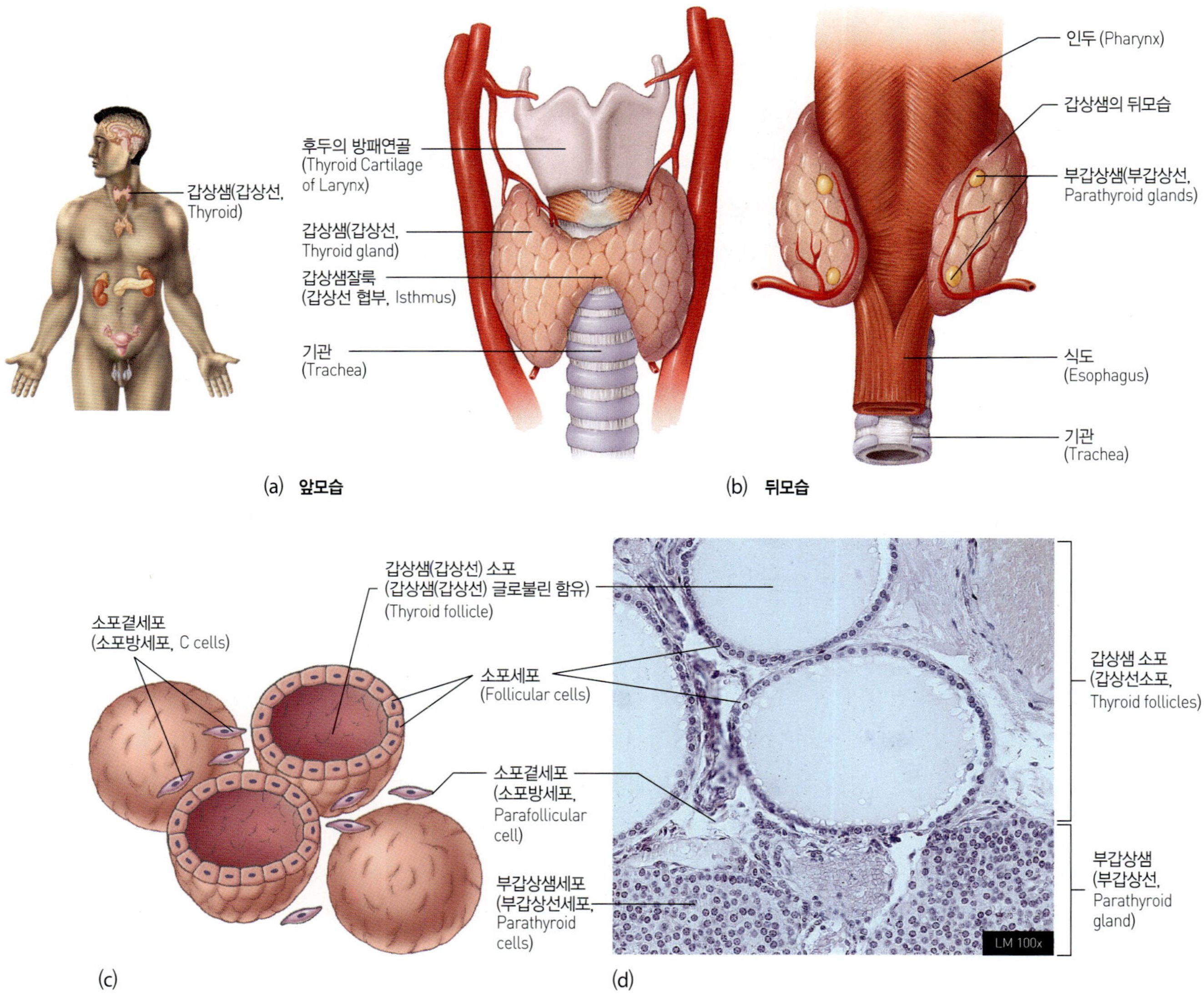

그림 10.11 갑상샘과 부갑상샘

(a) 갑상샘의 앞모습.
(b) 네 개의 작은 부갑상샘이 갑상샘의 뒤면에 묻혀 있다.
(c) 갑상샘소포와 소포곁세포를 3차원으로 표현한 모습.
(d) 갑상샘과 부갑상샘 조직의 현미경 사진.

그물이 있고, 그 속에 칼시토닌을 분비하는 소포곁세포(C 세포)가 흩어져 분포하고 있다.

갑상샘호르몬의 분비는 시상하부와 뇌하수체에서 생산된 호르몬에 의해 조절된다. 시상하부는 갑상샘자극호르몬분비호르몬(TRH)을 분비하고, 이 분비호르몬은 뇌하수체 앞엽을 자극하여 갑상샘자극호르몬(TSH)이 분비되도록 자극한다(그림 10.12). TSH는 갑상샘에서 갑상샘호르몬을 분비하게 자극한다. 하루 단위로 일어나는 혈액의 TSH 농도는 작은 변동을 나타내며, 밤에 약간 더 농도가 높다. TSH 농도가 증가하면 갑상샘호르몬의 분비가 증가하고, TSH 농도가 감소하면 갑상샘호르몬의 분비가 감소한다.

갑상샘호르몬은 시상하부와 뇌하수체에 음성 되먹임 작용을 하여, 증가한 갑상샘호르몬은 시상하부의 TRH 및 뇌하수체의 TSH의 분비를 감소시킨다. 감소한 갑상샘호르몬은 추가적인 시상하부의 TRH 및 뇌하수체의 TSH의 분비를 유도한다. 음성 되먹임 작용 때문에 갑상샘호르몬의 혈중 농도는 작은 변동을 나타낸다. 그러나 음성 되먹임 작용이 소실되면 TSH가 지나치게 분비되어, 갑상샘의 크기가 커지게 되어 **갑상샘종**(갑상선종, goiter)이 발생할 수 있다. 갑상샘종의 한 종류는 갑상샘호르몬의 원료인 요오드 섭취량이 매우 낮아서 생긴다. 원료가 부족하여 갑상샘호르몬의 혈중 농도가 낮아지기 때문에 TRH와 TSH 분비가 정상 농도보다 높게 증가하여 갑상샘의 크기가 많이 커진다.

갑상샘호르몬 분비가 정상적이지 않다면 성장과 발생이 정상적으로 진행되지 않는다. 갑상샘호르몬이 정상보다 부족한 상태를 **갑상샘저하증**(갑상선기능저하증, hypothyroidism)이라고 한다. 영아 시기의 갑상샘저하증은 정신지체, 왜소함과 뼈대구조가 비정상적인 것을 특징으로 하는 **크레틴병**(cretinism)을 유도할 수 있다. 성인에 있어서, 갑상샘저하증

1. 시상하부의 신경세포가 TSH 분비호르몬(TRH)을 혈액으로 분비하여 시상하부-뇌하수체 문맥계통을 거쳐 뇌하수체 앞엽으로 이동한다.
2. TSH 분비호르몬은 뇌하수체 앞엽을 자극하여 TSH를 분비시키고, TSH는 순환계통을 통해 갑상샘으로 이동한다.
3. TSH는 갑상샘호르몬(T_3과 T_4)의 방출을 증가시켜서 순환계통으로 분비시킨다.
4. T_3과 T_4는 표적 조직의 반응을 생산한다.
5. T_3과 T_4는 시상하부와 뇌하수체 앞엽에 억제성 효과를 나타내서 TSH 분비호르몬과 TSH의 분비를 감소시킨다.

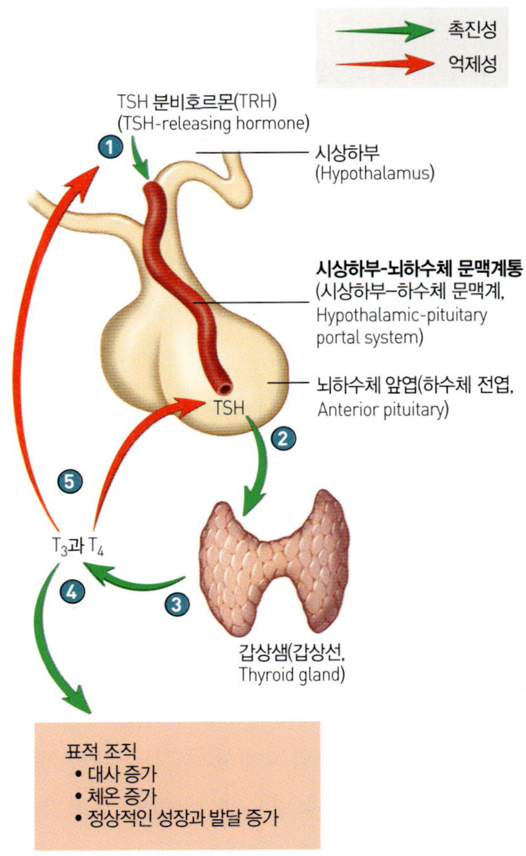

그림 10.12 갑상샘호르몬(T_3과 T_4) 분비의 조절

은 대사율의 감소, 무력감, 일상활동 능력의 감소와 **점액부종**(myxedema)으로 나타날 수 있다. 점액부종은 피부밑조직에 액체와 다른 분자들이 축적되는 것이다. 갑상샘호르몬이 정상보다 증가된 상태를 **갑상샘항진증**(갑상선기능항진증, hyperthyroidism)이라고 하며, 대사율의 증가, 극심한 신경질적 반응과 만성 피로감이 생길 수 있다. **그레이브스병**(Graves disease) 또는 바세도우병(basedow's disease)은 갑상샘항진증의 한 종류이며, 면역계통에서 TSH의 구조 및 기능과 비슷한 단백질을 생산하여 갑상샘호르몬의 분비를 끊임없이 자극한다. 그레이브스병은 흔히 눈이 돌출되는 **눈돌출증**(안구돌출증, exophthalmos)이 동반된다("그레이브스병" 참조).

갑상샘이 갑상샘호르몬을 합성하기 위해서는 요오드가 필요하고, 요오드는 갑상샘 소포에 의해 흡수된다. 갑상샘호르몬 중 하나인 **티록신**(thyroxine, *tetraiodothyronine*)은 네 개의 요오드 원자를 함유하고 있어서 약자로 T4로 표시한다. 다른 갑상샘호르몬인 **삼요오드티로닌**(triiodothyronine)은 세 개의 요오드 원자를 함유하고 있어서 약자로 T3로 표시한다. 만약 요오드가 충분하게 섭취하지 못하게 되면 갑상샘호르몬의 분비(T3와 T4의 합성)가 감소한다.

갑상샘은 소포곁세포에서 **칼시토닌**(calcitonin)이라는 호르몬도 분비한다(그림 10.11c). 칼시토닌은 혈중 칼슘의 농도가 너무 높을 때 분비되어 칼슘 농도가 정상 범위로 감소하도록 유도한다(그림 10.13). 칼시토닌은 뼈파괴세포에 있는 막고정 수용체와 결합하여 뼈파괴세포를 억제하여 뼈에서 칼슘을 재흡수(분해산물을 형성)하는 속도를 감소시킨다. 칼시토닌은 음식물에 포함된 고농도의 칼슘의 소화를 방해하는 역할을 하는 것으로 알려져 있다. 다른 칼슘 조절기전이 칼시토닌 부족에 대한 보상작용을 하기 때문에 칼시토닌이 부족하다고 해서 혈중 칼슘의 농도가 장시간 증가된 채로 유지되지 않는다.

부갑상샘

네 개의 작은 **부갑상샘**(부갑상선, parathyroid gland)은 갑상샘의 뒤벽에 묻혀 있으며(그림 10.11b·d), 혈중 칼슘 농도를 조절하는 데 필수적인 **부갑상샘호르몬**(부갑상선호르몬, parathyroid hormone; PTH)을 분비한다(표 10.2). 혈중 칼슘 농도를 조절하는 데 있어서 PTH가 칼시토닌보다 훨씬 더 중요한 역할을 한다. PTH의 기능은 다음과 같다:

1. PTH는 콩팥세관 세포에 있는 막고정 수용체와 결합하여 활성 비타민 D 형성을 증가시킨다. 비타민 D는 창자의 상피에서 칼슘의 흡수를 증가시킨다.
2. PTH는 뼈모세포에 있는 수용체와 결합한다. 이후에 뼈모세포에서 분비된 물질은 뼈파괴세포의 활성도를 증가시켜서 뼈 조직에서 칼슘이 순환계통으로 분비되도록 유도한다.
3. PTH는 콩팥세관 세포에 있는 수용체와 결합하여 칼슘이 소변으로 빠져나가는 속도를 감소시킨다.
4. PTH는 표적 조직에 작용하여 혈중 칼슘 농도를 정상이 되도록 증가시킨다.

비타민 D는 피부에 있는 전구물질로부터 생산되어 간과 콩팥에서 변형된다. 자외선에 의한 피부작용은 비타민 D의 합성의 첫 단계이이며, 끝단계는 PTH에 의해 콩팥이 자극되는 것이다. 비타민 D는 음식으로도 섭취할 수 있다.

혈중 칼슘 농도가 감소하면 PTH의 분비를 자극한다(그림 10.13). 예를 들어, 칼슘 섭취가 많이 부족하거나 비타민 D 결핍증이 있으면 혈중 칼슘 농도가 감소하여 PTH의 분비가 증가한다. 증가한 PTH는 뼈의 재흡수 속도를 증가시킨다. 혈중 칼슘 농도가 정상 범위에서 유지되지만, 뼈의 재흡수가 장기간 지속되면 뼈의 밀도가 감소하여 뼈엉성증(골다공증)이 유도되거나 노인의 경우 뼈가 쉽게 부러질 수도 있다.

혈중 칼슘 농도가 증가하면 PTH의 분비가 감소한다(그림 10.13). 감소한 PTH 분비는 혈중 칼슘의 농도를 감소시킨다. 또한, 증가한 칼슘 농도는 칼시토닌의 분비를 자극하기 때문에 칼슘의 농도가 감소한다.

PTH 분비 속도가 비정상적으로 높은 것을 **부갑상샘항진증**(부갑상선기능항진증, hyperparathyroidism)이라고 하며, 원인 중 하나는 부갑상샘에 생긴 암이다. 증가한 혈중 PTH는 뼈 재흡수를 증가시켜서 혈중 칼슘 농도를 높인다. 그 결과 뼈가 약해지고, 변형되고 쉽게 부러질 수 있다. 추가적으로, 혈중 칼슘 농도가 증가되면 신경과 근육세포의 흥분성이 감소하여 피로감과 근무력증이 생길 수 있다. 지나치게 높아진 혈중 칼슘은 연조직에 침착하여 염증을 유도할 수 있고, 콩팥에서는 신장결석(콩팥돌)이 생길 수 있다.

PTH 분비 속도가 비정상적으로 낮은 것을 **부갑상샘저하증**(부갑상선기능저하증, hypoparathyroidism)이라고 하며, 손상이

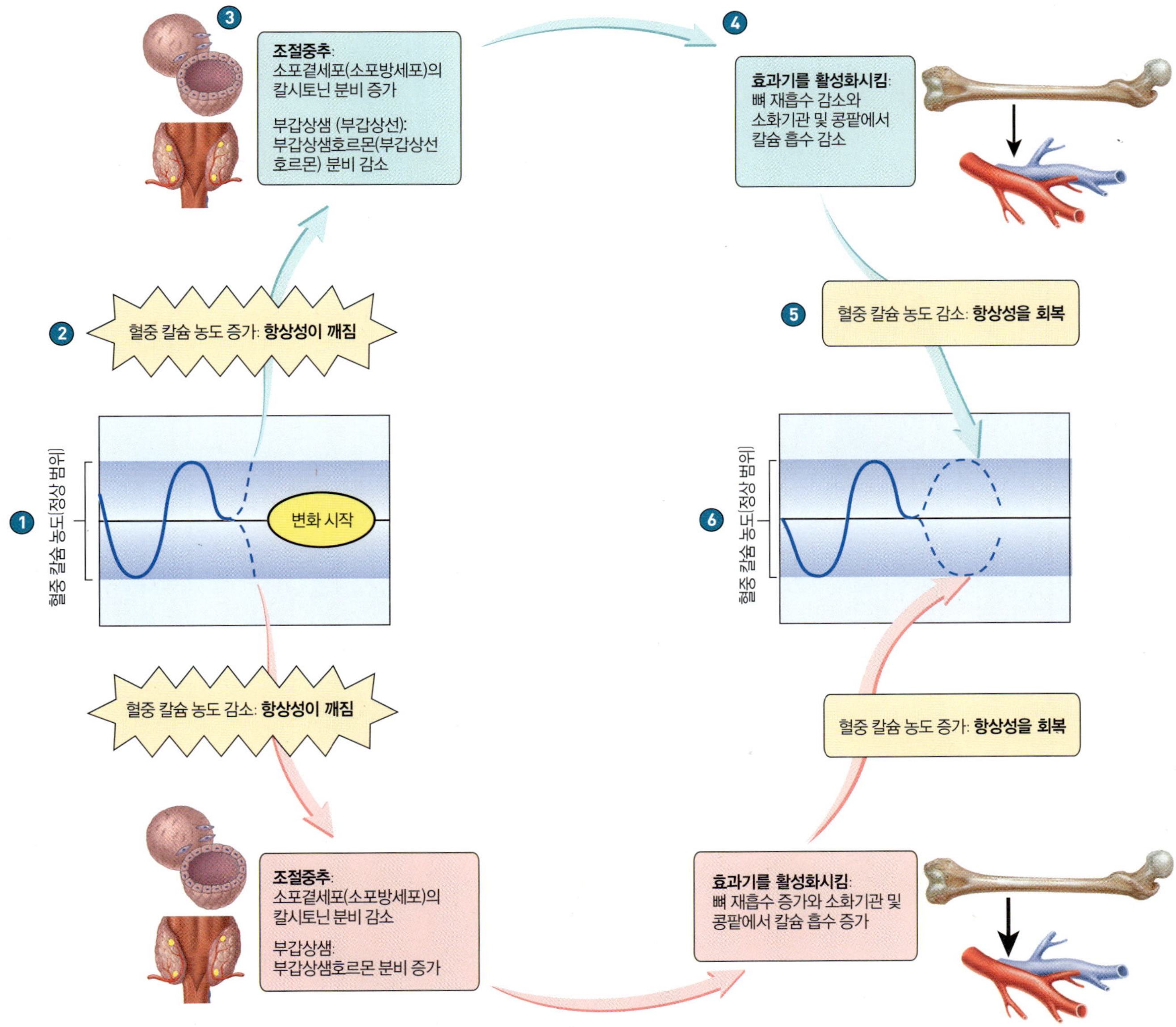

항상성 그림 10.13 혈중 칼슘 농도의 조절

(1) 혈중 칼슘 농도가 정상 범위에 있다.
(2) 혈중 칼슘 농도가 증가하여 정상 범위를 벗어난다.
(3) 소포곁세포와 부갑상샘 세포는 증가한 혈중 칼슘 농도를 감지한다. 소포곁세포는 칼시토닌을 분비하고 부갑상샘은 부갑상샘호르몬의 분비를 감소한다.
(4) 뼈 재흡수가 감소하고 소화기관 및 콩팥에서 칼슘의 흡수가 감소된다.
(5) 그 결과, 혈중 칼슘 농도가 감소하여 정상 범위로 되돌아온다.
(6) 항상성이 회복된다. 혈중 칼슘 농도가 감소하였을 때의 반응은 빨간색 화살표를 따라가면서 관찰한다.

나 갑상샘 제거 수술에 의해 발생할 수 있다. 감소한 혈중 PTH는 뼈 재흡수 속도와 비타민 D 형성 속도를 감소시켜서 혈중 칼슘 농도를 감소시킨다. 혈중 칼슘 농도가 낮아진 것에 반응하여, 신경과 근육세포는 보다 흥분한 상태가 되어 자발적인 활동전위를 생산하여 근육경련이나 강축이 생길 수 있다. 심각한 강축이 생겨서 호흡근육이 마비될 수도 있다.

부신

부신(adrenal gland)은 콩팥 위에 위치한 작은 샘이며(그림 10.14a, 표 10.2), 안쪽 부분인 **부신속질**(부신수질, adrenal medulla)과 바깥쪽 부분인 **부신겉질**(부신피질, adrenal cortex)로 구성된다. 부신속질과 부신겉질은 분리된 내분비샘의 기능을 한다.

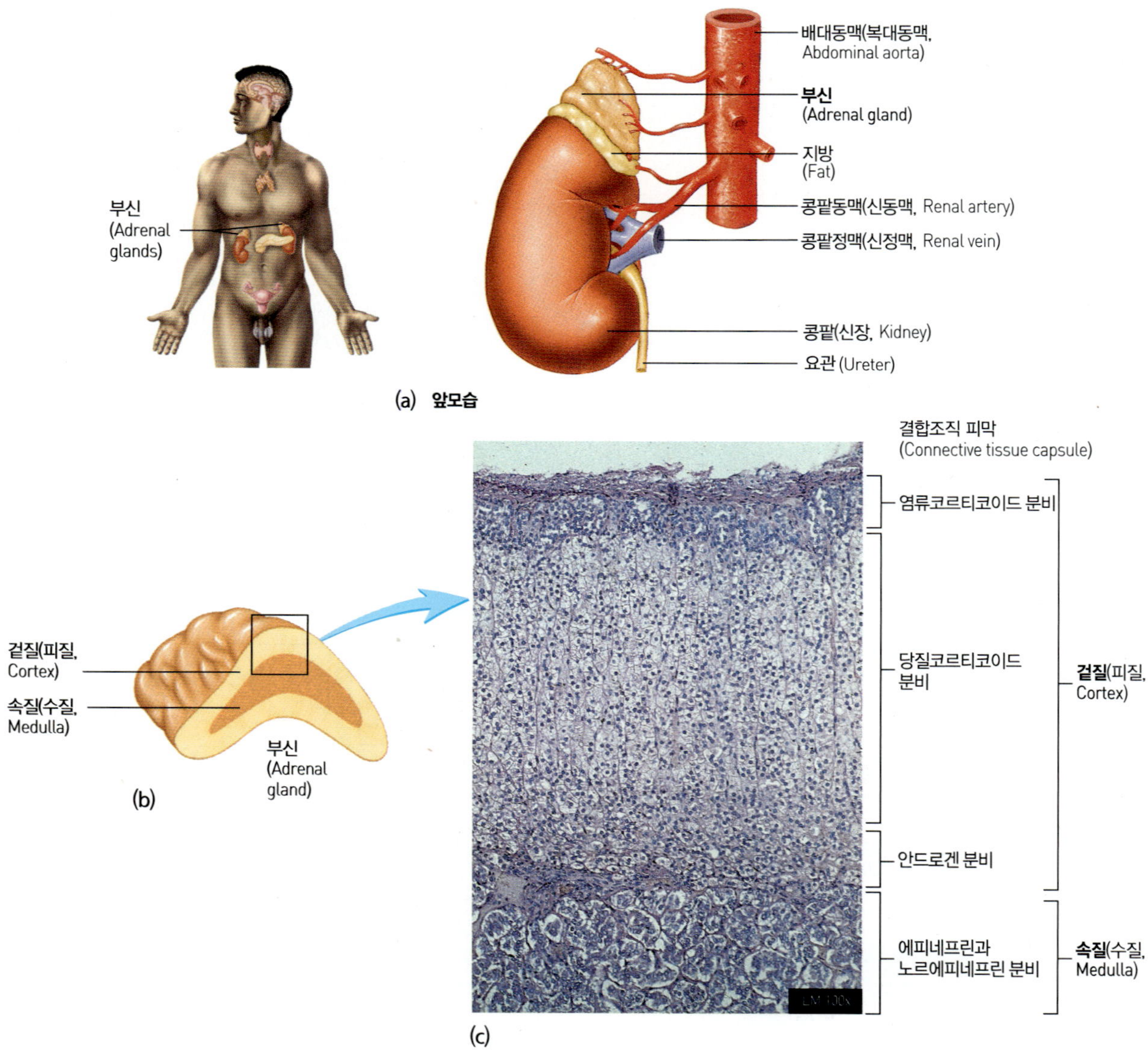

그림 10.14 부신의 해부학과 조직학적 특징
(a) 부신은 콩팥의 위쪽에 위치한다. (b) 부신은 바깥쪽인 겉질과 안쪽인 속질로 구성된다. (c) 겉질은 피막으로 둘러싸여 있다.

표 10.2 내분비샘, 호르몬과 표적조직

샘	호르몬	표적조직	반응
뇌하수체			
앞엽	성장호르몬	대부분의 조직	우전자 발현 증가, 지방을 분해하여 지방산 방출, 혈당 증가
	TSH(갑상샘자극호르몬)	갑상샘	갑상샘호르몬 분비 증가
	ACTH(부신겉질자극호르몬)	부신겉질	부신겉질의 호르몬 분비 증가, 고농도일 때 피부착색 증가
	MSH(멜라닌세포자극호르몬)	피부의 멜라닌세포	멜라닌 분비 증가로 피부착색 증가
	LH 또는 ICSH(황체형성호르몬 또는 사이질세포자극호르몬)	고환과 난소	테스토스테론 합성 촉진과 정자발생 지지, 배란 유도와 황체형성 유도
	FSH(난포자극호르몬)	난포와 정세관	난포 성숙과 에스트로겐 분비 유도, 정자발생 촉진
	젖분비호르몬	젖샘과 고환	젖 생산 자극과 프로게스테론 분비를 지속시킴, LH에 대한 민감도를 증가
뒤엽	ADH	콩팥	수분 보유, 혈관수축
	옥시토신	자궁과 젖샘	자궁수축, 젖샘 분비 촉진
갑상샘	갑상샘호르몬(T_3과 T_4)	대부분의 세포	성장과 성숙과정에 필수적인 대사율 증가
	칼시토닌	뼈	뼈 재흡수 속도 감소, 식사 이후 갑작스러운 칼슘 증가 방지
부갑상샘	부갑상샘호르몬	뼈와 콩팥	뼈 재흡수 속도 증가, 정상 칼슘 농도 유지에 필수적인 비타민 D 합성 증가
부신속질	에피네프린, 노르에피네프린	심장, 혈관, 간, 지방세포	심장박출량 증가, 뼈대근육과 심장으로 가는 혈류 증가, 포도당과 지방산 방출 증가, 육체활동을 준비시킴
부신겉질	염류코르티코이드(알도스테론)	콩팥, 창자, 땀샘	나트륨 재흡수 증가, 칼륨 배설 증가, 수분의 보유 증가
	당질코르티코이드(코티솔)	대부분의 조직	지방과 단백질 분해 증가, 아미노산으로 포도당 합성 증가, 혈중 영양소 농도 증가, 염증과 면역반응 억제
	부신안드로겐	대부분의 조직	남성엔 별 영향이 없음, 여성의 성욕 증가, 음모 및 겨드랑털을 성장시킴
이자	인슐린	간, 뼈대근육, 지방조직	포도당 및 아미노산의 흡수와 사용 증가
	글루카곤	간	당원 분해 증가, 포도당을 순환계통으로 방출하는 속도 증가
생식기관			
고환	테스토스테론	대부분의 조직	정자 생산을 돕고 생식기관의 기능을 유지, 이차성징과 성행동
난소	에스트로겐, 프로게스테론	대부분의 조직	자궁과 젖샘의 발달을 조절, 바깥생식기관, 이차성징, 성행동과 월경주기 조절
자궁, 난소, 염증 조직	프로스타글란딘	대부분의 조직	염증반응을 조절, 자궁수축 유발, 혈액응고
가슴샘	티모신	면역조직	면역계통의 발달을 촉진
솔방울샘	멜라토닌	시상하부	생식샘자극호르몬을 억제하여 생식기능을 억제

부신속질

부신속질에 분비되는 주요 호르몬은 **에피네프린**(epinephrine) 또는 *아드레날린*(*adrenaline*)이다. 적은 양의 **노르에피네프린**(norepinephrine)도 분비된다. 흥분하거나 육체적 활동을 할 때 활성화되는 교감신경의 자극에 반응하여 부신속질은 에피네프린과 노르에피네프린을 분비한다(그림 10.15). 이 호르몬들은 표적 조직의 막고정 수용체와 결합한다. 스트레스와 낮은 혈당 농도도 교감신경 자극을 증가시켜 부신속질의 자극을 유도한다. 에피네프린과 노르에피네프린이 활발한 육체활동을 준비하는 역할을 하기 때문에 에피네프린과 노르에피네프린은 **맞섬도피**(fight-or-flight) 호르몬이라고도 한다. 부신속질에서 분비된 호르몬의 주요한 영향은 다음과 같다.

1. 간에서 당원을 포도당으로 분해하는 속도를 증가시켜 포도당을 혈액으로 보내고, 지방세포에서 지방산의 분비를 증가시킨다. 증가된 포도당과 지방산은 증가한 대사율을 유지하도록 돕는다.
2. 심장박동 수를 증가시키고 혈압을 상승시킨다.
3. 소화장기와 피부에 분포하는 동맥의 혈관수축은 증가시키고, 뼈대근육에 분포하는 동맥의 혈관 이완을 유도한다. 따라서 소화장기와 피부로 가는 혈류가 감소하여 이들의 기능이 감소하며, 뼈대근육으로 가는 혈류가 증가하여 뼈

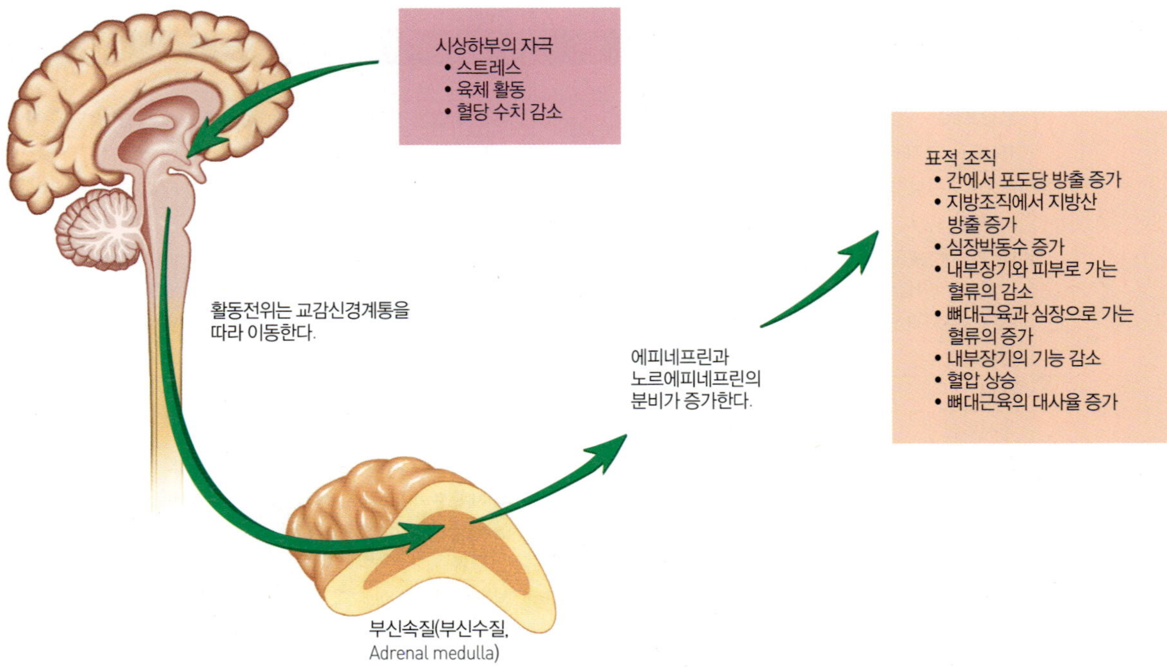

그림 10.15 부신속질 분비의 조절
스트레스, 육체 활동과 혈당 수치 감소에 의해 시상하부가 자극되어 활동전위를 발생하여 교감신경계통을 거쳐 부신속질로 활동전위를 전달한다. 이에 반응하여 부신속질은 에피네프린과 소량의 노르에피네프린을 순환계통으로 분비한다. 이 호르몬들은 육체 활동을 준비하는 여러 가지 효과를 나타낸다.

대근육의 기능이 항진된다.

4. 소화장기와 피부에 분포하는 동맥의 혈관수축에 의해 혈압이 상승한다.
5. 뼈대근육, 심장근육 및 신경조직의 대사율을 증가시킨다.

부신속질에서 분비된 호르몬은 교감신경계통의 영향을 강화시킨다. 따라서 부신속질은 교감신경과 함께 육체활동을 준비시키고, 맞섬도피 반응과 위급한 상황에 대처하는 반응을 생산한다.

부신겉질

부신겉질은 염류코르티코이드, 당질코르티코이드와 안드로겐이라는 세 가지 스테로이드호르몬을 분비한다. 이 스테로이드호르몬들은 모두 표적 세포 속으로 들어가서 표적 세포내 핵 수용체 분자와 결합한다. 그런데 이 수용체는 호르몬에 따라 고유한 구조적 및 기능적 특징을 지니고 있다.

부신겉질의 바깥쪽인 토리층에서 혈액량을 조절하고 혈중 칼륨(K^+)과 나트륨(Na^+)의 농도를 조절하는 **염류코르티코이드**(mineralocorticoid)가 분비된다. **알도스테론**(aldosterone)이 주요한 호르몬이다(그림 10.16). 알도스테론은 주로 콩팥에 있는 수용체와 결합하지만 창자, 땀샘과 침샘에도 영향을 준다. 알도스테론은 나트륨과 수분(H_2O)이 더 많이 보유되도록 유도하고 칼륨이 제거되는 속도를 증가시킨다.

혈중 칼륨과 나트륨 농도가 부신겉질에 직접 작용하여 알도스테론 분비에 영향을 준다. 부신은 나트륨 농도 변화보다 칼륨 농도 변화에 훨씬 더 민감하다. 혈중 칼륨 농도가 증가하거나 나트륨 농도가 감소하면 알도스테론의 분비 속도가 증가한다.

혈압의 변화는 간접적으로 알도스테론 분비 속도에 영향을 준다. 혈압이 낮아지면 콩팥에서 **레닌**(renin)의 분비가 유도된다. 레닌은 효소로 작용하여 혈중에 있는 **안지오텐시노겐**(angiotensinogen)을 **안지오텐신 I**(angiotensin I)으로 전환시킨다. **안지오텐신전환효소**(angiotensin converting enzyme; ACE)는 안지오텐신 I을 **안지오텐신 II**(angiotensin II)로 전환시킨다. 안지오텐신 II는 혈관수축을 유도하고 부신겉질에서 알도스테론 분비를 증가시킨다. 알도스테론은 나트륨과 수분이 더 많이 보유되도록 유도하여 혈액량을 증가시킨다(그림 10.16). 혈관수축과 혈액량의 증가에 의해 혈압이 상승한다.

부신겉질의 중간층인 다발층에서 혈중 영양소 농도를 조절하는 **당질코르티코이드**(glucocorticoid)가 분비된다. 주요한 당질코르티코이드호르몬은 단백질과 지방을 분해하여 에너지원으로 전환시키는 속도를 증가시키는 **코르티솔**(cortisol)이다. 예를 들어, 코르티솔은 간에서 아미노산을 포도당으로, 지방조직에서 지방을 지방산으로 전환하는 것을 유도한다. 포도당과 지방산은 조직이 흡수하여 에너지원으로 사용한다. 코르티솔은 단백질이 아미노산으로 분해되는 것도 유도한다.

코르티솔은 염증과 면역반응을 감소시킨다. 코르티솔이 변형된 것으로 생각되는 **코르티손**(cortisone)은 손상에 의한 염증을 감소시키는 약물로 사용되며, 류마티스관절염과 천식 같은 비정상적인 면역반응에서 면역반응과 염증반응을 감소하는 데 사용되기도 한다.

스트레스가 많은 상태에서는 코르티솔을 많이 분비하여 에너지원을 많이 준비하고 제공한다. 그러나 스트레스 받는 기간이 길어지면 면역계통이 억제되어 감염에 잘 걸릴 수도 있다(「임상에서 활용하기」 '호르몬과 스트레스' 참조).

뇌하수체 앞엽에서 분비된 부신겉질자극호르몬(ACTH)은 부신겉질 세포에 있는 막고정 수용체와 결합하여 코르티솔의 분비를 조절한다(그림 10.17). 혈당이 낮아지면 코르티솔의 분비가 증가한다. 낮은 혈당은 시상하부에 작용하여

1 혈중 칼륨 농도의 증가 또는 혈중 나트륨 농도의 감소는 부신겉질에서 알도스테론의 분비를 자극하여 알도스테론을 순환계통으로 보낸다.

2 콩팥은 혈압 감소를 감지한다. 이에 반응하여 레닌을 순환계통으로 분비한다. 레닌은 안지오텐시노겐은 안지오텐신 I로 전환한다. 전환효소는 안지오텐신 I을 안지오텐신 II로 전환한다. 안지오텐신 II는 혈관수축과 혈압 상승을 유도한다.

3 안지오텐신 II는 알도스테론 분비의 증가를 유도하여 콩팥에 영향을 준다.

4 알도스테론은 콩팥을 자극하여 나트륨의 보유, 칼륨의 배설과 수분 소실을 감소시킨다.

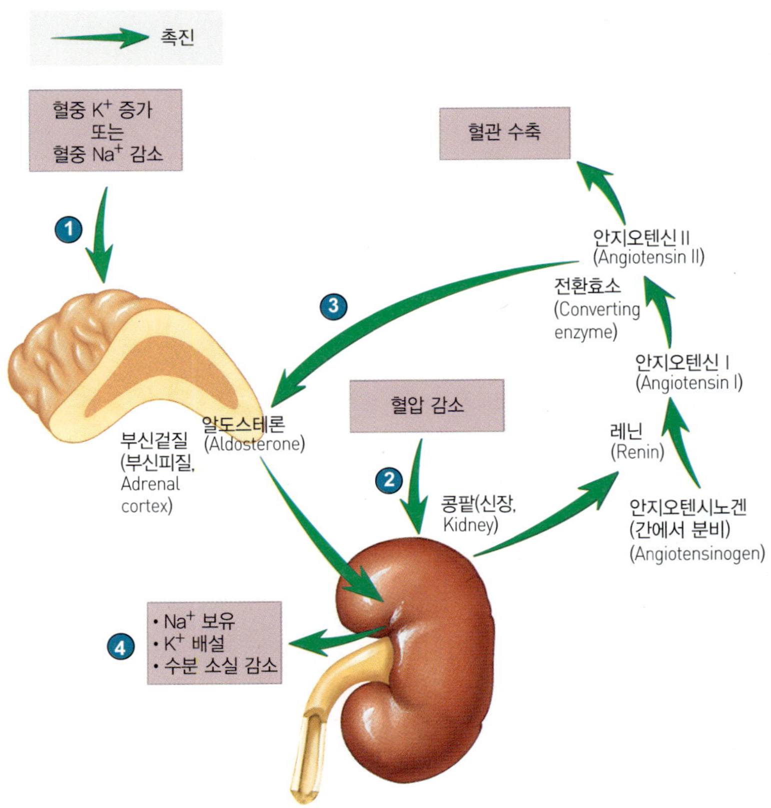

그림 10.16 부신겉질에서 알도스테론의 분비 조절기전

임상에서 활용하기 호르몬과 스트레스

스트레스, 손상 또는 분노는 신경계통과 내분비계통에서 특이한 반응을 유도할 수 있다. 스트레스는 시상하부에 영향을 주고, 시상하부를 통해 교감신경계통이 활성화된다. 교감신경은 심장박동 수와 혈압을 증가시키고, 장기의 혈액을 막아 뼈대근육으로 보내며 뼈대근육의 대사율을 높이는 등 육체적 활동을 준비하도록 유도한다. 부신속질에서 에피네프린이 분비되어 교감신경을 강화시킨다.

또한, 스트레스는 시상하부를 자극하여 ACTH-분비호르몬을 생산하게 자극하고, ACTH는 부신겉질에 작용하여 당질코르티코이드의 분비를 유도한다. 당질코르티코이드호르몬은 혈당을 증가시키고 단백질과 지방 분해를 증가시켜서, 활용 가능한 영양소의 생산을 자극한다.

스트레스가 짧게 지속되면 스트레스에 반응하는 능력은 적응이 가능하지만, 장기간 스트레스에 노출되면 스트레스에 대한 반응이 달라질 수 있다. 장기간 스트레스는 고혈압, 심장병, 궤양, 면역기능의 억제, 심리 상태의 변화 등을 유도할 수 있다. 스트레스가 육체 활동을 준비하도록 유도하지만, 스트레스가 유도되는 상황에서 육체 활동을 증가하는 것이 부적합 할 경우가 많다. 바이오피드백, 명상 또는 이완요법 같이 스트레스를 감소하려는 방법들은 만성 스트레스에 노출된 사람에게 도움이 되는 경우가 많다. 적당한 휴식, 이완과 규칙적인 운동이 건강을 유지하는 데 중요하고 스트레스 상황에 대한 반응에도 중요한다.

ACTH-분비호르몬의 생산을 자극하고, 이 호르몬의 자극에 의해 뇌하수체 앞엽에서 ACTH가 분비된다. ACTH는 코르티솔의 분비를 자극한다. ACTH가 없다면, 부신겉질은 위축되고 코르티솔을 분비하는 능력을 소실하게 된다.

부신겉질의 안쪽층인 그물층에서 남성 성징의 발생을 자극하는 **안드로겐**(androgen)을 분비한다. 남녀 모두 적은 양의 안드로겐이 부신겉질에서 분비된다. 안드로겐은 성인 남성의 경우 대부분 고환에서 분비된다. 성인 여성에서, 부신 안드로겐은 여성의 성욕구에 영향을 준다. 부신겉질에서 분비되는 성호르몬이 비정상적으로 많아지면 남녀 모두 남성적 특징이 더 과장되어 나타난다. 이런 상태는 사춘기까지만 나타난다.

1. 시상하부는 스트레스와 혈당 수치 감소에 반응하여 ACTH 분비호르몬을 시상하부-뇌하수체 문맥계통을 거쳐 뇌하수체 앞엽으로 보낸다. 분비호르몬은 뇌하수체 앞엽 세포를 자극하여 ACTH를 혈액 속으로 분비시킨다.
2. ACTH는 부신겉질에 작용하여 코르티솔을 혈액 속으로 분비시킨다.
3. 코르티솔은 표적 조직에 작용하여 지방과 단백질의 분해를 증가시킨다.
4. 코르티솔은 시상하부와 뇌하수체 앞엽에 작용하여 ACTH의 분비를 감소시킨다.

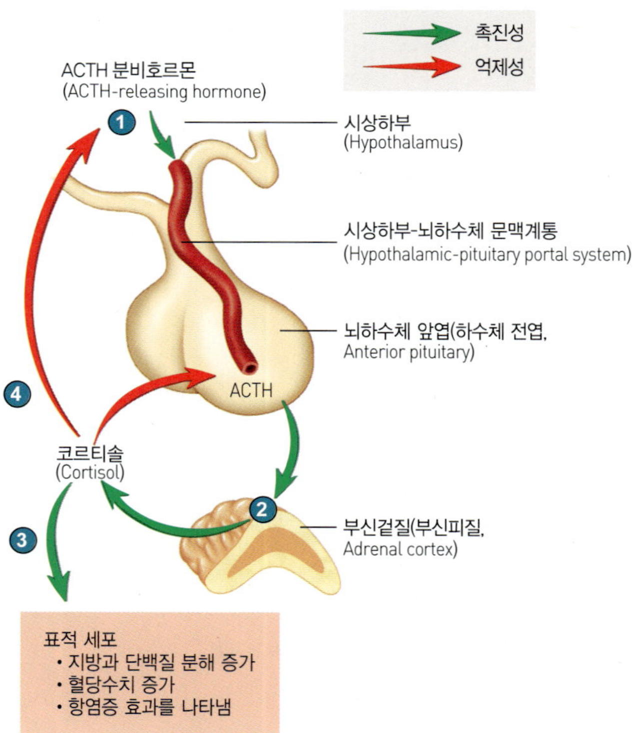

그림 10.17 부신겉질에서 코르티솔의 분비 조절기전

이자, 인슐린과 당뇨병

이자(췌장, pancreas)의 내분비 부분은 이자의 외분비 부분에 흩어져 존재하는 **이자섬**(췌도, pancreatic islets, islets of Langerhans)이 담당하고 있다(그림 10.18). 이자섬은 인슐린과 글루카곤을 분비하여 혈중 포도당의 농도를 조절한다(표 10.3). 이자섬의 **알파세포**(alpha cell)는 글루카곤을 분비하고, **베타세포**(beta cell)는 인슐린을 분비한다.

혈당을 정상 범위로 유지하는 것은 매우 중요하다(그림 10.19). 신경계통의 주 에너지원이 포도당이기 때문에 낮은 혈당은 신경계통의 기능상실을 유도한다. 혈당이 감소하면, 지방과 단백질을 분해하여 대체 에너지원으로 제공한다. 지방이 분해되면, 간은 지방산을 **케톤**(ketone)으로 전환하여 혈액으로 분비한다. 혈당이 너무 낮으면 지방의 분해산물인 지방산과 케톤이 증가하면서 체액의 pH가 정상보다 감소하는 **산증**(acidosis)이 유도된다. 단백질은 간에서 아미노산으로 분해되어 포도당을 합성하는 데 사용된다.

만약 혈당이 너무 높으면, 콩팥은 포도당을 함유하고 있는 대량의 소변을 생산한다. 수분의 소실이 많아져서 탈수가 생길 수 있다.

호르몬인 **인슐린**(insulin)은 증가된 혈당과 소화와 연관된 증가된 부교감신경 자극에 반응하여 베타세포에서 분비되며, 혈중 아미노산 농도가 증가해도 인슐린의 분비가 자극된다. 혈당이 감소되거나 육체적 활동을 할 때 이자가 교감신경의 자극을 받을 때 인슐린의 분비가 감소하며, 인슐린 분비가 감소하면 혈당이 유지되어 뇌로 적당한 포도당을 제공할 수 있고 저장된 지방산과 포도당을 대사시킬 수 있게 된다.

간, 지방세포, 근육과 시상하부에서 식욕을 조절하는 **포만중추**(satiety center)가 인슐린의 주요 표적 조직이다. 인슐린은 막고정 수용체와 결합하여 조직에서 포도당과 아미노산을 섭취하는 속도를 증가시킨다. 포도당은 당원 또는 지방으

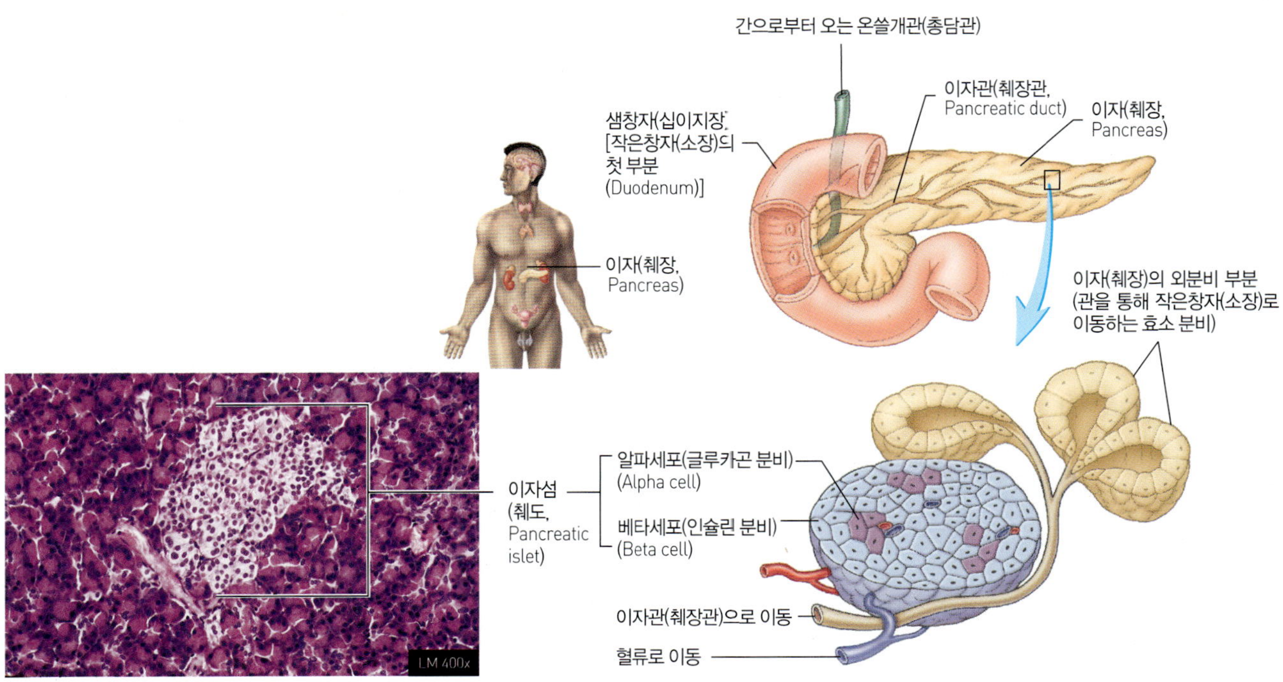

그림 10.18 이자의 구조

이자의 내분비 부분은 흩어져 존재하는 이자섬으로 구성된다. 알파세포는 글루카곤을 분비하고, 베타세포는 인슐린을 분비한다. 이자의 외분비 부분은 이자섬을 감싸며, 관을 통해 소장으로 이동하는 소화효소를 생산한다. 특수 염색을 하지 않은 조직학 사진에서 알파세포와 베타세포가 구별되지 않는다..

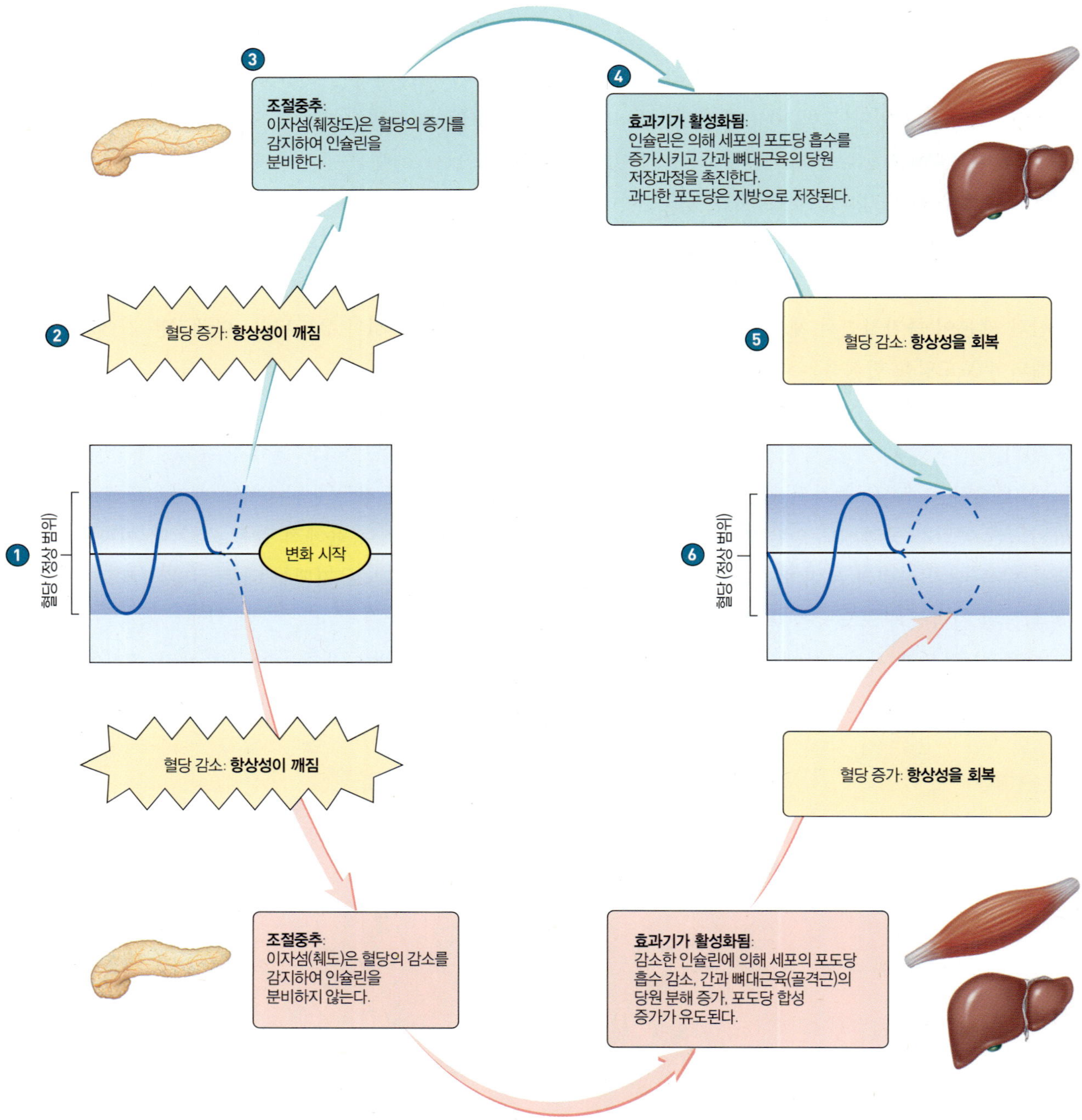

항상성 그림 10.19 혈당의 조절

(1) 혈당이 정상 범위에 있다.
(2) 혈당이 증가하여 정상 범위를 벗어난다.
(3) 이자섬은 증가한 혈당에 반응하여 인슐린을 분비한다.
(4) 인슐린이 조직에 있는 수용체와 결합하면 포도당을 흡수한다.
(5) 그 결과, 혈당이 감소하여 정상 범위로 되돌아온다.
(6) 항상성이 회복된다. 혈당이 감소하였을 때의 반응은 빨간색 화살표를 따라가면서 관찰한다.

관련된 질환

제2형 당뇨병

지난 6개월 동안 두 번의 요로감염을 경험한 60세의 과체중인 Kandy 씨는 최근 들어 피곤하고 무기력함을 느꼈다. 또한 글씨가 잘 안보여 안경을 새로 맞추려 안경점에 방문했는데, 시력 검사자는 Kandy 씨에게 혈당을 검사할 수 있는 의사를 찾아가라고 권해 주었다. 혈액검사 결과는 고혈당과 고지혈증으로 나타났다. 추가적인 검사를 끝낸 뒤, Kandy 씨의 주치의는 그녀가 제2형 당뇨병을 앓고 있다고 알려 주었다. 제2형 당뇨병은 비정상적인 인슐린 수용체 또는 인슐린 수용체에 대한 비정상적인 반응 때문에 인슐린에 대한 조직의 민감도가 감소한 것이다. 그 결과, 인슐린은 포도당이 간, 뼈대근육 및 지방조직으로 들어가는 것을 유도하지 못하게 된다. Kandy 씨의 치료법으로 탄수화물과 지방을 포함한 음식물을 제한하고 운동량을 늘이는 것을 고려해야 한다. 비만인 사람은 정상 체중인 사람보다 제2형 당뇨병이 걸릴 확률이 10배나 높다. 고혈당에 의한 임상증상은 반복되는 감염, 시력의 변화와 피곤함 등이다.

로 전환되고, 아미노산은 단백질을 합성하는 데 사용된다. 표적 조직에 대한 인슐린의 영향을 표 10.3에 정리하였다.

당뇨병(diabete mellitus)은 여러 원인에 의해 발병한다. 제1형 당뇨병(인슐린 의존 당뇨병)은 이자에서 분비되는 인슐린의 양이 너무 적은 것이고, 제2형 당뇨병(인슐린 비의존 당뇨병)은 표적 세포의 인슐린 수용체 수가 부족하거나 수용체에 결함이 있어 인슐린에 대한 정상적인 반응을 하지 못하는 것이다.

제1형 당뇨병에서, 인슐린이 없어서 조직은 효과적으로 포도당을 세포 속으로 흡수하지 못해서 혈당이 매우 높은 **고혈당증**(hyperglycemia)이 유발된다. 인슐린이 없어서 뇌의 포만중추로 포도당이 들어가지 못하기 때문에, 포만중추는 혈당이 매우 낮은 것으로 착각하게 되어 식욕이 왕성해진다. 과다한 포도당은 소변으로 배출되면서 소변량을 매우 증가시킨다. 소변량이 증가되어 탈수와 갈증을 느끼게 된다. 혈당이 매우 높음에도 불구하고, 지방과 단백질이 분해되어 대사의 에너지원으로 사용되며, 이에 따라 산증과 케톤증이 발생한다. 또한 무기력증을 나타낼 수도 있다. 혈당을 조절하기 위해서 반드시 정기적으로 인슐린 주사를 맞아야 한다. 다행히도 유전공학 기술이 발달하여 합성 인슐린을 활용할 수 있게 되었다. 한편, 인슐린이 너무 많아서 혈당이 너무 낮아지게 되면, 포도당이 주요 에너지원인 뇌가 기능상실에 빠져서 지남력장애, 경련 또는 의식의 소실 같은 인슐린 쇼크가 유발될 수 있다.

글루카곤(glucagon)은 혈당이 낮아졌을 때 알파세포에서 분비되며, 주로 간에 있는 막고정 수용체와 결합하여 간에 저장된 당원을 포도당으로 전환시킨다. 전환된 포도당은 혈액으로 분비되어 혈당을 증가시킨다. 식후 혈당이 올라가면 글루카곤의 분비가 줄어든다.

인슐린과 글루카곤은 함께 혈당을 조절한다(그림 10.19). 혈당이 증가하면, 인슐린 분비가 증가하고 글루카곤 분비가 감소한다. 혈당이 감소하면, 인슐린 분비속도가 줄어들고 글루카곤 분비속도가 증가한다. 에피네프린, 코르티솔과 성장호르몬도 영양소를 조절할 수 있다. 혈당이 낮아지면, 에피네프린과 코르티솔은 단백질과 지방을 분해하여 포도당의 합성을 유도하고, 성장호르몬은 단백질의 분해를 느리게 하고 지방의 분해를 빠르게 한다.

표 10.3 인슐린과 글루카곤이 표적 조직에 미치는 영향

표적조직	인슐린에 대한 반응	글루카곤에 대한 반응
뼈대근육, 심장근육, 연골, 뼈의 섬유모세포, 혈액세포, 젖샘	포도당 흡수와 당원 합성이 증가. 아미노산의 흡수가 증가	큰 효과가 없음
간	당원 합성이 증가. 포도당 사용 증가	당원 분해를 증가시켜 포도당을 혈액으로 분비시킴. 아미노산을 활용한 포도당 합성을 증가. 지방산의 대사를 증가
지방세포	포도당 흡수, 당원 합성 및 지방 합성 증가	고농도는 지방의 분해를 유발
신경계통	포만중추로 포도당 흡수 증가. 그 밖에는 큰 효과가 없음	효과가 없음

고환과 난소

고환은 정자를 생산하고 난소는 난자를 생산하는 것 이외에도 성호르몬을 생산한다. 고환과 난소에서 생산된 호르몬은 성징의 발생에 중요한 역할을 담당한다. 남성과 여성의 구조적 및 기능적 차이와 생식능력은 성호르몬에 의해 달라진다(표 10.2).

남성의 주요 성호르몬은 고환에서 분비되는 **테스토스테론**(testosterone)이다. 테스토스테론은 남성 생식기관의 성장과 발생, 근육의 크기 성장, 체모의 성장, 목소리 변화와 남성의 성욕구를 담당한다.

여성의 성징에 영향을 주는 **에스트로겐**(estrogen)과 **프로게스테론**(progesterone)이라는 두 개의 성호르몬은 난소에서 분비된다. 이 호르몬들은 여성 생식계통의 발생과 기능에 기여하고 여성 성징에 기여한다. 또한 유방의 크기 성장과 지방분포에 영향을 주어 엉덩부위, 유방 및 넓적다리부위의 모양에 영향을 준다. 게다가, 여성의 월경주기는 난소에서 분비되는 에스트로겐과 프로게스테론의 분비 주기에 의해 조절된다.

황체형성호르몬(LH)과 난포자극호르몬(FSH)은 난소와 고환의 호르몬 분비를 자극한다. 시상하부에서 생산된 분비호르몬이 뇌하수체 앞엽의 LH와 FSH의 분비를 자극한다. 그 다음 LH와 FSH는 난소와 고환의 호르몬 분비를 자극한다. 난소와 고환에서 분비된 호르몬은 시상하부와 뇌하수체 앞엽에 음성 되먹임 작용을 한다. 생식기능을 조절하는 이 호르몬의 작용은 제19장에서 자세히 다루기로 한다.

가슴샘

가슴샘(흉선, thymus)은 가슴안의 위쪽에 위치하며(그림 10.1, 표 10.2), 면역계통의 기능에 있어서 매우 중요한 기관이다. 가슴샘은 T 세포라는 백혈구의 발생을 돕는 **티모신**(thymosin)이라는 호르몬을 분비한다. T 세포는 외부 미생물의 감염에 대응하여 우리 몸을 보호한다. 가슴샘은 어렸을 때 중요한 기능을 한다. 만약 신생아가 가슴샘이 없이 태어난다면, 면역계통이 정상적으로 성장하지 못해서 감염에 대응하지 못하게 된다(제14장 참조).

솔방울샘

솔방울샘(송과체, pineal gland)는 소나무 열매 모양을 닮은 작은 구조물로 뇌의 시상의 위쪽 및 뒤쪽에 위치하며(제8장 참조), LH와 FSH의 분비를 억제하는 **멜라토닌**(melatonin)이라는 호르몬을 분비한다(표 10.2). 따라서 멜라토닌은 생식계통의 기능을 억제한다. 또한 낮의 길이가 짧으면 멜라토닌 분비가 증가하지만, 낮의 길이가 길어지면 멜라토닌 분비가 감소한다. 다시 말해 빛 자극이 적어지면 멜리토닌이 많이 분비되어 졸음이 오고 빛 자극이 많아지면 멜라토닌이 적게 분비되어 각성상태가 된다. 한편, 멜라토닌이 사춘기의 시작에 중요한 영향을 준다는 연구결과도 있다.

10.8 그 밖의 호르몬

위와 작은창자를 덮고 있는 상피에서 위, 이자와 간에서 소화효소가 분비되는 것을 자극하는 호르몬이 분비된다. 이 호르몬은 음식물이 위와 작은창자에 있을 때만 분비된다. 작은창자에서 분비되는 호르몬은 위에 있는 음식물이 작은창자로 이동하는 속도를 조절하는 것을 돕는다(제16장 참조).

프로스타글란딘(prostaglandin; PG)은 조직 속에 광범위하게 분포하여 세포내 신호를 전달하는 기능을 한다. 프로스타글란딘은 일반적인 호르몬과는 달리 혈액을 통해 먼 거리를 이동하지 않고 주로 자가분비 또는 주변분비를 하는 화학적 신호이다(표 10.1). 따라서 PG의 효과는 생산된 조직 속에서 나타난다. PG는 혈관에 있는 민무늬근육은 이완되지만 출산과정에서 자궁의 민무늬근육을 수축시킨다. 자궁을 수축시키는 PG의 기능 때문에 PG는 유산을 유도하는 약물로도 사용된다. PG는 염증반응에서도 역할을 한다. PG는 손상된 세포에서 분비되어 혈관이완, 국소적 종창과 통증을 유발한다. 혈소판에서 분비된 PG는 정상적인 혈액응고과정에 필수적인 요소이다. 아스피린 같은 항염제와 항진통제는 PG 합성을 방해하는 효과가 있어서 통증과 염증을 감소시키고 고통스런 자궁의 수축을 예방하며 두통을 치료할 수 있게 된다.

콩팥은 낮아진 산소 농도에 반응하여 **적혈구형성인자**(erythropoietin)라는 호르몬을 분비한다. 적혈구형성인자는 골수에 작용하여 적혈구의 생산을 증가시킨다(제11장 참조).

임신한 여성에서, 태반은 임신을 유지하고 젖샘 발생을 자극하는 중요한 호르몬을 생산한다. 호르몬은 에스트로겐, 프로게스테론과 황체형성호르몬과 비슷한 구조와 기능을 지닌 **사람융모생식샘자극호르몬**(사람융모성선자극호르몬, human chorionic gonadotropin; hCG)이 태반에서 분비된다. 이 호르몬에 대한 기능은 제20장에서 자세히 다루기로 한다.

10.9 노화가 내분비계통에 미치는 영향

노화가 내분비계통에 미치는 변화는 내분비샘의 분비기능이 점점 감소하는 것이다. 그 이유는 노인이 되면 육체적 활동이 줄어들기 때문이다.

나이가 들어 운동량이 감소하면 성장호르몬의 분비도 감소한다. 감소한 성장호르몬 때문에 뼈와 근육의 부피가 감소하고 지방조직이 증가한다. 노화의 속도를 줄이기 위해 성장호르몬을 주사하는 것도 효과가 없는 것으로 밝혀졌고, 오히려 부작용만 심해진다고 한다.

멜라토닌 분비의 감소는 노인의 수면주기에 영향을 준다. 또한 성장호르몬과 테스토스테론의 감소도 노인의 수면주기에 영향을 주는 것으로 알려져 있다.

나이가 들어감에 따라 갑상샘호르몬의 분비가 약간 감소하며, 면역계통에 의해 갑상샘이 손상되기도 한다. 노인 여성의 약 10% 정도에서 갑상샘호르몬의 분비가 감소한 것을 경험하고, 노인 남성은 여성보다 발생빈도가 낮다.

노인의 콩팥에서는 레닌이 활발하게 분비되지 못해서 혈압이 감소한 것에 대한 반응 능력이 감소한다.

생식호르몬의 분비가 점차 감소하고, 여성의 경우 폐경을 경험하게 된다(제19장 참조).

가슴샘에서 티모신 분비가 감소하여, 기능성 림프구의 생산이 적어져서 면역계통의 효율이 감소한다. 나이가 들수록 감염에 잘 걸리거나 암에 잘 걸리게 된다.

칼슘의 섭취와 칼슘에 대한 흡수능력이 감소하고 비타민 D가 부족해지면서 부갑상샘호르몬의 분비가 증가한다. 그 결과 뼈가 약해질 수 있다.

대부분의 사람에서 나이가 들어간다고 해도 혈당을 조절하는 능력이 감소하지 않는다. 다만, 체중이 증가된 사람에게서 제2형 당뇨병이 발생하는 빈도가 증가한다.

예상문제에 대한 답

Katie는 테스토스테론 불감성증후군을 앓고 있었다. 질병의 이름처럼 Katie의 몸에 있는 조직은 테스토스테론(남성호르몬)에 민감하지 않다. 조직이 호르몬에 대해 반응하는 것은 특이한 수용체가 있기 때문이다. 테스토스테론 불감성증후군은 호르몬이 분비되지 않아서 내분비 기능상실이 생긴 것이 아니라 표적 세포에 있는 수용체 자체에 문제가 있어 내분비 기능상실이 생긴 것이다. 비록 Katie의 생식샘에서 테스토스테론이 잘 분비되지만, 테스토스테론의 수용체가 제대로 작용하지 않고 테스토스테론을 인식하지 못하기 때문에 표적 세포는 반응하지 않는다.

Katie의 외모가 여성인 것은 테스토스테론 수용체의 기능이 없다는 직접적인 증거이다. Katie의 몸이 정상 남성으로 발달하지 못한 것은 그녀의 몸을 구성하는 조직들이 테스토스테론에 반응하지 않아서 남성 외부생식기와 다른 성징이 발달하지 않았기 때문이다(표 10.2와 제19장 참조). 그래서 태어날 때 Katie의 외모는 여성의 특징을 나타내게 되었다.

CHAPTER 11 혈 액

예상문제

Jessica는 아플 시간도 없이 너무 바쁜데 지난 몇 주 동안 몸이 좋지 않은 느낌을 받았다. 십대 딸 둘을 혼자서 키우고 있는 40대 초반의 그녀는 직장에 다니면서 학교의 모임에도 참석하는 것에 대한 스트레스로 심한 피로감 때문에 이런 느낌이 든다고 생각했다. 그러나 몇 주 후 그녀는 복통이 심해 주치의를 만나기로 하였다. 그녀가 자신의 증상을 의사에게 설명한 후 의사는 몇 가지 검사를 지시했다. 그 결과 적혈구(red blood cell)와 작은적혈구(microcytic RBC)의 개수가 적고, 헤모글로빈(hemoglobin)과 적혈구용적률(hematocrit)이 낮았고, 그녀의 대변에 헤모글로빈이 있다는 검사결과가 나왔다.

이 장을 읽은 후 Jessica의 증상과 검사결과를 설명해 보자.

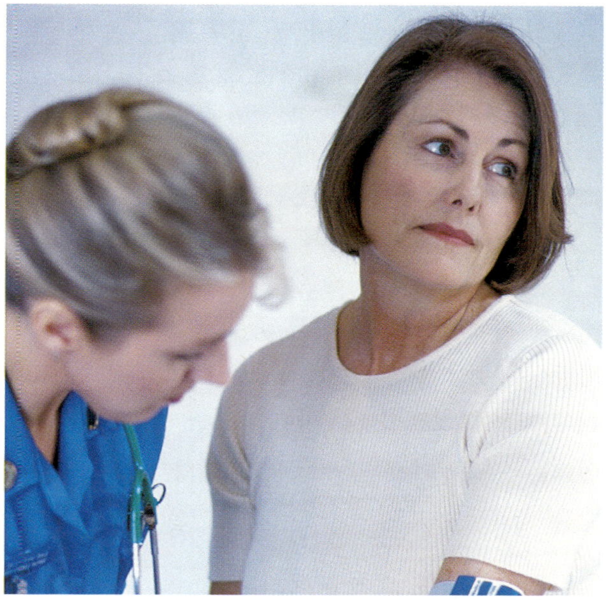

Module 9 Cardiovascular System | Anatomy & Physiology REVEALED apprevealed.com

11.1 혈액의 기능

혈액은 생명에 필수적인 많은 기능을 수행하고, 우리의 건강상태를 확인할 수 있는 수많은 정보들을 제공해준다. 심장이 혈관을 통해 혈액을 보내고 온몸으로 순환시킨다. 혈액은 여러 방법으로 **항상성**(homeostasis)을 유지하는 데 도움을 준다.

1. *가스, 영양분, 그리고 노폐물의 교환*. 산소는 허파 속의 혈액으로 들어가서 세포로 옮겨진다. 이산화탄소는 세포에서 만들어지고 혈액을 통해 허파로 가서 호흡을 통해 배출된다. 혈액은 소화관에서 섭취된 영양소, 이온, 물을 이동시키고 세포에서 생산된 노폐물을 배설하기 위해 콩팥으로 운반한다.
2. *물질의 수송*. 많은 물질은 몸의 한 부분에서 생산되어 처리될 다른 부분으로 혈액을 통해 이동된다. 예를 들어, 비

타민 D의 **전구물질**(precursor)은 피부에서 생산되어(제5장 참고) 혈액을 통해 간으로 이동한 후 활성화 비타민 D 과정을 위해 콩팥으로 이동한다. 또한 혈액은 활성 비타민 D를 작은창자로 이동시켜 칼슘의 흡수를 증진시킨다. 다른 예로 젖산(lactic acid)은 무산소호흡 동안 뼈대근육에서 생산된다(제7장 참고). 혈액은 젖산을 간으로 이동시키고 그곳에서 글루코오스로 변환시킨다.

3. *조절인자의 수송*. 혈액은 많은 양의 호르몬과 효소를 운반하여 몸의 여러 부위가 유기적으로 조절될 수 있도록 한다.
4. *pH와 삼투압의 조절*. 혈액에서 발견되는 완충제(buffer)는 혈액의 pH를 정상 범위인 7.35~7.45 내에서 유지되도록 도와준다(제2장 참고). 혈액의 삼투 조성 또한 체액과 이온의 정상적인 균형을 유지하는 데 매우 중요하다.
5. *체온유지*. 따뜻한 혈액은 체내에서 표면으로 전달되어 방출된다. 이것은 체온조절을 돕는 기전 중 하나이다.
6. *이물질에 대한 보호*. 혈액세포와 화학물질은 미생물, 독성물질과 같은 이물질로부터 보호하는 면역계통(immune system)의 중요한 부분을 구성한다.
7. *피덩이 형성*(혈괴 형성, *clot formation*). 혈관이 손상되었을 때 혈액은 응고되어 과도한 혈액의 손실을 막는다. 조직이 손상되었을 때 피덩이(혈괴, blood clot)는 조직 복구와 정상적인 기능 복구의 첫 단계에서 만들어진다(제4장 참고).

11.2 혈액의 구성

혈액(blood)은 세포와 세포 조각들이 포함되어 있는 **액체 바탕질**(liquid matrix)로 구성된 결합조직의 한 종류이다. 액체 바탕질은 **혈장**(plasma)이고 세포와 세포 조각들은 **고형성분**(formed element)를 형성한다. 혈장은 총 혈액량의 반보다 조금 더 차지하고 고형성분은 반보다 조금 덜 차지한다. 성인의 평균 총 혈액량은 여자가 약 4~5L이고, 남자가 5~6L이다. 혈액은 총 몸무게의 약 8%를 차지한다.

11.3 혈장

혈장(plasma)은 옅은 노란색의 액체로 약 91%가 물, 7%가 단백질, 그리고 2%는 이온, 영양물질, 가스, 노폐물, 조절물질과 같은 물질로 구성되어 있다(그림 11.1, 표 11.1). 성긴결합조직과 같은 결합조직에서 발견되는 섬유단백질과는 달리 혈장은 용해단백질을 포함하고 있다. 혈장단백질에는 알부민, 글로불린 , 피브리노겐이 포함되어 있다. **알부민**(albumin)은 혈장단백질의 58%를 구성하고 있다. 혈액의 삼투압(osmotic pressure)이 주로 염화나트륨에 의해 일어나지만 알부민도 중요한 기여를 한다(제3장 참고). 혈액과 조직 사이 물의 균형은 물이 삼투압에 의해 혈액으로 들어가거나 나오는 것으로 결정된다. 글로불린은 혈장단백질의 38%를 차지한다. **항체**(antibody)와 **보체**(complement) 같은 몇몇 **글로불린**(globulin)은 면역계통의 한 부분이다(제14장 참고). 기타 글로불린과 알부민도 호르몬같은 분자와 결합하여 몸 전체로 운반하는 수송 분자로서의 역할을 수행한다(제14장 참고). 몇몇 글로불린은 피덩이 형성에 필요한 응고인자이다. **피브리노겐**(fibrinogen)은 응고인자로 혈장단백질의 4%를 차지하고 있다. 응고인자의 활성화는 피브리노겐(섬유소원)을 **피브린**(섬유소, fibrin)으로 전환시킴으로써 실같은 단백질이 피덩이를 형성한다(이 장의 뒤에 나오는 "혈액응고" 참고). **혈청**(serum)은 섬유소원이 없는 혈장이다.

혈장의 양은 비교적 일정하게 유지된다. 일반적으로 물은 **소화계통**(digestive tract)을 통해 섭취되고 콩팥, 허파, 소화계통, 그리고 피부를 통해 그 만큼의 양이 소실된다. 산소는 허파에 있는 혈액으로 들어오고 이산화탄소는 조직으로부터 혈액으로 들어온다. 혈액 안의 다른 부유물질이나 용해물질은 간, 콩팥, 창자, 내분비샘과 림프절이나 지라와 같은 면역조직에서 온다. 혈액 속에 있는 이러한 물질의 농도도 좁은 제한범위 내에서 조절되고 유지된다.

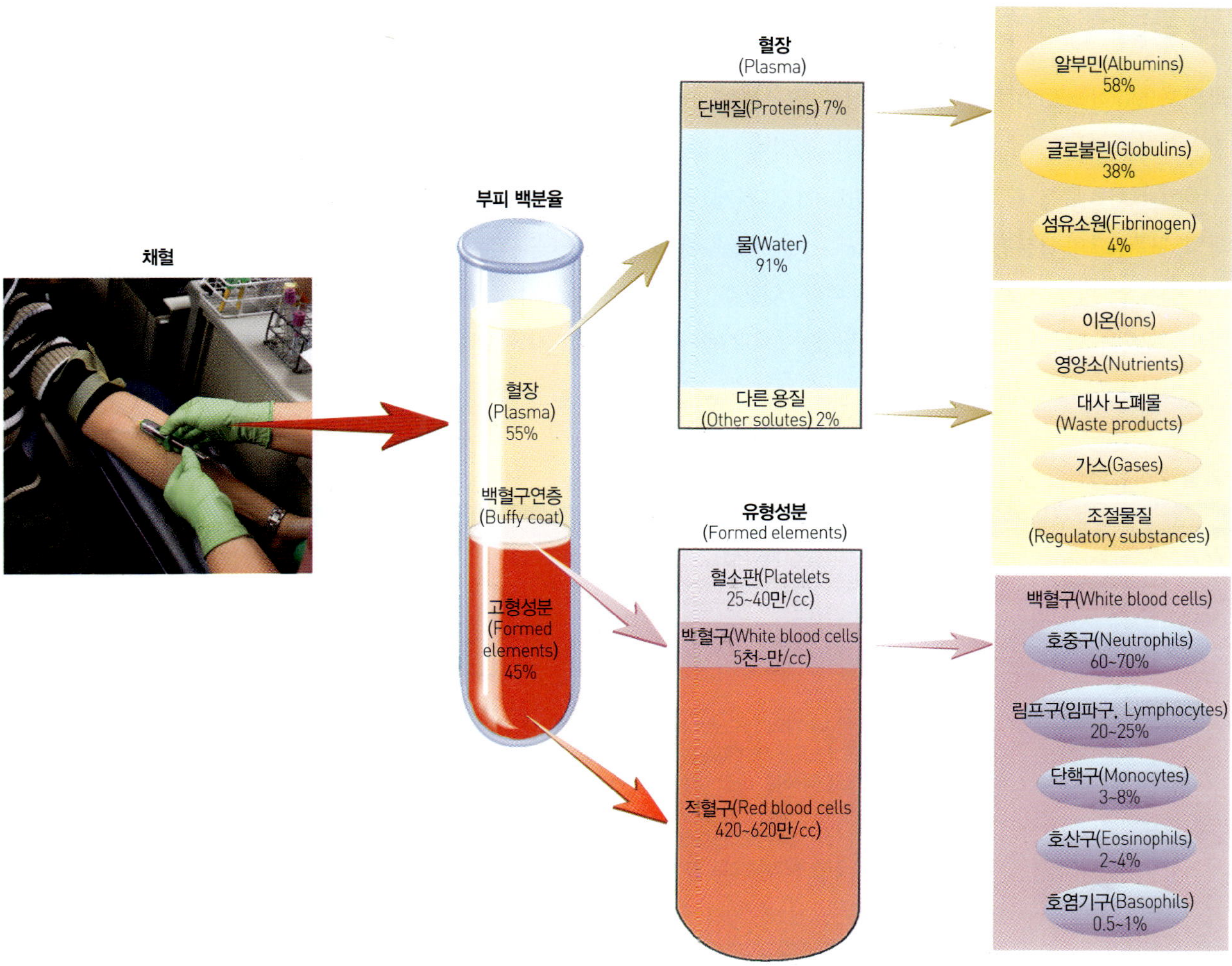

그림 11.1 혈액의 구성성분
정상 성인 혈액의 성분에 대한 대략적인 값.

표 11.1 혈장의 구성

혈장 구성요소	기능과 예
물	혈액성분에 대한 용매와 부유액으로서 작용
단백질	삼투압 유지하는 알부민, 외부물질을 파괴하는 항체와 보체, 분자를 이동시키는 알부민과 글로불린, 그리고 피덩이를 형성하는 섬유소원
이온	삼투압에 관여하는 나트륨 이온과 염화물, 막전위의 나트륨 이온과 칼륨 이온, 그리고 산-염기균형에 관여하는 수소 이온, 수산화물, 중탄산염 이온
영양소	에너지를 제공하고 포도당, 아미노산, 중성지방과 같은 좀 더 복잡한 분자의 구성요소
가스	산소호흡에 관여(산소와 이산화탄소)
노폐물	단백질의 대사산물(요소와 암모니아), 적혈구의 빌리루빈, 무산소호흡의 젖산
조절물질	화학적 작용을 촉매하는 효소, 사람 몸의 많은 기능을 자극하거나 억제하는 호르몬

11.4 고형성분

고형성분(formed element)의 약 95%는 **적혈구**(red blood cell; RBCs)로 구성되어 있다. 나머지 5%는 **백혈구**(white blood cell; WBCs)와 **혈소판**(platelet)으로 불리는 세포 조각으로 되어 있다. 적혈구는 혈소판보다 17배 더 많다. 표 11.2는 혈액의 고형성분을 표시한 것이다.

고형성분의 생산

혈액세포(blood cell)가 생산되는 과정을 **혈구생성**(hematopoiesis)이라고 한다. 태아기 때 혈구생성은 간, 가슴샘, 지라, 림프절, 그리고 적색골수를 포함한 많은 조직에서 발생된다. 출생 후 혈구생성은 주로 적색골수로 제한되지만 어떤 **백혈구**(white blood cell)는 림프조직에서 만들어진다(제14장 참고).

혈액의 모든 고형성분은 **줄기세포**(간세포, stem cell)이라 불리는 하나의 모집단에서 유래된다. 이 줄기세포는 고형성분의 특정 종류의 형성으로 끝나는 각기 다른 **세포주**(cell line)가 생성되게 한다(그림 11.2). 각 세포주의 발달은 특별한 성장인자의 조절을 받는다. 즉 성장인자는 줄기세포에서 유래된 고형성분의 종류와 생산량을 결정한다.

표 11.2 혈액의 유형성분

세포 종류	사진	설명	기능
적혈구	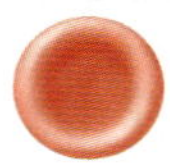	양면이 오목한 디스크. 핵이 없음. 헤모글로빈이 들어 있음. 붉은색의 세포. 바깥지름은 6.5~8.5㎛	산소와 이산화탄소 운반
백혈구		핵이 있는 구 모양의 세포	다섯 가지 종류가 있고 각각 특별한 기능이 있음
과립구			
호중구	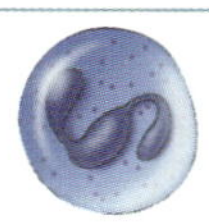	핵은 두 개 혹은 네 개의 엽으로 나누어져 있고 얇은 잔섬유로 연결되어 있음. 세포질과립이 옅은 분홍색이나 붉은 보라색으로 염색됨. 바깥지름은 10~12㎛	미생물이나 다른 물질 포식
호염기구	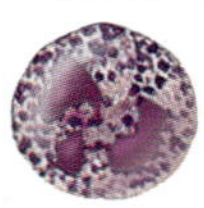	핵은 뚜렷하지 않은 두 개의 엽으로 나누어져 있음. 세포질과립은 진한 보라색으로 염색됨. 바깥지름은 10~12㎛	염증에 반응하는 히스타민 분비, 피덩이 형성을 예방하는 헤파린 분비
호산구	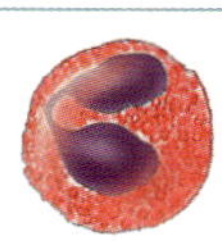	핵은 종종 두 개의 엽으로 되어 있음. 세포질과립은 주황색이나 분홍색으로 염색됨. 바깥지름은 11~14㎛	알레르기나 천식과 관련된 염증반응에 관여. 특정 기생충 파괴
무과립구			
림프구	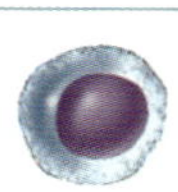	원형의 핵. 세포질은 핵 주위에서 얇은 고리를 형성. 바깥지름은 6~14㎛	항체와 미생물을 파괴하는 화학물질을 생산. 알레르기 반응, 이식거부 반응, 암 조절과 면역계통 조절에 관여
단핵구	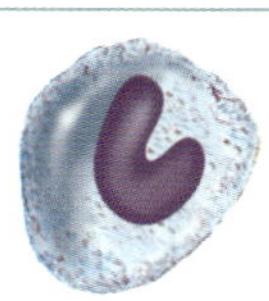	핵은 원형, 콩팥 모양 혹은 말굽 모양. 림프구보다 세포질이 더 많이 들어 있음. 바깥지름은 12~20㎛	혈액에서 분화되어 큰포식세포가 되어 박테리아, 죽은 세포, 세포 조각, 그리고 조직 안의 조직파편을 포식
혈소판	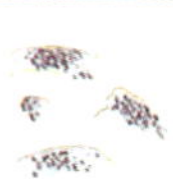	세포 조각이 형질막에 의해 둘러싸여 있고 과립이 포함되어 있음. 바깥지름은 2~4㎛	혈소판 형성. 혈액응고에 필요한 화학물질 분비

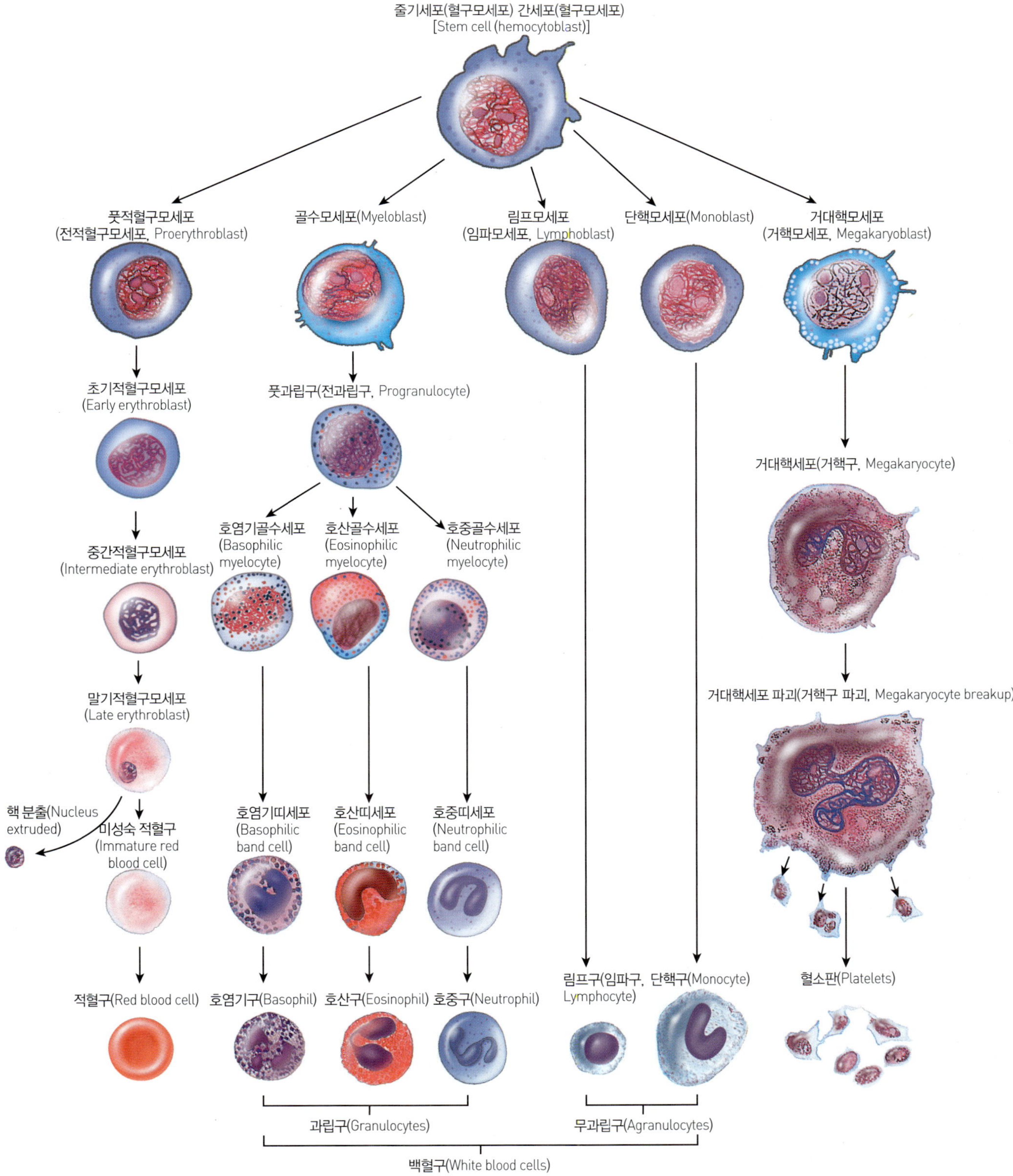

그림 11.2 혈구생성
줄기세포에서 고형성분을 생산하는 세포주를 일으킴.

적혈구

일반적인 적혈구(red blood cell)는 디스크 모양으로 가장자리가 세포의 중심보다 두껍다(그림 11.3). 양면이 오목한 형태는 같은 크기의 편평한 세포와 비교했을 때 표면적이 증가한다. 보다 큰 표면적은 가스가 적혈구로 들어가거나 나오는 것을 좀 더 쉽게 만들어준다. 또한, 적혈구는 얇은 중심부로 접을 수 있어 크기를 작게 하여 작은 혈관으로 좀 더 쉽게 통과할 수 있다.

적혈구는 성숙되면서 핵(nucleus)과 많은 소기관(organelle)들을 손실한다. 따라서 적혈구는 분할되지 않는다. 적혈구의 수명은 남자가 약 120일, 여자가 110일이다. 적혈구의 주요 구성물은 색소침착 단백질인 **헤모글로빈**(hemoglobin)이다. 이것은 세포 양의 약 3분의 1정도이며 붉은색을 띠고 있다.

기능

적혈구의 주요 기능은 산소를 허파에서 몸의 여러 조직으로 이동시키고, 이산화탄소를 조직에서 허파로의 이동을 돕는 것이다. 산소 이동은 헤모글로빈에 의해 이루어지며 여기에는 네 개의 단백질 사슬과 네개의 **헴**(heme) 집단이 있다. **글로빈**(globin)이라 불리는 각각의 단백질은 하나의 헴과 결합하는 붉은색 분자이다. 각각의 헴은 하나의 철(iron) 원자를 포함하고 있고, 이것은 헤모글로빈이 정상적인 기능을 하기 위해 필요하다. 헤모글로빈은 허파에서 산소와 결합하고 다른 조직에서 산소와 분리된다(제15장 참고). 산소와 결합한 헤모글로빈은 밝은 붉은색을 띠고, 반면 산소와 결합하지 않은 헤모글로빈은 어두운 붉은색을 띤다. 헤모글로빈은 혈액에서 산소 이동의 98.5%를 책임지고 있다. 나머지 1.5%는 혈장에 용해되어 이동된다.

철은 산소 이동에 필요하기 때문에 우리 몸에 존재하는 철의 3분의 2가 헤모글로빈에서 발견된다. 소변과 대변으로 소실된 양 때문에 음식을 통해 철이 요구되기는 하지만, 그렇지 않다면 몸 안에 존재하는 철은 계속 재순환된다. 이에 대한 상세한 설명은 이 장의 뒷부분에서 다룬다. 여자는 **월경**(menstruation)으로 인해 철을 손실하기 때문에 남자보다 더 많은 양의 철을 섭취해야 한다.

헤모글로빈과 주로 결합하는 분자는 산소이지만 다른 분자도 결합할 수 있다. 예를 들어, 가솔린과 같은 탄화수소의 불완전한 연소로 발생되는 일산화탄소(CO)는 헤모글로빈의 철과 결합하는데 산소보다 약 210배 정도 더 쉽게 결합

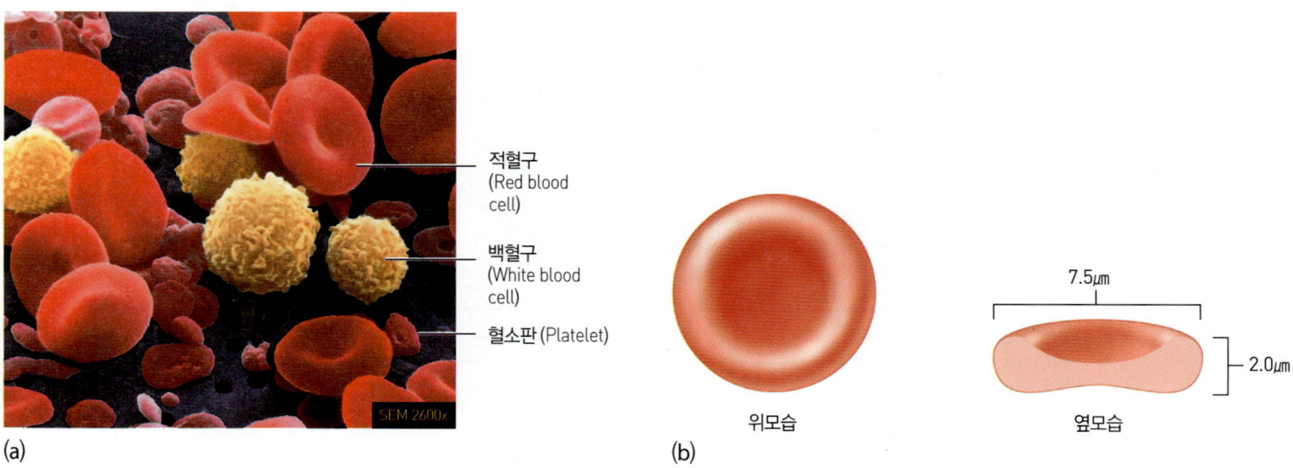

그림 11.3 적혈구와 백혈구

(a) 고형성분의 주사형전자현미경 사진: 적혈구는 붉은색 도넛 모양, 백혈구는 노란색.
(b) 적혈구의 모양과 크기

하며 결합한 것을 풀지 않는다. 이런 결과로 헤모글로빈은 일산화탄소에 의해 결합하여 더 이상 산소를 이동시키지 않는다. 일산화탄소에 장시간 노출되면 오심, 두통, 의식상실이 일어날 수 있으며, 심한 경우 사망할 수도 있다.

이산화탄소는 조직에서 만들어지고 혈액을 통해 허파로 이동한 후 제거된다(제15장 참고). 이산화탄소의 이동은 중탄산이온, 헤모글로빈, 그리고 혈장이 관여한다. 보통 혈중 이산화탄소의 70%는 중탄산 이온의 형태로 이동된다. 적혈구에서 주로 발견되는 **탄산탈수효소**(carbonic anhydrase)는 이산화탄소 CO_2와 물 H_2O을 수소 이온 H^+과 중탄산 이온 HCO_3^-으로 전환시키는 작용을 촉진시킨다.

$$CO_2 + H_2O \rightleftarrows H^+ + HCO_3^-$$

이산화탄소는 헤모글로빈의 글로빈 부분에 가역적으로 결합할 수 있다. 혈중 이산화탄소의 약 23%는 헤모글로빈이나 다른 혈액단백질과 결합하여 이동한다. 나머지 7%는 혈장에 용해되어 이동된다.

적혈구의 일생

정상적인 상황에서 약 250만 개의 적혈구가 매 초 파괴된다. 다행스럽게도 새로운 적혈구는 빠르게 만들어진다. 줄기세포가 **풋적혈구모세포**(전적혈구모세포, proerythroblast)의 형태가 되고 이것은 적혈구의 세포주가 생기게 한다(그림 11.2). 적혈구는 연속적인 세포분열을 통해 생산된 마지막 세포이다. 각각 세포분열 후 만들어진 세포는 변화하고 좀 더 성숙한 적혈구와 비슷하게 된다. 예를 들어, 이러한 세포분열을 한 다음 새로 만들어진 세포는 많은 양의 **헤모글로빈**(hemoglobin)을 만들어낸다. 마지막 세포분열 후 세포는 핵을 손실하고 완전히 성숙한 적혈구가 된다.

세포분열 과정에는 DNA의 합성을 위해 엽산(비타민 B_9)과 비타민 B_{12}가 필요하다(제3장 참고). 철은 헤모글로빈 생산에 필요하다. 따라서 엽산, 비타민 B_{12} 혹은 철의 결핍은 정상 적혈구 생산을 방해할 수 있다.

적혈구 생산은 낮은 혈중 산소 수치에 의해 자극된다. 낮은 혈중 산소 수치의 전형적인 원인은 적혈구 숫자의 감소, 헤모글로빈의 감소나 결함, 허파질환, 높은 고도, 혈액을 조직으로 보내는 심장혈관계통의 불능, 그리고 지구력 운동으로 인해 조직의 산소요구량의 증가이다.

낮은 혈중 산소 수치는 주로 콩팥에서 당단백질인 **적혈구형성인자**(erythropoietin)의 형성과 방출을 증가시켜 적혈구 생산을 자극한다(그림 11.4). 적혈구형성인자는 적색골수(red bone marrow)를 자극하여 적혈구를 더 생산하게 자극한다. 이와 같이 혈중 산소 수치가 감소하면 적혈구형성인자 생산이 증가하고 적혈구 생산이 증가한다. 많은 양의 적혈구는 산소를 이동시키는 능력을 증가시킨다. 이러한 음성 되먹임 기전(negative feedback mechanism)은 조직으로의 산소 이동이 증가되어 혈중 산소 수치를 정상으로 되돌리고 항상성을 유지한다. 반대로, 혈중 산소 수치가 증가하면 적혈구형성인자가 적게 방출되고 적혈구 생산이 감소된다.

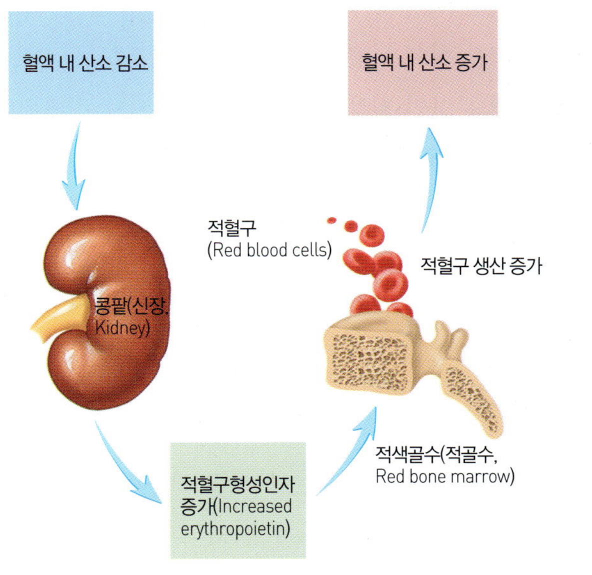

그림 11.4 적혈구 생산

혈액 내 산소가 감소하면 콩팥에서 적혈구형성인자를 분비한다. 적혈구형성인자가 증가하면 적색골수에서 적혈구 생산이 증가한다. 이러한 과정을 통해 혈액 내 산소 수치를 증가시킨다.

적혈구가 생산된 지 오래되었거나 비정상적이거나 혹은 손상받았을 때 지라와 간에 있는 큰포식세포(대식세포, macrophage)에 의해 혈액에서부터 제거된다(그림

1. 포식세포에서 헤모글로빈의 글로빈 부분은 아미노산(빨간 화살표)으로 파괴되어 대사되거나 새로운 단백질을 형성하는 데 사용된다.
2. 헤모글로빈의 헴은 철과 빌리루빈으로 불리된다.
3. 혈액은 철을 적색골수로 운송하고 그곳에서 새로운 헤모글로빈을 생산하는 데 사용된다(초록색 화살표).
4. 혈액은 빌리루빈을 간으로 이동시킨다(파란색 화살표).
5. 빌리루빈은 작은창자에서 쓸개즙의 형태로 분비되고 종종 빌리루빈은 대변 색깔의 원인이 된다.
6. 창자에서 혈액으로 재흡수된 다른 빌리루빈 파생물은 콩팥에서 소변으로 배출된다.

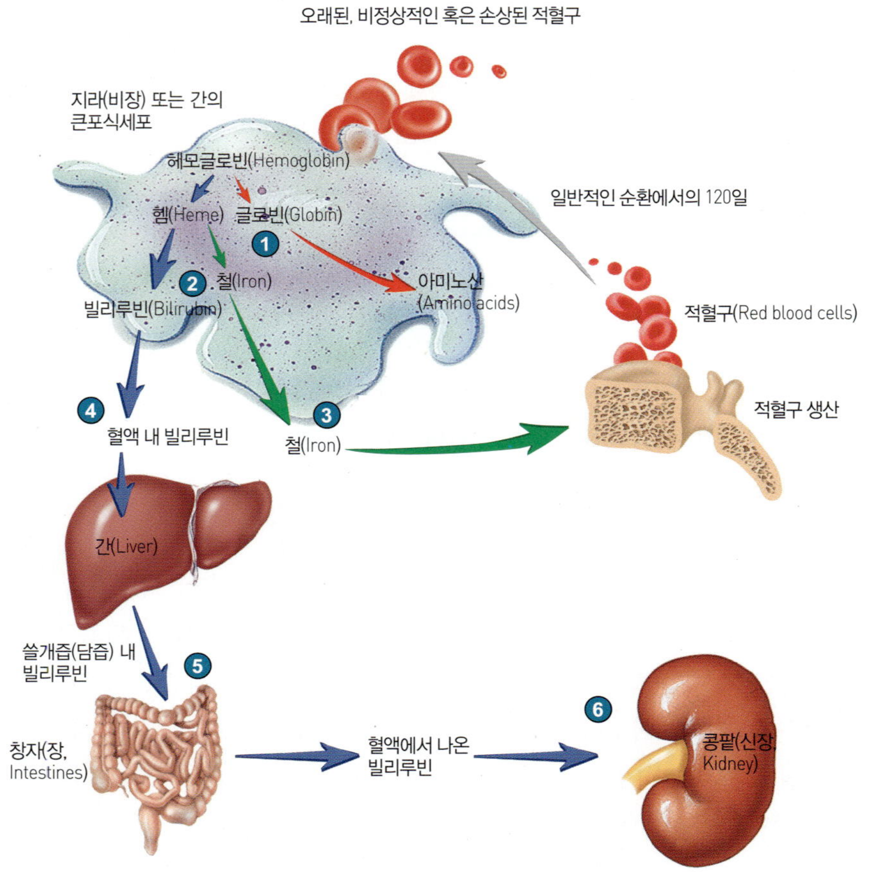

그림 11.5 헤모글로빈 파괴
큰포식세포가 헤모글로빈을 파괴하고 파괴된 부산물은 재사용되거나 배출된다.

11.5). 큰포식세포 안에서 헤모글로빈의 글로빈부분은 아미노산으로 분해되고 다른 단백질 생산에 재사용된다. 헴에서 방출된 철은 혈액을 통해 적색골수로 이동하고 새로운 헤모글로빈 생산에 사용된다. 이렇게 철은 재활용된다. 헴 분자는 노란색 분자인 **빌리루빈**(담즙, bilirubin)으로 전환된다. 빌리루빈은 일반적으로 간에서 흡수되고, **쓸개즙**(담즙, bile)의 한 부분으로 작은창자로 방출된다(제16장 참고). 만일 간이 정상적인 기능을 하지 못하거나 간에서 작은창자로 쓸개즙의 이동이 방해를 받으면 빌리루빈이 순환과정에서 쌓여 피부가 노랗게 되는 **황달**(jaundice)을 유발한다. 쓸개즙이 창자로 들어간 후 빌리루빈은 박테리아에 의해 다른 색으로 변환된다. 대변이 갈색인 것은 이러한 이유 때문이며, 나머지는 창자에서 재흡수되어 혈액으로 들어가 콩팥을 통해 소변으로 배출되며 이로 인해 소변의 색이 노랗게 되는 것이다.

백혈구

백혈구(white blood cell)는 헤모글로빈이 결핍된 공모양세포(spherical cell)이다. 백혈구는 혈액의 구성요소가 서로 완전히 분리되면 혈장과 적혈구 사이의 얇은 흰색 층을 형성한다(그림 11.1 참고). 백혈구는 적혈구보다 크고 핵을 가지고 있다(표 11.2). 혈액은 주로 다른 신체 조직으로 세포들을 운반하는 수단으로서 역할을 한다. 백혈구가 혈액의 구성요소임에도 불구하고 백혈구는 혈액에서 빠져나와 **아메바운동**(ameboid movement)으로 조직을 통해 이동할 수 있다. 백혈구의 세포질이 확장되면서 세포돌기를 형성한 다음, 벽에 붙으면 나머지 세포질이 돌기를 통해 틈새로 빠져나가 이동할 수 있게 되는 것이다. 백혈구의 두 가지 기능은 우리 몸에 침투한 미생물로부터 몸을 보호하고, 포식작용(phagocytosis)에 의해 죽은 세포와 조직의 잔해를 제거하는 것이다.

백혈구의 종류는 염색 상태에서 나타난 모양에 따라 이름이 붙여졌다. 큰 세포질과립을 포함하고 있는 것은 **과립백혈구**(granulocyte)이고, 매우 작은 과립을 가지고 있어 광학현미경으로도 보기 힘든 것은 **무과립구**(agranulocyte)라고 한다.

과립백혈구는 호중구, 호염기구, 호산구라는 세 가지 종류가 있다. **호중구**(neutrophil)는 백혈구의 가장 일반적인 형태로 작은 세포질과립을 가지고 있고 산과 염기에 모두 염색된다(그림 11.6). 호중구의 핵은 일반적으로 2~4개의 엽으로 되어 있는 잎 모양이다. 호중구는 보통 10~12시간의 짧은 시간동안 혈액에 머물러 있고, 이후에는 다른 조직으로 이동하여 미생물이나 다른 이물질을 포식한다. 죽은 호중구, 세포 잔해, 그리고 액체는 감염 부위에서 **고름**(농, pus)으로 축적되기도 한다.

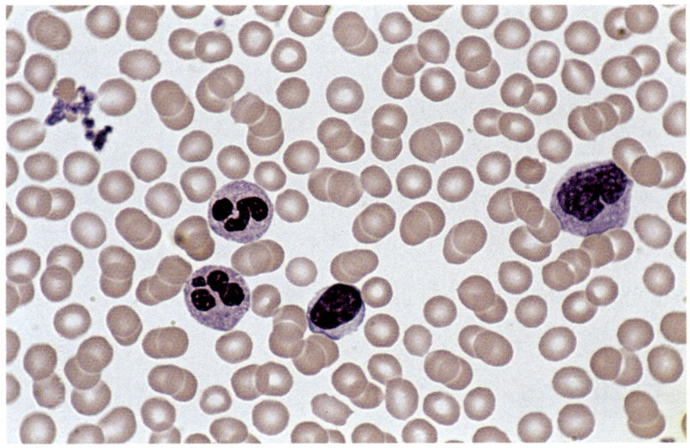

그림 11.6 표준 혈액 도말

얇은 혈액 막이 현미경 슬라이드에 펴져 있고 염색되어 있다. 백혈구는 분홍색의 세포질과 보라색의 핵을 가지고 있다. 적혈구는 핵이 없고 얇은 중심부위가 두꺼운 모서리부위보다 더 많이 빛나 보이기 때문에 적혈구의 중심부위는 하얗게 보인다. 혈소판은 보라색 세포 조각이다.

호염기구(basophil)는 백혈구에서 가장 적은 양이며 큰 세포질과립이 포함되어 있어 염기성 염료(basic dye)에 파란색이나 보라색으로 염색된다(표 11.2). 호염기구는 히스타민(histamine)과 염증에 반응하는 다른 화학물질을 배출한다(제4장, 제14장 참고). 이것들은 혈액 응고로 인한 피덩이 형성을 방지하는 헤파린(heparin)을 배출한다.

호산구(eosinophil)는 세포질과립을 내포하고 있고 에오신(eosin)과 산에 의해 분홍색으로 염색된다. 호산구는 두 개의 엽이 있는 핵을 가지고 있다(표 11.2). 호산구는 알레르기와 천식과 관련된 염증반응에 관여한다. 뿐만 아니라 호산구에서 나오는 화학물질은 기생충 파괴에도 관여한다.

무과립구는 림프구와 단핵구 두 가지가 있다. **림프구**(임파구, lymphocyte)는 백혈구 중 가장 작다(표 11.2). 림프구의 세포질은 핵을 둘러싸고 있는 얇은 띠로 눈에 보이지 않는 고리로 구성되어 있다. 림프구는 여러 종류가 있고 그들은 몸의 면역반응에 중요한 역할을 한다. 그들의 다양한 활동은 항체와 기생물을 파괴하는 다른 화학물질을 생산하는 데 관여하며, 알레르기 반응, 이식에 대한 거부반응, 종양의 조절, 면역계통의 조절에 기여한다. 제14장에서 이에 대한 상세한 설명을 다룬다.

단핵구(단구, monocyte)는 백혈구 중 가장 크다(표 11.2). 백혈구가 혈액에서 떠나 조직으로 들어간 후 단핵구는 커져 큰포식세포(대식세포, macrophage)가 되어 박테리아, 죽은 세포, 세포의 조각, 그리고 조직 안의 다른 세포 잔해들을 잡아먹는다. 게다가 큰포식세포는 이물질을 분해한 다음 그 표식을 림프구에 붙임으로써 림프구를 활성화시킬 수 있다(제14장 참고).

혈소판

혈소판(platelet)은 세포의 극히 작은 조각으로 세포막을 둘러싸고 있는 적은 양의 세포질로 구성되어 있다(그림 11.6). 혈소판은 적색골수(red bone marrow)에 있는 큰 세포인 **거대핵세포**(거핵구, megakaryocyte)에서 생산된다(그림 11.2 참고). 이 세포들의 작은 조각들은 분리되고 혈액으로 들어가 혈액손실을 방지하는 중요한 역할을 하는 혈소판이 된다.

11.5 혈액손실 방지

혈관이 손상되었을 때 혈액은 다른 조직으로 셀 수 있고, 정상 조직의 기능을 방해하거나 몸에서 혈액을 상실할 수 있다. 우리 몸은 적은 양의 혈액상실은 견딜 수 있고, 상실된 혈액을 대체할 새로운 혈액을 생산할 수도 있다. 그러나 많은 양의 혈액을 상실하면 죽을 수도 있다. 다행히도, 혈관이 손상되었을 때 혈액상실을 최소화하는 세 가지 방법인 혈관연축, 혈소판 마개 형성, 혈액응고가 있다.

혈관연축

혈관연축(vascular spasm)은 혈관벽 안의 민무늬근육의 수축으로 인해 발생되는 혈관의 즉각적이며 일시적인 수축을 말한다. 이러한 수축은 작은 혈관을 완전히 막을 수 있고 그들의 혈액 흐름을 멈출 수 있다. 혈관의 손상은 신경계통의 반사를 활성화할 수 있어 혈관연축의 원인이 된다. 화학물질 또한 혈관연축을 유발한다. 예를 들어, 혈소판은 프로스타글란딘에서 파생된 **트롬복산**(thromboxanes)을 배출하고 혈관을 덮고 있는 내피세포(endothelial cell)에서 **펩티드 엔도텔린**(peptide enthodelin)을 배출한다.

혈소판 마개 형성

혈소판 마개(platelet plug)는 혈소판이 축적된 것으로 혈관의 작은 틈은 막을 수 있다. 혈소판 마개가 매일 발생하는 아주 작은 혈관과 모세혈관의 찢어진 틈새를 매우기 때문에 순환계통의 온전함을 유지하는 데 매우 중요하다. 혈소판 결핍이 있는 사람들은 그들의 피부와 속 장기(internal organ)에 많은 작은 출혈이 발생되는 경향이 있다.

혈소판 마개의 형성은 여러 단계로 설명할 수 있으나 실질적으로 이러한 여러 단계는 동시에 일어난다(그림 11.7). 첫째, 혈소판은 혈관손상으로 노출된 콜라겐에 달라붙는데 이러한 현상을 **혈소판 부착**(platelet adhesion)이라 한다. 대부분

1. 폰 빌레브란트 인자가 콜라겐, 혈소판과 만나면 혈소판 부착이 일어난다.
2. 혈소판 분비가 일어나는 동안 ADP와 트롬복산, 그리고 다른 화학물질이 분비되고 다른 혈소판을 활성화시킨다.
3. 활성 혈소판의 섬유소원 수용체가 섬유소원과 결합된 채 혈소판 응집이 발생하고, 혈소판을 다른 혈소판과 연결한다. 혈소판의 축적된 덩어리는 혈소판 마개를 형성한다.

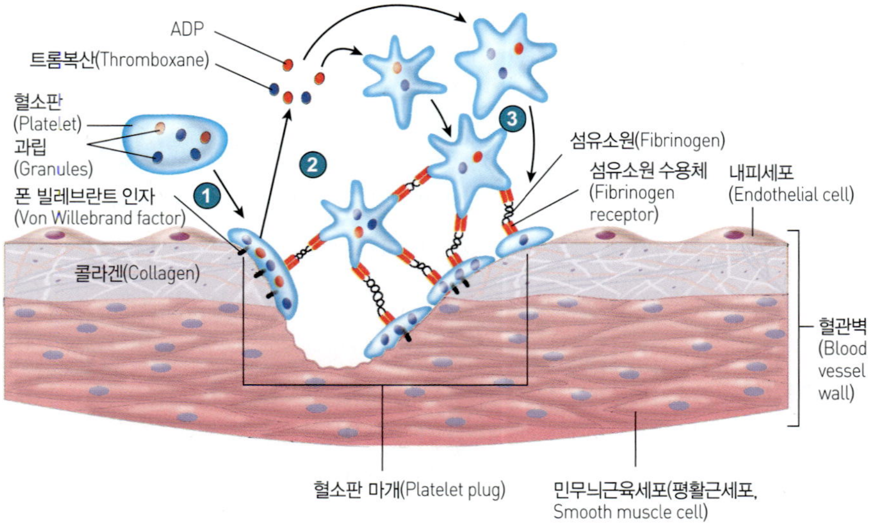

그림 11.7 혈소판 마개 형성

의 혈소판 부착은 혈관의 내피세포에서 분비되고 생산되는 단백질인 **폰 빌레브란트 인자**(Von Willebrand factor)를 통해 이루어진다. 폰 빌레브란트 인자는 혈소판 표면 수용체와 콜라겐을 결합하여 콜라겐과 혈소판 사이 다리를 형성한다. 혈소판이 콜라겐에 부착한 후 혈소판은 활성화되고 모양을 바꿔 화학물질을 배출한다.

혈소판 방출반응(platelet release reaction)에서 혈소판은 ADP나 다른 혈소판 표면에 있는 각각의 수용체에 결합하는 트롬복산(thromboxane)과 같은 화학물질을 배출하고 혈소판을 활성화시킨다. 이런 활성화된 혈소판도 ADP와 트롬복산을 배출하고 더 많은 혈소판이 활성화된다. 이렇게 화학물질이 한꺼번에 많이 방출되면 많은 혈소판이 활성화된다. 이것은 양성 되먹임(positive feedback)의 한 예이다. 혈소판이 활성화되면 혈소판에 **섬유소원 수용체**(fibrinogen receptor)라 불리는 표면 수용체가 나타나고, 이것은 혈장단백질인 섬유소원(fibrinogen)과 결합할 수 있다. **혈소판 응집**(platelet aggregation)에서 섬유소원은 많은 혈소판의 섬유소원 수용체 사이에 다리를 형성하고 그 결과 혈소판 마개가 형성된다.

혈액응고

혈관의 수축과 **혈소판 마개**(platelet plug) 단독으로 혈관이 심하게 찢어지거나 잘린 것을 막기에 충분하지 않다. 혈관에 심한 손상이 있을 때 **피덩이**(혈괴, clot)가 형성되는 **혈액응고**(blood clotting, *coagulation*)가 발생한다. 피덩이는 실같이 가는 단백질 섬유인 **섬유소**(fibrin)가 얼기설기 엮어진 것으로 혈액세포, 혈소판 그리고 액체(fluid)를 가두는 역할을 한다.

피덩이의 형성은 **응고인자**(clotting factor)라 불리는 혈장 안에서 발견된 단백질의 개수와 관련 있다. 하지만 혈장에 일반적으로 존재하는 응고인자는 비활성화되어 있어 응고의 원인이 아니다. 그러나 손상 후 응고인자는 활성화된다. 피덩이의 형성은 많은 화학반응이 관련된 완전한 과정이다. 이러한 과정을 다음과 같이 세 단계로 요약하였다(그림 11.8).

1. 화학반응은 다음의 두 가지 방법으로 시작될 수 있다.

(a) 비활성화 응고인자가 노출된 결합조직과 접촉하면 그들이 활성화되거나

(b) **트롬보플라스틴**(thromboplastin)과 같은 화학물질이 손상된 조직에서 배출되어 응고인자를 활성화시킨다. 초기 응

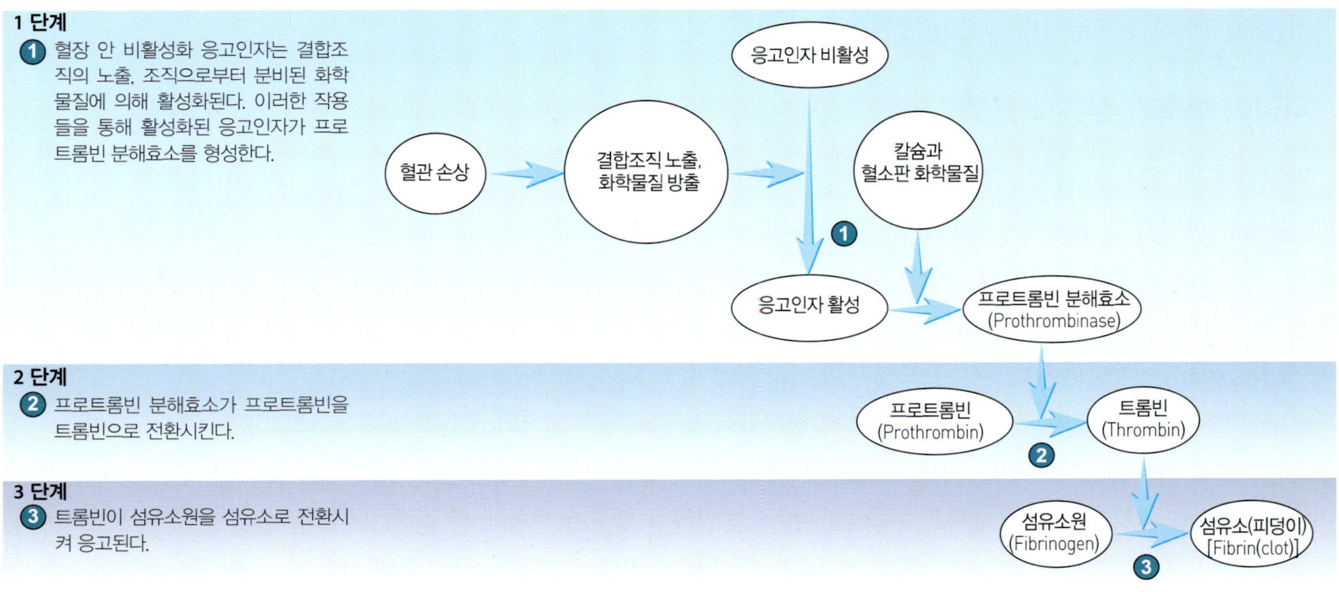

그림 11.8 피덩이 형성
피덩이는 3개의 단계를 거쳐 형성된다.

고인자의 활성화 이후 그들은 차례차례 다른 응고인자들을 활성화시킨다. 이러한 연속 반응은 응고인자인 **프로트롬빈 분해효소**(prothrombinase)가 형성될 때까지 계속된다.

2. 프로트롬빈 분해효소는 비활성 응고인자인 **프로트롬빈**(prothrombin)을 활성화시켜 **트롬빈**(thrombin)으로 전환시킨다.
3. 트롬빈은 비활성화 응고인자인 **섬유소원**(fibrinogen)을 활성화시켜 **섬유소**(fibrin)로 전환시킨다.

응고과정의 각 단계에서 각각의 응고인자는 많은 응고인자들이 더해져 활성화되고 그 결과 피덩이를 형성하게 된다.

대부분의 응고인자들은 간에서 생산되고 많은 수가 합성을 위해 비타민 K를 필요로 한다. 게다가 응고의 화학작용 대부분은 Ca^{2+}를 필요로 하고 화학물질들은 혈소판으로부터 배출된다. 응고과정은 낮은 비타민 K 수치, 낮은 Ca^{2+} 수치, 드물게 혈소판 혹은 간기능의 이상으로 발생된 응고인자 합성의 감소로 심하게 손상될 수 있다.

사람은 두 가지 방법으로 비타민 K를 얻는다. 약 절반은 음식물에서 얻고, 나머지 반은 큰창자(large intestine)에 있는 박테리아에 의해 얻는다. 박테리아 감염 때문에 항생제를 먹으면 때때로 창자에 있는 박테리아도 죽게 되는데, 이로 인해 비타민 K의 수치가 내려가고 출혈 문제가 발생한다. 비타민 K 보충제는 장기간 항생제 치료를 하는 환자들에게는 필요할 수 있다. 신생아(newborn)는 창자의 박테리아가 결핍되어 있어 일상적으로 태어날 때 비타민 K를 주사로 놓는다. 영아(infant)는 우유와 같은 음식으로부터 비타민 K를 얻을 수 있다. 우유는 모유보다 더 많은 비타민 K를 포함하고 있어 모유를 먹는 영아가 분유를 먹는 영아보다 좀 더 출혈에 민감하다. 하지만 먹는 비타민과 같은 모유 보충제가 충분히 모유를 먹는 영아의 비타민 K 수치를 높여 출혈의 위험성을 줄인다.

피덩이 형성의 조절

조절이 없으면 응고는 그것이 처음 시작된 곳에서부터 전체 순환계통을 통해 확산될 것이다. 다행스럽게도 혈액은 정상적인 상태에서는 응고인자를 방지하는 많은 **항응고인자**(anticoagulant)를 포함하고 있다. 예를 들어, **항트롬빈**(antithrombin)과 **헤파린**(heparin)은 트롬빈(thrombin)을 비활성화시킨다. 트롬빈이 없으면 섬유소원(fibrinogen)이 섬유소(fibrin)로 전환되지 못하고 결국 피덩이가 형성되지 않는다. 상처부위에서는 응고인자가 빠른 속도로 활성화된다. 충분한 응고인자가 활성화되면 항응고인자가 피덩이의 형성을 더 이상 방지할 수 없다. 상처부위에서 떨어진 곳에서는 충분한 항응고인자가 피덩이의 확산을 방지하고 있다.

피덩이 수축과 섬유소 용해

피덩이가 형성된 후 응결되면서 좀 더 촘촘한 구조물이 되기 시작하는데 이러한 과정을 **피덩이 수축**(혈괴 수축, clot retraction)이라 한다. 혈소판은 수축단백질(contractile protein)인 액틴과 미오신을 포함하고 있다. 이것은 근육에 있는 액틴과 미오신의 역할과 비슷하게 작용한다(제7장 참고). 혈소판은 표면수용체를 통해 섬유소에 붙게 조금 확장된다. 확장된 피덩이가 섬유소를 빨아들이면서 피덩이 수축으로 이어진다. 피덩이 수축이 일어나는 동안 응고인자가 없는 혈장인 혈청(serum)은 피덩이에서 빠져나오게 된다.

피덩이 수축은 손상된 혈관의 모서리도 함께 빨아들이는데 이것은 혈액의 흐름을 멈추는 데 도움을 주고, 감염의 가능성을 줄이고, 치료를 향상시킨다. 섬유모세포(fibroblast)가 손상된 부위로 이동하여 새로운 결합조직을 만들어 혈관을 보수한다. 게다가 상처 주위의 상피세포(epithelial cell)가 분열하여 찢어진 부위에 꽉 찬다(제4장 참고).

피덩이는 **섬유소 용해**(fibrinolysis)라 불리는 과정에 의해 용해된다(그림 11.9). 비활성화된 혈장단백질 **플라스미노겐**(plasminogen)은 활성 형태인 **플라스민**(plasmin)으로 전환된다. 조직부위에서 배출된 트롬빈, 피덩이 형성 동안 활성화된 다른 응고인자, 그리고 **조직 플라스미노겐 활성제**(tissue plasminogen activator; tPA)는 플라스미노겐에서 플라스민으로의 전

관련된 질환

특발저혈소판자색반병

Bruz Moore는 주말에 터치 풋볼 후 여러 개의 작은 멍들이 발견되었다고 하였다. 멍이 이상했지만 그는 신경 쓰지 않았다. 며칠 후 Bruz는 갑자기 그의 다리에서 발진(rash)을 발견했고 그는 이것을 무시했다. 어느날 양치질을 하던 중 잇몸에서 출혈이 일어나자 의사를 만나러 갔다. 발진은 피부에 많은 핀머리 크기의 출혈 때문에 발생된다는 것을 알게 되었다. 멍이 잇몸출혈과 함께 나타나는 증상은 출혈을 멈추는 능력이 정상보다 낮다는 것을 나타낸다. 혈액검사 결과 Bruz의 혈소판(platelet) 개수가 정상보다 낮은 것을 확인하였다. 독성 화학물질에 노출되거나 질환에 걸린 어떤 증거가 없는 상황에서 의사는 특발저혈소판자색반병(idiopathic thrombocytopenic purpura)을 진단했다. 이 질환은 면역계통의 항체가 혈소판과 결합하게 만든다(제14장 참고). 이러한 결과로 "표지된" 혈소판은 적색골수(red bone marrow)에서 만들어지는 것보다 빠른 속도로 지라에 있는 포식세포에 의해 혈액에서 제거된다. 이러한 상황에서 혈소판의 숫자는 감소하고 출혈의 원인이 된다.

환을 자극할 수 있다. 며칠이 지난 후 플라스민은 서서히 섬유소를 파괴한다.

심장마비는 피덩이가 심장에 혈액을 공급하는 혈관을 막아 발생할 수 있다. 심장마비의 치료 중 하나는 활성 플라스민을 혈관에 주사하는 것이다. 아스피린이나 항응고제 치료와는 달리 플라스민 활성제는 빠르게 피덩이를 용해하고 심장근육의 혈액 흐름을 회복시켜 조직의 손상을 감소시킨다. 유전공학으로 생산된 **스트렙토키나아제**(streptokinase), 박테리아 효소, 그리고 조직 플라스미노겐 활성제는 피덩이 용해에 성공적으로 사용되고 있다.

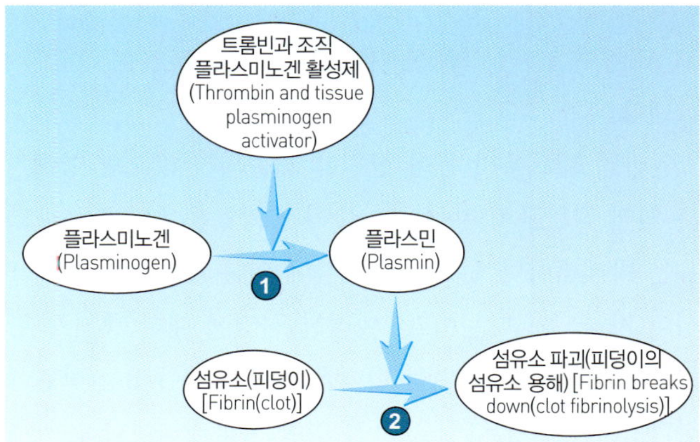

1. 트롬빈과 조직 플라스미노겐 활성제는 혈장에서 비활성 플라스미노겐을 플라스민으로 전환한다.
2. 플라스민은 피덩이에 있는 섬유소를 파괴하고 그 결과 피덩이에 섬유소 용해가 일어난다.

그림 11.9 섬유소 용해 기전

11.6 혈액형

수술이나 손상에 의해 많은 양의 혈액을 손실하게 되면 환자는 쇼크에 빠지거나 사망할 수 있다. 이러한 상황을 예방하기 위해서 **수혈**(transfusion)이나 **수액주입**(infusion)을 실시한다. 수혈은 혈액 혹은 혈액 구성요소를 한 사람에게서 다른 사람에게 옮기는 것이다. 수액주입은 혈액 외에 식염수 혹은 포도당액과 같은 액체를 혈관으로 넣는 것이다. 많은 경우, 혈액의 양을 정상으로 회복시켜야 쇼크를 예방할 수 있다. 결국, 우리 몸은 손실에 대처할 충분한 적혈구를 생산한다.

초창기 시도되었던 수혈은 혈구세포의 군집 혹은 파열, 혈관 내에서의 응고와 같은 **수혈반응**(transfusion reaction) 때문에 종종 실패했다. 현재는 수혈반응은 **항원**(antigen)과 **항체**(antibody) 사이의 반응이 원인이 된다는 사실을 알게 되었다(제14장 참고). 간단히 말하면, 적혈구의 표면은 항원이라 불리는 분자를 가지고 있고 혈장은 항체인 단백질을 포함하고 있다. 항체는 매우 특별해서 각각의 항체는 오직 특정 항원하고만 결합한다. 혈장의 항체가 적혈구의 표면에 있는 항원과 결합할 때 그들은 분자다리를 형성해 적혈구를 함께 연결한다. 그 결과 **응집**(agglutination) 혹은 세포의 군집이 발생한다. 항체와 항원의 조합은 **용혈**(hemolysis) 혹은 적혈구 파열 반응이 시작될 수 있다. 조직 파편은 파열된 적혈구에서 형성되고 작은혈관 안에서 응고를 촉발시킬 수 있다. 이러한 결과로 조직손상과 조직의 죽음이 발생될 수도 있다.

적혈구 표면의 항원은 **혈액형**(blood group)으로 나누어진다. 많은 혈액형이 알려져 있지만 ABO와 Rh 혈액형이 수혈반응을 논의할 때 가장 중요하다.

ABO 혈액형

ABO 혈액형 체계(ABO blood group)는 사람 혈액을 분류하는 데 사용된다. ABO 항원은 적혈구 표면에 나타난다. A형은 A형 항원을 가지고 있고, B형은 B형 항원을, AB형은 두 가지 모두 다, 그리고 O형은 모두 가지고 있지 않다(그림 11.10). 또한 A형의 혈장에는 항 B 항체가 포함되어 있어 B형 항원에 반하여 반응하고, B형의 혈장에는 항 A 항체가 A형 항원에 반하여 반응한다. AB형 혈장은 어떤 종류의 항체도 가지고 있지 않고, O형의 혈장은 항 A 항체와 항 B 항체 모두 가지고 있다.

ABO 혈액형은 균등하게 존재하지 않는다. 미국에 살고 있는 백인의 경우 O형이 47%, A형이 41%, B형이 9%, 그리고 AB형이 3%의 분포를 나타낸다. 미국 흑인은 O형이 46%, A형이 27%, B형이 20%, 그리고 AB형이 7%의 분포를 나타낸다.

일반적으로 우리 몸이 항원에 노출되지 않으면 항체가 항원에 반하여 만들어지지 않지만 항 A 항체 혹은 항 B 항체는 외래 적혈구의 항원에 노출되지 않았음에도 불구하고 혈액 안에 존재한다. 항 A 항체 혹은 항 B 항체가 생산되는 이유는 박테리아나 섭취한 음식물에 있는 A형 항원 혹은 B형 항원이 우리 몸 자체의 항원과 다르기에 이에 대한 항체 형성이 자극되기 때문이다. 이러한 설명에 대한 증거로 항 A 항체와 항 B 항체는 생후 2달까지는 혈액에서 발견되지 않는 점을 들 수 있다. A형 혈액을 가진 영아는 B형 항원에 반대하는 항 B 항체를 박테리아나 음식에서 만드는 것이 가능하다. 한편, A형 항원을 가진 영아는 박테리아나 음식에서 A 항원에 반하는 항체를 만들 수 없다. 왜냐하면 우리 몸에는 우리 몸 자체 항원과 반응하는 항체를 생산하는 것을 예방하는 기전이 존재하기 때문이다(제14장 참고).

수혈 시 혈액을 주는 사람은 **주는이**(공혈자, donor)라고 하고, 혈액을 받는 사람을 **받는이**(수혈자, recipient)라고 한다. 일반적으로 받는이는 같은 혈액형을 가진 주는이의 혈액을 받아야 한다. 예를 들어, A형의 사람은 A형 혈액을 가진 사람

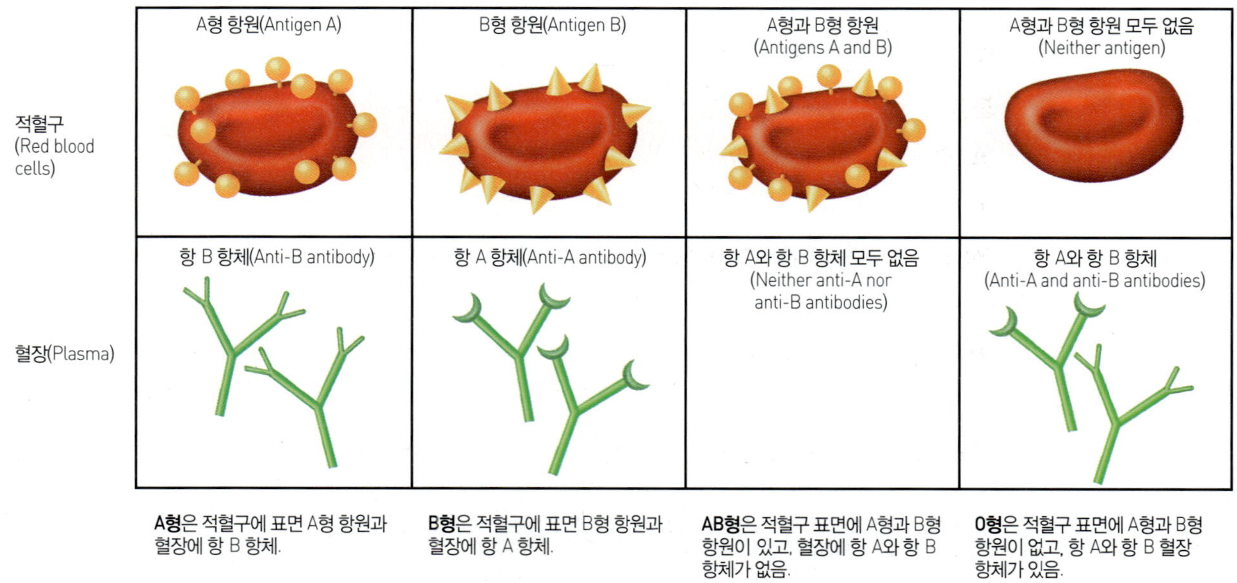

그림 11.10 **ABO 혈액형**

으로부터 혈액을 받을 수 있다. 받는이는 A형 항원에 반대되는 항 A 항체가 없기 때문에 ABO 수혈반응이 발생하지 않는다. 반면에, A형 혈액을 B형 사람에게 수혈했을 경우 B형의 사람은 A형 항원에 반하는 항 A 항체를 가지고 있어 수혈반응이 발생될 수 있고 응고의 원인이 된다(그림 11.11).

역사적으로 O형 혈액을 가진 사람을 *만능공혈자*(*universal donor*)라고 하는데 그들은 일반적으로 ABO 수혈반응을 일으키는 원인 없이 다른 ABO 혈액형에게 혈액을 줄 수 있기 때문이다. 그들의 적혈구에는 ABO 표면 항원이 없어 받는이의 항 A 항체 또는 항 B 항체와 반응하지 않는다. 예를 들어, A형 혈액형의 사람이 O형의 혈액을 받으면 O형의 적혈구는 받는이의 항 B 항체와 반응하지 않는다.

그러나 *만능공혈자*라는 용어는 오해의 소지가 있다. O형 혈액의 수혈은 다음 둘 중 하나의 방법으로 수혈반응을 일으킬 수 있다. 첫째, ABO 혈액형 외 다른 불일치 혈액형은 수혈반응을 원인이 될 수 있다. 수혈반응의 가능성을 줄이기 위해 모든 혈액형을 올바르게 일치시켜야 한다. 둘째, 주는이 혈액에 있는 항체가 받는이의 적혈구의 항원과 반응할 수 있다. 예를 들어, O형 혈액형은 항 A 항체와 항 B 항체를 가지고 있다. 만일 O형 혈액이 A형 혈액형의 사람에게 수혈되면 주는이 O형 혈액에 있는 항 A 항체가 받는이 A형 혈액 적혈구에 있는 A 항원에 반하여 반응한다. 일반적으로 이런 반응은 주는이의 혈액에 있는 항체는 받는이의 많은 양의 혈액에 희석되어 심각하게 일어나지는 않지만 어떤 때는 생사가 걸린 상황이 되기도 한다.

Rh 혈액형

다른 중요한 혈액형(blood group)은 **Rh 혈액형**(Rh blood group)으로 이렇게 명명된 것은 처음에 붉은털원숭이(rhesus monkey)에서 연구되어졌기 때문이다. 만일 적혈구 표면에 Rh 항원을 가지고 있다면 그 사람들은 Rh 양성이고, Rh 항원을 가지고 있지 않으면 그들은 Rh 음성이다. 백인의 약 85%와 미국 흑인의 95%는 Rh 양성이다. ABO 혈액형과 Rh 혈액형은 일반적으로 같이 표현된다. 예를 들어, ABO 혈액형에서 A형과 Rh 양성으로 표시된 사람은 A 양성이라고

(a) 응집이 일어나지 않음. **A**형혈액을 **A**형에게 수혈하면 받는이 혈액의 항 **B** 항체는 주는이 혈액의 **A**형 항원과 반응하지 않기 때문에 응집반응이 일어나지 않는다.

(b) 응집이 일어남. **A**형 혈액을 B형에게 수혈하면 받는이 혈액의 항 **A** 항체는 주는이 혈액의 **A**형항원과 반응하기 때문에 응집반응이 일어난다.

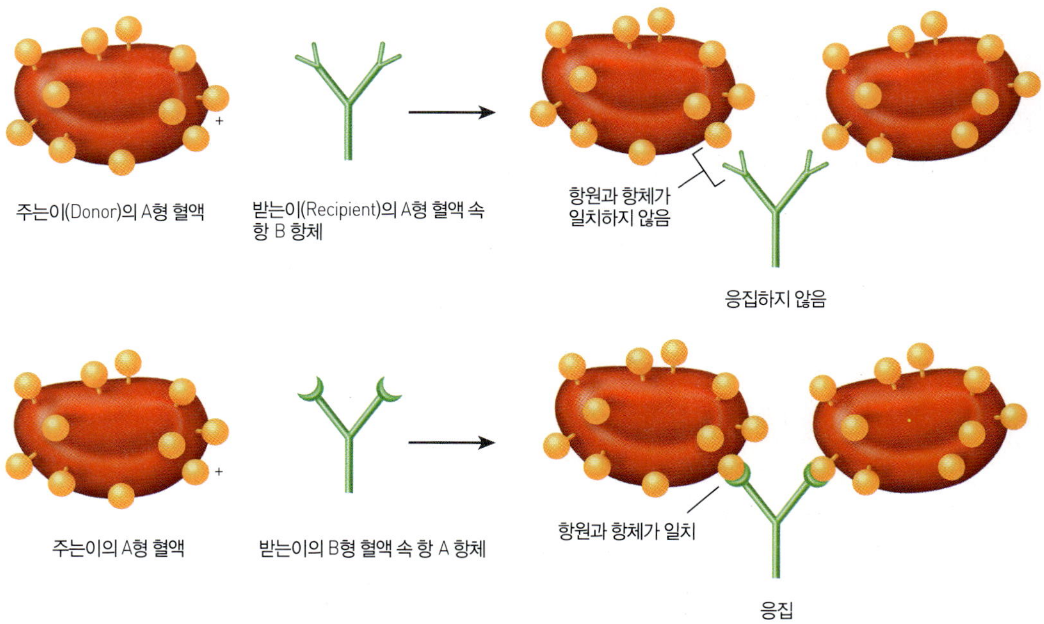

그림 11.11 **응집반응**

임상에서 활용하기 빈혈

빈혈(anemia)은 혈액의 정상 헤모글로빈의 부족으로 적혈구 수의 감소, 적혈구의 헤모글로빈 수의 감소 혹은 두 가지 모두에 의해서 발생된다. 빈혈은 비정상적인 헤모글로빈의 생산으로도 발생할 수 있다.

빈혈은 혈액이 산소를 이동시키는 능력을 감소시킨다. 빈혈을 가지고 있는 사람은 기운이 부족하고 과도하게 피곤함과 무기력함을 느낀다. 이들은 창백하게 보일 수 있고 조금 힘을 쓴 후에는 호흡이 가빠질 수 있다.

빈혈의 일반적인 원인 중 하나는 충분하지 않은 적혈구의 생산이다. 재생불량빈혈 (재생불량성 빈혈, aplastic anemia)은 적색골수(red bone marrow)에서 적혈구 생산, 그리고 종종 백혈구(white blood cell)와 혈소판(platelet) 생산의 능력이 떨어져서 발생된다. 이것은 일반적으로 벤젠과 같은 화학물질, 특정 항생제와 진정제 또는 방사선에 의해 적색골수에 있는 줄기세포(stem cell)의 손상으로 일어난다.

적혈구 생산은 영양결핍에 의해 정상보다 적을 수 있다. 철결핍빈혈 (철겹핍성 빈혈, iron deficiency anemia)은 철분의 섭취나 재흡수가 충분하지 않거나 과도한 철의 손실로 발생한다. 그 결과, 충분하지 않은 헤모글로빈이 생산되고 적혈구의 숫자가 감소하고 적혈구가 정상보다 작게 생산된다.

엽산결핍(folate deficiency)도 빈혈의 원인이다. 엽산결핍의 일반적인 원인은 음식을 통한 엽산섭취가 충분하지 않거나, 가난과 발달장애, 임신부, 그리고 만성 알코올중독이다. 엽산은 DNA 합성을 도와주기 때문에 엽산결핍은 보다 적은 세포분열을 야기하고 그 결과 적혈구 생산을 감소시킨다. 임신기간 동안 엽산의 결핍은 태아의 척추갈림증(spina bifida)과 같은 신경관 손상을 야기할 수 있다.

영양상 빈혈의 종류인 악성빈혈(pernicious anemia)은 엽산 합성에 중요한 비타민 B_{12}의 불충분이 원인으로 비타민 B_{12}의 양이 충분하지 않으면 적혈구생산의 감소를 야기할 수 있다. 비록 섭취한 비타민 B_{12}의 불충분한 수치가 악성빈혈의 원인일 수 있지만, 일반적인 원인은 비타민의 충분하지 않은 재흡수이다. 내인자(intrinsic factor)의 수치가 충분하지 않으면 비타민 B_{12}가 충분히 흡수되지 않아 악성빈혈이 발생된다. 악성빈혈의 대부분은 아마도 우리 몸의 면역계통이 위(stomach)에서 내인자를 생산하는 세포를 파괴하는 자가면역질환(autoimmune disease)이 원인이다.

빈혈의 다른 일반적인 원인은 적혈구의 손실이나 파괴이다. 출혈성 빈혈(hemorrhagic anemia)은 외상, 궤양 혹은 과도한 월경에 의한 혈액손실이 원인이다. 적은 양의 혈액이 일정 시간 동안 손실되는 만성 혈액손실은 철결핍빈혈의 원인이 될 수 있다. 용혈빈혈 (용혈성 빈혈, hemolytic anemia)은 적혈구가 파열되거나 적혈구 파괴속도가 너무 빠를 때 발생한다. 이것은 적혈구의 유전적인 결함이 원인이 될 수 있다. 예를 들어, 유전적 용혈빈혈 중 하나는 세포막의 결함으로 적혈구가 쉽게 파열되는 것이 원인이다. 많은 종류의 용혈빈혈은 약, 뱀독, 인공심장판막, 자가면역질환 혹은 신생아에서의 용혈성 질환에 의한 적혈구의 특이한 손상이 원인이다.

빈혈은 헤모글로빈에서 글로빈 사슬의 합성속도가 줄어들어 생길 수도 있다. 지중해빈혈(지중해성 빈혈, thalassemia)은 유전병으로 지중해, 아시아 그리고 아프리카계에서 발견된다. 만일 헤모글로빈 생산이 심하게 감소하면 보통 20세 이전에 사망한다. 덜 심한 경우에 지중해빈혈은 가벼운 빈혈을 초래한다.

어떤 빈혈은 결함이 있는 헤모글로빈 생산이 원인이다. 낫적혈구빈혈 (겸상적혈구성 빈혈, sickle cell anemia)은 유전병으로 주로 아프리카계 사람들에게서 발견된다. 적혈구가 단단한 낫 모양을 띠며 작은 혈관을 막히게 한다. 이 적혈구는 정상 혈구보다 더 부서지기 쉽다. 심한 경우, 너무 많은 비정상적인 헤모글로빈이 생산되고 대개 30세 이전에 죽음을 초래한다. 많은 경우 충분한 정상 헤모글로빈이 생산되면 비정상적인 헤모글로빈을 보상하고 아무런 증상이 나타나지 않는다.

한다. 미국에서 아주 드문 조합은 AB 음성으로 이것은 인구집단의 1% 미만으로 발생한다.

Rh 항원에 반대하는 항체는 Rh 음성인 사람이 Rh 양성 적혈구에 노출되지 않는 한 만들어지지 않는다. 이것은 수혈(transfusion) 혹은 태아(fetus)에서 엄마에게로 혈액이 태반(placenta)을 가로질러 이동할 때 발생될 수 있다. Rh 음성의 사람이 Rh 양성의 혈액을 수혈 받았을 때 받는이는 Rh 항원에 예민해져 항 Rh 항체를 생산한다. 만일 Rh 음성인 사람이 예민해진 후 불행하게도 Rh 양성의 혈액을 두 번째로 충분히 수혈 받는다면 수혈반응이 일어난다.

Rh 부적합은 엄마가 Rh 음성이고, 태아가 Rh 양성인 경우 임신기간에 주요한 문제로 제기될 수 있다. 만일 태아의 혈액이 태반을 통해 역류하고 엄마의 혈액과 섞인다면 엄마는 Rh 항원에 민감해진다. 엄마는 항 Rh 항체를 생산하고 태반을 가로질러 태아에게로 이동하여 태아의 적혈구의 용해와 응고의 원인이 된다. 이러한 장애를 태아의 **용혈병**(용혈성 질환, hemolytic disease of the newborn; HDN) 혹은 태아적혈모구증(erythroblastosis)이라고 한다(그림 11.12). 엄마가 첫 번째 임신인 경우, 이것은 종종 문제가 되지 않는다. 일반적으로 임신 말기나 출산과정에서 태반이 찢어졌을 때 태아혈액이 엄마에게 누출되는 것이다. 게다가, 엄마가 태아에게 해를 끼칠 수 있는 만큼 충분한 항 Rh 항체를 생산할 시간이 충분하지 않다. Rh 음성인 엄마가 Rh 양성인 첫째 아기를 분만한 뒤, 둘째 아이를 임신한 경우, 엄마는 첫째 태아의 Rh 항원에 민감해져 있기 때문에 문제가 발생될 수 있다. 따라서 태아의 혈액이 Rh 양성이고, 태아의 혈액이 엄마의 혈액

관련된 질환

태아적혈모구증의 치료

Billy Rubin은 태아적혈모구증(HDN)을 가지고 태어났다. 그는 광선요법, 교환수혈, 적혈구형성인자와 모든 효과적인 치료를 받았다.

태아발생 동안 적혈구 파괴 속도의 증가는 엄마의 항 Rh 항체가 빌리루빈(bilirubin)의 생산을 증가시켜 발생되었다. 빌리루빈의 수치가 높아지면 신경세포가 죽으면서 뇌를 손상시킬 수 있지만 태반에서 빌리루빈을 제거하기 때문에 태아에게 일반적으로 문제가 되지 않는다. 출생 후 적혈구가 계속 용해하고 신생아의 간은 많은 양의 빌리루빈을 처리할 능력이 없어 빌리루빈의 수치는 증가할 수 있다. 하지만 피부밑으로 지나는 혈관에 파란색 혹은 흰색의 빛을 노출시키는 광선요법(phototherapy)을 사용하면 빌리루빈을 파괴하여 신생아의 간에서 이것이 제거되게 할 수 있다.

교환수혈(exchange transfusion)은 Rubin의 혈액을 주는이의 혈액으로 대체하여 빌리루빈과 항 Rh 항체의 수치를 감소시킨다. 보다 적은 수의 항 Rh 항체는 응고와 적혈구의 용해를 감소시킨다. 교환수혈은 적혈구의 수가 적은 상태인 빈혈을 완화하는 데 역시 도움을 준다. 교환수혈은 신생아의 혈액을 좀 더 적혈구가 많은 혈액으로 대체하는 것이다. 마지막으로, 적혈구형성인자(erythropoietin)의 투여도 역시 신생아가 좀 더 많은 적혈구를 생산하게 자극하여 빈혈을 치료할 수 있다.

으로 누출된다면 엄마는 빠르게 많은 양의 항 Rh 항체를 생산하고 이것이 태반을 가로질러 태아에게 전해진 결과 태아적혈모구증이 발생된다. HDN은 태아에게 치명적일 수 있기 때문에 엄마 혈액의 항 Rh 항체의 수치를 관찰해야 한다. 만일 수치가 허용될 수 없는 수치까지 증가하면 태아는 HDN의 민감성을 판단하는 실험을 해야 한다. 심한 경우에는 손실된 적혈구를 대처하기 위해 탯줄(제대, umbilical cord)을 통해 수혈을 해야 하거나 아기가 충분히 성숙하였다면 출산해야 한다.

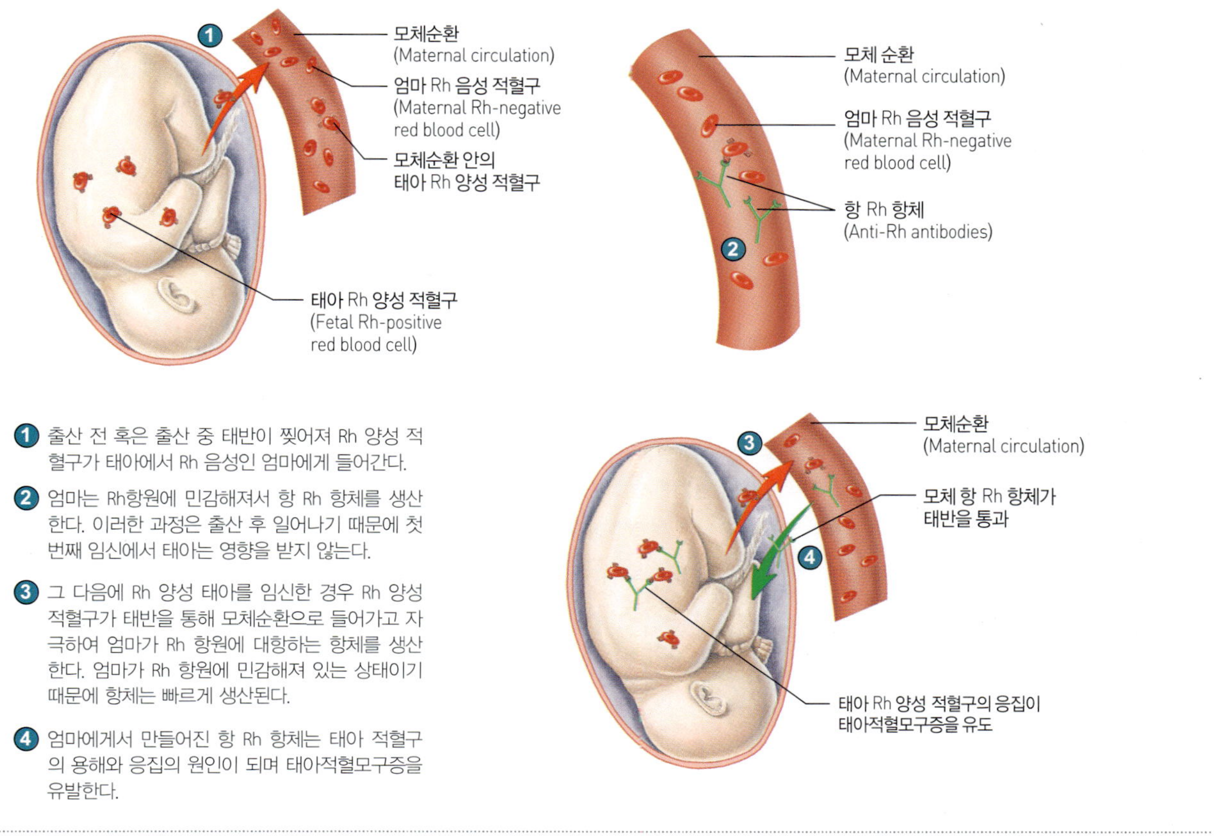

그림 11.12 신생아의 용혈성 질환(태아적혈모구증)

만일 Rh 음성의 엄마가 사전에 Rh 항원에 대항하는 항 Rh 항체가 포함된 Rho 면역글로불린(Rho immune globulin)인 RhoGAM을 주사 맞는다면 HDN 예방은 종종 가능하다. 주사는 임신기간 동안 분만 전, 분만 후 혹은 자연유산, 인공유산 후 즉시 맞아야 한다. 주사된 항체는 태아의 적혈구에 있는 Rh 항원과 결합하고 엄마의 혈액으로 들어갈 수 있다. 이러한 치료는 태아의 Rh 항원을 비활성화시키고 엄마의 민감화(sensitization)를 예방한다.

질병과 질환 : 혈액

상태	설명
적혈구증가증	
상대적 적혈구증가증	탈수나 이뇨 혹은 화상과 같은 혈액 양의 감소로 인한 적혈구의 과잉
일차적 적혈구증가증	알 수 없는 원인에 의한 줄기세포의 손상. 적혈구, 과립구, 혈소판의 과잉생산. 낮은 적혈구생성인자 수치와 지라의 비대에 의한 증상. 혈액의 점도와 혈액 양의 증가는 모세혈관의 막힘과 고혈압의 원인이 될 수 있다.
이차적 적혈구증가증	높은 고도, 만성폐쇄폐질환, 울혈심장기능상실 울혈성 심부전과 같은 원인으로 발생되는 산소공급의 감소로 적혈구가 과잉. 콩팥으로 가는 산소량의 감소는 적혈구형성인자를 자극하고, 그 결과 혈액의 점도와 혈액량의 증가는 모세혈관의 막힘과 고혈압의 원인이 될 수 있다.
응고장애	
파종혈관내응고	혈관을 따라 응고가 발생한 다음 출혈이 일어남. 심한 조직 손상으로 인해 항응고제에 의한 응고 계통에 문제가 생겼을 때 발생함. 감염이나 뱀에게 물렸을 때 혈관벽의 변화에 의해서도 발생한다.
폰 빌레브란트병	대부분 유전적인 출혈장애임. 혈액응고에 혈소판 마개 형성과 활성화 혈소판 관여의 손상. 폰 빌레브란트 인자 혹은 폰 빌레브란트의 혈중 수치를 증가시키는 약을 투여하면 혈소판이 콜라겐에 부착하고 활성화되는 것을 돕는다.
혈우병	유전적 장애로 응고가 비정상적이거나 되지 않는 것. 여러 종류의 혈우병은 각각 응고인자의 결핍이나 기능장애로 발생. 대부분 성별연관 특성을 가지며, 오직 남자에게서만 발병한다(제20장 참고).
혈액의 감염질환	
패혈증	미생물과 그것의 독성이 혈액을 타고 퍼짐. 종종 정맥내주사와 같은 시술에 의해서도 발생. 박테리아에 의한 독의 분비는 패혈쇼크의 원인이 되며 혈압을 감소시키고 사망할 수 있다.
말라리아	말라리아 모기에 의해 혈액에 원생동물이 침투하여 발생. 증상으로는 원생동물이 적혈구를 파괴할 때 발생되는 독에 의한 오한과 열이 있음
감염단핵구증	엡스타인-바 바이러스가 원인으로 침샘과 림프구에 감염. 증상은 감염된 림프구에 대한 면역계통의 반응으로 나타나는 열, 목앓이 그리고 부은 림프절임
후천면역결핍증후군	사람면역결핍바이러스가 원인, 림프구를 감염시키고 면역계통을 억제

※ 자세한 정보들은 **www.mhhe.com/seeleyess8**에서 찾아볼 수 있다.

예상문제에 대한 답

Jessica는 피곤함을 느끼고 그녀의 혈액검사에서 빈혈(anemia)과 일치하는 결과가 나왔다. 낮은 적혈구와 함께 낮은 적혈구수, 낮은 헤모글로빈, 그리고 낮은 적혈구용적률(hematocrit)은 철결핍빈혈(철결핍성 빈혈, iron deficiency anemia)을 나타낸다.

Jessica의 낮은 적혈구 수가 그녀의 조직으로 이동되는 산소를 적게 만드는 원인이 된다. 산소의 낮은 수치는 콩팥에서 적혈구형성인자(erythropoietin) 분비를 촉진하여, 적색골수(red bone marrow)에서 적혈구의 생산을 자극하도록 한다. Jessica의 철 결핍 때문에 헤모글로빈 합성이 느려지는 원인이 되고, 새로 형성된 적혈구는 정상보다 작거나 작은 적혈구가 되었다. 기억할 것이 Jessica는 극심한 배의 통증을 호소하였다. 그녀의 대변에 있는 헤모글로빈의 증가는 소화계통에서 혈액을 손실했음을 시사하며, 그녀의 배통증도 함께 고려하면 이것은 궤양(ulcer)의 존재를 의심해볼 수 있다. Jessica의 주치의는 치료를 결정하기 전 궤양이 있음을 확인하기 위해 추가검사를 지시할 필요가 있다.

CHAPTER

12 심 장

예상문제

은퇴한 Stan 씨는 항상 손자가 야구하는 모습을 관전한다. 어느 날 관중석으로 이동하던 Stan 씨는 숨쉬기가 곤란함을 느껴 병원을 방문했다. 심장의 청진소견에서 제1심음 이후에 불규칙한 심장잡음이 확인되어 심장 전문의에게 의뢰하였다. 일련의 검사를 거쳐 Stan 씨는 승모판부전증(Mitral insufficiency)을 진단받았다. 심장을 공부한 이후에 판막부전증 때문에 유발되는 심장의 주요한 변화를 설명하고 이에 따른 임상증상은 무엇인가?

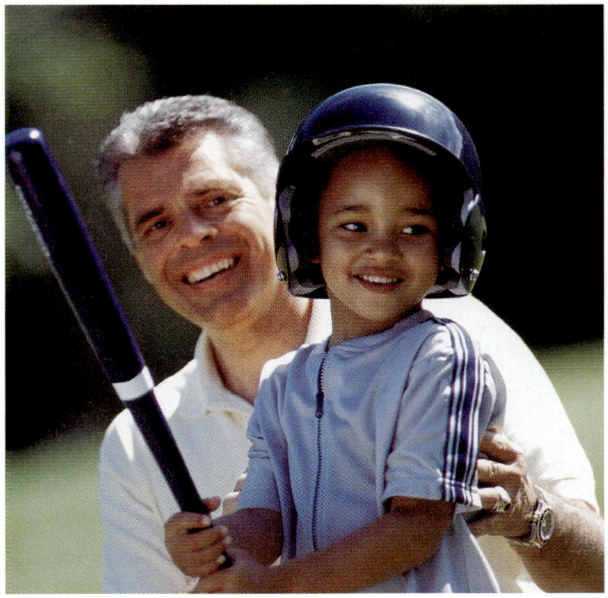

Module 9 Cardiovascular System | Anatomy & Physiology REVEALED® apreveled.com

12.1 심장의 기능

사람들은 심장을 강력한 감정의 근원으로 여기는 경우가 많다. 예를 들어, 두려움이 없는 사람을 "강심장의 소유자"라고 하며, 실연을 당한 사람에게는 "심장이 무너지는 아픔을 겪었다"라고 표현한다. 그러나 감정은 심장의 기능이 아니라 뇌기능에 의해 조절된다. 심장근육으로 이루어진 심장은 혈액을 온몸으로 보내는 기관이며 생명을 유지하는 데 필수적인 기관이다.

도관 속의 액체는 강력한 추진력이 있어야만 움직일 수 있다. 추진력은 펌프에서 만들어지며 증가된 펌프의 압력 때문에 도관의 압력도 증가한다. 따라서 액체는 펌프에서 도관으로, 압력이 높은 곳에서 낮은 곳으로 흐르게 된다. 펌프의 압력이 증가하면 도관의 압력도 증가하고, 펌프의 압력이 감소하면 도관의 압력도 감소한다.

펌프가 도관 속의 물을 흐르게 하는 것처럼, 심장도 강력하게 수축하여 혈액을 혈관 속에서 흐르게 한다. 심장, 혈관과 혈액은 함께 **심장혈관계통**(심혈관계, cardiovascular system)을 형성한다(그림 12.1). 건강한 성인의 심장은 1분당 5L의 혈액을 뿜어낸다. 대부분의 사람에서 심장은 비슷한 박동 속도로 75년 이상을 계속해서 수축한다. 짧은 순간동안 아주 심하게 운동할 때에는 분당 뿜어내는 혈액량이 급증한다. 그러나 심장의 수축능력이 몇 분 정도 소실되면 혈관 속 혈액의 흐름이 정지하고 생명이 위태롭게 된다.

심장은 실제 두 개의 펌프로 이루어져 있다. 오른쪽 심장은 혈액을 허파로 보냈다가 왼쪽 심장까지 보내는 **허파순환**(폐순환, pulmonary circulation)을 담당하고(그림 12.2), 왼쪽 심장은 혈액을 온몸에 있는 조직으로 보냈다가 오른쪽 심장까지 보내는 **온몸순환**(체순환, systemic circulation)을 담당한다.

심장의 기능은 다음과 같다.

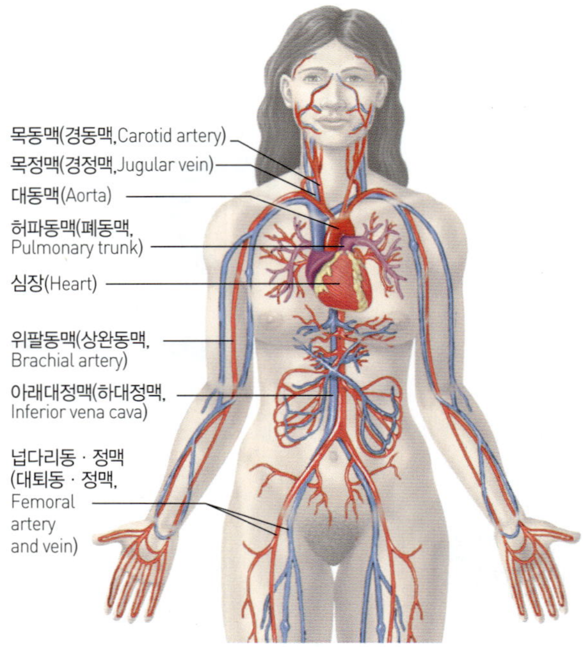

그림 12.1 심장혈관계통
일종의 혈관인 심장과 혈액은 심장혈관계통에서 가장 중요한 구성요소이다.

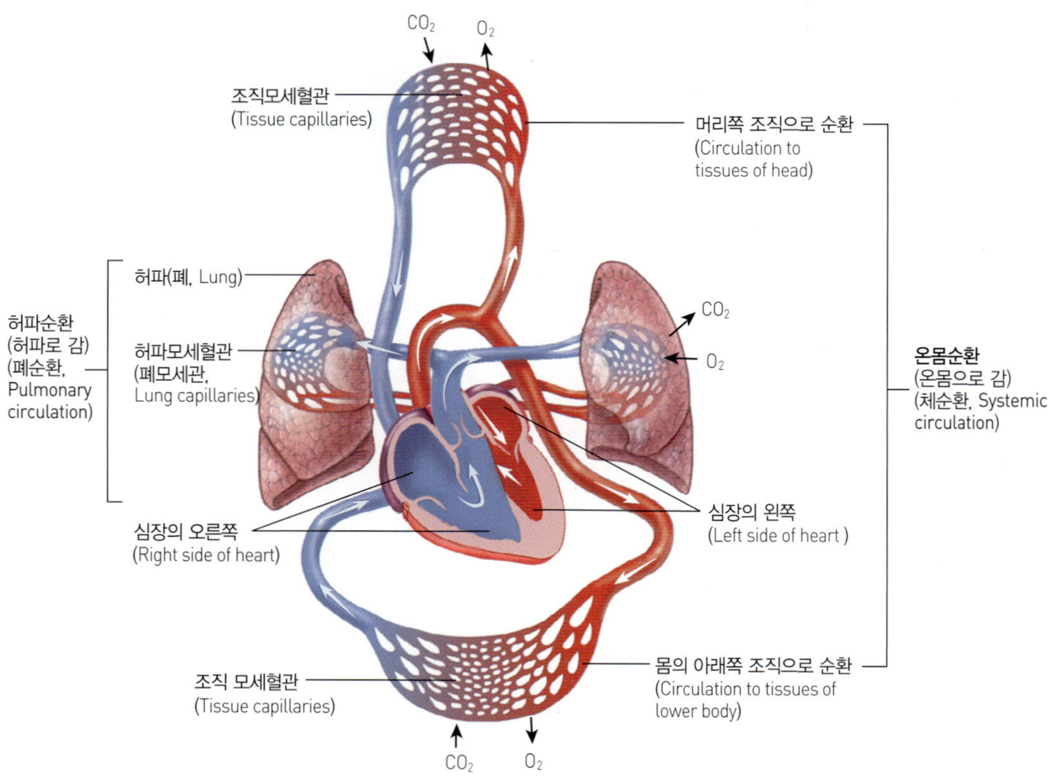

그림 12.2 순환계통의 개요
순환계통은 허파순환과 온몸순환으로 구성된다. 심장의 오른쪽은 허파순환에 관여하여 혈액을 허파로 보내고 심장의 왼쪽으로 되돌아오게 한다. 심장의 왼쪽은 온몸순환에 관여하여 혈액을 조직으로 보내고 심장의 오른쪽으로 되돌아오게 한다.

1. *혈압의 발생*. 심장의 수축은 혈액을 혈관을 통해 이동시키는 데 필요한 혈압을 발생시킨다.
2. *혈액의 분배*. 심장은 허파순환과 온몸순환을 분리하여 산소가 풍부한 혈액을 조직으로 가도록 분배한다.
3. *혈류의 일방통행 확보*. 심장 속의 판막은 혈액이 심장에서 혈관으로 일방통행 하는 것을 보장한다.
4. *혈액 공급의 조절*. 심장 수축의 속도와 힘의 변화는 조직에서 휴식상태 또는 운동 상황에 따라 발생하는 대사량 요구의 변화와 조화를 이루게 한다.

12.2 심장의 크기, 모양과 위치

정상 성인 심장의 모양은 통통한 원뿔 모양이며 주먹을 꽉 쥔 정도의 크기이다. 일반적으로 육체적으로 활동적인 사람의 심장 크기는 덜 활동적인 사람보다 크며, 65세 이후부터 조금씩 크기가 작아진다. 심장에서 둥근 모양으로 돌출된 부분을 **심장꼭대기**(심첨, apex)라고 하고, 반대쪽의 크고 편평한 부분을 **심장바닥**(심저, base)이라고 한다.

심장은 가슴안에서 허파를 감싸고 있는 두 개의 가슴막 사이에 위치한다. 두 개의 가슴막 사이 공간을 **가슴세로칸**(종격, mediastinum)(그림 1.13)이라고 하며, 심장, 기도, 식도 및 이 기관들과 연관된 구조물들이 위치한다. 심장은 자신만의 공간인 **심장막안**(심낭강, pericardial cavity)에 의해 둘러싸여 있다(제 1장 참조).

의료인들에게 가슴안에서 심장의 위치와 모양에 대한 지식은 마우 중요하다. 이 지식을 기반으로 심음을 청진하기 위해 청진기를 정확히 위치시킬 수 있고, 심전도를 측정하는 단자를 정확히 위치시킬 수 있으며 정확한 **심장허파소생술**(심폐소생술, cardiopulmonary resuscitation; CPR)을 시행할 수 있게 된다.

심장은 가슴세로칸에서 바닥이 뒤쪽과 위쪽, 심장꼭대기가 앞쪽과 아래쪽을 향하면서 약간 비스듬하게 놓여 있다. 또한 심장꼭대기가 왼쪽으로 향해 있어서 심장의 2/3 정도는 복장뼈를 중심으로 왼쪽에 위치하게 된다(그림 12.3a).

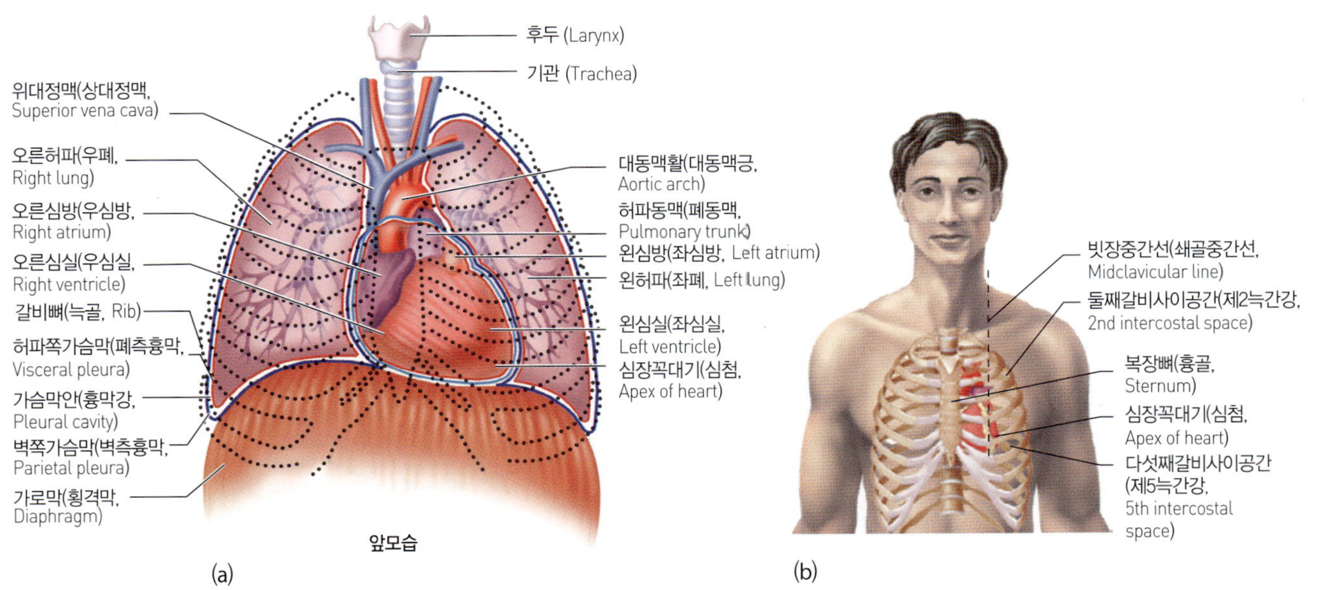

그림 12.3 심장의 위치

(a) 심장은 가슴안에서 허파 사이에 위치하고, 복장뼈보다 약간 왼쪽으로 치우친 깊은 곳에 위치한다.

(b) 복장뼈 아래쪽에 위치한 심장바닥은 위쪽으로 둘째갈비사이공간으로 확장하고, 심장꼭지는 왼쪽 다섯째갈비사이공간과 빗장중간선에서 약 7~9cm 왼쪽에 위치한다.

심장바닥은 복장뼈보다 깊은 곳에 위치하며, 둘째갈비사이공간까지 확장되기도 한다. 심장꼭대기는 왼쪽 다섯째갈비사이공간과 빗장중간선(빗장뼈의 중간에서 수직으로 아래쪽으로 확장된 선)에서 7~9cm 정도 왼쪽에 위치한다(그림 12.3b).

12.3 심장의 구조

심장 내부의 구조

심장은 근육성 펌프이며 네 개의 방, 즉 오른심방과 왼심방, 그리고 오른심실과 왼심실로 이루어진다(그림 12.4).

오른심방과 왼심방

심방은 정맥으로부터 혈액을 받아들인다. 심방의 기능은 혈액의 저장고이며, 정맥을 통해 이동한 혈액을 모아서 심실로 보낸다. 심방의 수축은 심실의 혈액 충만을 완료시킨다. 오른심방은 세 개의 정맥이 연결된다. 위대정맥과 아래대정맥은 온몸에서 온 혈액을 오른심방으로 이동시키고(그림 12.4), 나머지 한 개는 심장 자체에 영양분을 공급했다가 모여 든 혈액을 이동시키는 심장정맥굴이다. 왼심방은 허파에서 시작된 혈액을 운반하는 두 쌍의 허파정맥과 연결된다. 오른심방과 왼심방은 **심방사이막**(심방중격, interatrial septum)에 의해 서로 구역이 나뉜다.

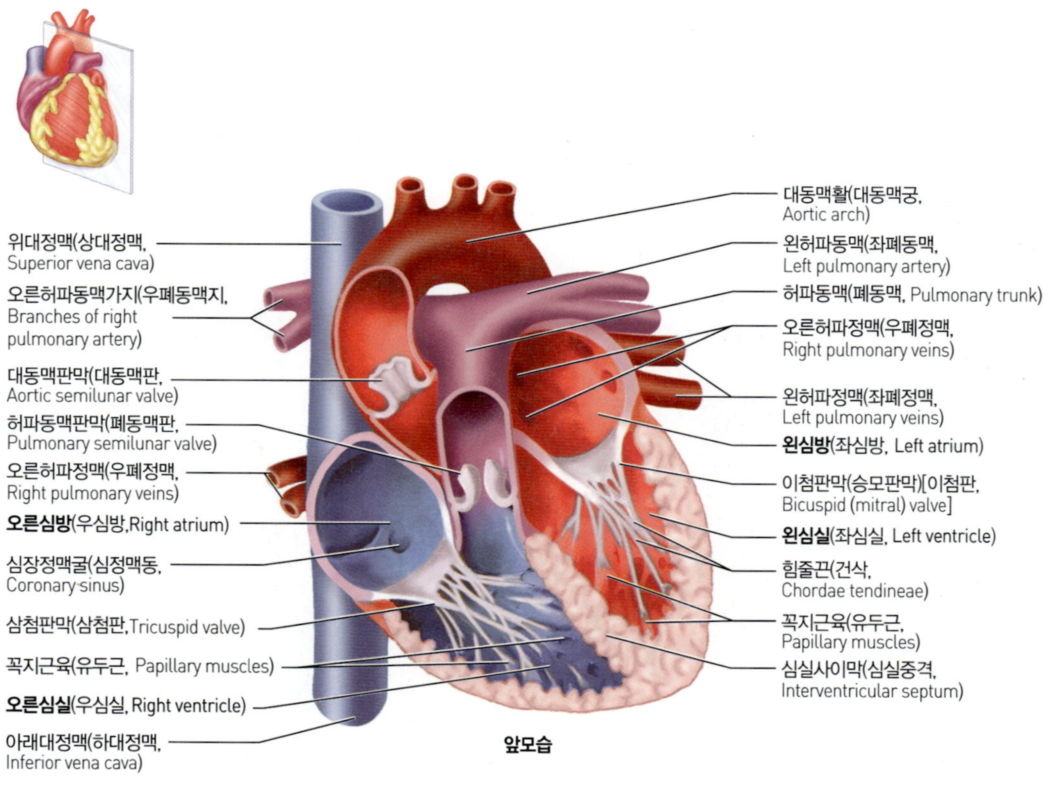

그림 12.4 심장 내부의 구조
심장을 관상면으로 잘라서 심장 내부의 해부학적 구조를 보여주고 있다.

오른심실과 왼심실

심실은 혈액을 뿜어내는 펌프기능 역할을 하는 주요한 부분이다. 심실에서 뿜어져 나온 혈액은 동맥으로 들어가고, 심실의 수축력에 의해 혈액은 순환계통을 흐를 수 있게 된다. 심방은 심실로 연결되고, 각각의 심실은 한 개의 큰 동맥혈관과 연결된다. 오른심실은 허파동맥 속으로 혈액을 보내고, 왼심실은 대동맥 속으로 혈액을 보낸다. 오른심실과 왼심실은 근육성 조직인 **심실사이막**(심실중격, interventricular septum)에 의해 서로 구역이 나뉜다(그림 12.4).

왼심실의 두께는 오른심실보다 더 두껍기 때문에 왼심실은 오른심실보다 강력하게 수축하고 더 높은 혈압을 생산한다. 왼심실이 수축하면 혈압이 약 120mmHg에 이르게 되지만, 오른심실이 수축하면 혈압은 왼심실 혈압의 1/5정도밖에 되지 않는다. 혈압은 다르지만 두 심실에서 뿜어내는 혈액량은 거의 같다. 더 높은 압력을 지닌 혈액은 더욱 멀리 이동할 수 있어 온몸순환이 가능한 반면 낮은 압력을 지닌 혈액은 가까운 부분인 허파순환을 하게 된다(그림 12.2).

심장의 판막

방실판막(방실판, atrioventricular valve)은 심방과 심실 사이에 위치한다. 오른심방과 오른심실 사이의 방실판막은 첨판이 세 개이기 때문에 **삼첨판막**(삼첨판, tricuspid valve)이라고 하며(그림 12.5a), 왼심방과 왼심실 사이의 방실판막은 첨판이 두 개여서 **이첨판막**(이첨판, bicuspid valve)이라고 하는데 그 생김새가 천주교 대주교의 모자를 닮아서 *승모판막*(승모판, *mitral valve*)이라고도 한다(그림 12.5b). 방실판막의 기능은 심방에서 심실로 이동한 혈액이 다시 심방으로 역류하는 것을 막는 것이다. 심실이 이완하면 심방의 높은 압력에 의해 방실판막이 열려서 혈액이 심방에서 심실로 이동한다(그림 12.6a). 반대로, 심실이 수축하면 혈액이 방실판막쪽으로 이동하면서 방실판막을 닫는다(그림 12.6b).

심실에는 원뿔 모양의 근육기둥인 **꼭지근육**(유두근, papillary muscle)이 있다. 이 꼭지근육에서 시작한 얇고 강력한 끈 모양의 결합조직인 **힘줄끈**(건삭, chordae tendineae)은 방실판막의 첨판과 연결되어 있다. 심실이 수축할 때 꼭지근육도 수축하면서 방실판막의 첨판에 연결된 힘줄끈을 잡아당기게 되면 방실판막이 심방쪽으로 열리지 못하게 된다(그림 12.5a, 그림 12.6).

대동맥과 허파동맥이 시작하는 입구에 **대동맥판막**(대동맥판, aortic valve)과 **허파동맥판막**(폐동맥판, pulmonary valve)이 있다(그림 12.4). 이 판막들은 주머니 모양의 반달첨판을 세 개씩 갖는다(그림 12.5b, 그림 12.6). 심실이 수축하면 증가된 압력에 의해 반달첨판이 열리고(그림 12.6b), 심실이 이완하면 대동맥과 허파동맥의 압력이 심실 속의 압력보다 높아지기 때문에 혈액이 대동맥과 허파동맥에서 심실쪽으로 역류하게 된다. 역류한 혈액에 의해 첨판이 불룩해지면서 세 개

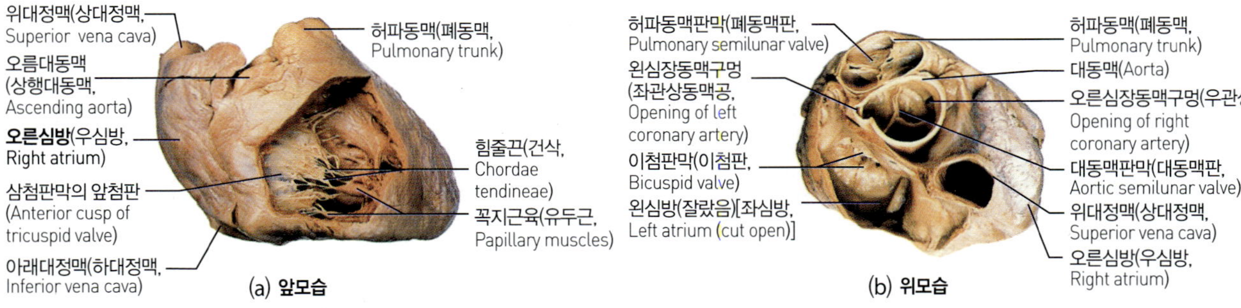

그림 12.5 심장의 판막

(a) 삼첨판막, 힘줄끈과 꼭지근육을 볼 수 있는 앞모습. (b) 심장의 위모습으로, 세 개의 반달첨판이 서로 만나면서 혈액의 역류를 방지하고 있는 것을 확인하자.

의 반달첨판이 서로 맞닿으면서 혈관의 입구를 막게 되어 대동맥과 허파동맥의 혈액이 심실로 역류하지 못하게 된다(그림 12.6a).

심장뼈대(심골격, cardiac skeleton)라는 결합조직은 방실판막과 반달판막 주변을 동그랗게 감싸서 이들을 단단하게 지탱해 준다(그림 12.7). 심장뼈대는 심방과 심실 사이에서 전기적 절연체 역할을 하며 심장근육의 부착점이 된다.

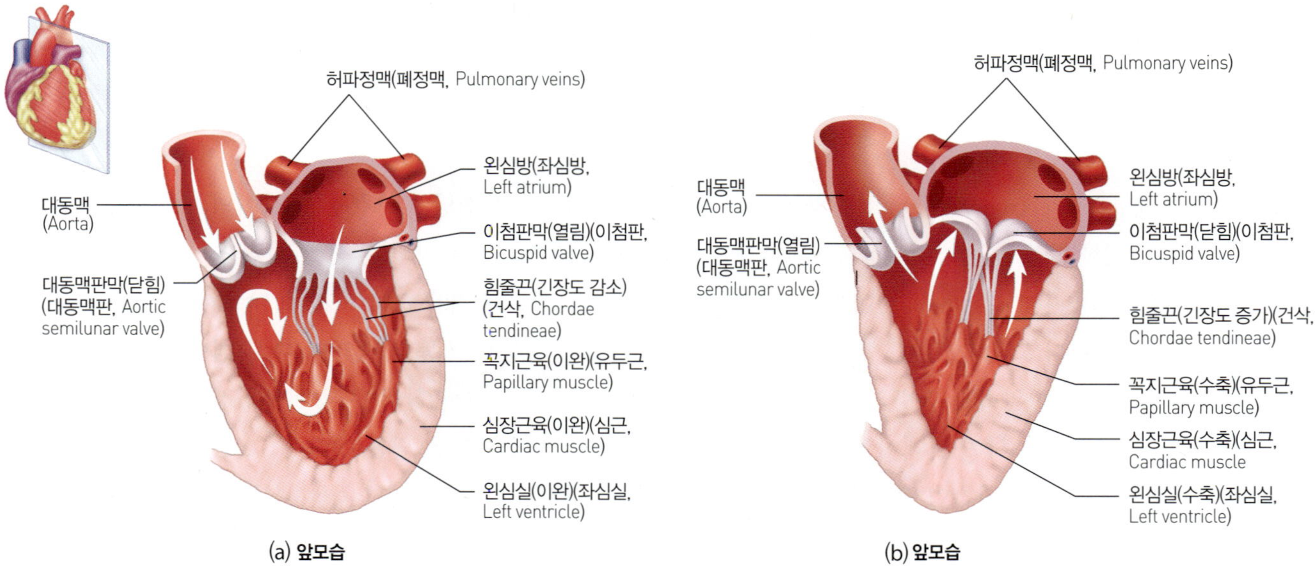

그림 12.6 심장판막의 기능

(a) 왼심실이 이완하면서, 왼심실의 압력은 왼심방의 압력보다 낮아진다. 왼심방에서 시작된 혈류가 이첨판막을 열고 왼심실로 혈액을 보낸다. 동시에, 대동맥에 있는 혈류는 이완하고 있는 왼심실을 향해 역류하면서 대동맥판막을 닫으면 대동맥의 혈액이 왼심실로 들어오지 못한다.
(b) 왼심실이 수축하면 혈류가 왼심방을 향하면서 이첨판막을 닫아 왼심방으로 혈액이 역류하지 못한다. 왼심실의 압력이 대동맥의 압력보다 커지는 순간 대동맥판막이 열려 혈액이 내뿜어진다.

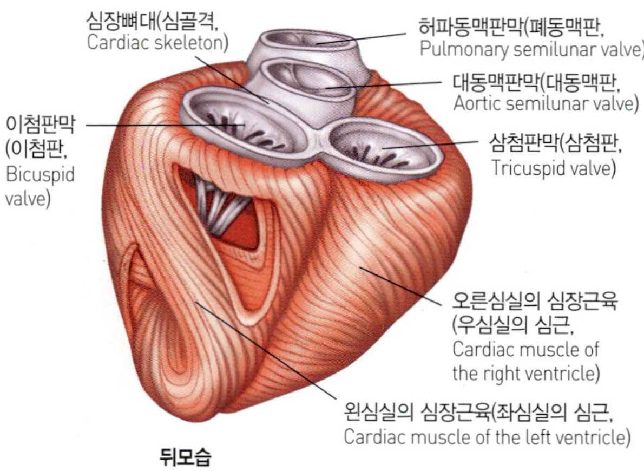

그림 12.7 심장뼈대

심장뼈대는 심장의 판막을 둘러싸고 심방과 심실을 분리하는 고리 모양의 결합조직이다. 심장근육은 섬유성 결합조직에 부착한다. 심장뼈대 부착한 근육섬유들이 수축하면 마치 빨래를 비틀어 짜는 듯한 운동이 발생하고 심장꼭지와 심장바닥 사이의 거리가 짧아진다.

심장을 통한 혈액의 흐름

심장을 통한 혈액의 흐름은 그림 12.8에 묘사되어 있다. 그림에서는 마치 혈액이 오른쪽 심장에서 왼쪽 심장으로 흐르는 것처럼 묘사되어 있다. 하지만 두 심방이 동시에 수축하고 난 뒤에, 두 심실이 동시에 수축한다는 사실을 이해하는 것이 매우 중요한다. 이 개념은 심장의 전기적 활동, 혈압의 변화와 심음을 공부할 때 매우 중요하다.

온몸순환을 거친 혈액은 위대정맥과 아래대정맥을 거쳐 오른심방으로 들어가고 심장근육의 혈액은 심장정맥굴

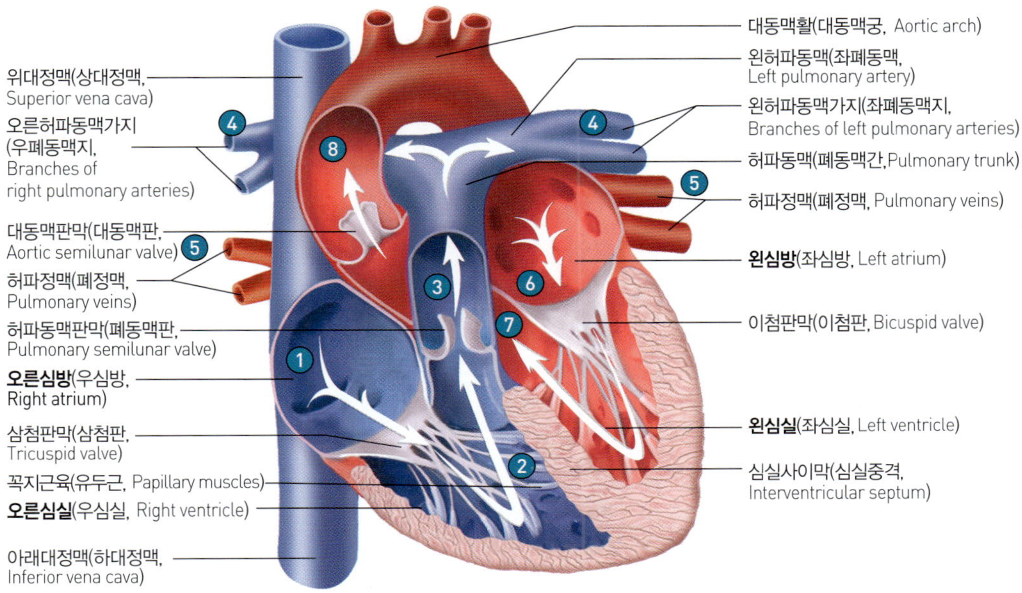

(a)

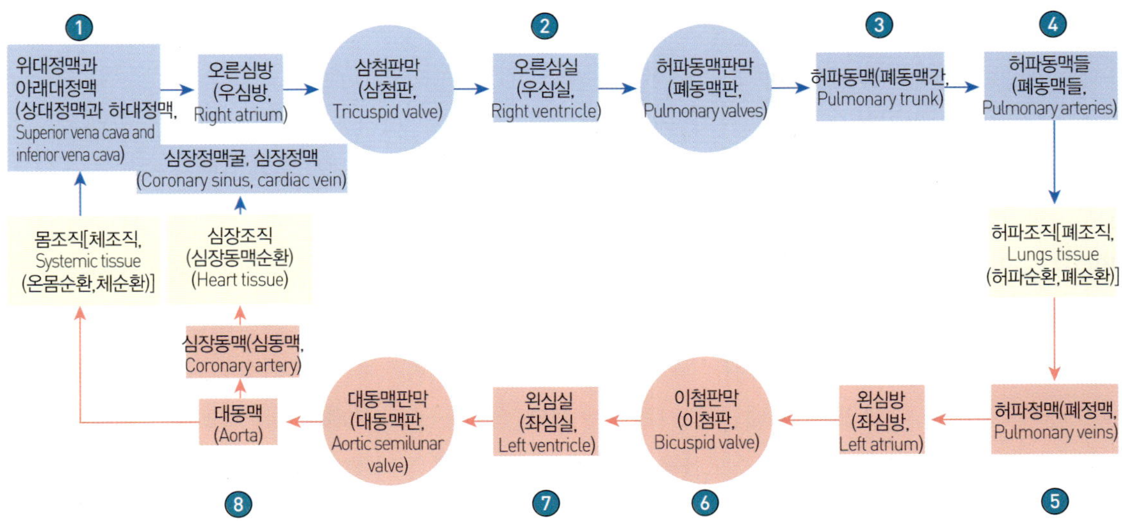

(b)

그림 12.8 심장의 통과하는 혈류

(a) 심장의 관상면으로, 네 개의 방 구조와 혈류(보라색 숫자)를 나타낸다.
(b) 온몸순환과 허파순환에서 혈류가 지나가는 구조물을 순서대로 나열한 모식도. 심장의 판막은 동그라미 속에 적었고, 산소가 부족한 혈액은 파란색으로, 산소가 풍부한 혈액은 빨간색으로 표시하였으며 혈류는 녹색 숫자로 나타냈다.

(coronary sinus)을 거쳐 오른심방으로 들어간다. 오른심방으로 유입된 혈액의 대부분은 오른심실이 이완할 때 오른심실로 들어간다. 심실의 이완이 완료되기 바로 전에 오른심방이 수축하여 오른심방 속의 혈액을 오른심실로 이동시키면서 오른심실의 혈액충만이 완료된다.

오른심방 수축 이후에 오른심실의 수축이 시작하며, 오른심실의 수축력에 의해 삼첨판막이 닫힌다. 오른심실 속의 압력이 증가하면서 닫혀 있던 허파동맥판막을 열게 되고, 혈액을 허파동맥으로 보낸다. 오른심실이 이완하면 압력이 급격히 감소하여 허파동맥의 압력이 오른심실보다 커지게 되고, 허파동맥 속의 혈액이 역류하면서 허파동맥판막을 닫는다.

허파동맥(폐동맥, pulmonary artery)은 오른허파동맥(우폐동맥)과 왼허파동맥(좌폐동맥)으로 갈려 허파에 혈액을 공급하고, 허파에서 혈액 속의 이산화탄소를 내보내고 산소를 받는다. 허파로 왔던 혈액은 네 개의 허파정맥을 통해 왼심방으로 들어간다(그림 12.8). 왼심방에 있던 대부분의 혈액은 왼심실이 이완할 때 왼심실로 유입된다. 왼심실의 이완이 끝날 무렵, 왼심방이 수축하면서 왼심방에 남아 있던 혈액을 왼심실로 보내면서 왼심실 채우기가 끝난다.

왼심방 수축 이후에 왼심실의 수축이 시작하며, 왼심실의 수축력에 의해 승모판막이 닫힌다. 왼심실 속의 압력이 증가하면서 닫혀 있던 대동맥판막을 열게 되고, 혈액을 대동맥으로 보낸다. 대동맥으로 유입된 혈액은 몸 전체로 혈액을 보내며, 허파는 대동맥이 아닌 허파동맥에 의해 혈액을 공급받는다. 왼심실이 이완하면 압력이 급격히 감소하여 대동맥의 압력이 왼심실보다 커지게 되고, 대동맥 속의 혈액이 역류하면서 대동맥판막을 닫는다.

심장의 혈액 공급

심장동맥

심장벽을 구성하는 심장근육은 두껍고 대사활동이 매우 활발하다. 두 개의 **심장동맥**(관상동맥, coronary artery)이 심장근육에 혈액을 공급한다(그림 12.9a). 대동맥판막의 바로 위쪽의 대동맥에서 심장동맥은 분지하며, 왼심장동맥은 대동맥의 왼쪽에서 분지한다. **왼심장동맥**(좌관상동맥, left coronary artery)에는 앞심실사이가지, 휘돌이가지, 왼모서리가지라는 세 개의 주요 분지가 있다. 이 중 **앞심실사이가지**(전실간지, anterior interventricular branch)는 심실사이고랑에 위치하고, **휘돌이가지**(회선지, circumflex branch)는 방실사이고랑을 거쳐 왼쪽으로 휘면서 심장의 뒤면까지 확장한다. 또한 **왼모서리가지**(좌연지, left marginal branch)는 휘돌이가지에서 분지하여 왼심실의 가쪽벽을 따라 아래로 확장한다. 그래서 왼심장동맥의 가지들은 심장의 앞벽과 대부분의 왼심실에 혈액을 공급한다. **오른심장동맥**(우관상동맥, right coronary artery)은 대동맥의 오른쪽에서 분지한다. 방실사이고랑을 거쳐 오른쪽으로 확장하고 심장의 뒤면으로 향해서 뒤심실사이고랑으로 확장하여 **뒤심실사이가지**(posterior interventricular branch)을 분지한다. **오른모서리가지**(우연지, right marginal branch)는 오른심실의 가쪽벽을 따라 확장한다. 오른심장동맥은 왼심실의 뒤면과 대부분의 오른심실에 혈액을 공급한다.

휴식상태에서 뼈대근육으로 가는 혈액 속의 산소는 약 25% 정도만 소비되는 반면 심장동맥의 혈액에 있는 산소는 거의 70%가 소모된다. 운동을 하게 되면 뼈대근육으로 가는 혈액 속의 산소가 70% 이상 소모되지만, 심장동맥의 혈액은 심장근육을 활발하게 움직일 만큼의 산소 소모율을 증가시키지 못하게 된다. 따라서 운동을 하게 되면 심장근육이 원하는 산소를 제공하기 위해 심장동맥으로 보내는 혈액의 빈도가 증가해야만 한다. 또한 온몸으로 가는 혈류가 많은 때는 심실이 수축할 때이지만, 심장동맥의 혈류가 많은 때는 심실이 이완하거나 심장근육의 수축이 심장동맥을 막지 않을 때이다.

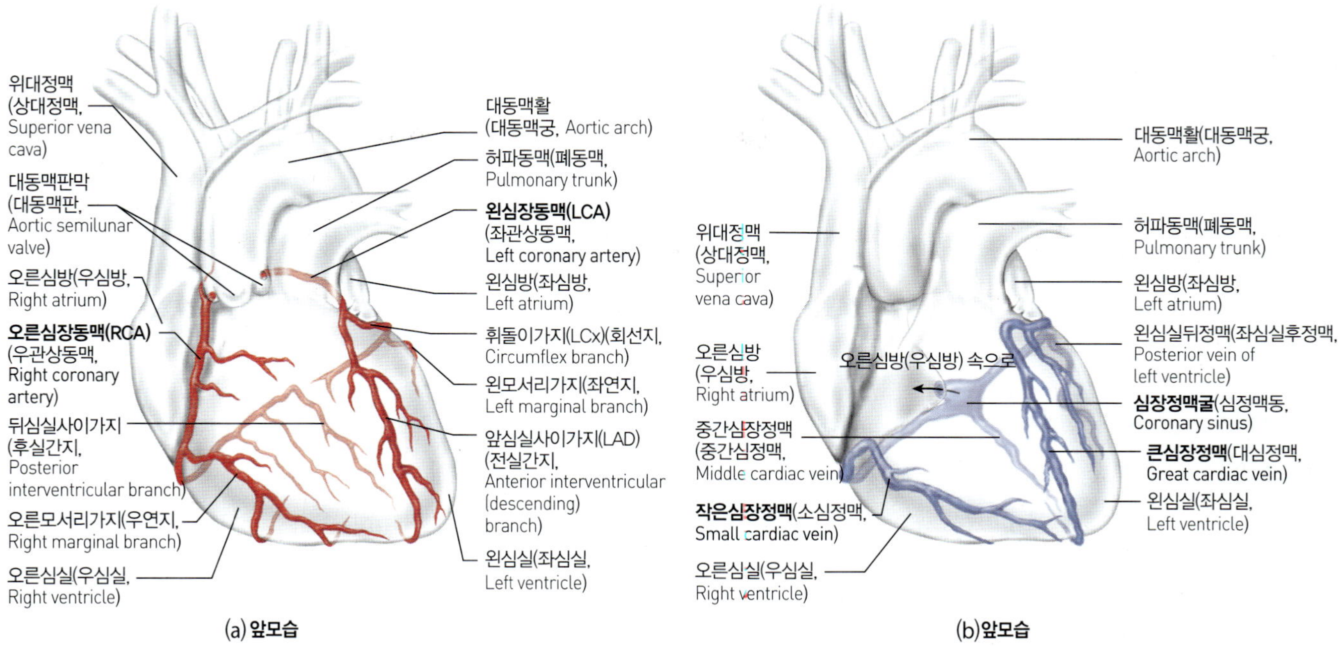

그림 12.9 **심장의 혈액 공급**

심장의 표면에 있는 혈관들을 그림으로 표시하였는데, 진한 색으로 그린 것을 앞쪽에 있는 혈관이고, 약한 색으로 그린 것은 뒤쪽에 있는 혈관이다.
(a) 심장동맥은 심장의 벽에 혈액을 공급한다. (b) 심장정맥은 심장벽에서 비롯된 혈액을 다시 오른심방으로 보낸다.

심장정맥

심장정맥(관상정맥, cardiac vein)은 심장근육에서 온 혈액을 운반하고, 심장동맥과 거의 동반하며 심장 뒤면의 방실사이 고랑에 있는 큰 정맥인 **심장정맥굴**(심정맥동, coronary sinus)로 유입된다. 심장정맥굴의 혈액은 오른심방으로 연결되며(그림 12.9b), 몇몇 작은 심장정맥은 직접 오른심방으로 유입된다.

12.4 심장 기능의 조절

심장 기능을 측정하기 위해 다양한 측정법이 있다. **심장박출량**(cardiac output; CO)은 1 분당 심실에 의해 뿜어지는 혈액량이다. **일회박출량**(stroke volume; SV)은 심장이 한 번 수축할 때 뿜어지는 혈액량이고, **심장박동수**(heart rate; HR)는 1분당 심장이 수축하는 숫자이다. 심장박출량은 일회박출량 곱하기 심장박동수로 계산할 수 있다.

$$\underset{(\text{mL/min})}{\text{심장박출량(CO)}} = \underset{(\text{mL/beat})}{\text{일회박출량(SV)}} \times \underset{(\text{beats/min})}{\text{심장박동수(HR)}}$$

평상시에 심장박동수는 약 72 beats/min이고, 일회박출량은 약 70mL/beat이기 때문에 심장박출량은 5L/min 정도가 된다.

$$\begin{aligned} CO &= SV \times HR \\ &= 70\text{mL/beat} \times 72\text{ bpm} \\ &= 5{,}040\text{mL/min(약 5L/min)} \end{aligned}$$

임상에서 활용하기 승모판막부전증의 예후

심장판막이 완전히 닫히지 않는 임상 증상을 판막부전증(valvular insufficiency)이라고 한다. 판막부전증이 생기면 혈류를 막아야 할 곳에서 혈액이 새서 혈류의 반대방향으로 혈액이 흐르게 된다. 예를 들어, 승모판막부전증은 왼심실이 수축하는 동안 혈류가 왼심실에서 왼심방으로 흐르는 현상이며, 이 현상 때문에 대동맥으로 뿜어져야 할 혈액량이 감소한다. 따라서 왼심실이 수축하는 동안 왼심방과 허파정맥의 압력이 많이 증가한다. 왼심실이 이완하는 동안, 추가적으로 왼심방으로 이동했던 혈액이 정상적으로 허파정맥을 거친 혈액과 합쳐져서 왼심실로 유입된다. 따라서 왼심실로 들어오는 혈액량이 정상보다 많아지게 된다. 왼심실을 채우는 혈액이 증가하게 되면 왼심실비대를 유발할 수 있고 심장기능상실이 될 수도 있다. 허파정맥의 압력이 증가하면 허파부종이 생길 수도 있다.

심장박동수와 일회박출량은 사람마다 상당히 다양하다. 운동선수들은 운동에 의해 심장의 크기가 커져 있어서 일회박출량이 많고 심장박동수가 적은 경향이 있다. 일반인은 빠른 심장박동수와 적은 일회박출량을 갖는 경향이 있다. 운동을 할 때, 일반인의 심장박동수는 1분당 190회 정도, 일회박출량은 115mL/beat이 된다. 따라서 심장박출량은 약 22L/min이 된다.

$$
\begin{aligned}
CO &= SV \times HR \\
&= 115\ \text{mL/beat} \times 190\ \text{bpm} \\
&= 21,850\ \text{mL/min}(\text{약 } 22\ \text{L/min})
\end{aligned}
$$

이 때 심장박출량은 평상시 보다 몇 배나 커진 것이다. 운동선수들은 일반인보다 심박출량을 더 많이 높일 수 있다. 일회박출량과 심장박동수를 조절하는 조절기전은 내재적 조절과 외재적 조절로 분류할 수 있다.

심장의 내재적 조절

심장의 **내재적 조절**(intrinsic regulation)은 심장 자체가 함유하고 있는 조절기전을 뜻한다. 심장근육에 의해 생산된 수축력은 심장근육섬유의 긴장도와 연관된다. 심실이완기의 끝에서 심실 속에 있는 혈액량은 심장근육섬유의 긴장도를 결정한다. **복귀정맥혈**(venous return)은 심장으로 돌아온 혈액량이고, 심실이완이 완료되었을 때 심실벽에 가해진 긴장도는 **전부하**(preload)라고 한다. 만약 복귀정맥혈이 증가하고, 심장에 혈액이 많아져서 심장근육섬유 긴장도가 커지면 전부하가 증가한다. 이에 반응하기 위해서, 심장근육섬유가 더 큰 힘으로 수축해야 한다. 수축력이 증가할수록 심장에서 뿜어지는 혈액량이 증가하여 일회박출량이 증가한다. 복귀정맥혈이 증가하면 전부하가 증가하고, 심장박출량도 증가한다. 반대로, 복귀정맥혈이 감소하면 전부하가 감소하고, 심장박출량도 감소한다. 전부하와 일회박출량 사이의 연관성을 심장의 **Starling 법칙**(Starling's law of the heart)이라고 한다.

복귀정맥혈에 영향을 주는 요소들이 여러 개이기 때문에, 심장의 Starling 법칙은 심장박출량에 영향을 끼치는 주요한 요소이다. 예를 들어, 운동을 하면서 근육이 작용하면 복귀정맥혈이 증가하여 전부하의 증가, 일회박출량의 증가와 심장박출량의 증가가 나타난다. 뼈대근육의 운동에 의해 산소공급이 증가해야 하는데 증가한 심장박출량 때문에 이 문제를 해결할 수 있다.

후부하(afterload)는 심실이 혈액을 내뿜기 위해 반드시 극복해야 하는 압력을 뜻한다. 고혈압 환자는 심실이 수축하는 동안 대동맥 압력이 증가된 상태이기 때문에 증가한 후부하 상태이다. 심장은 왼심실에서 대동맥으로 혈액을 보내기 위해 더 큰 힘으로 수축해야 하며, 심장에 무리가 생겨서 결국에는 심장기능상실이 될 수도 있다. 감소한 후부하는 심장이 수행해야만 하는 일의 양을 줄일 수 있다. 혈압이 높지 않은 사람은 후부하가 높지 않아서 고혈압 환자보다 심장

임상에서 활용하기 심장기능상실의 예후

심장기능상실이 젊은 나이에도 발병할 수 있지만, 보통은 노인에서 심장근육이 점진적으로 약해져서 발생한다. 심장기능상실이 나타나면, 심장근육세포가 심하게 늘어나서 일회박출량을 증가시키지 못하면서 심장으로 돌아온 혈액을 내뿜지 못하게 된다. 따라서 혈액이 정맥으로 역류하게 된다. 오른심실의 기능이 상실된 오른심장기능상실증(우심부전증, right heart failure)이 나타나면 전신에서 온 정맥혈액이 심장으로 들어오지 못하게 된다.

정맥에 혈액이 정체하면 혈관 바깥쪽 조직으로 액체가 빠져 나가서 다리와 발 부위에 부종이 생길 수 있다. 왼심실의 기능이 상실된 왼심장기능상실증(좌심부전증, left heart failure)이 나타나면, 허파에서 심장으로 들어오는 정맥이 역류하게 된다. 허파정맥에 혈액이 정체하면 허파에 부종을 유발하고 숨을 쉬기가 곤란해진다.

기능상실이 걸릴 확률이 낮다. 그러나 후부하는 전부하보다 심장박출량에 끼치는 영향이 적다.

심장의 외재적 조절

심장의 **외재적 조절**(extrinsic regulation)은 신경이나 화학물질과 같이 심장 바깥쪽에서 심장을 조절하는 기전을 뜻한다.

신경조절: 압력수용기 반사

신경조절은 자율신경계통을 통해 그 영향이 전달된다. 교감신경과 부교감신경섬유는 굴심방결절(동방결절)에 영향을 주어 심장을 지배한다. 교감신경의 자극은 심장박동수와 일회박출량을 증가시키는 반면, 부교감신경의 자극은 심장박동수만을 감소시킨다.

압력수용기 반사(baroreceptor reflex)는 심장의 기능을 조절하는 데 중요한 역할을 담당한다. **압력수용기**(baroreceptor)와 뻗침수용기(신전수용기)는 대동맥과 속목동맥 벽의 혈압을 감시한다. 이들 혈관 벽의 긴장도가 혈압의 변화에 의해 변하면 압력수용기의 활동전위 진동수가 증가한다. 이 활동전위는 신경을 거쳐 뇌줄기인 숨뇌로 전달된다.

심장조절중추(cardioregulatory center)인 숨뇌는 압력수용기에서 비롯된 활동전위를 받아들여 통합한다. 숨뇌는 대뇌와 척수를 거쳐 심장을 조절하는 교감신경과 부교감신경섬유의 활동전위를 조절한다. 또한 숨뇌는 교감신경에 영향을 주어 부신을 자극하도록 한다. 부신에서 분비되는 에피네프린과 노르에피네프린은 일회박출량과 심장박동수를 증가시킨다.

관련된 질환

발작성 심방성 빈맥증

70세 나이인 Beat 씨는 딸과 저녁 식사를 하러 갔다. Beat 씨가 차에서 내리려는 순간 어지러움을 느꼈고, 얼굴이 창백해지면서 가슴에 통증을 느꼈다. 딸이 Beat 씨의 심장박동수를 측정하니 1분에 180~200회이면서도 불규칙하다는 것을 알았다. 딸은 Beat 씨를 근처 병원 응급실로 데려갔다. 의사는 Beat 씨의 심장박동수가 충분함에도 불구하고 혈압이 매우 낮은 것을 확인했다. 과거 병력에서 발작성 심방성 빈맥증(paroxysmal atrial tachycardia)을 진단받은 적이 있어서 Beat 씨는 규칙적으로 칼슘 통로 차단제를 복용하고 있었다.

빈맥증은 심방에서 시작된 빠른 주기의 박동이 생기는 것이 특징이다. 발작성이란 용어는 빈맥증의 원인을 알 수 없다는 뜻이다. 심장박동수가 불규칙한 것은 심방을 수축시키는 활동전위의 빈도가 심실이 수축하는 빈도보다 많기 때문이다. 따라서 모든 심방의 수축이 심실의 수축을 유발하지 못한다. Beat 씨의 혈압이 낮은 것은 심장박동수가 너무 빨라서 심방이나 심실로 혈액을 채울 수 있는 시간이 부족하기 때문이다. 그래서 Beat 씨 심장에서의 일회박출량과 심장박출량이 적었다. 가슴통증은 심장근육의 활동이 많아졌음에도 불구하고 심장동맥에서 심장근육으로 보내는 혈류가 부족하여 심장근육이 충분한 산소를 공급받지 못하기(허혈상태) 때문이다.

일단 Beat 씨의 심장박동수와 주기가 안정화된 다음 칼슘 통로 차단제로 치료를 시작하였다. 칼슘 통로 차단제와 함께 심장근육 수축 빈도를 줄이지만 수축력을 증가시키는 디곡신(digoxin)을 함께 복용하면 발작성 심방성 빈맥증에 도움이 된다.

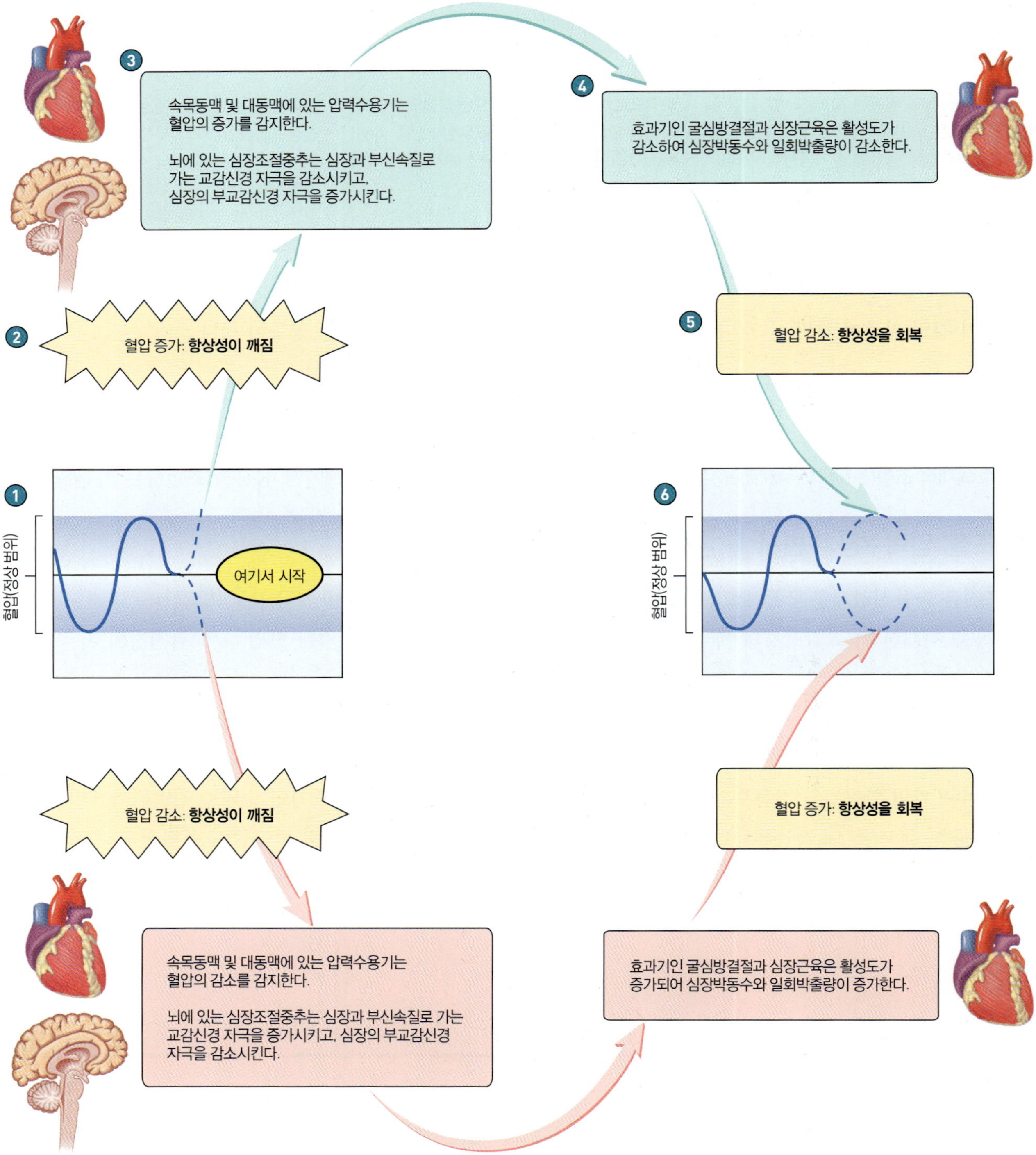

항상성 그림 12.10 압력수용기 반사

압력수용기 반사는 혈압의 변화에 반응하여 항상성을 유지한다.
(1) 혈압이 정상 범위에 머무른다.
(2) 혈압이 증가하여 정상 범위를 벗어나면 항상성이 깨진다.
(3) 속목동맥 및 대동맥에 있는 압력수용기는 혈압의 증가를 감지하고, 뇌에 있는 심장조절중추는 심장의 자율신경 자극을 조절한다.
(4) 심장박동수와 일회박출량이 감소한다.
(5) 그 결과, 혈압이 감소한다.
(6) 혈압이 정상 범위로 되돌아와서 항상성이 회복된다.

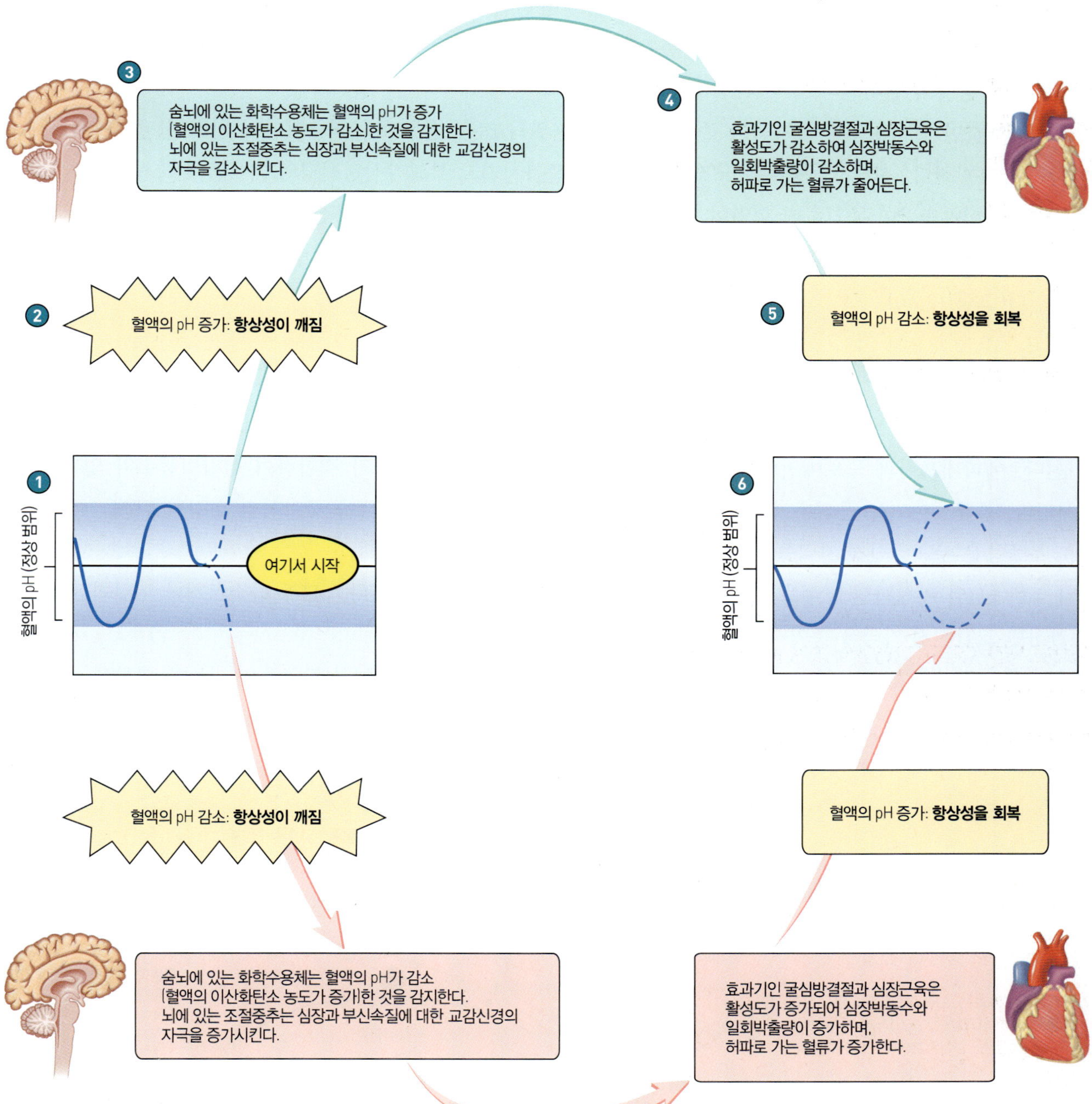

항상성 그림 12.11 화학수용체 반사–pH

화학수용체 반사는 혈액의 이산화탄소 농도와 수소이온농도(pH)에 반응하여 항상성을 유지한다.
(1) 혈액의 pH가 정상 범위에 머무른다.
(2) 혈액의 pH가 증가하여 정상 범위를 벗어난다.
(3) 숨뇌에 있는 화학수용체는 혈액의 pH 증가를 감지한다. 뇌에 있는 심장조절중추는 심장과 부신속질로 가는 교감신경의 자극을 감소시킨다.
(4) 심장박동수와 일회박출량이 감소하여, 허파로 가는 혈류가 줄어든다.
(5) 그 결과, 혈액의 이산화탄소 농도가 증가하면서 혈액의 pH가 감소한다.
(6) 혈액의 pH가 정상 범위로 되돌아와서 항상성이 회복된다.

그림 12.10은 어떻게 압력수용기 반사가 심장박동수와 일회박출량을 정상 범위에 유지하는지를 설명한 것이다. 혈압이 상승하면 압력수용기가 자극되어 진동수가 증가된 활동전위가 신경섬유를 따라 숨뇌로 전달된다. 이 자극은 즉각 심장조절중추에 전달되어 부교감신경 자극을 증가시키고 교감신경 자극을 감소시킨다. 따라서 심장박동수와 일회박출량이 감소하여 혈압이 떨어진다.

혈압이 감소하면 압력수용기의 자극이 줄어든다. 활동전위의 적은 진동수가 뇌줄기인 숨뇌로 전달되면 심장조절중추의 반응을 유발한다. 심장조절중추는 교감신경 자극을 증가시키고 부교감신경신경의 자극을 감소시킨다. 따라서 심장박동수와 일회박출량이 증가하여 혈압이 상승한다. 혈압이 심하게 떨어지면 부신속질에 의한 교감신경 자극도 증가한다. 부신속질에서 분비된 에피네프린과 노르에피네프린은 심장박동수와 일회박출량을 증가시켜 혈압을 정상 범위로 끌어 올린다(그림 12.10).

화학적 조절: 화학수용체 반사

운동, 감정적 흥분, 스트레스에 반응하여 부신속질에서 분비된 에피네프린과 노르에피네프린은 심장의 기능에 영향을 끼친다. 에피네프린과 노르에피네프린은 심장근육에 있는 단백질 수용체와 결합하여 심장박동수와 일회박출량을 증가시킨다. 흥분, 분노와 근심은 심장조절중추에 영향을 주어 교감신경 자극을 증가시켜 심장박출량을 증가시킨다. 반대로 우울증은 부교감신경 자극을 증가시켜서 심장박출량을 약간 감소시킨다.

숨뇌 또한 pH와 이산화탄소 농도 변화에 민감한 화학수용체를 함유하고 있다. pH가 감소하거나 이산화탄소의 농도가 증가하면 교감신경 자극을 증가시킬 수 있다(그림 12.11).

세포 바깥의 칼륨, 칼슘과 나트륨 농도의 변화가 심장전도계통에 영향을 주어 심장근육의 기능에 영향을 줄 수 있다. 세포 바깥의 과도한 칼륨 농도는 심장박동수와 일회박출량을 감소시킨다. 만약, 세포 바깥의 칼륨 농도가 엄청나게 증

1. 감각신경세포(초록색)는 압력수용기의 활동전위를 숨뇌로 전달한다. 숨뇌의 화학수용체는 심장조절중추에 영향을 준다.
2. 심장조절중추는 심장과 연결된 부교감신경(빨간색)의 활동전위 빈도를 조절한다. 부교감신경은 심장박동수를 감소시킨다.
3. 심장조절중추는 심장과 연결된 교감신경(파란색)의 활동전위 빈도를 조절한다. 교감신경은 심장박동수와 심장박출량을 증가시킨다.
4. 심장조절중추는 부신속질과 연결된 교감신경(파란색)의 활동전위 빈도에 영향을 준다. 교감신경은 온몸순환 속으로 에피네프린과 노르에피네프린의 분비를 증가시킨다. 에피네프린과 노르에피네프린은 심장박동수와 심장박출량을 증가시킨다.

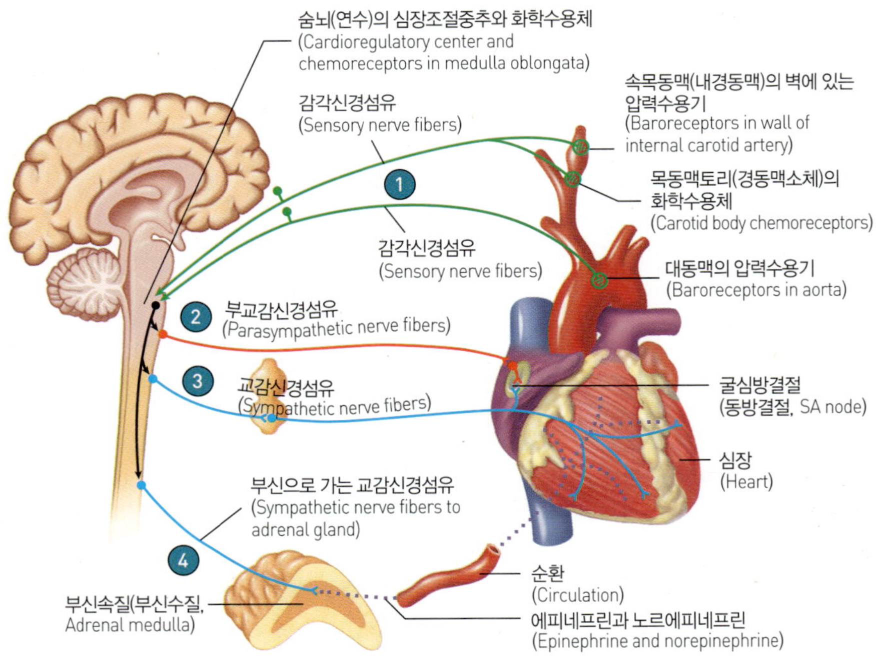

그림 12.12 심장의 외재적 조절의 정리

감각신경세포(초록색)는 감각수용기의 활동전위를 숨뇌로 전달한다. 척수 또는 숨뇌에서 시작된 교감신경(파란색)과 부교감신경(빨간색)은 심장과 연결되어 심장의 기능을 조절한다. 부신속질에서 분비된 에피네프린과 노르에피네프린은 심장의 활성도를 조절한다.

가하면 심장근육을 통과하는 정상적인 활동전위가 막혀서 사망에 이를 수도 있다. 세포 바깥의 칼슘 농도가 증가하면 심장박동이 불규칙하게 되며, 세포 바깥의 칼슘 농도가 너무 낮으면 심장박동수와 일회박출량이 감소한다.

그림 12.12는 어떻게 신경과 화학물질이 심장박동수와 일회박출량을 조절하는지를 정리한 것이다.

체온은 심장 대사에 영향을 준다. 체온이 상승하면 심장박동수가 증가하고, 체온이 하강하면 심장박동수가 감소한다. 예를 들어, 열이 있는 환자의 심장박동수는 증가한다. 심장 수술을 하는 동안 체온을 일부러 낮춰서 심장박동수와 대사를 낮추기도 한다.

12.5 심전도

심장은 전기적 흥분이 굴심방결절(동방결절)에서 시작하여 심실근육의 푸르킨예섬유까지 전달되고 이어서 기계적 수축이 뒤따른다. 이러한 심장에서의 전기적 변화는 도체로서 작용하는 신체조직을 따라 전신으로 퍼져 체포면에서도 기록이 가능하다.

이와 같이 심장주기 동안 심근수축에 의해 발생되는 활동전위를 신체표면에서 포착하여 그래프로 나타낸것을 **심전도**(electrocardiogram; ECG, EKG)라 한다(그림 12. 13).

심전도는 Einthoven(1860~1927)에 의해 처음으로 인체 표면의 떨어진 두 부위에서 측정, 기록되었다. 심전도를 기록하기 위한 전극의 설치방법을 심전도 유도라 하며, 종류로는 **표준팔다리유도**(표준사지 유도, Standard limb leads)과 **단극사지 유도**(augmented unipolar limb leads), **흉부유도**(precordial leads) 등이 있다.

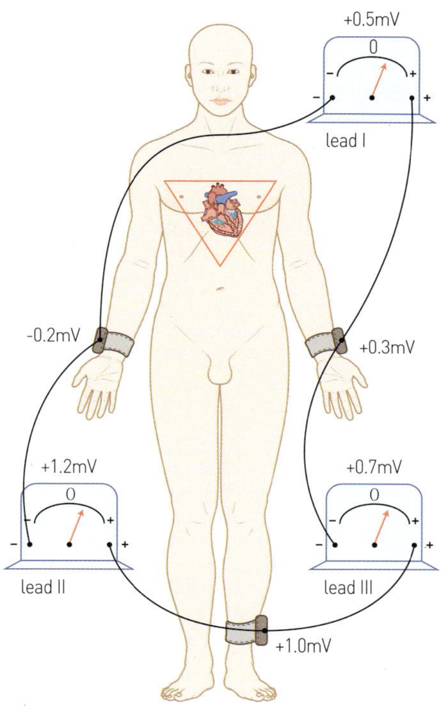

그림 12.13 표준 심전도 유도를 기록하기 위한 전극의 배열. Einthoven 삼각형이 흉부에 겹쳐 그려져 있다.

표준팔다리유도 및 단극 사지유도는 심장을 수직면에서 보았을 때 나타나는 기록인데 비하여, 흉부유도는 그림 12.14과 같이 수평면상에서 심장을 바라보는 유도방식으로 표준팔다리유도보다 큰 파형이 기록된다.

심전도는 임상에서 환자를 대상으로 체표면에서 기록하는 아주 간접적인 기록이고 심장근육 세포내 기록은 대부분 실험에서 기록하는 현상으로 이 두 현상을 연결 지어 설명하는 것은 거의 불가능하다.

심전도는 그림 12.15에 보인 것처럼 흥분파가 왼쪽으로부터 오른쪽으로 전도되어 올 때 세포 밖에 위치한 기록전극에서 기록되는 전위차는 각 전극에서 기록되는 전압 V_1, V_2의 차이, $V=V_1-V_2$로서 기록된다. 안정 상태에서 두 전극 사이에 전위차가 존재하지 않으므로 V는 0(a)이다. 안정 시 세포 안쪽은 세포 밖에 비하여 음성을 띠고 있으나 흥분파가 전도되어 오면 극성은 반대로 역전된다. 따라서 흥분파가 있는 지점의 전압은 세포 밖이 (−)가 되게 된다.

맨 처음 흥분파가 전극 2에 도착하여 되면 전위차 V는 (+)가 되어 기록에서 위로 올라가게 되고(b), 흥분파가 전극 1에 오면 두 전극 사이의 전위차가 없어지므로 기록은 다시 기준선을 가리키며(c), 흥분파가 더 진행되어 전극 1부분에만 있을 경우에는 V는 (−)가 되어 기록은 아래로 향하게 된다(d). 이와 같은 기전으로 단상(monophasic) 세포내 전압은

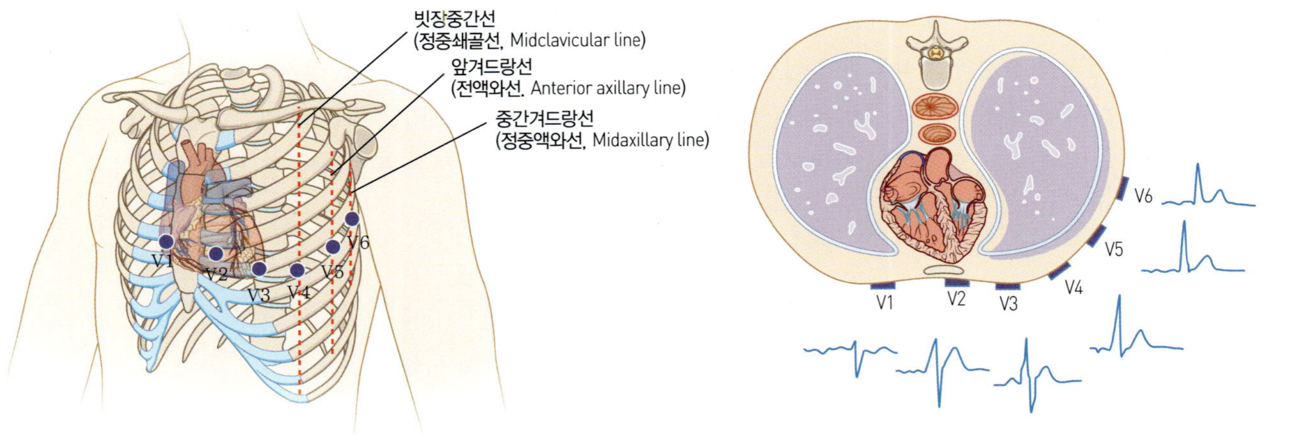

그림 12.14 흉부유도의 전극 위치와 그 파형

V_1: 넷째갈비사이와 복장뼈오른모서리의 교차점
V_2: 넷째갈비사이와 복장뼈왼모서리의 교차점
V_4: 다섯째갈비사이와 왼쪽 빗장중간선의 교차점
V_5: V4와 같은 수평면과 왼쪽 앞겨드랑선의 교차점
V_6: V4와 같은 수평면과 왼쪽 중간겨드랑선의 교차점

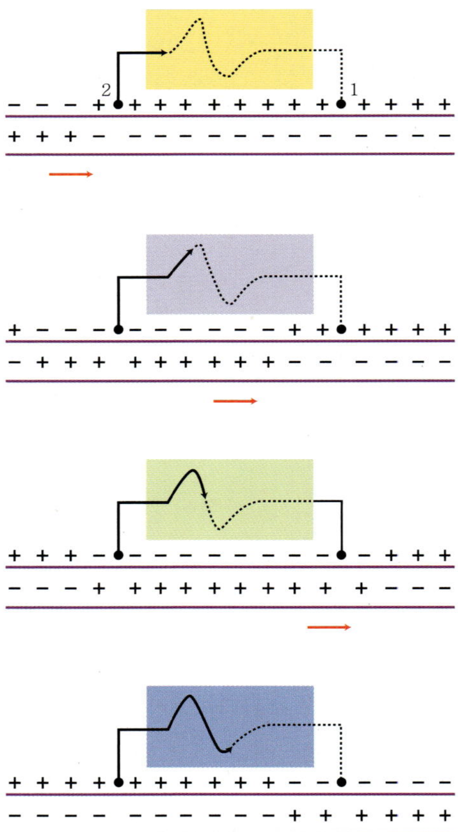

그림 12.15 세포외전압이 기록되는 모양

두 전극에 전도되어 이상(diphasic)세포외 전압으로 기록된다. 이상의 간단한 원리를 심장에서의 세포외 전압 기록에 응용할 수 있다.

그림 12. 16에 제시된 심전도 기록을 보면 각 파의 명칭을 P, QRS, T라 하며 P파는 심방의 탈분극에 의해 나타나고, QRS는 심실의 탈분극, T파는 심실의 재분극에 의해 나타난다.

P−R interval은 심방에서 심실로 흥분이 전도되는 시간을 의미하며 정상범위는 0.13~0.16초이고, 0.2초까지 정상범위로 간주한다(그림 12.17)

심방근육 흥분(P파) 후 심방근육의 수축이 일어나서 심방 내 혈액을 심실로 보낸다. 심실근육 흥분(QRS complex)후에는 심실근육이 수축하여 심실내 혈액을 대동맥이나 허파동맥으로 박출하며 심실근육 재분극(T파)후 심실근육이 이완된다.

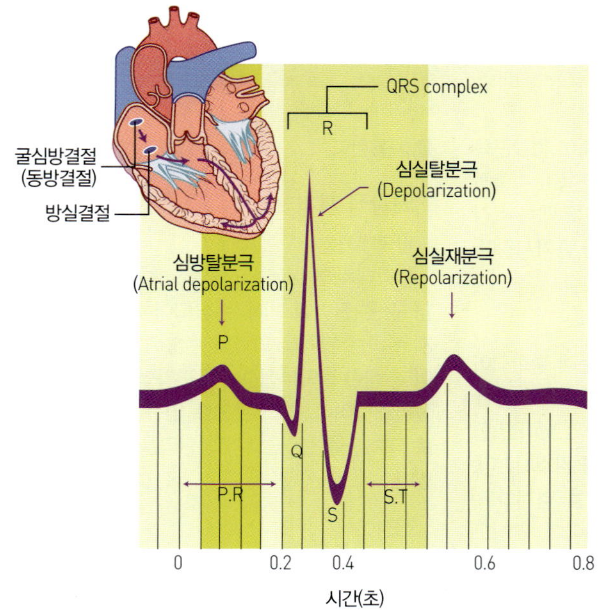

그림 12.16 심전도의 구성요소

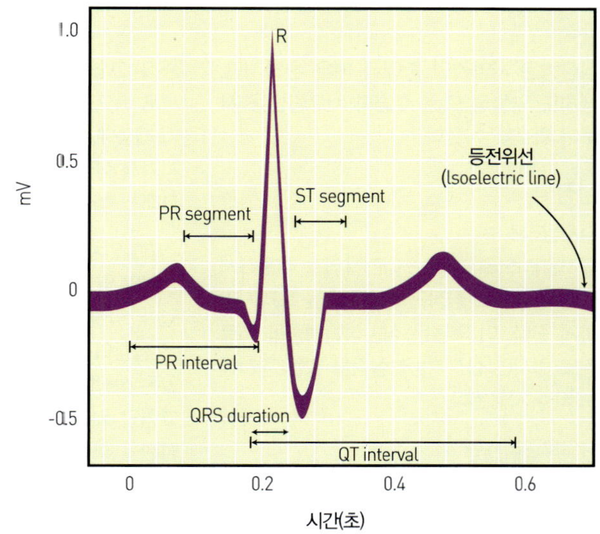

그림 12.17 정상 심전도

12.6 노화가 심장에 미치는 영향

나이가 들어감에 따라 심장 기능에 점차적인 변화가 생긴다. 평상시에는 이런 변화들에 대해 체감을 못하지만 심하게 운동을 하거나 질병이 생기면 심장 기능의 변화를 실감하게 된다.

70세가 되면 심장박출량은 정상의 2/3 정도로 줄어든다. 심장의 여력이 부족해지기 때문에 노인들은 감염, 실혈과 스트레스 등 응급상황에 대한 반응이 약해진다.

왼심실 비대는 나이에 따른 변화 중에서 가장 흔하며, 왼심실이 이겨내야 하는 대동맥(후부하)의 압력이 나이가 증가함에 따라 커지기 때문에 왼심실도 보다 강력한 수축을 반복하다보니 심실비대가 생기게 된다. 증가된 대동맥 압력은 대동맥의 탄력을 점차 감소시킨다. 이 상황에서 왼심실이 커져 있기 때문에 혈액을 뿜어내는 양이 줄어들고, 이에 따라 왼심방의 압력도 증가하여 허파부종이 생길 수 있다. 따라서 노인들은 조금만 운동을 해도 숨이 찰 수 있다.

노인의 심장근육은 수축과 이완을 하는 데 더 많은 시간이 필요하기 때문에 심장박동수는 감소한다. 85세가 되면, 심장박동수가 30~60% 정도로 감소하기 때문에 심장박출량도 동반하여 감소한다.

노화는 심장판막의 결합조직에도 변화를 초래한다. 결합조직의 탄성이 점점 감소하고 판막에 칼슘이 침착된다. 따라서 심장판막들이 협착하거나 부전증에 빠질 수 있다.

노화는 빈맥증도 유발할 수 있는데, 그 이유는 굴심방결절에 있는 세포의 수가 감소하거나 방실다발에 있는 세포수가 감소하기 때문이다.

심장동맥질환과 울혈심장기능상실도 노화와 연관되어 있다. 80세 이상 된 노인의 약 10%에서 울혈심장기능상실이 나타나며, 노화는 심장동맥질환의 주요한 병인이다. 심장기능상실이 발생할 수 있는 병인은 노화, 영양부족, 만성 감염증, 독소, 중증 빈혈, 갑상샘항진증(hyperthyroidism)과 유전적인 요소 등이다.

운동은 심장 기능의 항진에 도움이 된다. 규칙적인 유산소운동은 심장의 기능적 용량을 향상시킨다. 그렇지만, 심장질환을 앓고 있는 사람은 전문가와 상의하여 자신에게 적합한 유산소운동을 선택하여야 한다.

임상에서 활용하기 심장병의 치료와 예방

심장병은 사망원인 중에서 매우 흔하지만, 다행히도 약물적 또는 수술적 치료방법을 사용하여 치료할 수 있다.

심장약

디지탈리스

디지탈리스(digitalis)는 디기탈리스 식물에서 추출한 성분으로 심장근육의 수축을 느리지만 강하게 한다. 이 약물은 심방성빈맥증을 치료하기도 하지만 심장기능상실증을 앓는 환자에게도 자주 사용된다.

니트로글리세린

운동을 하면, 심장박동수와 일회박출량이 증가하고, 뼈대근육으로 가는 혈관이 이완되지만, 다른 장기로 가는 혈관이 수축하여 심장으로 오는 복귀정맥혈이 증가하고 전부하가 증가한다. 니트로글리세린(nitroglycerin)은 심장박동수와 일회박출량을 증가시키지 않으면서도 모든 혈관을 확장시킬 수 있다. 모든 혈관이 확장되면 확장된 혈관 속으로 혈액이 모이게 되어 심장으로 오는 복귀정맥혈이 감소한다. 감소한 전부하는 심장근육의 수축을 감소시켜서 심장박출량을 감소시킨다. 니트로글리세린은 심장동맥이 좁아진 환자의 치료에 흔하게 사용된다. 심장근육의 수축을 감소시키면 심장근육의 산소요구량이 감소한다. 게다가 심장동맥의 확장으로 인해 심장근육으로 가는 혈류는 증가한다. 그래서 심장은 산소부족에 의한 통증이 생기지 않아서 협심증이 발생하지 않게 된다.

베타아드레날린차단제

베타아드레날린차단제(beta-adrenergic blocking agent)는 심장근육 수축의 빈도와 수축력을 감소시켜서 심장의 산소요구도를 줄인다. 이 약물은 노르에피네프린과 에피네프린의 수용체와 결합하여 노르에피네프린과 에피네프린이 수용체와 결합하는 것을 방해하여 이 들의 정상적인 작용을 방해한다. 베타아드레날린차단제는 빠른 심장박동수, 부정맥과 고혈압을 치료하는 데 사용된다.

칼슘통로차단제

칼슘통로차단제(calcium channel blocker)는 심장근육과 평활근육세포 속으로 확산하는 칼슘의 빈도를 줄인다. 심장근육을 수축시키는 활동전위는 칼슘이 심장근육세포 속으로 유입되는 것과 관련이 깊기 때문에, 칼슘통로차단제는 심장의 수축력을 조절하고 부정맥, 빈맥증 및 고혈압을 줄일 수 있다. 칼슘이 평활근육세포 속으로 들어감으로써 평활근육이 수축하기 때문에, 칼슘통로차단제는 심장동맥을 확장시켜서 심장근육으로 가는 혈류를 증가시킨다. 그래서 협심증 치료제로도 사용된다.

고혈압치료제

몇몇 약제는 고혈압을 치료하는데 특화되어 있다. 약물들이 혈압을 낮추기 때문에 약물들은 심장의 부담을 덜어준다. 게다가 낮아진 혈압은 심장발작과 뇌졸중의 위험을 감소시킨다. 고혈압 치료제는 교감신경 활동을 억제하고, 혈관을 확장시키고, 소변량을 늘이며, 안지오텐신 I이 안지오텐신 II(제 13장 참조)로 변하는 것을 막는다.

항응고제

항응고제(anticoagulant)는 심장판막이나 혈관이 손상된 환자와 심근경색증이 있는 환자의 혈관에서 피딩이형성을 억제한다. 아스피린은 혈소판에서 프로스타글란딘의 합성을 방해함으로써 피딩이가 형성되는 것을 억제하는 항응고제이다. 몇몇 연구에 의하면 매일 소량의 아스피린을 복용하면 심장발작의 빈도가 감소한다고 한다. 아기용 아스피린을 하루 한 알씩 복용하면 심장혈관의 일부가 피딩이로 막혔던 사람에게 도움이 된다.

기구

인공심장길잡이

인공심장길잡이(artificial pacemaker)는 피부 아래에 삽입하는 기구로 전극이 심장까지 확장되어 있다. 심장길잡이는 정해진 빈도만큼 심장에 전기적 자극을 전달한다. 인공심장길잡이는 심장전도계통이 정상적인 활동을 유지할 수 있는 심장박동수를 생산하지 못하는 환자의 치료에 사용한다. 최근의 기술은 인공심장길잡이가 활동이 증가하는 것을 감지하여 심장박동수를 증가시킬 수도 있다. 게다가 특수한 인공심장길잡이는 심장의 부정맥이 심해질 때 제세동을 하는 기능도 있다. 기술이 더 발전해서 인공심장길잡이가 보다 효과적인 심장 조절을 할 가능성이 높다.

심장-허파기계

심장-허파기계(heart-lung machine)는 일시적으로 환자의 심장과 허파의 기능을 대신 수행하는 기계이다. 몸 전체로 혈액을 순환시키고 산소를 제공하고 이산화탄소를 제거할 수 있다. 심장수술이나 허파수술을 할 때 이 기계를 사용한다.

외과적 처치

판막대치술

판막대치술(valve replacement)은 심장내막염 같은 질병에 의해 손상되어 제기능을 하지 못하는 판막을 외과적 수술로 바꿔주는 것이다. 심한 판막부전증이나 판막협착증의 경우 플라스틱이나 다크론으로 만든 인공판막으로 대치술을 한다. 돼지의 판막을 사용하기도 한다.

심장이식

심장이식(heart transplant)은 기증한 사람과 기증받는 사람의 면역 적합성이 일치하면 가능하다. 장기를 기증하려는 사람의 생명이 끝나는 순간에 심장을 적출해야 한다. 심장이식을 받은 사람은 이식된 심장의 면역거부 반응을 억제하기 위해서 여생 동안 면역억제제를 복용해야 한다.

인공심장

인공심장(artificial heart)은 심장이식을 받을 사람이 일시적으로 사용하는 실험적인 시술이다. 그러나 영구적으로 삶의 질을 확보할 수 있는 인공심장이 개발되지는 못한 상황이다.

심장병의 예방

적절한 식이요법이 심장병 위험을 줄이는 데 있어서 중요하다. 추천된 식단은 포화지방과 콜레스테롤이 낮은 식사, 정제된 설탕이 적은 식사를 하는 것이다. 식단에는 많은 양의 섬유소, 전곡, 과일과 채소가 포함되어야 한다. 또한, 소금의 섭취를 줄이고 비만하지 않도록 음식 섭취량을 줄여야 한다.

추가적으로, 담배와 지나친 음주를 삼가야 한다. 흡연은 심장병에 걸릴 위험도를 10배 가량 증가시키고, 지나친 음주 역시 심장병에 걸릴 위험도를 높인다.

만성 스트레스, 잦은 감정의 기복과 운동 부족 역시도 심혈관병에 걸릴 위험도를 높인다. 치료법은 이완요법, 수영, 걷기, 조깅과 춤추기 등 유산소운동을 하는 것이다.

비정상적으로 전신 혈압이 높은 상태인 고혈압은 전체 인구의 1/5 정도에 영향을 준다. 고혈압은 원인도 불분명하고 특이한 증상을 나타내지 않기 때문에 규칙적으로 혈압을 측정하는 것이 좋다. 고혈압이 식이요법과 운동을 통해 조절되지 않으면 혈압약을 복용해야 한다.

질병과 질환: 심장

상태	특징
심장조직의 염증	
심내막염	심장속막의 염증. 판막에 심한 손상을 줌. 판막의 흉터에 의해 판막협착증이나 판막무력증이 생길 수 있음
심장막염	심장막의 염증.
심근병증	심장근육증의 질병으로 원인은 정확하지 않음. 심장근육의 약화로 인해 심장에 있는 방 구조가 커지고 울혈심장기능상실로 발전할 수 있음
류마티즘 심장병	사슬알균감염의 합병증으로 생김. 세균이 생산한 독소에 의해 류마티스열이 몇 주간 유지되며, 류마티즘 심내막염으로 발전할 수 있음
심장근육의 혈류 감소	
심장동맥질병	심장동맥이 심장근육으로 운반하는 혈류가 감소함
심장동맥혈전증	심장동맥 속에 피덩이가 형성됨
심근경색증	심장근육으로 가는 혈류가 막혀 심장근육세포가 손상됨
선천기형	
중격결손	오른쪽과 왼쪽 심장 사이의 중격에 구멍이 남아 있어 혈류가 섞이면서 심장의 효율이 감소함
동맥관개존증	출생 이후에 동맥관이 막히지 않고 열린 채로 남아 있어 대동맥의 혈액이 허파동맥으로 유입되어 허파를 손상시킴. 정상 혈압을 유지하기 위해 왼심실이 더 많이 일해야 함
심장판막협착증	심장판막의 입구가 좁아진 것. 대동맥판막협착증과 허파동맥판막협착증은 심장의 부하를 가중시킴. 이첨판막협착증은 혈액이 왼심방에서 역류하게 하여 허파 부종을 일으킴. 삼첨판막협착증은 혈액이 오른심방에서 역류하게 하여 말초조직에 부종이 생김
청색증	선천기형이 있는 아이에서 심장기능이 적절하지 않을 때 나타나는 증상. 말초혈액의 산소 농도가 낮아서 피부가 파랗게 보임

※ 자세한 정보들은 **www.mhhe.com/seeleyess8**에서 찾아볼 수 있다.

예상문제에 대한 답

심장판막은 혈액이 심방에서 심실, 심실에서 동맥으로 일방통행 하는 것을 보장한다. 심장판막부전증에서는 혈액이 샐 수 있어서 원래 혈액 흐름의 반대방향으로 혈액이 이동할 수도 있다. Stan 씨의 경우 제1심음 이후에 불규칙한 심장잡음이 확인되었기 때문에 전형적인 판막부전증 증상을 나타냈다. 제1심음은 방실판막이 닫힐 때 발생하며, 제1심음 이후의 심장잡음은 심실에서 심방으로 혈액이 역류하면서 발생한다.

게다가 Stan 씨는 호흡 곤란 증상을 호소하였다. 이는 허파부종이 발생하였다는 것을 의미하는데, 허파부종은 허파정맥의 혈액이 왼심방으로 제대로 유입하지 못할 때 발생한다. 왼심방으로 정맥혈액이 유입되지 못하는 것은 왼심방의 압력이 비정상적으로 상승하였기 때문인데, 다른 심장부분이 정상이라면 심실에서 역류하는 것을 의심해야 한다. 따라서 앞에 설명한 심실에서 심방으로 혈액이 역류하였다면 이는 왼심실에서 왼심방으로 혈액이 역류하였다는 것을 의미한다. 따라서 Stan 씨를 진찰한 심장전문의는 Stan 씨의 승모판막이 부전증에 빠진 것으로 진단하게 되었다.

CHAPTER

13 혈관과 순환계통

예상문제

형제인 Tom과 Tyler는 나무집을 만들고 있었다. 널빤지들을 모으다가 Tom이 못을 밟아서 발에 출혈이 생겼다. 형제들은 이 사고를 부모에게 말하지 않았다. 그런데 3일이 지나자 출혈 부위에 염증이 심해져서 혈관 속으로 염증이 번져서 패혈 쇼크가 발생하였다.

이 장은 제12장의 심장과 연관된 학습으로 패혈 쇼크가 발생하였을 때 왜 Tom의 혈액 부피, 혈압, 심장박동수와 일회박출량이 변화되는지를 설명할 수 있게 된다. 또한 말초의 혈류가 변하고 Tom의 얼굴이 어떻게 변했는지를 설명할 수 있으며, Tom의 혈압이 낮아진 이유를 설명할 수 있다.

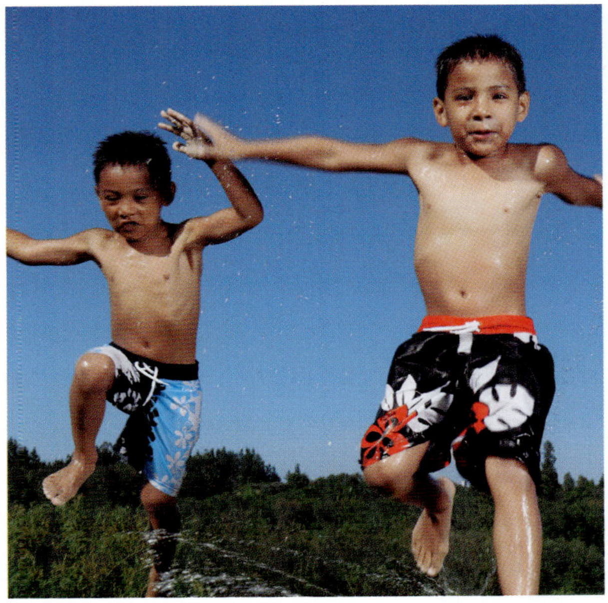

Module 9 Cardiovascular System | Anatomy & Physiology REVEALED apreveaIed.com

13.1 순환계통의 기능

혈관은 고속도로보다 훨씬 더 복잡한 연결망을 형성한다. 혈관은 우리 몸을 구성하고 있는 약 100조 개의 모든 세포에게 혈액을 공급한다. 혈관을 지나는 혈류가 조절되면서 세포는 영양분을 공급받고 노폐물을 제거한다. 혈관의 기능은 평생 유지되며 손상이 생기면 스스로 치유할 수 있다.

순환계통(circulatory system)을 구성하는 혈관은 (1) 오른심실에서 허파를 거쳐 왼심방으로 돌아오는 **허파순환혈관**(pulmonary vessel)과 (2) 왼심실에서 온 몸을 거쳐 오른심방으로 돌아오는 **온몸순환혈관**(systemic vessel)의 두 종류로 나뉜다(제12장, 그림 12.2).

심장은 혈액이 순환할 수 있는 힘을 제공하며, 혈관은 다음과 같은 기능을 한다.

1. *혈액을 운반한다.* 혈관은 심장에서 시작된 혈액을 몸 전체의 조직에 전달한 다음 다시 심장으로 되돌아온다.
2. *영양분, 가스와 노폐물을 운반한다.* 혈관에서 세포로 영양분과 산소가 확산하고, 조직에서 만들어진 노폐물과 이산화탄소가 혈관으로 확산한다.
3. *물질을 수송한다.* 혈액은 호르몬, 면역물질, 혈전형성물질, 효소, 가스와 노폐물 같은 물질을 온몸으로 보낸다.
4. *혈압을 조절한다.* 순환계통과 심장은 함께 혈압을 정상범위로 조절한다.
5. *혈류를 조직으로 보낸다.* 순환계통은 혈액을 조직으로 보내고 증가된 혈류는 항상성 유지에 반드시 필요하다.

13.2 혈관구조의 일반적인 모습

혈관은 동맥, 모세혈관과 정맥의 세 종류로 구성된다. **동맥**(artery)은 심장에서 먼쪽으로 혈액을 운반한다. 보통 동맥혈은 산소와 영양분이 풍부하다. 심장의 심실에서 내뿜어진 혈액은 크고 탄력 있는 동맥으로 이동하고, 동맥은 여러 가지로 분지를 반복하여 크기가 작은 동맥으로 변한다. 동맥의 크기가 작아지면서 탄력섬유가 많았던 동맥에서 탄력섬유보다 민무늬근육이 많은 동맥으로 점점 변한다(그림 13.1a~c). 동맥은 탄력동맥, 근육동맥과 세동맥으로 구별되나 모든 동맥이 연속되어 있다.

세동맥의 혈류는 **모세혈관**(capillary)으로 이동하고, 모세혈관에서 혈액과 조직 사이의 물질교환이 일어난다. 모세혈관은 동맥보다 훨씬 얇은 벽구조를 갖는다(그림 13.1d). 모세혈관을 거치는 혈류는 매우 느리다.

모세혈관을 지난 혈류는 정맥으로 이동하고, **정맥**(vein)은 심장쪽으로 혈액을 운반한다. 보통 정맥혈은 노폐물이 많고 산소가 부족하다. 동맥과 비교했을 때 정맥의 벽은 얇고 탄력조직이 적고 민무늬근육의 양도 적다(그림 13.1e~g). 모세혈관에서 시작하여 심장으로 진행하면서 직경이 작은 정맥이 서로 합쳐져서 직경이 큰 정맥을 형성한다. 정맥의 직경이 커지면서 정맥의 수는 감소하지만 벽은 두꺼워진다. 정맥은 세정맥, 작은정맥(소정맥), 근육형 정맥과 크기가 큰정맥(대정맥)으로 구별된다.

모세혈관과 세정맥을 제외한 혈관의 벽구조는 세 층의 **막**(tunic)으로 구성된다. 벽의 안쪽에서 바깥쪽으로 가면서 (1) 속막, (2) 중간막, (3) 바깥막이 있다(그림 13.2, 그림 13.1 참조).

속막(tunica intima)은 가장 안쪽에 위치하며 단순편평상피, 바닥막과 결합조직으로 구성된 내피로 되어 있다. 근육동맥에서 속막은 한 층의 얇은 탄력결합조직을 함유한다. **중간막**(tunica media)은 혈관을 동심원 모양으로 감싸고 있는 민무늬근육으로 구성된다. 또한 중간층에는 혈관의 크기에 따라 다양한 양의 탄력섬유와 아교섬유를 함유한다. 근육동맥에서 한 층의 탄력결합조직이 중간층의 바깥쪽 모서리를 형성한다. **바깥막**(tunica adventitia)은 결합조직으로 구성되며, 중간막과 맞닿은 곳은 치밀결합조직이 담당하고 바깥쪽으로 가면서 점점 성긴결합조직으로 변한다.

동맥

탄력동맥(elastic artery)은 직경이 가장 큰 동맥이고 가장 두꺼운 벽 구조를 갖는다(그림 13.1a). 다른 동맥과 비교했을 때, 탄력동맥의 벽에는 매우 높은 비율의 탄력조직과 낮은 비율의 민무늬근육으로 구성된다. 대동맥과 허파동맥이 탄력동맥이다. 탄력동맥은 심장의 심실이 혈액을 내뿜을 때 늘어난다. 탄력동맥의 탄력반동은 혈압이 급격히 감소하는 것을 예방하고 심실이 이완하는 동안 혈류를 유지시킨다.

근육동맥(muscular artery)은 *중간동맥*(중동맥, medium-sized artery)과 *작은동맥*(소동맥, small artery)을 포함한다. 중간

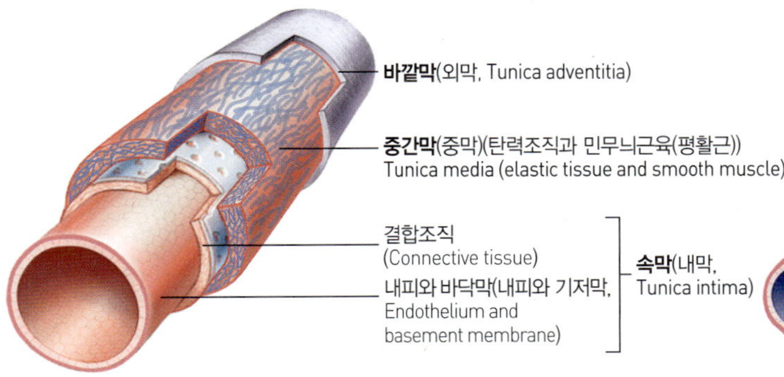

(a) **탄력동맥**(Elastic artery). 중간막의 대부분은 탄력결합조직이다. 동맥이 늘어나면 탄력반동이 있어서 혈압이 급격히 감소하는 것을 예방한다.

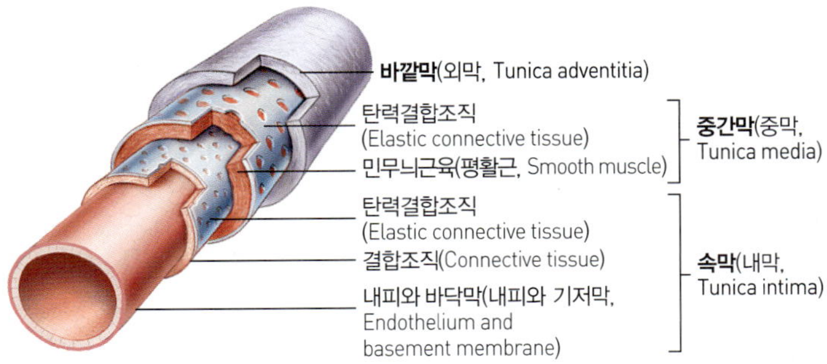

(b) **근육동맥**(Muscular artery). 중간막은 두꺼운 민무늬근육층이다. 근육동맥은 혈류를 조절한다.

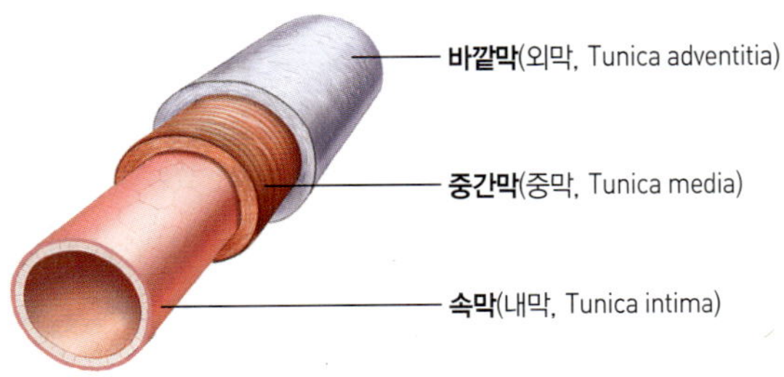

(c) **세동맥**(Arteriole). 세 층의 막이 구별된다. 중간막은 한두 층의 민무늬근육으로 구성된다.

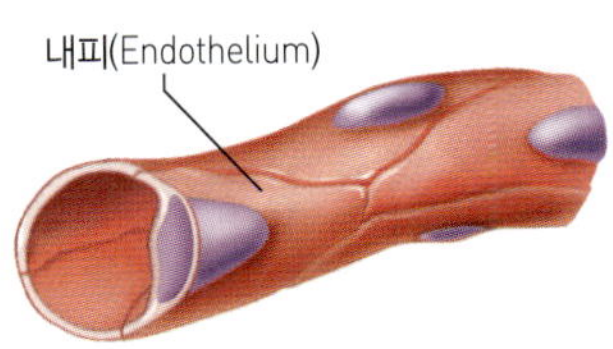

(d) **모세혈관**(Capillary). 벽은 섬세한 성긴결합조직으로 둘러싸인 한 층의 단순편평상피로 구성된다.

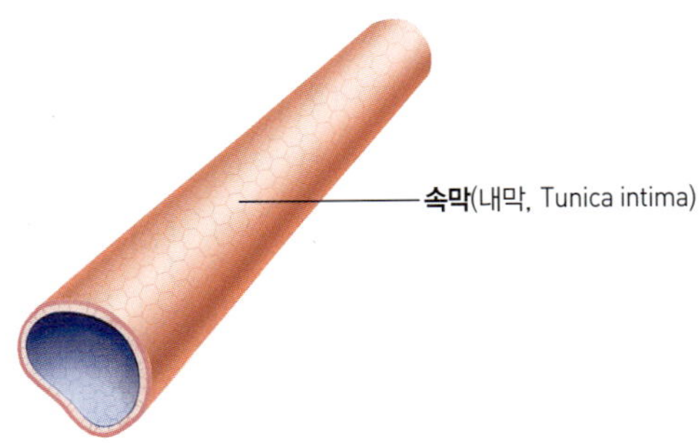

(e) **세정맥**(Venule). 속막이 치밀결합조직으로 둘러싸여 있다.

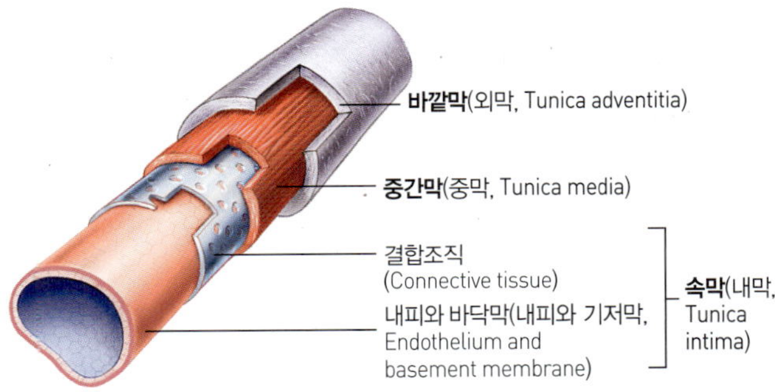

(f) **작은정맥과 중간정맥**(Small & medium vein). 세 층의 막이 구별된다.

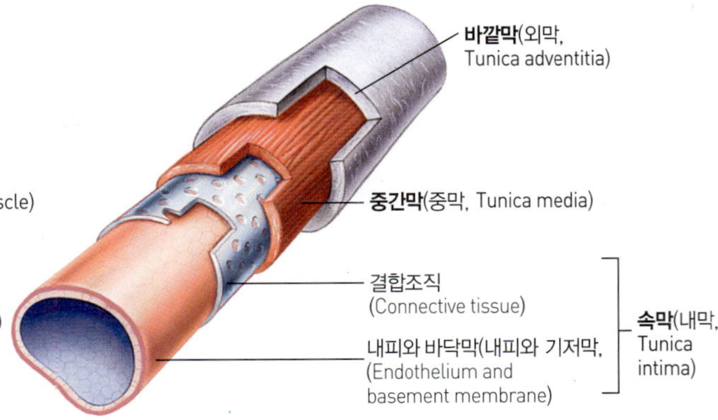

(g) **큰정맥**(Large vein). 세 층의 막이 구별된다. 정맥의 압력이 낮기 때문에 중간막은 얇지만 혈압을 조절할 수 있다. 가장 발달한 막은 바깥막이다.

그림 13.1 혈관의 구조

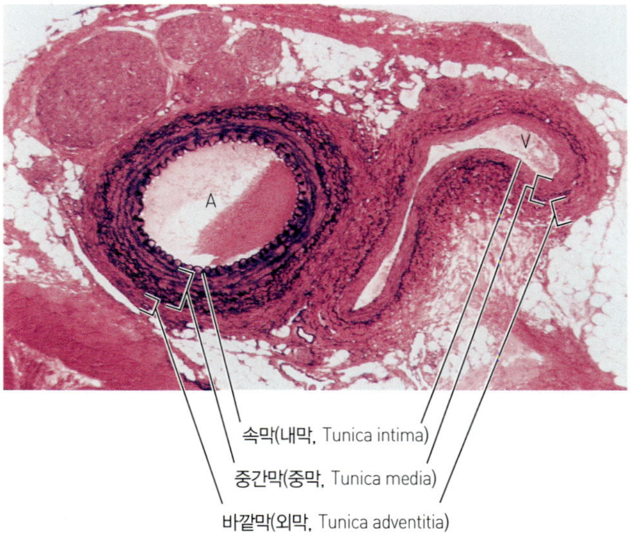

그림 13.2 동맥과 정맥의 현미경 사진
전형적인 중간동맥(A)과 정맥(V)의 구조. 동맥이 정맥보다 벽이 훨씬 두껍다는 것을 확인하자. 동맥의 벽구조에서 가장 뚜렷한 영역은 중간막으로 민무늬근육이 동심원으로 배열되어 있다. 정맥의 벽구조에서 가장 뚜렷한 영역은 바깥막이다.

동맥의 벽은 직경에 비해 비교적 두껍다. 벽의 두께는 대부분 민무늬근육이 차지한다(그림 13.1b). 중간동맥은 민무늬근육이 혈류를 조절하여 몸의 여러 부분으로 혈액을 공급하기 때문에 종종 **분배동맥**(distributing artery)이라고도 불린다. 혈관에 있는 민무늬근육이 수축하는 것을 **혈관수축**(vasoconstriction)이라고 하며, 혈관의 직경이 줄어들고 혈류도 감소한다. 반대로 혈관에 있는 민무늬근육이 이완하는 것을 **혈관이완**(vasodilation)이라고 하며, 혈관의 직경이 커지고 혈류도 증가한다.

중간동맥은 혈액을 작은동맥으로 보낸다. 작은동맥은 중간동맥과 비슷한 구조를 갖지만, 직경이 작고 벽도 얇다. 크기가 아주 작은 동맥의 벽에는 민무늬근육이 3~4층만 존재한다.

세동맥(arteriole)은 작은동맥의 혈액을 모세혈관으로 운반한다. 세동맥은 가장 크기가 작은 동맥(그림 13.1c)이며 세 층의 막이 구분된다. 중간층은 1~2층의 민무늬근육으로 구성된다. 작은동맥과 세동맥은 혈관수축 및 혈관이완에 적합하도록 적응되어 있다.

모세혈관

세동맥의 혈류는 모세혈관으로 유입되고, 모세혈관은 모세혈관망을 형성한다(그림 13.3, 그림 13.1d). 모세혈관의 혈류는 모세혈관이 시작하는 곳에 위치한 **모세혈관앞조임근**(모세혈관전괄약근, precapillary sphincter)이라는 민무늬근육에 의해 조절된다. 모세혈관벽은 성긴결합조직에 의해 감싸여 있는 단순편평상피로 구성된 **내피**(endothelium)로 덮여 있다. 모세혈관의 얇은 벽 때문에 모세혈관과 주변 세포 사이에 확산이 가능하다. 모세혈관은 길이가 0.5~1 밀리미터(mm)에 불과하다. 모세혈관은 직경의 변화 없이 가지치기를 하며, 직경은 적혈구의 직경(7.5 μm)과 거의 같다.

적혈구는 모세혈관 속에서 한 줄로 이동하거나 접히기도 한다. 혈류가 모세혈관을 지나면서, 혈액은 산소와 영양분을 조직으로 보내고, 조직에서 이산화탄소와 대사과정에 발생한 노폐물을 받는다. 모세혈관망은 허파꽈리보다 훨씬 더 광범위하며 대사가 매우 활발한 조직이다.

정맥

모세혈관의 혈류는 세정맥으로 흐르고 세정맥의 혈류는 작은 정맥으로 흐른다. **세정맥**(venule)은 모세혈관의 직경보다 약간 크며 섬세한 결합조직층 위에 내피를 갖는 구조로 되어 있다(그림 13.1e). 세정맥의 구조는 직경이 모세혈관보다 약간 큰 것을 제외하고는 모세혈관의 구조와 매우 비슷하다. **작은정맥**(소동맥, small vein)은 세정맥보다 직경이 약간 크고, 세 층의 막을 갖는다. 중간막은 민무늬근육세포층을 함유하고, 결합조직인 바깥막은 중간막을 감싸고 있다(그림 13.1f).

중간정맥은 작은정맥의 혈액을 모아서 큰정맥(대정맥, large vein)으로 보낸다. 중간정맥과 큰정맥의 벽은 세 층의 막으로 구성된다. 중간막은 동심원으로 배열된 민무늬근육과 약간의 탄력섬유를 함유한다. 가장 두드러진 층은 바깥막으

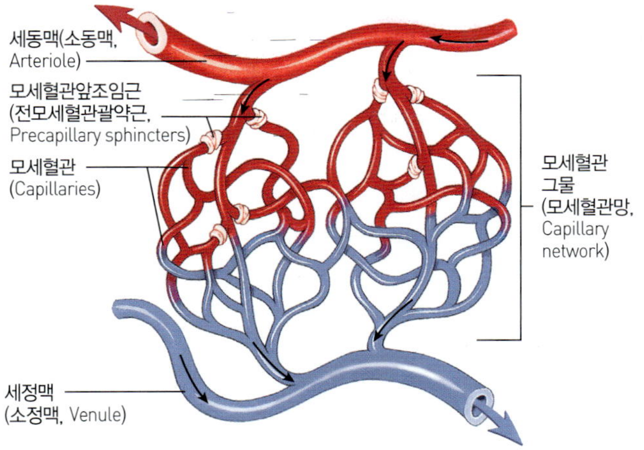

그림 13.3 **모세혈관망**

모세혈관망은 세동맥에서부터 시작된다. 혈관망은 다수의 가지를 형성한다. 혈액은 모세혈관을 거쳐 세정맥으로 흐른다. 모세혈관앞조임근이라는 민무늬근육이 모세혈관의 혈류를 조절한다. 조임근이 수축하면 혈류가 감소하고 조임근이 이완하면 혈류가 증가한다.

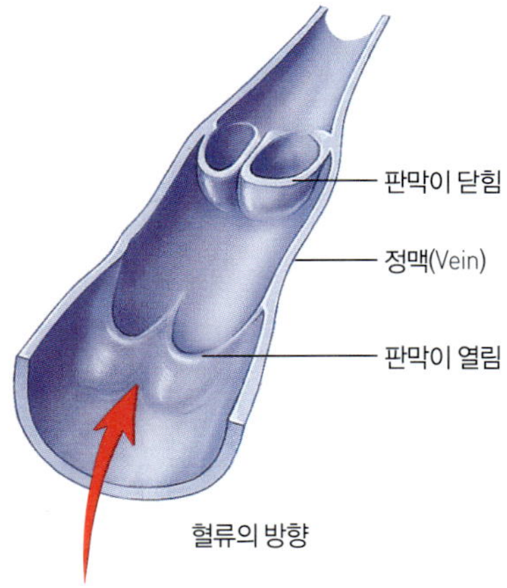

그림 13.4 **정맥판막**

속막에 있는 주름은 정맥판막을 형성하여 혈류가 심장을 향하도록 하고 반대방향으로 흐르는 것을 막는다.

로 치밀아교섬유로 구성되어 있어(그림 13.1g, 13.2), 정맥은 동맥보다 더 잘 늘어난다. 바깥막의 결합조직 성분은 그 정맥이 어느 정도로 확장할 수 있는지를 결정한다.

직경이 2mm보다 큰 정맥의 속막은 **판막**(valve)을 형성하여 혈액이 심장으로 일방통행 하는 것을 보장한다(그림 13.4). 각각의 정맥판막은 속막을 갖는 두 개의 판 모양을 하며 생김새나 기능이 심장의 반달판막과 비슷하다. 중간정맥에 정맥판막이 많고, 다리부위 정맥이 팔부위 정맥보다 정맥판막을 많이 함유하고 있다. 정맥판막은 혈액이 중력 때문에 발쪽으로 내려가려는 흐름을 예방한다.

13.3 온몸순환의 혈관: 동맥

온몸순환(systemic circulation)은 심장의 왼심실에서 조직으로 갔다가 심장의 오른심방으로 돌아오는 혈액을 운반하는 혈관계통이다. 허파정맥에서 온 산소가 풍부한 혈액이 왼심방에서 왼심실로 유입하고, 왼심실의 혈액은 대동맥으로 내뿜어진 다음, 대동맥에서 동맥가지로 나뉘면서 혈액을 온몸으로 보낸다(그림 13.5).

대동맥

온몸순환의 모든 동맥은 직접 또는 간접적으로 **대동맥**(aorta)의 가지이다. 대동맥은 오름대동맥, 대동맥활, 내림대동맥의 세 부분으로 나뉜다. 내림대동맥은 다시 가슴대동맥과 배대동맥으로 나뉜다.

오름대동맥(상행대동맥, ascending aorta)은 왼심실에서 시작하여 위쪽으로 진행하는 대동맥 부분이다. **오른심장동맥**(우관상동맥, right coronary artery)과 **왼심장동맥**(좌관상동맥, left coronary artery)이 오름대동맥이 시작하는 부위에서 분지하여 심장에 혈액을 공급한다(제12장 참조).

대동맥은 **대동맥활**(대동맥궁, aortic arch)을 형성하면서 뒤쪽과 왼쪽으로 방향을 바꾼다. 머리와 팔로 가는 혈액을 운반하는 세 개의 주요 동맥인 팔머리동맥, 왼온목동맥, 왼빗장밑동맥이 대동맥활에서 분지한다.

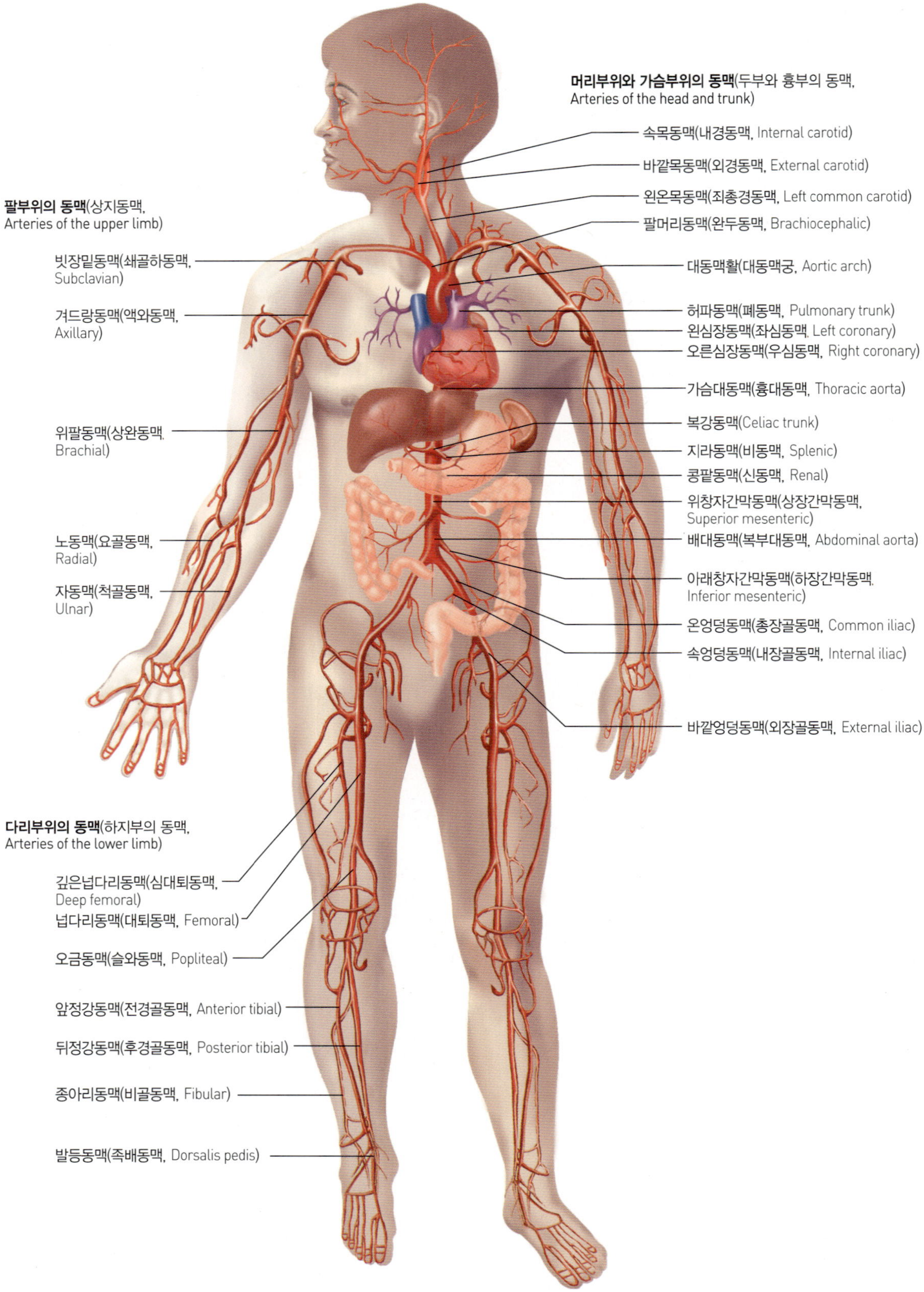

그림 13.5 주요 동맥들

이 주요 동맥들이 왼심실의 혈액을 온몸의 조직으로 운반한다.

내림대동맥(하행대동맥, descending aorta)은 대동맥에서 가장 긴 부분이며, 가슴과 배를 거쳐 골반의 위쪽모서리까지 확장한다. 가슴에서 가로막까지 확장하는 내림대동맥을 **가슴대동맥**(흉대동맥, thoracic aorta)이라고 한다. 내림대동맥이 가로막을 통과하여 두 개의 **온엉덩동맥**(총장골동맥, common iliac artery)으로 나뉘기 전까지를 **배대동맥**(복부대동맥, abdominal aorta)이라고 한다.

동맥류(arterial aneurysm)는 손상이나 선천적 기형에 의해 혈관벽이 약해져서 동맥의 일부분이 확장된 질환이다. 대동맥에 있는 큰 동맥류가 파열하면 생명이 위독하며, 뇌동맥류가 파열되면 뇌 조직에 심한 손상이 유발되어 사망에 이를 수 있다. 동맥류가 발견되면, 수술적으로 치료할 수도 있다.

머리와 목부위의 동맥

그림 13.6은 머리와 목부위의 동맥을 묘사하였고, 대동맥활에서 분지되는 첫째 혈관은 **팔머리동맥**(완두동맥, brachiocephalic artery)으로 비교적 길이가 짧으며, 이 동맥에서 오른쪽 머리와 목으로 혈액을 운반하는 **오른온목동맥**(우총경동맥, right common carotid artery)과 오른쪽 팔부위로 혈액을 운반하는 **오른빗장밑동맥**(우쇄골하동맥, right subclavian artery)이 분지한다(그림 13.6).

왼쪽에는 팔머리동맥이 없는 대신에 **왼온목동맥**(좌총경동맥, left common carotid artery)과 **왼빗장밑동맥**(좌쇄골하동맥, left subclavian artery)이 대동맥활에서 직접 분지한다(그림 13.5). 왼온목동맥은 왼쪽 머리와 목으로 혈액을 운반하고, 왼빗장밑동맥은 왼쪽 팔부위로 혈액을 운반한다.

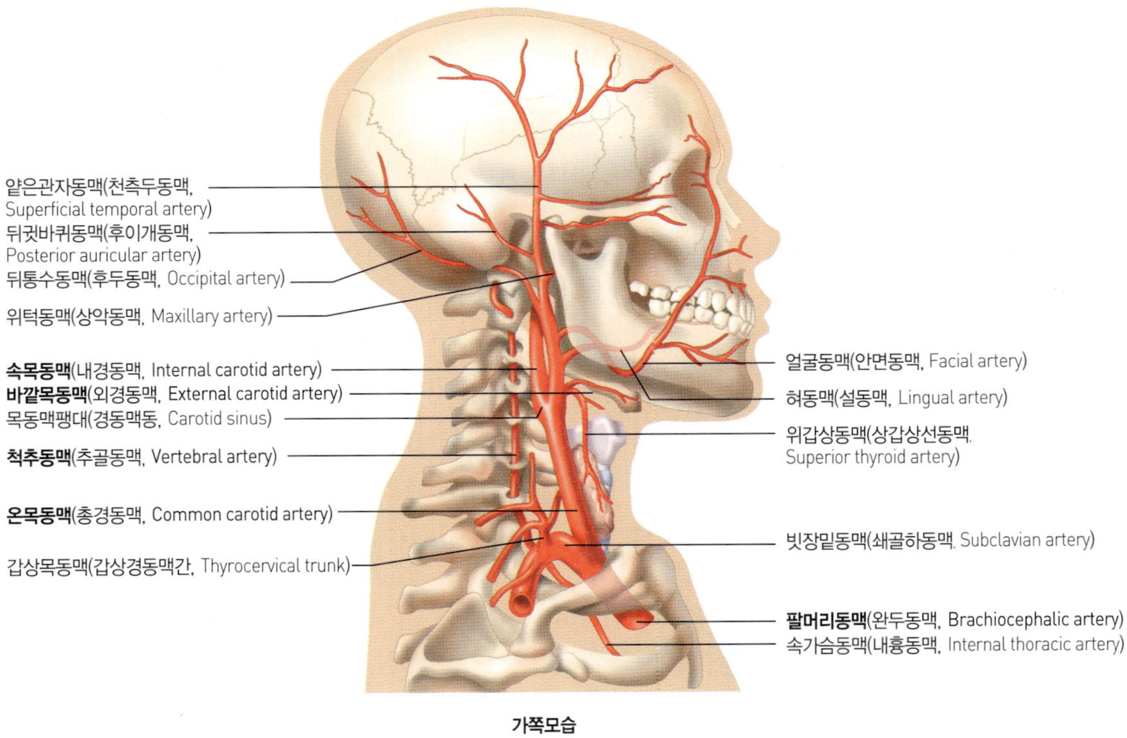

그림 13.6 머리와 목부위의 동맥
팔머리동맥, 온목동맥 및 척추동맥이 머리와 목부위에 혈액을 공급한다. 오른온목동맥은 팔머리동맥에서 분지하고 척추동맥은 빗장밑동맥에서 분지한다.

온목동맥이 위쪽으로 목에서 턱으로 확장되면서 **속목동맥**(내경동맥, internal carotid artery)과 **바깥목동맥**(외경동맥, external carotid artery)으로 분지한다. 속목동맥이 시작하는 곳이 약간 확장되어 **목동맥팽대**(경동맥동, carotid sinus)를 형성하는데, 이 곳에 혈압을 감시하는 압력수용기가 위치하고 있다. 바깥목동맥은 목, 얼굴, 코와 입에 혈액을 공급하는 몇 개의 가지로 나뉜다. 속목동맥은 목동맥관을 지나 뇌바닥에 형성된 **대뇌동맥고리**(대뇌동맥환, cerebral arterial circle, circle of Willis)로 이어진다(그림 13.7). 뇌에 혈액을 공급하는 혈관들은 모두 대뇌동맥고리에서 분지한다.

뇌로 공급되는 혈액의 일부분은 **척추동맥**(추골동맥, vertebral artery)에서 기인한다. 척추동맥은 빗장밑동맥에서 분지하여 목뼈의 가로구멍을 통과하여 머리로 이동하며(그림 13.6), 큰구멍을 지나 머리뼈안으로 들어간다. 척추동맥은 척추뼈, 근육, 목에 있는 인대뿐만 아니라 척수에도 혈액을 공급한다.

머리뼈안에서 두 개의 척추동맥이 합쳐져서 한 개의 **뇌바닥동맥**(뇌저동맥, basilar artery)을 형성하고, 뇌바닥동맥은 뇌줄기의 앞쪽과 아래쪽면을 따라 위치한다(그림 13.7). 뇌바닥동맥으로부터 다리뇌, 대뇌와 중간뇌에 혈액을 공급하는 혈관이 분지되고, 오른가지와 왼가지는 대뇌동맥고리로 연결된다. 뇌의 혈액 공급은 주로 속목동맥이 담당하나 대뇌동맥고리에 기여하는 척추동맥 또는 목동맥 중 어느 하나가 막히면 생명을 유지하는 데 필요한 충분한 혈액이 뇌로 공급되지 못하게 된다.

팔부위의 동맥

팔부위의 동맥은 분지를 하지 않더라도 자신이 지나가는 몸의 부위에 따라 동맥의 이름이 변한다. 빗장뼈의 아래쪽에 위치한 빗장밑동맥은 겨드랑부위에서 **겨드랑동맥**(액와동맥, axillary artery)으로 변한다. **위팔동맥**(상완동맥, brachial artery)은 겨드랑동맥이 위팔부위에서 연속된 것으로(그림 13.8), 주로 혈압을 측정하는 부위이다. 위팔동맥은 팔오금위에서 **자동맥**(척골동맥, ulnar artery)과 **노동맥**(요골동맥, radial artery)으로 분지하여 아래팔부위와 손에 혈액을 공급한다. 노동맥은 맥박을 측정하는 데 주로 많이 이용되며 엄지손가락 아래쪽 손목의 앞면에서 쉽게 맥박을 확인할 수 있다.

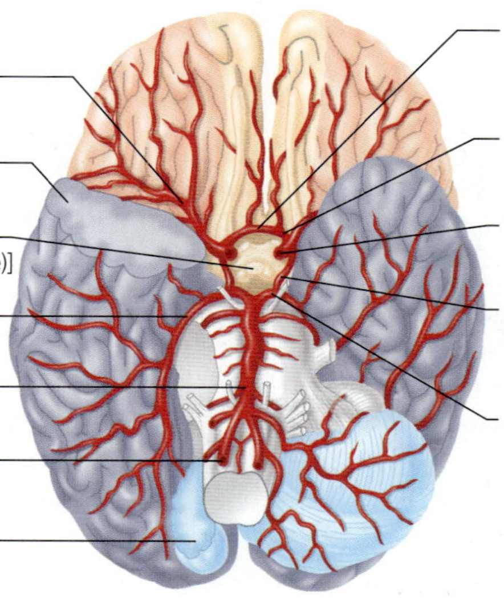

그림 13.7 머리와 목부위의 동맥

속목동맥과 척추동맥이 뇌로 가는 혈액을 운반한다. 척추동맥은 합쳐지면서 뇌바닥동맥을 형성한다. 속목동맥의 가지와 뇌바닥동맥의 가지가 뇌하수체 주위에 동맥고리를 형성하여 뇌에 혈액을 공급한다. 뇌바닥에 형성된 동맥고리를 대뇌동맥고리(circle of Willis)라고 부른다.

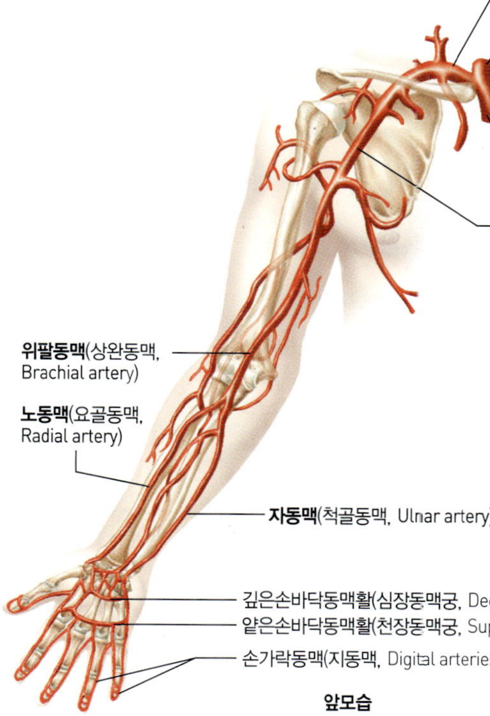

그림 13.8 팔부위의 동맥
오른쪽 팔부위의 동맥과 그 가지들의 앞모습.

13.4 온몸순환의 혈관: 정맥

조직으로부터 산소가 결핍된 혈액은 정맥을 통해 심장으로 되돌아온다. **위대정맥**(상대정맥, superior vena cava)은 머리와 목부위, 가슴부위와 팔부위에서 되돌아오는 혈액을 심장의 오른심방으로 이동시키고, **아래대정맥**(하대정맥, inferior vena cava)은 배부위, 골반부위와 다리부위에서 되돌아오는 혈액을 오른심방으로 이동시킨다(그림 13.9).

머리와 목부위의 정맥

머리와 목부위에는 **바깥목정맥**(외경정맥, external jugular vein)과 **속목정맥**(내경정맥, internal jugular vein)이라는 두 쌍의 정맥이 혈액을 운반한다. 바깥목정맥은 속목정맥보다 얕은 곳에 위치하여, 머리와 목부위의 뒤쪽에서 유입된 혈액을 **빗장밑정맥**(쇄골하정맥, subclavian vein)으로 보낸다. 바깥목정맥보다 크기가 더 크고 깊은 곳에 위치한 속목정맥은 머리와 목부위의 앞쪽과 얼굴에서 유입된 혈액을 운반한다. 속목정맥은 빗장밑정맥과 합쳐져서 **팔머리정맥**(완두정맥, brachiocephalic vein)을 형성하고, 팔머리정맥은 위대정맥으로 합쳐진다.

팔부위의 정맥

팔부위의 정맥은 얕은정맥과 깊은정맥으로 나뉜다. 깊은정맥은 팔의 깊은 조직의 혈액을 이동시키며 같은 이름의 동맥과 함께 주행한다. 알아두면 좋을 깊은정맥은 **위팔정맥**(상완정맥, brachial vein)으로, 위팔동맥과 동반하고 겨드랑정맥

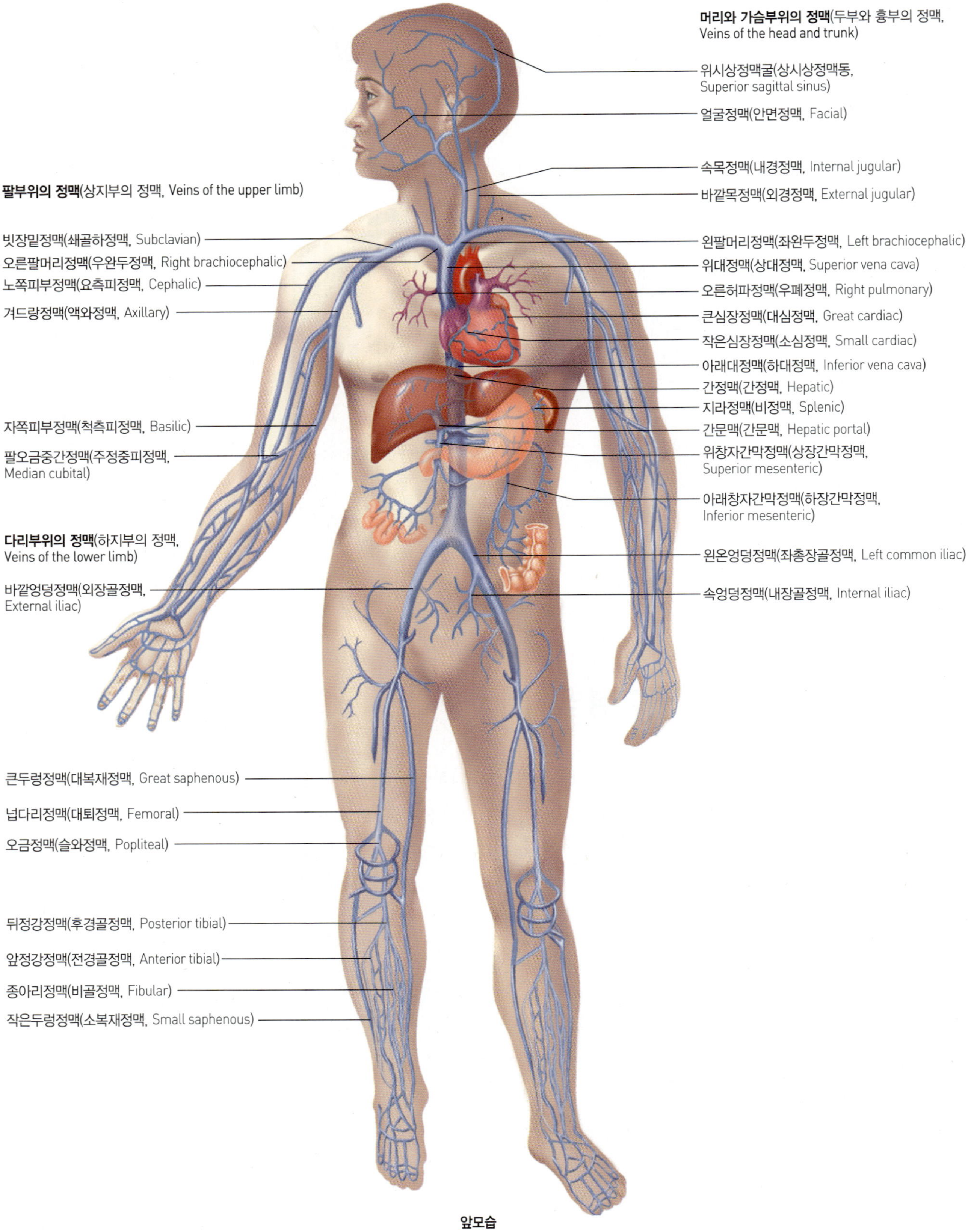

그림 13.9 주요 정맥들

주요 정맥들은 조직으로부터 받은 혈액을 오른심방으로 되돌아오게 한다.

으로 유입한다. 얕은정맥은 팔부위의 얕은 조직의 혈액을 모아서 깊은정맥으로 보낸다. 주요 얕은정맥은 **자쪽피부정맥**(척측피정맥, basilic vein)과 **노쪽피부정맥**(요측피정맥, cephalic vein)이다. 아래팔과 손에 있는 피부정맥의 가지들은 피부 속에 있어도 잘 보인다. **팔오금중간정맥**(주정중피정맥, median cubital vein)은 주로 노쪽피부정맥과 연결되며 가끔은 자쪽피부정맥과도 연결된다. 사람마다 크기 차이가 있기는 하지만, 팔오금중간정맥은 **팔오금**(주와, cubital fossa)의 앞쪽면에서 쉽게 찾을 수 있어서 정맥혈액을 채취하는 정맥으로 자주 활용되고 있다.

배부위와 골반부위의 정맥

배부위, 골반 및 다리부위에서 되돌아오는 나머지 혈액은 아래대정맥으로 모였다가 심장으로 이동한다. 생식샘(고환 또는 난소), 콩팥, 부신과 간 등 골반의 바깥에 위치한 장기들은 각자의 정맥을 거쳐 혈액을 직접 아래대정맥으로 보낸다. 골반에서 되돌아오는 혈액은 **속엉덩정맥**(내장골정맥, internal iliac vein)으로 모인 다음, 다리부위에서 되돌아오는 혈액을 운반하는 **바깥엉덩정맥**(외장골정맥, external iliac vein)과 합쳐져서 **온엉덩정맥**(총장골정맥, common iliac vein)을 형성한다. 두 개의 온엉덩정맥이 합쳐져서 아래대정맥을 형성한다(그림 13.9).

위, 작은창자, 큰창자, 이자와 지라 등 배안 장기에 분포하고 있는 모세혈관에서 되돌아오는 혈액은 특화된 정맥혈관을 형성하여 간으로 유입된다. 간은 소화기관에서 흡수한 물질을 처리하는 중요한 장기이다.

문맥계통(문맥계, portal system)은 모세혈관에서 시작하여 모세혈관으로 끝나는 혈관계통으로 두 모세혈관 사이에 심장

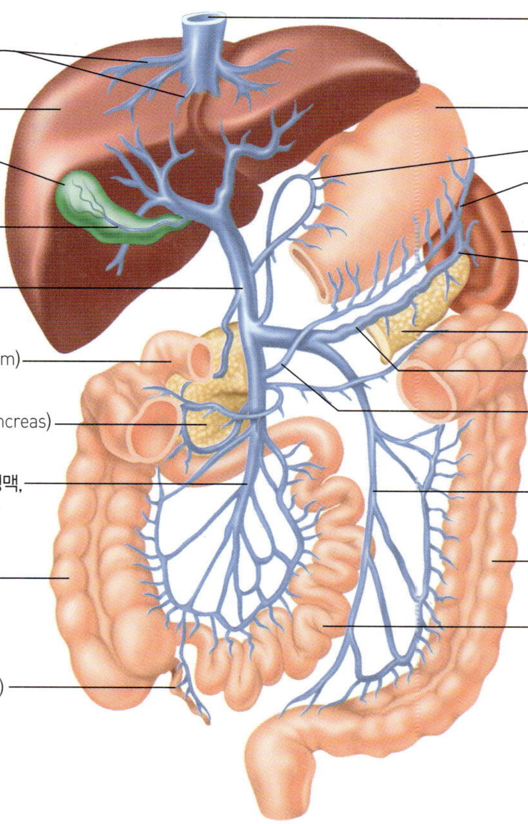

그림 13.10 간문맥계통의 정맥 연결

간문맥계통은 위, 작은창자, 큰창자, 이자와 지라의 모세혈관계에서부터 시작한다. 간문맥계통의 정맥은 간문맥으로 혈액을 간에 있는 일련의 모세혈관으로 운반한다. 간정맥은 간에 있는 모세혈관으로부터 혈액을 아래대정맥으로 운반한다.

과 같은 혈액을 내뿜는 기관이 존재하지 않는다. **간문맥계통**(간문맥계, hepatic portal system)은 소화기관에 있는 모세혈관에서 시작하여 간에 있는 모세혈관에서 끝난다(그림 13.10). 간문맥(hepatic portal vein)은 **지라정맥**(비정맥, splenic vein)과 **위창자간막정맥**(상장간막정맥, superior mesenteric vein)이 합쳐져서 형성되며, 간으로 유입된다. **아래창자간막정맥**(하장간막정맥, inferior mesenteric vein)은 지라정맥으로 유입된다. 지라정맥은 지라와 이자에서 되돌아오는 혈액을 운반하고, 위 · 아래창자간막정맥들은 **간문맥**(hepatic portal vein)으로부터 작은창자와 큰창자에서 되돌아오는 혈액을 운반한다.

간에서 되돌아오는 혈액은 **간정맥**(hepatic vein)을 거쳐 아래대정맥으로 이동한다. 간문맥을 거쳐 간으로 들어간 혈액은 소화기관에서 유입되었기 때문에 영양분이 풍부하지만 조직에 해가 될 수 있는 독성물질을 함유할 수도 있다. 간 속에서 영양분이 변형되어 저장되어 나중에 사용될 수 있고, 간에서 독성물질의 해독작용이 진행된다. 해독과정에서 생성된 물질은 콩팥으로 보내져서 몸 바깥으로 배출된다. 간의 기능은 나중에 제16장에서 다루기로 한다.

13.5 순환계통의 생리학

순환계통의 기능은 적당한 혈류를 온몸의 조직에 분포하도록 유지시키는 것이다. 적당한 혈류란 조직에 영양분과 산소를 공급하고 조직으로부터 대사산물인 노폐물을 제거하는 데 필요한 혈액량이다. 동맥계통을 통한 혈류는 심장의 심실수축에 의해 형성된 압력에 의해 발생한다.

혈압

혈압(blood pressure)은 혈액이 혈관벽을 밀어내는 힘을 측정한 것이다. 동맥에서, 혈압은 심장의 주기적인 수축에 의한 주기에 따라 변한다. 심실이 수축하면, 혈액이 동맥에 힘을 가하게 되고, 압력이 최고값에 이르게 되면 이를 **수축기 혈압**(systolic pressure)이라고 한다.

심실이 이완하면, 동맥 속의 혈압이 최소값으로 떨어지며 이를 **이완기혈압**(diastolic pressure)이라고 한다. 혈압을 측정하는 표준 단위는 수은이 이동한 밀리미터 수이다(mmHg). 예를 들어, 혈압이 100mmHg라고 하면, 혈액의 압력이 유리관 속의 수은을 위쪽으로 100mm 들어 올린 것을 뜻한다.

압력과 저항

수축기 혈압과 이완기 혈압 수치는 사람마다 다양하기 때문에 정상 범위는 넓은 편이다. 게다가 정상에서도 운동이나 감정 같은 요소들이 혈압에 영향을 준다. 젊은 성인의 표준 혈압은 수축기 혈압이 120mmHg, 이완기 혈압이 80mmHg이며, 흔히 120/80으로 표현한다.

동맥의 혈류가 모세혈관과 정맥을 거치면서, 혈압은 혈액이 오른심방으로 되돌아오면서 점점 0mmHg 정도로 떨어진다. 게다가, 직경이 작은 혈관에서는 수축기 혈압과 이완기 혈압 사이의 변동이 너무나 심하게 나타난다. 직경이 작아질수록 혈류에 대한 저항이 증가하기 때문에 혈압의 변동이 줄어든다. 혈액이 모세혈관에 도달할 무렵인, 세동맥에서는 혈압의 변동이 거의 없이 약 30mmHg의 혈압이 유지된다(그림 13.11).

혈류에 대한 **저항**(resistance)은 혈관의 직경과 연관되어 있다. 혈관의 직경이 작아질수록 혈류에 대한 저항이 커지고 혈류가 혈관을 통과함에 따라 빠르게 혈압이 감소한다. 세동맥과 모세혈관은 직경이 작아 혈류에 대한 저항이 크기 때문에 세동맥과 모세혈관에서 혈압이 가장 빠르게 감소한다. 혈압이 천천히 감소할 때는 큰동맥에서 중간동맥으로 혈류가 흐를 때이며 직경이 커서 혈류에 대한 저항이 크지 않기 때문이다.

정맥의 직경이 크기 때문에 정맥의 혈류에 대한 저항은 매우 낮다. 또한, 정맥에 있는 판막이 혈액의 역류를 예방할 뿐만 아니라, 뼈대근육의 주기적인 수축이 정맥을 압박하여 혈액을 심장으로 흐르게 하기 때문에 정맥의 혈류에 대한 저항은 매우 낮다. 따라서 정맥을 통과하는 혈류는 압력이 매우 낮다.

근육동맥, 세동맥과 모세혈관앞조임근은 혈관을 수축시키거나 이완시킬 수 있다. 혈관이 수축하면 혈류에 대한 저항이 증가하고, 혈관을 흐르는 혈류의 부피가 감소한다. 근육동맥은 수축과 이완을 할 수 있기 때문에 몸의 부위로 가는 혈류 양을 조절하는 데 도움이 된다. 반면, 세동맥과 모세혈관앞조임근은 조직으로 가는 혈류를 조절한다.

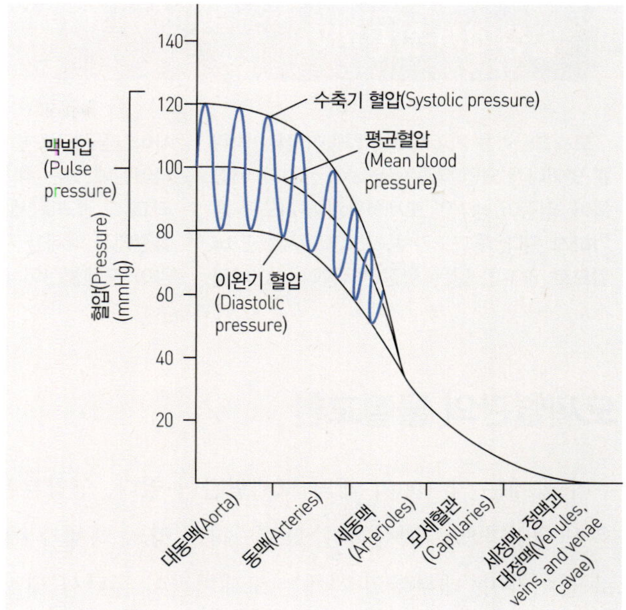

그림 13.11 다양한 혈관 형태에서 측정되는 혈압

동맥의 직경이 작은동맥과 세동맥으로 작아지면서 수축기 혈압과 이완기 혈압의 차이가 줄어든다. 모세혈관을 지나면서 심장에서 생산된 압력이 사라지기 때문에 모세혈관과 정맥에서는 수축기 혈압과 이완기 혈압의 차이가 없다.

맥박압

수축기 혈압과 이완기 혈압 사이의 차이를 **맥박압**(pulse pressure)이라고 한다. 예를 들어, 어떤 사람의 수축기 혈압이 120mmHg이고, 이완기 혈압이 80mmHg라면, 맥박압은 40mmHg가 된다. 맥박압은 일회박출량과 혈관 탄성이 영향을 준다. **일회박출량**이 증가하면, 수축기 혈압이 이완기 혈압보다 증가하여 맥박압이 증가하게 된다. 운동을 하는 동안 일회박출량과 맥박압이 동시에 증가한다.

혈관 탄성(vascular compliance)은 혈관벽의 탄력성과 연관된다. **동맥경화증**(vascular sclerosis)이 있는 사람의 동맥은 정상보다 탄력이 줄어든다. 동맥의 혈압이 빨리 증가했다가 빨리 감소한다. 수축기 혈압이 증가함에 따라서 이완기 혈압이 약간 낮거나 약간 증가할 수 있다. 내뿜어지는 혈액량은 같아도 탄력이 적은 동맥으로 내뿜어지면 탄력이 좋은 동맥보다 높은 수축기 혈압을 나타낸다. 따라서 정상인과 대동맥으로 내뿜어지는 혈액량이 같더라도 맥박압이 커진다. 왼심실이 탄력이 덜한 혈관으로 같은 양의 혈액을 보내기 위해 더 큰 압력을 생산해야 하기 때문에 동맥경화증에서 심장의 수축에 대한 강도는 가중된다. 심한 경우, 증가된 심장의 수축 강도 때문에 심장기능상실이 발생할 수도 있다.

왼심실에서 대동맥으로 내뿜어진 혈액은 동맥을 따라서 빠르게 퍼지는 압력의 파동인 **맥박**(pulse)을 생산한다. 맥박은 피부에 가까운 곳에 위치한 큰 동맥이 있는 부위에서 느낄 수 있다. 의료인은 맥박을 확인하여 심장박동수, 심장주기와 심장 관련 징후를 알아낼 수 있기 때문에 맥박을 확인할 수 있는 인체 부위를 알아야 한다. 예를 들어, 맥박이 약하면 일회박출량이 감소하였거나 동맥의 수축이 증가한 상태라는 것을 알 수 있다.

임상에서 활용하기 부종

모세혈관벽을 가로지르는 압력이 정상 범위를 벗어나게 되면 부종(edema)이 생긴다. 예를 들어, 염증이 생기면 모세혈관의 투과도가 증가하게 된다. 투과도가 증가하면 모세혈관 바깥으로 알부민 같은 혈장단백질이 새어나와 사이질공간으로 들어간다. 새어나온 단백질은 사이질에 있는 액체의 삼투압을 증가시키게 되고, 그 결과로 세동맥의 끝부분에 있는 모세혈관에서 액체가 사이질공간으로 빠져나오는 양이 모세혈관이 끝나서 세정맥이 시작하는 부분에서 액체가 재흡수되는 양보다 많아지게 된다. 게다가 림프모세혈관이 늘어난 액체를 모두 수용하지도 못한다. 따라서 사이질공간에 액체가 축적되어 부종이 생긴다.

모세혈관의 물질교환

우리 몸에는 약 100억 개의 모세혈관이 있다. 영양분은 모세혈관벽을 가로질러 세포질사이공간으로 확산하고, 노폐물은 반대방향으로 확산한다. 또한, 적은 양의 액체가 세동맥의 끝부분에 있는 모세혈관에서 빠져나와 세포질사이공간으로 들어가며, 대부분의 액체는 모세혈관이 끝나서 세정맥이 시작하는 부분으로 되돌아간다.

모세혈관벽을 관통하여 액체를 이동시키는 힘은 혈압과 삼투압에 의해 발생한다(그림 13.12). 혈압은 모세혈관 바깥으로 액체를 내보내고, 삼투압은 모세혈관 속으로 액체를 끌어당긴다. 혈액이 사이질공간보다 삼투압이 높기 때문에 세포질사이공간에 있는 액체는 삼투압에 의해 모세혈관으로 이동한다. 액체에 녹아 있는 분자의 농도가 크면 클수록 액체의 삼투압은 높아진다(제3장 참조). 혈액이 높은 삼투압을 갖게 되는 것은 모세혈관벽을 통과하지 못하는 혈장단백질의 농도가 크기 때문이다(제11장 참조). 사이질공간의 단백질 농도는 혈액의 단백질 농도보다 매우 낮다. 모세혈관벽은 선택적 투과막으로 작용하여 모세혈관에서 사이질공간으로 단백질이 이동하는 것은 방지하고, 단지 액체가 모세

관련된 질환

죽상동맥경화증

Payne 씨 부부는 결혼 40주년을 맞이하였다. 백화점에서 물건을 구입하다가 남편인 Mori가 왼쪽 다리의 고통을 느끼기 시작하였다. 예전에도 빨리 걷거나 멀리 걸을 때 통증을 느낀 적이 있어서 Mori는 부인인 Leslie가 물건을 사는 동안 잠시 앉아서 쉬기로 하였다. 5분쯤 지났을 때, Mori는 휴식을 취하고 있음에도 극심한 통증을 느꼈고, 아내에게 병원에 가자고 하였다.

응급실의 의사는 Mori의 왼쪽 종아리부위에서 얼룩덜룩한 청색증이 나타나며 만졌을 때 찬 기운을 확인하였다. 반면 오른쪽 다리는 따뜻하고 혈색도 좋았다. 왼쪽 종아리의 도플러 검사 결과 맥박이 약해지고 비정상적인 잡음이 왼오금동맥의 먼쪽에서 관찰되었다. 그 밖의 다른 다리동맥에서는 정상적인 맥박을 나타냈고 잡음은 들리지 않았다. 체온이 약간 상승하였고, 혈압은 165/95mmHg이었다. 심장박동수는 1분당 96회로 규칙적이었고 호흡도 1분당 20회였다.

의사는 Leslie에게 맥박이 감소한 것은 혈류가 감소한 것을 의미하고 잡음은 혈류에 난기류가 있다는 것을 의미한다고 설명해 주었다. 또한, 이 두 가지 현상과 통증이 갑작스럽게 발생한 것은 Mori의 왼오금동맥의 먼쪽이 동맥혈전증에 의해 막혔다는 것에 합당한 소견이라고 하였다. Mori는 즉시 피떡의 섬유소를 파괴하는 효소로 치료받기를 시작하였고, 이 치료법이 효과가 있어서 혈전을 성공적으로 녹였다. 종아리부위의 혈류가 증가하면서 통증과 청색증이 감소하였다.

Mori의 혈관조영술 결과 왼쪽 종아리부위 동맥인 왼오금동맥의 먼쪽부위가 죽상경화판에 의해 심하게 협착한 것을 확인하였다. 동맥이 협착하면, 휴식상태에서는 조직의 항상성을 유지하는 데 필요한 혈액공급이 적당할 수 있으나 운동을 하게 되면 혈액공급이 부족해진다. Mori의 경우, 걸을 때 다리의 통증이 나타났기 때문에 작은 죽상동맥경화증(atherosclerosis)에 의한 증상임을 알 수 있다. 산소가 부족하기 때문에 혐기성 호흡과 젖산과 같은 물질이 조직에 쌓일 수도 있다.

Mori가 갑작스럽고 극심하게 증가한 통증을 느낀 것은 큰 죽상경화판에 있던 혈전이 왼오금동맥을 통과하는 혈류를 거의 막았기 때문이다. 혈전이 용해되고, 동맥성형술을 통해 왼오금동맥의 혈류는 증가하게 된다.

추가적인 검사에 의해 Mori의 혈액에는 동맥의 죽상경화판 형성빈도를 높이는 콜레스테롤과 당 수치가 높다는 것을 확인하였다. 혈당이 높은 것은 제2형 당뇨병과도 연관성이 있을 수 있다(제10장 참조). 앞으로 Mori는 혈압, 콜레스테롤과 혈당을 낮추기 위한 노력을 해야만 한다.

1 세동맥의 끝부분에 있는 모세혈관에서는 혈압에 의해 모세혈관에서 빠져나가는 액체가 삼투압에 의해 모세혈관으로 들어오는 액체보다 훨씬 더 많다.

2 모세혈관이 끝나서 세정맥이 시작하는 부분(그림에서는 세정맥의 끝으로 표시됨)에서는 혈압에 의해 모세혈관에서 빠져나가는 액체가 삼투압에 의해 모세혈관으로 들어오는 액체보다 훨씬 더 적다.

3 모세혈관을 빠져나간 액체의 90%는 세정맥이 시작하는 부위의 모세혈관으로 되돌아온다. 10%의 액체는 림프모세혈관으로 들어간다.

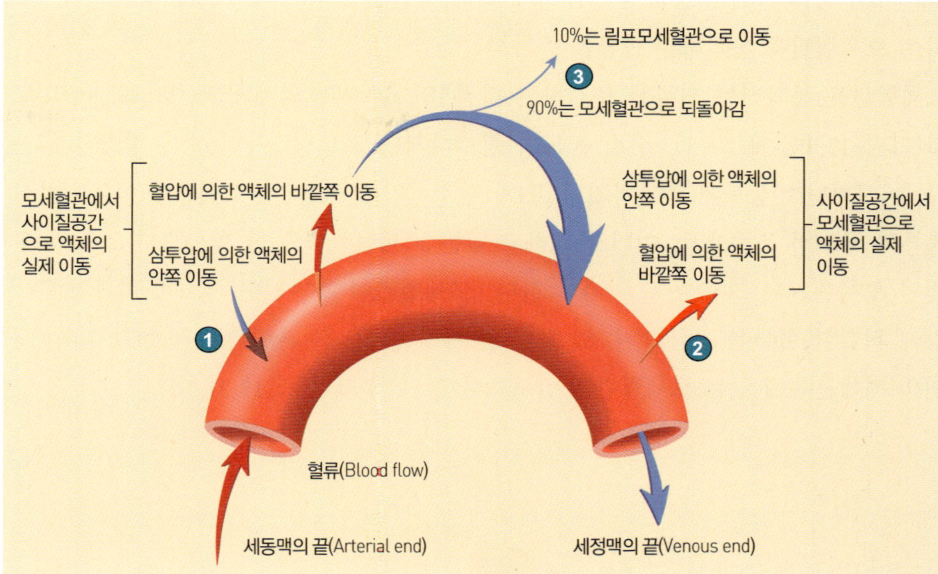

그림 13.12 모세혈관에서의 교환

혈관벽을 관통하는 것을 허락한다.

세동맥의 끝부분에 있는 모세혈관에서는 혈압에 의해 모세혈관에서 액체가 빠져나가는 것이 삼투압에 의해 모세혈관으로 액체가 들어오는 것보다 훨씬 더 많다. 따라서 세동맥의 끝부분에 있는 모세혈관에서는 모세혈관에서 사이질공간으로 빠져나가는 액체의 양이 더 많게 된다(그림 13.12).

모세혈관을 통과하는 혈류에 대한 저항 때문에 모세혈관이 끝나서 세정맥이 시작하는 부분의 혈압은 세동맥의 끝부분에 있는 모세혈관보다 혈압이 낮다. 그래서 혈압에 의해 모세혈관에서 액체가 빠져나가는 것이 삼투압에 의해 모세혈관으로 액체가 들어오는 것보다 훨씬 더 적다. 따라서 모세혈관이 끝나서 세정맥이 시작하는 부분에서는 세포질사이공간에서 모세혈관으로 이동하는 액체의 양이 더 많게 된다(그림 13.24).

모세혈관을 빠져나간 액체의 약 90%는 다시 모세혈관으로 되돌아오고, 나머지 10%의 액체는 림프모세혈관으로 들어가서 온몸순환으로 되돌아온다(제14장 참조).

13.6 조직에서 혈류의 조절

순환계통의 조직에 제공된 혈류는 아주 잘 조절되어 조직의 대사요구량과 부합하도록 공급된다. 혈류를 조절하는 기전은 크게 두 가지, 즉 (1) 국소적조절과 (2) 신경 및 호르몬에 의한 조절이 있다.

혈류의 국소적 조절

혈류의 국소적 조절은 모세혈관앞조임근의 수축과 이완에 의해 수행된다. 조임근이 이완하면 모세혈관을 지나는 혈류가 증가하고, 조임근이 수축하면 모세혈관을 지나는 혈류가 감소한다. 모세혈관앞조임근은 조직의 대사요구량에 의해 조절된다. 예를 들어, 세포의 대사에 의해 생산된 부산물이 증가하면 혈류가 증가한다. 운동을 하게 되면, 뼈대근육의 대사요구량이 급격히 증가하고 대사에 의해 생산된 부산물이 빠르게 생산된다. 그렇게 되면 모세혈관앞조임근이 이완하여 모세혈관을 통과하는 혈류를 증가시킨다.

모세혈관을 통과하는 혈류를 조절하는 다른 요소는 세포의 산소와 포도당, 아미노산과 지방산 같은 영양분의 농도이다(그림 13.13, 표 13.1). 산소 농도가 감소하거나 포도당, 아미노산, 지방산 같은 영양분이 감소하면 혈류가 증가한다. 이산화탄소 농도가 증가하거나 pH가 감소하면 모세혈관앞조임근을 이완시켜서 혈류를 증가시킨다.

혈류의 국소적 조절에서, 이미 존재하고 있는 모세혈관을 통한 혈류보다 조직의 대사활동이 자주 증가하게 되면, 추가적인 모세혈관이 그 부위로 자라야 한다. 모세혈관이 추가되면 국소적 혈류가 증가하여 그 지역에서 증가한 대사요구량에 적합한 혈류를 공급할 수 있게 된다. 예를 들어, 잘 훈련된 운동선수의 뼈대근육에 있는 모세혈관의 밀도는 일반인의 뼈대근육에 있는 모세혈관의 밀도보다 훨씬 더 크다(표 13.1).

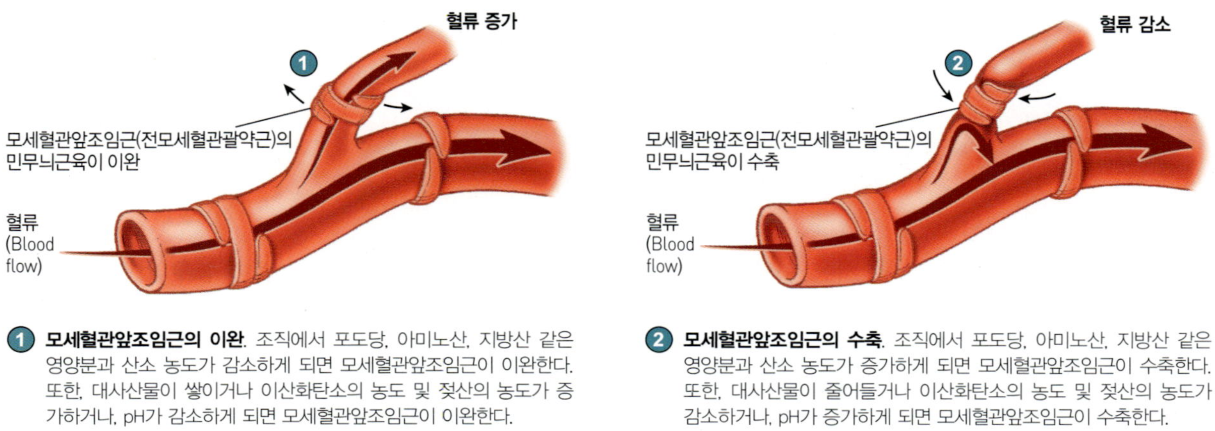

그림 13.13 모세혈관계를 통한 혈류의 국소적조절

표 13.1 항상성 : 혈류의 조절*

자극	반응
조직의 대사요구량에 의한 조절	
산소 농도 감소, 이산화탄소 농도 증가, pH 감소, 대사량 증가에 의해 조직에서 포도당, 아미노산, 지방산 같은 영양분 감소	모세혈관앞조임근이 이완하여 모세혈관을 지나는 혈류가 증가
산소 농도 증가, 이산화탄소 농도 감소, pH 증가, 조직에서 포도당, 아미노산, 지방산 같은 영양분 증가	모세혈관앞조임근이 수축하여 모세혈관을 지나는 혈류가 감소
신경에 의한 조절	
육체적 활동 증가, 교감신경의 활성도 증가	피부와 장기에 있는 혈관이 수축, 뼈대근육과 심장근육에 있는 혈관이 이완
체온의 증가(뇌하수체 신경세포가 감지)	피부에 있는 혈관이 이완
체온의 감소(뇌하수체 신경세포가 감지)	피부에 있는 혈관이 수축
체온이 위험 수준 이하로 내려감	피부에 있는 혈관이 이완(극심한 추위에 대해 피부 보호)
분노와 당황	얼굴과 가슴부위 피부에 있는 혈관이 이완
호르몬에 의한 조절(교감신경이 활성화 됨)	
육체적 활동 증가와 교감신경의 활성도 증가로 인해 부신속질에서 에피네프린과 노르에피네프린 분비 촉진	피부와 장기에 있는 혈관이 수축, 뼈대근육과 심장근육에 있는 혈관이 이완
장시간 국소적 혈류 조절	
규칙적으로 국소적 운동하는 선수처럼 장기간 조직의 대사활동의 증가	모세혈관의 수가 증가함
육체활동을 장기간 하지 못해 장기간 조직의 대사활동 감소	모세혈관의 수가 감소함

* 조절기전은 혈압이 정상 범위에 있을 때에만 가능하다.

신경 및 호르몬에 의한 혈류의 조절

신경에 의한 혈류의 조절은 주로 자율신경계통의 교감신경에 의해 일어난다. 신경이 분포하지 않는 모세혈관과 모세혈관앞조임근을 제외하고, 우리 몸에 있는 대부분의 혈관은 교감신경섬유에 의해 조절된다(그림 13.14).

혈관운동중추(vasomotor center)인 다리뇌의 아래부위와 숨뇌의 위부위는 낮은 주파수의 활동전위를 끊임없이 교감신경섬유에 보낸다. 따라서 말초혈관은 끊임없이 부분적으로 수축된 상태를 유지하게 되며 이를 **혈관운동긴장도**(vasomotor tone)라고 한다. 혈관운동긴장도가 증가되면 혈관의 수축을 야기하여 혈압이 증가하며, 혈관운동긴장도가 감소하면 혈관의 이완을 야기하여 혈압이 감소한다. 신경에 의해 혈관의 직경이 조절되는 것은 혈압을 조절하는 중요한 방법 중 하나이다.

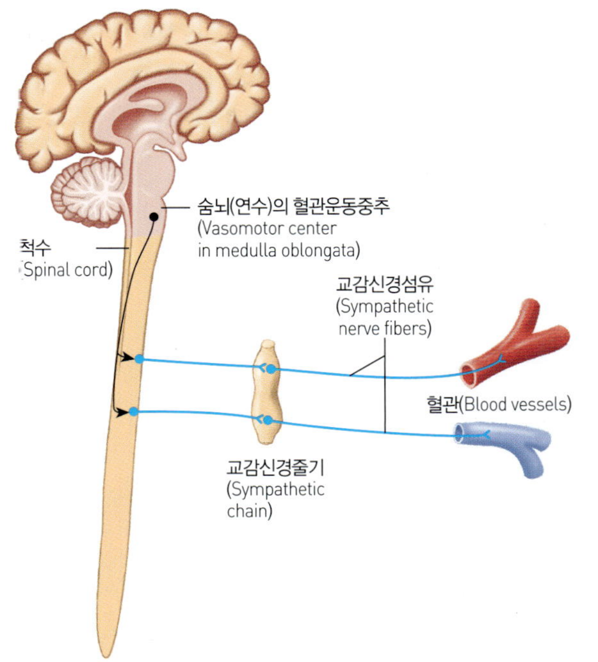

그림 13.14 혈관에 대한 신경조절
대부분의 동맥과 정맥은 교감신경의 지배를 받는다. 숨뇌에 있는 혈관운동중추는 교감신경의 활동전위 발생빈도를 조절한다. 대부분의 혈관에서 활동전위 발생빈도가 증가하면 혈관수축이 일어나고 활동전위 발생빈도가 감소하면 혈관 이완이 일어난다.

신경에 의한 혈관의 조절에 의해 혈액이 몸의 한 부분에서 다른 부분으로 이동할 수 있다. 예를 들어, 운동을 하는 동안 장기와 피부에 있는 혈관운동 긴장도가 증가하고 운동하는 뼈대근육의 혈관운동 긴장도가 감소한다. 그 결과, 장기와 피부로 가는 혈류가 감소하고 뼈대근육으로 가는 혈류가 증가한다. 근육의 활동이 증가함에 따라서 신경에 의한 혈관직경의 조절과 모세혈관앞조임근의 이완에 의해 운동하고 있는 뼈대근육으로 가는 혈류가 몇 배 증가한다(표 13.1).

또한 교감신경은 부신속질에서 에피네프린과 노르에피네프린을 분비하여 호르몬에 의한 혈류의 조절에도 관여한다. 이 호르몬들은 혈액을 통해 온몸으로 이동한다. 대부분의 혈관에서, 이 호르몬들은 혈관을 수축시켜서 혈류를 감소시킨다. 그러나 뼈대근육과 심장근육에서는 이 호르몬들이 혈관을 이완시켜서 혈류를 증가시킨다.

13.7 동맥압의 조절

혈관을 지나는 혈류가 유지되기 위해서는 적당한 혈압이 필요하고, 몇 개의 조절기전에 의해 혈압이 조절된다. 심실 이완기가 심실수축기보다 길기 때문에 **평균 동맥압**(mean arterial pressure; MAP)은 대동맥의 평균 수축기 혈압과 이완기 혈압보다 약간 낮다. 태어날 때 평균 동맥압은 약 70mmHg이고, 사춘기와 중년 시기에는 약 95mmHg로 유지되다가, 노인이 되면 약 110mmHg에 이르게 된다.

우리 몸의 평균 동맥압은 **심장박출량**(cardiac output; CO) × **말초혈관 저항**(peripheral resistance; PR)으로 계산하며, 말초혈관 저항은 모든 혈관들이 혈류에 저항하는 것을 의미한다.

$$MAP = CO \times PR$$

심장박출량은 **심장박동수**(heart rate; HR) × **일회박출량**(stroke volume; SV)으로 계산하기 때문에, 평균 동맥압은 심장박동수 곱하기 일회박출량 곱하기 말초혈관 저항(PR)으로 계산한다.

$$MAP = HR \times SV \times PR$$

따라서 평균 동맥압은 심장박동수, 일회박출량, 말초혈관 저항과 비례한다. 평균 동맥압은 이 변수들의 변화에 의해서 조절된다. 예를 들어, 출혈이나 다른 원인에 의해 갑자기 혈압이 떨어지면 혈압을 다시 복구하려는 조절기전 때문에 심장박동수, 일회박출량과 말초혈관 저항이 증가하게 되어 정상 생활을 하기에 적합한 혈압이 유지된다. 또한, 혈압이 낮아지면 혈액 부피를 증가시키는 기전도 활성화된다.

압력수용기 반사

압력수용기 반사는 혈압을 정상 범위로 유지시키는 반응을 활성화시킨다. **압력수용기**(baroreceptor)는 증가된 압력에 의해 동맥이 늘어나는 것에 반응한다. 압력수용기는 목부위와 가슴부위에 있는 큰 동맥의 혈관벽을 따라 흩어져 있고, 속목동맥의 시작부위에 있는 목동맥팽대와 대동맥활의 혈관벽에는 많은 수의 압력수용기가 있다. 압력수용기에서 시작된 활동전위는 감각신경섬유를 통해 숨뇌로 전달된다(그림 13.15).

혈압이 갑자기 증가하여 동맥의 벽이 늘어나면 압력수용기의 활동전위 빈도가 증가한다. 증가한 활동전위 빈도는 숨뇌에 있는 혈관운동중추와 심장조절중추에 전달되어 혈압을 낮추기 위한 반응을 유발한다. 주요한 반응 중 하나는 혈관운동 긴장도를 감소시켜서, 혈관을 확장시키고 말초혈관 저항을 감소시킨다. 심장조절중추에 의해 조절되는 다른 반응은 심장에 대한 부교감신경 자극을 증가시켜서 심장박동수를 감소시키고, 심장의 교감신경 자극을 감소시켜서 일회

1. 목동맥팽대와 대동맥활에 있는 압력수용기는 혈압을 감시한다.
2. 감각신경은 활동전위를 생산하여 숨뇌의 심장조절중추와 혈관운동중추로 보낸다.
3. 부교감신경이 활성화되면 심장을 자극하여 심장박동수를 감소시킨다.
4. 교감신경이 활성화되면 심장을 자극하여 심장박동수와 일회박출량을 증가시킨다.
5. 교감신경이 활성화되면 혈관을 자극하여 혈관 수축이 일어난다.

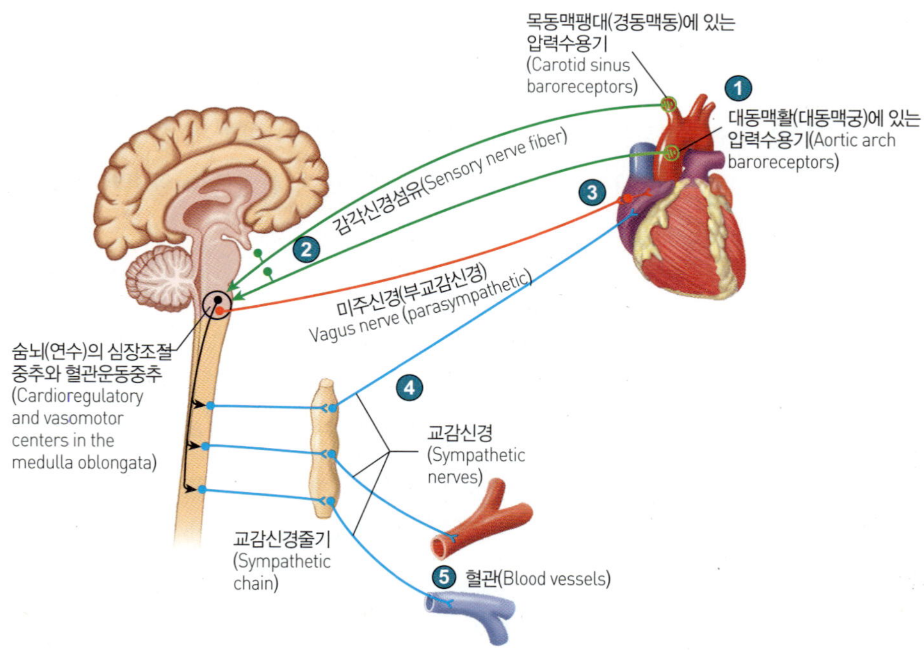

그림 13.15 압력수용기 반사 기전
압력수용기 반사는 혈압을 조절하는 데 도움을 준다.

박출량을 줄인다. 감소된 심장박동수, 일회박출량과 말초혈액 저항 때문에 혈압이 정상 값을 향해 낮아진다.

혈압이 갑자기 감소하면 압력수용기의 활동전위 빈도가 감소한다. 감소한 활동전위 빈도 때문에 숨뇌에 있는 혈관운동중추와 심장조절중추는 혈압을 높이기 위한 반응을 유발한다. 심장의 교감신경 자극을 증가시켜서 심장박동수와 일회박출량을 증가시킨다. 추가적으로, 혈관운동긴장도가 증가하여 혈관을 수축시키고 말초혈관 저항을 증가시킨다. 증가한 심장박동수, 일회박출량과 말초혈관 저항 때문에 혈압이 정상 값을 향해 높아진다.

압력수용기 반사(baroreceptor reflexes)는 혈압을 몇 초 단위로 조절한다. 앉아 있거나 누워 있다가 빨리 일어서게 되면, 가슴과 목부위의 혈압이 중력 때문에 급격히 감소한다. 혈압의 감소가 너무 심하면 뇌로 가는 혈류가 충분하지 못해서 어지럽거나 심지어 의식을 잃을 수도 있다. 혈압이 떨어지면서 압력수용기 반사가 활성화되어, 몇 초 안에 혈압을 정상으로 되돌리려는 반응이 나타난다. 따라서 건강한 사람은 아주 잠시 동안 어지러움을 느낀다.

화학수용체 반사

목동맥토리(경동맥소체, carotid body)는 목동맥팽대와 대동맥활의 대동맥토리 근처에 있는 작은 구조물이다. 목동맥토리는 혈액 속의 산소 농도, 이산화탄소 농도와 pH의 변화에 반응하는 감각수용체를 함유한다. 이 감각수용체가 혈액 속에 있는 화학물질의 변화에 매우 민감하기 때문에 이 감각수용체를 **화학수용체**(chemoreceptor)라고 부른다. 화학수용체는 활동전위를 감각신경섬유를 통해 숨뇌로 보낸다. 숨뇌 속에도 화학수용체가 존재한다.

산소 농도와 pH가 감소하거나 이산화탄소 농도가 증가하면, 화학수용체의 활동전위 빈도가 증가하여 **화학수용체 반사**(chemoreceptor reflex)를 활성화시킨다(그림 13.16). 이 반사에 영향을 받은 혈관운동중추와 심장조절중추는 심장의 부교감신경 자극을 감소시켜서 심장박동수를 증가시킨다. 또한, 혈관운동중추와 심장조절중추는 심장의 교감신경 자극을 증가시켜서, 심장박동수, 일회박출량과 혈관운동 긴장도를 증가시킨다.

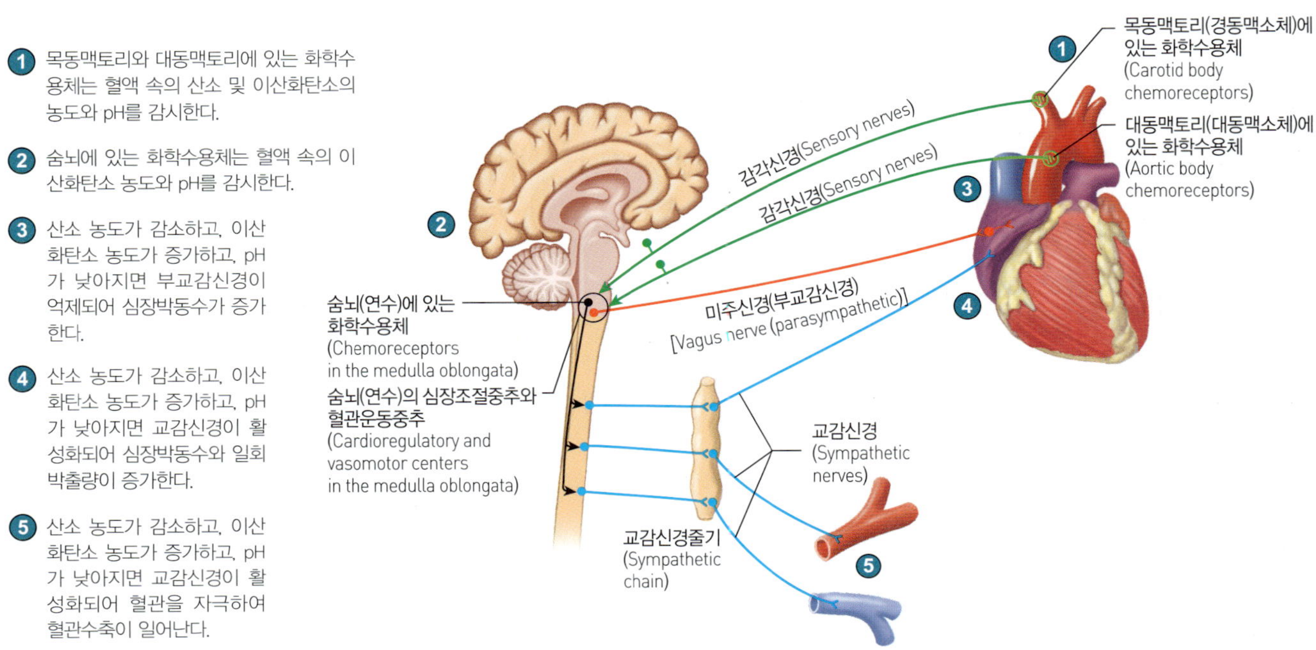

그림 13.16 화학수용체 반사 기전
화학수용체 반사는 혈압은 조절하는 데 도움을 준다.

임상에서 활용하기 순환 쇼크

순환 쇼크(circulatory shock)는 부적당한 혈류 때문에 산소 부족이 발생하여 조직이 손상되는 증상이다. 여러 쇼크는 조직에 손상을 유발할 수 있고 사망에 이를 수도 있다.

순환 쇼크에는 여러 원인이 있다. 과도한 혈액 소실은 출혈성 쇼크라고 알려진 쇼크의 형태를 유발할 수 있다. 출혈성 쇼크를 활용하여 쇼크의 일반적인 특징을 설명할 수 있다. 출혈성 쇼크가 심하지 않으면 혈압이 조금만 감소하기 때문에 정상적으로 혈압을 조절하는 기전에 의해 혈압과 혈류가 정상으로 회복될 수 있다. 압력수용기 반사는 강력한 교감신경 반응을 생산하여 혈관 수축을 유발하고 심장박동수를 증가시킨다.

전신의 혈류가 감소하면 콩팥으로 가는 혈류도 감소하기 때문에 콩팥에서는 레닌의 분비를 증가시킨다. 증가된 레닌의 농도는 안지오텐신 II의 합성 비율을 증가시키고, 이 안지오텐신 II는 혈관 수축을 유발하고 부신겉질을 자극하여 알도스테론의 분비를 증가시킨다. 감소한 혈압에 반응하여 콩팥에서는 수분과 나트륨을 더 많이 재흡수하며, 뇌하수체 뒤엽에서 분비된 항이뇨호르몬의 작용에 의해 콩팥에서 수분의 재흡수가 촉진된다. 또한, 강력한 갈증자극이 발생하여 물을 많이 마시게 되어 정상적인 혈액 부피를 재건하는 데 도움을 준다.

쇼크가 경미한 상태에서의 압력수용기 반사는 정상 혈액 부피로 되돌아올 때까지 적절하게 유지되어 실혈된 혈액량을 보충하는 기능을 한다. 쇼크가 심각한 상태가 되면 생명을 유지하기 위해 모든 혈압조절 기전이 활용되어야 한다. 그러나 대부분의 심각한 경우에 있어서, 쇼크에 의한 악영향을 보충하기 위한 조절기전의 작용이 적당하지 못할 경우가 많다. 양성 되먹임이 반복되기 시작되어서 혈압조절기전이 혈압을 조절하는 기능이 제대로 작용하지 못하게 된다. 쇼크가 심해짐에 따라 조절기전의 효율이 점점 더 나빠진다. 반복된 양성 되먹임은 수혈 transfusion과 같이 쇼크를 멈출 수 있는 치료를 할 때가지 지속된다. 쇼크는 원인에 따라 다섯 형태로 구별할 수 있다.

1. 저혈량 쇼크(hypovolemic shock)는 혈액 부피가 감소해서 발생한 쇼크이다. 내부 장기 또는 외상에 의한 출혈에 의해 발생하는 출혈성 쇼크(hemorrhagic shock)가 저혈량 쇼크의 한 형태이다. 전신에 심한 화상을 입게 되면 혈장이 소실되어 혈장소실 쇼크(plasma loss shock)가 발생한다. 설사, 구토 및 탈수에 의해 세포질사이 체액이 많이 소실되면 혈액량이 감소하게 되어 사이질 체액소실 쇼크(intersititial fluid loss shock)가 발생한다.
2. 신경성 쇼크(neurogenic shock)는 감정적인 변화와 마취에 반응하여 혈관이완이 유발된 것이다.
3. 아나필락시스 쇼크 초과민반응 쇼크(anaphylactic shock)는 알레르기 반응 때문에 분비된 면역물질이 혈관이완을 유발하고 모세혈관 투과도를 증가시킴으로 써 발생한 쇼크이다. 모세혈관에서 사이질공간으로 많은 양의 액체가 이동하여 쇼크가 발생한다.
4. 혈액의 독성중독인 패혈 쇼크(septic shock)는 순환계통 속으로 독성물질을 분비하는 감염에 의해 발생되며, 심장의 활동을 감소시키고 혈관확장을 유발하며 모세혈관 투과도를 증가시킨다.
5. 심장성 쇼크(cardiogenic shock)는 심장의 기능이 감소되는 질병에 의해 유발된 심장박출량의 감소 때문에 발생한다. 심장발작(심근경색증)이 심장성 쇼크의 흔한 원인이다. 부정맥이나 전기적 충격에 의해 발생한 심장의 빈맥증도 심장성 쇼크를 유발할 수 있다.

이와 같은 변화의 결과로 혈압이 증가한다. 증가된 혈압은 허파로 가는 혈류를 증가시키고, 이에 따라 혈액의 산소 농도가 높아지고 혈액의 이산화탄소 농도가 낮아진다. 화학수용체 반사는 응급상황에서 기능을 하며 심혈관계통을 조절하는 데 있어 중요한 역할을 담당하지 않는다. 화학수용체 반사는 혈액의 산소 농도가 매우 낮거나 이산화탄소 농도가 매우 높을 때에 강력하게 일어난다.

호르몬에 의한 조절기전

빠르게 반응하는 압력수용기 반사와 화학수용체 반사 이외에도, 네 개의 중요한 호르몬은 혈압의 조절을 돕는다.

부신속질에 의한 조절기전

혈관과 심장의 교감신경 자극을 증가시키는 신호는 부신속질도 자극시킬 수 있다. 이 신호에 반응한 부신속질은 에피네프린과 노르에피네프린을 혈액으로 분비한다(그림 13.17). 에피네프린은 심장박동수와 일회박출량을 증가시키고, 피부와 장기에 있는 혈관의 혈관수축을 유발한다. 에피네프린은 뼈대근육과 심장근육으로 가는 혈관의 이완을 유발시켜서 이 근육으로 가는 혈류를 증가시킴으로써 육체적인 활동을 하는 데 적합한 혈류를 준비한다.

1 심장과 혈관에 대한 교감신경의 자극이 증가하면, 증가된 자극에 의한 활동전위가 숨뇌로 전달된다.

2 숨뇌에서 척수로 향하는 내림통로는 부신속질로 가는 교감신경자극을 증가시키고, 그 결과 에피네프린과 노르에피네프린의 분비가 증가한다.

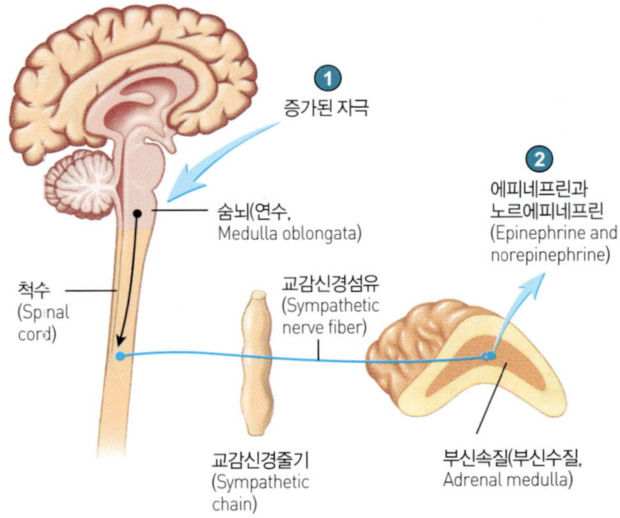

그림 13.17 호르몬 조절 : 부신속질 기전
심장과 혈관에 대한 교감신경을 증가시키는 자극이 부신속질에 대한 교감신경도 자극하여 에피네프린과 노르에피네프린의 분비가 증가한다.

레닌–안지오텐신–알도스테론에 의한 조절기전

감소된 혈류에 반응하여, 콩팥은 **레닌**(renin)이라는 효소를 순환계통 속으로 분비한다(그림 13.18). 레닌은 혈액에 있는 **안지오텐시노겐**(angiotensinogen)을 활성화시켜서 **안지오텐신 I**(angiotensin I)을 생산한다. **안지오텐신전환효소**(angiotensin converting enzyme)라는 효소가 여러 장기에 있어서 생산된 안지오텐신 I을 보다 활동성이 강한 **안지오텐신 II**(angiotensin II)로 변환시킨다. 안지오텐신 II는 혈관수축을 유발한다. 따라서 감소된 혈압에 반응하여, 콩팥에서 분비된 레닌은 혈압을 정상 값에 가깝게 증가시킨다.

또한, 안지오텐신 II는 부신겉질을 자극하여 **알도스테론**(aldosterone)의 분비를 촉진한다. 알도스테론은 콩팥에 작용하여 나트륨과 수분의 재흡수를 촉진한다. 그 결과, 혈액에서 소변으로 빠져나가는 수분량이 감소하기 때문에 소변량이 감소하며, 체액의 소실이 줄어들기 때문에 혈액의 부피가 유지된다. 적당한 혈액량은 심장으로 되돌아오는 정맥혈액을 정상으로 유지시켜서 혈압을 유지하게 된다(제12장 참조).

항이뇨호르몬에 의한 조절기전

혈장에 있는 용질의 농도가 증가하거나 혈압이 감소하면, 시상하부에 있는 신경세포가 이에 반응하여 뇌하수체 뒤엽에서 **항이뇨호르몬**(antidiuretic hormone; ADH) 또는 *바소프레신(vasopressin)*을 분비시킨다(그림 13.19). 항이뇨호르몬은 콩팥에 작용하여 수분의 재흡수를 촉진하여 소변량을 감소시킨다. 그래서 혈액량과 혈압을 유지하도록 한다. 항이뇨호르몬이 많이 분비되면 혈관수축이 유발되어 혈압이 증가한다.

심방나트륨이뇨호르몬에 의한 조절기전

심방나트륨이뇨호르몬(atrial natriuretic hormone)은 높아진 혈압에 반응하여 오른심방에 있는 특수 세포에서 분비하는 펩티드 계열 호르몬이다. 심방나트륨이뇨호르몬은 콩팥에서 나트륨의 소실을 촉진하여 소변량을 증가시킨다. 소변량이 증가함에 따라 수분의 소실도 증가하여 혈액량을 감소시켜 혈압을 감소시킨다.

1 콩팥신장은 혈압이 감소한 것을 감지하여 레닌을 분비한다.

2 레닌은 간에서 분비되는 단백질인 안지오텐시노겐을 안지오텐신 Ⅰ로 전환시킨다.

3 허파모세혈관 속의 안지오텐신전환효소는 안지오텐신 Ⅰ을 안지오텐신 Ⅱ로 전환시킨다.

4 강력한 혈관수축제인 안지오텐신 Ⅱ는 혈압을 증가시킨다.

5 안지오텐신 Ⅱ는 부신겉질을 자극하여 알도스테론을 분비시킨다.

6 알도스테론은 콩팥에 작용하여 나트륨의 재흡수를 증가시킨다. 그 결과 소변량은 감소하고 혈액 부피가 증가하여 혈압이 상승한다.

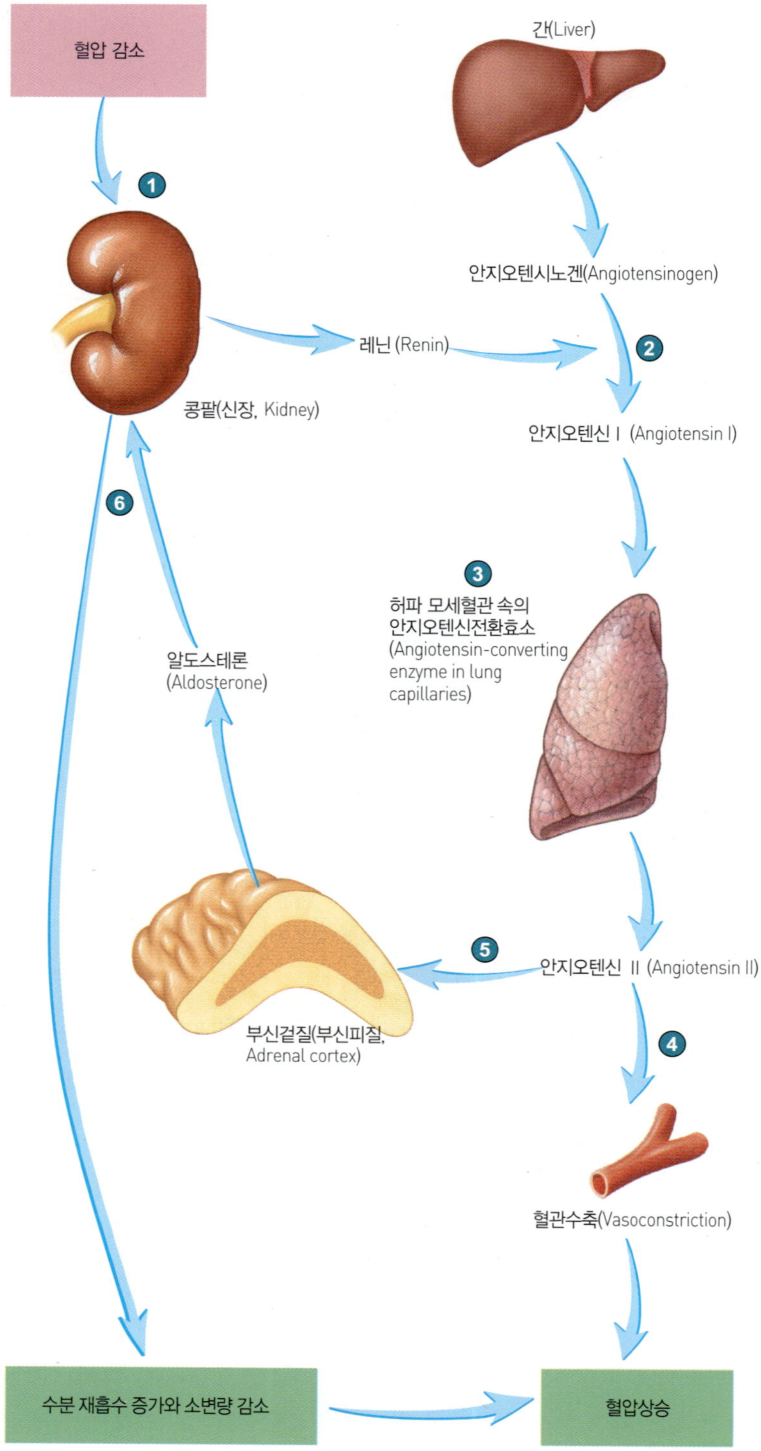

그림 13.18 호르몬 조절 : 레닌–안지오텐신–알도스테론 기전

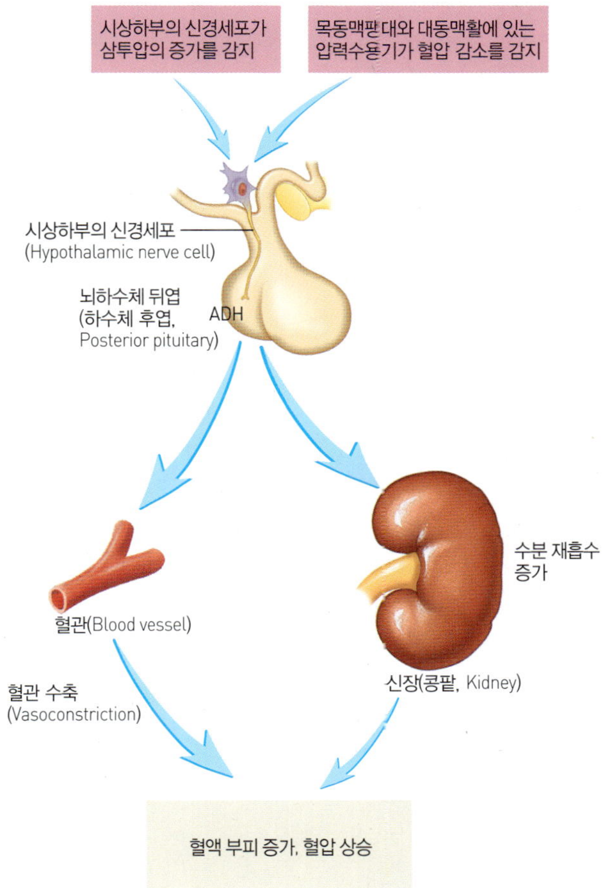

그림 13.19 호르몬 조절 : 항이뇨호르몬(ADH) 기전
혈액의 삼투압 증가와 혈압의 감소는 시상하부를 자극하여 뇌하수체에서 항이뇨호르몬이 분비되도록 한다. 항이뇨호르몬은 콩팥에서 수분 재흡수를 증가시키고, 혈관수축도 유도할 수 있다. 이러한 변화로 인해 혈압이 유지된다.

조절기전의 정리

압력수용기 반사는 혈압을 조절하는 단기 조절기전에서 매우 중요한 역할을 담당한다(그림 13.15). 압력수용기 반사는 갑작스런 혈압의 변화에 민감하며 매우 빠르게 반응한다. 화학수용체 반사와 부신속질 반사도 갑작스런 혈압의 변화에 민감하며 빠르게 반응하며, 혈압이 많이 변해도 이 변화에 대응하는 반응을 할 수 있다. 레닌-안지오텐신-알도스테론에 의한 조절, 항이뇨호르몬에 의한 조절과 심방나트륨이뇨호르몬에 의한 조절은 혈압을 조절하는 장기 조절기전에서 매우 중요한 역할을 담당한다. 이들의 조절기전은 혈압 및 농도의 작은 변화에 의해 영향을 받고 혈압을 서서히 조절하여 정상 범위로 되돌려 놓는다(그림 13.20).

13.8 노화가 혈관에 미치는 영향

동맥의 혈관벽은 나이가 들어감에 따라 변한다. 어떤 동맥은 다른 동맥 보다 훨씬 빨리 변하며, 사람마다 이 변화에 대한 반응이 달라진다. 나이에 따라 가장 심하게 영향을 받는 동맥은 대동맥 같은 큰 탄력동맥, 뇌로 가는 혈액을 운반

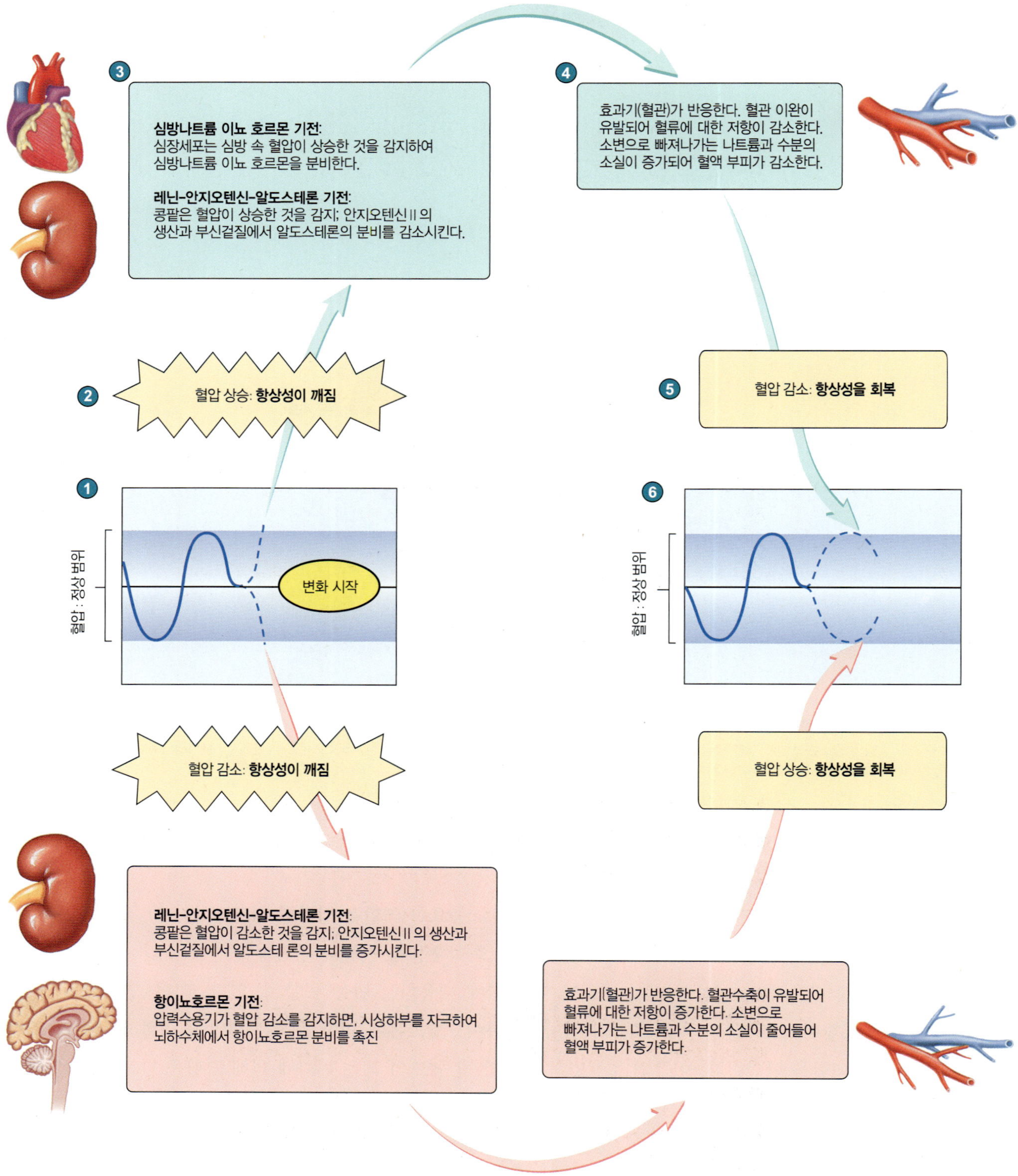

항상성 그림 13.20 혈압의 장기 조절

(1) 혈압이 정상을 유지하고 있다. (2) 혈압이 정상 범위 이상으로 증가하면 항상성이 깨진다. (3) 심장근육세포와 콩팥의 수용체는 증가한 혈압을 감지한다. 심장과 콩팥이 증가한 혈압에 반응하여 호르몬을 분비한다. (4) 혈관과 콩팥이 분비된 호르몬에 반응하여 혈관 이완과 소변량 조절을 통해 혈액 부피를 조절한다. (5) 이와 같은 변화에 의해 혈압이 감소한다. (6) 혈압이 정상 범위로 돌아와서 항상성이 회복된다.

하는 큰 동맥과 심장동맥이다.

동맥에 생기는 변화는 동맥경화증으로 정의된 것처럼 혈관벽의 탄력이 감소하는 것이며, 나이가 들어감에 따라서 점점 더 동맥 경화는 심해진다. **죽상동맥경화증**(atherosclerosis)이라는 동맥경화증의 한 형태는 동맥의 혈관벽에 물질이 축적됨으로써 경화판을 형성하는 것이다(그림 13.21). 축적되는 물질은 콜레스테롤을 함유하고 있는 지방 성분들이다. 지방 물질들은 궁극적으로 치밀결합조직과 칼슘의 침착을 유발한다.

죽상동맥경화증 발생에 영향을 주는 몇 가지 요소들이 있다. 운동부족, 흡연, 비만과 콜레스테롤과 지방을 많이 섭취하는 식습관은 죽상동맥경화증의 발생률을 증가시키고 증상도 악화시킨다. 심각한 죽상동맥경화증은 가족력을 나타내기도 하기 때문에 유전적인 영향이 있는 것으로 보인다. 어떤 연구들은 지방을 적게 섭취하는 식습관, 적당한 운동과 이완요법이 죽상동맥경화증의 진행을 느리게 하며, 죽상동맥경화증이 더 이상 진행되지 않도록 한다고 보고된 바 있다.

죽상동맥경화증은 동맥 속에 축적되어 직경을 감소시키기 때문에 혈류에 대한 저항을 크게 증가시킨다. 추가된 저항은 조직으로 가는 정상 순환을 방해하고 심장이 수행해야 하는 업무량을 증가시킨다. 심지어, 거친 죽상동맥경화판은 혈소판을 끌어들여 경화판에 부착시켜서 혈전 형성을 증가시킨다.

노화에 의해 모세혈관이 좁아지고 모양이 더 불규칙하게 변한다. 모세혈관벽이 점점 두꺼워지고 그 결과로 모세혈관의 물질교환 효율이 점점 감소한다.

노화에 의해 정맥은 군데군데가 두꺼워져서 정맥의 직경이 좁아진다. 나이가 들어감에 따라 정맥의 혈관벽에 있는 결합조직이 약화되어 정맥의 직경이 커지기 때문에 정맥류성 정맥이 발생하는 빈도가 증가하며, 곧창자와 항문 주변의 정맥류성 정맥인 치질이 발생하는 빈도가 증가한다. 특히 직경이 커진 정맥과 혈류가 느려진 정맥에서 혈전과 색전이 발생하는 빈도가 증가한다.

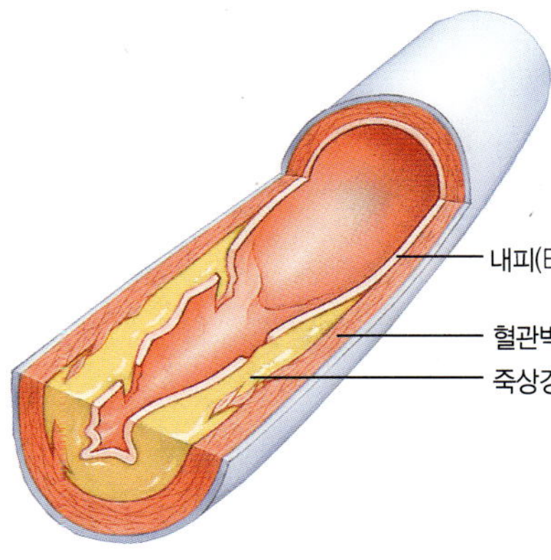

그림 13.21 죽상경화판
죽상경화판은 동맥혈관벽의 조직 속에서 발생한다.

예상문제에 대한 답

임상에서 활용하기 중에서 "순환 쇼크"에서 순환 쇼크란 몸 전체로 가는 혈류가 부적당해진 것이며 패혈 쇼크는 순환 쇼크의 한 형태라는 것을 배웠다. 패혈 쇼크는 순환계통 속으로 독성물질을 분비하는 감염에 의해 발생되며, 심장의 활동을 감소시키고 혈관확장을 유발하며 모세혈관 투과도를 증가시킨다. Tom에게 패혈 쇼크가 생긴 이후에, 모세혈관에서 사이질공간으로의 투과도가 높아져 액체가 줄어들기 때문에 Tom의 혈액량이 감소할 것이다. 혈액량의 감소는 혈압 저하를 유발하고, 압력수용기 반사를 자극하여 심장박동수를 증가시킨다. 또한, 혈액량이 감소함에 따라 Tom 심장의 일회박출량이 감소할 것이다. 교감신경 자극이 증가되어 혈관수축이 유발되어 정상혈압을 유지하려고 반응한다. 교감신경 자극 때문에 피부로 가는 혈류가 감소하기 때문에 Tom의 피부는 창백하게 보인다. 만약 Tom의 혈압이 정상으로 유지되지 못하면 혈압이 계속 하강하여 사망에 이를 수도 있다.

CHAPTER

14 림프계통과 면역계통

예상문제

Shay는 유치원에 가게 되어 예방주사의 "추가접종"을 맞아야 했기 때문에 요즘 소아과 가는 것이 행복하지 않다. 주사를 놓는 간호사는 지금 짧게 아프면서 백신을 맞는 것이 미래에 감염에 걸려 오랫동안 아픈 것보다 낫다고 설명해 주었지만, 다섯 살인 Shay는 예방주사를 꼭 맞아야 하는지 잘 이해하질 못한다. 어떤 예방주사는 처음 접종한 용량으로 부족한 경우가 있어 "추가접종"이 반드시 필요하다. 이 장을 공부하고 나면 Shay가 추가접종을 받는 것이 이로운 이유를 설명할 수 있게 될 것이다.

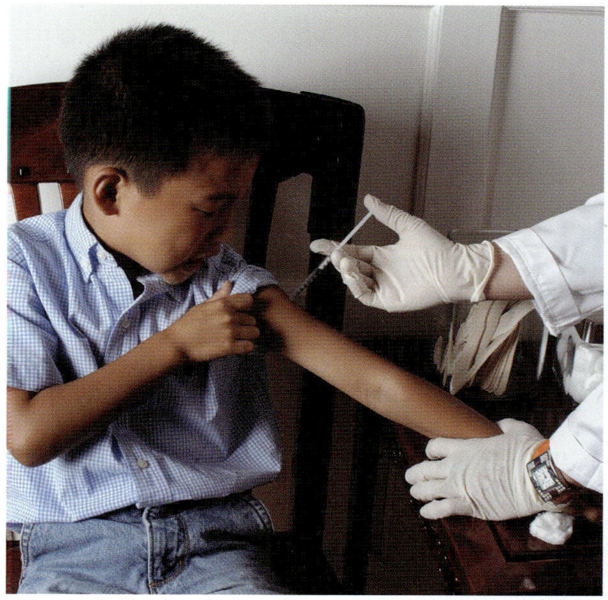

Module 10 Lymphatic System | Anatomy & Physiology REVEALED apprevealed.com

14.1 림프계통의 기능

생명현상의 기본 원리는 생존을 위해 많은 생명체들이 다른 생명체를 소비하거나 이용한다는 것이다. 세균이나 바이러스 같은 작은 미생물은 사람을 자신들의 영양분의 원천으로 여기고 그들이 생존하고 번식할 수 있는 환경을 활용한다. 그 결과로, 어떤 미생물은 우리 몸에 질병을 유발하거나 심한 경우 사망까지 초래할 수 있다. 우리 몸에도 이런 유해한 미생물에 저항하거나 미생물을 파괴할 수 있는 기능을 지니고 있다. 이 장에서는 어떻게 림프계통과 면역계통이 외부에서 침입하는 미생물들에 대항하고 있는지를 공부하기로 한다.

림프계통(임파계, lymphatic system)의 기능은 다음과 같다.

1. *체액 균형*. 약 30L나 되는 체액이 매일 모세혈관에서 사이질공간으로 이동하고, 90% 정도인 27L의 체액이 사이질공간에서 모세혈관으로 되돌아온다(제13장 참조). 만약, 사이질에 남아 있는 3L의 체액이 그대로 사이질공간에 머무르게 되면, 부종이 생겨서 조직의 손상을 유발할 수 있다. 실제로는 3L의 체액은 림프모세혈관으로 이동하며, 체액이 림프모세혈관에서 이동하는 것을 **림프**(임파, lymph)라고 한다. 림프는 림프모세혈관을 지나 림프혈관으로 모인 다음 혈액으로 되돌아간다. 림프는 수분 이외에도 두 곳에서 비롯된 다양한 용질을 함유하고 있다: (a) 모세혈관에서 사이질공간으로 이동한 다음 림프의 부분으로 변한 이온, 영양분, 가스와 몇몇 단백질 성분은 혈장으로부터 받는다. (b) 림프의 부분으로 변한 호르몬, 효소와 노폐물 같은 물질은 조직의 세포로부터 받는다.
2. *지방의 흡수*. 림프계통은 소화기관인 작은창자에 있는 **중심림프관**(중심임파관, central lacteal)이라는 림프혈관을 통해 지방과 지방에 녹는 물질을 흡수한 다음(그림 16.14), 정맥혈액으로 보낸다. 림프혈관을 지나는 림프는 지방을 함유하여 하얗게 보이기 때문에 **암죽**(유미, chyle)이라고 부른다.
3. *방어작용*. 림프와 혈액에 있는 미생물과 다른 이물질은 각각 림프절과 지라에서 걸러진다. 게다가, 림프구와 다른 면역세포가 있어서 미생물과 이물질을 파괴한다. 림프계통은 미생물을 걸러내는 기능뿐만 아니라 감염과 싸울 수 있는 기능이 있기 때문에, 감염과 연관된 징후들이 림프계통과 연관된 경우가 많다(이 장의 끝부분에 있는 질명과 질환에 대한 표를 참조).

14.2 림프계통의 이해

림프모세혈관과 림프혈관

림프계통은 림프, 림프구, 림프혈관, 림프절, 편도, 지라와 가슴샘을 포함한다(그림 14.1a). 순환계통과 달리 림프계통은 조직을 오가는 체액을 순환시키지 않는다. 대신에, 림프계통은 체액을 조직에서부터 순환계통으로 일방통행 하도록 운반한다. 모세혈관에서 사이질공간으로 체액이 이동한다(그림 13.18). 대부분의 체액은 혈액으로 되돌아가지만, 일부 체액은 사이질공간에서 림프모세혈관으로 이동하여 림프가 된다(그림 14.2a). **림프모세혈관**(임파모세혈관, lymphatic capillary)은 단층편평상피로 구성된 작고 끝이 막힌 혈관이다. 림프모세혈관은 기저막이 없기 때문에 모세혈관보다 투과도가 높고 체액이 림프모세혈관 속으로 보다 쉽게 이동한다. 림프모세혈관을 구성하는 편평상피가 중첩되어 있어서, 이 중첩이 마치 판막처럼 작용하여 체액의 역류를 예방한다(그림 14.2b). 일단 체액이 림프모세혈관으로 들어가면 체액은 림프모세혈관을 통해서 이동한다.

림프모세혈관은 대부분의 조직에 존재한다. 림프모세혈관이 없는 곳은 중추신경계통, 골수와 혈관이 적게 분포하는 표피와 연골이다. 림프모세혈관의 얕은 무리는 진피와 피부밑조직의 림프를 이동시키고 깊은 무리는 근육, 장기와 다른 깊은 구조물의 림프를 이동시킨다.

모세혈관이 작은 정맥에 합쳐지는 것처럼 림프모세혈관은 크기가 조금 더 큰 **림프혈관**(임파혈관, lymphatic vessel)과 합쳐진다(그림 14.2b). 작은 림프혈관은 정맥에 판막이 있는 것처럼(제13장 참조) 판막을 함유하고 있어 겉모습이 방울맺힌 모습을 닮아 있다. 림프혈관이 눌려도 판막이 있어서 림프가 역류하는 것을 막는다. 따라서 림프혈관을 압박하면 림프가 앞쪽으로 이동한다. 림프혈관의 압박을 유발하는 세 가지 요소가 있다. (1) 주변에 있는 뼈대근육의 수축, (2) 림프혈관벽에 있는 민무늬근육의 주기적인 수축, (3) 호흡에 의한 가슴우리 속의 압력의 변화.

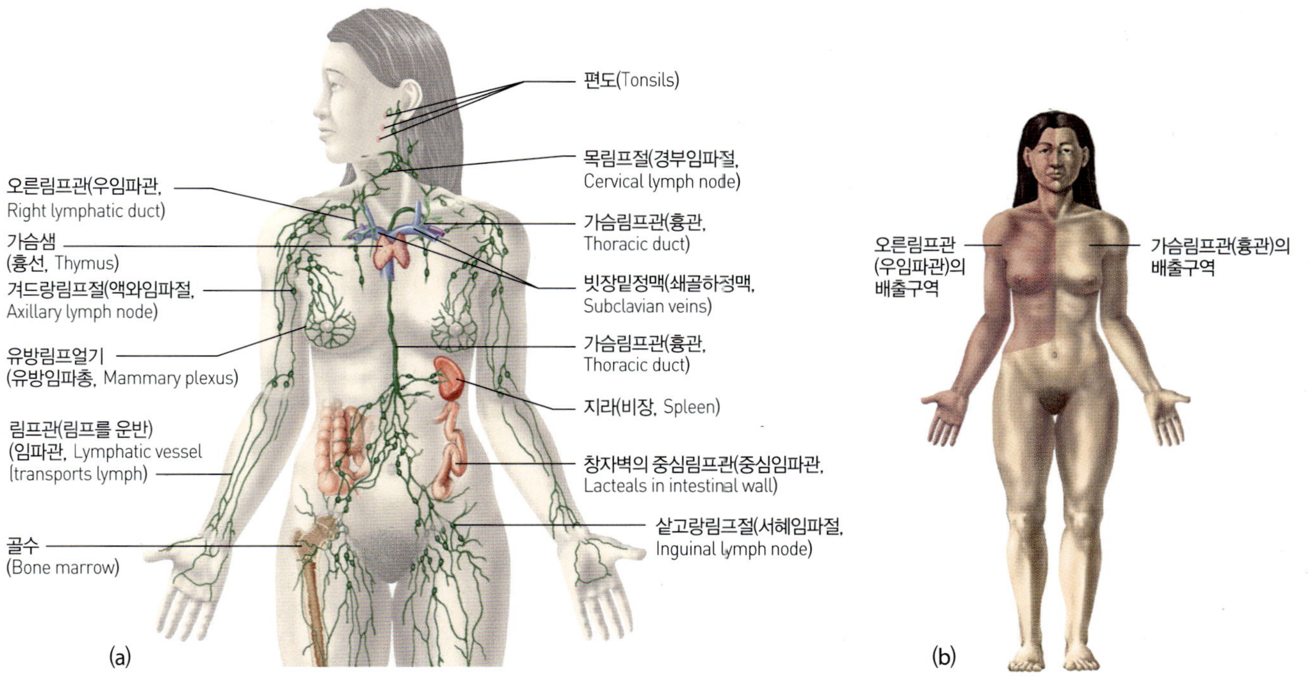

그림 14.1 림프계통과 림프의 배출

(a) 주요 림프기관은 편도, 림프절, 지라와 가슴샘이다. 림프절은 림프관을 따라 온몸에 분포하지만 목부위, 겨드랑부위와 샅고랑부위에는 림프절이 많이 모여 있다.
(b) 색칠하지 않은 부분의 림프는 가슴림프관으로 배출되며, 짙게 색칠한 부분의 림프는 오른림프관으로 배출된다.

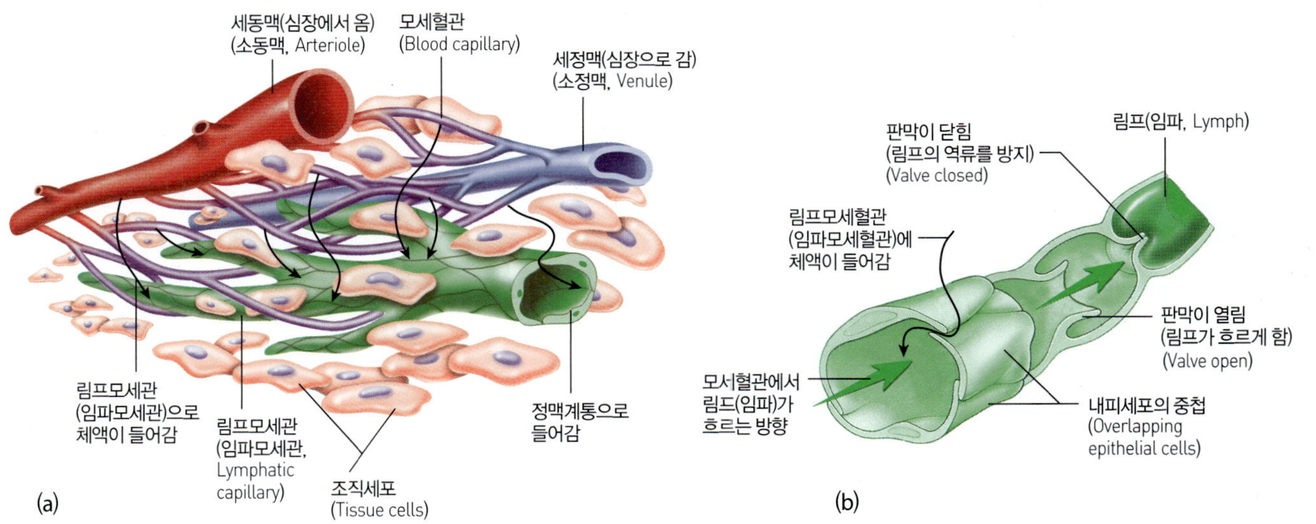

그림 14.2 림프의 형성과 이동

(a) 모세혈관의 혈액에 있던 체액이 조직으로 이동하고 조직에 있던 체액이 림프모세혈관으로 이동하여 림프를 형성한다.
(b) 림프모세혈관에 있는 내피세포의 중첩 때문에 체액은 모세혈관 속으로 쉽게 들어가지만 조직쪽으로 역류하지 않는다. 림프관을 따라 배열한 판막은 림프의 일방통행을 보장한다.

림프혈관들이 모여서 두 곳에 있는 혈액으로 합쳐진다. 오른쪽 의팔부위, 머리부위, 목부위 및 가슴부위의 오른쪽에서 시작한 림프혈관은 **오른림프관**(우임파관, right lymphatic duct)을 형성하여 오른빗장밑정맥으로 유입한다. 나머지 몸 부위에서 시작한 림프혈관은 **가슴림프관**(흉관, thoracic duct)을 형성하여 왼빗장밑정맥으로 유입한다(그림 14.1b).

림프기관

림프기관(임파기관, lymphatic organ)은 편도, 림프절, 지라와 가슴샘을 포함한다. 많은 림프구와 큰포식세포 등 다른 세포로 구성된 **림프조직**(임파조직, lymphatic tissue)은 림프기관 속에서 발견된다. 림프구는 적색골수에서 만들어지고(제11장 참조), 혈액을 통해 림프기관으로 옮겨진다. 림프구는 미생물 또는 이물질과 만나는 순간 분열하여 숫자가 증가한다. 림프구의 숫자가 증가하는 것은 미생물과 이물질의 파괴를 유발하는 면역반응의 한 부분을 담당한다. 또한 림프조직은 매우 섬세한 그물섬유를 갖는다(제4장 참조). 이 섬유들은 그물망을 형성하여 림프구와 다른 세포들이 제자리에 있도록 잡아준다. 림프기관을 통해서 림프나 혈액이 걸러지면, 섬유망은 체액 속에 있는 미생물과 이물질을 가둔다.

편도

편도(tonsil)는 3개의 무리로 구성되어 있다(그림 14.3, 그림 15.2). **목구멍편도**(구개편도, palatine tonsil)는 입안의 뒤쪽 열림부위 양쪽에 위치한다. 이것을 보통 "편도"라고 부른다. **인두편도**(pharyngeal tonsil)는 코안의 뒤쪽 열림부위 근처에 위치한다. 인두편도가 정상보다 커진 상태를 **아데노이드**(adenoid)라고 부른다. 아데노이드는 정상적인 호흡을 방해하여 수면무호흡을 유발할 수도 있다. **혀편도**(설편도, lingual tonsil)는 혀의 뒤면 위에 위치한다.

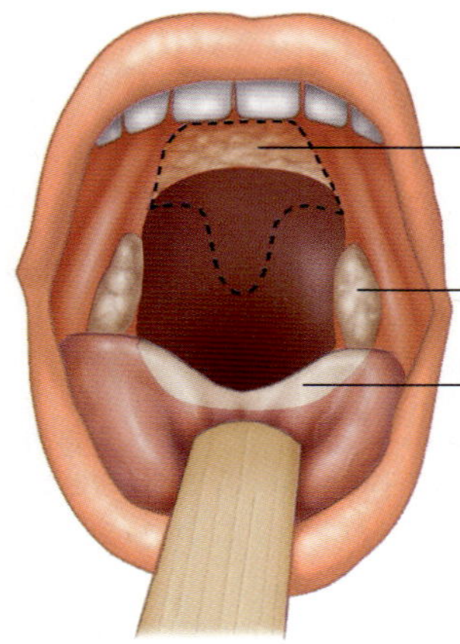

그림 14.3 편도
편도의 위치를 보여주는 입안의 앞모습. 입천장의 일부를 제거(점선 부분)하여 인두편도가 보이도록 하였다.

편도는 코와 입이 후두와 연결되는 부위에서 고리 모양의 림프조직을 형성한다. 이들은 코와 입에 있는 유해한 물질이나 병원들이 후두로 들어가는 것에 대한 방어작용을 한다. 가끔 목구멍편도와 인두편도에 만성 염증이 생겨서 이들을 수술적으로 제거해야만 할 수도 있다. 혀편도는 다른 편도보다 감염될 확률도 낮고 수술적으로 제거하기도 어렵다. 성인이 되면, 편도의 크기가 줄어들어 사라지기도 한다.

림프절

림프절(임파절, lymph node)은 크기는 다양하지만 마치 아몬드처럼 둥근 구조를 나타낸다. 림프절은 다양한 림프혈관을 따라 분포하고(그림 14.1a), 대부분의 림프는 혈액으로 들어가기 이전에 최소한 한 개 이상의 림프절을 거쳐야만 한다. 림프절이 온몸에 퍼져 있기는 하지만, 우리 몸의 세 곳, 즉 샅부위의 고샅림프절, 겨드랑부위의 겨드랑림프절과 목부위의 목림프절의 얕은 부분에서 림프절이 모여 있다.

치밀결합조직으로 구성된 **피막**(capsule)이 각 림프절을 감싸고 있다(그림 14.4). 피막이 림프절 속으로 확장한 것을 **잔기둥**(소주, trabecula)이라고 하며, 림프절을 림프조직을 함유한 부위와 림프굴로 구획을 나눈다. 림프조직은 림프구는 다른 세포와 함께 치밀한 세포 집합체인 **림프소절**(임파소절, lymphatic nodule)을 형성한다. **림프굴**(임파동, lymphatic sinus)은 림프조직 사이의 공간으로 섬유망 위에 놓여 있는 큰포식세포들을 함유한다. 림프는 들림프혈관을 통해 림프절로 들어가고 림프조직과 림프굴을 지난 다음 날림프혈관을 통해 림프절을 빠져나온다.

림프가 림프절을 통과하는 동안 두 가지 기능이 수행된다. 한 가지는 면역계통을 활성화시키는 것이다. 림프 속에 들

관련된 질환

편도절제술과 아데노이드절제술

네 살 여아인 Tory는 청력이 감소하여 언어발달이 늦어진 상태였다. Tory는 반복되는 감기와 중이염을 앓았고 항생제로 치료하였다고 한다. 최근에 Tory는 음식을 삼키기 어려웠고 코를 심하게 골고 입을 벌린 채 잠을 잔다고 한다. 주치의는 Tory의 부모님께 딸의 목구멍편도와 아데노이드가 만성 감염에 의해 커졌다고 설명해 주었다. 또한, 크기가 커진 편도가 음식을 삼키기 어렵게 만들었고, 감염 때문에 감기가 자주 걸린다고 하였고, 크기가 커진 아데노이드가 공기의 흐름을 방해하여 심하게 코를 골고 입을 벌린 채 잠을 잤다고 하였다. 그리고 아데노이드 옆에 있는 귀인두관 때문에 중이염도 반복적으로 생겼을 것이라고 설명해 주었다. 만성 중이염은 청력을 감소시킬 수 있고 이에 따라 언어발달도 늦어질 수 있다고 한다. 주치의는 치료법으로 편도를 제거하는 편도절제술(tonsillectomy)과 아데노이드를 제거하는 아데노이드절제술(adenoidlectomy)을 권하였다.

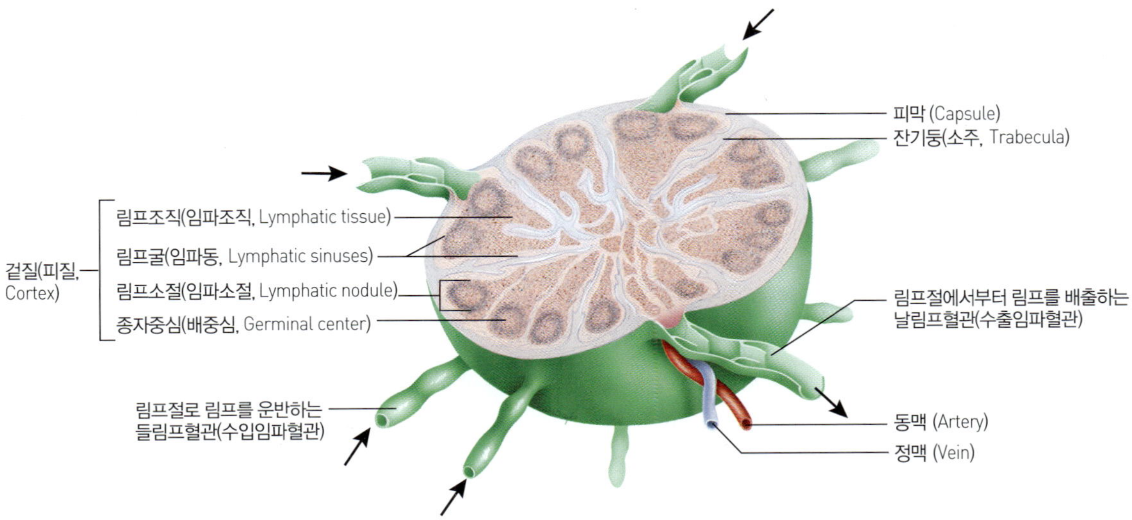

그림 14.4 림프절
화살표는 림프가 흐르는 방향을 가리킨다. 림프가 림프굴을 이동하는 동안 포식세포들이 이물질을 제거한다. 종자중심은 림프구가 생산되는 부위이다.

어 있던 미생물과 이물질은 림프조직 속에 있는 림프구를 자극하여 세포 분열을 유도한다. 빠르게 세포분열을 하고 있는 림프구를 함유하고 있는 림프소절을 **종자중심**(배중심, germinal center)이라고 한다. 새롭게 생산된 림프구들은 림프 속으로 분비되어 궁극적으로는 혈액에 들어가서 혈액순환을 하거나 다른 림프조직으로 이동한다. 림프구는 미생물과 이물질을 파괴하는 적응면역 반응의 일부분을 담당한다("적응면역" 참조). 림프절의 두 번째 기능은 큰포식세포의 작용에 의해 림프 속에 들어 있던 미생물과 이물질을 제거한다.

지라

지라(비장, spleen)는 대략 주먹을 쥔 정도의 크기이며 배안의 왼쪽, 위쪽에 위치한다(그림 14.5). 지라는 치밀결합조직과 약간의 민무늬근육으로 구성된 **피막**(capsule)으로 둘러싸여 있다. 피막에서 확장된 **잔기둥**(소주, trabecula)이 지라를 두 가지 특수화된 림프조직을 함유하고 있는 구획으로 나눈다. **백색속질**(백수, white pulp)은 지라에서 림프조직이 동맥을 감싸고 있는 부분이다. **적색속질**(적수, red pulp)은 정맥과 연관되어 있다. 적색속질은 적혈구와 큰포식세포로 채워진 섬유망으로 구성되고, 직경이 커진 모세혈관은 정맥으로 연결된다.

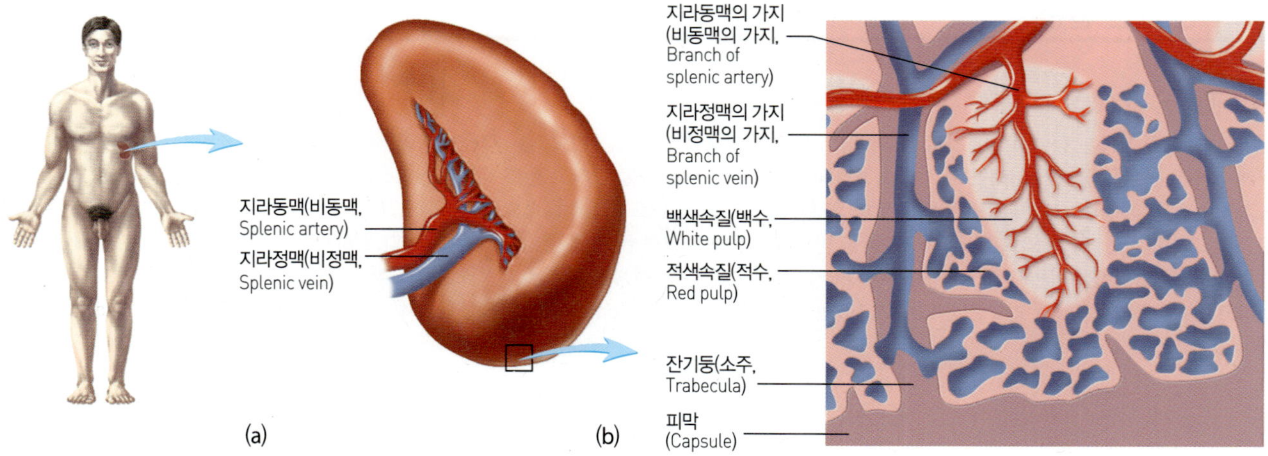

그림 14.5 지라
(a) 지라의 아래모습. (b) 지라동맥, 지라정맥, 백색속질과 적색속질의 배열을 보여주는 단면. 백색속질은 지라동맥과 연관되어 있고 적색속질은 지라정맥과 연관되어 있다.

지라는 림프를 거르지 않지만 혈액을 거른다. 지라 속의 세포는 혈액 속에 있는 이물질을 감지하고 반응하여 적혈구 속의 이물질을 파괴한다. 백색속질 속에 있는 림프구는 림프절과 같은 방식으로 활성화 될 수 있다. 정맥을 거쳐 지라에서 빠져나가기 직전에 혈액은 적색속질을 통과한다. 적색속질에 있는 큰포식세포가 포식작용에 의해 적혈구 속의 이물질을 제거한다.

지라는 적은 양의 혈액을 보유하고 있어서 혈액의 저장소 기능을 한다. 출혈과 같은 응급상황이 발생하면, 지라혈관에 있는 민무늬근육과 지라피막이 수축하여 지라가 보유하고 있던 적은 양의 혈액을 온몸순환으로 보낸다.

가슴샘

가슴샘(흉선, thymus)은 삼각형 모양을 하고 있는 두 엽으로 구성된 샘이며(그림 14.6a), 가슴안을 오른쪽과 왼쪽으로 나누는 위가슴세포칸에 위치한다. 가슴샘의 엽은 얇은 결합조직이 **피막**(capsule)으로 둘러싸여 있다. 피막에서 확장된 **잔**

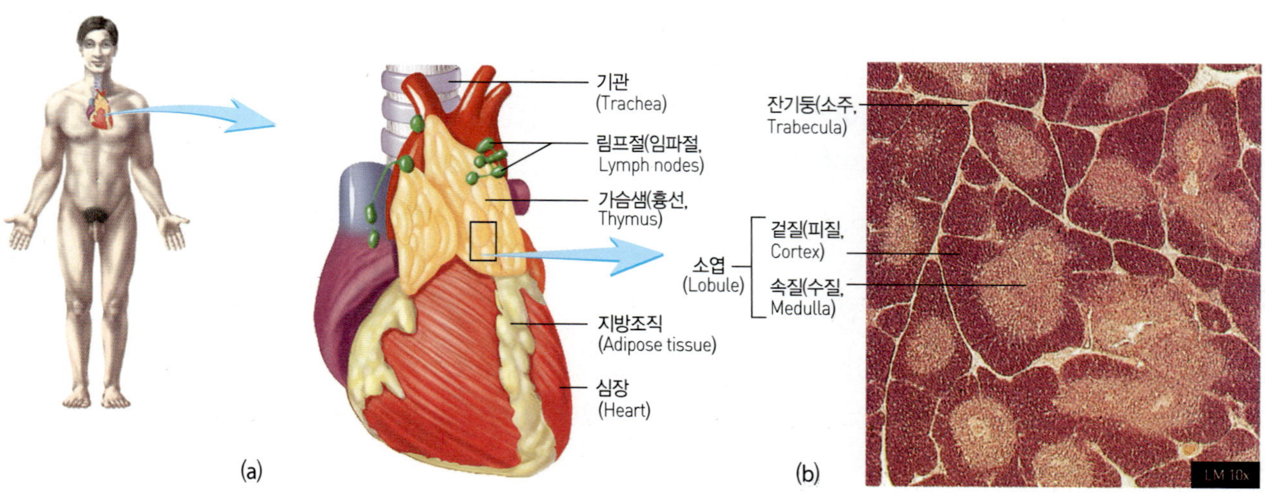

그림 14.6 가슴샘
(a) 가슴샘의 위치와 모양. (b) 바깥쪽 겉질과 안쪽 속질로 구성된 가슴샘엽의 조직학적 배열.

기둥(소주, trabecula)은 엽을 소엽으로 나눈다(그림 14.6b). 피막과 잔기둥 근처에 다수의 림프구들이 모여서 진하게 염색된 지역인 **겉질**(피질, cortex)을 형성한다. 소엽의 중심부분인 **속질**(수질, medulla)은 밝게 염색되어 있고 적은 수의 림프구가 분포한다.

가슴샘은 T 세포라는 림프구의 한 종류가 성숙되는 기관이다("적응면역" 참조). 많은 수의 T 세포가 가슴샘에서 생산되지만, 대부분은 퇴화한다. 성숙과정에서 살아남은 T 세포는 이굴질에 반응할 수 있는 능력을 획득한다. 성숙한 T 세포는 속질로 이동하여 혈액으로 들어간 다음, 다른 림프조직으로 가서, 미생물과 이물질에 대항하는 것을 돕는다. 나이가 들어감에 따라 가슴샘의 기능이 감소하여 T 세포의 생산이 감소한다("노화가 림프계통과 면역계통에 미치는 영양" 참조).

14.3 면역

면역(immunity)은 미생물 같은 이물질이 유발하는 손상, 미생물이 분비한 독소 같은 유해 화학물과 암세포 같은 우리 몸 자체에서 비롯된 내부의 위협에 대응하는 능력이다. 면역은 **선천면역**(innate immunity) 또는 *비특이면역*(*nonspecific immunity*)과 **적응면역**(adaptive immunity) 또는 *특이면역*(*specific immunity*)으로 구별된다. 그렇지만 두 개의 면역기능이 서로 잘 조화를 이루고 있다. 선천면역은 어떤 이물질을 인식하여 파괴하는 것으로, 이물질에 노출될 때마다 반복하여 비슷한 면역반응이 생긴다. 적응면역은 이물질을 인식하여 파괴하는 것은 선천면역과 비슷하지만, 이물질에 노출될 때마다 이전보다 더 향상된 면역반응을 나타낸다.

적응면역의 특징은 특이성과 기억이다. 그러나 선천면역에서는 특이성과 기억현상이 나타나지 않는다. **특이성**(specificity)은 적응면역이 특정한 물질을 인식하는 능력이다. 예를 들어, 선천면역이 세균 전체를 대항하려고 작용한다면, 적응면역은 여러 종류의 세균을 구별하여 대항한다. **기억**(memory)은 적응면역이 이전에 대항했었던 특정한 물질을 "기억"하는 능력이다. 그 결과, 다시 특정한 물질과 만나면 반응이 더 빠르고, 더 강력하고 오랫동안 지속된다.

선천면역에서, 여러 번 같은 물질에 노출되어도 반응이 같은 것은 특이성과 이전에 대응했었던 기억이 존재하지 않기 때문이다. 예를 들어, 세균이 우리 몸에 침입할 때마다 이 세균이 제거되는 속도와 효율이 같다. 적응면역에서, 같은 세균에 두 번째로 노출되면 첫 번째 노출되었을 때보다 더 빠르고 더 강력한 면역반응을 나타내게 되며 이는 첫 번째 노출에 대한 기억을 면역계통이 지니고 있기 때문이다. 예를 들어, 세균에 첫 번째로 노출되었을 때, 이 세균을 파괴하기 위해 시간이 소요된다. 이 시간 동안, 세균은 조직을 손상시켜서 임상증상이 나타난다. 같은 세균에 두 번째로 노출되면 면역반응은 빠르고 효율적으로 진행된다. 세균은 임상증상을 나타내기 이전에 파괴되며, 그 사람은 그 세균에 대한 **면역**(immunity)을 갖게 된다.

선천면역과 적응면역은 서로 긴밀하게 연결되어 있다. 선천면역의 매개물질들이 적응면역을 시작하거나 조절하는 데 반드시 필요하다.

14.4 선천면역

선천면역은 물리적 장벽, 화학 매개체, 백혈구와 염증반응에 의해 수행된다.

물리적 장벽

물리적 장벽(physical barrier)은 두 가지 방법으로 미생물과 화학물질이 우리 몸으로 들어오는 것을 예방한다. (1) 피부와 점막은 장벽을 형성한다. (2) 눈물, 침과 소변은 우리 몸 표면에서 미생물과 화학물질을 씻어낸다. 미생물이 몸으로 들어오지 못하면 질병을 유발하지 못한다.

화학 매개체

화학 매개체(chemical mediator)는 선천면역에서 여러 기능을 담당하는 분자들이다. 어떤 화학 매개체는 우리 몸 표면에서 미생물을 파괴하여 몸으로 들어오지 못하게 한다. 예를 들어, 눈물과 침에 들어있는 리소자임은 세균을 파괴한다. 히스타민, 보체, 프로스타글란딘과 류코트리엔 같은 화학 매개체는 혈관 이완, 혈관 투과도 증가와 포식작용을 유발하여 염증반응을 촉진한다. 또한, 인터페론은 바이러스로부터 세포를 보호한다.

보체

보체(complement)는 혈장에서 발견되는 약 20 종류의 단백질이다. 보체의 작용은 혈전 단백질의 작용과 비슷하다(제11장 참조). 평상시 보체는 혈액 속을 비활성화된 형태로 순환하다가 세균과 같은 이물질과 결합하거나 항체와 결합하게 되면 활성화된다. 일단 활성화가 시작되면 일련의 반응이 일어나서 다음 단계의 보체들이 차례로 활성화된다. 활성화된 보체는 염증과 포식작용을 촉진하거나 직접 세균을 파괴할 수도 있다.

인터페론

인터페론(interferon)은 바이러스로부터 우리 몸을 보호하는 단백질이다. 바이러스가 세포에 감염되면 감염된 세포는 바이러스의 핵산과 단백질을 생산하여 새로운 바이러스가 증식하게 된다. 증식한 바이러스는 분비되어 다른 세포를 감염시킨다. 감염된 세포는 바이러스가 복제되는 동안 정상 기능을 하지 못하거나 죽기 때문에 바이러스 감염은 인체에 해롭다. 다행히도, 감염된 세포에서 인터페론이 생산되어, 인터페론을 만든 자신을 치유하지는 못하지만 주변에 있는 세포와 결합하여 주변에 있는 세포에서 항바이러스 단백질이 합성되도록 유도한다. 이 항바이러스 단백질이 새롭게 바이러스 핵산과 단백질이 생산되는 것을 예방한다.

어떤 인터페론은 큰포식세포와 자연살해세포 같은 면역세포를 활성화시키는 기능을 담당한다.

백혈구

백혈구(white blood cell)는 면역을 구성하는 세포 중에서 가장 중요한 기능을 담당한다(제11장 참조). 백혈구는 적색골수와 림프조직에서 생산되어 혈액으로 분비된다. 미생물 또는 손상된 세포에서 분비된 화학물질은 백혈구를 끌어내는 작용을 하여, 백혈구는 혈액에서 빠져나와 손상된 조직으로 나온다. 백혈구를 끌어내는 화학물질에는 보체, 류코트리엔, 키닌과 히스타민이 있다. 백혈구가 자신의 이동을 유발하는 화학물질을 향해 이동하는 것을 **화학쏠림**(화학주성, chemotaxis)이라고 한다.

포식세포

포식(phagocytosis)은 **포식세포**(phagocyte)가 입자들을 소화시켜 파괴하는 것이다(제3장 참조). 입자들은 미생물, 미생물의 일부분, 이물질과 죽은 세포들이다. 백혈구도 포식능력이 있기는 하지만, 중요한 포식작용세포는 호중구와 큰포식세포이다.

호중구(neutrophil)는 작은 포식세포로 혈액 속에 풍부하게 분포하다가 제일 먼저 감염된 조직으로 들어간다. 호중구는 다른 면역세포를 끌어당기고 활성화시키는 화학신호를 분비하여 염증반응을 증가시킨다. 호중구는 한 개의 미생물을 포식한 이후에 죽는다. **고름**(농, pus)은 감염이 일어난 곳에, 액체, 죽은 호중구와 다른 세포들이 축적된 것이다.

큰포식세포(대식세포, macrophage)는 혈액에서 조직으로 들어가는 단핵구이며, 조직으로 들어간 다음 크기가 다섯 배 정도 커진다. 단핵구와 큰포식세포는 한 개의 핵을 지니면서 포식작용을 하기 때문에 **단핵포식세포계**(mononuclear phagocytic system)를 형성한다. 큰포식세포들은 존재하는 기관에 따라 이름이 달라질 수 있어서, 허파에서는 먼지세포, 간에서는 *별큰포식세포*(쿠퍼세포, *Kupffer's cell*), 중추신경계통에서는 *미세아교세포*(소교세포, *microglia*)라고 부른다. 큰포식세포는 호중구가 소화하는 것보다 더 큰 입자와 여러 개의 미생물을 소화할 수 있다. 큰포식세포는 호중구가 작용한 다음에 감염된 조직으로 들어가기 때문에 포식작용은 죽은 호중구와 세포 찌꺼기를 청소하는 등 감염의 늦은 시기의 면역을 담당하고 있다.

감염에 반응하여 혈액에서 조직으로 이동하는 것 이외에도, 큰포식세포는 정상 조직에서도 발견된다. 만약 미생물이 정상 조직으로 들어가면, 큰포식세포는 미생물이 복제되기 이전에 이들을 포식할 수 있다. 예를 들어, 큰포식세포는 미생물이 우리 몸으로 들어올 가능성이 높은 곳인 피부밑조직, 점막, 혈액과 림프관 등에 위치하고 있다. 큰포식세포는 림프절 속의 림프, 지라와 간 속에 있는 혈액을 보호한다.

염증세포

적색골수에서 생산된 **호염기구**(basophil)는 혈액에서 조직으로 들어가는 이동성 백혈구이다. 적색골수에서 생산된 **비만세포**(mast cell)는 모세혈관 근처의 결합조직에 위치한 고정 세포이다. 큰포식세포와 마찬가지로, 비만세포는 미생물이 우리 몸으로 들어올 가능성이 높은 곳인 피부, 허파, 소화기관과 비뇨생식기관에 위치하고 있다.

호염기구와 비만세포는 선천면역(보체에 의해) 또는 적응면역("적응면역" 참조)에 의해 활성화될 수 있다. 활성화되면, 염증반응을 일으킬 수 있는 화학물질인 히스타민과 류코트리엔을 분비하거나 허파의 민무늬근육을 수축시키는 작용을 활성화시킬 수 있다. **호산구**(eosinophil)는 알레르기와 천식과 연관된 염증반응에 참여한다.

염증은 미생물과 대응하여 싸우는 데 도움이 되지만, 너무 심한 염증은 미생물뿐만 아니라 정상 조직도 파괴할 수 있기에 해로울 수 있다.

자연살해세포

자연살해세포(natural killer cell; NK cell)는 적색골수에서 생산되는 림프구의 한 종류로, 전체 림프구의 15% 정도를 차지한다. 자연살해세포는 기억반응이 없기 때문에 특이한 암세포나 특이한 바이러스의 감염을 인지하지 못하고, 일반적인 암세포들과 바이러스에 감염된 세포들을 인지한다. 그래서 자연살해세포는 선천면역의 일부로 분류된다. 자연살해세포가 목표 세포를 죽이는 방법은 여러 가지인데, 화학물질을 분비하여 세포막에 손상을 입히거나 세포가 녹아 없어지도록 한다.

염증반응

염증반응(inflammatory response)은 앞서 설명한 화학물질과 세포들에 의한 손상을 포함한다. 대부분의 염증반응은 반응의 강도와 손상의 종류에 따라 조금씩 달라질 수 있으나 일반적인 현상은 비슷하다. 세균이 조직으로 들어가면 조직의 손상을 초래하여 히스타민, 보체, 프로스타글란딘, 류코트리엔과 키닌 같은 화학 매개체의 분비를 자극하거나 활성화시킨다. 이 화학 매개체는 몇 가지 효과를 나타낸다. (1) 혈관 이완을 초래하여 혈류를 증가시켜서 포식작용 세포와 백혈구를 이동시킨다. (2) 포식작용 세포는 혈액에서 조직으로 들어간다. (3) 증가한 혈관 투과도는 혈액에 있던 섬유소원과 보체가 혈액에서 조직으로 들어가는 것을 허용한다. 섬유소원은 섬유소로 변환되어서(제11장 참조), 감염된 부위에 벽을 형성하여 감염을 격리시킨다. 보체는 심화된 염증반응을 초래하고 포식작용 세포를 추가로 끌어들인다. 화학 매개체를 분비하고 포식작용 세포와 백혈구를 끌어들이는 과정은 세균이 파괴될 때까지 지속된다. 포식작용 세포는 미생물과 죽은 조직을 제거하고, 손상된 조직은 재생된다.

염증은 국소적이거나 전신적이 될 수 있다. **국소염증**(local inflammation)은 염증반응이 특이한 장소에 국한된 것이고, 국소염증의 증상은 발적, 발열, 종창(혈류 증가와 혈관 투과도 증가에 의해)과 통증(화학 매개체가 통증수용기와 반응)으로 나타난다. 조직의 파괴, 종창과 통증은 기능의 소실로 이어질 수 있다(제4장 참조).

전신염증(systemic inflammation)은 염증반응이 온몸으로 확대된 것이다. 염증 부위에서 국소염증의 증상이 나타나는 것 이외에도, 다음 세 가지 추가적인 임상증상이 관찰될 수 있다.

1. 적색골수는 대량의 호중구를 생산하여 분비하고 호중구는 포식작용을 촉진한다.
2. 미생물, 호중구와 다른 세포에서 분비된 **발열원**(pyrogen)은 체온을 상승시켜 열이 나게 한다. 발열원은 시상하부에 있는 온도 조절기전에 영향을 준다. 그 결과 열 생산과 열 보전기전이 증가하여 체온이 상승한다. 열은 포식작용 같은 면역계통의 기능을 촉진하고 미생물의 성장을 억제한다.
3. 심각한 전신염증의 경우, 혈관 투과도가 너무 많이 증가하여 혈액에서 조직으로 소실되는 체액량이 많이 증가한다. 감소한 혈액량 때문에 쇼크가 유발될 수 있다(제13장의 "순환 쇼크" 참조).

14.5 적응면역

적응면역은 면역의 특이성과 기억을 나타내는 것을 특징으로 한다. 앞서 설명한 대로, 특이성은 특정한 물질을 인지하는 능력이고, 기억은 같은 항원에 연속적으로 노출되었을 때 보다 효율적으로 반응할 수 있는 능력이다. **항원**(antigen은 적응면역반응을 자극하는 물질이다. 항원은 외부항원과 자가항원으로 구별할 수 있다.

외부항원(foreign antigen)은 세균과 바이러스 같은 미생물처럼 우리 몸 바깥에서 침입하는 것이며 미생물에 의해 분비된 화학물질도 외부 항원이 될 수 있다. 꽃가루, 동물의 털, 음식과 약 등은 **알레르기 반응**(allergic reaction)을 유발할 수 있는데 그 이유는 이들이 면역계통의 과민반응을 유발하는 외부 항원이기 때문이다(질병과 질환 표를 참조). 이식된 조직과 기관은 외부 항원을 함유하고 있고, 이 항원에 대한 반응에 의해 이식의 거부반응이 나타날 수 있다.

자가항원(self-antigen)은 우리 몸에서 만들어진 분자이지만, 면역계통의 반응을 자극하는 분자이다. 자가항원에 대한 면역반응이 이로울 때도 있다. 예를 들어, 암세포의 항원을 인식하게 되면 암세포를 파괴할 수 있다. 그러나 자가항원에 대한 면역반응이 해로울 수도 있다. **자가면역질환**(autoimmune disease)은 자가항원에 의해 원하지 않았지만 정상 조직이 파괴되기 때문에 발생한다. 자가면역질환의 한 예인 류마티스관절염은 관절 속에 있는 정상 조직이 파괴되는 질환이다.

표 14.1 선천면역과 적응면역의 비교

주요 세포		생산 장소	성숙되는 장소
선천면역			
호중구, 호산구, 호염기구, 비만세포, 단핵구와 큰포식세포		적색골수	적색골수(호중구, 호산구, 호염기구와 단핵구), 조직(비만세포와 큰포식세포)
적응면역			
항체매개면역(B 세포)		적색골수	적색골수
세포매개면역(T 세포)		적색골수	가슴샘
성숙된 세포의 위치	**주요 분비물**	**주요 기능**	**알레르기 반응**
혈액, 결합조직과 림프조직	히스타민, 보체, 프로스타글란딘, 루코트리엔, 키닌과 인터페론	염증반응과 포식작용	없음
혈액과 림프조직	항체	세포밖 항원에 대한 파괴(세균, 독소와 세포밖 바이러스)	즉각적인 과민반응
혈액과 림프조직	시토카인	세포안 항원에 대한 파괴(바이러스와 세포안 세균), 암세포와 이식세포에 대항	지연 과민반응

적응면역은 항체매개면역과 세포매개면역으로 구별된다. **항체매개면역**(antibody-mediated immunity)은 혈장에 있는 **항체**(antibody)라는 단백질이 면역반응에 관여하는 것이다. 항체는 **B 세포**(B cell)라는 림프구에서 생산된다. **세포매개면역**(cell-mediated immunity)은 **T 세포**(T cell)라는 림프구의 작용이 면역반응에 관여하는 것이다. 여러 종류의 T 세포들이 존재한다. 예를 들어, **세포독성 T 세포**(cytotoxic T cell)는 세포매개면역에서 직접 미생물을 파괴하는 세포이고, **보조 T 세포**(helper T cell)는 항체매개면역과 세포매개면역의 활동을 촉진하거나 억제한다.

표 14.1은 선천면역과 적응면역의 두 범주인 항체매개면역과 세포매개면역의 주요한 특징을 비교하고 정리한 것이다.

림프구의 기원과 발생

어떻게 림프구가 항체매개면역과 세포매개면역에 있어서 중요한 역할을 하는지를 이해하기 위해서, 어떻게 림프구가 발생하여 특이한 면역세포로 변하는지를 공부하는 것이 매우 중요하다. 적색골수 속에 있는 **줄기세포**(간세포, stem cell)는 모든 혈액 세포를 만들 수 있는 능력이 있다(그림 11.2). 어떤 줄기세포는 미성숙 T 세포를 생산하여 혈액으로 보내면, 가슴샘으로 이동한 다음 가슴샘에서 성숙과정을 거쳐 T 세포로 변한다(그림 14.7). 다른 줄기세포는 미성숙 B 세포를 생산하고, 적색골수 속에서 성숙과정을 거쳐 B 세포로 변한다.

B 세포는 적색골수에서 분비되고, T 세포는 가슴샘에서 분비된다. 이 두 종류의 세포가 모두 혈액을 거쳐 림프조직으로 이동한다. 이 림프구들은 몇 개월 또는 몇 년간 생존하면서 혈액과 림프조직 사이를 끊임없이 순환한다. 정상적으로 혈액 속에는 T 세포와 B 세포의 존재 비율이 5 : 1 정도이다. 항원에 의해 자극을 받게 되면, B 세포와 T 세포는 세포분열을 하여 항원을 파괴하는 기능을 하는 세포들을 생산한다.

성인의 B 세포 또는 T 세포와 똑같은 세포인 **클론**(clone)이라고 하는 세포무리가 태아기 때에 형성된다. 각각의 클론은 B 세포 또는 T 세포에서 유래한 것이다. 각 클론은 한 개의 특이한 항원에만 반응할 수 있다. 그러나 매우 다양한 클론이 존재하여 면역계통이 대부분의 항원에 반응할 수 있다. 클론이 반응할 수 있는 항원들 중에는 자가항원도 포함된다. 자가항원에 대한 반응이 자신의 세포를 파괴할 수 있기 때문에, 자가항원에 대항하는 클론들은 제거되거나 억제된다. 자가항원에 대항하는 클론의 제거와 억제는 발생과정에서 대부분이 완성되지만 출생 이후에도 계속 진행된다.

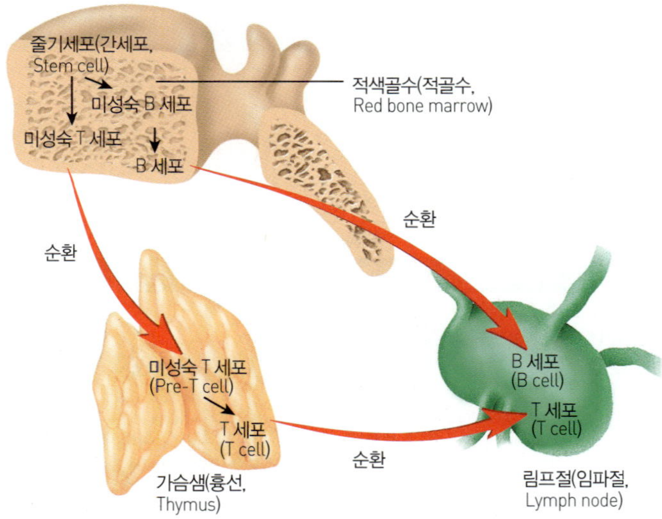

그림 14.7 세포와 T 세포의 기원과 성숙과정

B 세포와 T 세포는 적색골수에 있는 줄기세포에서 기원한다. B 세포은 적색골수 속에서 미성숙 B 세포가 성숙된 것이고, T 세포는 미성숙 T 세포가 가슴샘에서 성숙된 것이다. B 세포와 T 세포는 림프절 같은 다른 림프조직으로 순환한다.

림프구의 활성화와 세포증식

특화된 B 세포 클론 또는 T 세포 클론은 항원에 반응하여 적응면역반응을 유발할 수 있다. 적응면역반응이 보다 효과적이기 위해서는 다음 두 개의 과정이 반드시 일어나야 한다: (1) 림프구가 항원을 인식해야만 한다. (2) 항원을 인식한 림프구가 증식해야만 한다.

항원의 인식

림프구는 **항원 수용체**(antigen receptor)라는 표면단백질을 지니고 있고, **B 세포 항원 수용체**와 **T 세포 항원 수용체**가 있다. 각각의 항원 수용체는 단지 한 개의 특이한 항원과만 결합한다. 림프구의 클론들도 표면에 항원 수용체를 지니고 있다. 항원이 항원 수용체와 결합하면, 림프구는 활성화되어 적응면역반응이 시작된다.

B 세포와 T 세포는 크기가 큰 분자가 크기가 작은 분자로 부서지는 단계를 거친 다음에 항원을 인식할 수 있다. 큰포식세포 같은 항원제시세포는 항원을 B 세포와 T 세포에 제시할 수 있다. 큰포식세포가 포식한 항원은 부서져서 작은 항원 조각으로 변한다. 처리된 항원 조각은 주조직적합복합체 분자와 결합하여 큰포식세포의 표면으로 운반된 다음, B 세포와 T 세포에 제시된다(그림 14.8의 1단계).

주조직적합복합체(major histocompatibility complex; MHC) 분자는 항원이 결합할 수 있는 장소를 함유하고 있는 당단백질이다. 서로 다른 주조직적합복합체 분자는 서로 다른 항원결합 장소를 지니고 있기 때문에 항원에 대한 특이성을 갖는다. 주조직적합복합체 분자는 두 형태의 분자를 갖는다. 주조직적합복합체 I 형 분자는 핵이 있는 대부분 세포의 세포막에 존재하며 주조직적합복합체 II 형 분자는 항원제시세포, B 림프구와 다른 방어 세포의 세포막에 존재한다. 주조직적합복합체 분자의 기능은 처리된 항원을 세포막 표면에 붙잡고 있으면서 다른 세포에게 제시한다. 주조직적합복합체 분자와 처리된 항원의 결합체가 B 세포 또는 T 세포에 있는 항원 수용체와 결합한 다음, B 세포 또는 T 세포를 자극한다. 예를 들어, 그림 14.8의 2단계는 어떻게 주조직적합복합체 II 형 분자와 결합한 보조 T 세포가 자극받게 되는지를 보여준다.

1. 큰포식세포 같은 항원제시세포는 항원을 포식하여 처리한 다음, 자신이 처리하지 못한 항원의 일부분을 자신의 세포막 표면으로 이동시킨다.
2. 처리된 항원은 주조직적합복합체 II형분자와 결합하고, 이 결합 구조물이 보조 T 세포에 있는 T 세포 수용체과 결합하면서 항원이 제시된다.
3. 큰포식세포에서 분비된 인터루킨-1과 보조 T 세포의 당단백질인 CD4에 의한 상호 자극이 일어난다.
4. 인터루킨-1은 보조 T 세포를 자극하여 인터루킨-2의 분비를 촉진하고 인터루킨-2 수용체의 생산을 촉진한다.
5. 인터루킨-2와 인터루킨-2 수용체가 결합하게 되면 보조 T 세포 자신이 자극을 받아 세포분열을 한다.
6. 이와 같은 분열을 통해 증식한 보조 T 세포의 딸세포는 같은 항원이 계속 제시되는 동안 더 많은 세포분열을 할 수 있다. 그 결과 보조 T 세포의 수가 많이 증가한다.
7. 숫자가 증가된 보조 T 세포는 B 세포나 세포독성 T 세포의 활성화를 시킬 수 있게 된다.

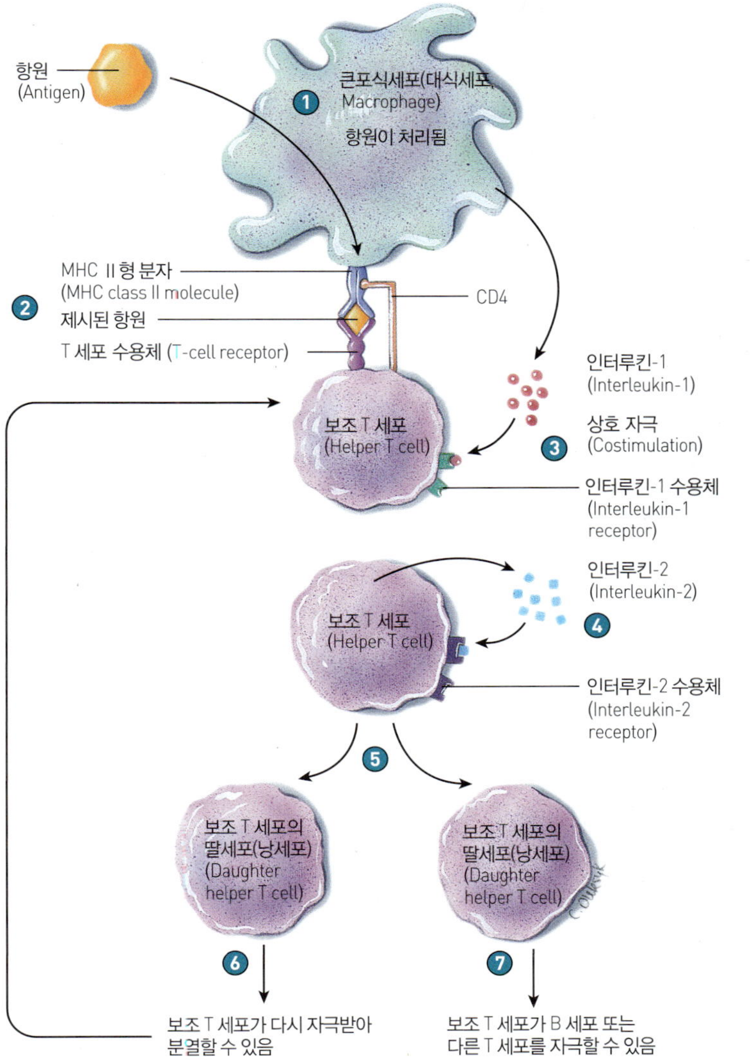

그림 14.8 보조 T 세포의 증식
큰포식세포 같은 항원제시세포는 보조 T 세포의 증식을 자극할 수 있다.

주조직적합복합체 분자/항원 결합체의 형성은 B 세포 또는 T 세포의 면역반응을 유발하는 필요한 첫 신호일 뿐이다. 이 신호와 함께 두 번째 신호가 **상호 자극**(costimulation)해야만 면역반응이 유발된다. 주변 세포들이 분비하는 단백질 또는 펩티드인 **시토카인**(cytokine)이 두 번째 신호이며 첫 신호와 함께 면역반응을 유발한다. 예를 들어, 큰포식세포에서 분비된 시토카인인 **인터루킨-1**(interleukin-1)은 보조 T 세포를 자극할 수 있다(그림 14.8, 3단계).

주조직적합복합체 분자 이외에도 림프구는 다른 표면단백질을 지니고 있어서 다른 세포와 결합하는 것을 돕고 반응을 자극할 수 있다. 예를 들어, 보조 T 세포는 CD4라는 당단백질을 표면에 가지고 있어서, 보조 T 세포가 자신의 주조직적합복합체 II형 분자를 이용하여 큰포식세포와 결합하는 것을 돕는다. CD4 단백질은 선천성면역결핍증(AIDS)을 유발하는 바이러스가 결합하는 부위도 된다(질병과 질환 표를 참조). 그 결과로 바이러스는 보조 T 세포를 더 우선적으로 감염시키게 된다. 세포독성 T 세포는 CD8이라는 당단백질이 있어서, 주조직적합복합체 I형분자를 세포 표면에 나타내는 세포와 세포독성 T 세포가 결합하는 것을 돕는다.

림프구의 증식

특이한 항원에 노출되기 이전에, 보조 T 세포의 수가 작아서 항원에 대응하여 효과적인 면역반응을 유발할 수 없다. 큰포식세포에 의해 처리된 항원이 보조 T 세포에 제시되면, 보조 T 세포는 **인터루킨-2**(interleukin-2)를 분비하고 **인터루킨-2 수용체**(interleukin-2 receptor)를 생산한다(그림 14.8의 4단계). 분비된 인터루킨-2는 인터루킨-2 수용체와 결합함으로써 보조 T 세포를 자극하여 이 세포의 세포분열을 유발한다(그림 14.8의 5단계). 세포분열에 의해 생산된 보조 T 세포의 "딸세포"가 큰포식세포가 제시한 항원과 다시 결합하게 되면, 이 딸세포 역시도 자극을 받아 세포분열을 하게 된다. 따라서 보조 T 세포의 수는 엄청나게 증가한다(그림 14.8의 6단계).

보조 T 세포가 B 세포 또는 T 세포의 활성화에 필수적이기 때문에, 보조 T 세포의 증식은 중요하다(그림 14.8의 7단계). 예를 들어, B 세포는 항원을 인식할 수 있는 항원수용체를 지니고 있다. 그러나 대부분의 B 세포는 보조 T 세포로부터 자극을 받지 못하면 항원에 반응하지 못한다. 보조 T 세포의 기능이 없으면, B 세포의 면역반응은 질병을 극복할 만큼 효율적이지 못하게 된다.

보조 T 세포의 증식을 자극한 것과 같은 방식으로 B 세포의 증식은 항원이 B 세포와 결합함으로써 시작된다(그림 14.9의 1단계). B 세포에 의해 항원이 처리되고, 처리된 항원은 B 세포의 표면에 있는 주조직적합복합체 Ⅱ 형분자에 의

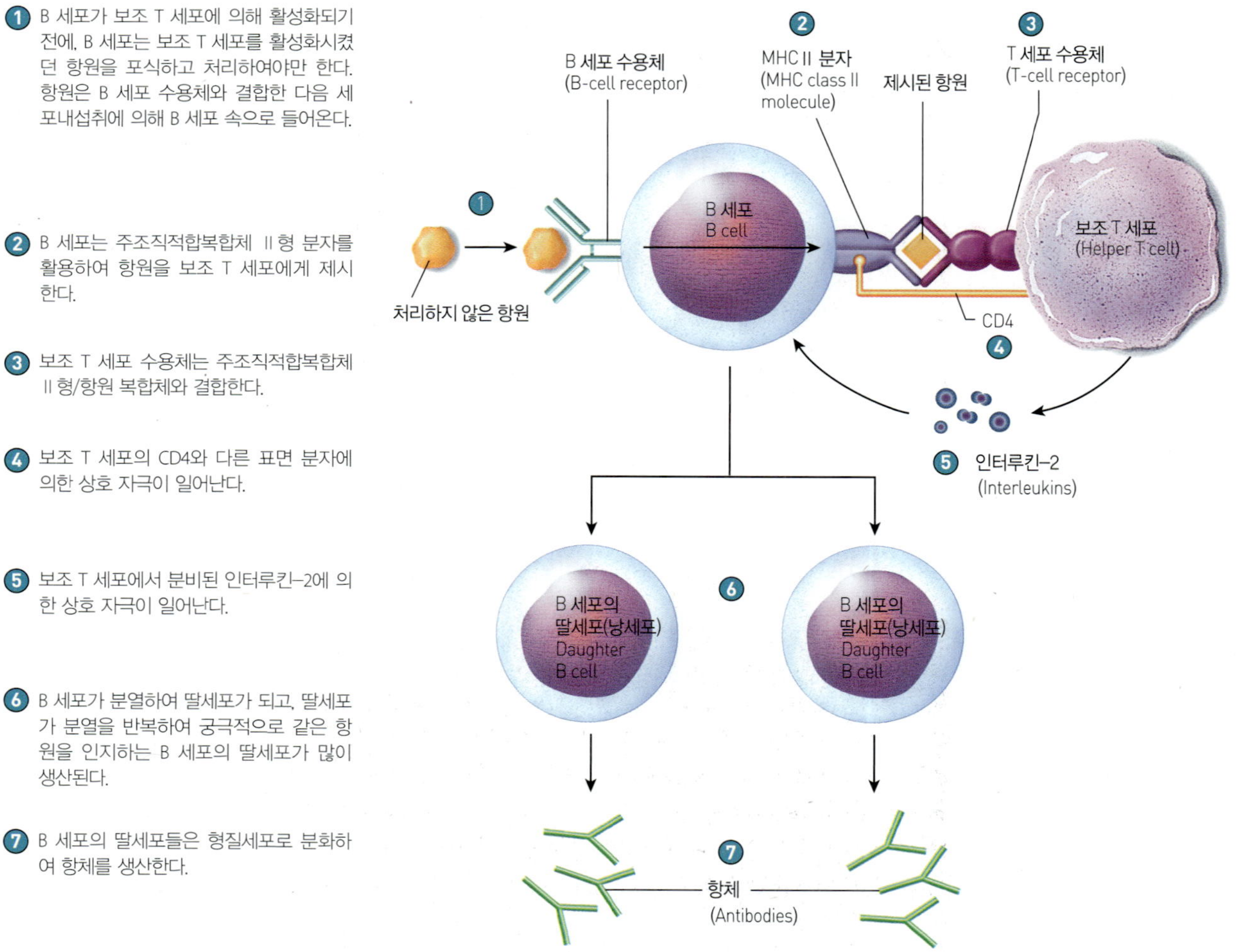

그림 14.9 B 세포의 증식
보조 T 세포는 B 세포의 증식과 항체를 생산을 자극할 수 있다.

해 제시된다(그림 14.9의 2단계). 주조직적합복합체 Ⅱ형/항원 복합체가 보조 T 세포와 결합하게 되면 보조 T 세포는 자극을 받는다(그림 14.9의 3단계). CD4와 인터루킨-2가 포함된 상호 자극도 일어난다(그림 14.9의 4 · 5단계). 그 결과, B 세포는 두 개의 "딸세포"로 분열한다(그림 14.9의 6단계). 분열과정이 지속되고, 궁극적으로는 항체를 생산할 수 있는 능력이 있는 많은 세포를 생산하여(그림 14.9의 7단계), 충분히 생산된 항체는 항원의 파괴를 돕는다.

항체매개면역

우리 몸이 항원에 노출되면 B 세포가 활성화되어 항체를 형성한다. 항원에 항체가 결합하면, 여러 가지 기전에 의해 항원이 파괴된다. 항체가 체액 속에 들어 있기 때문에, 항체매개면역은 세균과 바이러스(세포 바깥에 있을 경우에만)와 독소가 세포 바깥에 있을 경우에는 효과적이다. 항체매개면역은 알레르기 반응에도 관여한다.

항체의 구조

항체는 항원에 반응하기 위해 생산된 단백질이다. 항체는 네 개의 폴리펩티드 사슬로 구성된 알파벳 Y자 모양의 분자이다. 즉 두 개의 똑같은 무거운 사슬과 두 개의 똑같은 가벼운 사슬(그림 14.10)로 이루어져 있다. 항체의 두 "팔"의 끝부분에는 항원과 결합하는 항체부위인 **가변부위**(variable region)가 존재한다. 특이한 항체의 가변부위는 특이한 항원과 결합할 수 있다. 이는 마치 효소에서의 자물쇠-열쇠 모델과 비슷하다(제2장 참조). 항체의 나머지 부위는 **불변부위**(constant region)로 몇 가지 기능을 한다. 예를 들어, 불변부위는 보체를 활성화시키거나 항체가 큰포식세포, 호염기구와 비만세포 같은 세포와 결합하는 부위가 되기도 한다.

항체는 혈장에 존재하는 단백질의 많은 부분을 차지하고 있다. 혈장단백질의 대부분은 알부민, 알파 글로불린, 베타 글로불린과 감마 글로불린으로 구성된다(제11장 참조). 항체는 면역에 관련된 글로불린이기 때문에 **면역글로불린**(immunoglobulin; Ig)이라고도 하며, 혈장의 감마 글로불린 부분에서 대부분 발견되기 때문에, 항체는 가끔 **감마 글로불린**

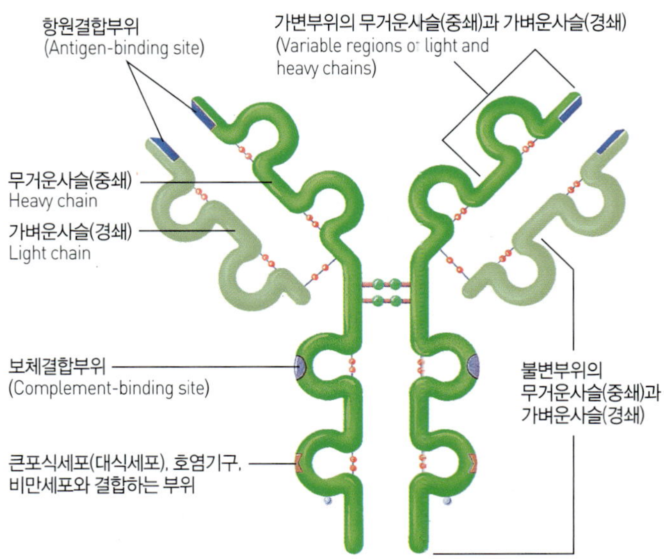

그림 14.10 항체의 구조
알파벳 Y 자 모양의 항체는 두 팔을 지니고 있다. 각각의 팔은 항원과 결합하는 가변부위를 지니고 있다. 불변부위는 보체를 활성화시킬 수 있고, 큰포식세포, 호염기구, 비만세포 같은 다른 면역계통의 세포와 결합할 수 있다.

표 14.2 항체의 종류와 기능

항체	자치하는 비율(%)	구조	설명
IgG	80~85	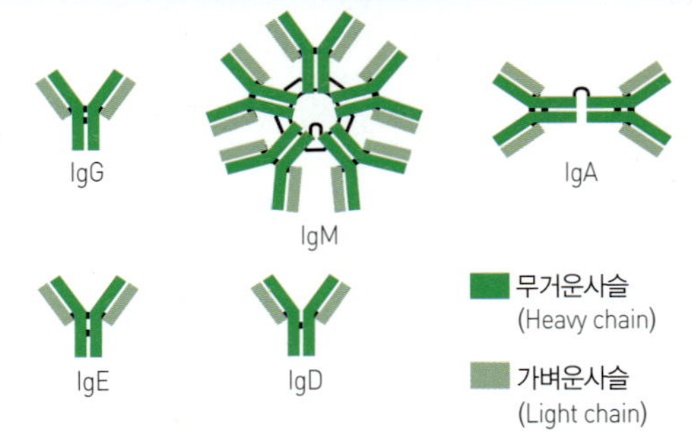	보체를 활성화시키고 포식작용을 증가시킴. 태반을 통과하여 태아의 면역에 기여. Rh 용혈작용에 관여하여 신생아용혈병과 연관됨
IgM	5~10		보체를 활성화시키고 B 세포 표면에서 항원결합 수용체 기능을 함. ABO 용혈작용에 관여하여 수혈에 대한 반응. 항원에 반응하여 첫 번째로 생산되는 항체임
IgA	15		침, 눈물과 점막에 분비되어 몸의 표면에서 방어기능을 함. 초유 및 모유에 포함되어 신생아의 면역에 기여
IgE	0.002		비만세포 및 호염기구와 결합하여 면역반응을 자극함
IgD	0.2		B 세포 표면에서 항원결합수용체 기능을 함

(gamma globulin)이라고 불리기도 한다. 항체의 다섯 형태는 IgG, IgM, IgA, IgE와 IgD로 나타낼 수 있다(표 14.2).

항체의 효과

항체는 직접 또는 간접적으로 항원에 영향을 준다. 항체가 항원에 일대일 또는 많은 항체가 많은 항원에 결합하여 항원을 비활성화시키는 것이 항체의 직접적인 영향이다. 항원과 결합하는 능력이 임상검사의 기본이 되기도 한다. 혈액형 검사는 항원과 항체가 서로 결합하면 눈으로 확인할 수 있는 응괴를 형성하기 때문에 가능하다.

항체 효율의 대부분은 간접적인 영향의 결과로 발생한다. 항체의 가변부위가 항원과 결합한 다음, 항체의 불변부위는 면역기전을 활성화시켜서 항원을 파괴할 수 있다. 예를 들어, 항체의 불변부위는 보체를 활성화시켜서, 염증반응을 자극하고, 화학쏠림을 통해 백혈구를 끌어들여서 세균을 녹인다. 항체가 항원과 결합하면, 불변부위는 비만세포와 호염기구에서 면역화학물의 분비를 촉발한다. 예를 들어, 건초열을 앓는 상황은 항원(꽃가루의 일종)을 들이마신 상태이며, 항원은 호흡점막을 통해 우리 몸으로 흡수된다. 항체와 항원의 결합체는 비만세포를 자극하여 히스타민 같은 면역화학물의 분비를 촉진한다. 국소염증반응의 결과 종창이 유발되고 호흡기관에서 과도한 점액이 생성된다. 결국, 항체의 불변부위는 큰포식세포와 결합하게 되고, 큰포식세포는 항체와 항원 모두를 포식한다.

항체의 생산

항원에 처음 노출되었을 때의 항체 생산은 같은 항원에 두 번째 노출되었을 때와 다르다. **일차면역반응**(primary response)은 B 세포가 처음 항원에 노출된 이후에 발생한 것이다(그림 14.11의 1단계). 항원이 B 세포에 있는 항원수용체와 결합하면, B 세포는 보조 T 세포에 의해 활성화되고, B 세포는 몇 번의 세포분열을 거쳐 형질세포와 기억 B 세포를 형성한다. **형질세포**(plasma cell)는 항체를 생산한다. 일차면역반응은 정상적으로 항원에 효과적으로 대응하기 위해 충분한 항체를 생산할 때까지 3~4일 정도가 소요된다. 그 기간 동안, 항원이 조직의 손상을 유발할 수 있기 때문에 질병의 징후가 나타난다.

기억 B 세포(memory B cell)는 **이차면역반응**(secondary response) 또는 *기억면역반응*(*memory response*)을 유발한다. 이차면역반응은 일차면역반응에서 이미 생산된 면역계통이 다시 침입한 항원에 대항할 때 생기는 면역반응이다(그림 14.11의 2단계). 항원에 두 번째 노출되면, 기억 B 세포가 재빨리 세포분열을 하여 형질세포를 형성하고 재빨리 항체를 생산한다. 이차면역반응은 두 가지 이유 때문에 일차면역반응보다 더 나은 방어를 할 수 있다. (1) 항체를 생산하기 시작하는데 필요한 시간이 짧다. (2) 더 많은 형질세포와 항체가 생산된다. 따라서 항원이 더 빨리 파괴되어, 면역력이 있는 사람은 질병의 징후가 나타나지 않는다.

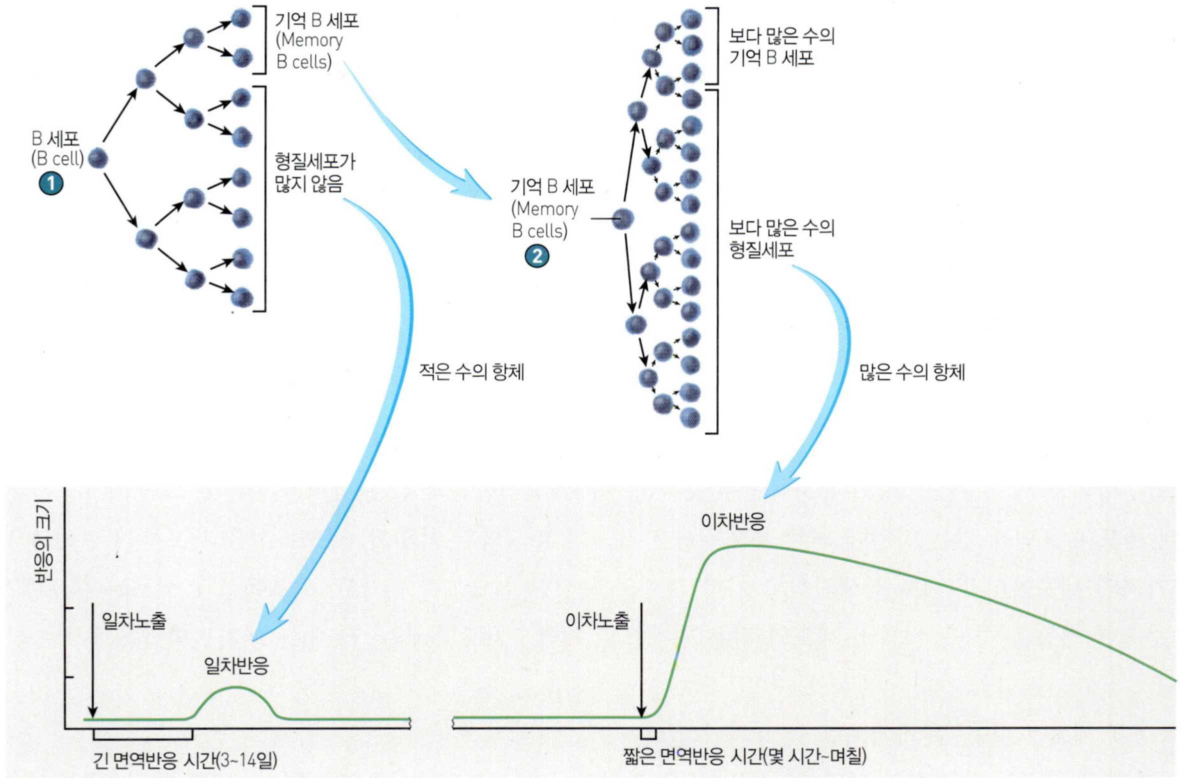

① **일차반응.** 일차반응은 B 세포가 처음으로 어떤 항원에 의해 활성화된 것이다. B 세포는 증식하여 형질세포와 기억 B 세포를 형성한다. 형질세포는 항체를 생산한다.

② **이차반응.** 이차반응은 같은 항원에 의해 다시 노출되었을 때의 반응으로 기억 B 세포는 재빨리 형질세포와 추가적인 기억 B 세포를 생산한다. 이차반응은 일차반응보다 훨씬 빠르고 더 많은 수의 항체를 생산한다.

그림 14.11 **항체의 생산**

이차면역반응에는 특이한 항원에 대한 보호작용을 하는 새로운 기억세포를 생성하는 것도 포함된다. 기억세포는 적응면역의 근간이 된다. 항원을 파괴하고 난 다음, 형질세포는 사라지고, 형질세포가 분비한 항체는 변형되어 항체의 농도가 적합한 방어를 할 수 없을 정도로 낮아진다. 그러나 기억세포가 수년간 또는 일생동안 지속하여 생존할 수 있다. 만약 기억세포 생산이 자극받지 못하거나 생산된 기억세포가 오랫동안 생존하지 못하면 같은 질병에 반복적으로 걸릴 수도 있다. 예를 들어, 바이러스는 항원이 자주 변하기 때문에 기억세포를 생산하기 어려워서 바이러스에 의한 감기를 반복적으로 앓을 수도 있다.

세포매개면역

세포매개면역은 세포독성 T 세포의 작용에 의한 면역이며, 우리 몸에 정상적으로 살고 있는 미생물에 가장 효과적인 면역작용이다. 바이러스와 어떤 세균은 세포 속 미생물로 존재하기도 한다. 세포매개면역은 알레르기 반응, 암세포의 조절과 이식거부반응에도 관여한다.

세포매개면역은 바이러스 감염에 대항하는 데 있어서 필수적인 면역작용이다. 바이러스가 세포를 감염시키면, 그 세포는 새로운 바이러스를 생산하게 되고, 증가한 바이러스가 다른 세포를 감염시킨다. 따라서 바이러스에 감염된 세포는 바이러스를 생산하는 공장처럼 변한다. 바이러스가 세포 속에 있는 동안에는 항체가 세포막을 통과하지 못하기 때문에 항체매개면역에 의한 면역작용에 영향을 받지 않는다. 세포매개면역은 바이러스에 감염된 세포를 파괴함으로써 바이러스 감염에 대항한다. 바이러스가 세포를 감염시키면 바이러스 단백질의 일부가 쪼개져서 항원으로 인지된다. 항원으로 처리된 단백질 분자가 감염된 세포의 세포막에 있는 주조직적합복합체 I 형 분자와 결합하여 세포막 표면에 나타나게 된다(그림 14.12의 1단계). T 세포 항원 수용체가 주조직적합복합체 I 형/바이러스 항원 복합체와 결합할 수 있기 때문에 세포독성 T 세포는 바이러스에 감염된 세포와 정상 세포를 구별할 수 있다.

주조직적합복합체 I 형/항원 복합체와 결합한 T 세포 항원 수용체는 세포독성 T 세포를 활성화시키는 신호가 된다(그림 14.12의 2단계). CD8 같은 표면분자에 의한 상호 자극도 일어난다(그림 14.12의 3단계). 보조 T 세포도 인터루킨-2 같은 시토카인을 분비함으로써 상호 자극을 제공하여 세포독성 T 세포의 활성화와 세포분열을 자극한다(그림 14.12의 4단계).

보조 T 세포 "딸세포"의 숫자가 증가하게 되어 세포독성 T 세포를 더 많이 자극한다. 세포매개면역반응에서, 보조 T 세포가 활성화되고 세포분열을 하도록 자극받는 것은 항체매개면역반응과 같은 방식을 따른다(그림 14.8).

감염된 세포의 표면에 있는 항원에 의해 세포독성 T 세포가 활성화된 이후에, 세포독성 T 세포는 일련의 세포분열을 통해 추가적인 세포독성 T 세포를 생산하고 기억 T 세포를 생산한다(그림 14.13). 세포독성 T 세포는 세포매개면역반응에서 주요한 기능을 하고, 기억 B 세포와 같은 방식으로 **기억 T 세포**(memory T cell)는 이차면역반응과 지속성 면역을 담당한다.

세포독성 T 세포는 다음 두 가지 주요한 효과가 있다.

1. 세포독성 T 세포는 추가적인 면역계통의 세포를 활성화시키는 시토카인을 분비한다. 예를 들어, 큰포식세포 같은 선천면역세포를 끌어들이는 시토카인을 분비한다. 큰포식세포는 항원을 포식하고 염증반응을 유발한다. 시토카인

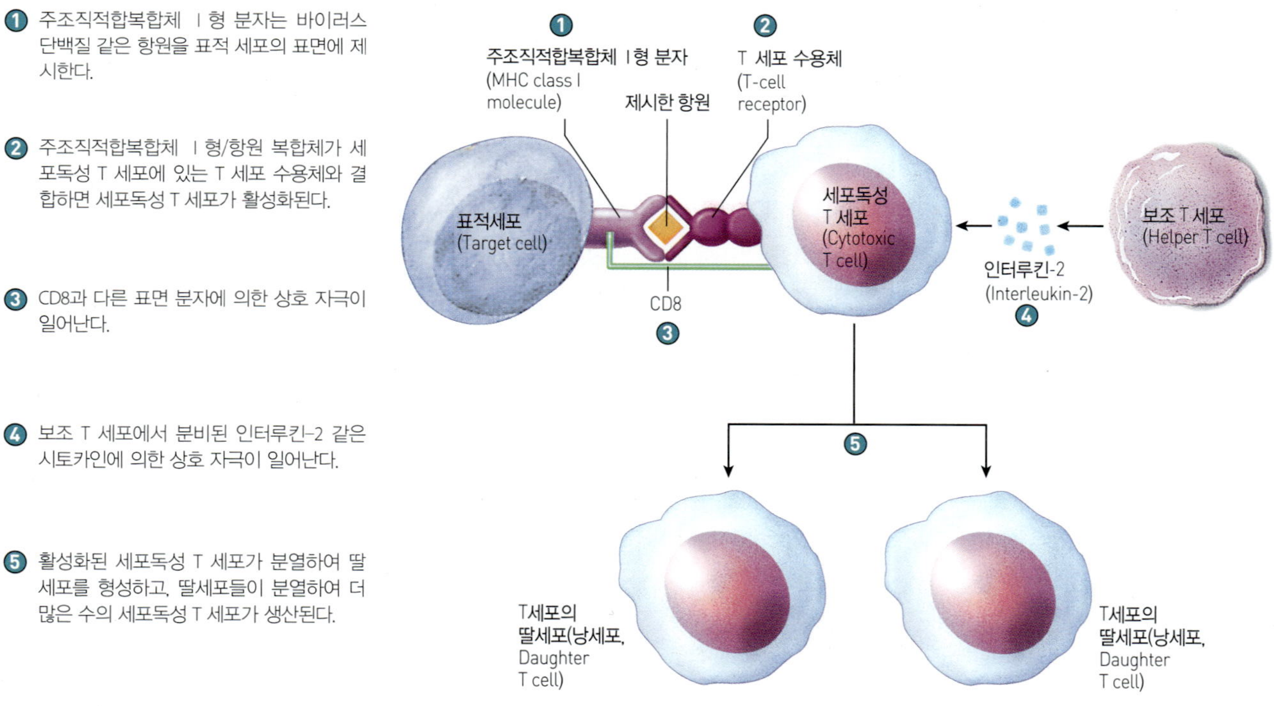

그림 14.12 세포독성 T 세포의 증식

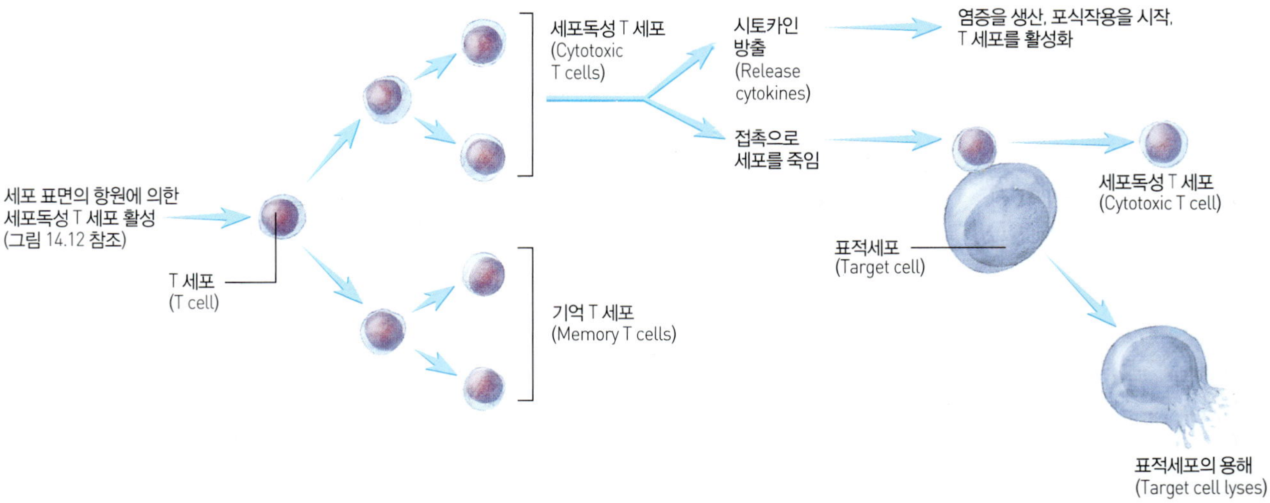

그림 14.13 T 세포의 자극과 T 세포의 작용
세포독성 T 세포가 활성화되면, 추가적인 세포독성 T 세포와 기억 T 세포가 형성된다. 세포독성 T 세포는 시토카인을 방출하여 항원의 파괴를 촉진하고, 바이러스에 감염된 세포, 암세포와 이식된 세포 같은 표적 세포의 용해를 유발한다. 기억 T 세포는 이차반응을 담당한다.

은 세포독성 T 세포를 추가적으로 활성화시켜서, 세포매개면역반응의 효율을 증가시킨다.

2. 세포독성 T 세포는 다른 세포와 접촉할 수 있고 접촉한 세포를 파괴할 수 있다. 바이러스에 감염된 세포는 바이러스 항원을 지니고 있고, 암세포는 암세포 항원을 지니고 있으며, 이식된 조직은 외부 항원을 지니고 있어서 세포독성 T 세포의 활성화를 자극할 수 있다. 세포독성 T 세포는 세포 표면에 제시된 항원과 결합하여 그 세포가 녹아버리도록 한다.

14.6 후천면역

후천성 적응면역을 획득하기 위한 방법으로는 능동자연면역, 능동인공면역, 수동자연면역과 수동인공면역이 있다. **능동면역**(active immunity)은 항원이 우리 몸에 침입하였을 때 우리 몸의 면역계통이 이 항원에 반응함으로써 획득한 면역이다. 반면, **수동면역**(passive immunity)은 다른 사람이나 실험실 동물에서 발생한 면역을 면역기능이 없는 사람에게 이식함으로써 획득된 면역이다. *자연*(*natural*) 또는 *인공*(*artificial*)은 항원 또는 항체가 이동하는 방법을 뜻한다. 자연이라는 의미는 항원에 노출되거나 항체가 이동한 것이 인위적 수단이 아닌 일상생활에서 일어났음을 의미한다. 인공이라는 의미는 항원 또는 항체가 몸속으로 이동하는 것이 인위적인 수단이 포함되었다는 것을 의미한다.

능동자연면역

능동자연면역(active natural immunity)은 미생물 같은 항원에 자연적으로 노출되어, 이 항원에 대응하는 면역반응이 자극된 것이다. 항원에 처음 노출되어 면역이 없는 상태이기 때문에 우리 몸은 질병의 징후를 나타낸다.

능동인공면역

능동인공면역(active artificial immunity)은 정제한 항원을 면역이 없는 사람의 몸에 투여하여 면역계통을 자극하는 것이다. 이 과정을 **예방접종**(vaccination)이라고 하며, 정제된 항원을 **백신**(vaccine)이라고 한다. 백신은 주사를 통해 우리 몸에 투여된다. 예방접종의 예는 디프테리아, 파상풍과 백일해에 대응하는 DTP 예방접종과 볼거리, 홍역과 풍진에 대응하는 MMR 예방접종이 있다.

백신은 죽은 미생물 또는 살아 있더라도 병원성이 약화된 미생물로 구성된다. 항원은 변형되어 면역반응을 자극하지만 질병을 유발하지 않는다. 능동인공면역은 질병에 걸리지 않고도 지속성 면역을 발생시키기 때문에 적응면역을 획득하는 방법 중에서 가장 선호하는 방법이다.

수동자연면역

수동자연면역(passive natural immunity)은 태아기 때에 엄마의 항체가 태반을 거쳐 아이에게 전이되는 것이다. 엄마는 자연적이든 인공적이든 많은 항원에 노출된 적이 있고, 이들 항원에 대응할 수 있는 항체들을 지니고 있다. 이 항체들은 엄마와 태아의 질병이 발생하지 않도록 대응하고 있다. 면역글로불린 G(IgG) 같은 항체는 태반을 가로질러 태아의 혈액으로 들어갈 수 있다. 출생 이후에, 엄마에게서 왔던 IgG라는 항체가 몇 개월 동안 아기를 감염으로부터 보호한다. 결국 이 항체들은 소멸되기 때문에 아기는 자기 자신의 면역계통에 의해 보호받아야 한다. 모유수유를 하는 경우에는 모유 속에 항체(IgA)가 포함되어 있어서 아기의 면역에 도움이 된다.

수동인공면역

수동인공면역(passive artificial immunity)을 위해서는 먼저 실험실 동물에게 백신을 주사하여야 한다. 동물의 면역계통에서 주입된 항원에 대한 반응을 하고 난 다음, 동물의 혈액에서 항체를 채취하여 면역이 필요한 사람에게 주입한다. 실험실 동물의 대안으로 면역이 있는 사람도 항체를 제공할 수 있다. 수동인공면역은 이미 항체가 만들어져 있기 때문에 항원을 바로 파괴할 수 있어서 즉각적인 보호작용을 제공할 수 있다. 따라서 수동인공면역은 능동면역을 획득할 때까지의 시간이 부족한 환자의 치료에 활용된다. 그러나 항체가 곧바로 사용되기 때문에 수동인공면역은 일시적인 면역만을 제공한다.

관련된 질환

쇼그렌증후군

Akin 씨는 치통이 있어서 치과에 갔다. 치과 진찰 결과, 치아에 고름집이 있고, 치아우식과 함께 귀밑샘이 커졌지만 침의 분비는 감소한 것을 확인하였다. 문진 과정에서 Akin 씨는 그녀의 치과의사에게 입안이 건조한 것과 눈물이 잘 나지 않으면서 하루 종일 피로감을 느낀다고 하였다. 치과의사는 그녀를 일반병원으로 전원시켰고, 여러 임상검사 결과 그녀가 샘과 점막에 영향을 주는 자가면역질환인 쇼그렌증후군(Sjogren syndrome)이라는 것이 확인되었다.

정상적으로 선천면역, 항체매개면역과 세포매개면역은 서로 외부항원에 대항하기 위해 함께 작용한다. 자가면역질환은 자가항원이 면역반응을 활성화시켜서 정상적인 건강한 조직을 파괴하는 것이다. 쇼그렌증후군은 침샘을 공격하여 침 분비가 감소하기에 입안이 건조해지고, 입안이 건조해져서 치아우식이나 고름집이 유발될 수 있다. 눈물샘이 손상되어 눈물의 생산이 감소하기에 눈이 건조해져서 결막염이 생길 수 있다. 쇼그렌증후군은 가장 흔한 자가면역질환 중 하나이다. 50% 정도는 쇼그렌증후군만 나타나지만, 류마티스관절염, 전신홍반루푸스와 공피증 같은 다른 자가면역질환이 함께 겹치는 경우도 있다. 쇼그렌증후군 환자의 10명 중 9명이 여성이다.

수동인공면역에 사용되는 항체는 일반적으로 **항혈청**(antiserum)이라고 부르는데 그 이유는 혈청에서 항체를 채취하기 때문이다. 항혈청은 광견병, 간염과 홍역을 유발하는 미생물에 대응할 때 많이 활용된다. 또한 항혈청은 파상풍, 디프테리아와 보툴리눔 독소 같은 세균성 독소와 거미와 뱀의 독에 대응할 때에도 활용된다.

14.7 면역 상호작용의 개요

면역계통이 선천면역, 항체매개면역과 세포매개면역으로 나누어 설명되었지만, 이와 같은 범주는 면역의 특징을 설명하기 위해 인위적으로 구분한 것이다. 실제로 면역계통은 하나이지만, 면역반응은 여러 종류의 면역 구성성분들이 관여한다. 예를 들어, 적응면역이 특이한 항원을 인식하고 기억할 수 있지만, 인식된 항원을 파괴하기 위해서 염증과 포식작용 같은 선천면역 활동의 도움이 필요하다(그림 14.14, 표 14.1).

14.8 면역요법

우리 몸에 있는 면역계통의 작용에 의해 두 가지 기본적인 이로운 점이 있다. (1) 질병의 원인과 경과를 이해한다. (2) 질병을 예방하고, 질병의 진행을 막고, 질병에서 정상을 회복하는 방법을 개발할 수 있다.

면역요법(immunotherapy)은 면역계통의 기능을 조절하거나 유해한 세포를 직접 공격함으로써 질병을 치료하는 것이다. 일반적으로 면역요법은 면역계통의 기능을 향상시키려는 시도이다. 예를 들어, 시토카인이나 다른 물질을 투여하면 염증이 증진되고 면역세포가 활성화되어 암세포를 파괴하는 것을 돕는다. 반대로, 가끔은 면역계통을 억제하는 것이 도움이 될 때도 있다. 예를 들어, 다발경화증은 면역계통이 축삭을 감싸는 말이집을 외부항원으로 인지하여 파괴하는 자가면역질환이다. 인터페론-베타라는 시토카인을 투여하면 자가항원을 제시하는 주조직적합복합체 분자의 합성을 억제하기 때문에 다발경화증의 치료법으로 인터페론-베타가 사용된다.

어떤 면역요법은 보다 특이한 목적을 위해 사용된다. 예를 들어, 예방접종은 많은 질병을 예방할 수 있다("후천면역" 참조). 단클론항체를 생산하는 능력은 암을 치료하는 효과적인 치료가 될 수 있다. 만약 암세포의 유일한 항원이 발견된다면, 암세포를 직접 공격하는 방사성 동위원소, 항암제, 독소, 효소를 단클론항체와 결합시켜 암세포를 공격할 수도 있고, 면역계통의 세포를 활성화시켜서 암세포를 공격할 수도 있다. 하지만 불행히도, 현재까지 정상 세포에는 없고 암세포에만 유일하게 존재하는 항원을 발견하지 못하고 있다. 그럼에도 불구하고 단클론항체 요법은 정상 세포를 적게 손상시키는 경우에는 활용되고 있다.

단클론항체를 사용한 암 치료에서 전망이 좋은 경우도 있다. 예를 들어, 요오드 방사성 동위원소(^{131}I)가 부착된 단클론항체는 부작용이 적으면서 B 세포 림프종의 크기를 줄인다. 단클론항체인 허셉틴(herceptin)은 유방암세포에서 과다하게 합성된 성장인자 수용체와 결합한다. 항체가 암세포에 "꼬리표"를 달아두어서 자연살해세포가 이를 인식하여 암세포를 녹인다. 허셉틴은 유방암의 진행 속도를 느리게 하여 생존기간을 늘이기는 하지만 유방암의 치료를 목적으로 사용하지는 않는다.

많은 면역요법들이 연구되고 있어서, 미래에는 면역계통을 활용한 효과적인 치료법들이 더 많이 개발될 것이다.

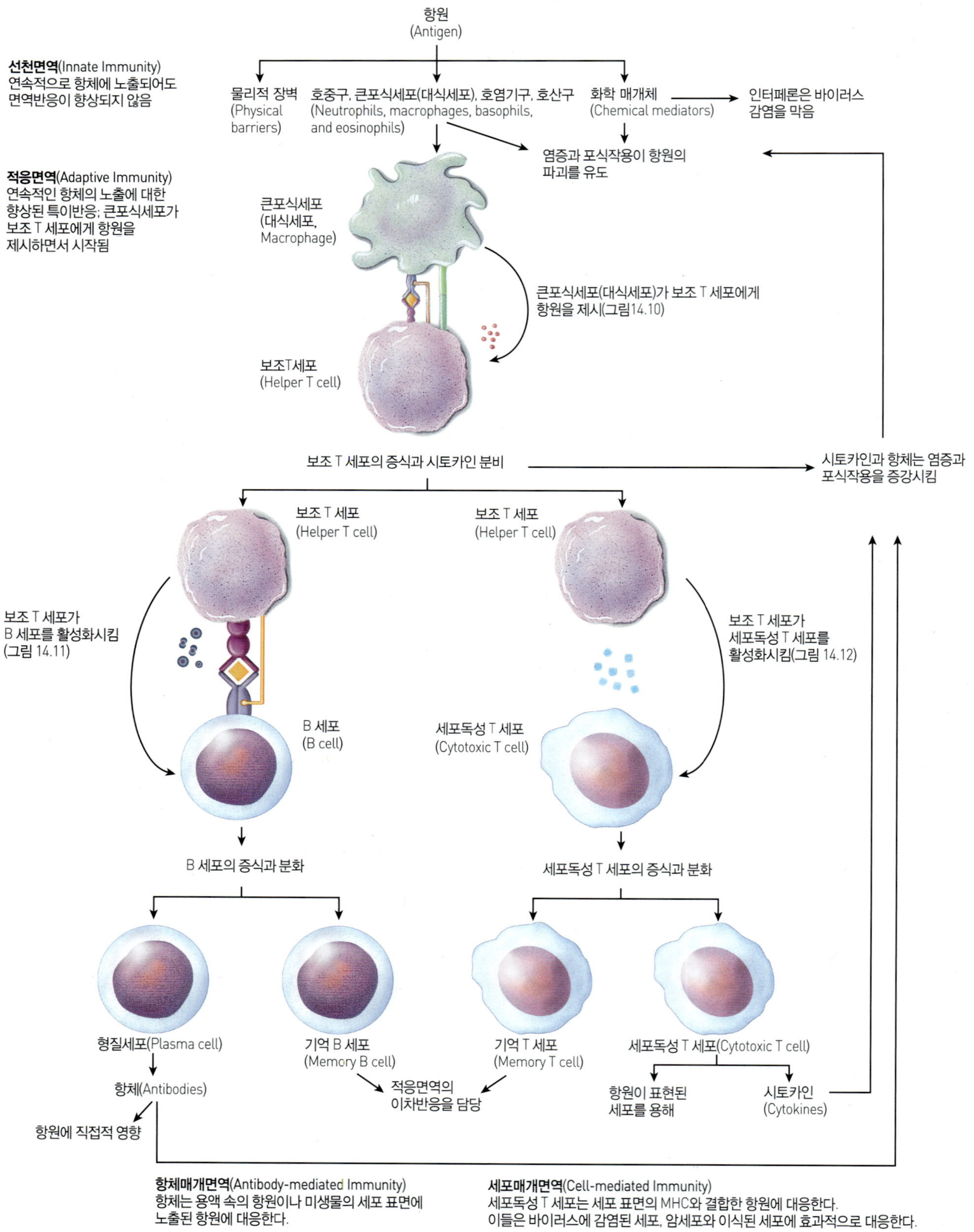

그림 14.14 면역 상호작용

항원에 대응하는 선천면역과 적응면역의 주요한 상호작용과 반응.

14.9 노화가 림프계통과 면역계통에 미치는 영향

노화는 림프계통이 조직에서 체액을 제거하고, 소화기관에서 지방을 흡수하며, 혈액에 있는 결함이 있는 적혈구를 제거하는 능력에 영향을 미치지 못한다. 그러나 노화는 면역계통에는 심각한 영향을 끼친다.

나이가 들어감에 따라 가슴샘에서 성숙한 T 세포를 새로 생산하는 능력이 소실된다. 40세 쯤 되면, 가슴샘의 대부분이 지방조직으로 대치되며, 60세가 지나면, 가슴샘은 육안으로 확인할 수 없을 정도로 작아진다. T 세포의 세포복제 때문에 림프조직 속의 T 세포 수는 안정적으로 유지되지만, T 세포의 기능은 점점 약해진다. 또한, 보조 T 세포가 항원에 반응하여 증식하는 능력이 감소한다. 따라서 항원에 대응하는 보조 T 세포의 생산이 적어지고, 이에 따라 B 세포와 세포독성 T 세포에 대한 자극이 적어진다. 결과적으로, 나이가 들어감에 따라 항체매개면역과 세포매개면역 모두 항원에 대한 반응이 감소한다.

나이가 들어감에 따라 일차항체반응과 이차항체반응이 감소한다. 면역반응을 일으키기 위해 필요한 항체의 수가 많이 필요하고, 면역반응이 느려지며, 기억세포가 잘 생산되지 못한다. 감염에 저항하는 능력이 감소하고 면역력이 감소한다. 나이가 들어감에 따라 세포매개면역이 세포 속 병원체에 대항하는 능력도 감소한다. 예를 들어, 노인들이 독감에 더 잘 걸리기 때문에 매년 예방접종을 해야만 한다. 어떤 병원치는 몸에서 완전히 제거되지 않는 경우도 있다. 나이가 들어감에 따라, 면역력이 감소하여 병원체의 재활성화를 유도할 수도 있다. 이에 대한 예로 어린이들에게 수두를 유발하는 바이러스는 신경세포 속에 남아 있지만, 질병을 유발하지 않고 마치 우리 몸에서 사라진 것처럼 보인다. 나이가 들어 면역이 약해지면, 바이러스가 신경세포에서 증식하여 대상포진 같은 피부의 감염을 초래할 수 도 있다.

자가면역질환은 면역반응이 건강한 정상 세포를 파괴하는 것이다. 나이가 들어감에 따라 새롭게 발병하는 자가면역질환은 아주 약간 증가한다. 그러나 만성 염증과 젊은 시절에 시작된 자가면역질환은 축적된 손상효과를 나타낸다. 나이가 들어감에 따라 암 발생률이 증가하는 것은 암 유발 요인에 반복적으로 노출되고 반복적으로 세포 손상이 유발되기 때문이며, 또한 면역력이 감소하기 때문이다.

질병과 질환 : 림프계통

상태	설명
	림프계통
감염	
림프절염	림프절의 염증. 미생물이 림프절에서 파괴되는 동안 림프절이 커지고 누르면 아픔
림프관염	림프관의 염증. 피부의 감염된 곳에서 확장하는 빨간줄이 보임
림프절페스트	세균(쥐벼룩에서 기원) 감염에 의해 림프절이 커진 것. 치료하지 않으면 세균이 혈액으로 들어가 패혈증(제11장 참조)을 유발. 흑사병이라고 알려짐
림프부종	주로 다리에 비정상적으로 림프가 축적된 것. 림프계통의 손상 또는 질병에 의해 유발됨
코끼리피부병	모기에 의해 사람으로 전이된 회충이 원인. 회충이 림프관과 림프흐름을 막아서 팔 또는 다리가 심하게 붓고 크기가 커짐
암 치료 후 림프부종	암 절제수술 또는 방사선요법에 의해 암 주변의 림프절이 제거됨으로써 발생함. 암세포의 전이를 확인하기 위해 암에서 가장 가까운 림프절을 검사함
림프종	림프구의 암. 보통 림프절에서 시작됨. 면역이 약해져서 감염이 잘 됨
	면역계통
즉각적인 면역반응	항원에 이미 노출된 경험이 있어서 같은 항원에 노출되면 즉각적인 면역반응이 나타남
건초열	꽃가루 항원을 흡입하여 발생함
천식	항체가 허파에 있는 비만세포 및 호염기구와 결합. 면역 화학물이 분비되어 세기관지가 수축함
두드러기	피부발적과 국소적 종창. 음식에 의해 발생함
아나필락시스	비만세포와 호염기구가 전신적인 혈관 확장, 혈관 투과도 증가와 혈압 하강을 유발. 사망에 이를 수도 있음
지연 면역반응	항원에 노출된 후 반응이 나타날 때까지 몇 시간 또는 며칠이 걸림. T 세포가 증식하는 데 시간이 필요함
옻 과민반응	항원이 상피에서 흡수되어 T 세포에 의해 파괴되면서 면역반응과 조직 손상을 유발
자가면역질환	자가항원에 대한 일종의 알레르기 반응. 제1형 당뇨병, 만성 소화장애증, 류마티스관절염, 전신홍반루푸스, 그레이브스병 등이 속함
선천성 면역결핍	태아에서 T 세포와 B 세포를 생산하지 못하는 질병
중증복합 면역결핍증(SCID)	T 세포와 B 세포를 생산하지 못함. 출생 후 무균실에서 생활해야 함. 골수이식을 통해 면역기능을 확보하지 못하면 감염에 의해 사망함
후천성 면역결핍	질병, 약물 또는 스트레스 등 다양한 원인이 있음
후천면역결핍증후군(AIDS)	사람면역결핍바이러스(HIV)에 의한 감염. HIV가 보조 T 세포의 CD4와 결합하여 파괴되면서 CD4를 지닌 보조 T 세포도 함께 없어짐. 보조 T 세포가 없어짐에 따라 B 세포와 T 세포가 활성화되지 못하여 적응면역이 무기력해짐
이식조직 거부반응	사람백혈구항원(HLA)과 주조직적합복합체(MHC)가 이식된 조직을 외부 항원으로 인지하여 발생하는 정상적인 면역반응. 면역기능억제제를 활용하여 거부반응을 최소화 함

※ 자세한 정보들은 **www.mhhe.com/seeleyess8**에서 찾아볼 수 있다.

예상문제에 대한 답

우선, 백신은 항원을 몸에 주입하여 면역계통의 일차면역반응을 자극하여 능동인공면역을 유발하는 것이라는 것을 기억하자. 백신에 대한 면역계통의 반응은 특이한 질병에 대한 특이한 기억세포와 항체에 의해 활성화된다. 따라서 질병의 징후가 나타나지 않고 지속성 면역이 나타나게 된다. "추가접종"은 더 많은 기억세포와 항체가 형성되는 결과를 얻는 기억반응을 자극한다. Shay가 학교에 가면 더 많은 사람과 만나기 때문에 특이한 병원체에 노출될 확률이 증가한다. "추가접종"은 Shay 면역계통의 효율을 향상시켜서 예방 접종된 감염에 잘 대응하도록 한다.

C H A P T E R

15 호흡계통

예상문제

새벽 2시, 구급차 소리에 주민들은 잠을 깼다. 폐공기증을 앓고 있던 Theron 씨의 기침이 멈추지 않아 그의 아내가 구급차를 부른 것이었다. 응급실에서 Theron 씨를 진찰한 의사는 그의 왼쪽 허파가 허탈상태인 것으로 진단하였다.

제13장과 제15장의 말초순환을 공부하게 되면 폐공기증이 어떻게 Theron 씨의 호흡에 영향을 주었는지, 왜 허파가 허탈상태가 되었는지, 의사는 어떻게 허파허탈을 진단하였는지 설명할 수 있게 된다.

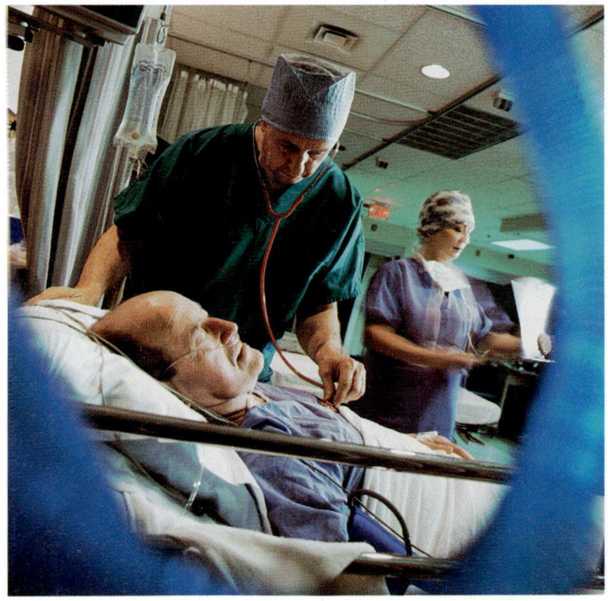

Module 11 Respiratory System

Anatomy & Physiology REVEALED apreveal.com

15.1 호흡계통의 기능

공부하기, 잠자기, 말하기, 먹기와 운동에는 모두 호흡이 관여한다. 출생 후 첫 호흡을 한 다음부터, 호흡수와 호흡량은 우리의 활동에 적합하도록 무의식적으로 조절된다. 물론 의식적으로 숨을 참을 수도 있지만, 반드시 다시 숨을 쉬어야만 한다. 숨쉬기는 맥박과 함께 살아 있음을 증명하는 특징이고, 의식을 잃은 사람에서 가장 먼저 확인하는 것도 맥박과 숨쉬기이다.

호흡(respiration)은 다음과 같은 과정을 포함한다: (1) 허파를 드나드는 공기의 이동을 뜻하는 환기 또는 숨쉬기, (2) 허파 속에서 공기와 혈액 사이의 산소와 이산화탄소의 교환, (3) 혈액 속의 산소와 이산화탄소의 운반, (4) 혈액과 조직 사이의 산소와 이산화탄소의 교환. 호흡이란 용어는 가끔 세포대사 또는 세포호흡을 나타낼 때가 있어서 혼란을 줄 수 있는데, 실제로 세포대사와 **세포호흡**(cellular respiration)은 서로 밀접한 관련이 있다(제17장에서 설명할 것임). 호흡은 포도당을 ATP로 변환시킬 때 세포호흡에서 필요한 산소를 공급하는 것이다. 호흡은 세포호흡에서 생산된 노폐물인 이산화탄소의 잠재적 독성작용을 제거한다. 호흡계통은 호흡 이외에도 다음의 기능을 수행한다.

1. *혈액의 pH 조절*. 호흡계통은 혈액의 이산화탄소 농도를 바꿈으로써 혈액의 pH를 조절한다.
2. *목소리 발성*. 성대를 지나는 공기의 이동에 의해 소리와 말을 만드는 것이 가능하다.
3. *후각작용*. 공기 중에 섞인 분자가 코안으로 들어올 때 냄새 감각이 발생한다.
4. *선천면역*(제14장 참조). 호흡계통은 미생물이 몸속으로 침입하는 것을 방해하고 호흡 표면에서 미생물을 제거한다.

15.2 호흡계통의 구조

호흡계통(respiratory system)은 크게 상기도와 하기도로 구별된다(그림 15.1). **상기도**(upper respiratory tract)는 코, 코안, 인두 및 이들과 관련된 구조물이며, **하기도**(lower respiratory tract)는 후두, 기관, 기관지와 허파를 포함한다. 그러나 *상기도*와 *하기도*는 공식적인 해부학 용어가 아니다. 이 용어는 주로 임상적 활용을 위해 만들어진 자의적인 구분을 뜻하며, 어떤 해부학자는 상기도와 하기도를 위의 설명과 다르게 정의하기도 한다. 예를 들어, 어떤 해부학자는 후두를 상기도에 포함시키기도 하고, 입안은 공기가 지나감에도 불구하고 호흡계통이 아닌 소화계통으로 분류한다.

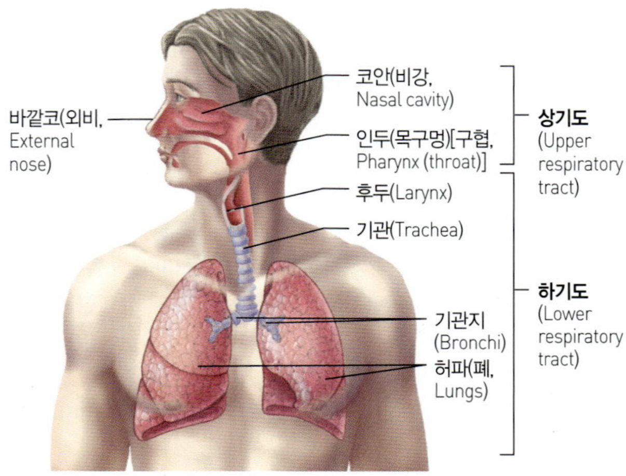

그림 15.1 호흡계통
상기도는 바깥코, 코안과 인두로 구성된다. 하기도는 후두, 기관, 기관지와 허파로 구성된다.

기관

기관(trachea)은 후두와 연결된 막 성분의 관이며, 알파벳 C 모양의 유리연골에 의해 강화된 결합조직과 민무늬근육으로 구성된다. 성인의 기관은 지름이 약 1.5cm, 길이가 약 10cm쯤 된다. 기관은 반지연골 바로 아래에서 시작하여 후두의 아래부분을 담당한다. 기관은 가슴세로칸 속에 있는 다섯째가슴뼈 높이에서 오른주기관지와 왼주기관지로 나뉜다(그림 15.2). 기관의 뒤쪽에는 식도가 바로 붙어있다.

알파벳 C 모양의 유리연골은 기관의 앞쪽과 가쪽을 형성하며, 기관을 보호하고 공기가 지나가는 통로를 열린 채로 유지시킨다. 기관의 뒤벽은 연골이 없고 인대 성분의 막과 민무늬근육으로 구성된다. 민무늬근육은 기관의 직경을 변화시키는 역할을 하며, 기관에 이물질이 들어왔을 때 **기침반사**(cough reflex)를 통해 이물질을 몰아낼 때 작용한다. 감각수용체가 이물질을 감지하여 활동전위를 미주신경을 거쳐 숨뇌로 보내면, 기침반사가 유발된다. 기침을 할 때 기관의 민무늬근육이 수축하여 기관의 직경을 감소시킨다. 그 결과 기류가 기관을 빠르게 통과하게 되어 점액과 이물질을 몰아내게 된다.

기관은 섬모와 술잔세포를 함유하고 있는 거짓중층원주상피로 덮여 있다. 섬모는 술잔세포가 생산한 점액을 이동시키고, 기관과 후두에 있는 점액 속에 파묻힌 이물질도 인두로 이동시켜서 이들을 삼키게 한다.

흡연으로 기관이 오랫동안 꾸준히 자극을 받게 되면 기관의 상피가 중층편평상피로 변하며, 중증편평상피는 섬모가 없어서 기도 속에 있는 점액과 노폐물을 이동시킬 수 없다. 점액이 축적된 곳은 미생물이 잘 자랄 수 있어서 호흡감염이 생길 수 있다. 기도의 꾸준한 자극과 염증은 기침반사를 자극하여 기침이 잦아진다.

기관지

기관은 *일차기관지(primary bronchus)*인 **왼주기관지**(좌주기관지, left main bronchus)와 **오른주기관지**(우주기관지, right main bronchus)로 나뉜 다음 허파로 연결된다. 왼주기관지는 심장 때문에 오른주기관지보다 더 수평으로 분지한다(그림 15.2). 기관으로 들어온 이물질은 주로 오른주기관지로 들어가는데 그 이유는 오른주기관지가 왼주기관지보다 직경이 더 넓고, 길이가 더 짧으며 수직에 가깝게 갈라져서 기관에서 직접 연속된다. 주기관지는 기관에서 허파로 확장한다. 기관과 마찬가지로, 주기관지는 거짓중층원주상피로 덮여 있고, 연골조각들에 의해 지지되고 있다.

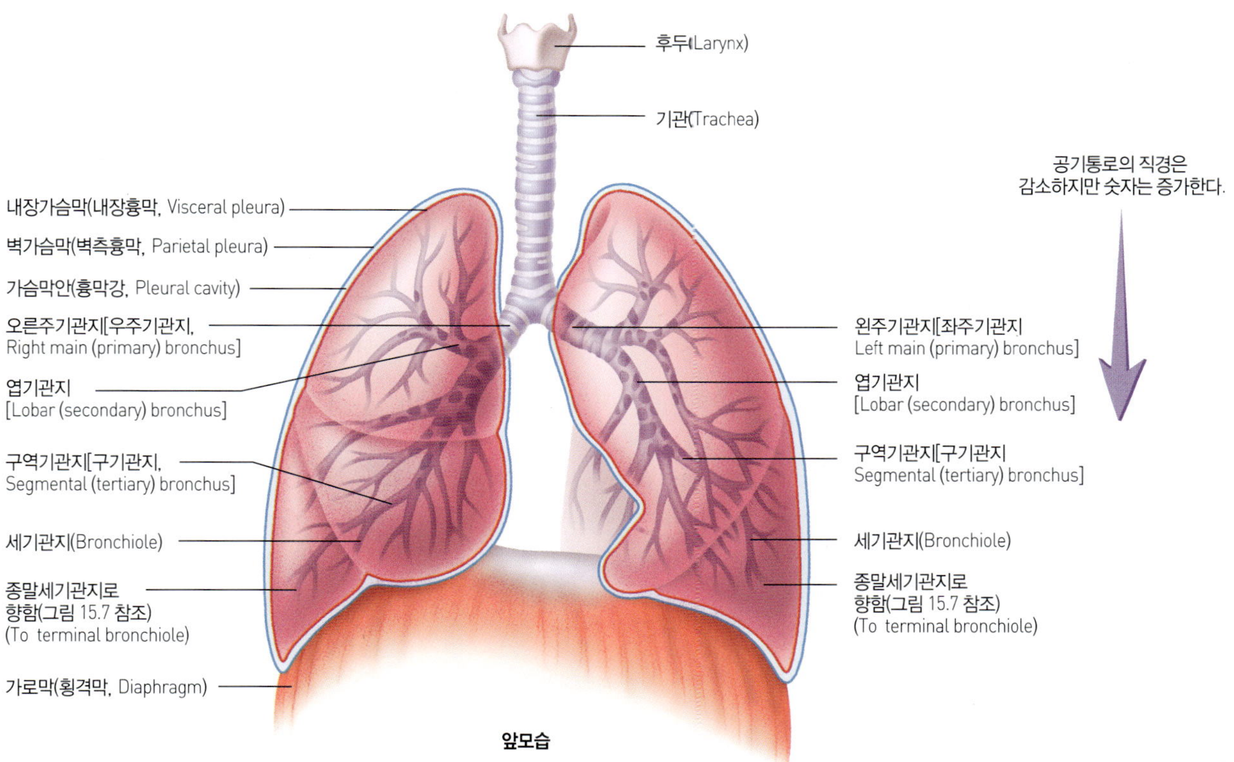

그림 15.2 기관과 허파의 구조
기관과 허파의 모습과 기관지가 분지하는 양상을 나타낸다. 각각의 허파는 벽가슴막과 내장가슴막에 의해 형성된 가슴막안에 의해 둘러싸여 있다.

허파

허파(폐, lung)는 호흡에서 가장 중요한 장기이다. 허파는 고깔 모양이고, 바닥은 가로막 위쪽에 위치하고 꼭지는 빗장뼈보다 약 2.5 센티미터 정도 위에 위치한다(그림 15.2). 오른허파에는 위엽, 중간엽과 아래엽 등 세 개의 엽(lobe)이 있고, 왼허파에는 위엽과 아래엽 등 두 개의 엽(lobes)이 있다(그림 15.3). 허파의 엽은 허파 표면 위에 있는 깊고 뚜렷한 틈새에 의해 구분된다. 각 엽은 결합조직사이막에 의해 **허파구역**(폐구역, bronchopulmonary segment)으로 나뉘지만 뚜렷한 틈새에 의해 구별되지는 않는다. 허파구역은 독립적인 혈관과 기관지를 갖기 때문에 어떤 허파구역 하나에 병이 생기면 나머지 정상 허파에 영향을 주지 않으면서 수술로 제거할 수 있다. 왼허파와 오른허파에는 각각 10개씩의 허파구역이 있고 왼허파에 9개의 허파구역이 있다고 설명하는 해부학자도 있다.

주기관지는 여러 번 이분법으로 나뉘면서 **기관기관지분지**(tracheobronchial tree)를 형성한다(그림 15.2). 주기관지는 *이차기관지*(*secondary bronchus*)인 **엽기관지**(lobar bronchus)로 나뉘고(그림 15.3), 왼허파에는 두 개의 엽기관지, 오른허파에는 세 개의 엽기관지가 있어서 각 엽으로 공기를 보낸다. 엽기관지는 허파구역으로 확장하는 *삼차기관지*(*tertiary bronchus*)인 **구역기관지**(segmental bronchi)로 나뉜다. 기관지는 분지를 지속하여 **세기관지**(bronchiole)로 변한다. 세기관지도 여러 번 나뉘면서 **종말세기관지**(terminal bronchiole)를 형성한 다음, 종말세기관지가 분지하여 **호흡세기관지**(respiratory bronchiole)를 형성한다(그림 15.4). 호흡세기관지는 분지하여 길게 갈라진 길가에 문이 열려 있는 것과 같은 **꽈리관**(폐포관, alveolar duct)을 형성한다. 길가에 문이 열려 있는 것 같은 곳들은 **허파꽈리**(폐포, alveolus)라는 작은 공기주머니와 연결된다. 허파꽈리들이 점점 많아지면서 꽈리관은 더 이상 도관이 아닌 단지 허파꽈리의 벽들이 연결된 구조로 변한다. 꽈리관은 두세 개의 **꽈리주머니**(폐포낭, alveolar sac)를 형성하면서 끝난다. 한쪽 허파에 약 3억 개의 허파꽈리가 존재한다.

허파 공기통로의 크기가 점점 작아지면서 공기통로의 벽구조가 변한다. 연골 양이 감소하면서 민무늬근육은 증가하다가, 세기관지가 되면 공기통로의 벽에는 연골은 없고 민무늬근육만 남는다. 기관지와 세기관지의 벽에 있는 민무늬근육의 수축과 이완에 의해 공기통로의 직경이 변할 수 있다. 운동을 하는 동안, 민무늬근육이 이완하여 공기통로의 직경이 커져서 이동하는 공기의 부피가 증가한다. **천식발작**(asthmatic attack)이 생기면 종말세기관지의 벽에 있는 민무늬근육이 수축하여 기류를 엄청나게 감소시킨다(천식 참조). 심한 천식의 경우 공기의 이동이 없어져서 사망할 수도 있다. 알부테롤(albuterol) 같이 천식발작에 대응하는 약물은 종말세기관지의 벽에 있는 민무늬근육을 이완시켜서, 공기의 흐름을 원활하게 만든다.

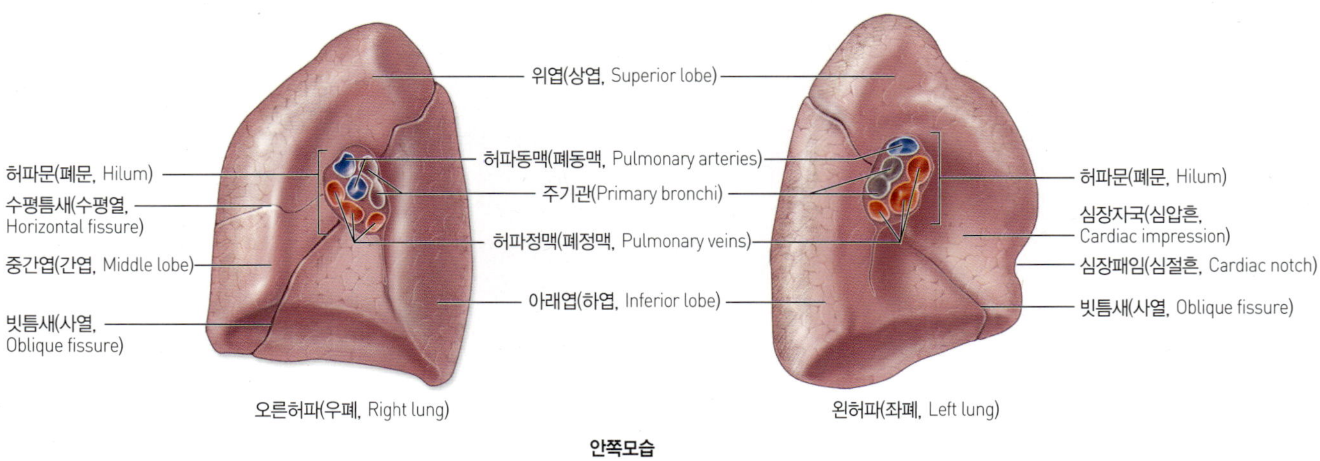

그림 15.3 허파의 엽과 기관지

오른쪽 허파는 수평틈새와 빗틈새에 의해 세 엽으로 구분된다. 왼허파는 빗틈새에 의해 두 엽으로 구분된다.
주기관지가 각각의 허파로 들어가고, 엽기관지가 허파의 각 엽으로 들어가며, 구역기관지는 허파구역(이 그림에서는 보이지 않음)으로 들어간다.

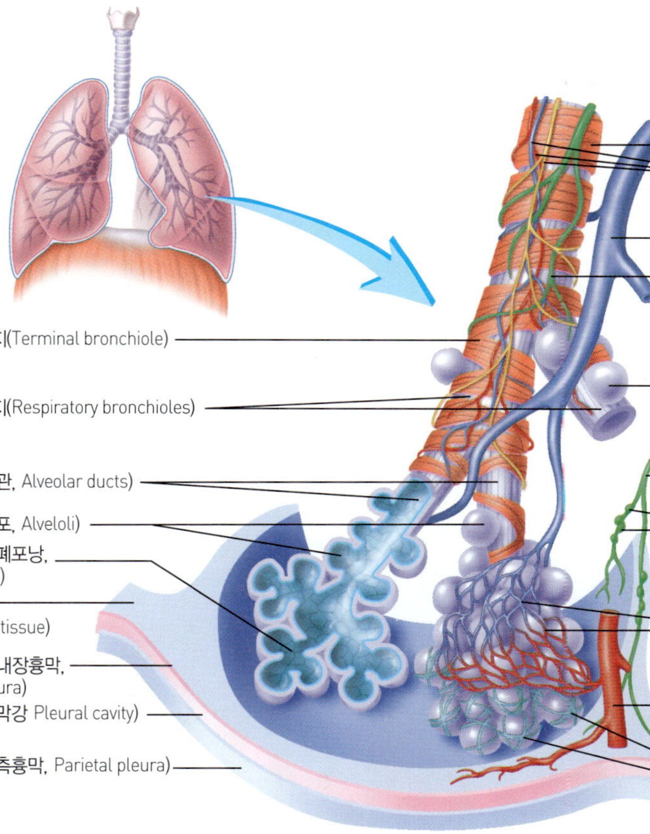

그림 15.4 세기관지와 허파과리
종말세기관지가 분지하여 호흡세관지를 형성하고, 호흡세기관지는 꽈리관을 형성한다.
허파꽈리는 꽈리관과 호흡세기관지를 연결한다. 꽈리관은 두세 개의 꽈리주머니를 형성하며 끝난다.

허파 공기통로의 크기가 점점 작아지면서, 벽을 덮고 있는 구조물이 변한다. 기관과 기관지는 섬모거짓중층원주상피, 세기관지는 섬모단층원주상피, 종말세기관지는 섬모단층입방상피로 덮여 있다. 공기통로를 덮고 있는 상피에 있는 섬모는 호흡계통에서 공기에 있던 먼지를 포획하고 있는 점액을 제거한다.

종말세기관지 아랫부분의 공기통로의 크기가 점점 작아지면서 벽구조가 점점 얇아진다. 호흡세기관지의 벽은 입방상피로 구성되고, 꽈리관과 허파꽈리의 벽은 단순편평상피로 구성된다. 허파의 **호흡막**(respiratory membrane)은 공기와 혈액 사이에서 가스교환이 일어나는 곳이다. 호흡막의 대부분은 허파꽈리의 벽과 주변을 감싸는 모세혈관에 의해 형성되지만(그림 15.5), 꽈리관과 호흡세기관지도 일부가 관여한다. 호흡막은 가스가 확산하기 쉽게 하기 위해 매우 얇다. 호흡막은 여섯 층으로 구성된다.

1. 허파꽈리를 덮고 있는 얇은 액체층
2. 단층편평상피로 구성된 허파꽈리상피
3. 허파꽈리상피의 바닥막
4. 얇은 사이질공간
5. 모세혈관 내피의 바닥막
6. 단층편평상피로 구성된 모세혈관 내피

허파꽈리를 둘러싸고 있는 탄력섬유(그림 15.5)는 들숨(흡기) 때 확장하고 날숨(호기) 때 움츠러드는 것을 돕는다. 허파는 매우 탄력이 좋아서 팽창했을 때 공기를 몰아내고 원래의 형태인 팽창하기 전 상태로 돌아온다. 허파꽈리의 벽에 있는 특수한 분비세포(그림 15.5)는 표면활성제라는 화학물질을 분비하여 허파꽈리가 움츠러들려는 경향을 감소시킨다.

가슴막안

허파는 가슴안에 위치하고, 허파는 또한 분리된 **가슴막안**(흉막강, pleural cavity)에 의해 둘러싸여 있다. 각 가슴막안은 **가슴막**(흉막, pleura)이라는 장액막이 덮고 있다. 가슴막은 벽가슴막과 내장가슴막으로 구성된다. **벽가슴막**(벽측흉

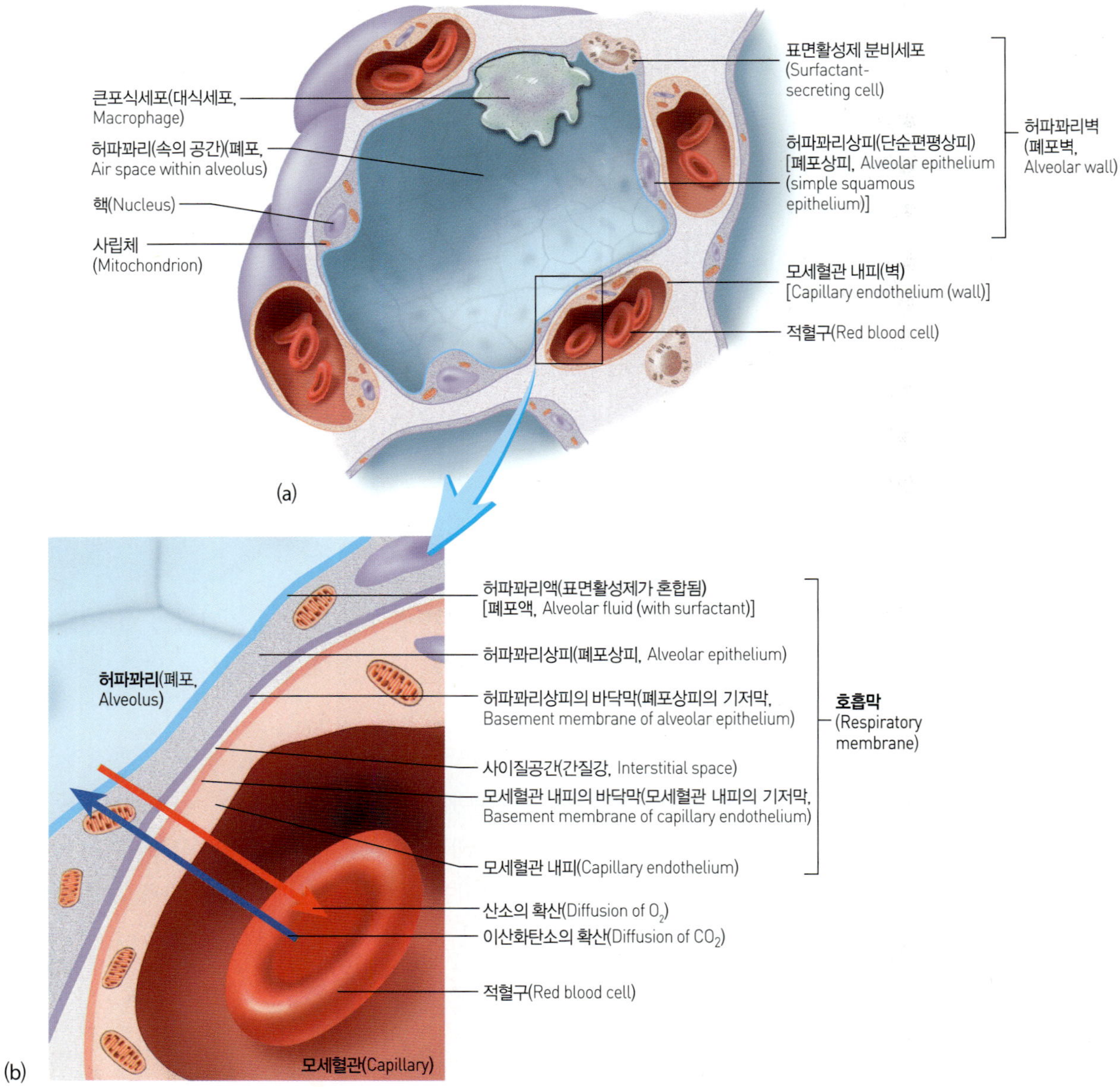

그림 15.5 허파꽈리와 호흡막

(a) 허파꽈리의 단면으로 공기로 채워진 내부와 단순편평상피로 구성된 얇은 벽을 볼 수 있다. 허파꽈리는 탄력결합조직과 모세혈관 혈액으로 둘러싸여 있다.
(b) 산소와 이산화탄소가 6 층인 호흡막을 가로질러 확산하는 모습이다.

막, parietal pleura)은 가슴우리의 벽, 가로막과 가슴세로칸을 덮고 있고, 허파의 표면을 덮고 있는 **내장가슴막**(내장측흉막, visceral pleura)이 연속된 것이다(그림 15.5, 그림 15.2).

벽가슴막과 내장가슴막의 사이인 가슴막안은 적은 양의 가슴막액으로 채워져 있다. 가슴막액의 기능은 두 가지이다: (1) 호흡에 의해 허파와 가슴우리의 모양이 변할 때 내장가슴막과 벽가슴막이 서로 미끄러질 수 있도록 하는 윤활액의 기능. (2) 가슴막을 고정시킬 수 있는 기능. 두 개의 유리판 사이에 얇은 층의 물이 존재하면 유리판이 서로 잘 미끄러지지만 분리되기 어려운 것과 같은 이치로, 가슴막액은 두 유리판 사이의 얇은 층의 물과 같은 역할을 담당한다.

림프의 분포

허파는 두 개의 림프가 분포한다(그림 15.4). **얕은림프관**(천임파관, superficial lymphatic vessel)은 내장가슴막보다 깊은 곳이 위치하여 얕은허파조직과 내장가슴막에서 온 림프를 운반한다. **깊은림프관**(심임파관, deep lymphatic vessel)은 기관지를 따라서 분포하여 기관지와 주변 결합조직에서 온 림프를 운반한다. 허파꽈리의 벽에는 림프관이 분포하지 않는다. 얕은림프관과 깊은림프관 모두 주기관지에서 허파를 빠져 나간다.

허파에 있는 포식세포는 흡기한 공기에 있는 탄소 조각과 노폐물들을 포식하여 림프관으로 이동한다. 노인의 허파 표면은 회색 또는 검은색을 나타내는데 그 이유는 탄소 조각과 노폐물들이 축적되기 때문이며, 흡연을 하거나 공해가 심한 도시에 살았던 사람에게 더 심하게 나타난다. 허파에 있는 암세포는 림프관을 통해 몸의 다른 부위로 퍼질 수 있다.

15.3 가스 교환

환기는 허파꽈리에 공기를 제공하는 것이다. 호흡과정의 다음 단계는 허파꽈리와 허파모세혈관에 있는 혈액 사이에서 가스가 확산하는 것이다. 공기와 혈액 사이의 가스 교환은 호흡막에서 일어난다(그림 15.5). 호흡세기관지와 꽈리관에서도 가스 교환이 일어나기는 하지만, 가스 교환이 일어나는 주요한 부위는 허파꽈리이다. 세기관지, 기관지와 기관 같은 공기통로에서는 가스 교환이 일어나지 않는다. 이 공기통로의 부피를 **해부학적 사강**(anatomical dead space)이라고 부른다.

호흡막을 가로지르는 가스 교환은 호흡막의 두께, 호흡막의 총 표면적과 호흡막을 경계로 생기는 가스의 분압 차이에 영향을 받는다.

호흡막의 두께

어떤 호흡기 질병에서 호흡막의 두께가 증가한다. 예를 들어, 허파 부종이 있는 환자의 경우, 허파꽈리 속에 액체가 축적되어, 가스는 정상 액체층보다 더 두꺼운 액체를 가로질러 확산해야만 한다. 호흡막의 두께가 두세 배 두꺼워지면, 가스 교환율이 급격히 감소한다. 산소 교환은 이산화탄소 교환에 영향을 받는다. 왜냐하면, 이산화탄소가 호흡막을 가로질러 확산하는 속도가 산소가 확산하는 속도보다 20배나 빠르기 때문이다.

표면적

정상 성인 호흡막의 총 표면적은 약 $70m^2$이며, 대략 농구장 절반 정도의 넓이와 비슷하다. 휴식상태에서, 호흡막의 표면적이 감소하면 가스 교환이 제한된다. 격렬한 운동을 하는 동안, 호흡막의 표면적이 조금만 감소하여도 가스 교환에 심각한 영향을 준다. 표면적이 줄어드는 상황은 수술에 의한 허파조직의 제거, 암에 의한 허파조직의 파괴와 폐공기증(폐기종)에 의해 허파꽈리벽이 퇴화한 경우를 포함한다. 공기가슴증(기흉)이 발생하면 허파가 허탈에 빠져서 허파꽈리용적이 엄청나게 감소할 뿐만 아니라 가스 교환을 위한 호흡막의 표면적도 엄청나게 감소한다.

분압

가스 분자는 평형을 이룰 때까지 고농도에서 저농도로 이동한다. 분압은 가스의 농도를 측정하는 방법 중 하나이다. 가스의 **분압**(partial pressure)은 공기와 같이 가스의 혼합물에서 특정한 가스가 차지하는 압력이다. 예를 들어, 해수면의 대기압 조건에서, 가스 혼합물에 있는 모든 가스의 총 압력이 760mmHg이고, 가스 혼합물의 21%가 산소로 구성되었다면 이 가스 혼합물에서 산소의 분압은 160mmHg($0.21 \times 760mmHg = 160mmHg$)이다. 만약, 이 가스 혼합물의 0.04%가 이산화탄소로 구성되었다면 이산화탄소의 분압은 0.3mmHg($0.0004 \times 760mmHg = 0.3mmHg$)이다(표 15.1). 혼합물에 있는 각자 가스의 분압을 나타내는 약자는 전통적으로 알파벳 대문자 *P*와 그 뒤에 가스의 분자식으로 표시한다. 따라서 산소의 분압은 Po_2, 이산화탄소의 분압은 Pco_2라고 표시한다.

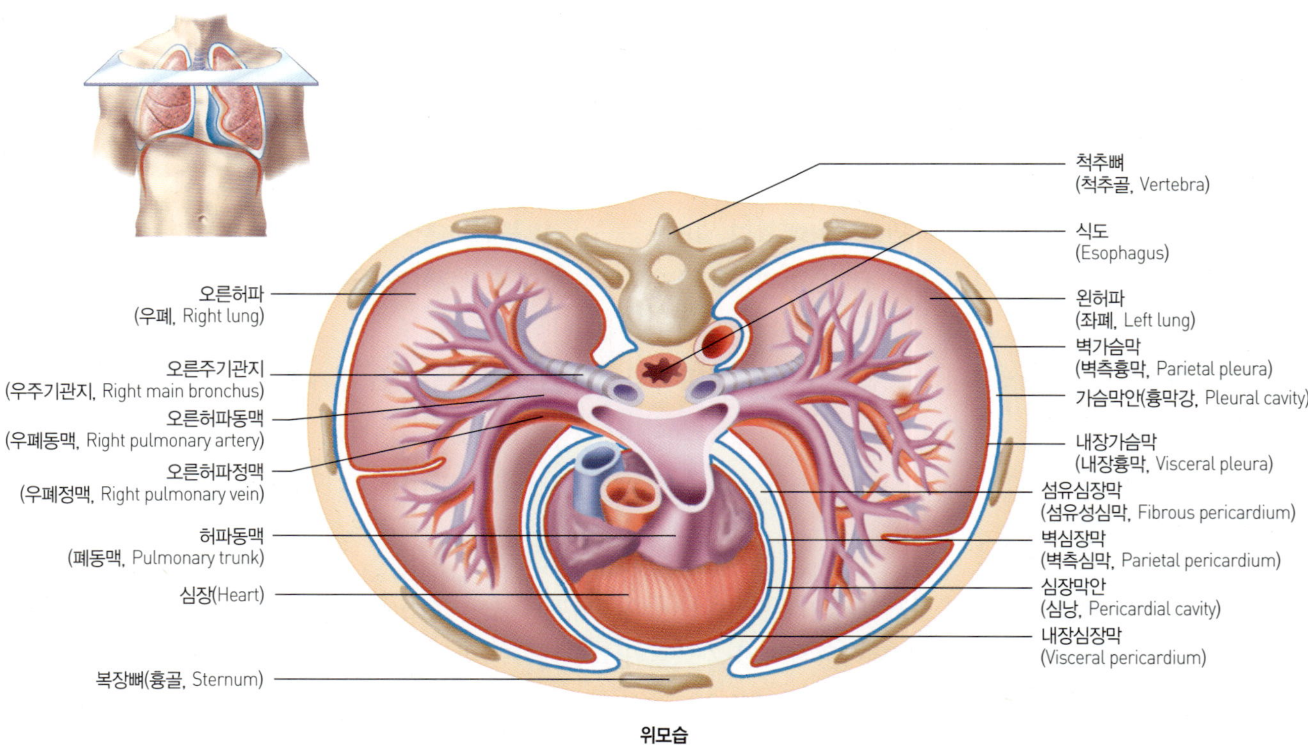

그림 15.6 가슴막안과 가슴막

가슴안에 있는 기관들과 가슴막안의 상관관계를 나타낸 가슴우리의 가로면. 각각의 허파는 가슴막안에 둘러싸여 있다.
벽가슴막이 가슴막안의 벽을 덮고 있고, 내장가슴막은 허파의 표면을 덮고 있다. 벽가슴막과 내장가슴막 사이공간은 작고 가슴막액으로 채워져 있다.

표 15.1 해수면 높이에서의 가스 분압

가스	건조한 공기		습한 공기		허파꽈리 속 공기		날숨의 공기	
	mmHg	%	mmHg	%	mmHg	%	mmHg	%
질소	600.2	78.98	563.4	74.09	569.0	74.9	566.0	74.5
산소	159.5	20.98	149.3	19.67	104.0	13.6	120.0	15.7
이산화탄소	0.3	0.04	0.3	0.04	40.0	5.3	27.0	3.6
수증기	0	0	47.0	6.2	47.0	6.2	17.0	6.2

공기가 액체와 접촉하면, 공기 속에 있는 가스는 액체에 녹는다. 액체에 녹은 각자 가스의 분압이 공기 속에 있는 각자 가스의 분압과 같아질 때까지 가스는 액체에 녹는다. 공기 속의 가스와 마찬가지로 액체에 녹은 가스는 가스의 분압이 전체 액체 속에서 같아질 때까지 높은 분압 영역에서 낮은 분압 영역을 향해 확산한다. 즉 가스는 자신의 압력 변화도 아래방향으로 확산한다. 대기압의 공기가 허파에 있는 액체와 접촉하면, 이산화탄소와 산소는 액체에 녹고 각각의 압력 변화도 아래방향으로 확산한다.

허파에서 가스의 확산

세포는 산소를 이용하고 이산화탄소를 생산한다. 따라서 조직에서 허파로 되돌아온 혈액은 허파꽈리의 공기보다 감소한 산소 분압과 증가한 이산화탄소 분압을 갖는다(그림 15.7). 허파꽈리의 산소 분압이 허파모세혈관의 산소 분압보다 크기 때문에 산소는 허파꽈리에서 허파모세혈관으로 확산한다. 이와 대조적으로, 허파모세혈관의 이산화탄소 분압이 허파꽈리의 이산화탄소 분압보다 크기 때문에 이산화탄소는 허파모세혈관에서 허파꽈리로 확산한다(그림 15.7의 1단계).

혈액이 허파모세혈관으로 들어올 때, 모세혈관의 산소 분압과 이산화탄소 분압은 허파꽈리의 산소 분압과 이산화탄소 분압과 다르다. 그런데 혈류가 허파모세혈관의 1/3정도를 지날 무렵에 분압의 평형이 형성되어, 허파꽈리와 모세혈관의 산소 분압과 이산화탄소 분압이 같아진다. 따라서 허파 속에서 혈액은 산소를 획득하고 이산화탄소를 잃는다(그림 15.7의 2단계).

숨쉬기를 하는 동안, 대기압의 공기는 허파꽈리의 공기와 혼합된다. 허파꽈리에 드나드는 공기는 허파꽈리 속의 산소 분압이 허파모세혈관의 산소 분압보다 크도록 유지하게 해준다. 호흡수의 증가는 허파꽈리 속의 산소 분압이 훨씬 더 커지게 만든다. 거친 숨쉬기를 하는 동안, 허파꽈리와 허파모세혈관 사이의 분압 차이가 증가하기 때문에 허파모세혈관으로 들어가는 산소 확산율이 증가한다. 허파정맥이 기관지와 세기관지에서 오는 정맥혈과 섞이기 때문에 허파정맥 속의 산소 분압이 약간 감소한다. 그러나 허파정맥에 있는 혈액의 산소 분압은 여전히 다른 조직보다 크다(그림 15.7의 3단계).

호흡수의 증가는 허파꽈리 속의 이산화탄소 분압을 낮춘다. 허파꽈리의 이산화탄소 분압이 감소하기 때문에 허파꽈리와 허파모세혈관 사이의 이산화탄소의 분압 차이가 증가하여, 허파모세혈관에서 허파꽈리로 이동하는 이산화탄소 확산율이 증가한다.

조직에서 가스의 확산

혈액은 허파에서 심장의 왼쪽을 거쳐 조직모세혈관으로 흐른다. 그림 15.7은 조직모세혈관벽을 경계로 발생한 산소와 이산화탄소의 분압차이를 보여준다. 모세혈관의 산소 분압이 사이질액의 산소 분압보다 크기 때문에 산소는 모세혈관에서 사이질액으로 확산한다. 사이질액의 산소 분압이 세포의 산소 분압보다 크기 때문에 산소는 사이질액에서 세포로 확산한다(그림 15.7의 4단계). 세포 속에서, 산소는 유산소 호흡과정에 사용된다. 세포가 끊임없이 산소를 소모하기 때문에 조직모세혈관과 세포 사이에 지속적인 산소 분압의 경사도가 생긴다. 세포가 끊임없이 이산화탄소를 생산하기 때문에 세포에서 조직모세혈관 쪽으로 지속적인 이산화탄소의 경사도가 생긴다. 따라서 이산화탄소는 세포에서 사이질액으로 확산한 다음, 사이질액에서 조직모세혈관으로 확산하여 혈액과 조직 사이에 평형이 형성된다(그림 15.7의 5단계).

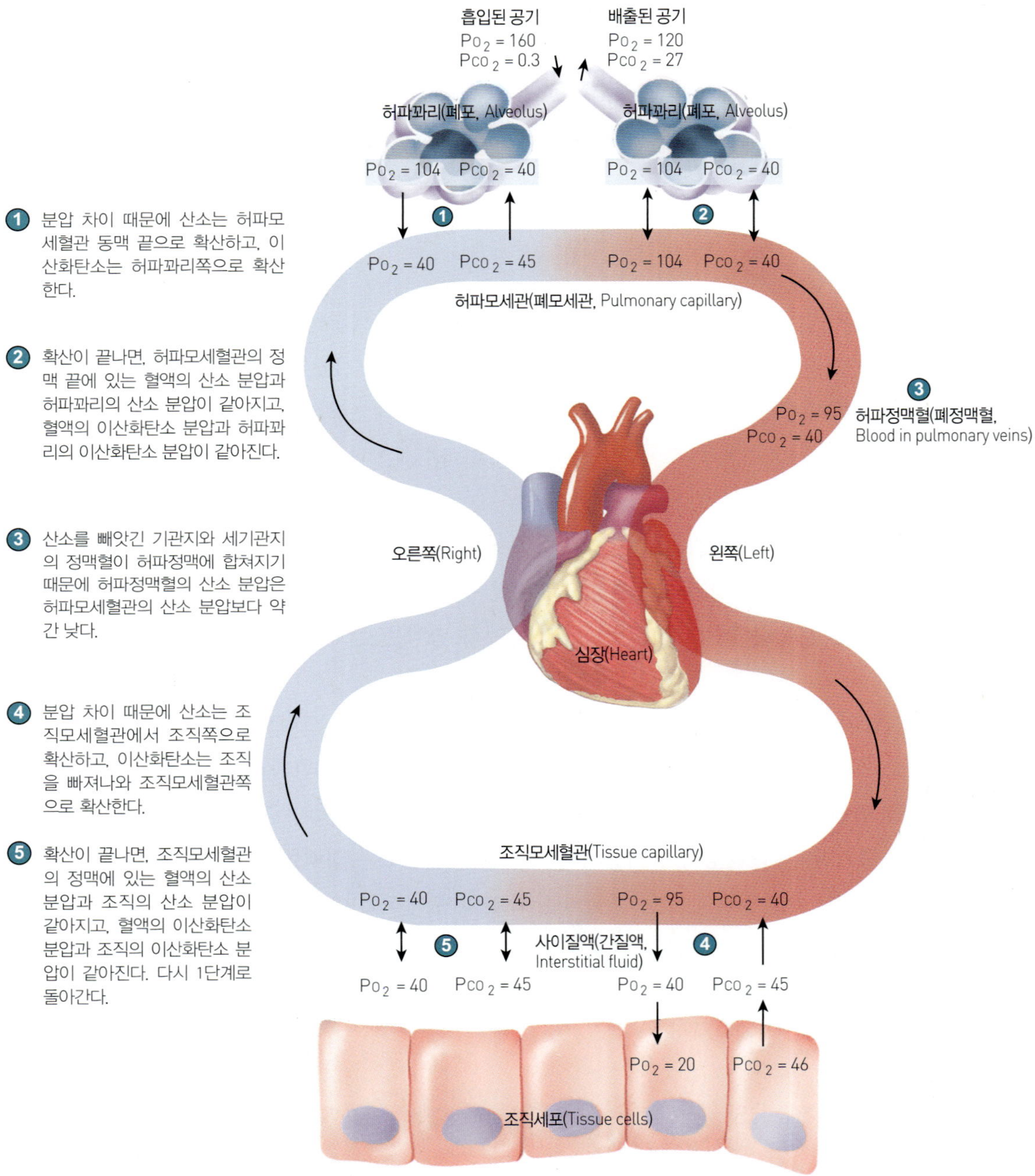

그림 15.7 가스 교환

분압 차이는 허파꽈리와 허파모세혈관 사이에서, 그리고 조직모세혈관과 조직 사이에서 산소와 이산화탄소가 교환되는 것에 중요한 역할을 담당한다.

15.4 혈액의 가스운반

산소의 운반

산소가 호흡막을 통과하여 혈액으로 확산한 다음, 이 산소의 약 98.5%는 혈액 속에 있는 철을 함유하고 있는 혈색소와 가역적 결합을 하여 운반된다(제11장 참조). 나머지 1.5%는 혈장에 녹아 있는 채로 운반된다. 산소가 헴과 결합된 혈색소를 **산화혈색소**(oxyhemoglobin)라고 부른다.

산소와 결합하는 혈색소의 능력은 산소 분압에 의해 달라진다. 산소분압이 높으면 혈색소는 산소와 결합하고, 산소분압이 낮으면 혈색소는 산소를 방출한다. 허파에서, 정상적으로 산소 분압이 충분히 높아서 혈색소는 가능한 많은 산소와 결합한다. 조직에서는 조직이 산소를 사용하기 때문에 산소 분압이 낮다. 따라서 혈색소는 산소를 조직 속으로 방출한다. 방출된 산소는 세포 속으로 확산하여 유산소 호흡과정에서 사용된다. 평상시, 허파에서 혈색소와 결합한 산소의 약 23%가 조직으로 방출된다.

산소 혈색소에서 산소가 방출되는 양은 네 가지 요소에 의해 영향을 받는다. 혈색소에서 산소가 더 많이 방출될 조건은 (1) 산소 분압이 낮을 것, (2) 이산화탄소 분압이 높을 것, (3) pH가 낮을 것, 그리고 (4) 온도가 높을 것 등이다. 근육 활성도가 증가하면 산소 분압이 감소하고, 이산화탄소 분압이 증가하며, pH가 감소하고, 체온이 상승한다. 따라서 운동을 하면 허파에서 혈색소와 결합한 산소의 약 73%가 뼈대근육으로 방출된다.

이산화탄소의 운반과 혈액 pH

이산화탄소는 세포에서 생산되어 조직모세혈관으로 확산한 다음, 이산화탄소는 혈액으로 들어가서 세 가지 방법으로 운반된다: (1) 약 7%는 혈장에 녹는다. (2) 약 23%는 혈색소 같은 혈액 속 단백질과 결합한다. (3) 주된 70%는 중탄산염 이온의 형태로 운반된다.

이산화탄소(CO_2)는 물과 반응하여 탄산(H_2CO_3)을 형성하고, 탄산은 수소 이온(H^+)과 중탄산염 이온(HCO_3^-)으로 해리될 수 있다.

$$\underset{\text{이산화탄소}}{CO_2} + \underset{\text{물}}{H_2O} \overset{\text{탄산탈수효소(CA)}}{\rightleftarrows} \underset{\text{탄산}}{H_2CO_3} \rightleftarrows \underset{\text{수소 이온}}{H^+} + \underset{\text{중탄산염 이온}}{HCO_3^-}$$

탄산탈수효소(carbonic anhydrase; CA)라는 효소는 적혈구와 모세혈관내피세포의 표면에 위치한다. 탄산탈수효소는 조직모세혈관에서 이산화탄소가 물과 반응하여 탄산이 되었다가 수소 이온과 중탄산염 이온으로 해리하는 속도를 증가시킨다(그림 15.8a). 따라서 탄산탈수효소는 적혈구에 의한 이산화탄소 운반을 촉진한다.

허파의 모세혈관에서는 위 과정과 역방향의 반응이 일어나서, 수소 이온과 중탄산염 이온이 결합하여 탄산을 형성한 다음, 탄산에서 물과 이산화탄소가 형성된다(그림 15.8b). 이산화탄소는 허파꽈리로 확산하여 몸 바깥으로 배출된다.

이산화탄소는 혈액의 pH에 영향을 준다. 이산화탄소가 물과 반응하여 탄산을 형성하기 때문에 이산화탄소 농도가 증가하면, 혈액의 pH는 감소(점점 더 산성으로 변함)한다. 탄산에서 해리된 수소 이온이 실제적으로 pH를 감소시키는 역할을 한다. 역으로, 혈액의 이산화탄소 농도가 감소하면, 혈액의 pH가 증가(점점 덜 산성화로 변함 또는 점점 더 염기성으로 변함)한다.

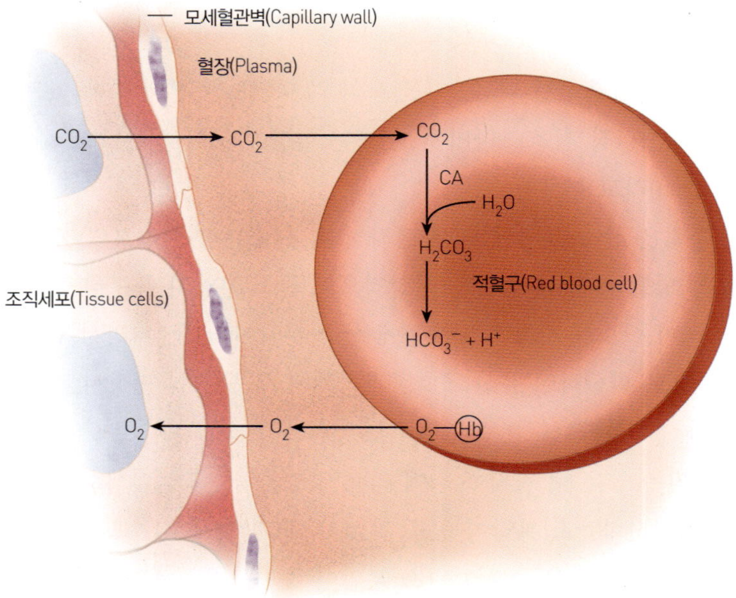

(a) 조직에서의 가스 교환

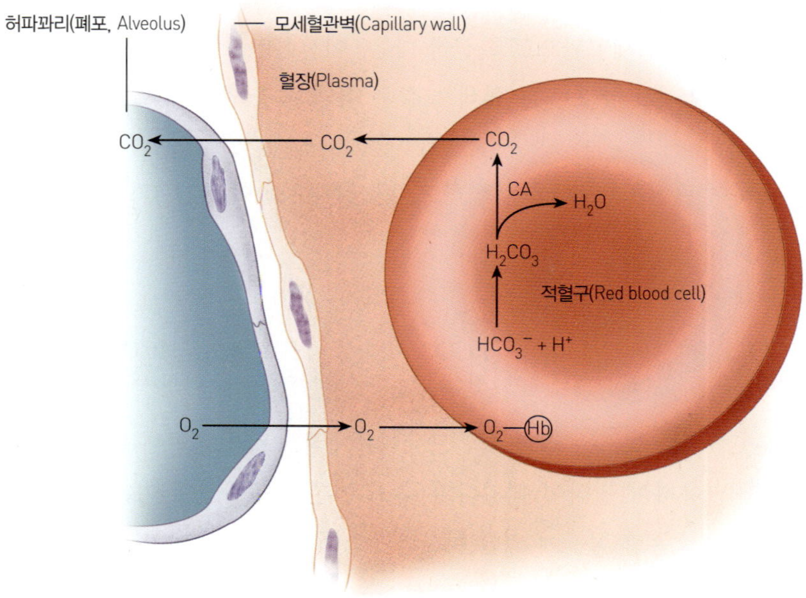

(b) 허파에서의 가스 교환

그림 15.8 조직과 허파에서의 가스 교환

(a) 조직에서, 이산화탄소(CO_2)는 탄산탈수효소(CA)가 있는 적혈구로 확산한다. CA는 CO_2가 물(H_2O)과 반응하여 탄산(H_2CO_3)을 형성하는 것을 촉진한다. 합성된 H_2CO_3은 중탄산염 이온(HCO_3^-)과 수소 이온(H^+)으로 해리된다. 산소(O_2)는 적혈구에 있던 혈색소(Hb)로부터 방출되어 조직세포 속으로 확산한다.
(b) 허파에서, 적혈구에 있는 CA는 H_2CO_3에서 CO_2와 H_2O로 분해되는 것을 촉진하여 HCO_3^-와 H^+가 부족해진다.
허파에서 적혈구에 있는 CO_2가 허파꽈리로 확산한다. O_2는 확산하여 적혈구에 있던 Hb와 결합한다.

15.5 호흡주기

성인의 정상 호흡수는 1분당 12~20회이고, 어린이의 정상 호흡수는 성인보다 약간 빨라서 1분당 20~40회이다. 호흡수는 호흡근육이 자극받은 횟수에 의해 결정된다. 기본적인 호흡주기는 호흡근육을 자극하는 숨뇌에 있는 신경세포에 의해 조절된다. 호흡량의 증가는 호흡근육의 강력한 수축에 의해 발생한다.

뇌줄기에 위치한 호흡중추

호흡을 조절하는 신경세포는 뇌줄기에 위치한다. 들숨과 날숨을 자극하는 신경세포들이 뇌줄기에 섞여서 분포한다.

숨뇌호흡중추(연수호흡중추, medullary respiratory center)는 숨뇌의 뒤부분에 양가쪽으로 세로기둥을 형성한 두 개의 **뒤호흡무리**(후호흡군, dorsal respiratory group)와 숨뇌의 앞부분에 양가쪽으로 세로기둥을 형성한 두 개의 **앞호흡무리**(전호흡군, ventral respiratory group)로 구성된다(그림 15.9). 뒤호흡무리는 주로 가로막의 수축을 자극하고, 앞호흡무리는 주로 바깥갈비사이근, 속갈비사이근과 배근육의 수축을 자극한다. 앞호흡무리가 기본적인 호흡주기를 발생하는 것으로 알려져 있다.

다리뇌호흡무리(교뇌호흡군, pontine respiratory group)는 다리뇌에 있는 신경세포들이며(그림 15.9), 숨뇌호흡중추와 연결되어 들숨과 날숨이 바뀌는 것을 조절하는 것으로 알려져 있다.

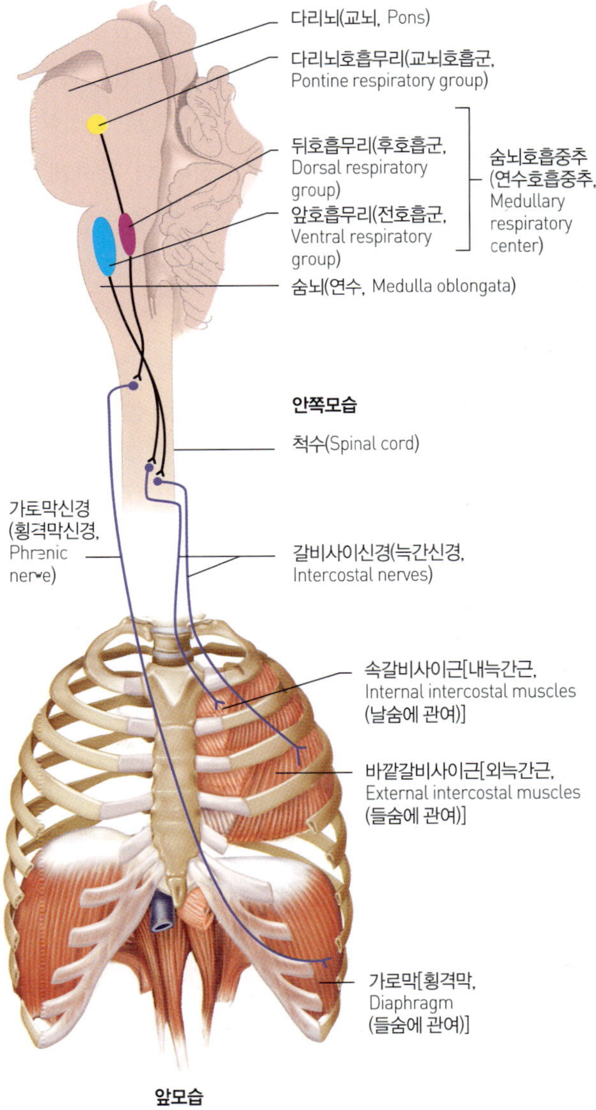

그림 15.9 뇌줄기에 있는 호흡중추
호흡근육을 지배하는 신경들과 연관된 뇌줄기에 있는 특이한 구조물들.

호흡주기의 발생

숨뇌호흡중추는 자발적이며 기본적인 양상을 나타내는 호흡주기를 발생한다. 여전히 호흡주기에 대한 정확한 기전이 밝혀지지 않았으나, 호흡주기는 들숨을 시작하게 하고 끝나게 하는 것을 통합하는 과정에서 발생한다.

1. *들숨의 시작.* 숨뇌호흡중추의 신경세포는 들숨이 연속적으로 일어나도록 촉진한다. 숨뇌호흡중추는 혈액가스 농도를 감시하는 수용체 및 근육과 관절의 움직임을 감시하는 수용체에서 발생한 자극을 끊임없이 받는다. 추가적으로, 자발호흡운동과 감정과 관련된 뇌 부분에서도 자극을 받는다. 자극에 의해 문턱값을 넘게 되면 신경세포는 호흡근육을 자극하는 활동전위를 발생시켜서 들숨이 시작한다.

2. *들숨의 증가.* 일단 들숨이 시작하면, 더 많은 신경세포들이 활성화 된다. 그 결과, 호흡근육에 대한 자극이 점점 강해지고 약 2초간 지속된다.
3. *들숨의 멈춤.* 호흡근육을 자극하는 신경세포는 숨뇌호흡중추 속에 있는 들숨을 멈추게 하는 신경세포를 자극한다. 들숨을 멈추게 하는 신경세포는 다리뇌의 호흡신경세포와 허파에 있는 뻗침수용기에서 시작한 자극을 받는다. 자극에 의해 문턱값을 넘게 되면 신경세포는 호흡근육의 작용을 멈추게 하는 활동전위를 발생시켜서 들숨이 멈춘다. 근육세포의 이완에 의해 날숨이 발생하여 약 3초간 유지된다. 다시 1단계가 시작되면서 다음 번 들숨이 시작된다.

숨뇌의 신경세포들이 기본적인 호흡수와 호흡량을 조절하지만, 이 신경세포의 활성도는 뇌의 다른 부분과 말초에 있는 수용기의 자극에 의해 영향을 받는다.

호흡에 대한 신경조절

고급 뇌중추는 호흡중추의 활성도를 조절할 수 있다(그림 15.10a). 예를 들어, 허파를 빠져나오는 공기 이동을 조절하여 목소리를 생성하고 감정에 의해 호흡이 달라질 수 있다. 게다가, 호흡을 빠르게 또는 호흡을 참는 등 의식적으로 조절할 수 있다. 어떤 사람들은 산소 부족으로 의식이 소실될 때까지 호흡을 참을 수도 있다. 그러나 의식적으로 호흡을 조절한다고 해도 자율신경계통의 조절이 더 강하게 나타난다.

재채기반사와 기침반사 같은 반사들은 호흡을 조절할 수 있다. **헤링-브로이어 반사**(Hering-Breuer reflex)는 들숨의 양을 조절함으로써 호흡의 주기적 운동을 돕는다(그림 15.10d).

들숨을 유발하는 근육이 수축하면, 허파는 공기로 채워진다. 팽창에 반응하는 뻗침수용기가 허파에 위치하고 있어서, 허파가 공기로 채워질수록, 뻗침수용기가 자극된다. 허파 뻗침수용기의 활동전위는 숨뇌로 전달되어 호흡중추에 있는 신경세포를 억제하여 날숨이 시작되도록 한다. 영유아에서, 헤링-브로이어 반사는 기본적인 호흡주기를 조절하고 허파의 과도한 팽창을 예방하는 역할을 한다. 그런데 성인이 되면, 헤링-브로이어 반사는 운동을 하는 동안 일회호흡량이 증가되었을 때만 중요한 역할을 한다.

피부에 있는 촉각, 온도 및 통증 수용기도 호흡중추를 자극할 수 있어서, 찬물에 닿거나 피부에 손상을 입으면 숨이 턱 하고 막히는 느낌이 생길 수 있다(그림 15.10e · f).

호흡에 대한 화학조절

유산소 호흡과정 동안, 세포는 산소를 소모하고 이산화탄소를 생산한다(제17장 참조). 호흡계통의 주 기능은 혈액에 산소를 보내고 혈액에 있는 이산화탄소를 제거하는 것이다.

놀랍게도, 산소 농도가 아니라 이산화탄소 농도가 호흡을 조절하는 중요한 요소이다. 숨을 참고 있는 아주 잠시 동안에도 이산화탄소 농도가 상승 **고탄산혈증**(hypercapnia)하여, 숨을 쉬려는 엄청난 욕구를 느끼게 된다. 혈액 속 이산화탄소 농도가 호흡을 자극하는 기전은 이산화탄소 농도의 변화에 동반하여 변하는 혈액 pH의 변화와도 연관되어 있다. 숨뇌에 있는 화학수용체는 수소 이온 농도의 작은 변화에도 매우 민감하다. 혈액 이산화탄소는 물과 반응하여 수소 이온 농도를 높인다는 것은 이미 설명한 바 있다. 따라서 숨뇌의 화학수용체는 이산화탄소 자체를 감지하는 것이 아니라 이산화탄소로부터 생산된 수소 이온을 감지하는 것이다(그림 15.10b).

산소 농도가 호흡을 유발하는 중요한 인자가 아니지만, 산소에 민감한 화학수용체인 목동맥토리와 대동맥토리가

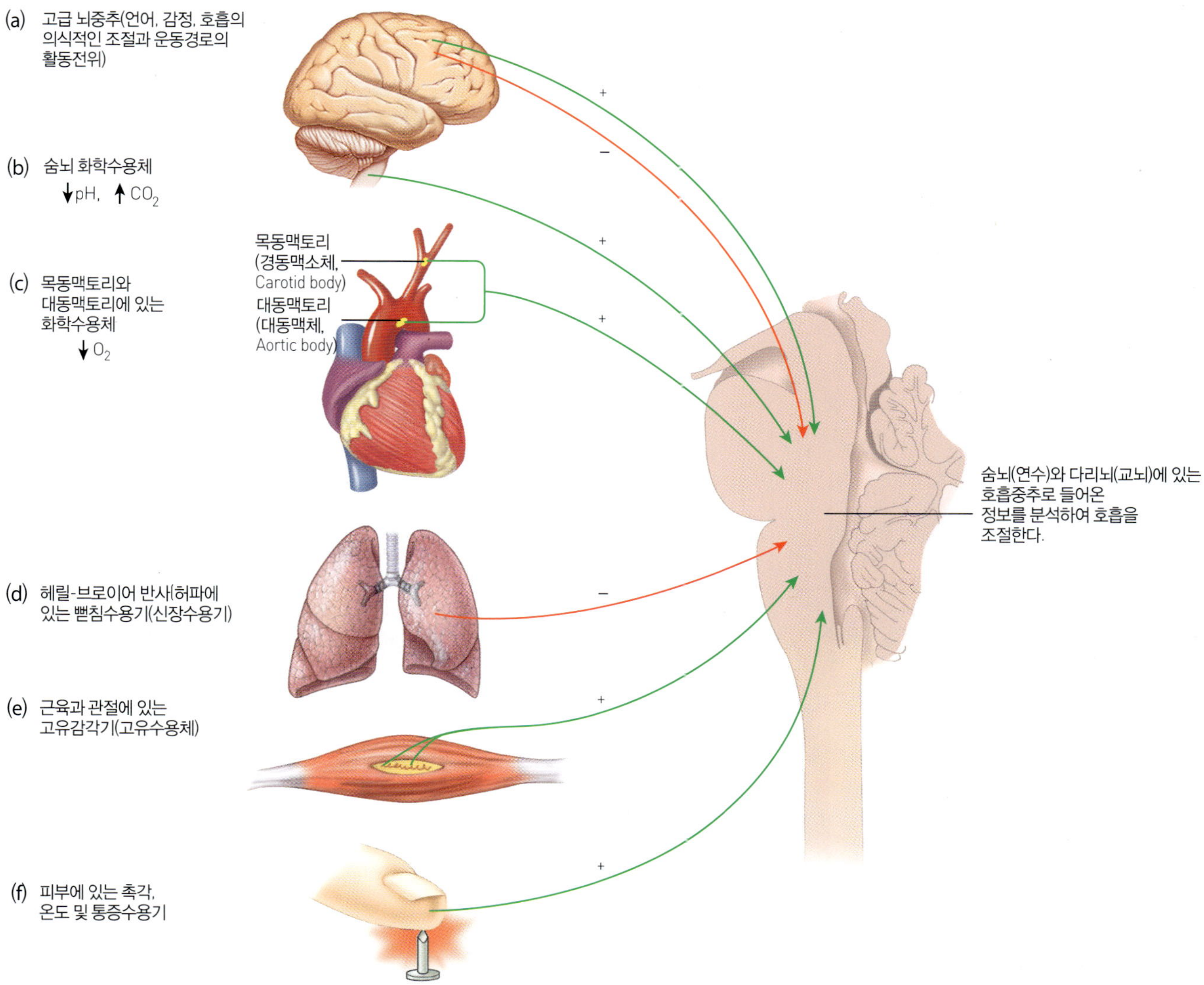

그림 15.10 호흡의 신경조절 기전과 화학조절 기전
몇 가지 조절 기전은 호흡수와 호흡량에 영향을 준다. 더하기 표시는 호흡수와 호흡량을 증가시키는 기전이고, 빼기 표시는 호흡수와 호흡량을 감소시키는 기전이다.

있다(그림 15.10c). 고지대, 폐공기증, 쇼크와 질식 등에 의해 혈액의 산소 농도가 감소 **저산소증**(hypoxia)하면, 목동맥토리와 대동맥토리가 엄청나게 자극된다. 이들이 활동전위를 호흡중추에 보내면 호흡수와 호흡량이 증가되어 허파꽈리에서 혈액으로 산소가 확산되는 것이 증가한다.

이산화탄소 농도는 혈액의 pH에 영향을 주기 때문에 숨뇌 화학수용체는 호흡수 조절 이외에도 중요한 역할을 한다. 숨뇌 화학수용체는 혈액의 pH를 유지하는 데 매우 중요한 기능을 담당한다. 그림 15.11는 호흡수가 혈액의 pH를 어떻게 변화시키는지를 보여준다. 호흡수가 증가하여 혈액의 이산화탄소 농도가 감소하면, 혈액의 pH는 증가하여 더 염기성으로 변한다. 이렇게 되면, 숨뇌 화학수용체는 신호를 보내 호흡수를 감소시켜서 혈액의 이산화탄소를 보유하도록 한다. 증가한 혈액의 이산화탄소 농도는 수소 이온 농도를 증가시켜서 혈액의 pH를 감소시킨다. 반대로, 운동에 의해 이산화탄소가 더 많이 생산되어 혈액의 이산화탄소 농도가 증가하면, 혈액의 pH가 감소하여 더 산성으로 변한다. 숨뇌 화학수용체가 증가한 수소 이온을 감지하여 호흡수를 증가시키는 신호를 보낸다. 호흡수가 증가하면, 더 많은 이산화탄소가 혈액 바깥으로 확산하여 혈액의 pH가 증가한다.

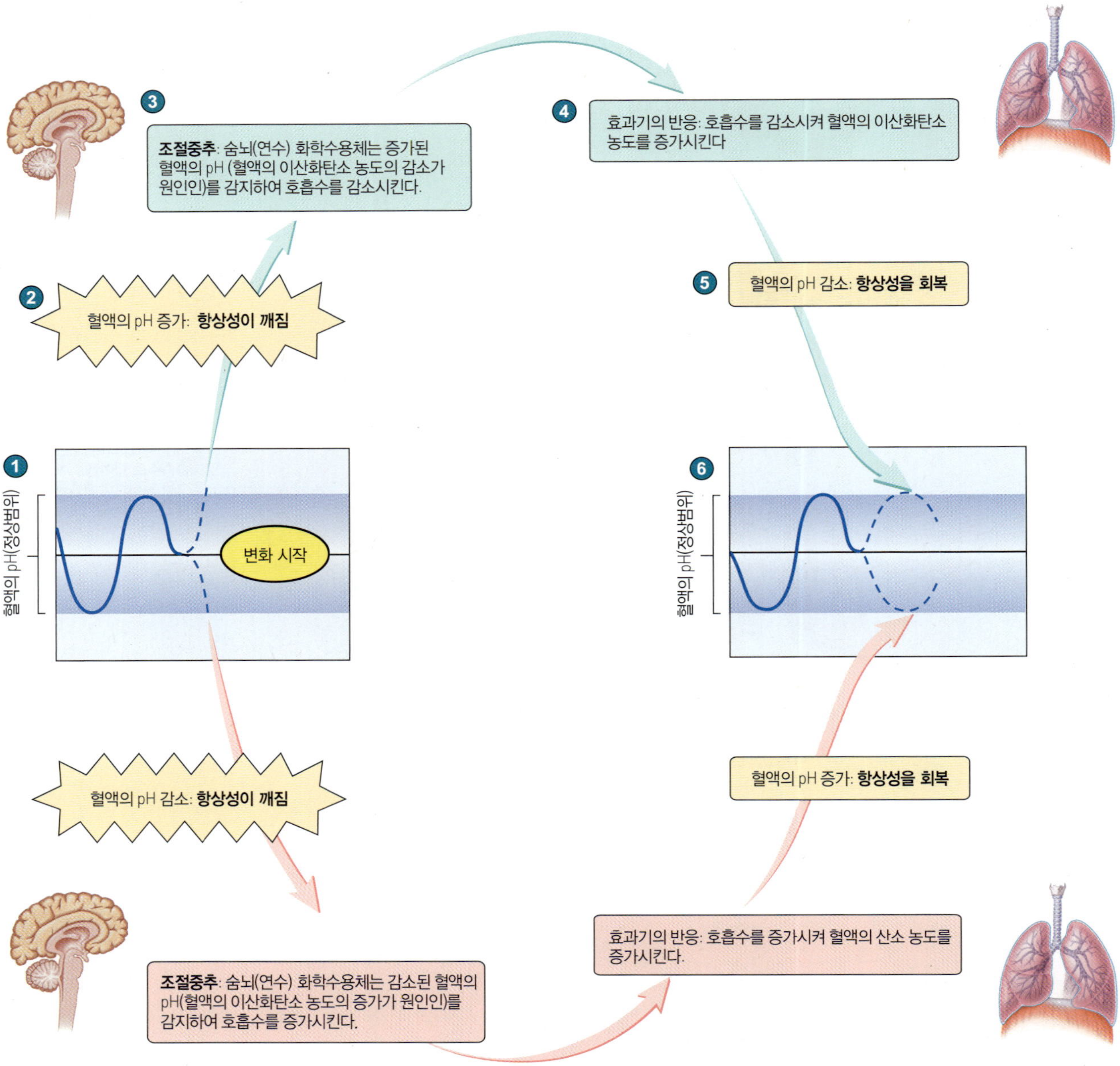

항상성 그림 15.11 혈액의 pH 조절

(1) 혈액의 pH는 정상범위로 유지되고 있다.
(2) 혈액의 pH가 증가하여 정상 범위를 벗어나서 항상성이 깨진다.
(3) 혈액의 pH의 조절중추인 숨뇌 화학수용체는 증가된 혈액의 pH(혈액이 더 염기성으로 됨)를 감지하여 증가된 혈액의 pH에 반응한다. 호흡수를 감소시키는 신호를 보낸다.
(4) 효과기인 가로막과 다른 호흡근육은 호흡중추의 신호에 반응하여 근육의 수축빈도가 감소하여 호흡수를 감소시킨다.
(5) 결과적으로, 더 많은 이산화탄소를 보유하게 되어 혈액의 pH를 낮춘다(혈액이 더 산성으로 됨).
(6) 혈액의 pH는 정상으로 회복되고 항상성이 유지된다. 혈액의 pH가 감소했을 때의 반응은 빨간색 화살표를 따라가면서 이해하기 바란다.

운동이 호흡에 미치는 영향

운동이 호흡에 미치는 기전은 여전히 논쟁 중이며, 단일 요소가 모든 기전을 설명할 수 없다. 운동하는 동안 호흡은 크게 다음 두 시기로 나눌 수 있다.

1. *갑작스런 호흡의 증가*. 운동이 시작되면, 호흡수는 즉각 증가한다. 초기 호흡수의 증가는 앞으로 일어나게 될 호흡수 증가의 50%를 차지한다. 즉각적인 호흡수의 증가는 혈액 가스와 대사의 변화로 설명하기에는 너무나도 빠른 반응이다. 대뇌 운동겉질의 축삭이 운동을 유발할 때, 여러 개의 곁섬유들이 호흡중추에도 투사된다. 운동이 시작되면, 뼈대근육의 수축을 유발하는 활동전위가 운동겉질에서 발생하고, 이 활동전위가 곁섬유를 통해 호흡중추를 자극한다(그림 15.10).

   게다가, 운동을 하는 동안 몸의 운동은 관절에 있는 고유감각기를 자극한다. 이 고유감각기에서 시작한 신경섬유는 척수를 거쳐 대뇌로 가는 감각신경과 합쳐진다. 이 감각신경의 곁섬유가 호흡중추와 연결되어 있어서, 팔다리의 운동 역시 호흡중추에 영향을 주는 강력한 자극제이다(그림 15.10e).

   운동하는 동안 호흡반응에 관여하는 습득된 인자들이 있다. 훈련을 받게 되면, 대뇌는 운동의 강도에 대해 호흡반응을 조절하는 법을 "습득"하게 된다. 고도로 훈련된 운동선수는 아주 효과적으로 활동에 필요한 가스 농도를 조절하는 호흡반응을 나타낸다. 따라서 숙달된 학습을 주관하는 뇌의 중추는 간접적으로 호흡중추에 영향을 주는 것으로 생각되지만 명확하게 밝혀지지는 않았다.

2. *점진적인 호흡의 증가*. 호흡이 즉각적으로 증가된 이후에, 호흡은 점진적으로 증가하여 운동이 시작된 후 4~6분이 지나면 변동이 적어진다. 즉각적인 호흡의 증가를 유발한 인자가 점진적인 호흡의 증가에도 영향을 준다.

운동을 하는 동안 산소 소모와 이산화탄소 생산에 큰 변화가 생기지만, 유산소 운동이 지속되는 한 동맥혈액의 평균 산소, 이산화탄소 및 pH 농도는 평상시 농도와 비슷하다(제7장 참조). 이는 유산소 운동에 있어서 혈액의 가스 농도 및 pH가 호흡을 조절하는데 별 영향을 주지 않는다는 것을 의미한다. 그렇지만 운동을 하는 동안 동맥혈액의 산소, 이산화탄소 및 pH 농도는 변동이 생긴다. 따라서 이들의 평균값은 변하지 않더라도 호흡을 조절하는 데 어느 정도는 영향을 주는 것으로 생각된다.

혈액의 pH의 변화를 유발하지 않으면서 수행되는 고도의 운동을 **무산소성 문턱값**(anaerobic threshold)이라고 한다. 운동의 강도가 계속 높아져서 무산소성 문턱값을 넘어서게 되면, 뼈대근육은 무산소 호흡과정을 통해 젖산을 생산한다(그림 17.3). 젖산은 혈액으로 분비되어 혈액의 pH를 감소시켜서 목동맥토리를 자극하게 되고, 그 결과 호흡이 증가된다. 호흡이 증가하면 동맥혈액의 이산화탄소 농도는 감소하고 동맥혈액의 산소 농도는 증가한다.

질병과 질환 : 호흡계통

상태	설명
	호흡질환
기관지와 허파	
기관지염	흡연, 감염 같은 자극에 의한 기관지의 염증. 종창이 호흡을 곤란하게 하고, 기관지염이 더 악화되어 폐공기증이 생길 수 있음
폐공기증	허파꽈리벽의 파괴. 증가한 허파꽈리압이 허파꽈리벽을 파괴하고 기침이 증가함. 허파꽈리 표면적이 감소하여 가스 교환이 감소하고 허파가 공기를 잘 내보내지 못함. 치료법이 없음. 기관지염과 동반 발생하면 **만성폐쇄폐질환**(COPD)이 됨
성인성 호흡 곤란증후군	호흡막 파괴에 의해 염증이 촉진됨. 표면활성제가 감소하고 액체가 허파꽈리를 채워 가스 교환이 감소. 화재의 화염이나 독성물질을 흡입한 이후 손상 때문에 발생함
낭성섬유증	온몸에서 단백질 수송의 문제로 인해 점액 분비가 안 되는 선천병. 세기관지에 끈적끈적한 점액이 축적됨. 기류가 제한되고 감염이 잘 생김
폐섬유증	허파조직이 섬유성 결합조직으로 대체되어 탄력성이 없어지는 질환. 석면이나 석탄 가루에 노출된 이후에 흔하게 발생됨
폐암	호흡관의 상피에서 발생. 허파에는 혈액과 림프가 풍부하게 분포하기에 다른 기관으로 쉽게 전이됨
순환계통	허파모세혈관을 통과하는 혈류가 적당하지 못하면 허파 기능에 영향을 줌
허파동맥 혈전증	피덩이가 허파동맥을 막음
빈혈	혈색소가 감소하여 산소운반 능력이 감소함
일산화탄소	일산화탄소는 산소가 혈색소와 결합하는 능력이 강해 산소가 혈색소와 결합하지 못하게 하고, 이미 혈색소와 결합한 산소가 조직으로 방출되는 것을 막음
신경계통	
영아급사증후군	생후 2주~1년 사이 영아의 사망원인 중 가장 흔한 질환임. 원인은 정확히 알려지지 않았고 고위험군 아이의 경우 호흡이 멈추면 경고하는 장치가 필요함
호흡근육의 마비	척수의 목분절 또는 가슴분절의 손상에 의해 호흡근육을 수축하는 신호가 전달되지 않는 질환
가슴벽	가슴벽의 탄력성 감소에 의해 가슴우리의 확장이 제한되어 공기 운동을 감소시킴. 척추옆굽음증과 척추뒤굽음증은 가슴벽의 탄력성을 감소시킴
	호흡계통의 감염
상기도	
패혈성 인후염	사슬알균(연쇄구균)에 의한 감염. 인두의 염증과 열이 동반됨
디프테리아	디프테리아에 의한 감염. 인두에 회색 막이 생겨서 호흡통로를 완전히 막음
일반 감기	바이러스에 의한 감염
하기도	
백일해	백일해균에 의한 감염. 호흡상피에 있는 섬모를 파괴하여 점액이 축적되게 함. 매우 심한 기침을 유발함
결핵	결핵균에 의한 감염. 결핵이라는 작고 치즈 모양의 손상을 형성. 결핵을 제거하려는 면역계통의 작용으로 손상이 더 커짐. 결핵균은 항생제에 대한 내성이 잘 생김
폐렴	세균 또는 바이러스에 의한 허파의 염증. 발열, 호흡곤란, 가슴통증이 발생함. 허파의 부종 때문에 허파의 팽창력이 낮아지고 가스 교환이 감소함
독감	인플루엔자 바이러스에 의한 감염. 소화계통에는 문제를 일으키지 않음. 오한, 발열, 두통과 근육통이 생김
진균질환	곰팡이 포자가 호흡관에 유입되어 생긴 염증. 먼지 조각에 붙어서 호흡계통의 경미한 염증을 유발함

※ 자세한 정보들은 **www.mhhe.com/seeleyess8**에서 찾아볼 수 있다.

예상문제에 대한 답

Theron 씨는 허파꽈리가 파괴되어 생기는 호흡질환인 폐공기증을 앓고 있었다. 허파꽈리는 호흡막을 형성하여 대기와 혈액 사이의 가스 교환이 일어나는 곳이다. 허파꽈리의 파괴는 호흡막 표면적을 직접 감소시켜 가스 교환이 감소한다. 따라서 호흡막 표면적의 감소를 보상하기 위해 Theron 씨의 호흡운동이 빨라졌다. 혈액의 산소 분압은 호흡중추에 중요한 자극제이며, 혈액의 산소 분압을 정상으로 유지하기 위해 호흡운동이 증가된다. 이산화탄소가 산소보다 빨리 호흡막을 가로질러 확산하기 때문에, 혈액의 산소 분압 유지를 위해 호흡수가 증가되면 이산화탄소의 배출이 증가하기 때문에 혈액의 이산화탄소 분압은 정상 이하로 떨어진다.

가슴벽이나 허파에 구멍이 있어서 허파가슴막안에 공기가 유입된 공기가슴증기흉에서는 허파가 허탈에 빠질 수 있다. 허파 표면에 있는 허파꽈리들이 파열된 폐공기증으로 인해, 공기가 가슴막안으로 들어갈 수 있어서 Theron 씨의 허파가 허탈에 빠질 수 있다. 청진기로 호흡음을 확인하면 허파가 허탈에 빠진 것을 확인할 수 있는데, Theron 씨의 왼쪽허파에서는 호흡음이 들리지 않았다. 왼쪽허파의 허탈에 의해 호흡막 표면적이 절반으로 줄어들었기 때문에 Theron 씨의 호흡운동은 더 심하게 증가할 것이다. 호흡막 표면적의 감소는 산소 분압을 감소시키고 이산화탄소 분압을 증가시킬 것이며, 가스 분압의 변화는 호흡중추를 자극하여 호흡수를 증가시킬 것이다.

CHAPTER

16 소화계통

예상문제

열 살 먹은 미국 흑인 소년 Demondre는 먹은 후에 자주 위경련, 배에 가스가 찬 느낌, 설사를 호소하였다. 그는 거의 매일 학교에서 치즈 피자를 점심으로 먹었고 최근에는 학교 점심을 먹은 후에 더 많이 불편해지는 것을 느꼈다. 그의 엄마가 그를 의사에게 데려갔고 의사로부터 젖당이 든 유제품, 특히 치즈 피자를 먹지 말아야 한다고 들었다.

Demondre에게 부작용이 없으려면 왜 락토오스 lactose를 더 이상 먹지 말아야 하는지를 설명해보도록 한다.

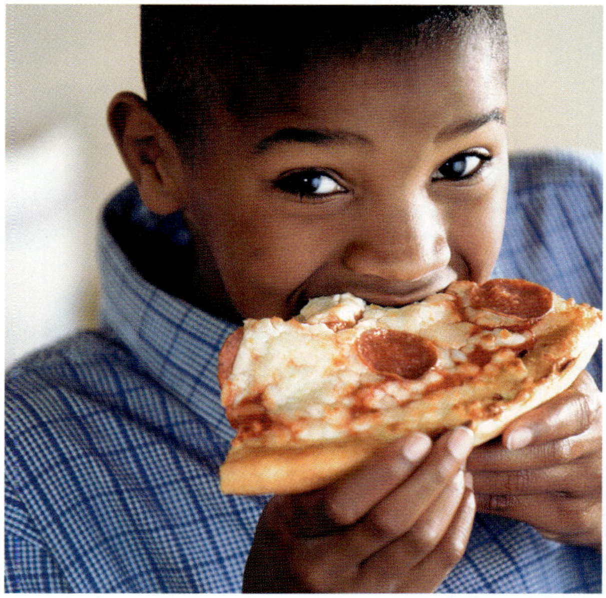

Module 12 Digestive System | Anatomy & Physiology REVEALED apreveled.com

16.1 소화계통의 기능

몸을 구성하는 모든 세포는 영양분을 요구한다. 그러나 대부분의 세포는 몸의 일정한 위치에 고정되어 있고 영양분이 있는 곳으로 움직일 수 없다. 그래서 **소화계통**(digestive system)이 세포들에게 영양분을 운반해주는 역할을 한다(그림 16.1). 비유하자면, 소화계통은 순환계통의 도움을 받아 음식이 필요한 100조 명의 손님들에게 제공하는 거대한 "식사 배달 서비스"라 할 수 있다. 또한 소화계통에는 나름의 품질관리와 쓰레기 처리 방법도 마련되어 있다. 소화계통으로 음식이 넘어오면 점점 작은 조각으로 부서진다. 소화계통의 효소는 이러한 조각들을 매우 작은 분자 수준으로 분해시켜 순환계통으로 흡수되고 전신으로 이동할 수 있게 해준다. 전신으로 전달된 분자들은 그곳에 있는 다른 효소에 의해 분해되면서 에너지를 방출하거나 조직이나 기관을 만드는 새로운 분자들로 조립된다. 이 장은 소화기관과 이와 관련된 부속 샘들의 구조와 기능에 대해 기술한다.

소화계통의 기능은 다음과 같다.

1. *음식의 섭취(ingestion)*. 음식과 물은 입을 통해 몸으로 들어온다.
2. *음식의 소화(digestion)*. 소화과정 동안 음식을 흡수가 가능한 크기의 아주 작은 분자 수준으로 분해한다.
3. *영양분의 흡수(absorption)*. 작은창자의 **속공간**(내강, lumen)을 덮는 상피세포들은 소화과정의 결과로 생긴 작은 분자 형태의 영양분(아미노산, 단당류, 지방산, 비타민, 무기질, 물)을 흡수한다.
4. *노폐물의 제거(elimination)*. 소화관으로 배출되는 노폐물을 포함하여 음식물에 들어 있는 섬유처럼 소화할 수 없는 물질은 대변으로 배설된다.

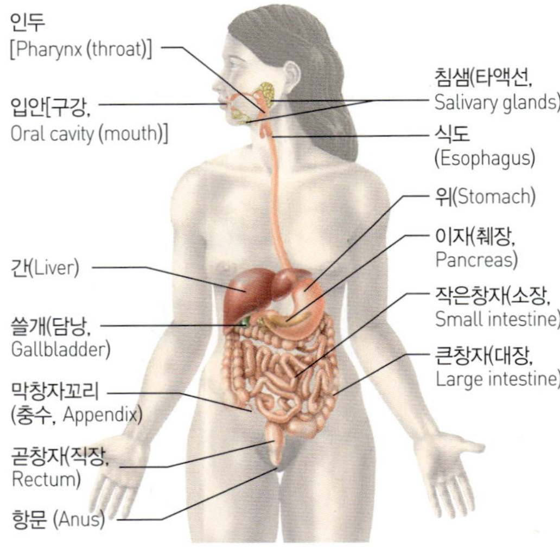

그림 16.1 소화계통

16.2 소화계통의 조직학

소화계통은 연관된 기관들과 함께 **소화관**(digestive tract) 또는 *위창자길*(위장관, *gastrointestinal tract*)로 이루어져 있다. 소화관은 입과 항문으로 열려 있고, 이 관은 외부 환경과 연결되어 있어 소화관으로 들어온 음식에는 유용한 영양분뿐만 아니라 섬유와 같은 소화할 수 없는 물질 또는 세균과 같은 인체에 유해한 것이 들어 있을 수도 있다. 그러므로 소화관의 안쪽 면은 소화할 수 없는 물질이나 몸에 유해한 것들에 대한 방어 장벽과 같은 역할을 하고 영양분을 소화관의 벽을 가로질러 이동시킬 수 있어야 한다. 영양분이 소화관의 벽을 가로지르면 순환계통으로 들어가 전신의 조직으로 갈 수 있다.

소화관은 입안, 인두, 식도, 위, 작은창자, 큰창자, 항문으로 이루어지고 소화와 관련된 샘들이 달려 있다(그림 16.1). 침샘은 입안으로 열려 있고, 간과 이자는 작은창자와 연결되어 있다.

소화관의 여러 부위는 각각의 기능에 특화되어 있다. 대부분의 소화관은 점막층, 점막밑층, 근육층, 장막 또는 바깥막으로 구분되는 네 개의 층(layer, tunic)으로 이루어진다(그림 16.2).

1. 가장 안쪽의 층인 **점막**(mucosa)은 **점막상피**(mucosa epithelium), 성긴결합조직인 고유판(lamina propria), 그리고 민무늬근육으로 이루어진 점막근육판(muscularis mucosae)으로 이루어진다. 입, 식도, 항문에 있는 상피는 쓸리는 힘에 저항력을 가지고 있고 위와 창자에 있는 상피는 흡수와 분비를 담당한다.
2. **점막밑층**(점막하층, submucosa)은 점막층 바깥에 위치한다. 이 층은 성긴결합조직으로 이루어진 두꺼운 층이고 신경, 혈관, 작은 샘들이 들어 있다. 신경세포의 돌기들이 서로 복잡하게 연결되어 **얼기**(총, plexus)를 이룬다. 자율신경은 이 얼기로 들어간다.
3. 다음 층은 **근육층**(근층, muscularis)으로 대부분의 소화관은 안쪽에 **속돌림층**(내윤주층, inner circular layer)과 **바깥세로층**(외종주층, outer longitudinal layer)으로 이루어진다. 자율신경과 연결된 다른 신경얼기가 속돌림층과 바깥세로층 사이에 위치한다. 점막밑층과 근육층의 신경얼기를 합쳐 **장관신경계통**(장관신경계, enteric nervous system)이라고 한다. 이 신경계통은 소화관에서 운동과 분비를 조절하는 중요한 역할을 한다.

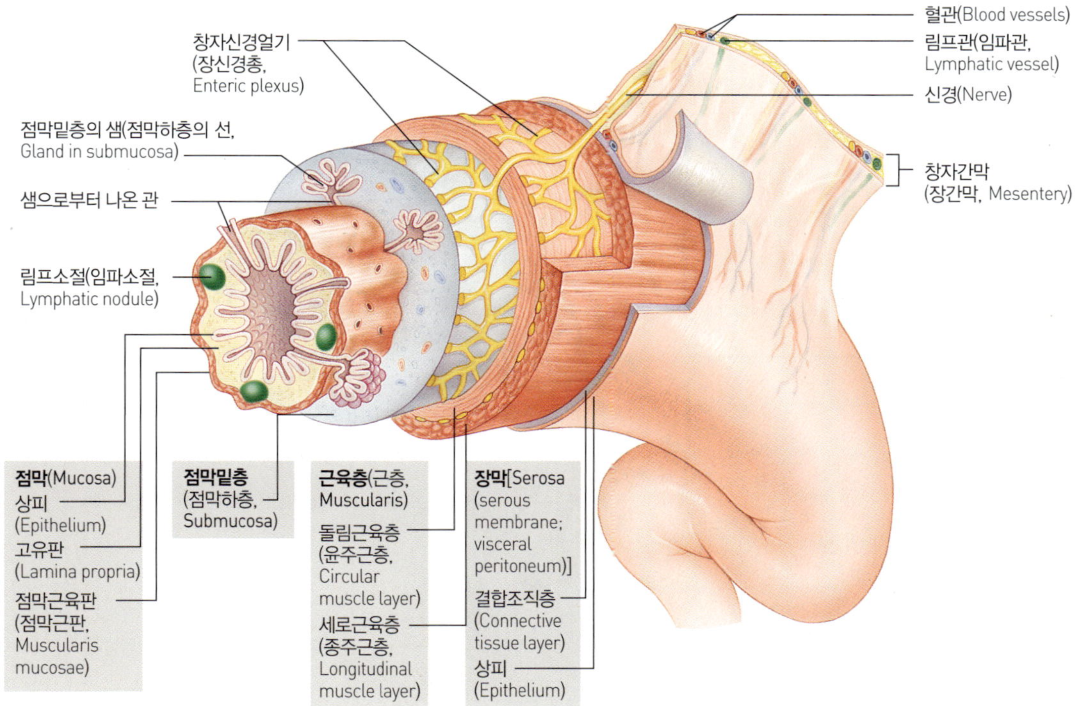

그림 16.2 소화관의 조직학적 특징
네 개의 층은 점막, 점막밑층, 근육층, 장막으로 구성된다. 샘은 상피의 부분으로 점막밑층 내에, 또는 소화관 바깥의 큰 샘으로 소화관을 따라 존재한다.

4. 가장 바깥에 있는 네 번째 층은 장막 또는 바깥막이 있다. **장막**(serosa)은 부드러운 상피층인 배막(복막, peritoneum)과 이를 덮고 있는 결합조직으로 이루어진다. 배막에 의해 싸여 있지 않은 소화관 부위는 **바깥막**(외막, adventitia)이라고 불리는 결합조직에 의해 덮여 있고 바깥막은 주변의 결합조직과 연결된다.

배막

배안(복강, abdominal cavity)의 벽과 배안의 장기들은 막으로 덮여 있다(그림 16.3). 장기를 덮고 있는 막을 장막 또는 **내장쪽배막**(장측복막, visceral peritoneum)이라 하고, 배안의 벽을 덮고 있는 막을 **벽쪽배막**(벽측복막, parietal peritoneum)이라 한다.

배안의 많은 장기들은 **창자간막**(장간막, mesenteries)이라는 얇은 천처럼 생긴 결합조직에 의해 제자리에 붙어 있게 한다. 창자간막은 배안의 장기들에 붙어 있는 막을 가리키는 일반적인 용어로 두 층의 장막으로 이루어지고 그 사이에 얇은 성긴결합조직이 들어 있다. 위의 **작은굽이**(소만, lesser curvature)를 간과 가로막으로 연결해주는 창자간막을 **작은그물막**(소망, lesser omentum)이라고 하고, 위의 **큰굽이**(대만, greater curvature)를 **가로잘록창자**(횡행결장, transverse colon)와 뒤배벽으로 연결하는 창자간막을 **큰그물막**(대망, greater omentum)이라고 한다. 큰그물막은 창자간막이 위에서 아래쪽으로 길게 늘어지다 다시 위로 올라가 가로잘록창자로 연결되는 특이한 형태이다. 밑으로 늘어지고 다시 올라가는 두 장의 창자간막 사이에는 공간이 형성되며 이 공간을 **그물막주머니**(막낭, omental bursa)라고 한다. 큰그물막에는 지방조직이 축적되어 있어 마치 배안 내장의 앞면을 덮고 있는 지방으로 채워진 앞치마처럼 보인다. 작은창자를 뒤배벽으로 연결하는 창자간막은 **고유창자간막**(고유장간막, mesentery proper)이라고 한다.

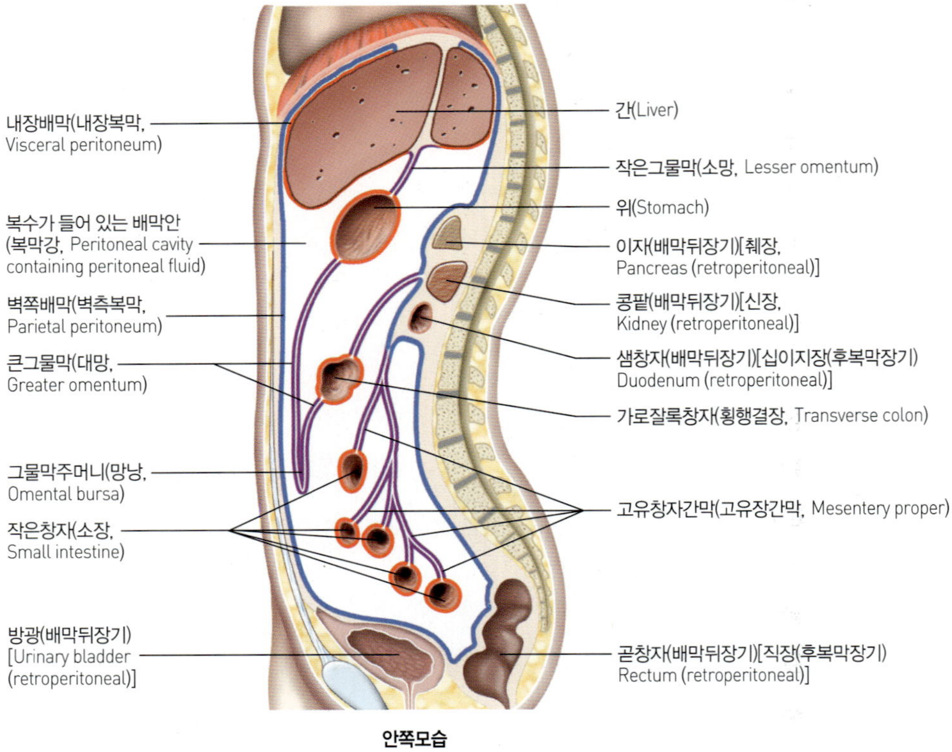

그림 16.3 배막과 창자간막
벽배막(파란색)은 배안을 덮고 있고, 내장배막(빨간색)은 배안장기를 덮고 있다. 배막뒤장기는 벽배막 뒤에 위치한다. 창자간막은 배안장기를 서로 연결하거나 배벽과 연결하는 막이다.

배안의 장기 중에는 창자간막이 덮지 않고 배벽과 마주하는 장기들이 있다. 이러한 장기를 **배막뒤장기**(후복막장기, retroperitoneal organ)라고 한다. 배막뒤장기로는 샘창자(십이지장, duodenum), 이자(췌장, pancreas), 오름잘록창자(상행결장, ascending colon), 내림잘록창자(하행결장, descending colon), 콩팥(신장, kidney), 부신(adrenal gland), 방광(urinary bladder)이 있다.

16.3 입안, 인두, 식도

침

침(타액, saliva)은 입안을 촉촉하게 하고 소화과정과 관련된 효소를 갖고 있다. 침은 하루에 약 1L 정도 분비된다. 귀밑샘과 턱밑샘에 의해 주로 분비되는 장액성 침은 **아밀라아제**(amylase)라고 불리는 소화효소를 갖고 있다(표 16.1). 아밀라아제는 녹말(starch) 또는 다른 종류의 다당류(polysaccharide)에 대해 포도당 분자 사이의 공유결합(covalent bond)을 끊어주어 이당류(disaccharide)인 엿당(maltose)과 동위엿당(isomaltose)을 만든다. 엿당과 동위엿당은 단맛이 나므로 아밀라아제에 의한 다당류의 소화는 음식에 대해 단맛을 더 느끼게 해준다.

음식은 입안에 아주 짧게 머무르므로 사람이 흡수하는 전체 탄수화물(carbohydrate)의 약 5% 정도만 입안에서 소화된다. 대부분의 녹말은 세포벽이 주로 다당류 **셀룰로오스**(cellulose)로 이루어진 식물 세포에 들어 있다. 사람은 셀룰로오

표 16.1 소화 관련 분비물의 기능

효소 또는 체액	분비하는 구조	기능
입		
침(물, 중탄산염 이온, 점액)	침샘	음식에 수분과 유동성을 제공, 세균이 생산한 산을 중화, 입안으로부터 세균을 세척
침 아밀라아제	침샘	녹말 소화
라이소자임	침샘	약한 항균작용
위		
염산	위샘(벽세포)	세균 사멸, 펩시노겐을 펩신으로 전환
펩신*	위샘(으뜸세포)	단백질 소화
점액	점액세포	위벽을 보호
내인인자	위샘(벽세포)	비타민 B_{12}와 결합하여 흡수를 도움
작은창자 및 관련 샘		
쓸개즙	간	지방의 유화
중탄산염 이온	이자	위산의 중화
트립신*, 키모트립신*, 카르복시 펩티드 분해효소*	이자	단백질 소화
이자 아밀라아제	이자	녹말 소화
지질 분해효소	이자	지방(중성지방) 소화
핵산 분해효소	이자	핵산(DNA, RNA) 소화
점액	샘창자샘과 술잔세포	위산과 소화효소로부터 샘창자 보호
펩티드 분해효소**	작은창자	폴리펩티드 소화
설탕 분해효소**	작은창자	설탕(자당) 소화
젖당 분해효소**	작은창자	젖당 소화
말타아제**	작은창자	말토오스(엿당) 소화

* 이 효소들은 불활성화된 상태로 분비된 후에 활성화됨
** 이 효소들은 미세융모 안에 있음

스를 분해할 수 있는 필요한 효소가 별로 없어 음식을 요리하거나 음식을 씹는 행위는 셀룰로오스를 분해하고 효율적으로 소화할 수 있게 해준다.

침은 약한 항균작용을 하는 효소인 **라이소자임**(lysozyme) 갖고 있어 입안을 세척하고 세균 감염을 방지한다. 침 안의 **중탄산염**(bicarbonate) 이온은 입안의 세균에 의해 발생한 산을 중화시키는 완충액(buffer) 역할을 하여 치아의 사기질을 파괴하는 산의 작용을 감소시킨다. 방사선 치료에 의해 야기될 수 있는 침샘 분비의 감소는 입안점막의 궤양과 감염, 치아우식이 생길 수 있는 기회를 증가시킨다.

침의 장액 성분은 음식 안의 분자들을 미각수용기(taste receptor)를 자극하는 용액에 녹아 들어가게 한다. 턱밑샘과 혀밑샘에서 분비되는 점액 성분은 다량의 **점액소**(mucin)를 지니고 있다. 점액소는 침샘의 분비물이 윤활작용을 할 수 있게 해주는 프로테오글리칸(proteoglycan)으로 이루어진다.

침샘의 분비는 자율신경계통에 의해 조절되고 부교감신경의 자극이 가장 중요하다. 입안의 접촉 자극, 신맛처럼 특정 맛과 같은 여러 자극에 의해 침이 더 많이 분비된다. 음식에 대한 생각, 냄새 또는 배고픔에 대한 반응으로 뇌의 상위중추는 부교감신경을 자극하여 침의 분비를 증가시킬 수 있다. 교감신경은 침의 점액 성분의 분비를 자극한다. 어떤 사람이 공포를 느껴 교감신경계통이 자극 받으면 입안의 점액 성분은 증가하고 입안은 마르게 된다.

씹기

입안으로 들어온 음식은 치아에 의해 씹힌다. 앞니와 송곳니는 주로 음식을 자르고 찢는다. 작은어금니와 큰어금니

는 음식을 주로 부수고 간다. 씹기를 통해 음식의 큰 입자들을 표면적이 넓고, 많은수의 입자로 쪼갠다. 소화효소는 음식 입자의 표면에만 있는 분자에 작용하기 때문에 씹기는 음식이 보다 효율적으로 소화될 수 있게 해준다.

인두

인두(pharynx)는 입안과 식도를 연결하는 부분으로 코인두(비인두, nasopharynx), 입인두(구강인두, oropharynx), 후두인두(laryngopharynx)로 나뉜다(제15장 참조). 일반적으로 입인두와 후두인두에서만 음식이 이동한다. 입인두와 후두인두의 뒤쪽 벽은 위, 중간, 아래 **인두수축근**(pharyngeal constrictor muscle)으로 이루어진다.

식도

식도(esophagus)는 중층편평상피로 내면을 덮고 있고 근육으로 이루어진 관으로 인두에서 시작하여 가로막을 지난 다음 위로 연결된다. 식도는 가슴세로칸에서 척주의 앞과 기관(trachea)의 뒤에 놓이고 약 25cm의 길이를 갖는다. 식도는 음식을 인두로부터 위로 전달한다. 위와 아래 **식도조임근**(식도괄약근, esophageal sphincter)은 식도의 시작 부위와 끝나는 부위에 각각 위치하고 식도 안으로 음식이 들어오고 위로 나가는 것을 조절한다. 아래식도조임근은 **들문조임근**(분문괄약근, cardiac sphincter)이라고 부르기도 한다. 많은 점액샘으로부터 윤활작용을 하는 점액이 분비되어 식도의 내면을 덮는다.

16.4 위

위의 구조

위(stomach)는 소화관 중에서 확장된 부분으로 배의 왼쪽 위쪽 부위에 위치한다(그림 16.4). 식도가 위로 열리는 **위식도구멍**(위식도구, gastroesophageal opening)이 있는 부분을 **들문부분**(분문부, cardiac region)이라고 하고 영어권에서는 위의 이 부분이 심장과 가까이 있는 부분이기 때문에 'cardial part'라고 한다. 위의 가장 위쪽 부분은 **위바닥**(위저, fundus)이라고 하고, 가장 넓은 부분을 **위몸통**(위체, body of stomach) 이라고 한다. 위몸통은 오른쪽으로 휘어지면서 왼쪽으로 **큰굽이**(대만, greater curvature) 를, 오른쪽으로 **작은굽이**(소만, lesser curvature)를 형성한다. 위에서 작은창자로 열리는 구멍이 있는 부분을 **날문부분**(유문부, pyloric region) 이라고 하며 영어권에서는 문지기라는 어원을 가진 단어를 이용하여 'pyloric part'라고 한다. 이 부분은 두꺼운 민무늬근육으로 이루어진 날문조임근에 의해 둘러싸여 있다.

위의 근육층은 소화관의 다른 부분과 다르게 세 개의 층으로 이루어져 있다. 바깥에 세로근육층(종주근층, Longitudinal muscle layer), 중간에 돌림근육층(윤주근층, Circular muscle layer), 속에 빗근육층(사행근, Oblique muscle layer)이 있다. 이 근육층들은 위가 음식물을 뒤섞는 작용을 할 수 있게 해준다. 위의 점막(mucosa)과 점막밑층(점막하층, submucosa)은 **위주름**(gastric rugae)을 형성한다(그림 16.4a). 이 주름은 점막과 점막밑층이 늘어날 수 있게 하여 위에 음식물이 차면 사라진다.

위는 단순원주상피(simple columnar epithelium)로 덮여 있다. 점막의 표면에는 수많은 대롱 모양의 **위오목**(위소와, gastric pits)이 있으며 이곳으로 **위샘**(위선, gastric galnds)이 열린다(그림 16.4b). 위의 상피세포에는 다섯 종류가 있다. 첫째는 위의 속면에 있는 **표면점액세포**(surface mucous cell)로 위오목을 덮고 있다. 이 세포는 점액을 만들어 위의 속면을 덮고 보호한다. 나머지 종류의 세포는 위샘에 존재한다.

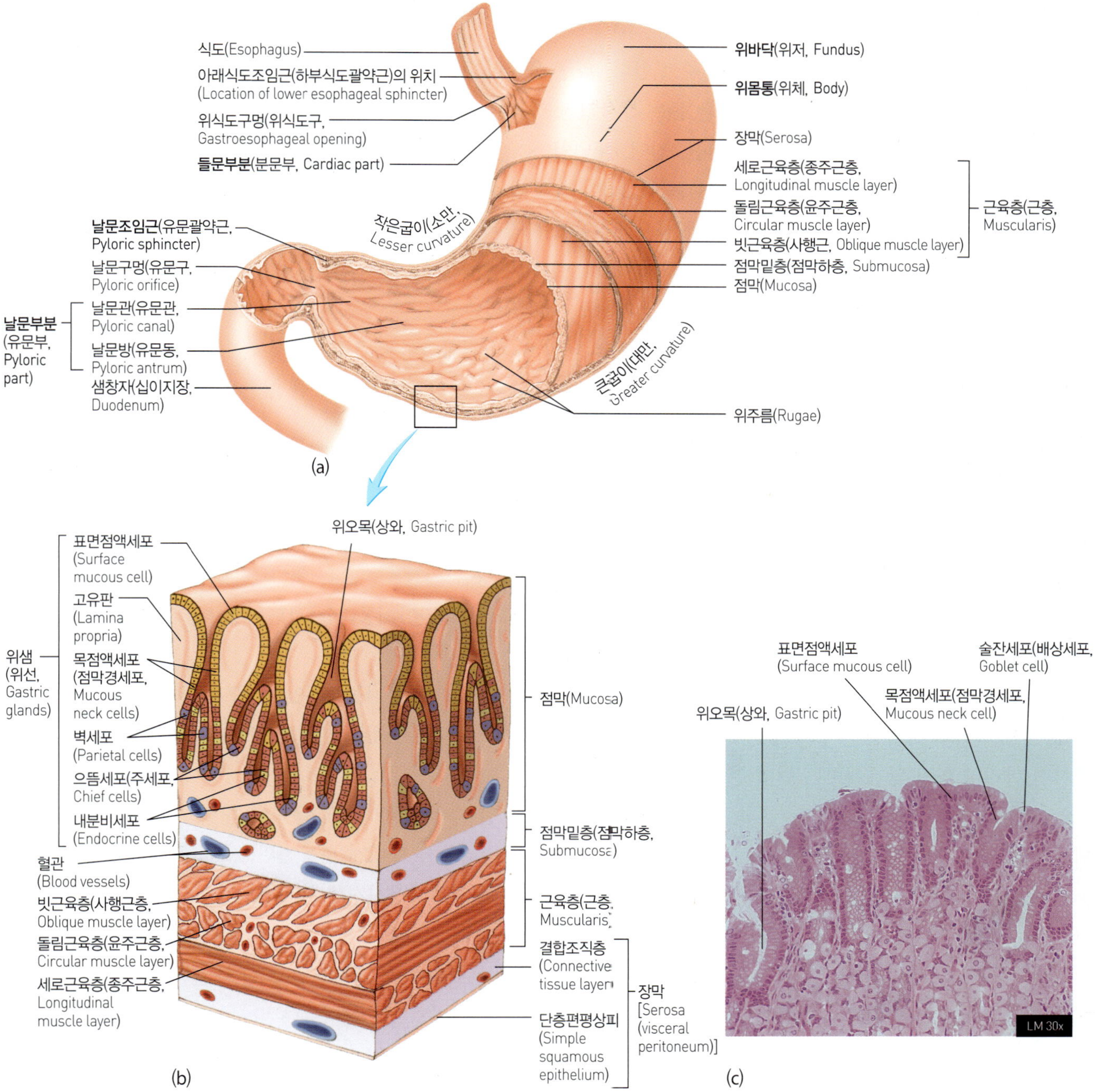

그림 16.4 위의 구조

(a) 위의 일부를 절단하여 위의 근육층과 속면을 보여줌.
(b) 위오목과 위샘을 포함한 위벽의 조직학적 모식도.
(c) 위샘의 조직 사진.

1. **목점액세포**(점막경세포, mucous neck cell)는 점액을 분비한다.
2. **벽세포**(parietal cell)는 염산(hydrochloric acid)과 내인인자(intrinsic factor)를 분비한다.
3. **내분비세포**(endocrine cell)는 조절 물질을 분비한다.
4. **으뜸세포**(주세포, chief cell)는 단백질을 소화시키는 효소인 **펩신**(pepsin)의 전구물질인 **펩시노겐**(pepsinogen)을 분비한다.

위의 분비

위는 먹은 음식을 담아두고 섞는 역할을 주로 한다. 위로 음식이 들어오면 위의 분비물과 섞여 반유동체(semifluid) 상태의 **미즙**(chyme)이 된다. 이 외에도 소화를 돕는 부수적인 과정이 일어난다.

위샘으로부터 나온 분비물로는 염산, 펩신, 점액, 내인인자가 있다(표 16.1). **염산**(hydrochloric acid)은 위 안의 수소 이온 농도지수(hydrogen ion concentration; pH)를 약 2.0이 되게 해준다. 산은 미생물을 죽이고 불활성 형태의 펩시노겐을 펩신으로 활성화시킨다. **펩신**(pepsin)은 단백질의 공유결합을 끊어 작은 펩티드(peptide) 사슬이 되게 한다. 펩신은 pH가 약 2.0이 되는 환경에서 가장 활발하게 효소작용을 할 수 있다. 위의 속면을 두껍게 덮고 있는 점액으로 이루어진 층은 산성을 띠고 있는 미즙과 펩신에 의해 위의 상피세포가 파괴되는 것을 막아준다. 위의 점막이 자극 받으면 많은 양의 **점액**(mucus)이 분비된다. **내인인자**(intrinsic factor)는 비타민 B_{12}와 결합하여 작은창자에서 흡수된다. 비타민 B_{12}는 데옥시리보핵산(deoxyribonucleic acid;DNA)의 합성과 적혈구(red blood cell)의 생산에 중요한 역할을 한다.

위에서 분비되는 물질의 조절

위액은 하루에 약 2L 정도 분비되고 신경과 호르몬에 의한 조절을 받는다. 중추신경계통과 관련이 있는 반사는 숨뇌(연수, medulla oblongata)가 조절하며 뇌의 상위 중추가 이 반사에 영향을 미칠 수 있다. 위 자체에서 일어나는 국소반사는 소화관의 벽에 있는 창자신경얼기(enteric plexus)에 의해 조절되고 중추신경계통과는 관련이 없다. 위와 창자에서 만들어지는 호르몬들은 위의 분비 조절을 돕는다.

위의 분비가 조절되는 기전은 중추 단계, 위 단계, 창자 단계의 세 단계로 나눌 수 있다. 중추 단계는 시작하는 단계로 음식이 들어오는 것을 예상하여 위의 분비를 증가시킨다. 뒤따르는 위 단계는 분비를 일으키는 대부분의 자극이 발생하며 마지막 창자 단계에서는 위의 분비가 줄어든다.

중추 단계(cephalic phase)에서 맛 감각, 음식의 냄새, 씹거나 삼길 때의 접촉 자극, 음식에 대한 기분 좋은 생각이 숨뇌 안의 중추를 자극하여 위의 분비를 증가시킨다(그림 16.5a). 숨뇌에서 보내진 활동전위(action potential)가 미주신경(vagus nerve)내의 부교감신경을 따라 위로 전달된다. 위벽에 있는 신경절이전신경세포(절전신경원, preganglionic neuron)가 창자신경얼기의 신경절이후신경세포(절후신경원, postganglionic neuron)를 자극한다. 신경절이후신경세포는 위점막에 있는 세포들의 분비를 자극하여 염산, 펩신, 점액, 내인인자가 분비된다. 신경세포는 또한 내분비세포로부터 가스트린과 히스타민(histamine)의 분비를 자극한다. **가스트린**(gastrin)은 순환계통으로 들어갔다 다시 위로 돌아오는 호르몬으로 위의 부가적인 분비를 자극한다(표 16.2). 히스타민은 화학적인 주변분비 신호(paracrine signal)로 국소적으로 위샘의 분비를 자극하거나 혈액으로 들어가 위샘의 분비를 자극한다. 히스타민은 염산 분비를 자극하는 가장 강력한 자극원이다. 히스타민의 기능을 막는 약제는 산 농도를 낮출 수 있다.

위 단계(gastric phase)는 위에서 가장 많은 양의 물질이 분비되는 단계이다(그림 16.5b). 위 안에 들어있는 음식에 의해 이 단계가 활성화되고 음식과 위에서 분비된 물질이 서로 섞이게 된다. 위의 팽창은 뻗침수용체(stretch receptors)를 자극한다. 이 자극에 의해 생성된 활성전위는 중추신경계통의 반사와 위에서의 국소반사를 활성화시켜 중추 단계에서 그랬던 것처럼 분비를 증가시키는 연쇄반응을 일으킨다. 펩신에 의해 단백질로부터 만들어진 펩티드는 가스트린의 분비를 자극하고 가스트린은 염산의 분비를 촉진시킨다.

창자 단계(intestinal phase)는 주로 위의 분비를 억제하는 단계이다(그림 16.5c). 산성을 띠고 있는 미즙이 샘창자로 들어가면서 이 단계가 시작되며 신경과 호르몬을 통한 조절이 시작된다. 샘창자로 들어가는 미즙의 pH가 2.0 또는 그 아래

(a) **중추 단계**(Cephalic Phase)

1. 음식에 대한 맛, 냄새, 생각 또는 입안의 촉각이 숨뇌를 자극한다(초록색 화살).
2. 미주신경은 위로 부교감자극을 보내어 위 안의 창자신경얼기를 활성화시킨다(분홍색 화살).
3. 신경절이후신경세포가 벽세포와 으뜸세포의 분비를 자극하고 내분비세포에서 가스트린과 히스타민을 분비하게 한다.
4. 가스트린은 혈액을 타고 위로 다시 돌아와서 히스타민과 함께 분비를 자극 한다(보라색 화살).

(b) **위 단계**(Gastric Phase)

1. 위의 팽창은 기계수용체(뻗침수용체)를 자극하여 부교감반사를 활성화시킨다. 기계수용체에서 만들어진 활동전위가 미주신경을 타고 숨뇌로 간다(초록색 화살)
2. 숨뇌는 미주신경의 활동전위를 올려 벽세포와 으뜸세포의 분비를 자극하고 내분비세포에서 가스트린과 히스타민을 분비하게 한다(분홍색 화살).
3. 위의 팽창은 또한 위 분비를 증가시키는 국소반사를 활성화시킨다.
4. 가스트린은 혈액을 타고 위로 다시 돌아와서 히스타민과 함께 분비를 자극 한다(보라색 화살).

(c) **창자 단계**(Intestinal Phase)

1. 샘창자 안의 미즙이 pH가 2 이하이거나 지방 소화산물이 들어 있으면 아래의 세 가지 기전에 의해 위 분비를 억제한다.
2. 샘창자의 화학수용체가 낮은 pH와 지방에 의해 자극되고 이때 만들어진 활동전위가 미주신경을 타고 숨뇌로 전달된다(초록색 화살). 숨뇌는 부교감신경의 활동전위를 억제하여 위 분비를 줄인다(분홍색 화살)
3. pH와 지방에 의해 자극 받은 국소반사가 위 분비를 줄인다(주황색 화살)
4. 샘창자에서 만들어진 세크레틴과 콜레시스토키닌이 위 분비를 줄인다(갈색 화살)

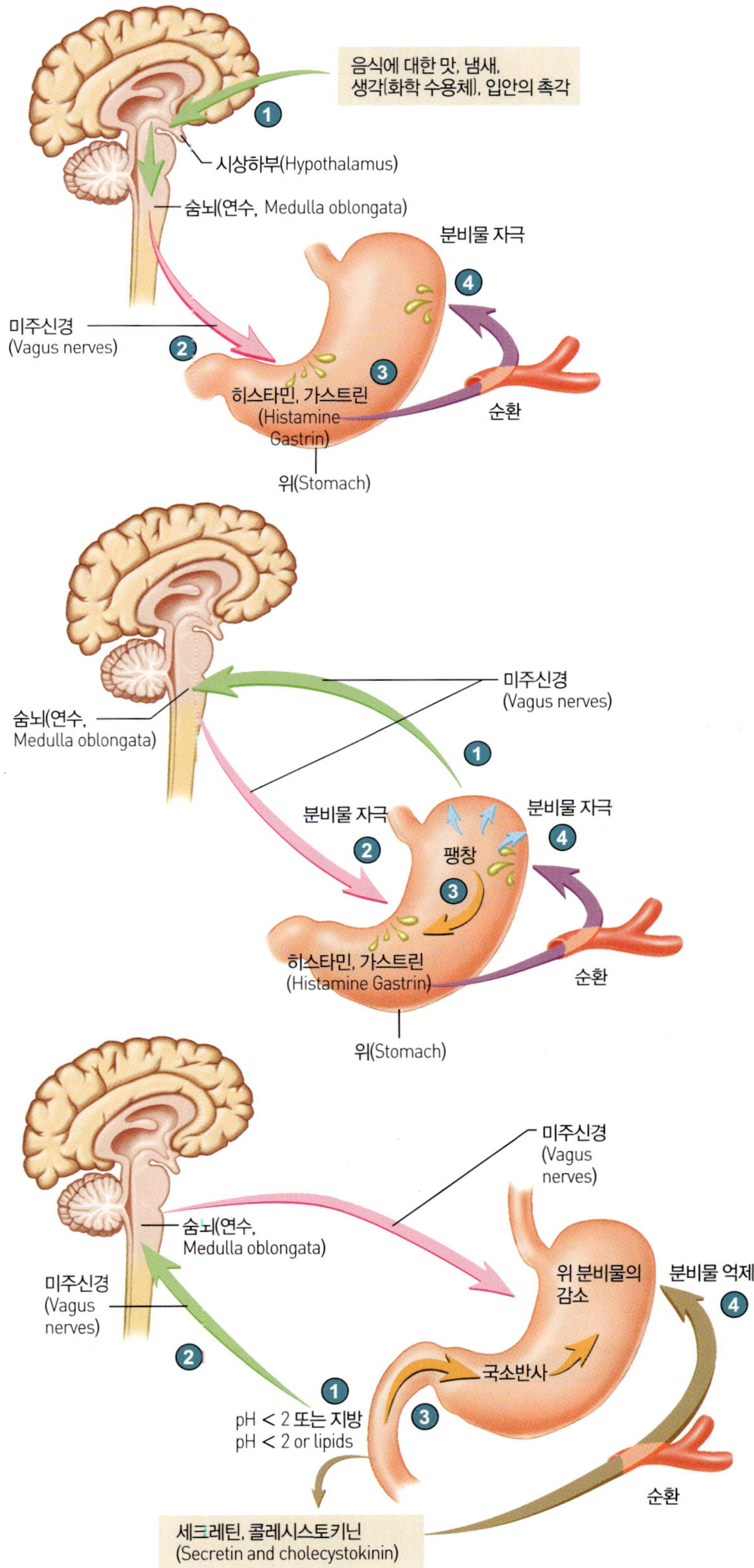

그림 16.5 위 분비의 조절

로 떨어질 때 창자 단계의 억제 기능이 최고조가 된다. 가스트린 분비를 억제하는 **세크레틴**(secretin)이라는 호르몬은 낮은 pH에 반응하여 샘창자에서 분비된다(표 16.2). 샘창자 안의 지방산과 펩티드는 **콜레시스토키닌**(cholecystokinin)이라는 호르몬을 분비하게 하여 위의 분비를 억제한다(표 16.2). 샘창자 안의 pH 2.0 이하의 미즙은 또한 중추신경계의 반사를 억제하고 위 분비를 억제하는 국소적인 반사를 일으킨다.

정리하자면, 위산이 분비된 이후의 연속된 분비과정은 신경과 호르몬이 관여하는 음성 되먹임 기전(negative feedback mechanism)에 의해 조절된다. 첫 번째 조절은 위 단계에서 일어난다. 위에 들어 있는 산의 농도가 높은 수준으로 올라가면 추가적인 산 분비를 감소시키는 기전이 작동한다. 두 번째 조절은 창자 단계에서 일어나며 산성을 띤 미즙이 샘창자로 들어오면 위산의 분비를 감소시키는 기전이 작동한다. 이러한 음성 되먹임 기전은 샘창자로 들어오는 산성의 미즙을 중화시켜 이자효소에 의한 소화를 가능하게 해주고 소화궤양이 생기지 않게 해준다.

위의 운동

위 운동은 혼합운동파와 꿈틀운동파를 보이며 음식의 소화와 소화관으로 미즙을 보내는 과정을 돕는다(그림 16.6). 두 종류의 운동파는 위벽에 있는 민무늬근육의 수축에 의해 만들어진다. 수축은 매 20초마다 발생하고 위의 몸통에서부터 날문조임근까지 진행한다. 상대적으로 약한 수축은 **혼합운동파**(mixing wave)를 일으켜 위의 분미물과 들어온 음식을 섞어 미즙이 되게 한다. 미즙 중에서 유동성이 큰 부분은 날문조임근이 있는 곳까지 밀리고 고형물이 많은 부분은 위의 몸통 쪽으로 역류한다. 강한 수축은 **꿈틀운동파**(연동운동파, peristaltic wave)를 일으키고 미즙을 날문조임근 쪽으로 강하게 밀어 이곳을 통과하게 한다. 평상 시에 날문조임근은 약하게 수축되어 있어 날문을 닫힌 상태로 있게 한다. 꿈틀운동은 날문조임근을 일시적으로 이완시키게 하여 날문을 통해 소량의 미즙을 샘창자로 뿜어내게 한다. 위 운동이 증가하면 위 배출도 증가한다.

위가 음식을 너무 빨리 배출하면 작은창자에서 일어나는 소화와 흡수의 효율성이 떨어진다. 그러나 위 배출이 천천히 일어나면 고농도의 산성을 띤 미즙이 위벽에 손상을 입힐 수 있다. 극단적인 두 경우가 안 생기도록 위 배출은 조절된다. 호르몬과 신경에 의해 위의 분비를 자극하는 기전은 위의 운동성을 증가시켜 증가된 분비물과 위 안의 음식물이 효과적으로 섞이게 해준다. 위의 운동과 배출에 대한 중요한 자극은 위벽이 팽창하는 것이다. 위의 운동과 배출에 대한 억제는 창자 단계에서 위의 분비를 조절하는 음성 되먹임 기전에 의해 이루어진다. 특히 콜레시스토키닌은 위의 운동과 배출을 억제하는 중요 물질이다(표 16.2). 따라서 콜레시스토키닌은 지방 소화와도 관련이 있어 지방이 많이 포함된 음식을 먹으면 위 배출이 느려지게 된다.

표 16.2 소화계통 주요 호르몬의 기능

호르몬	분비하는 구조	기능
가스트린	위샘	위 분비를 증가시킴
세크레틴	샘창자	위 분비를 감소시킴 중탄삼염 이온이 풍부한 이자액과 쓸개즙의 분비를 증가시킴 위 운동을 감소시킴
콜레시스토키닌	샘창자	위 분비를 감소시킴 위 운동을 크게 감소시킴 쓸개의 수축을 증가시킴 이자의 효소 분비를 증가시킴

관련된 질환

가슴쓰림

Heartburn은 집으로 고기를 듬뿍 얹은 피자를 배달시켜 먹었다. 피자를 먹기 전에는 맥주와 칩을 먹고 있었다. 피자를 다 먹은 뒤에는 맥주 두 병을 마시면서 TV에서 중계하는 스포츠 경기를 시청하였다. 경기가 끝날 무렵 배가 더부룩한 불편한 느낌이 들어 소파에 누웠다. 약 30분 정도 흘렀을 때 Hart는 가슴에 심한 통증을 느껴 제산제(antacid)를 찾으러 갔다.

가슴쓰림(heartburn)은 가슴에서 느껴지는 타는 느낌 또는 통증을 가리키고 보통 위산분비가 증가하거나 산성을 띤 미즙이 식도로 넘어올 때 느낀다. 과식, 지방이 많은 음식 섭취, 식사 후 바로 눕는 행위, 술과 카페인의 과다 섭취, 흡연, 몸에 꽉 끼는 옷의 착용 모두 가슴쓰림을 일으킬 수 있다. 약제를 복용하면 위산 분비를 차단하여 가슴쓰림의 증상을 완화시킬 수 있다. 시메티딘(cimetidine), 라니티딘(ranitidine)은 벽세포로부터 산을 분비시키게 하는 히스타민 자극을 차단한다. 에소메프라졸(esomeprazole)은 벽세포에 있는 수소 이온 펌프를 차단하여 산을 분비하지 못하게 한다. 제산제는 위로 이미 분비된 산을 중화시킨다.

1. 위몸통에서 시작한 혼합운동파는 날문조임근 쪽으로 진행한다(분홍색 화살).
2. 유동체에 가까운 미즙은 날문조임근 쪽으로 밀리고(파란색 화살) 고형체에 가까운 미즙은 위몸통 쪽으로 다시 역류한다(주황색 화살).
3. 꿈틀운동파는 혼합운동파와 같은 방향과 방식으로 더 세게 움직인다(보라색 화살).
4. 계속해서 유동체에 가까운 미즙은 날문부분으로 밀리고(파란색 화살) 고형체에 가까운 미즙은 위몸통 쪽으로 다시 역류한다(주황색 화살).
5. 꿈틀운동은 유동체에 가까운 미즙에 들은 소량의 액체를 날문을 통해 샘창자로 보내고(작은 빨간색 화살) 고형체에 가까운 미즙을 포함한 대부분의 미즙은 다시 위몸통으로 역류하여 더 섞이게 된다(노란색 화살).

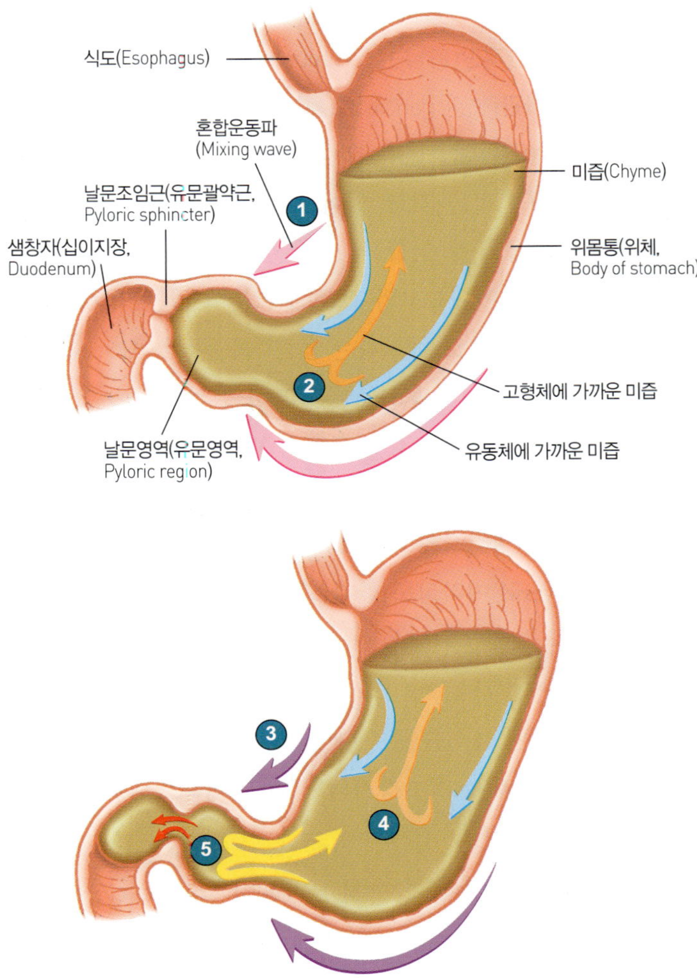

그림 16.6 위의 운동

16.5 작은창자

작은창자의 구조

작은창자(소장, small intestine)의 전체 길이는 약 6m로 샘창자, 빈창자, 돌창자로 나뉜다(그림 16.7). **샘창자**(십이지장, duodenum)의 길이는 약 25cm 정도이고, **빈창자**(공장, jejunum)의 길이는 약 2.5m로 전체 작은창자의 약 2/5를 차지한다. **돌창자**(회장, ileum)의 길이는 약 3.5m로 전체 작은창자의 약 3/5를 차지한다.

샘창자는 배안에서 180°로 회전하는 둥근 활의 형태를 보인다. 활의 안쪽에는 이자(pancreas)의 일부가 놓인다. 간에서 나온 **온쓸개관**(총담관, common bile duct)과 이자로부터 나온 **이자관**(췌관, pancreatic duct)이 샘창자로 열려 소화 관련 물질을 배출한다(그림 16.11).

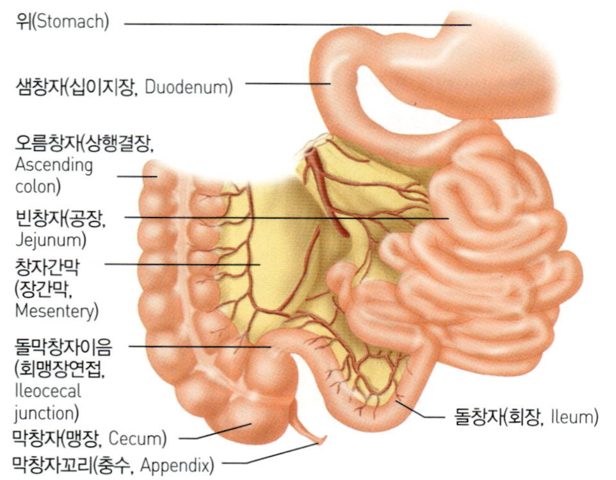

그림 16.7 작은창자

작은창자는 넓은 표면적을 갖고 있어 소화과정에서 음식물의 소화와 흡수를 주로 담당한다. 작은창자의 표면에는 돌림주름, 융모, 미세융모와 같은 구조들이 있는 약 600개의 주름이 있어 표면적을 넓혀준다. 점막과 점막밑층은 소화관의 긴축에 수직으로 배열하는 **돌림주름**(윤상추벽, circular fold)을 형성한다(그림 16.8a). 점막에는 손가락같이 생긴 작은 돌출물이 있는데 이를 **융모**(villi)라고 하며 약 0.5~1.5mm의 길이를 갖는다(그림 16.8b). 융모의 표면을 구성하는 대부분의 세포는 세포질이 확장된 구조를 많이 갖고 있으며 이를 **미세융모**(microvilli)라 한다(그림 16.8c, d). 융모는 단층원주상피(simple columnar epithelium)로 덮여 있고 융모의 성긴결합조직(loose connective tissue) 안에는 모세혈관그물(capillary network)과 모세림프관(lymphatic capillary)으로 이루어진 **기름죽관**(유미관, lacteal)이 있다. 기름죽관은 중심림프관(central lymphatic vessel)이라고도 한다(그림 16.8c). 모세혈관그물과 기름죽관은 흡수한 영양분의 운반에 있어 중요한 역할을 한다.

작은창자의 점막은 단층원주상피로 네 종류의 세포가 있다: (1) **흡수세포**(absorptive cell)는 미세융모를 갖고 있고, 소화효소를 생산하며 소화된 음식을 흡수한다. (2) **술잔세포**(배상세포, goblet cell)는 점액을 생산하여 작은창자의 표면을 보호한다. (3) **과립세포**(granular cell)는 창자의 상피를 세균으로부터 보호하는 것을 도와준다. (4) **내분비세포**(endocrine cell)는 조절 호르몬을 생산한다.

융모의 바닥쪽에는 **창자샘**(장선, intestinal gland)으로 불리는 점막의 대롱샘(tubular gland)이 있으며 이곳에서 상피세포들이 만들어진다. 과립세포와 내분비세포는 샘들의 바닥에 위치한다. 샘창자의 점막밑층에는 **샘창자샘**(십이지장선, duodenal gland)으로 불리는 점액샘이 있으며 창자샘의 바닥으로 열린다.

샘창자, 빈창자, 돌창자는 비슷한 구조를 보인다. 그러나 샘창자에서 돌창자로 가면서 직경은 점점 작아지고 창자벽의 두께는 두꺼워지며 돌림주름과 융모의 수는 증가한다. 림프소절은 소화관 전체에 걸쳐 존재한다. 돌창자에는 림프소절이 무리지어 있는 것을 볼 수 있는데 이를 무리림프소절(aggregated lympoid nodules)이라고 하고 파이어판(**Peyer's patch**)이라고도 한다. 이 림프조직은 창자를 해로운 미생물로부터 보호한다.

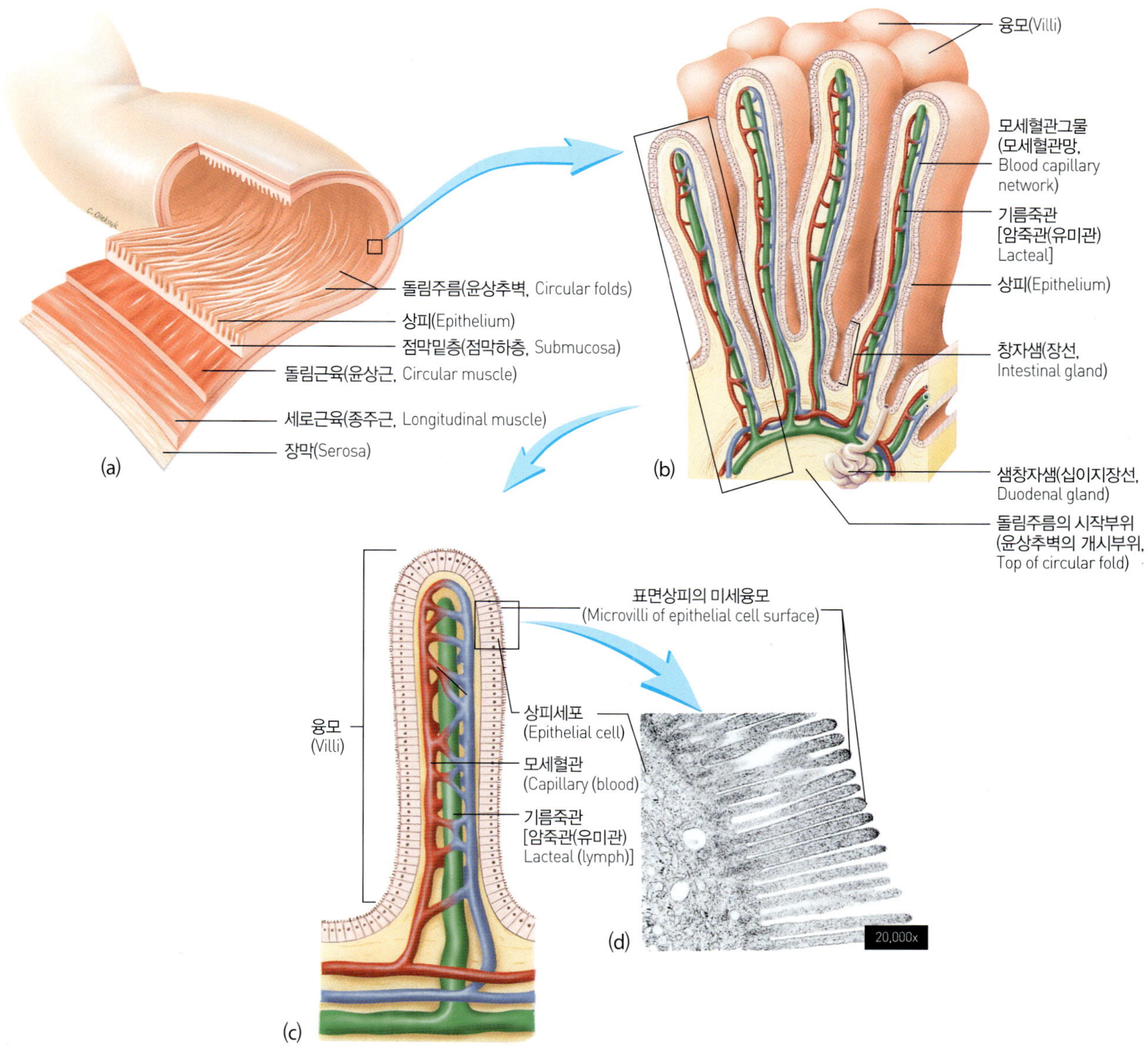

그림 16.8 샘창자의 구조

(a) 샘창자의 벽과 돌림주름.
(b) 돌림주름의 융모들.
(c) 융모. 기름죽관과 모세혈관그물을 보여줌.
(d) 융모 표면에 있는 미세융모에 대한 주사전자현미경 사진.

돌창자가 큰창자로 연결되는 부위를 **돌막창자이음**(회맹장연접, ileocecal junction)이라고 한다. 이곳에는 민무늬근육으로 이루어진 **돌막창자조임근**(회맹장괄약근, ileocecal sphincter)과 **돌막창자판막**(회맹판, ileocecal valve)이 있어 창자의 내용물이 돌창자에서 큰창자로 이동하게 해주고 반대방향으로 이동하는 것을 막는다(그림 16.15a).

작은창자의 분비

작은창자의 점막에서 분비되는 물질은 주로 점액, 이온, 물을 포함한다. 창자의 분비물은 음식물이 잘 이동할 수 있게 해주고 산성을 띤 미즙과 소화효소의 작용으로부터 창자벽을 보호해준다. 또한 작은창자 안의 미즙을 액체의 형태로 있게 하여 소화과정을 원활하게 해준다. 작은창자로 분비되는 대부분의 물질은 창자의 점막에서 만들어지나 간과 이자에서 만들어지는 물질도 창자로 배출되어 소화과정에서 중요한 역할을 한다.

창자 상피세포의 자유면에는 소화의 최종 단계에서 중요한 효소들이 붙어 있다. **펩티드 분해효소**(peptidase)는 단백질의 펩티드 결합을 끊어 아미노산이 되게 한다. **이당 분해효소**(disaccharidase)는 엿당과 같은 이당류를 포도당과 같은 단당류로 분해한다. 아미노산과 단당류는 창자의 상피에서 흡수된다(표 16.1).

샘창자샘과 술잔세포에 의해 생산된 점액은 작은창자 표면 전체와 창자샘 내로 퍼진다. 창자의 점막에서 분비된 호르몬은 간과 이자의 분비를 자극한다. 샘창자의 분비는 미주신경, 세크레틴의 분비, 샘창자 점막에 전달되는 화학적 또는 접촉성 자극에 의해 일어난다.

작은창자의 운동

미즙이 섞이고 이동하는 것은 작은창자에서 일어나는 주된 기계적 작용이다. **꿈틀운동**(연동운동, peristalsis)에 의한 수축은 작은창자를 따라 다양한 길이로 일어나면서 미즙을 이동시킨다. **부분수축**(segmental contraction)은 짧은 길이에서만 일어나 창자 안의 내용물을 섞어준다(그림 16.9).

돌창자와 큰창자를 연결해주는 부위에 있는 돌막창자조임근은 평상시에 약하게 조여져 있다 꿈틀운동의 수축이 이곳에 도달하면 이완되어 미즙을 작은창자에서 **막창자**(맹장, cecum)로 넘어가게 해준다. 돌막창자판막은 운동의 흐름이 큰창자에서 돌창자로 돌아가는 것을 막는다.

작은창자의 흡수

작은창자의 주기능 중 하나는 영양분의 흡수이다. 대부분의 **흡수**(absorption)는 샘창자와 빈창자에서 이루어지고 돌창자에서는 일부 영양분이 흡수된다.

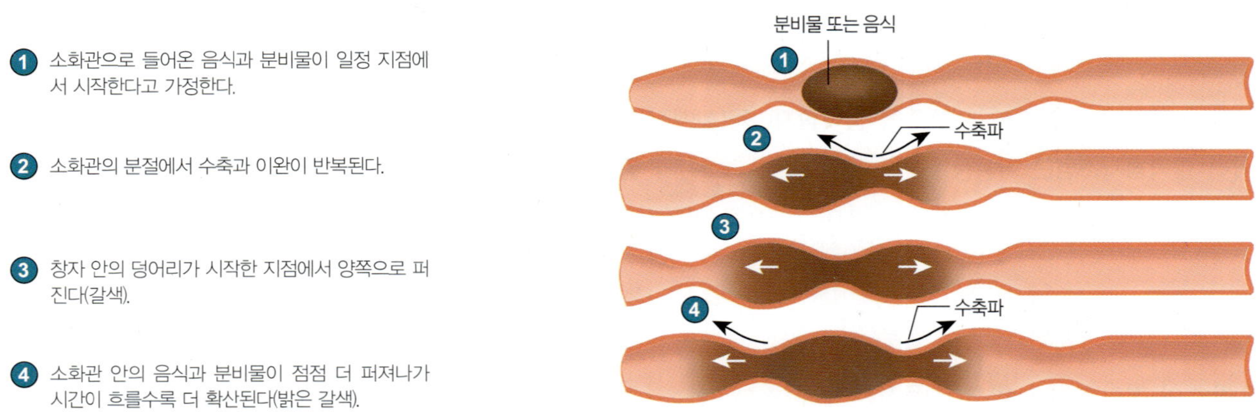

그림 16.9 작은창자에서의 부분 수축

16.6 간과 이자

간과 이자는 커다란 형태의 샘조직으로 분비물을 생성하여 샘창자로 배출한다.

간의 구조

간(liver)의 무게는 약 1.36kg으로 배의 오른쪽 위쪽 사분면에 위치하며 가로막의 아래면과 마주하고 있다(그림 16.10a · b, 그림 16.1 참조). 간의 뒷면은 다섯째부터 열둘째까지의 갈비뼈와 만나고 있다. 간은 결합조직으로 이루어진 사이막(septum)인 **낫인대**(겸상인대, falciform ligament)에 의해 두 개의 큰 엽인 **오른엽**(우엽, right lobe)과 **왼엽**(좌엽, left lobe)으로 나뉜다. **꼬리엽**(미상엽, caudate lobe)과 **네모엽**(방형엽, quadrate lobe)은 작은 두 개의 엽으로 간을 아래에서 볼 때 볼 수 있다. 같은 시점에서 혈관, 관, 신경이 간으로 들어가고 나오는 부위인 **간문**(porta hepatis)을 볼 수 있다.

간은 두 개의 경로로부터 혈액을 받는다(제13장 참조). **간동맥**(hepatic artery)은 산소가 풍부한 혈액을 간으로 보내 간을 이루는 세포에게 산소를 공급한다. **간문맥**(hepatic portal vein)은 산소 농도는 떨어지지만 소화관으로부터 흡수한 영양분과 물질이 풍부한 혈액을 간으로 보낸다. 간세포는 영양분의 대사에 관여하고 혈액에 있는 독성 물질을 해독시킨다. **간정맥**(hepatic vein)을 통해 혈액은 간으로부터 나와 아래대정맥(하대정맥, inferior vena cava)으로 들어간다.

결합조직으로 이루어진 복잡한 사이막들은 간을 작은 **소엽**(lobule)으로 나누고 소엽의 구석에는 **문맥세동이**(문맥삼조, portal triads)가 지나간다. 문맥세동이는 간동맥, 간문맥, 간관(hepatic duct)으로 이루어진다(그림 16.10c). **간세포**(hepatocyte)로 이루어진 판 모양의 세포 무리를 **간세포줄**(간세포삭, hepatic cord)이라고 하고 각 소엽의 중심과 가장자리 사이에 위치한다. 간세포줄은 **간굴모세혈관**(간동양모세관, hepatic sinusoid)에 의해 서로 분리되어 있다. 굴모세혈관의 상피는 포식세포(phagocyte)를 가지고 있어 혈액에 들어 있는 이물질을 제거하는 것을 돕는다. 간문맥과 간동맥으로부터 나온 혈액은 굴모세혈관으로 들어와 서로 섞인 뒤 각 소엽의 중심에 있는 **중심정맥**(central vein)으로 흘러간다. 중심정맥은 각 엽으로부터 나와 간정맥으로 합쳐져 혈액을 간으로부터 아래대정맥으로 보낸다.

간에서부터 샘창자까지 연결되는 관은 쓸개즙과 기타 분비물을 내보내는 경로이다(그림 16.11). **쓸개모세관**(담모세관, bile canaliculus)은 관의 한쪽이 간세포줄 사이를 깊게 파고 들어가 있는 모양을 갖는다. 간세포에 의해 만들어지는 쓸개즙은 쓸개모세관에서 나와 문맥세동이에 있는 **간관**(hepatic duct)으로 흘러간다. 문맥세동이의 간관에 들어 있는 쓸개즙은 왼쪽과 오른쪽 간관을 통해 간 밖으로 나온 다음 **온간관**(총간관, common hepatic duct)으로 들어간다. 온간관은 쓸개로부터 나온 **쓸개주머니관**(담낭관, cystic duct)과 합쳐져 **온쓸개관**(총담관, common bile duct)이 된다. **쓸개**(담낭, gallbladder)는 간의 뒷면에 있는 작은 주머니로 쓸개즙을 저장하고 농축시킨다(그림 16.10a, b). 온쓸개관은 이자관(췌관, pancreatic duct)으로 합쳐져 샘창자의 **샘창자유두**(십이지장유두, duodenal papillla)로 열린다(그림 16.11). 샘창자로 열리는 구멍은 조임근에 의해 조절된다.

간의 기능

간은 소화와 외분비 기능, 영양분의 대사와 저장, 해독, 새로운 분자의 합성에 있어 중요한 역할을 한다(표 16.3).

간은 하루에 약 700mL의 쓸개즙을 분비한다. **쓸개즙**(담즙, bile)은 소화효소를 갖지 있지 않지만 소화과정에서 위산을 중화시키고 희석시키며 지방 소화와 흡수의 효율성을 증가시키는 중요한 역할을 한다. 소화효소는 커다란 지방입자(fat globule)에 효과적으로 작용할 수 없다. **쓸개즙염**(담즙염, bile salt)이 지방을 유화시키고 지방입자를 작은 방울로 쪼

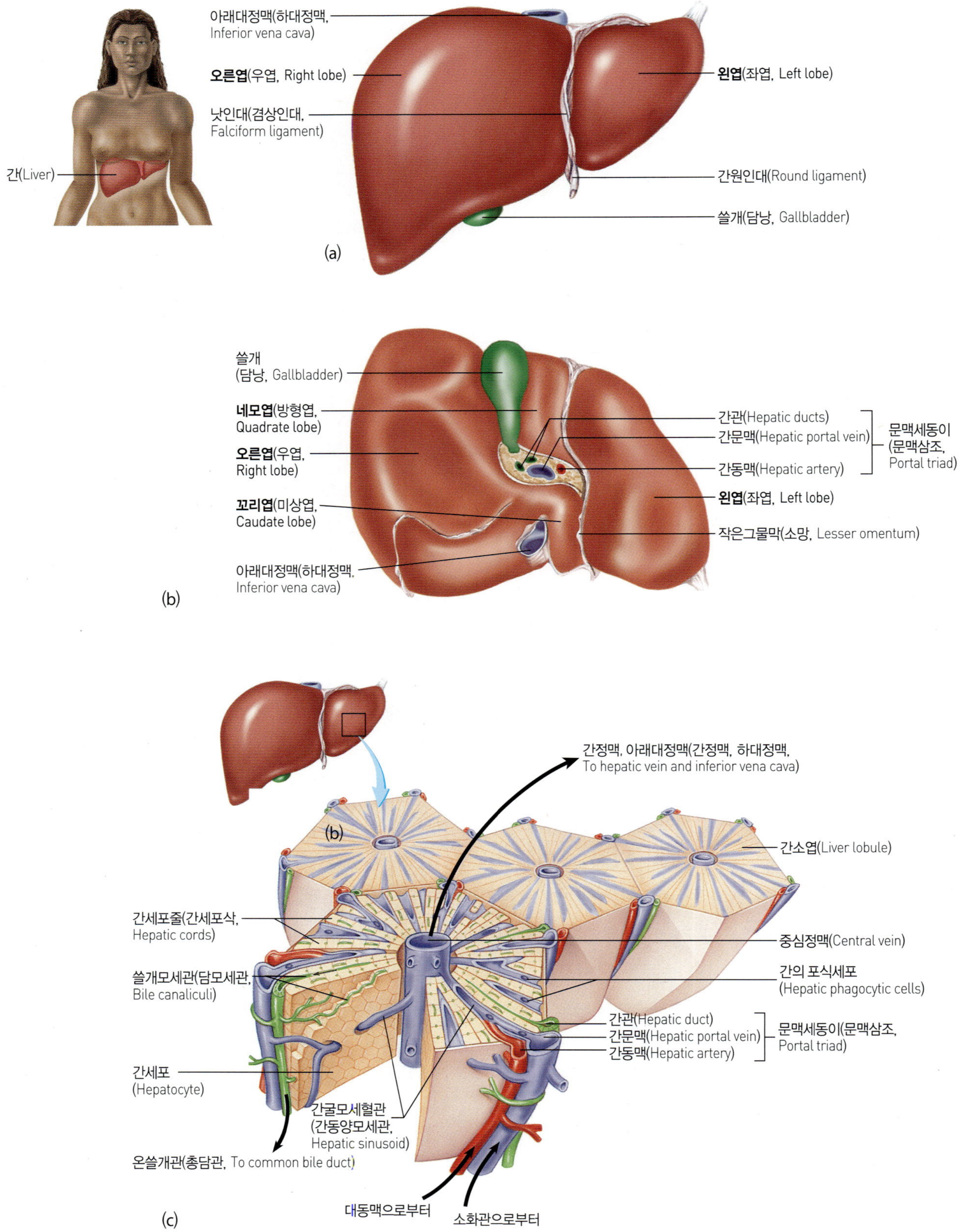

그림 16.10 간

(a) 앞모습. (b) 뒤모습. (c) 조직학.

① 간엽으로부터 나온 간관은 합쳐져서 온간관이 된다.

② 온간관은 쓸개로부터 온 쓸개주머니관과 합쳐져서 온쓸개관이 된다.

③ 온쓸개관은 이자관과 합쳐진다.

④ 합쳐진 관은 샘창자유두에서 샘창자로 열린다.

⑤ 이자의 분비물은 샘창자로 열려 있는 덧이자관을 통해 샘창자로 들어갈 수 있다.

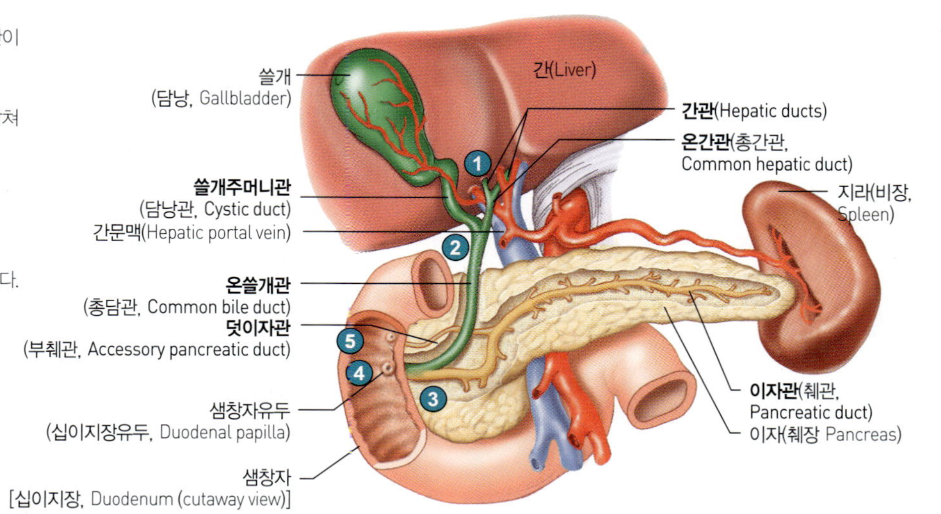

그림 16.11 **간, 쓸개, 이자의 도관을 통한 쓸개즙과 이자액의 흐름**

개 마치 세제와 같은 역할을 한다(표 16.1, 16.3). 작은 지방 방울은 소화효소에 의해 쉽게 소화 된다. 쓸개즙은 또한 콜레스테롤, 지방, 쓸개즙 색소(bile pigment)와 같은 외분비 기능으로 생긴 생성물을 갖고 있다. 쓸개즙 색소는 혈색소(hemoglobin)가 붕괴되어 생기는 **빌리루빈**(bilirubin)을 포함한다.

신경 또는 호르몬에 의한 자극이 쓸개즙의 분비를 조절한다(그림 16.12). 쓸개즙이 간으로부터 배출되는 것은 미주신경을 통한 부교감신경 자극에 의해 이루어진다. 샘창자로 배출된 세크레틴은 쓸개즙의 분비와 배출을 자극한다. 콜레시스토키닌은 쓸개를 수축시켜 샘창자로 쓸개즙이 배출되게 한다. 덧붙여, 대부분의 쓸개즙염(약 90%)은 돌창자에서 다시 재흡수되어 혈액을 통해 간으로 되돌아간다. 이렇게 되돌아오는 쓸개즙염은 추가적인 쓸개즙염의 분비를 자극하고 쓸개즙으로 분비된다. 이러한 쓸개즙의 재활용 과정은 쓸깨즙이 대변으로 소실되는 양을 줄여준다.

간은 혈액으로부터 당을 뽑아내어 글리코겐의 형태로 저장할 수 있다(표 16.3). 간은 지방, 비타민, 구리, 철을 저장할 수 있다. 이러한 저장 기능은 짧은 기간 동안 지속된다.

음식은 조직이 필요한 비율로 항상 섭취되지 않는다. 이러한 경우 간은 어떤 영양분을 다른 종류의 영양분으로 전환시킬 수 있다(표 16.3). 예를 들어, 단백질이 매우 많이 들어 있는 식사를 하면 대량의 아미노산과 소량의 지방과 탄수화물이 간으로 전달되며 간은 아미노산을 깨트려 대사경로를 통해 ATP를 만들고 지방과 포도당을 생성한다(제17장 참조).

간은 또한 영양분을 바로 사용할 수 있는 물질로 변환시킬 수 있다. 예를 들어, 흡수된 지방은 간에서 **콜린**(choline) 및 인과 결합하여 세포막의 중요한 성분인 인지질로 만들어질 수 있다.

표 16.3 간의 기능

기능	설명
소화	쓸개즙은 위산을 중화시키고 지방이 잘 소화되도록 지방을 유화시킴
외분비	쓸개즙은 콜레스테롤, 지방과 적혈구가 파괴되어 나오는 쓸개즙 색소(예: 빌리루빈)와 같은 외분비 산물을 포함함
영양소 저장	간세포는 혈액으로부터 당을 제거하여 글리코겐으로 저장하고, 지방, 비타민(A, B_{12}, D, E, K), 구리, 철을 저장함
영양소 전환	간세포는 영양소의 일부를 다른 영양소로 전환시킴(아미노산을 지방 또는 포도당으로, 지방을 인지질로, 비타민 D를 활성화된 형태로 전환)
해독	간세포는 혈중 암모니아를 제거하여 요소로 전환시켜 오줌으로 빠져나가게 하고, 기타 독소들을 해독하여 쓸개즙이나 오줌으로 배출되게 함
합성	간은 알부민, 피브리노겐, 글로불린, 응고인자와 같은 혈중 단백질을 합성함

1 미주신경의 자극은 쓸개를 수축시켜 쓸개즙이 샘창자로 들어가게 한다(빨간색 화살).

2 샘창자에서 만들어진 세크레틴은 혈액을 타고 간으로 가서(보라색 화살) 간에 의한 쓸개즙의 분비를 자극한다(간 안의 초록색 화살).

3 샘창자에서 만들어진 콜레시스토키닌은 혈액을 타고 쓸개로 가서(분홍색 화살) 쓸개를 수축시켜 쓸개즙이 샘창자로 들어가게 한다(간 밖의 초록색 화살).

4 쓸개염은 쓸개즙 분비를 자극한다. 쓸개염의 90% 이상은 돌창자에서 재흡수되어 간으로 돌아가 추가적인 쓸개염의 분비를 자극한다(파란색 화살).

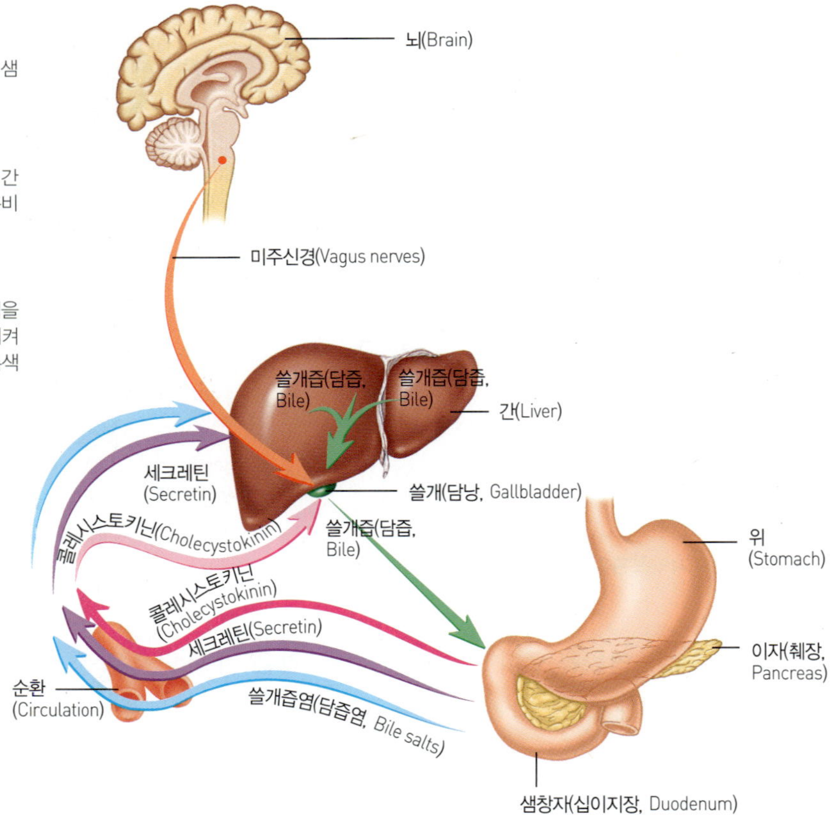

그림 16.12 쓸개즙의 분비와 조절

흡수된 여러 종류의 물질은 세포에 해로울 수 있으며 몸의 대사과정에서 생성된 물질도 축적이 되면 독으로 작용할 수 있다. 간은 이러한 여러 독성물질의 구조를 바꾸어 쉽게 배출되게 함으로써 이러한 물질에 대한 해독 기능을 수행한다(표 16.3). 예를 들어, 간은 아미노산 대사산물인 암모니아를 혈액순환으로부터 제거하고 요소(urea)로 바꾸어 다시 혈액으로 보낸다. 요소는 콩팥으로 가서 오줌으로 배출된다. 어떤 물질은 간에 의해 혈액으로부터 분리되어 쓸개즙으로 배출되기도 한다.

간은 독특한 새로운 합성물을 만들기도 한다(표 16.3). 알부민(albumin), 피브리노겐(fibrogen), 글로불린(globulin), 응고인자(clotting factor)와 같은 혈액에 들어 있는 많은 단백질들이 간에서 합성되어 혈액순환으로 들어간다.

이자의 구조

이자(췌장, pancreas)는 위의 뒤쪽에 있는 **복막뒤기관**(후복막기관, retroperitoneal organ)으로 왼쪽 위쪽 사분면의 아래쪽에 위치한다(그림 16.1). **이자머리**(췌두, head of pancreas)는 몸의 정중선 근처에 위치하고 **이자꼬리**(췌미, tail of pancreas)는 왼쪽으로 뻗어 지라에 닿아 있다(그림 16.13, 그림 16.11). 이자는 여러 가지 기능을 하는 외분비 및 내분비 조직을 모두 가지고 있다. 이자의 내분비 부분은 **랑게르한스섬**(Langerhans islets)이라고 부르기도 하는 **이자섬**(췌도, pancreatic islets)으로 이루어진다. 이자섬의 세포는 호르몬의 일종인 인슐린(insulin)과 글루카곤(glucagon)을 만들어 혈액으로 보낸다. 이 호르몬들은 혈중 포도당의 농도를 조절하는 중요한 역할을 한다(제10장 참조).

이자의 외분비 부분은 복합꽈리샘(compund acinar gland)으로 이루어져 있으며(제4장 참조), 이 샘들은 소화효소를 만든다. 꽈리샘 무리는 작은 관으로 연결되고 이 관들은 합쳐져 더 큰 관을 이루며 이 큰 관들이 합쳐져 **이자관**(pancreatic duct)을 형성한다. 이자관은 온쓸개관과 합쳐져 샘창자로 연결된다.

이자의 기능

이자의 외분비물은 중탄산염 이온(bicarbonate ion; HCO_3^-)을 가지고 있어 위로부터 작은창자로 들어온 산성의 미즙을 중화시킨다. 중탄산염 이온에 의해 올라간 pH는 펩신에 의한 소화를 중지시키고 이자 효소의 기능이 작동할 수 있는 적합한 환경을 제공한다. 이자 효소는 외분비물 안에 들어 있고 음식을 구성하는 모든 종류의 물질을 소화시킨다(표 16.1). 이자에 의해 만들어지는 효소가 없으면 지방, 단백질, 탄수화물을 적절하게 소화시킬 수 없다.

중요한 **단백질 분해효소**(proteolytic enzyme)로는 **트립신**(trypsin), **키모트립신**(chymotrypsin), **카르복시 펩티드 분해효소**(carboxypeptidase)가 있다. 이 효소들은 위에서 시작한 단백질의 소화를 계속 진행시킨다. 이자의 **아밀라아제**(amylase)는 입안에서 시작한 다당류의 소화를 계속 진행시킨다. 이자 효소는 지방을 소화시키는 **지질 분해효소**(lipase)와 DNA 및 RNA를 뉴클레오티드로 분해시키는 **핵산 분해효소**(nuclease)를 가지고 있다.

이자의 외분비 기능은 호르몬과 신경에 의해 조절된다(그림 16.14, 표 16.2). 샘창자로 들어온 산성의 미즙에 자극되

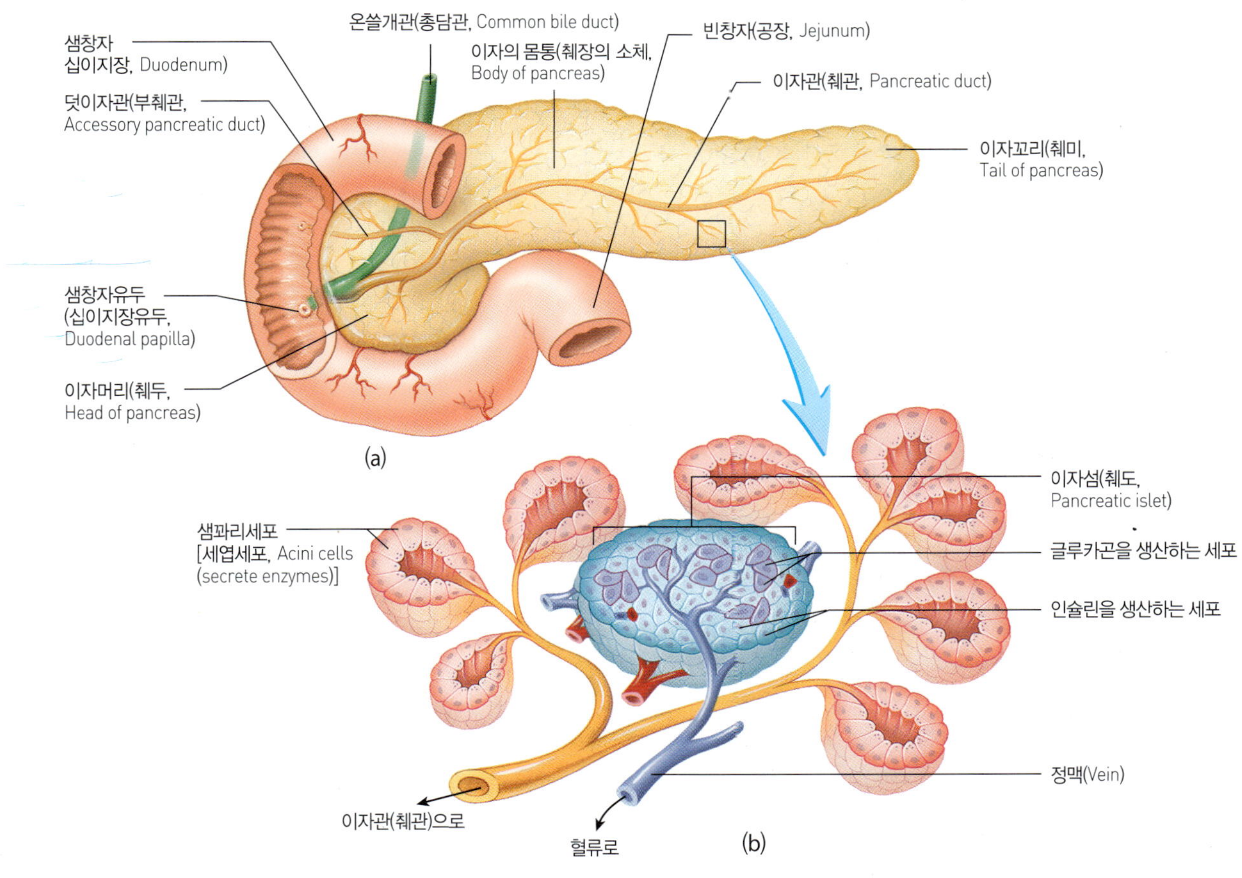

그림 16.13 샘창자와 이자의 구조

(a) 이자머리는 샘창자굽이 안에 놓이고 이자관은 샘창자로 열린다.
(b) 이자의 조직학으로 이자의 도관계통과 샘창자의 샘꽈리를 보여주고 있다.

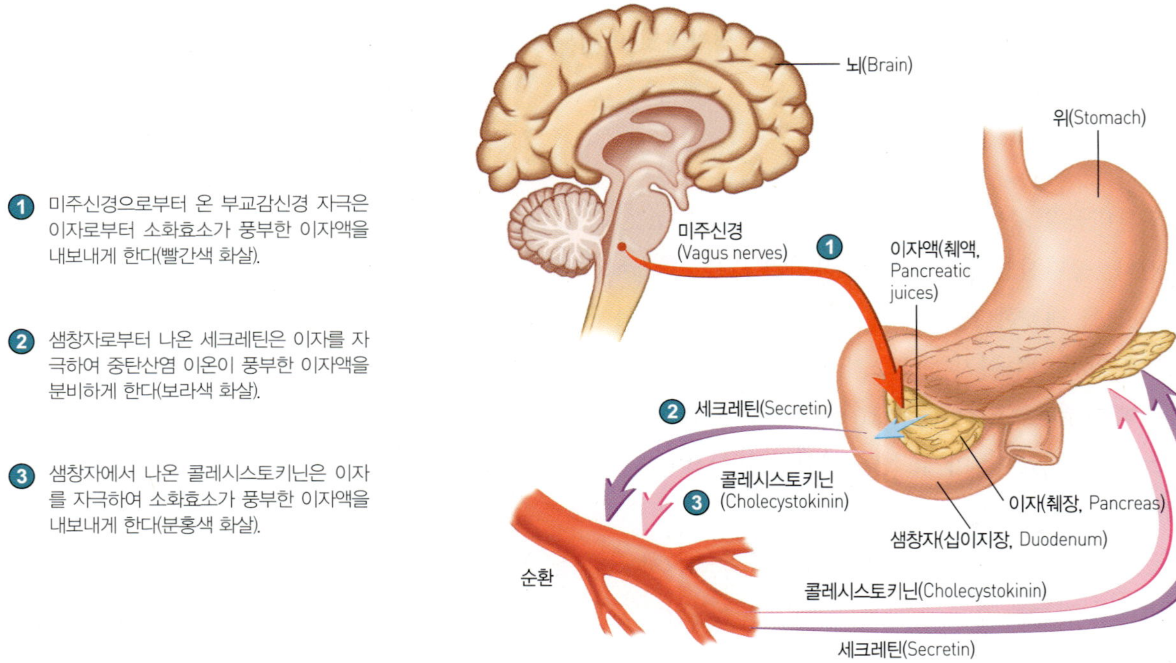

그림 16.14 이자액 분비와 조절

어 분비되는 세크레틴(secretin)은 다량의 중탄산염 이온을 포함하는 물같은 이자액의 분비를 자극한다. 샘창자로 들어온 지방산과 아미노산에 자극되어 분비되는 콜레시스토키닌(cholecystokinin)은 지방산과 아미노산을 분해하는 소화효소가 풍부한 이자액 분비를 자극한다. 미주신경을 통한 부교감신경 자극은 소화효소가 풍부한 이자액 분비를 자극한다. 교감신경은 이자의 분비를 억제한다.

16.7 큰창자

큰창자의 구조

큰창자(대장, large intestine)는 막창자(맹장, cecum), 잘록창자(결장, colon), 곧창자(직장, rectum), 항문관(anal canal)으로 이루어져 있다(그림 16.15, 그림 16.1)

막창자

막창자(맹장, cecum)는 큰창자의 몸쪽 끝에 있으며 돌막창자이음(회맹장연접, ileocecal junction)을 통해 작은창자와 연결되어 있다. 막창자는 배에서 오른쪽 아래쪽 사분면에 위치하고 엉덩뼈오목(장골와, iliac fossa)근처에 있다. 막창자는 돌막창자이음을 지나 약 6cm 길이로 아래로 뻗은 주머니 모양처럼 생겼으며 약 9cm 길이의 대롱 모양의 **막창자꼬리**(충수, appendix)가 달려 있다.

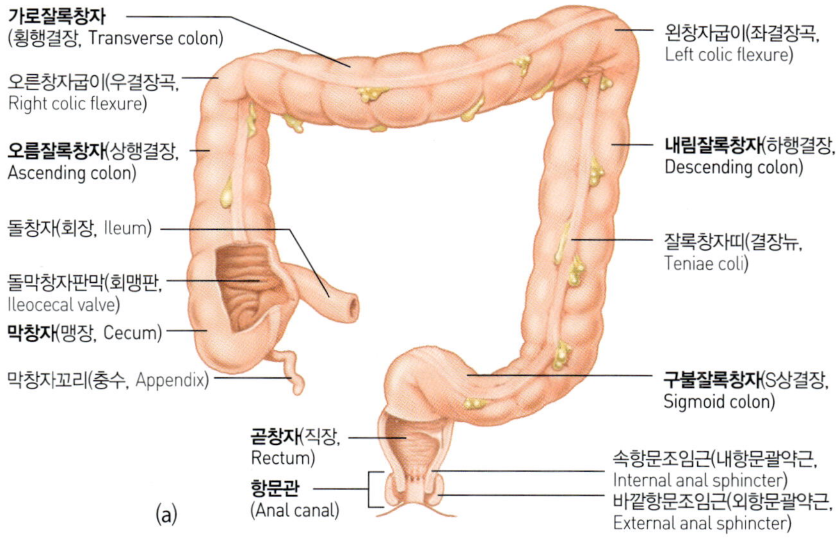

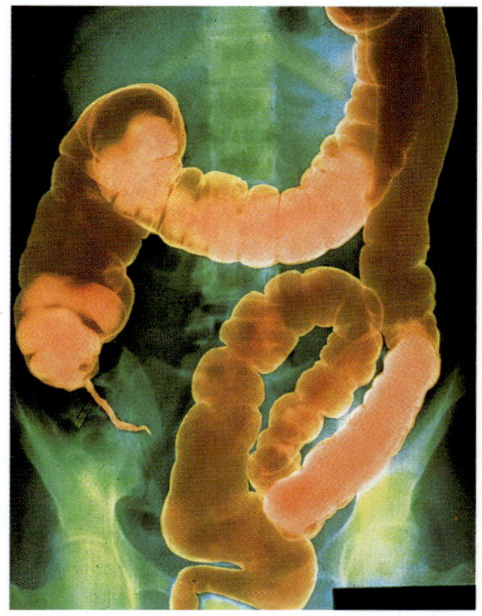

그림 16.15 **큰창자**

(a) 큰창자는 막창자, 잘록창자, 곧창자, 항문관으로 이루어진다. 잘록창자띠는 잘록창자를 따라 있는 민무늬근육의 띠이다.
(b) 바륨관장 이후 촬영한 큰창자의 방사선 사진.

잘록창자

잘록창자(결장, colon)의 길이는 약 1.5~1.8m로 오름잘록창자, 가로잘록창자, 내림잘록창자, 구불잘록창자의 네 부분으로 나뉜다(그림 16.15). **오름잘록창자**(상행결장, ascending colon)는 막창자에서부터 간 근처에 있는 오른창자굽이(right colic flexure)까지를 가리키고 오른창자굽이에서 왼쪽으로 휘어진다. **가로잘록창자**(횡행결장, transverse colon)는 오른창자굽이에서 지라 근처에 있는 왼창자굽이(left colic flexure)까지를 가리키고 왼창자굽이에서 아래로 휘어진다. **내림잘록창자**(하행결장, descending colon)는 왼창자굽이에서 골반까지를 가리키고 골반에서부터 구불창자가 된다. **구불잘록창자**(S상결장, sigmoid colon)는 S자 모양의 창자로 안쪽으로 휘어지다 아래로 꺾여서 골반안(pelvic cavity)으로 들어간 다음 곧창자에서 끝난다.

잘록창자의 점막에는 **움**(crypts)이라고 불리는 곧은 모양의 대롱샘들이 매우 많이 들어 있다. 움은 점액을 생산하는 술잔세포이다. 가로민무늬근육층은 잘록창자의 벽을 완전히 감싸지 못하고 그 부분에 **잘록창자띠**(결장뉴, teniae coli)라는 띠를 형성한다.

관련된 질환

막창자꼬리염

Lowe Payne은 며칠 동안 식욕이 없고 구역질이 나는 기분이 들었다. 그런데 갑자기 오른쪽 아랫배에서 찢어질 듯이 아픈 통증을 느껴 그의 엄마가 그를 병원으로 데려왔다. 병원에서 통증의 원인은 막창자꼬리염(충수염, appendicitis)인 것으로 진단되었다. 진단과정에서 배의 오른쪽 아래쪽 사분면에 있는 특정 부위를 손가락으로 가볍게 눌러보게 된다. 이 부위는 배꼽과 볼기뼈의 오른쪽 위앞엉덩뼈가시(anaterior superior iliac spine) 사이의 중간지점으로 'McBurney point'라고 부른다.

막창자꼬리염은 막창자꼬리의 염증으로 창자가 막히는 경우에 잘 생긴다. 막창자꼬리로부터의 분비물이 창자가 막혀 배출되지 못하고 축적될 때 막창자꼬리가 늘어나고 통증을 유발한다. 이러한 상태의 막창자에 있는 세균이 염증을 일으키고 갑작스러운 복통(특히 배의 오른쪽 아래쪽 사분면에서의 통증), 미열, 식욕소실, 변비 또는 설사, 구역, 구토와 같은 증상이 나타난다. 만약 막창자꼬리가 터지면 염증은 배안 전체로 퍼져 복막염(peritonitis)을 일으킬 수 있으며 생명을 위협할 수도 있다. 미국에서는 매해 50만 명의 사람이 막창자꼬리염으로 고생한다. 이 질환에 대한 치료로 막창자꼬리를 제거하는 막창자꼬리절제술(충수절제술, appendectomy)을 시행한다.

곧창자

곧창자(직장, rectum)는 구불창자가 끝나는 곳에서 시작하여 항문관까지 이어지며 근육으로 이루어진 똑바로 펴진 관 모양을 보인다(그림 16.15). 근육층은 민무늬근육으로 이루어져 있고, 다른 소화관과 비교하여 상대적으로 두꺼운 층을 형성한다.

항문관

항문관(anal canal)은 소화관의 마지막 부분으로 길이가 약 2~3cm이고 곧창자의 아래쪽 끝에서 시작하여 **항문**(anus)에서 끝난다. 곧창자의 근육층보다 두꺼운 항문관의 민무늬근육층은 **속항문조임근**(내항문괄약근, internal anal sphincter)을 형성하고 항문관의 위쪽에 위치한다. 항문관의 아래쪽에는 뼈대근육으로 이루어진 **바깥항문조임근**(외항문괄약근, external anal sphincter)이 있다.

치질(hemorroids)은 항문관에서 나오는 정맥이 비정상적으로 커져 있거나 염증을 동반한 정맥을 말한다. 치질은 통증, 가려움 또는 항문 주변의 출혈을 일으킬 수 있다. 치료로는 식이섬유가 많이 함유된 음식을 섭취하게 하고 좌욕을 시키며 히드로코르티손(hydrocortisone) 좌약을 사용하게 한다. 만약 치질의 상태가 심각하여 위의 치료에도 반응하지 않으면 수술이 필요할 수도 있다.

큰창자의 기능

일반적으로 소화물이 큰창자를 지나가는데 필요한 시간은 약 18~24시간 정도이다. 반면 작은창자에서 미즙이 지나가는 데는 약 3~5시간이 걸린다. 잘록창자에 있는 동안 미즙은 **대변**(feces)으로 바뀐다. 물과 염의 흡수, 점액의 분비, 미생물의 작용에 의해 대변이 만들어진다. 대변은 **배변**(defecation) 작용에 의해 제거될 때까지 잘록창자에 머문다.

잘록창자 안에는 수많은 미생물이 살고 있다. 이들은 매우 빨리 번식하며 건조된 대변 무게의 약 30%를 차지한다. 창자에 살고 있는 일부 세균은 비타민 K와 다른 종류의 비타민을 합성하고 이 비타민들은 잘록창자에서 수동적으로 흡수된다.

매 8~12시간 간격으로 **집단운동**(mass movement)이라 불리는 강한 수축운동이 대부분의 잘록창자에서 일어난다. 이 운동은 잘록창자에 들어 있는 것을 항문쪽으로 상당한 거리를 움직일 수 있도록 강하게 미는 운동이다. 한 번의 집단운동은 큰창자의 약 20cm 이상의 범위에서 일어나며 이 범위는 꿈틀운동에 의한 범위보다 훨씬 긴 범위이다. 이러한 집단운동은 특히 아침 식사 후에 잘 발생한다.

대변은 곧창자벽을 팽창시키고 부교감 및 국소반사가 관여하는 **배변반사**(defecation reflex)를 자극한다. 국소반사는 약한 수축을 일으킨다. 부교감반사는 배변반사 작용의 대부분을 담당하는 강한 수축을 일으킨다. 곧창자의 팽창에 반응하여 만들어진 활동전위는 감각신경을 통해 엉치부위에 있는 척수로 전달되고 이 부위의 척수에서 운동을 일으키는 활동전위가 발생하여 아래쪽 잘록창자와 곧창자의 꿈틀운동을 강화시킨다. 또한 척수로부터 온 활동전위는 속항문조임근을 이완시킨다. 뼈대근육으로 이루어진 바깥항문조임근은 대뇌의 의식에 의해 통제되며 대변이 곧창자와 항문에서 빠져 나가는 것을 막는다. 이 조임근이 자발적으로 이완되어야 대변이 몸 밖으로 빠져나간다. 배변반사는 단지 몇 분 동안만 지속되고 금방 소실된다. 보통 이 반사는 몇 시간 정도 흘러야 다시 시작할 수 있다. 이렇게 배변반사가 다시 시작하는데 시간이 걸리는 것은 잘록창자에서 일어나는 집단운동의 영향 때문이다.

배변반사를 자극하는 자발적인 행위가 배변을 가능하게 해줄 수 있다. 이러한 행위에는 후두를 닫고 많은 양의 공기를 흡입하며 배근육을 강하게 수축하는 것들이 포함된다. 결과적으로 배안의 압력이 올라가 대변이 곧창자로 밀리게 된다. 곧창자가 늘어나면 배변반사를 자극한다. 또한 올라간 배안의 압력은 대변이 곧창자를 빠져나가 것을 돕는다.

16.8 노화가 소화계통에 미치는 영향

나이가 들어감에 따라 점막밑층과 장막과 같은 소화관의 결합조직층은 얇아진다. 소화관으로 가는 혈액 공급은 줄어들고 근육층에 있는 민무늬근육세포의 수는 줄어들어 소화관의 운동성이 떨어진다. 또한 점막층의 술잔세포의 분비가 줄어들고 소화샘, 간, 이자와 같은 소화관을 따라 있는 샘들의 분비가 줄어든다. 그러나 노화에 따른 변화는 소화관의 기능을 현저히 떨어트리지는 않는다.

소화관은 피부와 허파처럼 오랜 기간동안 외부환경으로부터 온 물질들에 직접적으로 노출되어 있다. 어떤 물질은 소화관에 기계적 손상을 주거나 조직에 독소로 작용할 수 있다. 나이가 들면 소화관의 결합조직이 얇아지고 점막이 줄어들기 때문에 나이 든 사람의 소화관은 외부 물질에 대한 방어가 약하다. 또한 나이가 들어 점막층이 손상을 받으면 천천히 치유되고 독소 물질을 포식작용으로 제거하는 간의 해독작용과 글리코겐을 저장하는 간의 기능도 떨어진다.

소화관의 보호 기능이 전반적으로 떨어지므로 나이 든 사람은 감염과 독성 물질의 영향에 더욱 민감하다. 나이 든 사람의 소화관에는 궤양과 암이 잘 생긴다. 특히, 미국에서는 매년 135,000명의 새로운 잘록곧창자암(대장직장암, colorectal cancer) 환자가 생기고 이 암으로 57,000명이 죽어, 이 암은 두 번째로 가장 많이 죽는 암 종류로 알려져 있다.

위식도역류병(gastroesophageal reflux disease; GERD)도 나이가 들면서 많이 발생하여 노인들의 제산제 및 위산억제제 복용을 증가시킨다. 식도열공탈장(hiatal hernia)과 불규칙한 식도운동과 같은 장애는 노화와는 직접적인 관련이 없지만 나이가 들면 소화관의 운동성이 떨어져서 이러한 장애를 더욱 악화시킬 수 있다.

나이가 들어감에 따라 사람 치아의 사기질은 점점 얇아지고 사기질 밑에 있는 상아질이 노출되고 치아를 덮고 있는 잇몸이 무너져서 더 많은 상아질이 노출된다. 노출된 상아질은 시린 통증을 유발하고 식사 습관을 바꾸게 한다. 또한 나이 든 사람은 치아가 소실되고 이 치아를 인공치아로 대체하지 않으면 식사 습관이 바뀌게 된다. 나이 든 사람의 씹기근육은 점점 약해지며 음식을 제대로 씹기 전에 그냥 삼키는 경우가 많아진다.

임상에서 활용하기 고밀도지방과 저밀도지방

콜레스테롤은 몸에서 중요한 역할을 하는 스테로이드 분자이다(제2장 참조). 그러나 혈중 콜레스테롤 수치는 성인에 있어 매주 중요한데 혈중 콜레스테롤 수치가 높은 사람은 이 수치가 낮은 사람보다 심장병, 뇌졸중이 걸릴 위험이 높기 때문이다. 총 콜레스테롤 수치가 너무 낮으면 문제가 되지만 이 수치가 180mg/dL 이하이면 정상적인 수치로 본다. 콜레스테롤 수치가 200mg/dL 이상이면 높은 수치로 보며 이런 사람은 진료를 받아야 하고 콜레스테롤과 지방이 풍부한 음식 섭취를 줄이고 운동량을 늘려야 한다.

콜레스테롤을 포함한 지방은 물에 녹지 않아 지방과 단백질의 복합체인 지질단백질(lipoprotein)을 이루어 혈액을 통해 이동한다. 콜레스테롤은 크게 두 종류의 ㅈ질단백질에서 발견된다. 저밀도 지질단백질(low-density lipoproteins; LDLs)은 콜레스테롤을 사용할 세포가 있는 조직으로 콜레스테롤을 운반한다. 고밀도 지질단백질(high-density lipoproteins; HDLs)은 조직으로부터 간으로 콜레스테롤을 운반한다. 혈중 콜레스테롤 수치를 검사할 때 HDL과 LDL에 대한 수치도 같이 보고된다. LDL은 동맥벽에 콜레스테롤을 축적하게 하므로 보통 나쁜 것으로 알려져 있다. HDL은 간으로 콜레스테롤을 운반하여 쓸개즙으로 배출되게 해주므로 몸에서 콜레스테롤을 제거하는 좋은 것으로 알려져 있다. 높은 혈중 HDL/LDL 비율은 심장병의 위험도가 낮은 것을 의미한다. 유산소운동은 HDL을 높이고 LDL을 낮추는 방법 중 하나이다.

질병과 질환 : 소화계통

상태	설명
위	
구토	가로막과 배근육의 수축과 식도조임근의 이완으로 위 내용물이 강제적으로 배출되는 것으로 구토반사는 위와 작은창자의 자극에 의해 시작한다.
소화궤양	위와 샘창자에 생기는 병변으로 헬리코박터 필로리 감염에 의해 주로 생긴다. 그 외 스트레스, 식이, 흡연, 음주가 발생 요인이 될 수 있으며 항생제로 치료한다.
간	
간경화	간세포가 손상을 받아 죽고 그 자리가 결합조직으로 대치되는 병변으로 정상적인 간기능이 떨어지고 간의 혈액순환에 장애가 생긴다. 알코올 중독의 주요 합병증이다.
간염	간세포가 죽고 흉터가 생기는 간의 감염 질환으로 치료받지 못하면 간기능을 상실하여 죽음에 이를 수 있다. 증상으로 구역질, 복통, 열, 오한, 피로감, 황달 등이 있다. 7 종류의 바이러스에 의해 생긴다.
• A형 간염	비위생적인 습관이나 오염된 물 안에 있는 연체동물을 매개로 하여 감염되는 간염이다.
• B형 간염	성접촉 또는 오염된 피하주사를 통해 감염된 혈액 또는 체액이 들어와 생기는 간염이다.
• C형 간염	만성 간염으로 진행하여 간경화가 되거나 경우에 따라 간암이 되기도 한다.
쓸개돌(담석)	쓸개즙 안에 콜레스테롤이 과도하게 있는 경우에 종종 생긴다. 쓸개돌은 쓸개주머니관으로 들어가 쓸개즙과 이자효소의 배출을 막아 소화를 방해할 수 있다.
창자	
염증성 창자병	소화관을 따라 어느 곳에서라도 생길 수 있는 국소적인 염증성 변성이다. 먼쪽 돌창자와 몸쪽 잘록창자에 잘 생긴다. 창자의 벽이 두꺼워져 협착되고 궤양과 열창을 동반할 수 있다. 설사, 복통, 열, 피로감, 체중감소의 증상을 보인다. 원인은 불명이며 치료로 항염증제를 복용하고 증상을 유발하는 음식을 피하게 한다. 크론병이나 궤양잘록창자염인 경우에는 수술을 한다.
과민성 대장증후군	변비와 설사 증상이 반복되는 것을 특징으로 하는 원인불명의 장애이다. 스트레스와 우울증과 관련 있을 수 있으며 가족력이 매우 높다.
글루텐장병증(만성 소화장애증)	글루텐의 영향으로 작은창자에서 흡수를 못하는 질환이다. 글루텐은 밀과 같은 곡물에 들어 있는 단백질이다. 새로 생성되는 상피세포가 파괴되어 창자융모가 제모양을 갖지 못하게 되고 창자의 표면적이 줄어들어 영양소의 흡수가 감소한다.
변비	대변이 큰창자에 오래 머무르면서 수분 흡수가 증가하여 변이 딱딱해진다. 이러한 변은 정상적인 배변반사를 억제한다. 구불잘록창자의 연축은 대변을 천천히 움직이게 하여 변비를 유발시킨다. 고농도의 식이섬유로 변비를 예방할 수 있다.
	소화관의 감염
식중독	황색포도알균(황색포도상구균), 살모넬라, 대장균과 같은 세균 또는 독소를 섭취하여 생긴다. 구역, 복통, 구토, 설사와 같은 증상이 나타나고 심하면 사망에 이를 수 있다.
장티푸스	장티푸스균이라는 악성 세균의 감염에 의해 생기며 창자벽을 가로질러 다른 조직을 침범할 수 있다. 고열, 두통, 설사와 같은 증상이 나타난다. 비위생적인 환경에서 전파된다. 미개발국가에서는 이 질환으로 많은 사람들이 사망한다.
콜레라	오염된 물 속에 있는 콜레라균의 감염에 의해 생기며 세균이 만든 독소가 염소와 중탄산염 이온, 물을 창자 안으로 분비하도록 자극하여 심각한 설사를 유발시킨다. 하루에 12～20L 정도의 수분을 잃게 되면 쇼크, 순환허탈을 일으키고 사망할 수도 있다. 콜레라는 여전히 아시아 지역의 주요 보건 문제로 꼽힌다
편모충증	원생동물인 람플편모충이 창자를 침범하여 생기는 질환으로 구토, 배의 경련, 쇠약, 체중감소와 같은 증상을 일으킨다. 사람과 동물의 변을 통해 전파되고 때로는 오염된 개울물을 마셔 발생한다.
창자 기생충	비위생환경에서 잘 발생한다. 기생충으로는 촌충, 요충, 구충, 회충이 있다.
설사	창자에서 생긴 자극, 염증, 감염 때문에 대량의 물과 이온이 창자의 점막으로부터 분비될 때 생긴다. 설사는 대변을 창자 밖으로 빠르게 이동시킨다. 설사는 빨리 회복된다.
이질	혈액 또는 점액을 동반하는 심각한 종류의 설사이다. 세균, 원생동물, 아메바에 의해 발생할 수 있다.

※ 자세한 정보들은 **www.mhhe.com/seeleyess8**에서 찾아볼 수 있다.

예상문제에 대한 답

Demondre는 아프리카계 미국인이고 젖당(lactose)을 함유한 음식을 먹은 후에 불편하다고 하였다. 다음으로 소화효소는 작은창자의 상피세포와 결합하고 있고, 이 효소는 젖당을 포함한 특정 영양소에 반응한다는 것을 배웠다. Demondre의 주치의는 젖당이 그에게 아픈 증상을 일으키니 젖당 섭취를 피하라고 하였다. 따라서 Demondre는 젖당을 소화시키는 효소인 젖당분해효소(lactase)에 문제가 있는 것을 알 수 있다. 아프리카계 미국인의 약 80～90%는 아동기 이후 젖당 분해효소 생산이 현저히 줄어들기 때문에 젖당을 잘 소화시키지 못한다. 이러한 상태를 젖당못견딤증(락토오스불내증, lactose intolerance)이라고 한다.

CHAPTER

17 영양소, 대사, 체온조절

예상문제

Sadie와 David는 그들의 엄마가 공원으로 소풍을 가기로 하자 매우 좋아하였다. 그들은 정글짐에서 뛰어 노는 것을 좋아하였다. 소풍 가는 날, Sadie는 초콜릿 칩 쿠키와 포도맛 소다를 싸달라고 엄마에게 졸랐다. 이러한 간식은 아이에게 영양적인 가치는 적고 너무 많은 칼로리를 제공한다. Sadie의 엄마는 Sadie가 말한 간식보다 과일, 견과류 과자, 물이 더 좋은 간식이라고 알려줬다. 이 장을 읽은 후에, Sadie의 엄마가 제안한 간식을 가져가지 않고 칼로리가 많은 Sadie가 제안한 간식을 가져간다면 어떠한 결과가 있을지 예측해보아라.

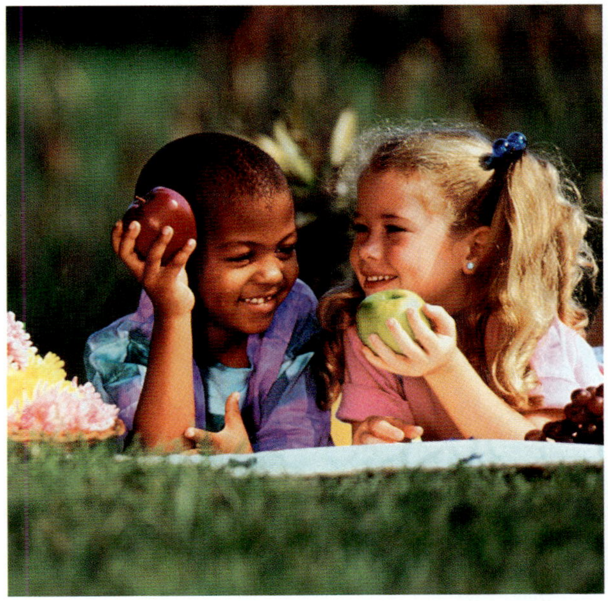

Module 12 Digestive System

17.1 영양

영양(nutrition)은 음식이 들어와 몸에서 이용되는 과정을 말한다. 이 과정에는 소화, 흡수, 운반, 대사가 포함된다. 영양학은 정상적인 몸의 기능을 수행하기 위해 필요한 음식과 음료를 연구하는 분야이다.

영양소

영양소(nutrients)는 몸으로 들어와 에너지를 제공하고 새로운 분자를 만드는 재료로 사용되는 화학물질이다. 음식 안의 어떤 물질은 영양소가 아니고 섬유 덩어리로 제공된다. 영양소는 크게 6개의 범주, 즉 탄수화물, 지방, 단백질, 비타민, 무기질, 물로 나눈다. 탄수화물, 지방, 단백질은 주요 유기 영양소이고 소화과정에서 효소에 의해 더 작은 단위로 분해된다. 이렇게 분해된 물질은 에너지를 제공하기 위해 더 작은 단위로 분해되거나 새로운 탄수화물, 지방, 단백질로 만들어지기 위한 재료로 사용된다. 비타민, 무기질, 물은 분해 없이 몸으로 들어온다. 이것들은 생명을 유지하기 위해 필요한 화학반응에 참여한다. 몸은 어떤 영양소에 대해서는 상당히 많은 양을 요구하고 어떤 영양소는 아주 적은 양을 필요로 한다. 적은 양이 필요한 영양소를 **미량원소**(trace elements)라고 한다.

필수 영양소(essential nutrients)는 몸이 아예 생산하지 못하거나 필요한 양을 만들지 못하기 때문에 반드시 섭취해야만 하는 영양소를 말한다. 필수 영양소로는 특정 아미노산과 지방, 탄수화물 중 일부가 있다. 대부분의 비타민과 무기질, 물은 필수 영양소에 해당된다. '필수'라는 말은 몸이 이 필수 영양소만을 필요로 한다는 것을 의미하지 않는다. 다른 영양소들도 필요하지만 이들이 섭취되지 않으면 다른 영양소가 만들어질 수 없다. 이러한 합성은 대부분 간에서 일어난다. 간은 분자들을 만들고 수송하는 능력을 가지고 있다. 균형 잡힌 식단은 몸이 정상적으로 기능할 수 있도록 충분한 영양소들이 알맞은 비율로 구성되어 있다.

킬로칼로리

몸이 사용하는 에너지는 특정 영양소의 화학적 결합에 담겨 있다. **칼로리**(calorie; cal)는 1g의 물을 1℃ 올리는 데 필요한 에너지, 즉 열량을 말한다. **킬로칼로리**(kilocalorie; kcal)는 1,000cal이며 음식으로부터 제공되고 대사를 통해 방출되는 에너지의 양을 나타내는 단위이다. 예를 들어, 한 조각의 흰빵은 약 75kcal를 지니고 있고, 한 컵의 우유는 150kcal를 지니며, 바나나는 100kcal, 빵과 소스를 제외한 핫도그는 170kcal를 지니고 있다. 탄수화물 또는 단백질의 각각 1g은 몸에서 대사되면서 약 4kcal의 에너지를 방출한다. 지방 1g은 더 많은 에너지를 갖고 있으며 약 9kcal의 에너지를 방출한다. 표 17.1은 일반적인 음식이 제공하는 킬로칼로리를 나열한 것이다. 미국에서 일반적으로 섭취하는 음식은 50~60%의 탄수화물, 35~45%의 지방, 10~15%의 단백질로 구성되어 있다. 표 17.1은 각 음식별로 탄수화물, 지방, 단백질의 구성 비율을 표시하고 있다.

킬로칼로리는 종종 *칼로리*로 불리고 대문자 *C*로 표기한다. 불행하게도 이러한 사용 때문에 과학적 정의에 따른 칼로리(소문자 c를 사용)와 혼동되곤 한다. 음식 제품에 붙어 있는 열량 표기는 습관적으로 킬로칼로리를 의미하는 C 대신 칼로리를 의미하는 c를 쓰기도 한다.

탄수화물

탄수화물과 음식

탄수화물(carbohydrates)에는 단당류(monosaccharides), 이당류(disaccharides), 다당류(polysaccharides)가 있다(제2장 참조). 우리가 섭취하는 대부분의 탄수화물은 식물로부터 오며 젖당(lactose)은 동물로부터 얻는다. 음식에 들어 있는 가장 흔한 단당류는 포도당(glucose)과 과당(fructose)이다. 식물은 햇빛으로부터 에너지를 얻고 이 에너지를 포도당을 만드는 데 사용한다. 포도당은 야채, 과일, 당밀, 꿀, 시럽에서 발견되고 과당은 대부분의 과일과 산딸기류에서 발견된다.

이당류인 자당(sucrose)은 대부분의 사람들이 설탕으로 생각하는 것을 말한다. 자당은 하나의 포도당과 하나의 과당 분자로 이루어지며 사탕수수와 사탕무에 많이 들어 있다. 엿당(maltose)은 발아하는 곡물에 많이 들어 있고 두 개의 포도당 분자로 이루어져 있다. 젖당은 하나의 포도당과 하나의 갈락토오스 분자로 이루어져 있다.

복합 탄수화물(complex carbohydrates)은 거대한 다당류로 길다란 포도당 사슬로 이루어져 있다(그림 2.11). 녹말, 글리코겐, 셀룰로오스가 이러한 다당류에 해당하며, 이들의 차이는 프도당 분자들의 배열과 서로를 연결하는 화학결합 구조이다.

녹말은 식물에서 에너지를 저장하는 분자이고 주로 야채, 과일, 곡물에 들어 있다. 글리코겐은 동물에서 에너지를 저장하는 분자이고 주로 근육과 간에 들어 있다. 셀룰로오스는 식물의 세포벽을 이룬다.

몸에서 탄수화물의 이용

소화과정을 거쳐 다당류와 이당류는 단당류로 쪼개져 혈액으로 흡수된다(제16장 참조). 사람은 녹말과 글리코겐의 포도당 분자들 사이의 결합을 깨는 효소를 갖고 있다. 그러나 셀룰로오스 소화에 필요한 효소는 가지고 있지 않으므로 식물을 요리하거나 씹어 먹어야 한다. 식물을 요리하거나 씹으면 식물의 세포벽이 깨져 세포 안의 녹말이 효소에 노출된다. 소화되지 않는 셀룰로오스는 섬유 덩어리로 제공되어 대변의 부피를 늘려 배변을 쉽게 해준다.

과당과 다른 단당류는 혈액으로 흡수되고 간에서 포도당으로 전환된다. 소화관을 통해 직접 흡수되거나 간에서 합성된 포도당은 삼인산아데노신(adenisone triphosphate; ATP)을 만들기 위해 사용되는 에너지원이다. 뇌는 포도당만을 에너지원으로 사용하기 때문에 몸은 포도당의 혈중 농도를 세심히 조절해야 한다.

몸이 필요로 하는 양보다 많은 포도당을 섭취하면 남는 포도당이 결합되어 글리코겐으로 바뀌고 근육과 간에 저장된다. 에너지가 필요할 때 글리코겐은 쪼개져 포도당이 된다. 그러나 세포는 제한된 양의 글리코겐을 저장할 수 있으므로 세포가 저장할 수 있는 양보다 많은 포도당을 섭취하면 이 포도당은 지방으로 전환되어 지방조직에 장기적으로 저장된다.

당은 에너지원으로 사용되는 것 외에 데옥시리보핵산(deoxylibonuleic acid; DNA), 리보핵산(ribonucleic acid; RNA), ATP의 일부를 구성한다. 또한 당은 단백질과 결합하여 당단백질(glycoprotein)을 구성한다. 당단백질은 세포막의 바깥면에서 수용체 분자로 기능한다.

권장되는 탄수화물의 소비

식사지침권고위원회(Dietary Guidelines Advisory Committee)에 다라 **수용가능 영양소 분배범위**(Acceptable Macronutrient Distribution Range; AMDR)에서 탄수화물은 전체 킬로칼로리 중 45~65%를 차지한다. 탄수화물에 대해 최소로 필요로 하는 양은 알려져 있지 않지만 하루에 100g 이하의 탄수화물을 섭취하뎐 몸에 있는 단백질과 지방을 에너지원으로 과도하게 사용하는 결과를 초래한다. 근육은 주로 단백질로 이루어져 있기 재문에 에너지로 단백질을 사용하는 것은 근육조직이 파괴되는 것을 의미한다. 지방을 에너지원으로 과도하게 사용하면 산증(acidosis)을 유발할 수 있다(제18장 참조).

녹말과 같은 복합 탄수화물이 들어 있는 음식에는 비타민과 무기질 같은 다른 가치 있는 영양소도 들어 있기 때문에 복합 탄수화물이 들어간 식사를 권장한다. 복합 탄수화물은 느린 속도로 소화되고 흡수되기 때문에 혈중 포도당의 농도가 급격히 오르거나 내려가지 않는다. 반면에 단순한 설탕의 경우 혈중 포도당 농도를 빠르게 변화시킨다. 청량음료나 사탕처럼 설탕이 많이 들어 있는 식품은 탄수화물이 풍부하지만 다른 영양소는 거의 가지고 있지 않다. 예를 들어, 청량음료는 12oz 용량에 9 티스푼 분량의 설탕을 포함하고 있어 거의 자당으로만 이루어져 있다. 이러한 식품들을 지나치게 많이 소비하면 비만에 빠지거나 치아우식이 생길 수 있다.

관련된 질환

자유라디칼과 항산화제

자유라디칼(free radicals)은 정상 대사에서 만들어지는 전자 하나가 없는 분자이다. 자유라디칼은 잃어버린 전자를 지방, 단백질 또는 DNA와 같은 세포 분자로부터 전자를 취할 수 있고 이럴 때 세포에 손상을 일으킨다. 자유라디칼로부터 받은 손상은 노화에 기여하거나 죽상동맥경화증(artherosclerosis), 암과 같은 질환을 일으킬 수 있다.

분자로부터 전자 하나를 잃는 현상을 산화(oxidation)라고 한다. 항산화제(antioxidnats)는 자유라디칼에 전자를 줌으로써 세포의 구성물이 산화되는 것을 막아주는 물질이다. 이러한 항산화제의 예로는 풋비타민 Aprovitamin A인 베타 카로틴, 비타민 C, E가 있다.

항산화제를 다량으로 복용하는 것이 이로운지에 대해 많은 연구들이 시도되었다. 영양권장량을 제정한 과학자들에 따르면, 지금까지 알려진 증거들은 항산화제를 다량으로 복용하는 것이 만성질환을 예방하고 건강을 증진시킨다는 주장을 지지하지 않는다고 하였다. 차라리 균형 잡힌 식사에 들어 있는 항산화제의 양이 이로울 수 있다고 하였다. 균형 잡힌 식사는 항산화제가 풍부한 과일과 채소를 포함한다.

지방

지방과 음식

지방(lipids) 에는 중성지방, 스테로이드, 인지질, 지용성 비타민이 있다. **중성지방**(triglycerides)은 '*triglycerol*'이라고 부르기도 한다. 음식에 들어 있는 대부분의 지방은 중성지방이며 전체 지방 섭취량 중 약 95%가 중성지방이다. 중성지방 분자는 세 개의 지방산(fatty acid)과 하나의 글리세롤(glycerol) 분자로 이루어져 있다(그림 2.12). 중성지방은 그냥 지방으로 종종 언급된다. 지방이 상온에서 액체 상태이면 기름이라고 부른다. **포화지방**(saturated fats)은 지방산과 탄소 원자가 하나인 공유결합(covalent bond)을 하고 있다. **불포화지방**(unsaturated fats)은 지방산과 탄소 원자 사이에 하나 이상의 이중결합을 하고 있다(그림 2.13). **단일불포화지방**(monounsaturated fats)은 이중결합을 한 개 가지고 있고, **다불포화지방**(polyunsaturated fats)은 둘 이상의 이중결합을 가지고 있다. 포화지방은 고기, 유제품, 달걀, 견과류, 야자유, 팜유에서 발견된다(표 17.1). 단일불포화지방은 올리브유와 땅콩기름에 들어 있고, 다불포화지방은 생선, 홍화유, 해바라기유, 옥수수유에서 발견된다.

쇼트닝과 마아가린과 같은 고체 상태의 지방은 페이스트리(pastries)와 같은 음식을 준비할 때 액체 상태의 지방인 기름보다 작업하기 편하다. 야채로부터 얻는 기름은 다불포화지방이 주로 들어 있다. 다불포화지방의 이중결합 수를 줄어들게 하여 포화 상태로 바꾸면 기름은 액체에서 고체 상태로 바뀔 수 있다. 불포화 기름을 포화시키기 위해 기름을 수소화(hydrogenation)시킬 수 있다. 수소 가스를 기름에 주입시키면 분자 모양이 변하면서 기름을 고체화시킨다. 기름은 포화가 되면 될수록 상온에서 더 단단한 형태가 된다. 이러한 과정을 거친 지방을 **트랜스 지방**(trans fats)이라고 한다.

일부 트랜스 지방은 동물로부터 만든 음식에서 자연적으로 발생하기도 하지만 처리를 거친 식품과 기름을 쓰는 미국 중심의 식단에는 트랜스지방을 많이 포함하고 있다. 트랜스 지방산은 저밀도 지질단백질(low density lipoprotein)의 혈중 농도를 올리고, 고밀도 지질단백질(high density lipoprotein)의 혈중농도를 낮춘다(제16장 참조). 이러한 변화는 심혈관 질환이 발병할 위험이 높아진다. 2006년부터 미국의 식품의약국(Food and Drug Administration; FDA)은 소비자가 좋은 식품을 고를 수 있도록 식품에 포화지방과 트랜스 지방의 양을 자세히 표기할 것을 요구하고 있다.

섭취한 지방의 남은 5%는 스테로이드, 인지질을 포함한다. **콜레스테롤**(cholesterol)은 스테로이드(제2장 참조)로 뇌간, 간, 달걀 노른자 안에 고농도로 들어 있고 우유, 치즈, 버터, 고기에도 들어 있다. 콜레스테롤은 식물에는 발견되지 않는다. **레시틴**(lecithin)과 같은 인지질은 세포막을 이루는 주요 성분이고 여러 종류의 음식에서 발견된다. 레시틴을 얻을 수 있는 가장 좋은 음식은 달걀 노른자이다.

표 17.1 식품성분

음식	양	열량(kcal)	탄수화물(g)	지방(g)	단백질(g)
유제품					
일반 우유(3.3% 지방)	1컵	150	11	8	8
저지방 우유(2% 지방)	1컵	120	12	5	8
버터	1티스푼	100	–	12	–
곡물					
흰빵	1조각	75	24	1	2
통밀빵	1조각	65	14	1	3
과일					
사과	1	80	20	1	–
바나나	1	100	25	–	1
오렌지	1	65	16	–	1
야채					
옥수수(통조림)	1컵	140	33	1	4
완두콩(통조림)	1컵	150	29	1	8
상추	1컵	5	2	–	–
샐러리	1컵	20	5	–	1
구운 감자	1개	145	33	–	4
육류 및 생선류					
갈은 쇠고기	3온스	185	–	10	23
튀긴 새우	3온스	190	9	9	17
참치(통조림)	3온스	170	–	7	24
튀긴 닭가슴살	3온스	160	1	5	26
베이컨	2조각	85	–	8	4
핫도그	1	170	1	15	7
디저트					
초콜릿칩 쿠키	1	50	7	2	1
사과 파이	1쪽	135	49	14	3
소프트 아이스크림	1컵	377	38	23	7
음료					
콜라	12온스	145	37	–	–
맥주	12온스	144	13	–	–
와인	3.5온스	73	2	–	–
독주(86프루프)	1.5온스	105	–	–	–
기타					
달걀	1	80	1	6	6
마요네즈	1티스푼	100	–	11	–
설탕	1티스푼	45	12	–	–

몸에서 지방의 이용

중성지방은 ATP를 만드는 데 사용되는 중요한 에너지원이다. 중성지방 1g은 1g의 탄수화물과 단백질이 내는 열량보다 두 배 이상의 열량을 제공한다. 근육세포와 같은 일부 세포는 사용하는 에너지의 대부분을 중성지방으로부터 얻는다.

섭취한 중성지방 분자는 바로 사용되지 않고 지방조직이나 간에 저장된다. 에너지가 필요할 때 저장된 중성지방은 분해된다. 중성지방의 분해산물인 지방산은 혈액으로 들어가 여러 조직으로 들어가 사용된다. 지방조직은 에너지를 저장하는 것 외에, 장기를 둘러싸고 충격을 흡수하고 보호한다. 피부 밑에 있는 지방조직은 열 손실을 막는 단열재의 역할을 한다.

콜레스테롤은 우리 몸에서 많은 기능을 하는 중요한 분자로 음식으로부터 얻을 수 있거나 간과 다른 대부분의 조직에 의해 만들어질 수 있다. 콜레스테롤은 세포막의 구성 성분이고 쓸개염과 다른 스테로이드 호르몬과 같은 다른 유용한 분자로 변형될 수 있다. 쓸개(담즙, bile juice)염은 지방을 유화시켜 지방의 소화와 흡수를 돕는다(제16장 참조). 스테로이드 호르몬은 에스트로겐(estrogen), 프로게스테론(progesteron), 테스토스테론(testosteron)과 같이 생식계통을 조절하는 성호르몬을 포함한다. 지방산으로부터 나오는 에이코사노이드(eicosamoids)는 염증 반응, 조직 수복, 민무늬근육의 수축 등의 기능에 관여한다.

인지질(phospholipids)은 세포막의 구성성분으로 신경세포의 축삭을 둘러싸는 말이집(myelin sheath)을 형성하는 데 사용된다.

권장되는 지방의 소비

지방에 대한 수용가능 영양소 분배범위(AMDR)는 성인에서 20~35%이다. 4~18세 사이의 어린이 또는 청소년 시기는 25~35%이고, 2~3세 사이의 아이는 30~35%이다. 포화지방은 전체 열량에서 10%을 넘으면 안 되고 가능한 적게 섭취해야 한다. 섭취하는 대부분의 지방은 다불포화지방과 단일불포화지방으로부터 얻어야 한다. 콜레스테롤은 하루에 300mg(달걀 노른자 1개)으로 제한하고 더 적게 먹을 것을 권하고 있다. 이러한 지침은 포화지방, 트랜스 지방과 같은 지방과 콜레스테롤을 지나치게 많이 섭취하면 심혈관질환에 걸리기 쉽다는 개념에 근거한다. 일반적인 미국인 식단은 총 열량의 35~45%를 지방으로부터 얻으므로 지방 소비를 더 줄일 것을 권고하고 있다. 표 17.1에서 지방에 대한 식품성분을 참조하길 바란다.

충분한 지방을 섭취하지 않으면 몸은 탄수화물과 단백질로부터 지방을 합성할 수 있다. **리놀렌산**(linoleic acid), **알파 리놀렌산**(alpha linoleic acid)은 몸에서 합성될 수 없어 반드시 섭취해야만 하므로 **필수 지방산**(essential fatty acid)이라고 한다. 이 지방산은 카놀라 또는 대두와 같은 식물에서 추출한 기름에서 발견된다.

단백질

단백질과 음식

단백질(proteins)은 아미노산의 사슬이다(그림 2.16). 단백질은 우리가 먹는 대부분의 식물과 동물에 들어 있다(표 17.1). 몸 안의 단백질은 20 종류의 아미노산으로 구성된다. 아미노산은 두 개의 그룹인 필수 아미노산과 비필수 아미노산으로 나뉜다. 몸은 **필수 아미노산**(essential amino acids)을 합성하지 못하므로 반드시 음식을 통해 얻어야만 한다. 9개의 필수 아미노산은 히스티딘(histidine), 이소류신(isoleucine), 류신(leucine), 리신(lysine), 메티오닌(methionine), 페닐알라닌(phenylalanine), 트레오닌(threonine), 트립토판(tryptophan), 발린(valine)이다. **비필수 아미노산**(none essential amino acids)은 우리 몸의 단백질을 구성하는 데 필요하지만 반드시 섭취해야만 하는 것은 아니다. **완전 단백질**(complete protein)인 음식은 9개의 모든 필수 아미노산이 필요한 양으로 들어 있고, 불완전 단백질은 그렇지 않다. 동물의 단백질은 대부분 완전 단백질이고, 식물은 불완전 단백질이다. 완전 단백질의 예로는 붉은 고기, 생선, 닭고기, 우유, 치즈, 달걀이 있다. 불완전 단백질의 예로는 푸른잎 채소, 곡밀, 콩과 식물이 있다. 쌀과 콩과 같이 두 종류의 불완전 단백질을 같이 섭취하면 각각은 서로에게 없는 아미노산을 제공할 수 있다. 따라서 채식주의자는 음식 종류를 잘 정해야 필수 아미노산을 모두 얻을 수 있다.

몸에서 단백질의 이용

단백질은 몸에서 다양한 기능을 수행한다. 콜라겐은 결합조직에서 구조를 버티는 힘을 제공한다. 피부에서는 케라틴이 이러한 기능을 한다. 액틴과 미오신은 근육이 수축할 수 있게 해준다. 효소는 몸에서 화학 반응 속도를 조절하는 것을 담당하고 단백질로 이루어진 호르몬은 많은 생리과정을 조절한다(제10장 참조). 혈액 안의 단백질은 응고인자, 분자들의 수송, pH 변화를 제한하는 완충제로 기능한다. 단백질은 세포막에서 이온통로(ion channel), 운반 분자, 수용체 분자로 기능한다. 항체, 림프카인(lymphokines), 보체(complement)는 면역계통에 기능하는 단백질들이다.

단백질은 에너지원으로 사용될 수 있으며 탄수화물과 비슷한 열량을 제공한다. 단백질을 과다 섭취하면 몸은 단백질로부터 에너지를 얻어 글리코겐과 지방 분자를 합성하고 저장한다. 건강한 성인이 적당한 양의 단백질을 섭취하면 단백질의 합성과 분해는 일정 비율로 이루어진다.

권장되는 단백질의 소비

단백질에 대한 수용가능 영양소 분배범위(AMDR)는 전체 열량의 10~35%이다. 표 17.1에서 단백질에 대한 식품성분을 참조하길 바란다.

비타민

비타민(vitamins)은 음식 안에 아주 적은 양으로 존재하는 유기 분자이며 정상 대사에 필수적이다(표 17.2). **필수 비타민**(essential vitamins)은 몸에서 만들어질 수 없기 때문에 음식을 통해 얻어야 한다. 어떠한 단일 음식도 모든 필수 비타민을 제공할 수 없으므로 여러 종류의 음식을 먹어 균형 있는 식사를 해야 한다. 식단에 필수 비타민이 결여되면 결핍질환이 생길 수 있다. 비타민 K와 같은 비타민은 장내 세균에 의해 만들어지고 또 다른 비타민은 풋비타민이라 불리는 물질로부터 몸에 의해 생성되기도 한다. **풋비타민**(프로비타민, provitamin)은 몸에서 기능할 수 있는 비타민으로 조립되거나 변형될 수 있는 비타민의 일부분이다. 베타 카로틴(beta carotene)은 몸에서 비타민 A로 변형될 수 있는 풋비타민의 한 예이다. **7-디하이드로콜레스테롤**(7-dehydrocholesterol)은 비타민 D로, **트립토판**(tryptophan)은 니아신(niacin)으로 바뀔 수 있는 풋비타민이다.

비타민은 분해대사(catabolism)에 의해 분해되지 않고 원래의 구조 또는 약간 변형된 구조로 사용된다. 비타민의 화학 구조가 깨지면 그 기능을 잃는다. 많은 비타민의 화학 구조는 음식을 오래 가열한 경우와 같이 열에 의해 파괴된다.

대부분의 비타민은 **보조효소**(coenzymes)로 기능하여 효소와 결합하여 효소가 기능을 할 수 있게 한다(제2장 참조). 비타민 B_2, B_3, 바이오틴(biotin), 판토텐산(pantothenic acid)은 ATP 생성에 관여하는 화학반응에서 매우 중요한 역할을 한다. 엽산(folate)과 비타민 B_{12}는 핵산 합성에 관여한다. 비타민 A, B_1, B_6, B_{12}, C, D는 성장에 필수적이다. 비타민 K는 혈액응고에 관여하는 단백질 합성에 기여한다(표 17.2).

비타민은 지용성과 수용성이 있다. **지용성 비타민**(fat-soluble vitamins)에는 비타민 A, D, E, K가 있고, 이 비타민은 지방과 함께 창자에서 흡수된다. 이 비타민의 일부는 오랜 기간 동안 몸에 저장될 수 있기 때문에 너무 많이 축적되면 몸에 독소로 작용할 수 있다. 비타민 B와 C와 같은 **수용성 비타민**(water-soluble vitamins)은 창자에서 물과 함께 흡수되고 소변으로 배출되기 전에 짧은 시간 동안만 몸에 남아 있을 수 있다.

비타민은 20세기 초부터 확인되기 시작했다. 비타민은 구루병(rickets)과 각기병(beriberi)에 걸리지 않게 해주는 것으로 알려진 음식들에서 발견되었다. 미국 1941년에 식품 및 영양국(Food and Nutrition Board)이 **영양권장량**(Recommended

Dietary Allowances; RDAs)을 제정한다. 영양권장량은 성별과 연령대별로 거의 모든 사람들이 필요로 하는 영양소 섭취량을 알려준다. 또한 어린이와 성인, 임산부와 모유 수유자에 대한 섭취량도 제공하고 있다. 영양권장량은 매 4~5년마다 필요할 때 새로운 정보에 근거하여 갱신된다.

영양권장량은 97%의 사람들이 비타민 또는 무기질 부족으로 인해 생기는 질환에 걸리지 않도록 최소한으로 섭취해야 하는 비타민과 무기질의 양을 알려준다. 사람마다 요구량은 다를 수 있지만 영양권장량은 좋은 참고사항이다. 영양권장량보다 적게 섭취하면 영양소 결핍증에 빠질 가능성이 높아진다. 반대로 너무 많은 영양소를 섭취해도 해로운 영향을 받을 수 있다. 예를 들어, 영양권장량보다 3~10배 많은 비타민 A를 장기적으로 섭취하면 뼈와 근육의 통증을 유발하고 피부이상, 탈모, 간비대를 일으킨다. 영양권장량보다 5~10배 많은 비타민 D를 장기적으로 섭취하면 콩팥, 심장, 혈관에 칼슘이 침착된다. 하루에 비타민 C를 영양권장량의 20배인 2g 이상씩 섭취하면 위의 염증과 설사를 일으킨다.

표 17.2 주요 비타민

비타민	지용성 또는 수용성	공급원	기능	결핍 시 증상	일일 참조 섭취량(RDIs)a
A(레티놀)	지용성	노란 또는 푸른 채소에 들어 있는 풋비타민인 카로틴에서 변형되며 간, 달걀 노른자, 버터, 우유에서 이러한 변형이 일어남	로돕신 합성, 상피세포의 유지, 뼈와 치아의 성장에 필요	로돕신 결핍, 야맹증, 발육지연, 피부장애, 감염 확률 증가	900REb
B_1(티아민)	수용성	이스트, 곡물, 우유	탄수화물, 아미노산 대사에 관여하고 성장에 필요	각기병(심장근육을 포함한 근육 쇠약, 신경염, 마비)	1.2mg
B_2(리보플라빈)	수용성	푸른 채소, 간, 발아 곡물, 우유, 달걀	플라빈 아데닌 디뉴클레오티드의 성분이고, 시트르산 회로에 관여	시력장애, 피부 균열(특히 입 주변)	1.3mg
B_3(니아신)	수용성	생선, 간, 붉은 고기, 이스트, 곡물, 완두콩, 콩, 견과류	니코틴아미트 아데닌 디뉴클레오티드의 성분이고, 당 분해와 시트르산 회로에 관여	펠라그라(설사, 피부염, 신경계통 장애)	16mg
판토텐산	수용성	간, 이스트, 푸른 채소, 곡물, 장내 세균	보조효소 A의 성분이고, 지방과 아미노산으로부터 포도당 합성과 스테로이드 호르몬 합성에 관여	신경근장애, 피로	5mg
바이오틴	수용성	간, 이스트, 달걀, 장내 세균	지방산과 핵산의 합성, 피루브산이 시트르산으로 이동하는 데 관여	정신 및 근육의 기능이상, 피로, 구역	30μg
B6(피리독신)	수용성	생선, 간, 이스트, 토마토, 장내 세균	아미노산 대사에 관여	피부염, 발육지연, 구역	1.7mg
엽산	수용성	간, 푸른잎 채소, 장내 세균	핵산 합성, 조혈, 출생 결함 방지에 관여	큰적혈구빈혈, 척추갈림증(이분척추)	0.4mg
B_{12}(코발라민)	수용성	간, 붉은 고기, 우유, 달걀	적혈구 생산, 일부 핵산과 아미노산의 대사에 관여	악성빈혈, 신경계통 장애	2.4μg
C(아스코르빈산)	수용성	감귤류, 토마토, 푸른 채소	콜라겐 합성, 일반 단백질 대사에 관여	괴혈병(뼈형성의 결함, 불충분한 상처치유)	90mg
D(콜레칼시페롤, 에르고스테롤)	지용성	생선 간기름, 우유, 달걀, 풋비타민 D는 햇빛에 의해 피부에서 콜레칼시페롤로 전환됨	칼슘과 인의 사용을 증진시키고 정상 성장과 뼈와 치아의 형성에 관여	구루병(발육 문제, 약한 뼈, 골연화증, 뼈재흡수 문제)	10μgc
E(토코페롤, 토코트리에놀)	지용성	발아 곡물, 면씨, 야자, 쌀기름, 곡물, 간, 상추	세포막과 DNA의 산화를 방지	적혈구의 용혈	15mg
K(필로퀴논)	지용성	알파파, 간, 시금치, 채소 기름, 양배추, 장내 세균	응고인자의 합성에 필요	응고인자 지연으로 인한 과다출혈	120μg

a 4살 이상의 사람들에 대한 RDIs. IU=international units.
b RE(retinol equivalents, 레티놀당량). 1RE=1μg의 레티놀 또는 6μg의 β-카로틴.
c 1μg의 콜레칼시페롤 = 40IU의 비타민 D.

관련된 질환

채식주의자

Hazel Nutt는 채식이 그녀의 건강을 좋게 하고 더 이상 동물을 먹기 싫어져서 전통적인 미국인의 식단에서 채식주의자(vegetarian)의 식단으로 바꾸기로 결정하였다. 채식주의자의 식단은 식물로 만든 음식으로만 채워져 있다.

식물만으로는 건강을 유지하기 위한 단백질을 제공받을 수 없으므로 적당한 양의 필수 아미노산을 얻기 위해 채식주의자는 곡물과 콩과 같은 다양한 단백질 공급원을 소비한다. 덧붙여 미국인을 위한 식단 지침서는 채식주의자가 비타민 B_{12}, D, 칼슘, 철, 아연을 보충해야 한다고 권고하고 있다. 특히 어린이, 임산부와 모유 수유자에게 이 영양소를 꼭 챙기도록 권고하고 있다. 식물은 비타민 B_{12}를 제공하지 못한다. 또한 비타민 D는 햇빛을 쬐면 몸에서 생산될 수 있지만(제5장 참조) 이와 함께 식물을 섭취하는 것만으로는 충분한 양을 얻을 수 없다. 칼슘은 푸른잎 채소와 견과류에서 발견된다. 철과 아연은 통밀, 견과류, 콩에 들어 있다. 그러나 이러한 무기 질은 소량씩 들어 있고 잘 흡수되지 않는다.

무기질

무기질(minerals)은 정상 대사 기능에 필수적인 무기 영양소이다. 사람들은 무기질만 또는 다른 유기질과 함께 섭취한다. 무기질은 몸무게의 약 4~5%를 차지하고 안정막전위와 활동전위 생성, 뼈와 치아의 기계적 강도, 유기 분자와의 결합, 보조효소, 완충제, 삼투압 조절자와 같은 수많은 중요한 기능에 관여한다. 균형 잡힌 식사는 모든 필요한 무기질을 제공한다. 다만, 몇몇 상황에서는 식사만으로 무기질 섭취가 부족할 수 있다. 예를 들면, 만성 출혈 또는 양이 많은 월경을 겪고 있는 사람에게는 철 보충이 필요할 수 있다. 표 17.3에서 무기질에 대한 식품성분을 참조하길 바란다.

17.2 대사

대사(metabolism)는 몸에서 일어나는 모든 화학반응을 가리키는 말이다. 대사는 커다란 분자가 작은 분자로 쪼개지면서 에너지를 방출하는 **분해대사**(catabolism)와 작은 분자가 합쳐져 커다란 분자를 만들면서 에너지를 요구하는 **합성대사**(anabolism)로 이루어진다. 분해대사는 소화과정에서 시작하고 각각의 세포에서 끝난다. 합성대사는 모든 세포에서 세포분열을 하거나, 세포 안의 구조를 유지하거나, 호르몬 · 신경전달물질(neurotransmitters) · 세포바깥바탕질(세포외기질, extracellular matrix)과 같은 분자를 생성할 때 일어난다. 분해대사로부터 나온 에너지는 합성대사를 일으키는 에너지로 사용된다.

대사는 소화과정에서 발생하는 화학반응과 소화된 물질이 세포로 들어간 후에 일어나는 화학반응으로 나눌 수 있다. 세포 안에서 일어나는 화학반응은 **세포대사**(cellular metabolism)로 종종 언급된다. 탄수화물, 단백질, 지방에 대한 소화산물은 세포 안에서 더 분해될 수 있다. 이러한 분해과정을 통해 방출된 에너지는 **아데노신이인산**(adenosine diphosphate; ADP)과 **무기질 인**(inorganic phosphate)을 합쳐 **아데노신삼인산**(adenosine triphosphate; ATP)이 되게 한다(그림 17.1).

ATP는 세포에서 에너지에 대한 화폐로 간주된다. ATP가 ADP로 분해되면서 방출한 에너지를 세포가 능동운반, 근육수축, 분자 합성에 사용하기 때문이다. 몸은 많은 양의 에너지를 요구하므로 아주 빠르게 ATP를 소모한다.

대사의 조절

포도당, 지방산, 아미노산과 같은 소화 산물은 에너지를 지닌 화학결합으로 이루어진 분자이다. **생화학 경로**(biochemical pathway)로 불리는 일련의 화학반응은 이 분자들로부터 에너지가 방출되는 것을 조절한다. 몇몇 단계에서

표 17.3 중요 무기질

무기질	기능	결핍 시 증상	일일 참조 섭취량(RDIs)a
칼슘	뼈와 치아의 형성, 혈액응고, 근육 활동, 신경 기능	신경에서 갑작스런 활동전위 유발하여 강직 초래	1,300mg
염소	혈중 산-염기 평형, 위에서 염산 생산	산-염기 불균형	2.3g[b]
크롬	당대사의 효소와 관련	알려지지 않음	35µg
코발트	비타민 B_{12}의 성분, 적혈구 생산	빈혈	알려지지 않음
구리	헤모글로빈과 멜라닌의 생산, 전자수송 계통	빈혈과 에너지 소실	0.9mg
불소	치아의 추가적인 강도 제공, 치아부식 예방	뚜렷한 병리상태가 없음	4mg
요오드	갑상샘호르몬 생산, 정상 대사율 유지	갑상샘종, 정상 대사의 저하	150µg
철	헤모글로빈의 성분, 전자수송 계통에서 ATP 생산	빈혈, 산소 운반 감소, 에너지 소실	18mg
마그네슘	보조효소 성분, 뼈형성, 근육과 신경 기능	신경계통의 민감도, 혈관확장, 부정맥 증가	420mg
망간	헤모글로빈 합성, 성장, 일부 효소의 활성화	떨림과 경련	2.3mg
몰리브덴	효소의 성분	알려지지 않음	45µg
인	뼈와 치아의 형성, ATP의 에너지 전달, 핵산의 성분	에너지와 세포 기능 소실	1,250mg
칼륨	근육과 신경 기능	근육 쇠약, 비정상 심전도, 알칼리성 소변	4.7g
셀레늄	많은 효소의 성분	알려지지 않음	55µg
나트륨	삼투압 조절, 신경과 근육의 기능	구역, 구토, 탈진, 어지러움	1.5g[b]
황	호르몬, 비타민 일부, 단백직의 성분	알려지지 않음	알려지지 않음
아연	효소 일부의 성분, 이산화탄소의 운반과 대사, 단백질 대사에 필요	이산화탄소 운반과 단백질 대사의 결함	11mg

a 나트륨을 제외한 4살 이상의 사람들에 대한 RDIs.
b 3.8g 염화나트륨(소금)

는 작은 양의 에너지가 방출되어 이 에너지의 일부가 ATP 합성에 이용된다(그림17.2). 음식에 들은 에너지의 약 40%는 ATP 속으로 들어가고 나머지는 열로 소실된다.

세포 안에서 몇 가지의 각기 다른 생화학 경로가 존재한다. 경로의 각 단계는 특정 효소를 필요로 하므로 어떤 경로가 작동되고 얼마나 많이 이용되는지는 효소에 의해 결정된다(제2장 참조). 효소는 다음과 같은 방식으로 조절된다.

1. *효소합성(enzyme synthesis)*. 효소는 단백질이고 효소의 합성은 DNA에 따른다(제3장 참조). 따라서 세포 안에 존재하는 효소의 종류와 양은 유전자의 조절을 따른다.
2. *수용체 매개 효소활성(receptor-mediated enzyme activity)*. 신경전달물질 또는 호르몬과 같은 화학신호와 세포막 또는 세포 안에 있는 수용체끼리 조합되면서 효소를 활성화시키거나 억제시킨다(제10장 참조)
3. *대사산물에 의한 효소활성 조절(product control of enzyme activity)*. 생화학 경로의 최종 산물은 경로의 첫 반응을 담당하는 효소를 억제시킬 수 있다. 음성 되먹임 조절은 경로의 중간 산물과 최종 산물의 축적을 방지한다(그림 17.2).

탄수화물 대사

단당류는 탄수화물이 소화되어 만들어진 산물이다. 이들 중에서 세포 대사에 가장 중요한 것은 포도당이다. 포도당은 순환계통을 통해 몸을 이루는 모든 조직으로 전달되어 에너지원으로 이용된다. 혈액 안에 과도한 양의 포도당이 있으면 포도당은 **글리코겐**(glycogen)으로 바뀌거나 부분적으로 분해되어 지방을 형성하는 데 사용되기도 한다. 글리코겐은 아주 제한된 양으로 몸에 저장될 수 있는 단기 에너지 저장 분자이다. 반면에 지방은 많은 양으로 몸에 저장할 수 있는 장기 에너지 저장 분자이다. 몸에 있는 대부분의 글리코겐은 뼈대근육과 간에 있다.

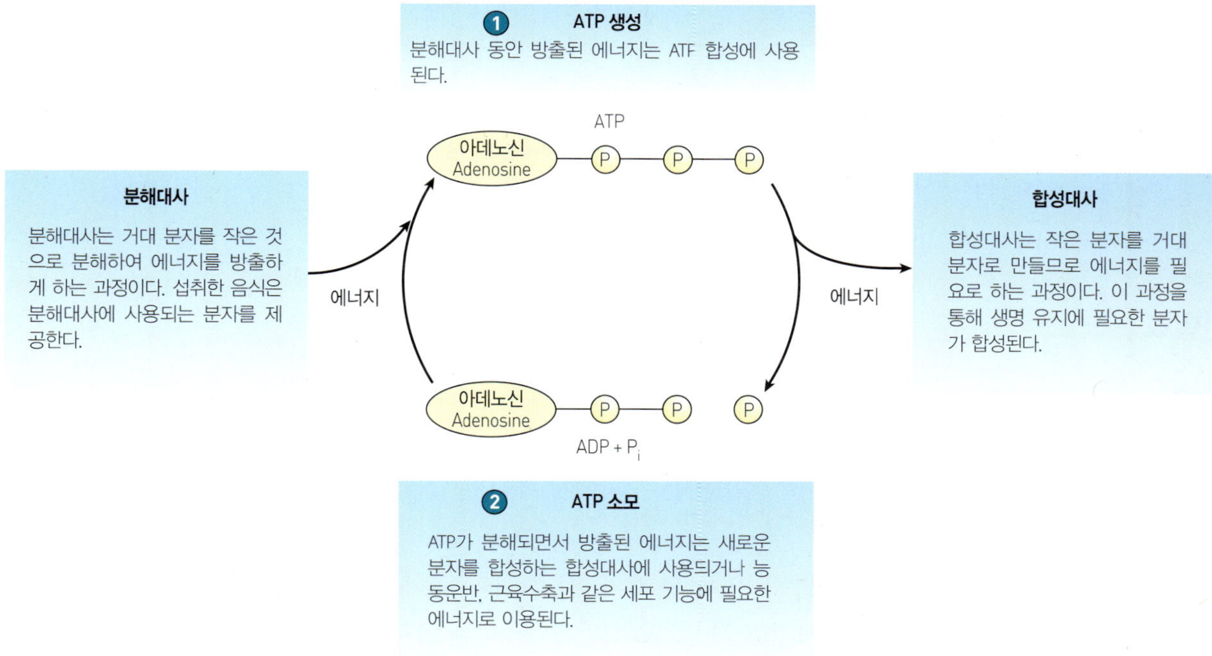

그림 17.1 분해대사를 통한 ATP의 합성과 합성대사를 통한 ATP의 분해

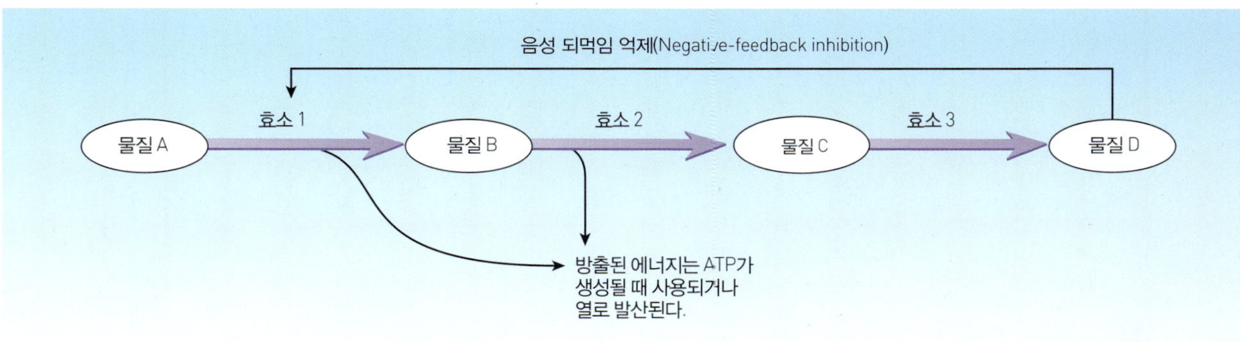

그림 17.2 생화학 경로

경로의 각 단계는 특정 효소에 의해 조절된다. 물질 D는 효소 1을 억제하므로 물질 D 자신에 대한 합성을 조절하게 된다. 경로에 일어난 반응으로 방출된 에너지는 ATP 합성에 사용될 수 있다.

당분해

당분해(glycolysis)는 소기관을 둘러싸는 세포질에 일어나는 일련의 화학반응이다. 당분해를 통해 포도당은 쪼개져서 두 개의 **피루브산**(pyruvic acid)이 된다(그림 17.3). 포도당이 피루브산으로 전환될 때 두 개의 ATP 분자가 사용되고 네 개의 ATP 분자가 만들어져 실제로 얻는 ATP 분자는 두 개다.

포도당은 탄소 원자와 공유결합하고 있는 수소 원자로 이루어져 있다. 포도당이 분해되는 동안 수소 이온(H^+)과 두 개의 전자(e^-)가 방출되고 이것들은 운반 분자와 결합하여 세포의 다른 곳으로 이동할 수 있다. 세포에서 가장 흔한 운반 분자는 **니코틴아마이드 아데닌 디뉴클레오티드**(nicotineamide adenine dinucleotide; NADH)이다.

$$NAD^+ + 2\,e^- + H^+ \rightarrow NADH$$

NADH 분자의 수소 이온과 고에너지 전자는 다른 화학반응 또는 전자수송사슬에서 ATP 분자를 생산하는 데 이용될 수 있다(이 단락의 뒷부분 참조).

당분해에서 만들어진 피루브산과 NADH는 산소 사용 여부에 따라 두 종류의 생화학 경로에서 사용될 수 있다. 산소의 양이 제한적일 때는 젖산발효가 일어난다. 젖산발효는 산소를 필요로 하지 않고 적은 양의 ATP 분자를 짧은 시간에 재빨리 생산할 수 있다(그림 17.3). 세포가 충분한 양의 산소를 가지고 있으면 당분해로 만들어진 피루브산과 NADH는 더 많은 ATP를 만들어내는 호기성 호흡에 사용된다.

젖산발효

젖산발효(lactic acid fermentation)는 혐기성 호흡(anaerobic respiration)의 한 종류로 산소가 없는 상태에서 포도당이 분해되어 두 개의 **젖산**(lactic acid)과 두 개의 ATP를 만들어낸다(그림 17.3). 이렇게 생산된 ATP는 충분한 양의 산소가 조직으로 공급되지 못하는 상황, 즉 강도 높은 운동을 하는 상황에서 에너지원으로 사용된다. 젖산발효는 다음과 같이 두 단계로 나뉜다.

1. *당분해(glycolysis)*. 포도당은 화학반응을 거치면서 두 개의 피루브산과 두 개의 ATP, 두 개의 NADH가 만들어진다.
2. *젖산발효(lactic acid fermentation)*. 피루브산이 젖산으로 전환된다. 이 때 앞서 설명한 단계에서 만들어진 NADH로부터 에너지를 얻는다.

젖산은 생산된 세포로부터 방출되어 혈액을 타고 간으로 운반된다. 산소가 있으면 간으로 들어간 젖산은 일련의 화학반응을 거쳐 포도당으로 전환된다. 포도당은 간에서 방출되어 혈액을 타고 세포로 운반되어 에너지원으로 사용된다. 젖

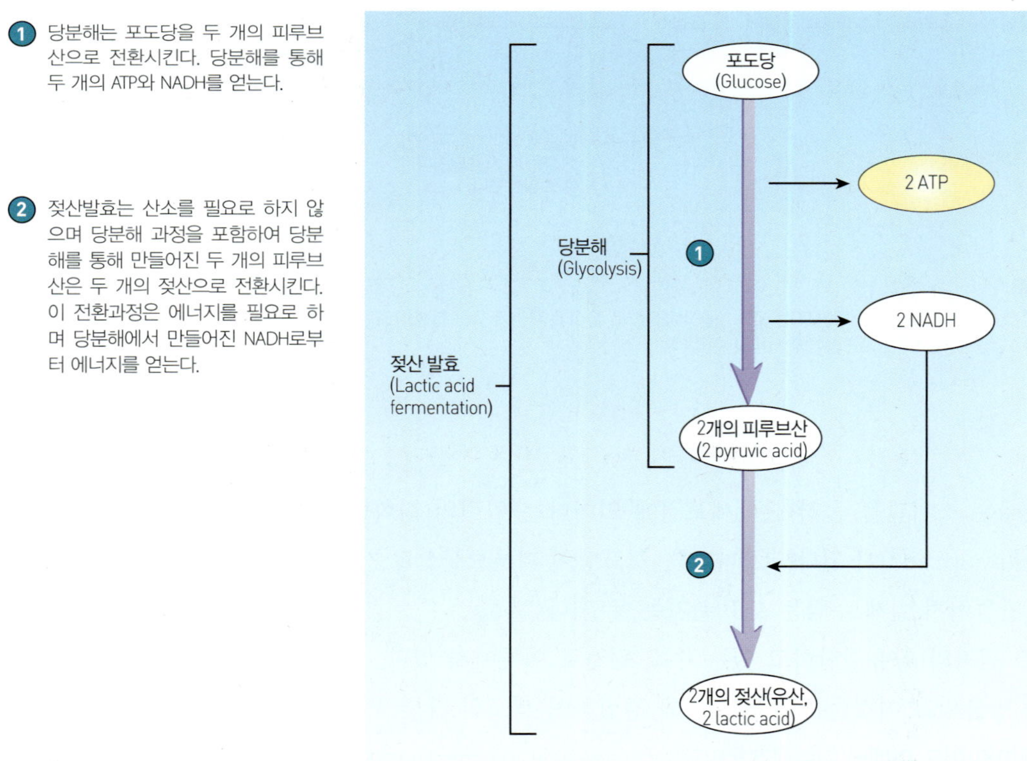

그림 17.3 당분해와 젖산발효

임상에서 활용하기 효소와 질환

많은 대사질환은 효소 결핍 또는 이상에서 기인한다. 예를 들어, 테이-삭스병(Tay-Sachs disease)은 용해소체 안에서 지방의 분해가 제대로 이루어지지 않는 질환이다. 따라서 지방대사의 중간 산물이 비정상적으로 축적되어 신경을 파괴하고 3~4세쯤에 사망한다. 페닐케톤뇨증(phenylketonuria)은 아미노산 중 페닐알라닌(phenylalanine)을 티로신(tyrosine)으로 전환시키지 못 해 생기는 질환이다. 페닐알라닌은 신경세포에 축적되어 뇌손상을 일으킨다. 테이-삭스병과 달리 페닐케톤뇨증에 의한 손상은 식이를 조절하여 제한시킬 수 있다. 페닐알라닌이 몸에 축적되지 않기 위해 페닐알라닌의 섭취를 제한하여 뇌손상을 줄이는 것이 가장 효과적인 치료법이다.

산을 포도당으로 전환시키는 반응들은 호기성 호흡에서 만들어지는 ATP로부터 에너지를 얻는다. 젖산으로부터 포도당을 합성하는데 필요한 충분한 양의 ATP를 만들기 위해 산소를 소모하게 되면 산소 결핍을 초래할 수 있다(제7장 참조).

호기성 호흡

호기성 호흡(aerobic respiration)은 산소가 있는 상태에서 포도당을 분해하여 이산화탄소, 물, 38개의 ATP가 만들어지는 과정이다(그림 17.4). 호기성 호흡은 네 단계로 나뉜다.

1. *당분해(glycolysis)*. 여섯 개의 탄소를 가진 포도당 분자가 분해되어 세 개의 탄소를 가진 피루브산 두 개를 만든다. 두 개의 ATP, 두 개의 NADH도 함께 만들어진다.
2. *아세틸-보조효소 A 형성(acetyl-CoA formation)*. 피루브산은 세포질에서 사립체(mitochondria)로 이동하여 효소에 의해 피루브산의 탄소 세 개가 제거되어 이산화탄소와 두 개의 탄소를 가진 아세틸기 하나를 만든다. 반응 중에 나온 수소 이온과 전자는 NADH 합성에 사용된다. 각각의 아세틸기는 판토텐산으로부터 나온 보조효소 A와 결합하여 **아세틸-보조효소 A**(acetyl-CoA)가 된다. 결과적으로 포도당 하나에 대해 당분해에서 만들어진 두 개의 피루브산은 두 개의 아세틸-보조효소 A, 두 개의 이산화탄소, 두 개의 NADH를 만든다.
3. *시트르산 회로(citric acid cycle)*. 탄소 두 개를 가진 아세틸-보조효소 A는 시트르산 회로를 거치면서 탄소 여섯 개를 가진 시트르산이 된다. **시트르산 회로**(citric acid cycle)는 *삼카르복실산 회로(tricarboxylic acid cycle)*라 부르기도 하고, 발견자인 영국의 생화학자인 Hans Krebs 경(1900~1981)의 이름을 따서 *크렙스 회로(Krebs cycle)*라고 부르기도 한다. 시트르산 회로는 탄소 여섯 개를 가진 시트르산이 여러 단계를 거쳐 탄소 네 개를 가진 분자로 전환되는 일련의 반응을 가리킨다(그림 17.4). 탄소 네 개를 가진 분자는 다른 아세틸-보조효소 A와 결합하여 또 다른 시트르산이 되어 시트르산 회로를 다시 거친다. 이 회로를 거치는 동안 두 개의 탄소 원자는 이산화탄소를 만들고 에너지, 수소 이온, 전자들이 방출된다. 방출된 에너지의 일부는 ATP를 만드는 데 사용된다. 대부분의 에너지, 수소 이온, 전자들은 운반 분자인 NADH와 **플라빈 아데닌 디뉴클레오티드**(flavin adenine dinucleotide; $FADH_2$)를 만드는 데 사용된다. 이 운반 분자들은 추가적인 ATP를 만드는 전자수송 사슬에서 이용된다. 이산화탄소는 세포 밖으로 확산되어 혈액으로 들어가 허파로 이동한 뒤 공기 중으로 배출된다. 따라서 포도당처럼 음식에 들어있는 탄소 원자는 최종적으로 이산화탄소의 형태로 우리 몸에서 제거된다. 즉 우리가 먹은 음식의 일부를 호흡으로 내보내는 것이다.
4. *전자수송 사슬(electron-transport chain)*. **전자수송 사슬**(electron-transport chain)은 사립체의 속막에 붙어 있는 전자를 수송하는 일련의 분자들을 말한다(그림 17.5). 이 막은 사립체의 안쪽을 속구역과 바깥구역으로 나눈다. 전자들은 NADH와 $FADH_2$로부터 전자수송 사슬로 전달되고 수소 이온은 바깥구역으로 방출된다. 전자를 수송하는 운반체

1 세포질에서 일어난 당분해는 포도당을 두 개의 피루브산으로 전환시키고 두 개의 ATP, 두 개의 NADH를 만들어낸다. NADH는 사립체의 속망에 있는 전사수송 사슬로 간다.

2 당분해에서 만들어진 두 개의 피루브산은 두 개의 아세틸-보조효소 A로 바뀌고 두 개의 이산화탄소, 두 개의 NADH가 만들어진다. NADH는 전자수송 사슬로 간다.

3 두 개의 아세틸-보조효소 A는 시트르산 회로로 들어가 네 개의 이산화탄소, 여섯 개의 NADH, 두 개의 $FADH_2$, 두 개의 ATP가 만들어진다. NADH와 $FADH_2$는 전자수송 사슬로 들어간다.

4 전자수송 사슬은 NADH와 $FADH_2$를 사용하여 34개의 ATP를 만든다. 이 과정은 산소를 필요로 하며 산소는 수소 이온과 결합하여 물이 된다.

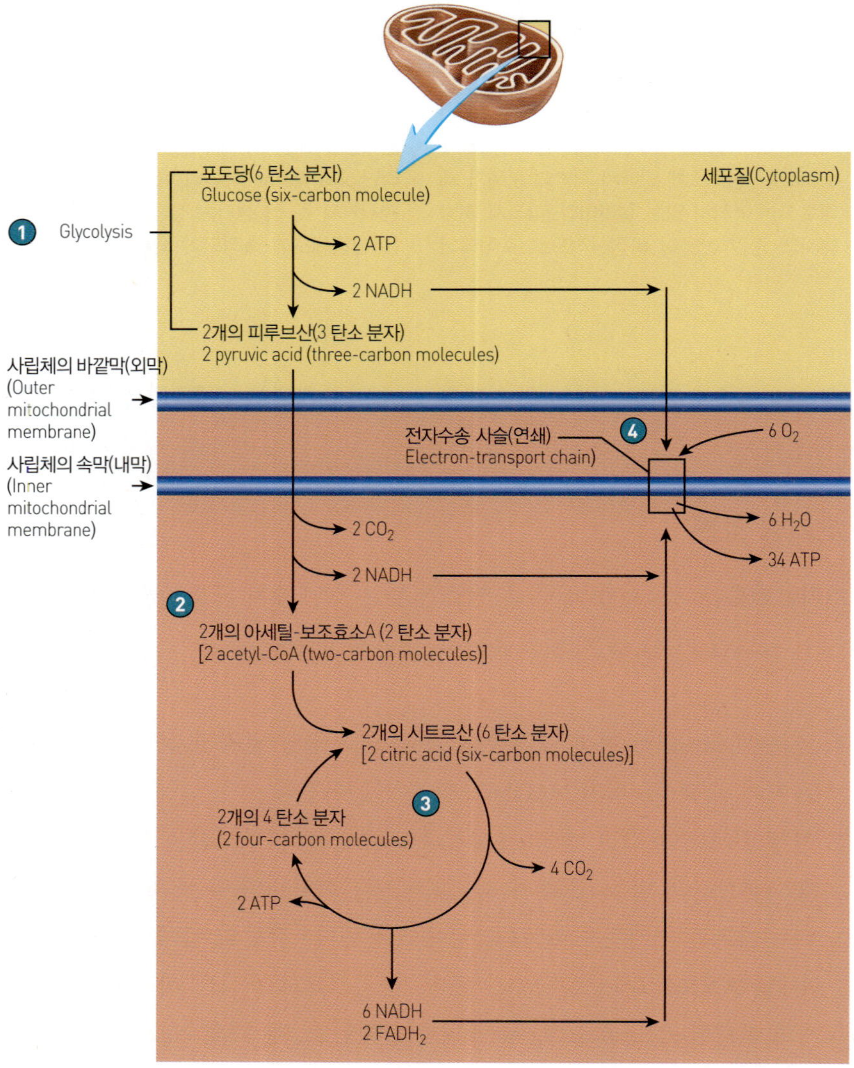

그림 17.4 호기성 호흡

호기성 호흡은 네 단계로 이루어진다.
(1) 당분해, (2) 아세틸-보조효소 A 형성, (3) 시트르산 회로, (4) 전자수송 사슬. 분자에 들어 있는 탄소 원자의 수는 분자의 이름 밑에 표시하였다.

중에는 수소 이온펌프가 있다. 이 펌프는 수송된 전자로부터 에너지를 얻어 수소 이온을 속구역에서 바깥구역으로 퍼낸다. 바깥구역의 수소 이온농도가 증가되므로 수소 이온은 확산에 의해 사립체 속막에 있는 통로를 통해 다시 속구역으로 들어간다. 이 통로는 수소 이온의 이동과 함께 일어나는 ATP 생산과도 관련이 있다. 전자수송 사슬의 최종 단계에서, 두 개의 수소 이온과 두 개의 전자는 산소(O_2)와 결합하여 물(H_2O)이 된다.

$$2\ H^+ + 2\ e^- + \frac{1}{2}\ O_2 \rightarrow H_2O$$

수소 이온과 전자를 받아주는 산소가 없으면 시트르산 회로와 전자수송 사슬은 기능을 할 수 없다. 우리가 들이 마시는 산소는 두 개의 수소 원자와 결합하여 최종적으로 물이 되어 우리 몸에서 다양한 용도로 쓰인다(제2장 참조)

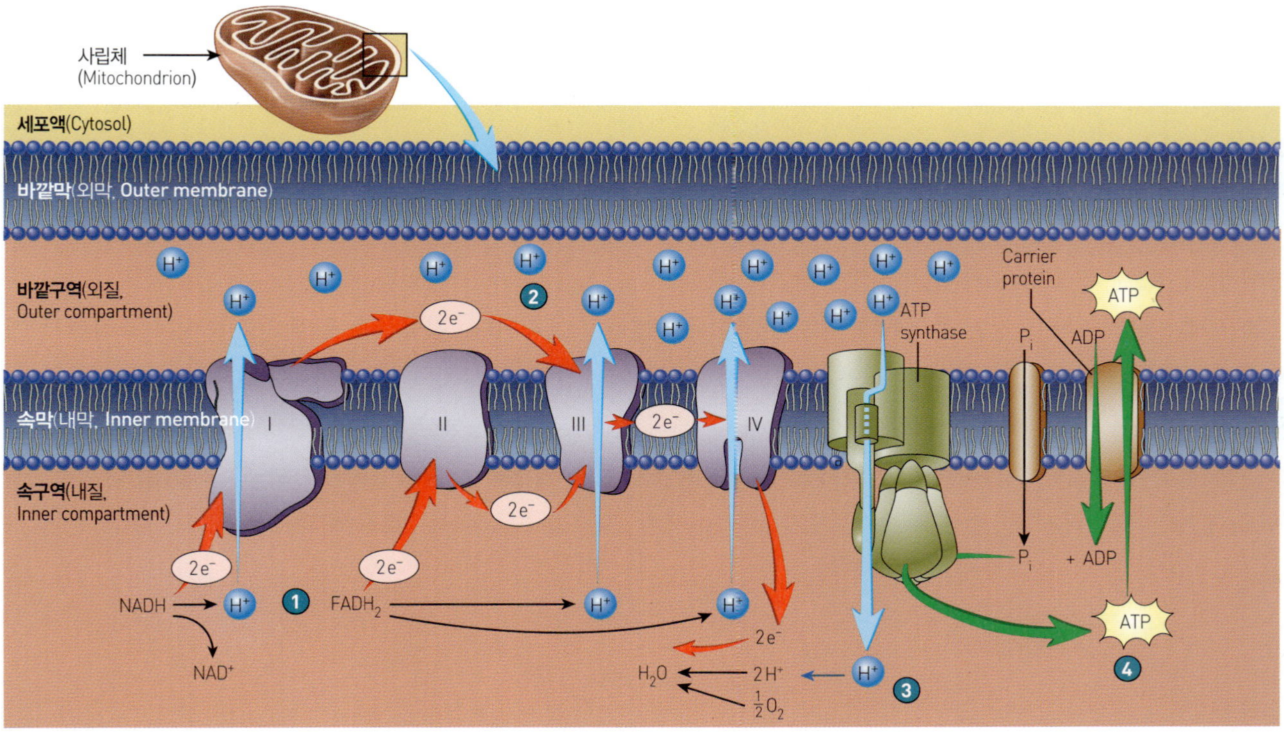

1 NADH와 $FADH_2$는 전자를 전자수송 사슬로 전달한다.

2 전자가 전자수송 사슬을 가로질러 이동할 때 전자의 에너지는 수소 이온을 바깥구역으로 내보내는데 이용되어 속구역보다 바깥구역의 수소 이온농도가 높아지게 된다.

3 수소 이온은 확산에 의해 속구역으로 들어온다. 이 때 수소 이온이 이동하는 특정 통로인 ATP 합성효소는 ATP 생산과 연관되어 있다. 전자, 수소 이온, 산소가 결합하여 물을 만든다.

4 ADP와 ATP를 교환하는 운반단백질에 의해 ATP는 속구역 밖으로 이동된다. 또 다른 운반단백질은 인산염을 속구역으로 이동시킨다.

그림 17.5 **전자수송사슬**
사립체 속막에 있는 전자수송 사슬은 운반분자를 가진 네 개의 단백질 복합체로 이루어져 있다(I~IV까지 표시된 보라색).

젖산발효와 호기성 호흡에 대한 요약

젖산발효는 하나의 포도당($C_6H_{12}O_6$)로부터 두 개의 ATP, 두 개의 젖산($C_3H_6O_3$)을 얻는다.

$$C_6H_{12}O_6 + 2\ ADP + P_i \rightarrow 2\ C_3H_6O_3 + 2\ ATP$$

호기성 호흡에서는 하나의 포도당은 38개의 ATP를 얻는다.

$$C_6H_{12}O_6 + 6\ O_2 + 38\ ADP + 38\ P_i \rightarrow 6\ CO_2 + 6\ H_2O + 38\ ATP$$

38개의 ATP 중 2개는 당분해로부터, 2개는 시트르산 회로로부터, 34개는 전자수송 사슬로부터 얻는다. 따라서 호기성 호흡은 젖산발효에 비해 ATP를 생산하는 효율이 매우 높다. 더욱이 호기성 호흡의 많은 화학반응은 지방과 단백질과 같은 다른 음식 분자로부터 에너지를 얻는데 사용된다(다음에 설명할 '지방 대사'와 '단백질 대사' 참조).

호기성 호흡 동안 생산되는 ATP 분자의 수는 36개로 볼 수도 있다. 당분해에서 만들어진 두 개의 NADH은 사립체의 속막을 가로질러 들어가지 못하므로 NADH의 전자는 전자수송 사슬에게 전자를 제공해주기 위해 또 다른 운반 분자에게 전자를 전달한다. 운반 분자에 따라 당분해에서 만들어진 하나의 NADH는 2개 또는 3개의 ATP를 만들 수 있다. 뼈대근육과 뇌에서는 당분해에서 만들어진 NADH 하나가 2개의 ATP를 만들어내므로 총 36개의 ATP가 만들어진다. 반면에 간, 콩팥, 심장에서는 당분해에서 만들어진 NADH 하나가 3개의 ATP를 만들어내므로 총 38개의 ATP가 만들어진다.

지방 대사

지방 또는 중성지방은 우리 몸에서 에너지를 저장하는 주요 분자이다. 정상적인 사람에서 저장된 에너지의 약 99%는 지방에 담겨 있고, 나머지 1%가 글리코겐에 담긴다.

공복 시에, 지방 조직에 있는 중성지방은 지방산과 글리세롤로 분해된다. 지방산은 혈액으로 보내져 조직에서 에너지로 사용된다. 특히 뼈대근육과 간과 같은 조직은 지방산을 에너지원으로 사용한다.

지방산의 대사는 사립체에서 일어난다. 이곳에서 두 개의 탄소 원소가 지방산 사슬의 끝에서 제거되어 아세틸-보조효소 A를 형성하는 일련의 화학반응이 일어난다(그림 17.6). 전체 지방산 사슬이 아세틸-보조효소 A로 다 바뀔 때까지 탄소 원자는 계속해서 한 번에 두 개씩 제거된다. 아세틸-보조효소 A는 시트르산 회로로 들어가 ATP 생산에 사용

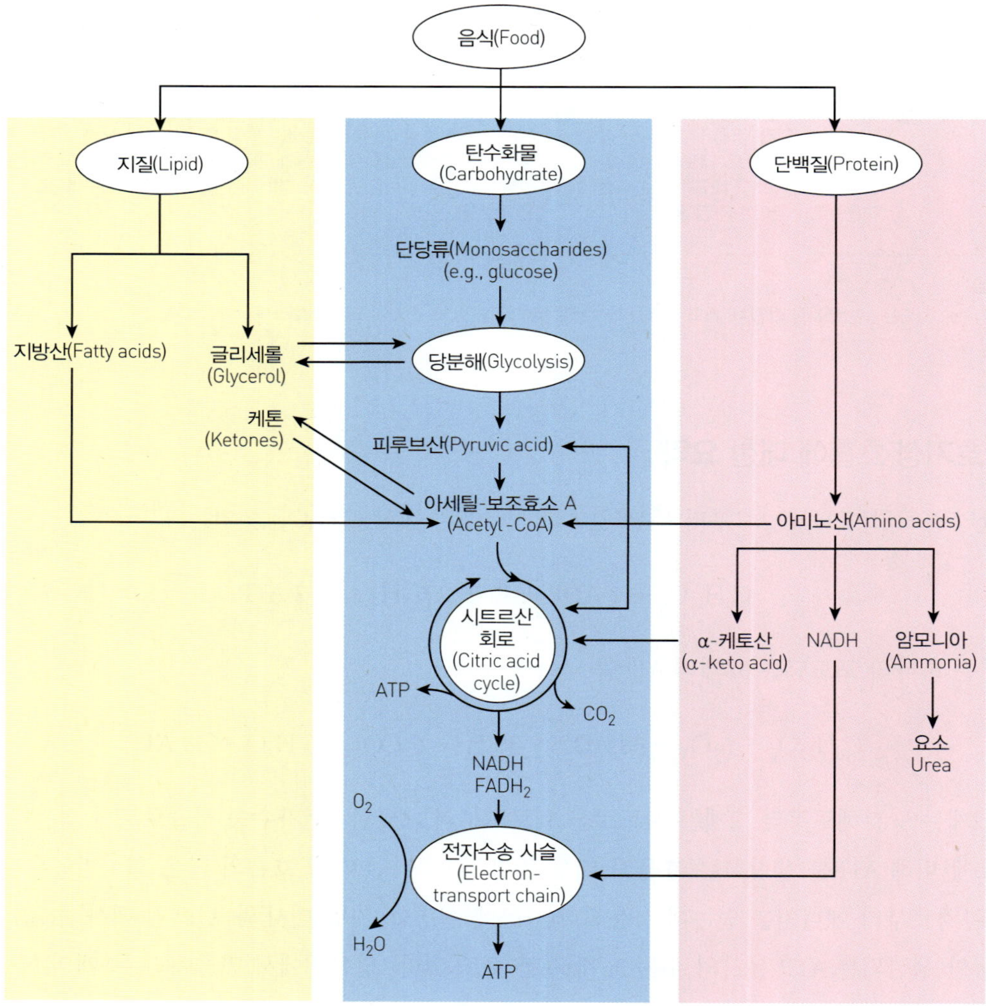

그림 17.6 음식 대사에 대한 경로
탄수화물, 지방, 단백질은 세포 안에서 에너지를 만드는 생화학 경로로 들어간다.

된다. 간에서는 두 개의 아세틸-보조효소 A끼리 결합하여 **케톤**(ketone)을 형성할 수 있다. 케톤은 혈액으로 나가 뼈대근육과 같은 조직으로 들어갈 수 있다. 이 조직에서는 케톤이 다시 아세틸-보조효소 A로 전환되어 시트르산 회로로 들어가 ATP를 생산해낸다.

혈액에서 소량의 케톤이 들어 있는 것은 정상적이고 유익하지만 과도한 양이 들어 있으며 **케톤증**(ketosis)을 유발한다. 케톤의 양이 몸에서 완충할 수 있는 양보다 많아지게 되면, 혈액의 pH가 떨어지는 산증을 일으킨다(제18장의 '산-염기균형 조절'을 참조). 지방 대사가 증가하면 케톤이 생기는 비율이 증가하게 된다. 이러한 예로는 기아 상태(이 단락의 끝에 있는 '임상에서 활용하기-기아와 비만'을 참조), 탄수화물이 적고 단백질과 지방으로 구성된 식단, 치료 받지 않고 있는 당뇨병 환자(제10장 참조)가 있다. 케톤은 콩팥과 허파를 통해 배출되므로 치료 받고 있지 않은 당뇨병 환자의 소변에는 케톤이 들어 있고 날숨에는 아세톤이 들어 있는 것이 특징이다.

단백질 대사

아미노산은 단백질 소화의 산물로 아미노산이 몸으로 흡수되면 세포, 특히 간세포 안으로 재빨리 들어간다. 아미노산은 일차적으로 몸에서 필요한 단백질을 합성하는데 사용되고, 그 다음에는 에너지원으로 사용된다. 아미노산이 에너지원으로 사용될 때는 두 가지 방식으로 이용된다(그림 17.6). (1) 아미노산이 피루브산과 아세틸-보조효소 A와 같은 탄수화물 대사에 이용되는 분자로 전환되어 ATP를 얻는다. (2) 아미노산으로부터 아민기($-NH_2$)가 제거되면 암모니아와 **알파-케토산**(α-keto acid)으로 바뀐다. 이 과정에서 NADH가 만들어지고 이 분자는 전자수송 사슬로 들어가 ATP를 만든다. 암모니아는 세포에 대해 독소로 작용하므로 간에서 요소로 전환된 뒤 혈액을 타고 콩팥으로 전달되어 배출된다. 알파-케토산은 시트르산 회로로 들어가거나 피루브산, 아세틸-보조효소 A 또는 포도당으로 전환될 수 있다. 단백질은 에너지원으로 사용될 수 있지만 에너지 저장 분자로는 보지 않는다.

대사상태

몸은 크게 두 종류의 **대사상태**(metabolic state)로 나뉜다. 첫 번째는 **흡수상태**(absorptive state)로 식사를 한 직후 영양소가 창자벽을 통해 순환계통과 림프계통으로 흡수되는 기간을 말한다(그림 17.7). 흡수상태는 보통 식사 후 4시간 정도 지속되고 순환계통으로 들어가는 대부분의 포도당이 에너지를 필요로 하는 세포에서 사용된다. 남는 포도당은 글리코겐 또는 지방으로 전환된다. 흡수된 지방의 대부분은 지방 조직에 축적된다. 흡수된 아미노산의 대부분은 세포에서 유전자 발현에 사용되고 남는 것이 에너지로 사용되며 그래도 남는 것은 간으로 가서 지방 또는 탄수화물로 전환된다.

두 번째 상태는 **흡수후 상태**(postabsorptive state)로 식사 후 흡수상태 뒤의 시간인 늦은 오전, 늦은 오후 또는 밤 동안에 발생한다(그림 17.8). 정상 혈당치 범위는 70~110mg/dL이고 이 범위를 유지하는 것이 몸의 **항상성**(homeostasis)을 유지하는 데 있어 매우 중요하다. 흡수후 상태 동안의 혈당치는 다른 분자들이 포도당으로 전환됨으로써 유지된다. 흡수후 상태에서 혈당의 주요 공급원은 간에 저장된 글리코겐이다. 그러나 이 글리코겐은 약 4시간 동안만 포도당을 공급할 수 있다. 뼈대근육에 저장된 글리코겐은 격렬한 운동을 할 때 사용될 수 있다. 저장된 글리코겐이 다 떨어지면 몸은 지방을 에너지원으로 사용한다. 중성지방으로부터 나온 글리세롤은 포도당으로 전환될 수 있다. 지방에서 나온 지방산은 아세틸-보조효소 A로 전환되어 시트르산 회로로 들어가 ATP를 만드는 에너지원으로 사용된다. 간에서 아세틸-보조효소 A는 몇몇 조직에서 에너지로 쓰는 케톤체(keton body)를 만들기 위해 사용된다. 에너지원으로 지방산을 이용하는 것은 포도당을 에너지로 사용할 필요성을 낮추어주기 때문에 혈액으로부터 포도당이 적게 제거되어 항상성을 유지

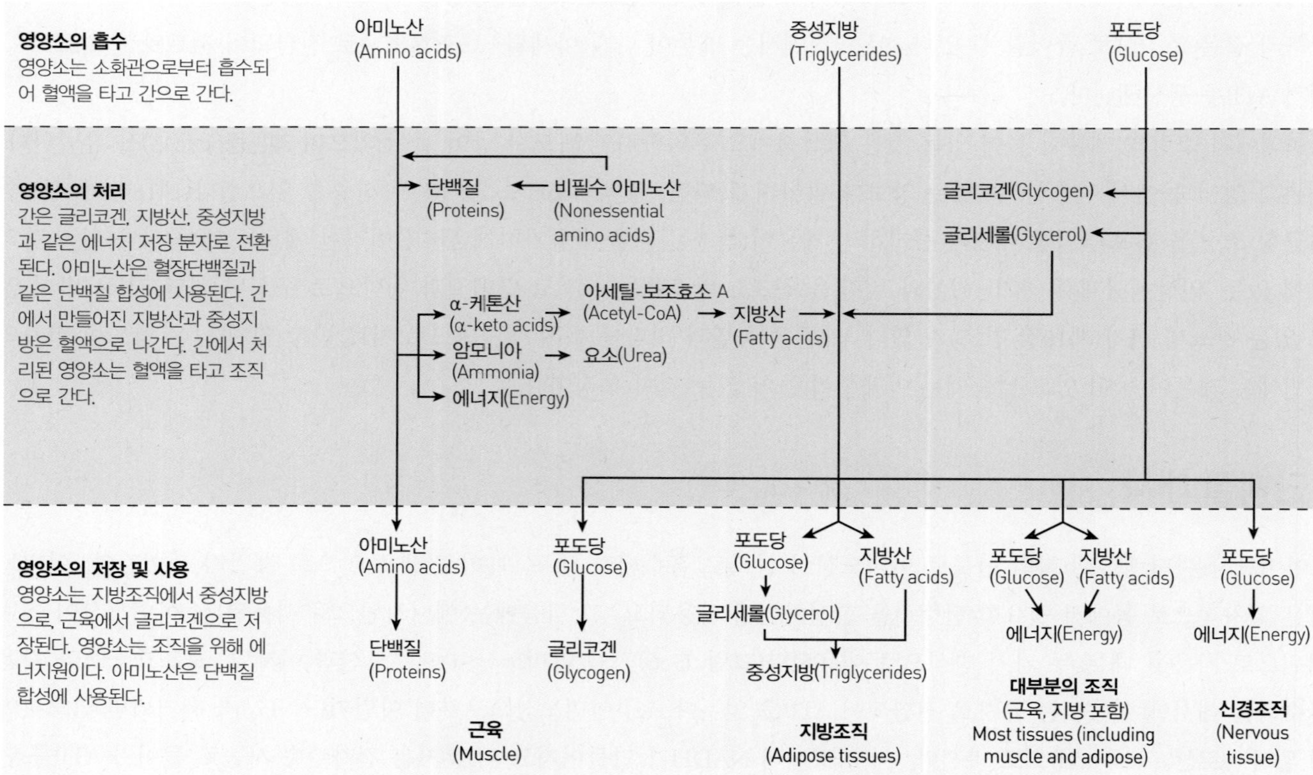

그림 17.7 흡수상태에서 일어나는 일들

포도당과 같은 흡수된 분자는 에너지원으로 이용된다. 당장 사용할 필요가 없는 분자는 저장된다.
포도당은 글리코겐 또는 중성지방으로 전환되고, 중성지방은 지방세포에 축적된다. 아미노산은 중성지방과 탄수화물로 전환된다.

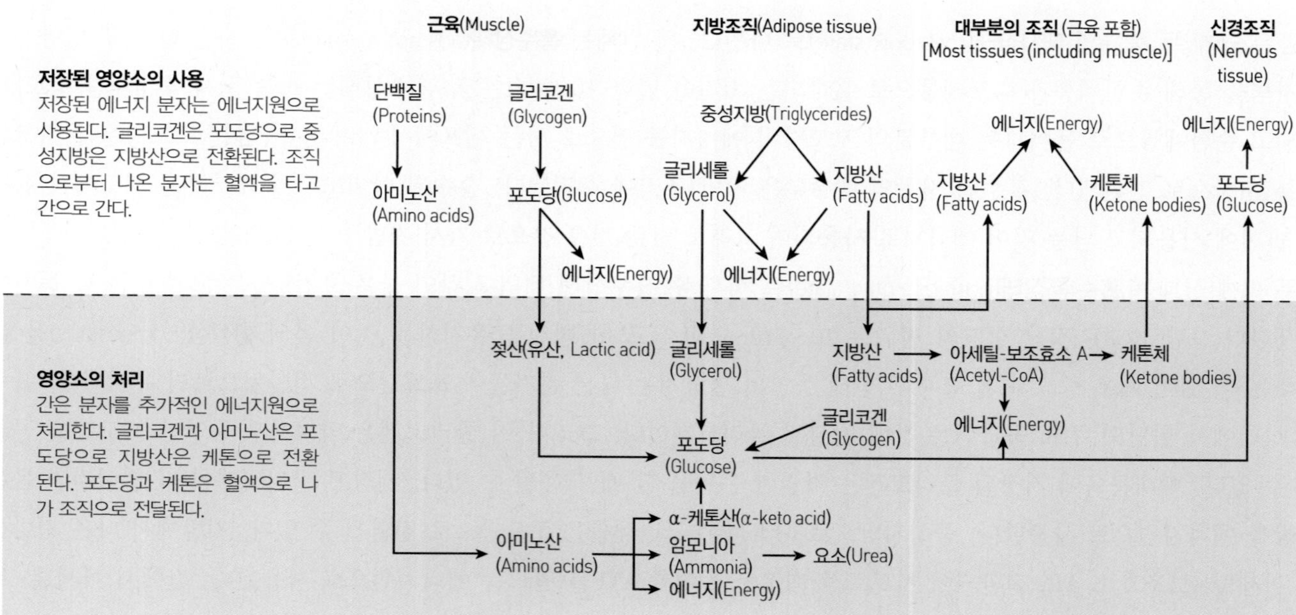

그림 17.8 흡수후 상태에서 일어나는 일들

저장된 에너지 분자는 에너지원으로 사용된다. 글리코겐은 포도당으로, 중성지방은 지방산으로, 일부 지방산은 케톤으로, 단백질은 포도당으로 전환된다.

하게 한다. 단백질로부터 온 아미노산은 포도당으로 전환되어 에너지로 사용될 수 있고 이 또한 혈당치가 떨어지지 않게 해준다. 저장된 에너지 분자는 에너지원으로 사용된다. 글리코겐은 포도당으로, 중성지방은 지방산으로, 일부 지방산은 케톤으로, 단백질은 포도당으로 전환된다.

대사율

대사율(metabolic rate)은 단위 시간당 몸에 의해 생산되어 사용되는 에너지의 총합을 말한다. 대사율은 보통 분당 사용하는 산소의 양을 측정하여 추정한다. 몸에서 소비하는 1L의 산소는 약 4.825kcal의 에너지를 만드는 것으로 추정된다.

대사를 통해 만들어진 에너지는 기초대사, 근육수축, 음식의 동화(assimilation)라는 세 가지 방식으로 사용된다. 음식의 동화는 소화효소를 만들거나 소화된 분자를 이동시키는 과정과 관련 있다. **기초대사율**(basal metabolic rate; BMR)은 안정상태의 몸이 기능을 유지하기 위해 필요한 에너지를 말한다. BMR은 시간당 그리고 몸의 단위면적당 소모하는 열량을 계산하여 구한다. BMR은 사람이 깨어 있고 안정상태에 있으며 12시간 동안 금식을 한 상태에서 측정한다. 70kg 남자의 일반적인 BMR은 38kcal/m^2/hour이다.

기초대사는 능동운반 기전, 근육의 긴장도, 체온 유지, 심박동 등의 기능을 지원한다. 많은 요인이 BMR에 영향을 줄 수 있다. 남자는 여자보다 높은 BMR을 갖고 젊은 사람은 나이 든 사람에 비해 높은 BMR을 갖으며 몸에 열이 있으면 BMR을 올린다. 체중 감량을 하거나 공복시기와 같이 들어오는 열량이 급격히 줄어들면 BMR도 떨어진다.

하루 동안 섭취하는 열량은 대사에서 요구하는 에너지와 동등한 양이어야 한다. 그렇지 않으면 체중이 줄거나 늘 것이다. 23살의 70kg인 남자가 체중을 유지하기 위해서는 하루에 2,700kcal가 필요하고, 같은 나이에 58kg인 여자는 하루에 2,000kcal가 필요하다. 몸에 있는 지방 1lb(약 454g)는 약 3,500kcal의 열량을 지닌다. 하루에 약 500kcal씩 줄여 식사를 하면 결과적으로 일주일에 몸무게를 1lb 줄일 수 있다. 따라서 섭취하는 열량을 조절하는 것은 몸무게를 조절하는 가장 중요한 방식이다.

몸무게를 조절하는 또 다른 방식은 에너지 소비이다. 뼈대근육을 움직이는 신체 활동(운동)은 대사율을 크게 올린다. 평균적으로 기초대사량은 기초대사에 60%, 근육 활동에 30%, 음식의 동화에 10%를 사용한다. 이 중에서 근육 활동을 통한 에너지 사용만 의도적으로 조절할 수 있다. 음식으로부터 얻는 열량과 운동을 통해 소모한 열량을 비교해보면 몸무게 감량이 어렵다는 것을 알 수 있다. 예를 들어, 빨리 걸을 때 시간당 225kcal를 소모한다면 75kcal의 빵 한 조각의 열량을 모두 소모하기 위해서는 20분 동안 빨리 걸어야 한다. 건강한 몸과 몸무게를 유지하기 위한 최선의 방법은 적절한 신체 활동과 열량 섭취를 조화시키는 것임을 많은 연구들을 통해 알려져 있다.

17.3 체온조절

사람은 주변 환경의 온도가 변하더라도 상대적으로 일정한 체온을 유지할 수 있다. 일정한 체온은 항상성에 있어 매우 중요하다. 주변 환경 온도는 효소가 정상적으로 기능하기에는 너무 낮다. 대사와 근육 수축으로 만들어진 열은 효소가 정상적으로 기능하기에 충분한 수준으로 체온을 유지하게 도와준다. 너무 높은 열은 효소의 구조를 변형시켜 효소의 기능을 상실하게 한다.

자유에너지(free energy)는 음식의 분해대사에 의해 발산되는 에너지의 총량이다. 분해대사에 의해 방출되는 총 에너지의 약 40%는 합성대사, 근육수축, 세포의 활동과 같은 생물학적 활동을 완수하기 위해 사용되고 나머지는 열로 소실된다.

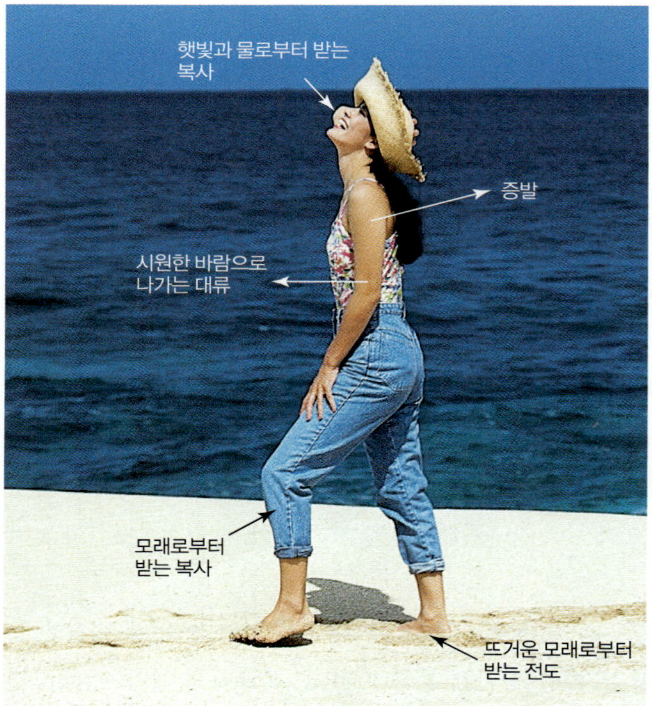

그림 17.9 열교환
사람과 주변 환경 사이의 열교환은 대류, 복사, 증발, 전도에 의해 이루어진다. 화살의 방향은 주변 환경으로 나가는 또는 몸으로 들어오는 열의 방향을 표시한다.

정상 체온은 몸의 다른 항상성 상태와 같은 방식으로 조절된다. 평균적인 정상 체온은 입안에서 측정할 때는 37°C로, 곧창자(직장, rectum)에서 측정할 때는 37.6°C로 알려져 있다. 곧창자의 온도가 몸 안의 중심온도(core temperature)에 더 가깝지만 입안의 온도는 어린이와 성인에 있어 쉽게 측정할 수 있어 온도 측정을 위해 주로 이용된다. 입안의 정상 체온은 사람마다 다양하고 대략적으로 36.1~37.2°C의 범위를 보인다.

체온은 열획득과 열손실 사이의 균형을 통해 유지된다. 몸과 환경은 여러 방식으로 열을 교환한다(그림 17.9). **복사**(radiation)는 어떠한 물리적 접촉이 없는 두 대상 사이에서 적외선 에너지로 열을 얻거나 잃는 것을 말한다. 태양, 타고 있는 석탄, 해변의 모래로부터 복사열을 얻을 수 있고 초목, 바다, 눈에게 복사열을 뺏길 수 있다. **전도**(conduction)는 서로 접촉하고 있는 대상들 사이에서 일어나는 열교환으로 다리가 지면에 닿아 있을 때 일어날 수 있다. **대류**(convection)는 공기 또는 물과 몸 사이에서 발생하는 열 전달이다. 시원한 바람이 몸을 지나가게 되면 몸으로부터 열이 빠져나간다. **증발**(evaporation)은 물이 액체 상태에서 기체 상태로 바뀌는 것이고, 몸 표면으로부터 수분이 증발하면 열을 잃게 된다.

주변 환경과 몸 사이에 교환된 열의 양은 두 대상 사이의 온도 차이에 의해 결정된다. 온도 차이가 클수록 열이 교환되는 비율은 커진다. 온도 차이의 조절은 체온 조절에 이용될 수 있다. 한겨울처럼 주변 온도가 매우 차다면 몸과 주변 사이의 온도차가 커서 몸에서 대량의 열손실이 발생할 수 있다. 이때 사람들은 따뜻한 집안으로 들어가거나 옷을 더 껴입는 식으로 따뜻한 환경을 선택하는 행동을 취함으로써 열손실을 줄인다. 생리적으로는 피부의 혈관을 확장시키거나 수축시켜 온도 차이를 조절한다. 피부 혈관이 확장되면 몸 표면에 따뜻한 혈액이 전달되어 피부의 온도가 상승하게 되고 혈관이 수축되면 혈류량이 줄어들어 피부온도가 떨어진다(그림 5.8).

주변 온도가 체온보다 매우 높으면 피부 혈관이 확장되어 피부 온도가 올라가므로 외부로부터 열이 몸으로 덜 전달된다. 동시에 피부에서 수분이 증발되면서 몸의 과도한 열을 주변으로 빼내므로 몸의 열획득과 과열을 방지한다.

체온 조절은 음성 되먹임 조절의 한 예이다. 체온을 유지하는 것은 시상하부의 신경세포에 의해 이루어진다. 시상하부는 체온을 특정 설정값에 맞추어 조절한다. 시상하부 앞부분의 작은 영역이 혈액 온도의 변화를 통해 체온이 상승하는 것을 감지하면 피부 혈관을 확장시키고 땀을 흘리게 하는 열손실 기전을 활성화시켜 체온을 떨어트린다. 시상하부 뒷부분의 작은 영역은 체온이 감소하는 것을 감지하여 피부 혈관을 수축시키고 근육의 활동량을 늘려 몸을 떨게 하는 열획득 기전을 활성화시킨다.

특정 몸 상태에서는 시상하부의 체온 설정값이 변할 수 있다. 몸이 아파 열이 나는 것은 시상하부의 체온 설정값이 올라가 열을 축적하고 만드는 기전이 활성화되어 체온이 상승하기 때문이다. 열이 내리는 것은 시상하부의 설정값이 정상 체온으로 떨어져 열손실 기전이 활성화되어 체온이 떨어지는 현상이다.

예상문제에 대한 답

Sadie가 요구한 간식은 그녀와 David이 공원에서 놀 때 필요한 만큼의 많은 열량을 갖고 있지만 간식 종류로 볼 때 이상적인 선택은 아니다. 과자와 포도 소다로부터 오는 대부분의 열량은 단순한 설탕으로부터 오는 것이다. Sadie가 제안한 간식처럼 많은 양의 설탕를 섭취하는 것은 혈당치에 큰 변화폭을 일으킨다. 아이들은 처음에는 많은 에너지를 얻겠지만 결국에는 갑작스럽게 에너지가 떨어질 것이다. Sadie의 엄마가 제안한 간식처럼 복합 탄수화물이 포함된 음식은 비타민과 같이 정상 대사에 필요한 많은 영양소를 갖고 있다. 또한 복합 탄수화물은 천천히 소화되고 흡수되어 혈당치가 급작스럽게 변하지도 않는다. 따라서 Sadie의 엄마는 아이들에게 에너지도 주고 추가적으로 이로운 영양소를 주는 음식을 선택한 것이다.

CHAPTER

18 비뇨계통과 체액평형

예상문제

어느 날 아침 Sadie가 태어났고, 병원에서 집에 온 지 얼마 안 되었을 때 Sadie의 기저귀가 낮이건 밤이건 몇 시간이나 젖어 있는 것을 확인하게 되었다. 더욱이 과민한 상태에서 약간 열도 있으며 며칠 동안 먹지도 않았는데 토하는 것이었다. 그녀의 부모는 소아과에 내원하여 혈액검사를 하게 되었다. 검사결과에서 Sadie의 항이뇨호르몬(antidiuretic hormone; ADH)은 정상 수치를 나타냈다. 비뇨계통과 체액평형을 공부하면 Sadie의 병이 무엇인지 알게 될 것이다.

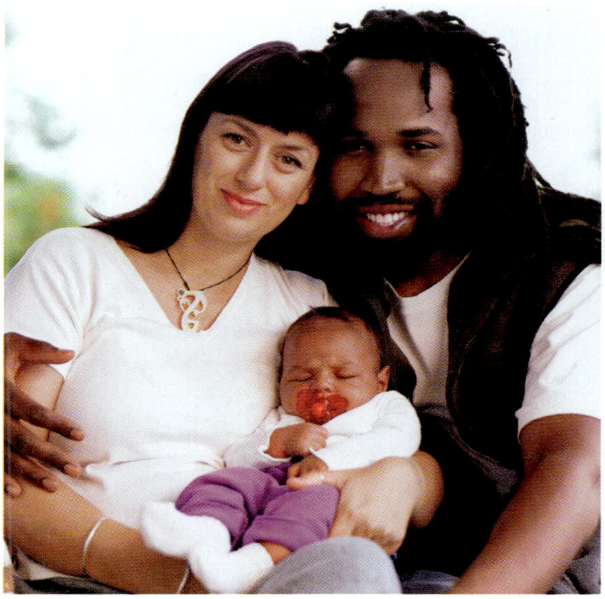

Module 13 Urinary System | Anatomy & Physiology REVEALED aprevealed.com

18.1 비뇨계통의 기능

사람마다 콩팥이 두 개이고, 그것이 우리 몸의 어디에 있는지 잘 알고 있지만 실제로 콩팥이 하는 일을 잘 알고 있는 사람은 드물다. 한편 콩팥에서 만들어진 소변이 방광에 모인다는 것은 누구나 잘 알고 있기 때문에 방광의 기능에 대한 이해는 상대적으로 높은 편이다.

비뇨계통(urinary system)은 두 개의 콩팥(kidney), 두 개의 요관(ureter), 방광(urinary bladder), 요도(urethra)로 이루어져 있다(그림 18.1). 순환하는 많은 양의 혈액이 콩팥을 거칠 때 쓸모없는 물질이 빠져나와 소변(urine)을 형성한다. 소변에는 수분과 이온, 요소(urea)와 같은 대사산물, 독성 물질 등이 들어 있다. 콩팥에서 만들어진 소변은 요관을 지나 방광으로 모이며 요도로 나가기 전까지 이곳에 저류된다.

콩팥은 심한 손상을 입어도 몸의 항상성(homeostasis)을 유지하기 위하여 그 역할을 끝까지 수행한다. 콩팥의 1/3까지는 손상되어도 그 기능에 문제가 없기 때문에 생명에는 큰 지장이 없다. 만일, 콩팥의 기능이 완전히 멈춘다면 의료처치 없이는 삶을 유지할 수 없게 된다.

비뇨계통의 주요 기능은 체액(body fluid)의 양과 구성성분을 조절하는 것이다. 이를 위해 콩팥이 하는 일은 다음과 같다.

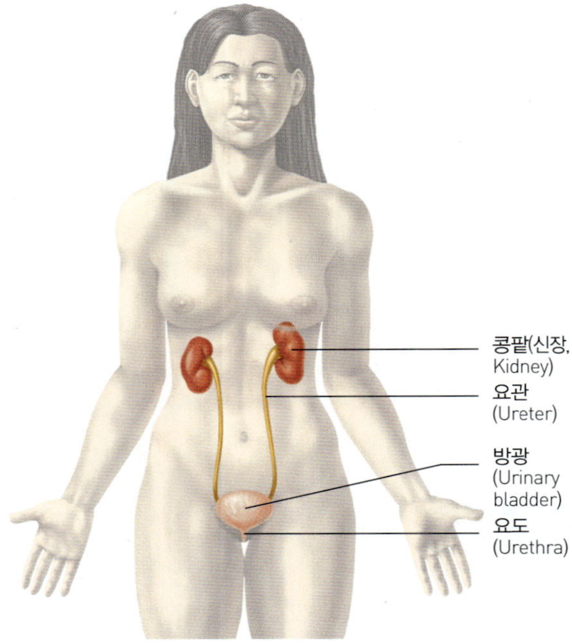

그림 18.1 비뇨계통
비뇨계통은 두 개의 콩팥, 두 개의 요관, 방광, 그리고 요도로 구성되어 있다

1. *배설(excretion).* 콩팥은 우리 몸의 주요 배설기관이다. 혈액에서 독성 물질과 같은 노폐물을 제거하는데, 대부분의 노폐물은 세포에서 나온 대사산물이거나 창자에서 흡수한 물질들이다. 피부, 간, 허파, 창자에서 일부 노폐물을 제거하기도 하지만 콩팥의 기능 없이는 조금도 충분하지 않다.
2. *혈액량(blood volume) 및 혈압(blood pressure)의 조절.* 콩팥은 희석된 많은 양의 소변을 만들거나 농축된 적은 양의 소변을 만드는 방식으로 세포외액(extracellular fluid)의 양을 조절한다. 이를 통해 혈액량과 혈압을 조절하는 효과를 얻을 수 있다.
3. *혈액 속 용질(solute) 농도의 조절.* 포도당, Na^+, Cl^-, K^+, Ca^{2+}, HCO_3^-, HPO_4^{2-} 등의 주요 분자와 이온의 농도를 조절한다.
4. *세포외액 pH의 조절.* 콩팥은 수소 이온(H^+)을 배출하면서 세포외액의 pH를 조절한다.
5. *적혈구(red blood cell) 생성의 조절.* 골수에서 만들어지는 적혈구의 생성을 조절하는 적혈구형성인자(erythropoietin)라는 호르몬을 콩팥이 분비한다.
6. *비타민 D 합성의 조절.* 콩팥은 비타민 D의 합성에 관여하여 혈중 칼슘 농도를 조절하는 역할을 한다.

18.2 콩팥의 구조

콩팥(신장, kidneys)은 콩 모양의 장기로서 그 크기는 자신의 주먹 정도의 크기이다. 뒤배벽(posterior abdominal wall)에서 척주의 양쪽 옆 복막 뒤에 위치해 있다. 한 장의 섬유성 결합조직인 **섬유피막**(renal capsule)이 콩팥을 감싸고 있다. 그 바깥에는 한 층의 지방조직이 둘러싸고 있는데, 외부의 충격으로부터 보호하는 역할을 한다. 콩팥의 안쪽에는 **콩팥문**(신문, hilum)이 있어서 콩팥혈관과 신경 및 요관과 림프관들이 드나든다(그림 18.2). 콩팥문 안쪽으로 **콩팥굴**(신장동, renal sinus)이라는 공간이 있는데, 이곳에는 혈관과 소변이 모이는 구조들 및 지방조직 등이 들어 있다.

콩팥은 바깥의 **콩팥겉질**(신피질, renal cortex)과 안의 **콩팥속질**(신수질, renal medulla)로 나누어진다. 원뿔을 닮은 **콩팥피라밋**(신추체, renal pyramid)은 그 바닥이 콩팥겉질과 콩팥속질 사이에 위치하고 꼭대기는 콩팥의 중심을 향해 돌출된 형태이다. 깔때기 모양의 **콩팥잔**(신배, calyx)은 각 콩팥피라밋의 꼭대기를 둘러싼다. 콩팥피라밋마다 달려있는 콩팥잔은 서로

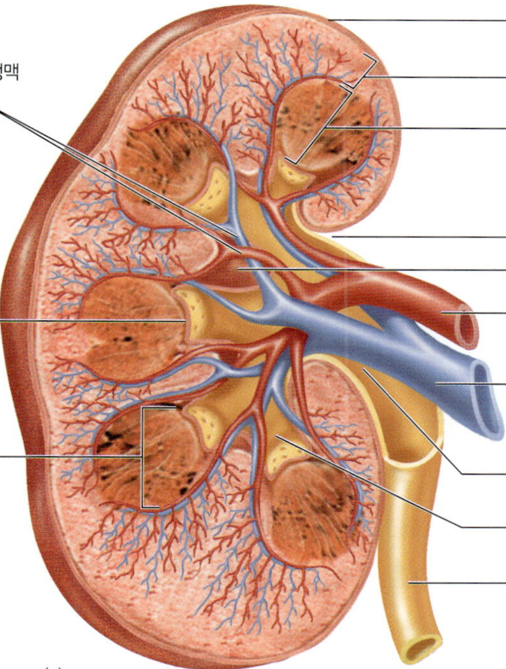

(a)

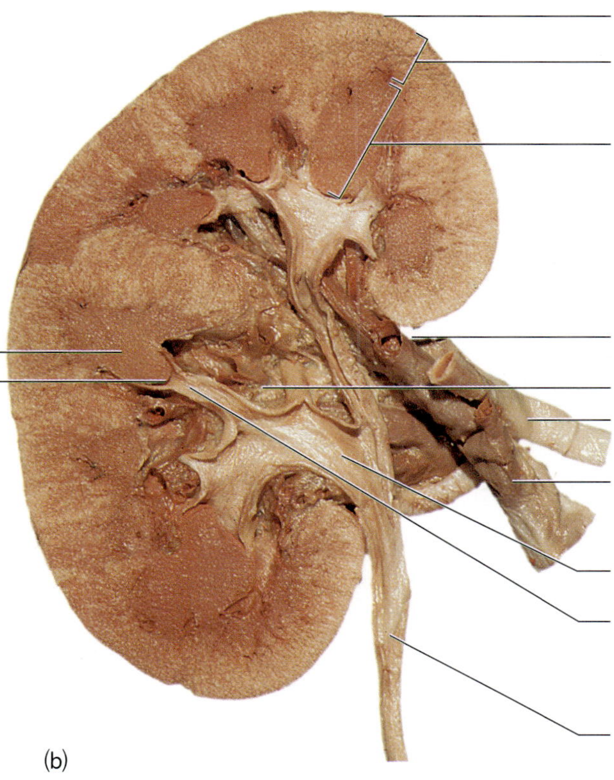

(b)

그림 18.2 콩팥의 세로면

(a) 콩팥의 겉질과 속질이 콩팥굴을 둘러싸고 있다. 콩팥굴은 콩팥깔때기, 콩팥잔, 혈관, 지방조직, 그리고 결합조직이 포함된 공간이다.
콩팥피라밋은 콩팥의 겉질에서 콩팥굴까지 확장된 것으로 그 꼭대기는 작은콩팥잔으로 둘러싸여 있다. 큰콩팥잔은 콩팥깔때기와 연결되어 있다.
소변은 콩팥피라밋의 꼭대기에서 콩팥잔과 콩팥깔때기를 지나 요관으로 간다.

(b) 콩팥을 세로면으로 자른 사진.

모여 더 큰 형태의 깔때기인 **콩팥깔때기**(신우, renal pelvis)를 형성한다. 콩팥깔때기에서 이어져 나와 방광으로 연결되는 작은 관이 **요관**(ureter)이다. 콩팥피라밋의 꼭대기에서 배출된 소변은 콩팥잔을 지나 콩팥깔때기에 모인 다음 요관을 통해 콩팥을 빠져나간다(그림 18.2).

콩팥의 기능적 단위를 **콩팥단위**(신원, nephron)라고 하며, 콩팥 하나당 약 130만 개 정도가 존재한다. 콩팥단위는 **콩팥소체**(신소체, renal corpuscle), **토리쪽곱슬세관**(근위곡세관, proximal convoluted tubule), **콩팥세관고리**(신원고리(헨레고리), loop of Henle, **먼쪽곱슬세관**(원위곡세관, distal convoluted tubule)으로 구성되어 있다(그림 18.3). 콩팥소체에서 빠져나온 체액은 토리쪽곱슬세관으로 흘러들어가 콩팥세관고리를 지나게 된다. 각 콩팥세관은 내림다리(하행각, descending limb)와 오름다리(상행각, ascending limb)로 이루어져 있다. 이를 다시 내림다리의 얇은구역(thin segment), 오름다리의 얇은구역, 오름다리의 굵은구역(thick segment)으로 세분할 수 있다. 내림다리는 콩팥굴을 향해 뻗어 내려가다가 U자형으로 방향을 틀어 오름다리로 이어지고, 오름다리는 콩팥겉질을 향해 뻗어 올라간다. 콩팥세관고리의 오름다리를 지난 체액은 먼쪽곱슬세관으로 흘러 들어간다. 여러 먼쪽곱슬세관에서 나온 체액은 **집합세관**(집합관, collecting duct)으로 모여 흐르고, 여러 집합세관에서 흘러나온 체액은 **유두관**(papillary duct)을 통해 콩팥잔으로 배출된다.

콩팥소체와 토리쪽곱슬세관 및 먼쪽곱슬세관은 콩팥겉질에 위치하고, 집합세관과 콩팥세관고리는 콩팥속질을 향해 뻗어 있다(그림 18.3). 콩팥세관고리가 콩팥속질의 깊은 곳까지 들어가는 약 15%의 콩팥단위를 **속질곁콩팥단위**(수질방신원, juxtamedullary nephron)라고 한다. 나머지 85%의 콩팥단위는 콩팥세관고리가 콩팥속질의 깊은 곳까지 들어가지 않으며, 이를 **겉질콩팥단위**(피질신원, cortical nephron)라고 한다.

콩팥소체는 **토리주머니**(사구체낭, Bowman's capsule)와 **토리**(사구체, glomerulus)로 이루어져 있다. 토리주머니는 확장된 콩팥단위의 한쪽 끝으로서 토리를 감싸기 위해 2중벽으로 된 공간을 제공한다. 토리는 실뭉치처럼 생긴 모세혈관 덩어리로서 토리주머니 안에 들어 있다. 토리주머니의 2중벽 사이 공간은 토리쪽곱슬세관과 바로 연결되어 있다. 토리와 인접한 토리주머니의 속판은 **발세포**(족세포, podocyte)로 이루어져 있고, 토리주머니의 바깥판은 단층편평상피(simple squamous epithelium)로 이루어져 있다.

토리모세혈관에는 수많은 구멍이 뚫려 있고, 발세포의 수많은 돌기들이 뻗어나와 그 틈을 막고 있다. 토리모세혈관의 내피(endothelium), 발세포, 바닥막(basement membrane)을 합쳐서 **여과막**(filtration membrane)이라고 한다(그림 18.4d). 소변 형성의 첫 단계는 수분과 단백질보다 작은 크기의 용질이 토리모세혈관을 빠져나와 여과막을 거쳐 토리주머니로 모이는 것이다. 여과막을 통과한 체액을 **여과액**(filtrate)이라고 한다.

토리쪽곱슬세관, 콩팥세관고리의 굵은구역, 먼쪽곱슬세관, 집합관 등은 단층입방상피(simple cuboidal epithelium)로 이루어져 있다. 입방상피세포는 미세융모(microvilli)와 수많은 사립체를 가지고 있다. 이러한 특징으로 인해 이곳에서 분자와 이온들의 능동적인 이동이 가능해진다. 콩팥세관고리 중에서 내림다리의 얇은구역과 오름다리의 얇은구역은 단층편평상피로 된 얇은 벽으로 이루어져 있는데, 이곳에서 확산을 통한 수분과 용질의 이동이 일어난다. 특히 내림다리의 얇은구역에서는 용질보다 물의 이동이 더 많이 일어나고, 오름다리의 얇은구역에서는 용질의 이동만 일어난다.

동맥과 정맥

콩팥은 혈관을 통해서 물질의 교환이 일어나는 곳이다. **콩팥동맥**(신동맥, renal artery)은 배대동맥에서 일어나 콩팥으로 들어가는 동맥이다(그림 18.5a). 콩팥동맥에서 갈라져 나온 **엽사이동맥**(엽간동맥, interlobar artery)은 콩팥피라밋의 사이로 주행하다가 콩팥겉질과 콩팥속질 사이에서 **활꼴동맥**(궁상동맥, arcuate artery)으로 갈라진다. 이곳에서 **소엽사이동맥**(소엽간동맥, interlobular artery)이 갈라져 나와 콩팥겉질로 들어간다. 소엽사이동맥에서 나온 **들세동맥**(수입세동맥, afferent arteriole)은 토리모세혈관으로 이어지고, 토리모세혈관에서 나온 **날세동맥**(수출세동맥, efferent arteriole)은 토리쪽곱슬세관과 먼쪽

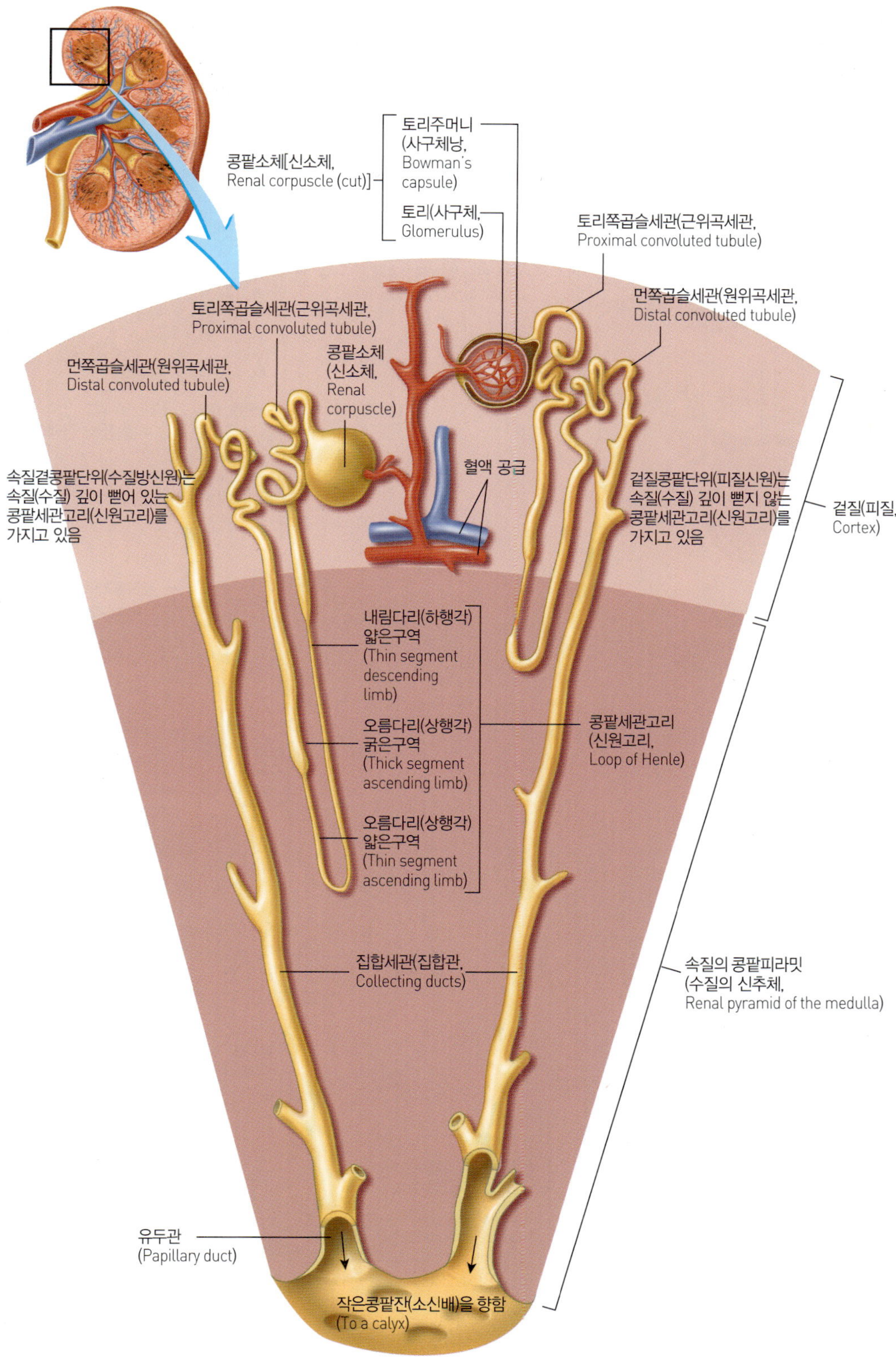

그림 18.3 콩팥의 기능단위–콩팥단위

콩팥단위는 콩팥소체, 토리쪽곱슬세관, 콩팥세관고리, 그리고 먼쪽곱슬세관으로 구성되어 있다. 먼쪽곱습세관은 집합세관으로 흐른다.
속질곁콩팥단위는 속질 깊이 뻗어 있는 콩팥세관고리를 가지고 있으며 겉질콩팥단위는 그렇지 않다. 집합세관은 큰 유두관으로 합쳐지며 작은콩팥잔으로 향한다.

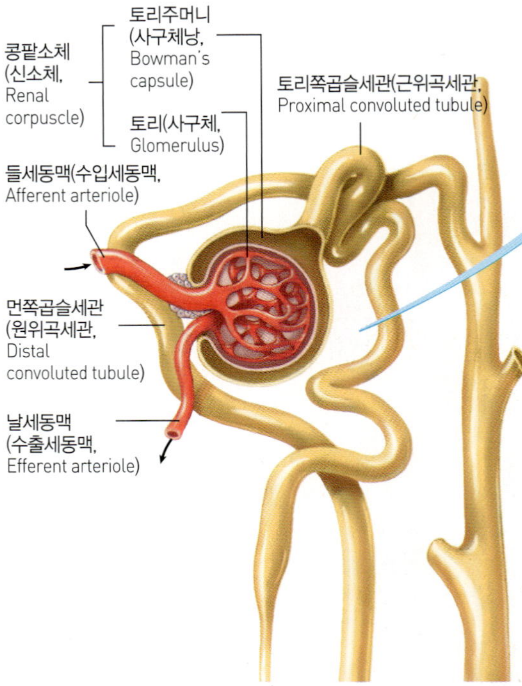

(a) 콩팥소체는 토리주머니와 토리로 구성되어 있다. 토리주머니는 2중벽으로 된 공간을 형성하는 콩팥단위의 끝이 커진 것이다. 토리주머니는 모세혈관그물인 토리를 둘러싸고 있다. 들세동맥에서 혈액이 토리로 들어가고 토리에서 날세동맥을 통해 나간다.

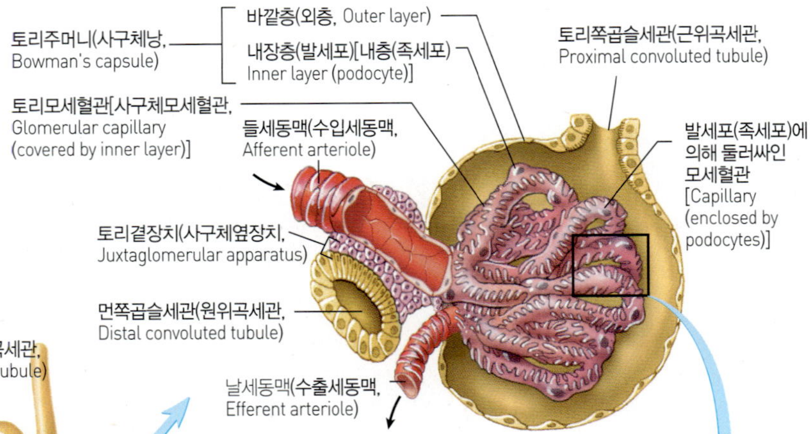

(b) 토리주머니의 속판은 토리모세혈관을 덮고 있다. 토리주머니의 내장층과 모세혈관의 벽을 통해 혈액에서부터 체액이 토리주머니로 들어간다. 거기서부터 체액은 콩팥단위에 있는 토리쪽곱슬세관으로 들어간다. 토리곁복합체는 들세동맥과 먼쪽곱슬세관의 벽에 있는 세포에 의해 구성된다.

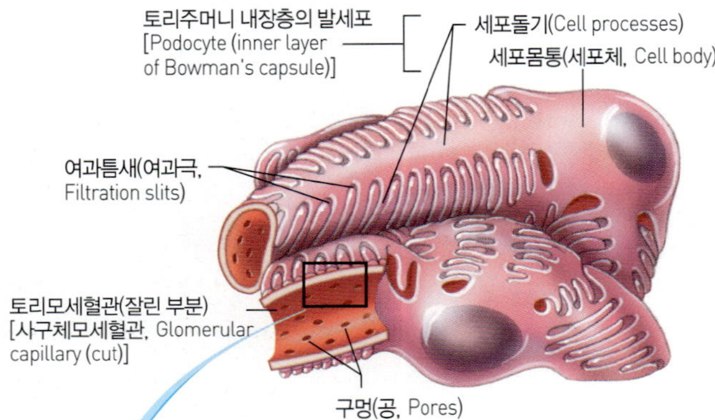

(c) 토리는 관통내피가 있는 모세혈관으로 형성되어 있다. 토리주머니의 속판은 발세포라 불리는 특별한 세포로 구성되어 있다. 발세포돌기 사이 공간은 토리주머니로 액체가 지나갈 수 있게 한다.

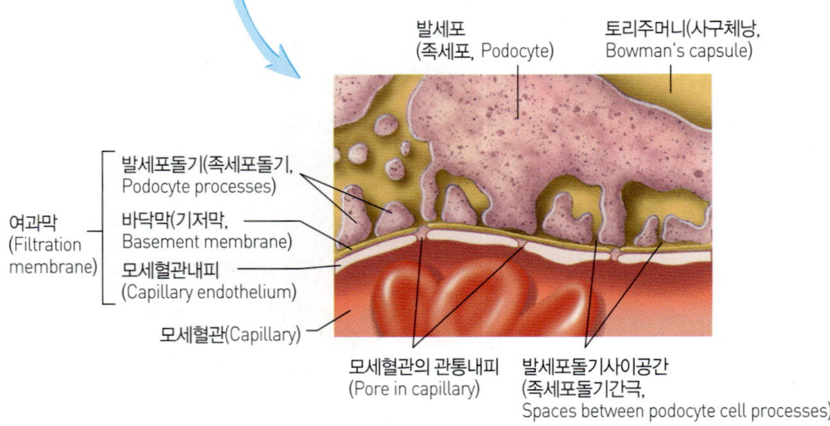

(d) 여과막은 토리모세혈관의 관통내피, 바닥막, 그리고 발세포돌기에 의해 구성된다. 체액은 모세혈관에서 여과막을 통과해 토리주머니로 들어간다.

그림 18.4 콩팥피막과 여과막

곱슬세관 및 콩팥세관고리를 감싸는 **세관주위모세혈관**(peritubular capillary)으로 이어진다. **곧은혈관**(직혈관, vasa recta)은 세관주위모세혈관의 특수한 부분으로서 콩팥속질의 깊은 곳까지 뻗어나가 콩팥세관고리와 집합세관을 둘러싼다. 세관주위모세혈관 및 곧은혈관의 혈액은 소엽사이정맥(interlobular vein)으로 모인 다음 동맥과 같은 이름의 정맥들을 따라 흘러나간다(그림 18.5).

토리주머니의 인접한 곳에서 먼쪽곱슬세관과 들세동맥이 가까이 위치한 곳에 **토리곁복합체**(사구체방복합체, juxtaglomerular apparatus)가 존재한다(그림 18.4b). 토리곁복합체는 들세동맥과 먼쪽곱슬세관의 벽 일부가 특수화된 세포로 이루어져 있다. 이곳에서 혈압을 조절하는 데 중요한 호르몬인 레닌(renin)을 분비한다(뒤에 나오는 "호르몬의 기전" 참조).

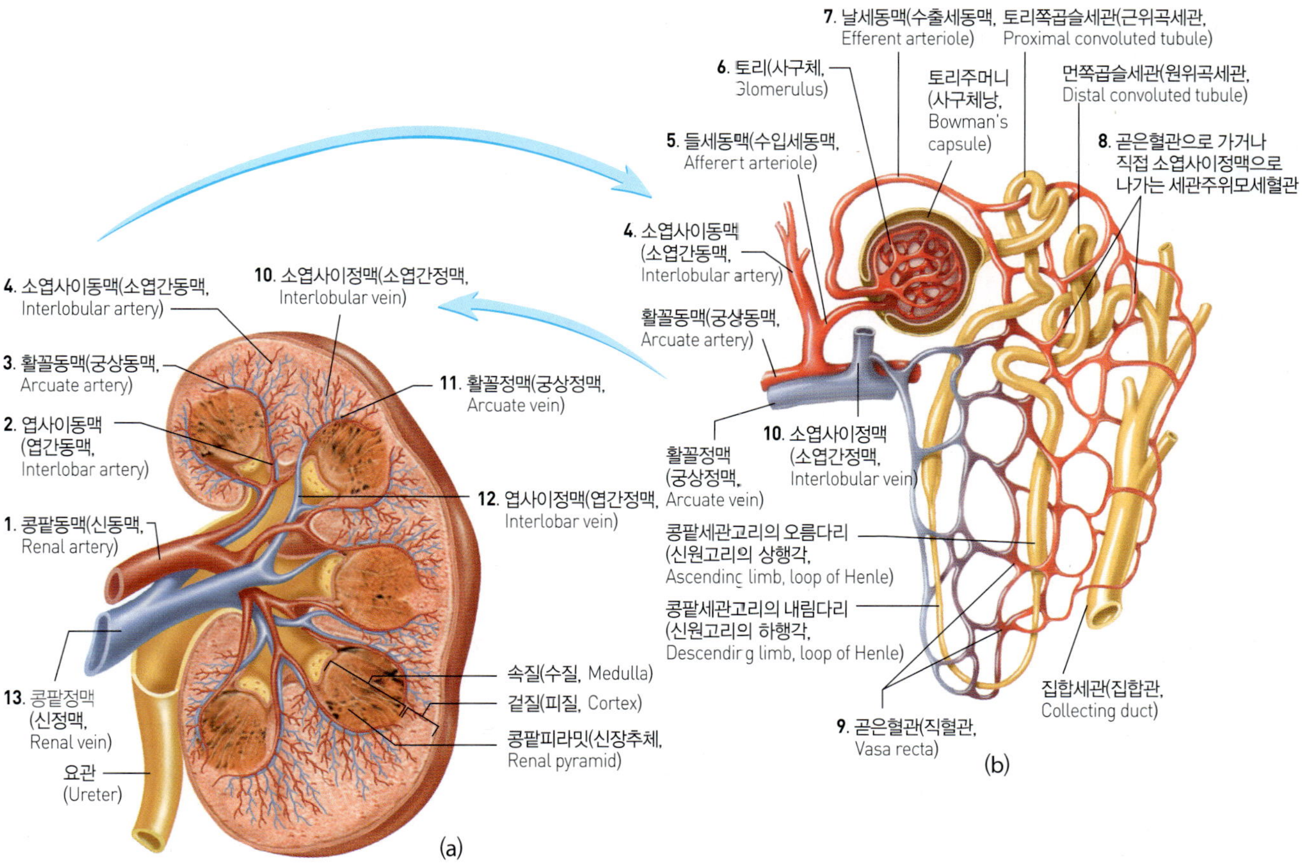

그림 18.5 콩팥에서의 혈액흐름
(a) 큰동맥과 큰정맥을 통해 콩팥으로 드나드는 혈액의 흐름.
(b) 콩팥단위의 순환을 담당하는 동맥, 모세혈관, 정맥.

18.3 소변의 형성

소변이 만들어지는 중요한 3가지 과정은 여과(filtration), 세관 재흡수(tubular reabsorption), 세관 분비(tubular secretion)이다(그림 18.6). 소변은 대부분 수분으로 구성되어 있고, 이 외에 이온을 포함한 유기 노폐물들이 들어 있다(표 18.1).

표 18.1 주요 소변 물질의 평균 농도

물질	혈장	소변
물(L/일)		1.4
유기분자(mg/dL)		
단백질	3,900~5,000	0*
포도당	100	0
요소	26	1,820
요산	3	42
크레아티닌	1	196
이온(mEq/L)		
Na^+	142	128
K^+	5	60
Cl^-	103	134
HCO_3^-	28	14
비중(g/ml)†		1.005~1.030
pH		4.5~8.0

* 소변에서 미량의 단백질은 찾을 수 있다.
† 비중은 소변 용질의 농도가 증가하면 증가한다.

여과(filtration)란 물, 이온, 작은 분자 등이 여과막을 통과하여 토리주머니로 모이는 것을 말한다. 혈장(plasma)의 일부가 콩팥단위로 빠져나온 것이 여과액(filtrate)이다.

세관 재흡수(tubular reabsorption)란 여과액의 물질이 거꾸로 세관주위모세혈관(peritubular capillary)을 통해 혈액으로 되돌아가는 것을 말한다. 일부 용질 분자와 이온이 능동운반(active transport)의 기전으로 재흡수되는데, 이때 콩팥단위의 벽을 이루는 세포로 들어갔다가 다시 사이질액(interstitial fluid)으로 이동한다. 콩팥단위 주변의 사이질액으로 들어간 분자와 이온은 다시 세관주위모세혈관으로 이동하게 된다. 물의 재흡수는 벽 사이의 삼투(osmosis)를 통해 일어난다. 일반적으로 여과액에 들어 있는 유용한 물질만이 재흡수되고, 나머지 대사산물 등의 노폐물은 남아 소변으로 배출되는 것이다. 예를 들어, 단백질이 대사되면 암모니아(ammonia)가 생기게 되는데, 암모니아는 독성물질로서 간에서 요소(urea)로 변환된 다음 여과액으로 모이게 된다. 이 중에서 일부만 재흡수될 뿐 대부분의 요소는 소변에 남아 몸 밖으로 배출된다.

세관 분비(tubular secretion)란 용질이 능동운반의 기전으로 콩팥단위의 벽을 지나 여과액으로 분비되는 것을 말한다. 결국 소변을 구성하는 물질은 처음 여과막을 통과한 것에다 세관주위모세혈관에서 분비된 것에서 재흡수된 물질을 뺀 것의 합과 같다.

소변은 다음과 같은 세 단계를 통해 형성된다.

1 여과 (Tubular filtration) 여과(파란색 화살)는 물질이 토리주머니에서 여과막을 가로질러 이동하는 것으로 여과액을 만든다.

2 세관 재흡수 (Tubular reabsorption) 용질은 능동운반, 공동수송과 같은 운송과정을 통해 콩팥단위의 벽을 통과해 사이질액으로 재흡수된다(보라색 화살표). 물은 삼투압에 의해 콩팥단위의 벽을 통과해 재흡수된다(초록색 화살표). 물과 용질은 사이질액에서 세관주위모세혈관으로 들어간다.

3 세관 분비 (Tubular secretion) 용질은 콩팥단위의 벽을 통해 여과액으로 분비된다(노란색 화살표).

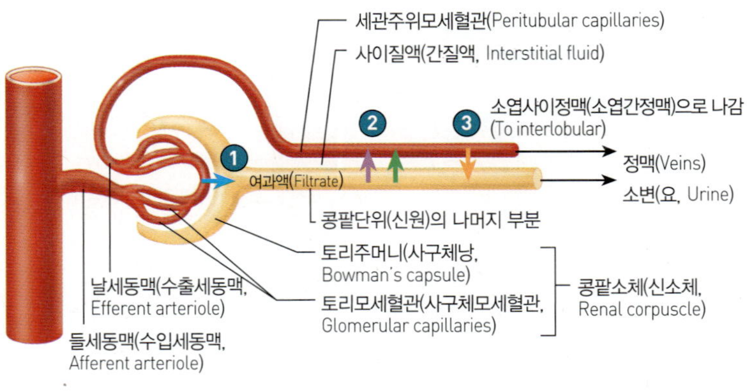

그림 18.6 소변 형성

18.4 소변의 농도와 양의 조절

마치 난로 위의 냄비처럼 용기 안에 있는 액체는 물을 더 붓거나 혹은 그 액체를 끓여서 농도를 변화시킬 수 있다. 이와 비슷하게 콩팥(kidney)은 체액의 농도가 증가할 때 여과액(filtrate)으로부터 물의 재흡수를 증가하고 체액의 농도가 감소할 때 여과액으로부터 물의 재흡수를 감소하여 체액의 농도를 유지한다. 그런 이유로 소변(urine)의 용량과 구성은 몸의 상태에 따라 변한다. 만일, 체액의 농도가 정상 수치보다 증가하면 콩팥은 적은 양의 농축된 소변을 생산한다. 이것은 용질을 없애거나 물을 보존하거나 혹은 두 가지 방법 모두 사용하여 체액의 농도를 낮추어 정상으로 돌아가게 한다. 반면, 체액의 농도가 낮아지면 콩팥에서 많은 양의 묽은 소변을 생산한다. 소변에서 물의 손실은 혈액의 양을 낮춘다. 그 결과, 물은 손실되고 용질은 보존되어 체액의 농도가 증가된다.

소변의 생산은 혈액량을 유지하고 그것으로 인해 혈압(blood pressure)도 유지한다. 혈액량의 증가는 혈압을 높일 수 있고 혈액량의 감소는 혈압을 낮출 수 있다. 혈액의 양이 정상보다 많으면 콩팥은 많은 양의 소변을 생산하고 소변으로 물이 손실되면 혈액의 양도 감소된다. 반대로 혈액의 양이 정상보다 감소되면 콩팥은 적은 양의 소변을 생산하여 물을 보존하여 혈액의 양을 유지한다.

호르몬의 기전

세 가지 주요 호르몬의 기전, 즉 레닌–안지오텐신–알도스테론(renin–angiotensin–aldosterone) 기전, 항이뇨호르몬(antidiuretic hormone) 기전, 그리고 심방나트륨이뇨호르몬(atrial natriuretic hormone) 기전은 소변 농도와 양을 조절하는 데 관여한다. 각 기전은 다른 자극에 의해 활성화되지만 항상성(homeostasis)을 달성하기 위해 함께 역할을 수행한다. 레닌–안지오텐신–알도스테론 기전과 심방나트륨이뇨호르몬 기전은 혈압 변화에 좀 더 예민하게 반응하는 반면 항이뇨호르몬 기전은 혈액 농도 변화에 좀 더 예민하게 반응한다.

레닌-안지오텐신-알도스테론 기전

레닌(renin)과 **안지오텐신**(angiotensin)은 **알도스테론**(aldosterone) 분비 조절을 돕는다. 효소 레닌은 콩팥 안에 있는 토리곁복합체(juxtaglomerular complex)의 세포에서 분비된다. 레닌은 간(liver)에서 생산된 혈장단백질인 **안지오텐시노겐**(angiotensinogen)에 작용하며 이것은 **안지오텐신 I**(angiotensin I)으로 전환된다. 안지오텐신 I은 **안지오텐신전환효소**(angiotensin converting enzyme; ACE)에 의해 빠르게 **안지오텐신 II**(angiotensin II)라 불리는 작은 펩티드(peptide)로 전환된다. 안지오텐신 II는 콩팥위샘겉질(adrenal cortex)에 영향을 주어 알도스테론(aldosterone)을 분비하게 한다(그림 18.7, 13장 참고).

알도스테론은 먼쪽곱슬세관(distal convoluted tubules)과 집합세관(collecting duct)에서 Na^+의 능동운반의 속도를 증가시킨다. 알도스테론이 없는 경우, Na^+의 많은 양이 콩팥단위(nephron)에 남고 소변의 일부분이 된다. 여과액(filtrate)의 높은 Na^+농도는 콩팥단위에 물이 잔류하는 원인이 되고 그로 인해 소변의 양이 증가한다. 따라서 Na^+의 능동운반 속도가 느려질 때 소변의 양은 증가하고 소변은 Na^+의 농도가 높다. 왜냐하면 Cl^-가 양전하에 의해 Na^+에 붙고 Cl^-는 Na^+과 함께 이동하기 때문이다.

혈압이 갑자기 감소하거나 여과액에서 Na^+의 농도가 너무 낮을 때 콩팥에서 레닌을 분비한다. 앞의 결과로 알도스테론이 증가하고 이것은 콩팥단위에서 Na^+과 Cl^-의 재흡수를 증가시킨다. 물은 Na^+과 Cl^-을 따라 이동하므로 결국 소변양이 감소하게 되는 것이다. 물의 배출을 막음으로써 혈압이 더 떨어지는 것을 방지할 수 있게 된다.

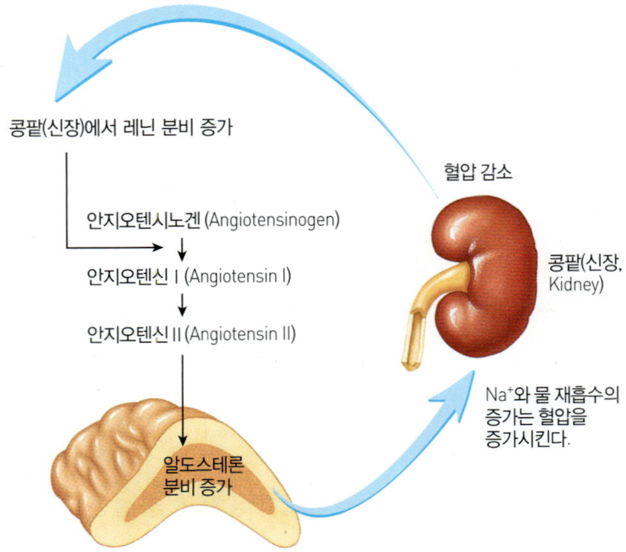

그림 18.7 알도스테론과 세포바깥액에서 Na^+와 물의 조절
낮은 혈압은 콩팥에서 레닌의 분비를 자극한다. 레닌은 안지오텐신 I의 생산을 자극하고, 안지오텐신 I은 II로 변환되어 콩팥위샘 겉질에서 알도스테론 분비를 자극한다. 알도스테론은 콩팥에서 Na^+와 물의 재흡수를 증가시킨다.

항이뇨호르몬 기전

항이뇨호르몬(antidiuretic hormone; ADH)은 뇌하수체 뒤엽(posterior lobe of pituitary gland)에서 분비되며 순환계통을 통해 콩팥(kidney)으로 간다. 항이뇨호르몬은 먼쪽곱슬세관(distal convoluted tubules)과 집합세관(collecting duct)에서 재흡수되는 물의 양을 조절한다. 항이뇨호르몬의 수치가 증가하면 먼쪽곱슬세관과 집합세관의 물 투과성이 증가되고 더 많은 물이 여과액(filtrate)으로부터 재흡수된다. 따라서 항이뇨호르몬의 증가는 농축된 적은 양의 소변을 만든다. 다른 한편으로는 항이뇨호르몬의 수치가 감소하면 먼쪽곱슬세관과 집합세관은 물에 대한 투과성이 적어진다. 그 결과 적은 물이 재흡수되고 많은 양의 묽은 소변이 생산된다(그림 18.8, 그림 18.11 참고).

뇌하수체 뒤엽에서 항이뇨호르몬의 분비는 시상하부(hypothalamus)의 조절을 받는다. 시상하부의 어떤 세포들(certain cell)은 용질농도 변화에 민감하다. 혈중 용질농도가 증가하면 활동전위가 시상하부의 항이뇨호르몬 분비 신경세포의 축삭(axon)을 따라 뇌하수체 뒤엽으로 보내지고 항이뇨호르몬이 축삭의 끝에서 분비된다(그림 18.8, 10장 참고). 혈중 용질의 농도가 줄어들면 항이뇨호르몬 분비 억제의 원인이 된다.

혈압을 감시하는 **압력수용기**(baroreceptor)도 항이뇨호르몬 분비에 영향을 받는다. 혈압이 크게 떨어지는 것은 항이뇨호르몬 분비의 원인이 되고(그림 18.8, 그림 18.11 참고) 혈압이 크게 오르면 항이뇨호르몬 분비가 감소된다.

심방나트륨이뇨호르몬

심방나트륨이뇨호르몬(atrial natriuretic hormone; ANH)은 오른심방(right atrium)의 혈압이 정상보다 높을 때 오른심방의 심장근육세포에서 분비된다(그림 18.9, 18.10). 심방나트륨이뇨호르몬은 콩팥에서 Na^+ 재흡수를 줄이는 데 영향을 준다. 그러므로 Na^+과 물은 콩팥단위(nephron)에 남아 소변이 된다. 소변으로 Na^+와 물 소실의 증가는 혈액의 양을 줄이고 혈압을 떨어뜨린다.

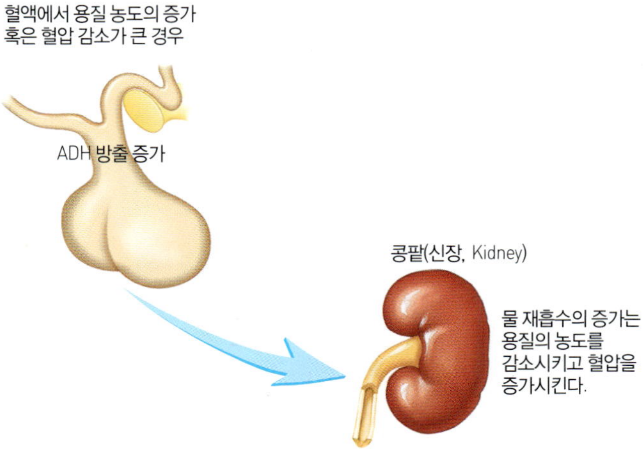

그림 18.8 ADH와 세포바깥액 농도 조절

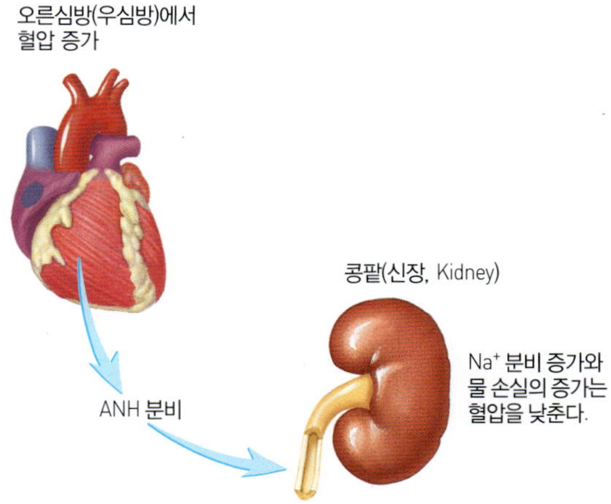

그림 18.9 ANH와 세포바깥액에서 Na^+와 물의 조절

18.5 소변의 이동

요관, 방광, 요도의 생리학

요관(ureter)은 콩팥의 콩팥깔때기(renal pelvis)에서부터 **방광**(urinary bladder)의 뒤아랫부분으로 소변을 이동시키는 작은 관이다(그림 18.11). 방광은 속이 비어 있는 근육용기이고 골반안(pelvic cavity) 두덩결합(pubic symphysis) 뒤에 위치한다. 방광은 소변을 저장하는 곳으로 남아 있는 소변의 양에 따라 방광의 크기가 달라진다. 방광은 몇 mL에서 최대 약 1,000mL의 소변을 수용할 수 있다. 소변의 양이 몇 백 mL에 다다르면 방광의 벽이 반사를 활성화시킬 만큼 늘어나는데 그것은 방광의 벽이 방광을 수축시키는 민무늬근육(smooth muscle)으로 되어 있기 때문이다. 소변의 대부분은 요도를 통해 방광 밖으로 배출된다.

요도(urethra)는 소변을 방광에서 몸 밖으로 배출하는 관이다. 방광에 요관구멍과 요도구멍 사이에 위치하는 **방광삼각**(trigone)은 삼각형 모양이다.

관련된 질환

방광염

Ima Burning은 3일짜리 사업 모임에 참석하기 위해 마을 밖으로 나갔다. 모임 마지막 날 그녀는 잦고 절박한 소변을 경험하였고 심지어 소변의 양도 적었다. 그녀는 배뇨 시 화끈감(burning sensation)도 느꼈다. Ima가 집으로 돌아왔을 때 그녀는 아랫배의 통증을 경험했다. 그녀의 소변은 뿌옇고 불쾌한 냄새도 났다. 그래서 Ima는 그녀의 주치의인 Blatter 박사와 만나기로 약속했고 그는 소변 표본을 요구하였다. 소변은 일반적으로 무균이지만 Ima의 소변에는 박테리아가 많이 검출되었다. 그녀의 주치의는 방광염(cystitis)으로 진단하였다. 방광의 염증은 보통 박테리아 감염에 의해 발생된다. 박테리아 대장균에 의한 감염은 방광염의 가장 일반적인 원인이다. Ima의 경우 Blatter 박사가 감염의 원인을 밝힐 수 없었고, 방광염을 경험한 여자들 중 30%는 Ima와 같이 감염의 원인을 알 수 없다고 설명하였다. 의사는 항생제를 처방하였다. 3일 이내에 Ima는 정상으로 돌아온 느낌이었다. 며칠이 지난 후 소변 표본을 검사하였더니 감염의 징후는 보이지 않았다. 방광염은 감염이 요관을 따라 올라가서 콩팥에 영향을 미칠 수 있기 때문에 초기에 인식하고 치료하는 것이 중요하다.

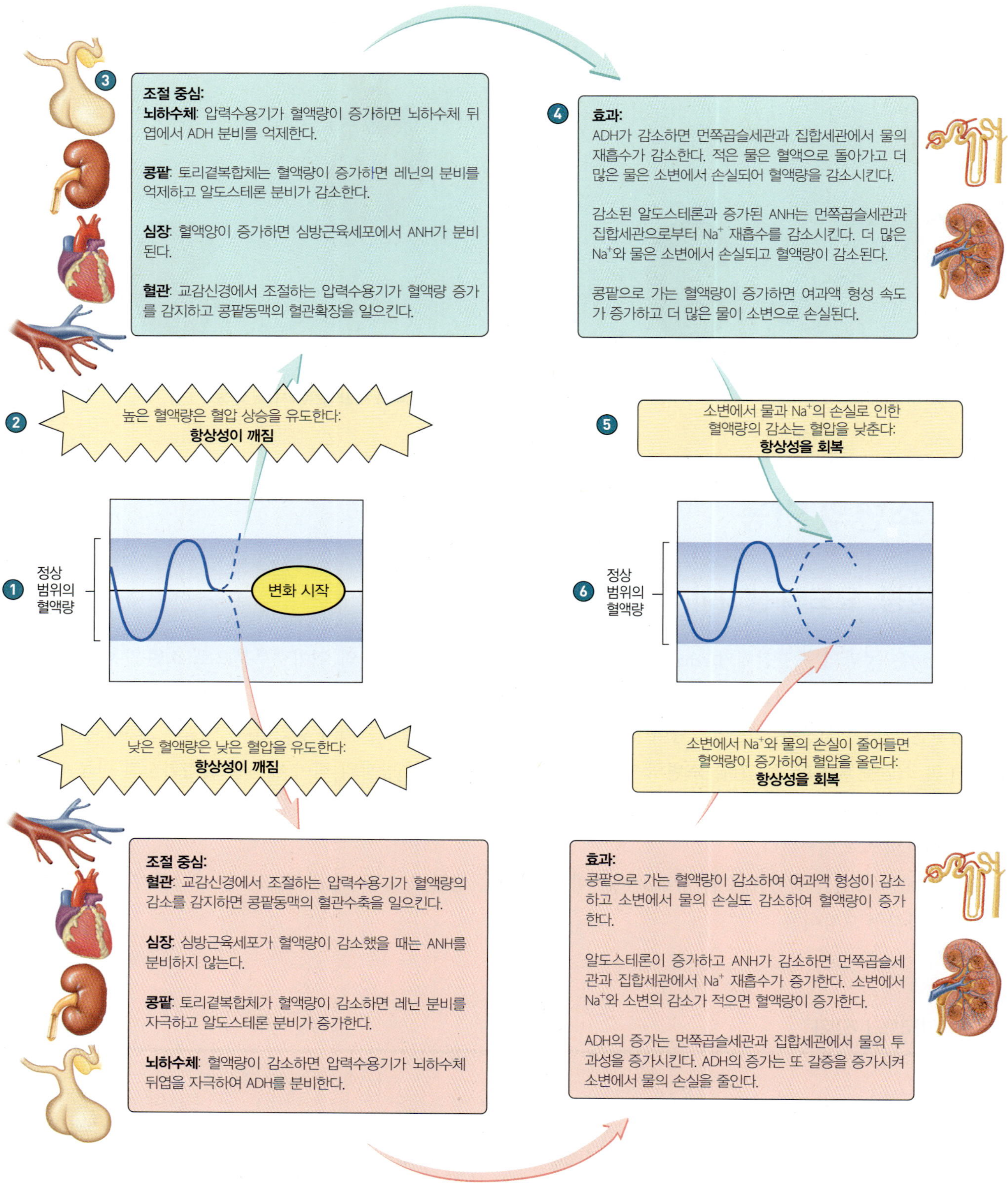

항상성 그림 18.10 혈액량의 호르몬 조절과 그 영향으로 인한 소변의 양과 농도

(1) 혈액량은 정상 범위 안에 있다.
(2) 혈액량은 항상성 장애로 인해 정상 범위를 벗어나 증가한다.
(3) 조절 중심은 혈액량의 변화에 대응한다.
(4) 조절 중심은 ADH와 알도스테론 분비를 감소시키고 그로 인해 물의 재흡수가 감소된다.
조절 중심은 콩팥동맥을 확대시켜 소변 생성을 증가시킨다.
(5) 이러한 변화들은 혈액량과 혈압을 감소시킨다.
(6) 혈액량은 정상 범위로 돌아오고 항상성도 회복된다. 혈액량이 정상 범위를 벗어나 감소되었을 때 반응은 빨간색 화살표를 따라가면 관찰할 수 있다.

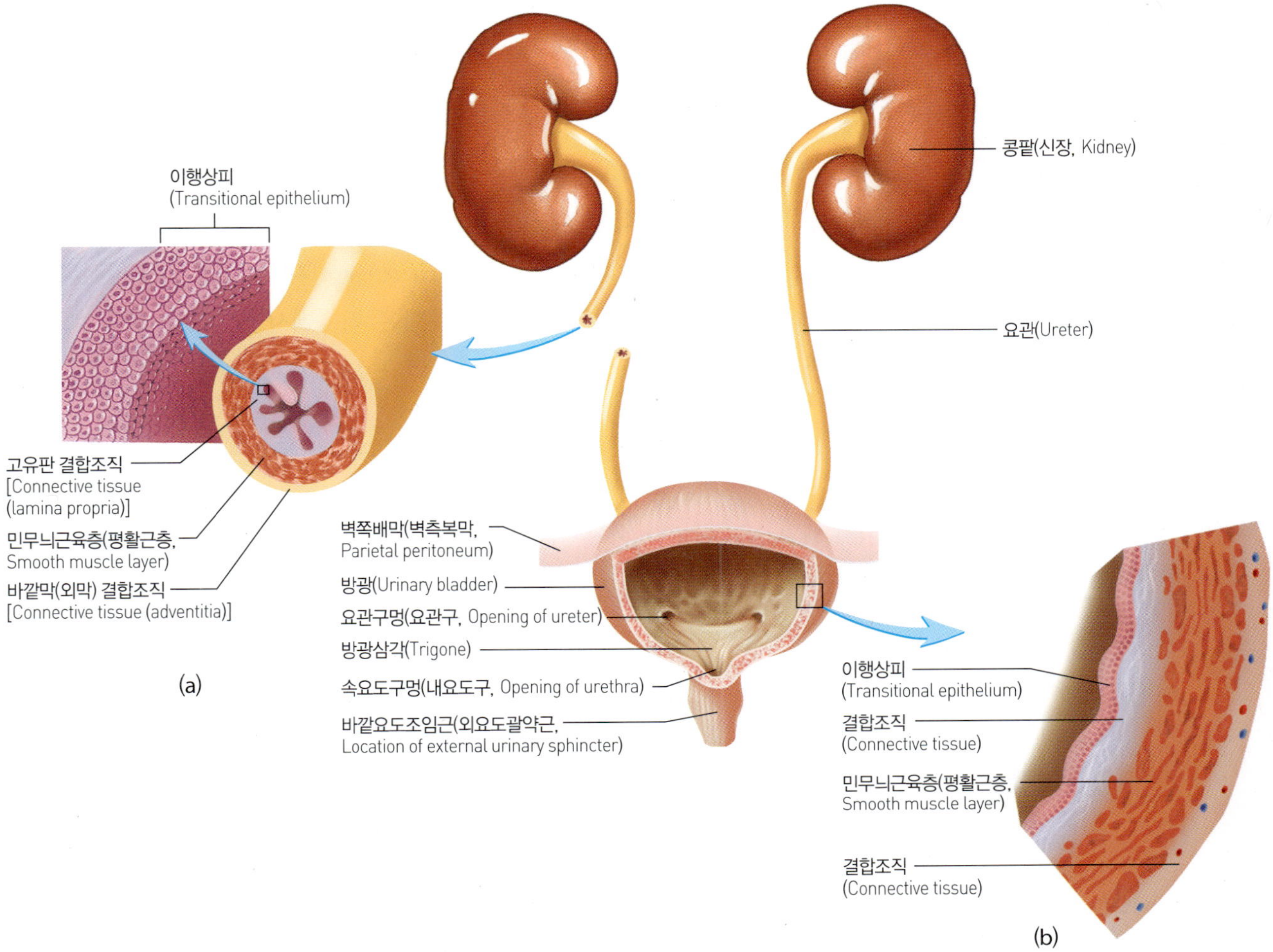

그림 18.11 요관과 방광

(a) 요관은 콩팥깔때기에서부터 방광까지 연장되어 있다.
(b) 요관과 방광의 벽은 이행상피로 덮여 있고 고유판 결합조직, 민무늬근육층, 그리고 섬유성 바깥막에 의해 둘러싸여 있다.
(c) 방광벽의 절단면.

요관과 방광은 이행상피(transitional epithelium)로 덮여 있는데 이것은 늘어나는 특징이 있다(제4장 참고). 방광의 소변 양이 늘어나면 상피세포의 모양이 원주(columnar)에서 납작(flat)으로 변하고 상피세포층의 수가 줄어든다. 방광에 소변의 양이 줄어들면 이행상피세포가 다시 원주 모양과 많은 세포층의 형태로 되는 성질을 가지고 있다.

요관과 방광의 벽은 민무늬근육과 결합조직(connective tissue) 층으로 구성되어 있다. 요관 민무늬근육 수축의 일반적인 움직임은 소변이 콩팥에서 방광으로 이동할 수 있는 힘을 만든다. 방광의 민무늬근육 수축은 소변을 방광에서 요도를 통해 밖으로 배출하게 한다.

남자에서 방광과 요도가 만나는 부분의 방광벽에 있는 민무늬근육이 **속요도조임근**(내요도괄약근, internal urethral sphincter muscle; internal urinary sphincter)을 형성한다. 여자에서는 이 요도조임근의 기능이 없다. 남자경우 성관계 동안 속요도조임근이 수축하여 정액(semen)이 방광으로 들어가지 않도록 한다(19장 참고). 여자와 남자 모두에서 **바깥요도조임근**(외요도괄약근, external urethral sphincter muscle; external urinary sphincter)은 뼈대근육으로 형성되어 있으며 요도가 골반가로막(pelvic floor)으로 확장되는 부위를 둘러싸고 있다. 바깥요도조임근은 맘대로근(수의근, voluntary muscle)으로 사람이 소변을 요도를 통해 배출하는 것을 시작하거나 멈출 수 있다.

남자는 요도가 음경(penis)의 끝까지 확장되어 있고 음경 끝이 밖으로 열린 구멍이다. 여자의 요도는 약 4cm 정도로 약 20cm 정도인 남자의 요도보다 짧고 질구멍(vaginal orifice) 앞 질어귀(vestibule)로 열려 있다.

배뇨반사

배뇨반사(micturition reflex)는 방광벽(urinary bladder wall)의 뻗침(stretch)에 의한 움직임이다. 방광(urinary bladder)이 소변으로 가득 차 있으면 압력이 상승하고 방광벽에 있는 뻗침수용기(stretch receptor)가 자극된다. 활동전위(action potential)는 방광에서 골반신경을 통해 척수(spinal cord)로 전도한다. 반사의 통합은 척수에서 발생되고 활동전위는 부교감신경섬유(parasympathetic nerve fiber)를 따라 방광에 전도된다(그림 18.12).

뇌중추에 의한 배뇨반사 조절
(Control of the micturition reflex by higher brain centers)

Ⓐ 방광에 뻗침이 있을 때 오름신경로가 활동전위의 빈도가 증가한 것을 척수신경을 통해 다리뇌와 대뇌로 이동시킨다. 이것은 배뇨 충동을 증가시킨다.

Ⓑ 방광이 가득 찼을 때 자동 배뇨를 방지하고 배뇨반사를 억제하는 것을 내림신경로를 통해 척수신경의 엉치부위로 활동전위를 이동시킨다. 내림신경로는 대뇌에서부터 척수신경의 엉치부위로 활동전위를 이동시켜 방광의 뻗침이 배뇨 충동을 일으킬 때와 사람이 수의적으로 배뇨할 때 배뇨반사를 가능하게 한다.

배뇨반사 (Micturition reflex)

① 방광의 소변은 방광벽을 늘린다.

② 뻗침수용기에 의해 만들어진 활동전위는 초록색 선으로 표시된 골반신경을 따라 척추신경의 엉치부위로 이동된다.

③ 방광의 민무늬근육을 수축시키는 활동전위는 빨간색 선으로 표시된 부교감신경에 의해 이동된다. 감소된 활동전위는 보라색 선으로 표시되는 몸운동신경을 통해 이동하고 바깥요도조임근을 이완시킨다.

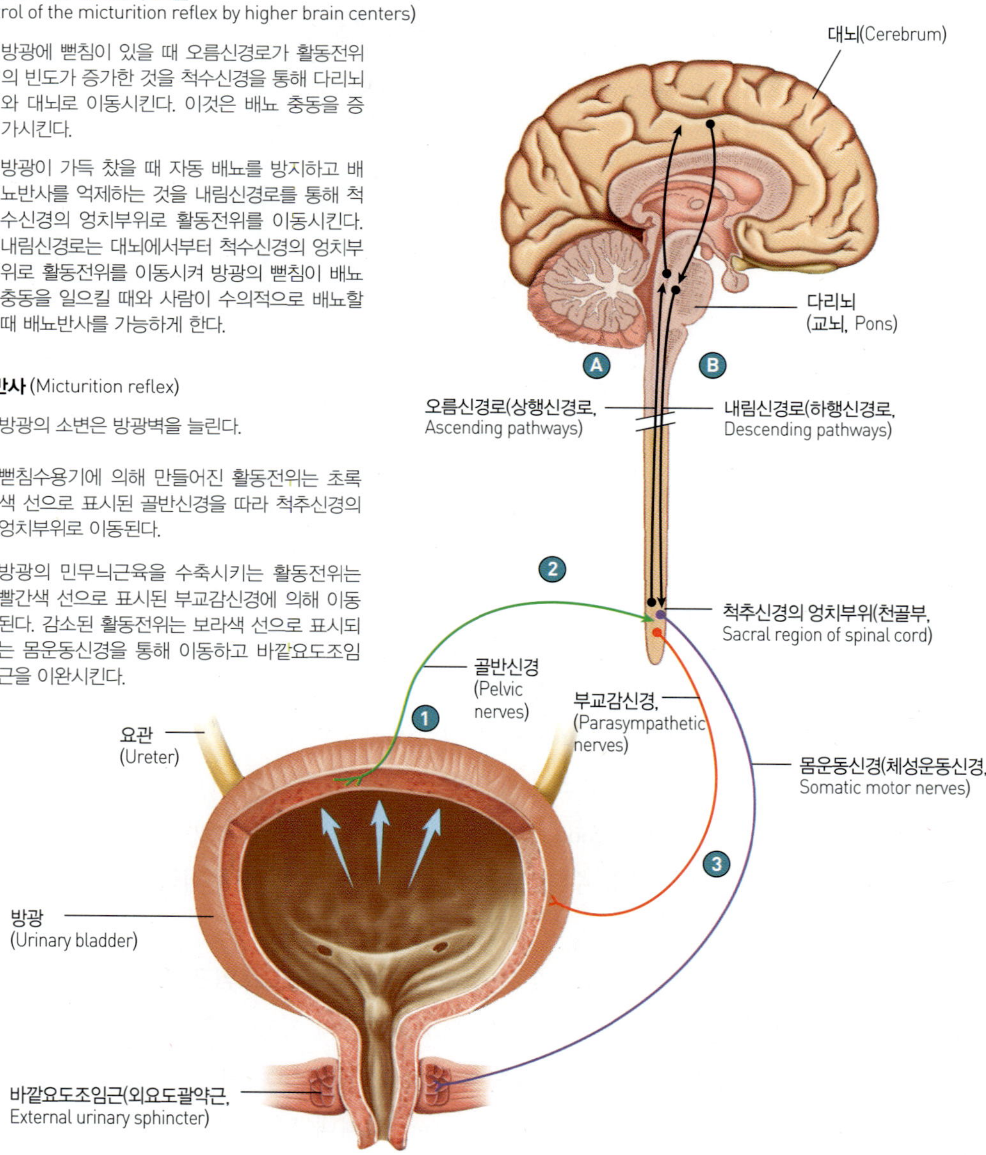

그림 18.12 배뇨반사

바깥요도조임근(external urinary sphincter)은 일반적으로 몸운동신경계통(somatic motor nerve system)의 자극에 의해 수축한다. 배뇨반사 때문에 활동전위가 몸운동신경을 따라 바깥요도조임근에 전도되는 것이 감소되어 조임근이 이완되는 원인이 된다. 배뇨반사는 자동 반사이나 뇌(brain)에 있는 더 높은 중추에 의해 억제되거나 자극된다. 더 높은 뇌 중추는 활동전위를 척수신경을 통해 보내 배뇨반사를 방지하고 자동 반사의 강도를 줄이며, 그로 인해 방광의 수축이 자극되고 신경섬유를 자극하여 바깥요도조임근의 수축상태를 유지한다. 이러한 자발적인 배뇨반사 억제능력은 2~3살경에 발달한다.

사람이 절박한 소변을 느낄 때 뇌중추에서 활동전위를 척수를 통해 보내어 배뇨반사가 용이하고 바깥요도조임근이 이완되도록 바꾼다. 배뇨의 필요성에 대한 의식은 방광의 뻗침이 감각신경섬유로 자극되고 척수에서 오름경로(ascending tract)를 통해 뇌로 이동되는 활동전위가 증가하여 발생된다. 박테리아 감염 혹은 다른 어떤 이유에 의해 방광이나 요도의 자극은 방광이 거의 비어 있음에도 불구하고 절박한 소변을 느끼게 한다.

18.6 체액구획

어른 남자의 몸무게 중 대략 60%는 물로 구성되어 있고, 어른 여자 몸무게의 대략 50%는 물이다. 지방조직의 수분 함량이 상대적으로 낮기 때문에 지방조직의 양이 증가하면 물로 구성된 몸무게의 일부가 감소한다. 여자는 일반적으로 남자에 비해 높은 비율의 체지방을 가지고 있기 때문에 어른 여자 몸무게에서 물의 비율은 낮다. 물과 그 안에 녹아있는 이온은 두 개의 주요 구획인 세포내액구획(intracellular fluid compartment)과 세포바깥액구획(extracelluar fluid compartment)에 분포되어 있다(표 18.2). 물과 이온은 이 구획들 사이로 이동하나 그들의 움직임은 조절된다.

세포내액구획(intracellular fluid compartment)은 몸의 모든 세포 안에 있는 액체를 포함한다. 각 세포들의 세포막(cell membrane)은 세포내액구획을 둘러싸고 여기는 실제로 엄청난 양의 작은 구획들로 구성되어 있다. 작은 구획들 속의 구성 물질과 세포막을 통과해 이들 사이를 지나다니는 액체의 구성 물질은 모두 비슷하다. 대략 우리 몸 안에 있는 물의 3분의 2는 세포내액구획 안에 있다.

세포바깥액구획(세포외액구획, extracellular fluid complartment)은 세포 바깥에 있는 모든 액체를 포함하고 이것은 전체 우리 몸에 있는 물의 3분의 1이 된다. 세포바깥액구획은 사이질액(interstitial fluid), 혈관(blood vessel) 내 혈장(plasma), 그리고 림프관(lympathic vessel) 안의 림프액을 포함한다. 세포외액 양의 작은 부분은 막에 의해 소구획(subcompartment)으로 나누어진다. 이러한 특수 소구획의 구성 물질은 다른 세포외액의 구성물질과 다르다. 소구획의 체액으로는 눈의 방수(aqueous humor)와 유리체액(vitreous humor), 뇌척수액(celebrospinal fluid), 관절안(joint cavity)의 윤활액(synovial fluid), 몸안(체강, body cavity)의 장액(serous fluid), 샘에서 분비된 액체, 콩팥의 여과액(filtrate), 그리고 방광의 소변(urine) 등이 있다.

표 18.2 체액구획의 양*

연령	물	세포내액구획	연령	혈장	세포바깥액구획	합
신생아	75	45	신생아	4	26	30
어른 남자	60	40	어른 남자	5	15	20
어른 여자	50	35	어른 여자	5	10	15

* 몸무게의 비율(%)로 나타내었다.

관련된 질환

콩팥돌

하루 종일 일한 후 Harry Payne는 뉴스를 보기 위해 앉았을 때 그의 왼쪽 가쪽배부분에 불편함이 빠르게 발생되는 것을 느꼈다. 곧 통증이 왼쪽의 고샅부위(inguinal region)까지 퍼졌고 몹시 고통스럽고 악화되었다. Harry는 2년 전에 콩팥돌 신결석, kidney stone을 경험한 적이 있어 이번에도 콩팥돌을 의심하였다. 그의 부인이 그를 도와 차에 태우고 응급실에 갔다. 방사선 사진으로 Harry의 왼쪽 요관(ureter) 윗부분에 돌이 있는 것을 확인했다. 요관의 연동수축은 불규칙한 형태의 콩팥돌을 좁은 요도로 밀어냈고 그로 인해 염증과 통증이 발생되었다. Harry의 주치의인 Stone 박사는 극심한 통증을 줄일 목적으로 강한 진통제를 처방하였다. 소변을 모으기 시작한 지 24시간 후 마침내 콩팥돌에서 회복되었다. 콩팥돌이 요관을 통과하였고 통증은 극적으로 감소하였다.

콩팥돌의 대부분은 칼슘 옥실레이트(oxylate)로 구성되어 있다. Stone 박사는 Harry에게 하루에 소변이 최소 2L 만들어지게 물의 섭취를 늘리는 것이 필요하다고 설명하였다. 소변을 묽게 유지하면 칼슘염의 침전과 추가적인 콩팥돌 형성을 줄일 수 있다. 또한 예방책으로 Stone 박사가 Harry에게 동물성 단백질 섭취를 줄이라고 제안했다.

더하여 Stone 박사는 Harry의 왼쪽 콩팥깔때기(renal pelvis)에 큰 콩팥돌을 찾기 위해 CT 촬영을 지시했다. 이 큰 콩팥돌은 추가적인 콩팥돌을 생기게 할 수 있고 왼쪽 콩팥에서 요관으로 배출되는 소변의 흐름을 폐쇄할 수 있으며 자극의 만성적인 원인이 되어 콩팥감염을 일으킬 수 있다. 그러므로 Stone 박사는 초음파로 콩팥돌을 가루로 만들어 쉽게 요관을 통과할 수 있도록 돌을 작게 만드는 기술인 쇄석술(lithotripsy)을 제안하였다.

체액구획 안 액체의 구성

세포들의 세포내액(intracellular fluid)은 그 구성이 서로 비슷하다. 이것은 세포바깥액(extracelluar fluid)과 비교했을 때 K^+, 마그네슘, 인산염, 황산염과 같은 이온들의 농도가 비교적 높으나 Na^+, Ca^{2+}, Cl^-, HCO_3^-은 상대적으로 농도가 낮다. 세포내액의 단백질 농도 또한 세포바깥액보다 높다. 세포내액과 마찬가지로 서로 다른 부위들의 세포바깥액도 비슷한 구성을 가지고 있다.

체액구획 내 교환

체액구획(body fluid compartment)을 나누는 세포막(cell membrane)은 선택적 투과이다. 물은 지속적으로 세포막을 투과하지만 이온이 녹아 있는 물은 투과성이 매우 낮다. 물의 이동은 구획들 간 정수압(hydrostatic pressure)의 차이와 삼투압(osmotic pressure)의 차이에 의해 주로 조절된다. 예를 들면, 물은 모세혈관 동맥 끝에 있는 모세혈관(capillary)의 벽을 가로질러 이동한다. 왜냐하면 그곳의 혈압은 사이질공간(interstitial space)으로 액체를 강제로 넣을 수 있을 만큼 높기 때문이다. 모세혈관의 정맥 끝의 혈압은 매우 낮고 모세혈관 안의 삼투압이 바깥보다 높기 때문에 액체가 모세혈관으로 다시 돌아온다(제13장 참고).

물이 세포내공간과 세포바깥공간 사이를 이동하도록 조절하는데 주된 영향을 주는 것은 삼투압이다. 예를 들어, 세포바깥의 이온 농도가 증가하면 삼투압에 의해 물은 세포에서 세포바깥액으로 이동한다.

세포내액은 만일 세포바깥액이 많이 감소되었다면 세포바깥액 양을 유지하는데 도움을 줄 수 있다. 사람이 탈수되었을 때 세포바깥액의 이온 농도는 증가한다. 이러한 결과로, 물은 세포내액에서 세포바깥액으로 이동하고 이렇게 세포바깥액 양을 유지한다. 혈액은 세포바깥액의 중요한 구성요소이기 때문에 이러한 과정은 혈액의 양을 유지하는 데 도움이 된다. 세포내액구획에서 세포바깥액구획으로 물의 이동은 탈수(dehydration)나 심장혈관 쇼크(cardiovascular shock)와 같은 상황에서 살아남을 수 있도록 시간을 연장시키는 데 도움을 줄 수 있다.

만일, 세포바깥액 이온의 농도가 감소하면 물은 세포바깥액에서부터 세포로 삼투압에 의해 이동한다. 이러한 물의 이동은 세포 부기(swell)에 원인이 될 수 있다. 대부분의 상황에서 세포내액구획과 세포바깥액구획 사이에서 물의 이동은 개인의 생존과 일치하는 한도 내에서 유지된다.

18.7 세포바깥액 구성물의 조절

항상성(homeostasis)은 물질의 섭취와 같은 양의 배설을 요구한다. 필요한 물과 이온은 음식물 섭취로 몸으로 들어가고 과도한 물과 이온은 배설에 의해 몸에서 빠져 나간다. 물과 이온이 몸에 들어오고 나가는 양은 단기적으로 변화할 수 있다. 예를 들어, 많은 양의 물과 이온은 추운 날보다는 따뜻한 날에 땀으로 배출되고 물과 이온의 양의 변화는 대변의 형태로 배출될 수 있다. 그러나 오랜 기간이 지나면 몸 안의 물과 이온의 전체 양은 성장하거나 몸무게가 늘거나, 혹은 몸무게가 줄지 않는 한 변화하지 않는다. 몸 안의 물과 이온 양의 조절은 많은 기관계통의 공동 작용이 포함되며 콩팥(kidney)이 가장 중요하고 피부(skin), 간(liver), 그리고 소화계통(digestive tract)이 도와주는 역할을 한다. 갈증조절(thirst regulation)과 이온농도 조절(ion concentration regulation), 이 두 가지의 기전이 세포바깥액의 이온 수치를 조절하는 데 도움을 준다.

갈증조절

물의 섭취는 시상하부(hypothalamus)에 있는 신경세포(neuron)에 의해 조절되며 그 신경세포가 모여 있는 곳을 **갈증중추**(thirst center)라고 한다. 혈액의 농도가 높아질 때 갈증중추는 갈증 시작 감각에 의해 반응한다(그림 18.13). 물 혹은 용질을 희석시키는 다른 물질이 다 소비될 때 혈액의 농도는 감소하고 갈증도 감소한다. 마찬가지로 쇼크 때처럼 혈압이 감소하면 갈증중추가 활성화되어 갈증을 느끼게 된다. 물의 섭취는 혈액의 양을 증가시키고 혈압을 정상 수치에 가깝게 증가시킬 수 있게 한다. 다른 자극들도 갈증을 일으킬 수 있다. 예를 들어, 입안의 점막이 건조해지면 갈증중추는 활성화된다. 갈증은 **세포바깥액**(세포외액, extracellular fluid)의 양과 농도를 조절하는 중요한 요소 중 하나이다.

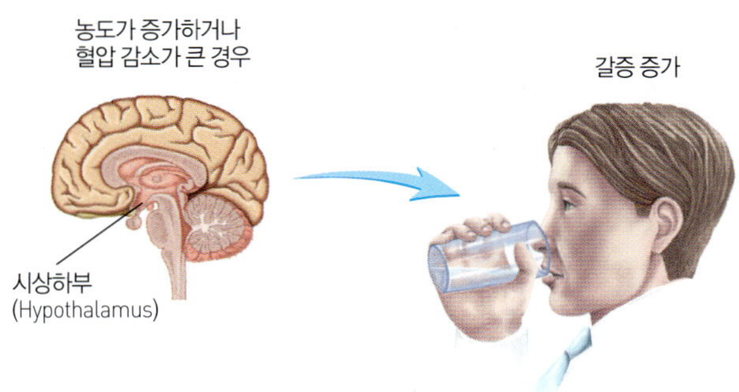

그림 18.13 갈증과 세포바깥액 농도의 조절

증가된 혈액농도는 시상하부의 신경세포에 영향을 준다. 혈압이 크게 떨어질 경우 대동맥활, 목동맥팽대, 그리고 심방에 있는 압력수용기가 영향을 받는다. 이러한 자극은 갈증을 증가시키는 원인으로 물의 섭취를 증가시킨다. 물 섭취의 증가는 혈액농도를 낮추고 혈액량을 증가시킨다.

이온농도 조절

만일 세포바깥액 이온의 농도가 정상 범위에서 벗어나면 세포는 세포막(cell membrane)을 가로질러 물질의 이동을 조절할 수 없다. 이러한 결과는 비정상적인 세포 기능 혹은 세포의 죽음을 초래할 수 있다. 세포바깥액 구성물을 정상 범위 내에 유지하는 것은 생명을 유지하는 데 요구된다.

체액 안의 Na^+, K^+ Ca^{2+}와 같은 양전하를 띤 이온들의 농도 조절은 특별히 중요하다. 활동전위(action potential), 근육의 수축, 그리고 정상 세포막의 투과성은 이러한 이온들에 대한 농도의 좁은 범위를 유지하는 것에 좌우되며 중요한 기전들은 몸 안의 이러한 이온들의 농도를 조절한다. Cl^-와 같이 음전하를 띠는 이온은 양전하를 띠는 이온들을 조절하는 기전들에 의해 이차적으로 조절된다. 음전하 이온들은 양전하 이온들에 붙어 양전하 이온이 이동할 때 그들과 함께 이동한다.

나트륨 이온

나트륨 이온(sodium ions; Na^+)는 세포바깥액에서 주요한 이온이다. 세포바깥액 삼투압의 약 90~95%는 Na^+과 이것과 연관된 다른 음전하 이온들에 의해 발생한다.

Na^+을 하루에 2.4g 정도 섭취할 것을 권유하는데 이것이 어떤 사람들에게는 고혈압과 관련 있기 때문이다. 콩팥(kidney)은 과도한 Na^+을 배출하는 주요한 경로를 제공한다.

콩팥의 콩팥단위(신원, nephron)는 Na^+의 재흡수와 체액에서 Na^+의 전체 양에 영향을 주는 알도스테론(aldosterone) 분비 조절을 자극한다. 먼쪽곱슬세관(distal convoluted tubules)과 집합세관(collecting ducts)에서의 Na^+의 재흡수는 매우 효율적이고 알도스테론이 분비될 경우 적은 양의 Na^+가 소변에서 손실된다. 알도스테론이 분비되지 않을 경우 콩팥단위에서의 Na^+의 재흡수는 크게 줄어들고 상당량의 Na^+이 소변으로 배출된다. 알도스테론은 세포바깥 K^+의 농도를 조절하는 중요한 역할을 수행한다.

나트륨 이온은 또한 몸에서 **땀**(sweat)으로 배출된다. 일반적으로 단지 적은 양의 Na^+이 매일 땀의 형태로 배출되나 따뜻한 환경에서 많은 운동을 하면 그 양이 증가한다.

Na^+는 세포바깥액의 삼투압에 큰 영향을 미치며 세포바깥액의 Na^+농도에 영향을 미치는 기전 또한 세포바깥액의 양에 영향을 미친다. 이런 수치들을 조절하는 중요한 역할을 하는 기전은 레닌–안지오텐신–알도스테론(renin–angiotension–aldosterone) 기전, 심방나트륨이뇨호르몬(atrial natriuretic hormone) 기전과 항이뇨호르몬(antidiuretic hormone)이다(그림 18.7~10 참고). 예를 들어, 낮은 혈압은 레닌과 항이뇨호르몬 분비가 증가되고 그 결과 콩팥에서 Na^+와 물의 재흡수가 증가하고 혈압과 Na^+ 농도를 정상 수치로 가져온다. 혈압이 증가하면 레닌과 항이뇨호르몬 분비가 제한되고 심방 나트륨 이뇨호르몬 분비가 자극되어 Na^+ 재흡수가 감소되고 소변 생산이 증가되어 혈압과 Na^+ 농도가 정상 수치로 된다.

칼륨 이온

근육(muscle)과 신경(nerve) 같이 전기적 흥분조직은 세포바깥(extracellular) K^+ 농도의 미세한 변화에도 매우 민감하다. K^+의 세포바깥 농도는 이러한 조직들이 정상적인 기능을 할 수 있는 좁은 범위 안에서 유지되어야만 한다.

알도스테론(aldosterone)은 세포바깥액의 K^+ 농도를 조절하는 중요한 역할을 한다. 혈장(plasma)의 손실에 의한 탈수(dehydration), 순환계통 쇼크와 심한 화상과 같은 외상에 의한 조직의 손상 모두 세포바깥 K^+의 농도를 정상보다 높게 하는 원인이다. 이것은 콩팥위샘겉질(부신피질, adreal cortex)에서 알도스테론 분비가 증가하고 K^+ 분비가 증가하는 원인이다.

만일, 세포바깥액의 K^+ 농도가 감소하면 콩팥위샘겉질에서 알도스테론의 분비가 감소하고 이것에 의해 콩팥에서 K^+ 분비의 속도가 감소한다.

칼슘 이온

Ca^{2+}의 세포바깥 농도는 다른 이온들과 마찬가지로 좁은 범위 안에서 유지된다. Ca^{2+}의 세포바깥 농도의 증가와 감소는 흥분성 조직들의 전기적 특성에 극적인 영향을 준다. 예를 들어, 세포바깥 Ca^{2+}의 농도가 감소하면 세포막(cell membrane)은 Na^+에 좀 더 투과적으로 되며 이것은 그들을 좀 더 전기적 흥분상태로 만든다. 세포바깥 Ca^{2+} 농도의 감소는 신경세포와 근육세포에서 자연적인 활동전위의 원인이다. 그 결과 과다 흥분성과 근육강직(muscle tetany)이 발생된다. 세포바깥 Ca^{2+} 농도의 증가는 세포막에서 Na^+에 대한 투과성이 줄어들고 그 결과 전기적 흥분상태가 줄어든다. 세포바깥 Ca^{2+} 농도의 증가는 신경세포와 근육세포의 활동전위를 억제하고 그 결과 흥분성이 줄어들고 근육의 쇠약(weakness)과 마비(paralysis)가 나타난다.

부갑상샘호르몬(parathyroid hormone; PTH)은 부갑상샘(parathyroid gland)에서 분비되며 세포바깥 Ca^{2+}의 농도를 증가시킨다. PTH 분비 속도는 세포바깥 Ca^{2+}의 농도에 의해 조절된다(그림 10.17 참고). Ca^{2+} 농도가 증가하면 PTH의 분비가 억제되고 Ca^{2+} 농도가 감소하면 PTH의 분비를 자극한다. PTH는 뼈를 녹이는 뼈파괴세포(파골세포, osteoclast)를 활성화시켜서 체액으로 Ca^{2+}를 분비하게 한다. PTH는 콩팥단위(nephron)에서 Ca^{2+} 재흡수의 속도를 증가시키기도 한다.

비타민 D는 창자(intestine)에서 Ca^{2+} 재흡수의 속도를 증가시켜 혈중 Ca^{2+}를 증가시킨다. 일부 비타민 D는 음식에서 섭취되고, 나머지 부분은 몸에서 생산된다(제5장 참고). PTH는 몸에서 비타민 D를 생산하는 속도를 증가시키기 때문에 Ca^{2+}의 창자 내 흡수에 영향을 준다.

칼시토닌(calcitonin)은 갑상샘에서 분비된다. Ca^{2+} 혈중 농도가 매우 높을 때 칼시토닌의 분비는 증가한다. 혈중 Ca^{2+} 농도의 증가는 갑상샘에서 칼시토닌 분비의 원인이고, 낮은 혈중 Ca^{2+} 농도는 칼시토닌 분비를 억제한다. 칼시토닌은 뼈가 분해되는 속도를 줄이고 뼈에서 Ca^{2+}의 배출을 감소시킨다(그림 10.17 참고).

인산 이온과 황산 이온

인산 이온(phosphate ion)과 **황산 이온**(sulfate ion) 같은 이온들은 콩팥에서 활동전위를 이용해 재흡수된다. 재흡수의 속도가 느려 만일 여과액(filtrate)에서 이 이온들의 농도가 그들을 재흡수하는 콩팥단위(nephron)의 능력보다 과하면 과도한 양은 소변으로 배출되도록 한다. 이 이온들의 농도가 낮으면 활동전위에 의해 이 이온들은 거의 모두 재흡수된다. 이 기전은 체액에서 인산 이온과 황산 이온의 농도를 조절하는 주요한 역할을 한다.

18.8 산-염기균형의 조절

체액에서 수소 이온 H^+의 농도는 수소 이온농도 지수(pH)로 보고된다. 체액 pH는 7.35~7.45 사이로 유지되며 이 범위를 벗어나면 생명을 위협한다. 따라서 체액 pH를 조절하는 기전은 생존에 결정적이다. 체액의 pH는 완충제(buffer), 호흡계통, 그리고 콩팥에 의해 조절된다. 체액의 pH가 제대로 유지되지 않으면 산증(acidosis)이나 알칼리증(alkalosis)의 결과가 된다.

완충제

완충제(buffer)는 산(acid)이나 염기(base)가 용액에 더해졌을 때 용액의 pH 변화에 반대하는 화학물질이다. 체액에서 완충제는 약한 산이나 약한 염기의 소금이 포함되어 있고 그 액체에 H^+이 증가하면 H^+와 결합하고 H^+가 감소하면 H^+을 풀어준다. 완충제는 이러한 그들의 특징으로 좁은 범위 안에 H^+ 농도를 유지하려는 경향이 있다(그림 18.14). 우리 몸에서 세 가지 주요 완충제는 단백질, PO_4^{3-}완충계(buffer system), HCO_3^-완충계이다.

체액의 단백질과 PO_4^{3-}는 수소 이온 H^+과 가역적으로 결합할 수 있다. H^+ 농도가 증가하면 단백질과 PO_4^{3-}는 수소 이온과 함께 결합하여 pH가 감소하는 것을 예방한다. 반대로, H^+ 농도가 감소하면 단백질과 PO_4^{3-}는 H^+을 분비하여 pH가 증가되는 것을 예방한다.

다음은 PO_4^{3-}완충제의 역할을 나타낸 것이다.

$$\underset{\text{일수소 인산 이온}}{HPO_2^{4-}} + \underset{\text{수소 이온}}{H^+} \rightleftarrows \underset{\text{수소 인산 이온}}{H_2PO^{4-}}$$

일수소 인산 이온(HPO_2^{4-})은 H^+이 과도할 때 H^+과 결합하여 수소 인산 이온의 형태가 된다. H^+의 농도가 감소하면 H^+ 일부분이 수소 인산 이온에서 떨어져 나온다.

단백질은 아미노산에 약한 산과 약한 염기 기능의 곁사슬(side chain)을 가지고 있어 완충제 기능을 할 수 있다. 많은 곁사슬은 카르복시기(carboxyl group)인 $-COOH$나 아미노기(amino group)인 $-NH_2$를 포함하고 있다. 이 그룹 모두 다음과 같은 반응 때문에 완충제의 역할을 할 수 있다.

$$\underset{\text{이온화된 카르복시기}}{-COO^-} + \underset{\text{수소 이온}}{H^+} \rightleftarrows \underset{\text{카르복시기}}{-COOH}$$

$$\underset{\text{아미노기}}{-NH_2} + \underset{\text{수소 이온}}{H^+} \rightleftarrows \underset{\text{암모늄기}}{-NH_3}$$

중탄산염(bicarbonate)인 HCO_3^-완충계는 단백질이나 PO_4^{3-}완충제처럼 많은 수소 이온들과 결합할 수 없으나 호흡계통과 비뇨계통에 의해 조절되기 때문에 대단히 중요하다. 이산화탄소(carbon dioxide; CO_2)는 물(H_2O)과 결합하여 탄산(H_2CO_3)의 형태를 만들고 이것은 다음과 같이 H^+와 HCO_3^-의 형태로 돌아간다.

$$\underset{\text{물}}{H_2O} + \underset{\text{이산화탄소}}{CO_2} \rightleftarrows \underset{\text{탄산수소}}{H_2CO_3} \rightleftarrows \underset{\text{이온}}{H^+} + \underset{\text{중탄산염}}{HCO_3^-}$$

CO_2와 H_2O 사이의 반응은 탄산 탈수효소에 의해 촉매되고 이것은 적혈구(red blood cell)와 모세혈관(capillary) 상피세포(epithelial cell)의 표면에서 발견된다(제15장 참고). 이 효소는 어느 방향으로든 반응물과 생성물의 농도차에 따라 반응의 진행속도를 가속한다.

CO_2 농도가 높으면 많은 양의 H_2CO_3를 형성하고 많은 양의 H^+와 HCO_3^-를 형성한다. 이것은 pH를 낮추는 결과가 된다. 하지만 반응은 가역적이다. 만일, CO_2 수치가 감소하면 평형은 반대방향으로 이동한다. 즉, H^+와 HCO_3^-는 결합하여 H_2CO_3가 되고, 그 다음 CO_2와 H_2O를 형성하면서 pH가 증가한다.

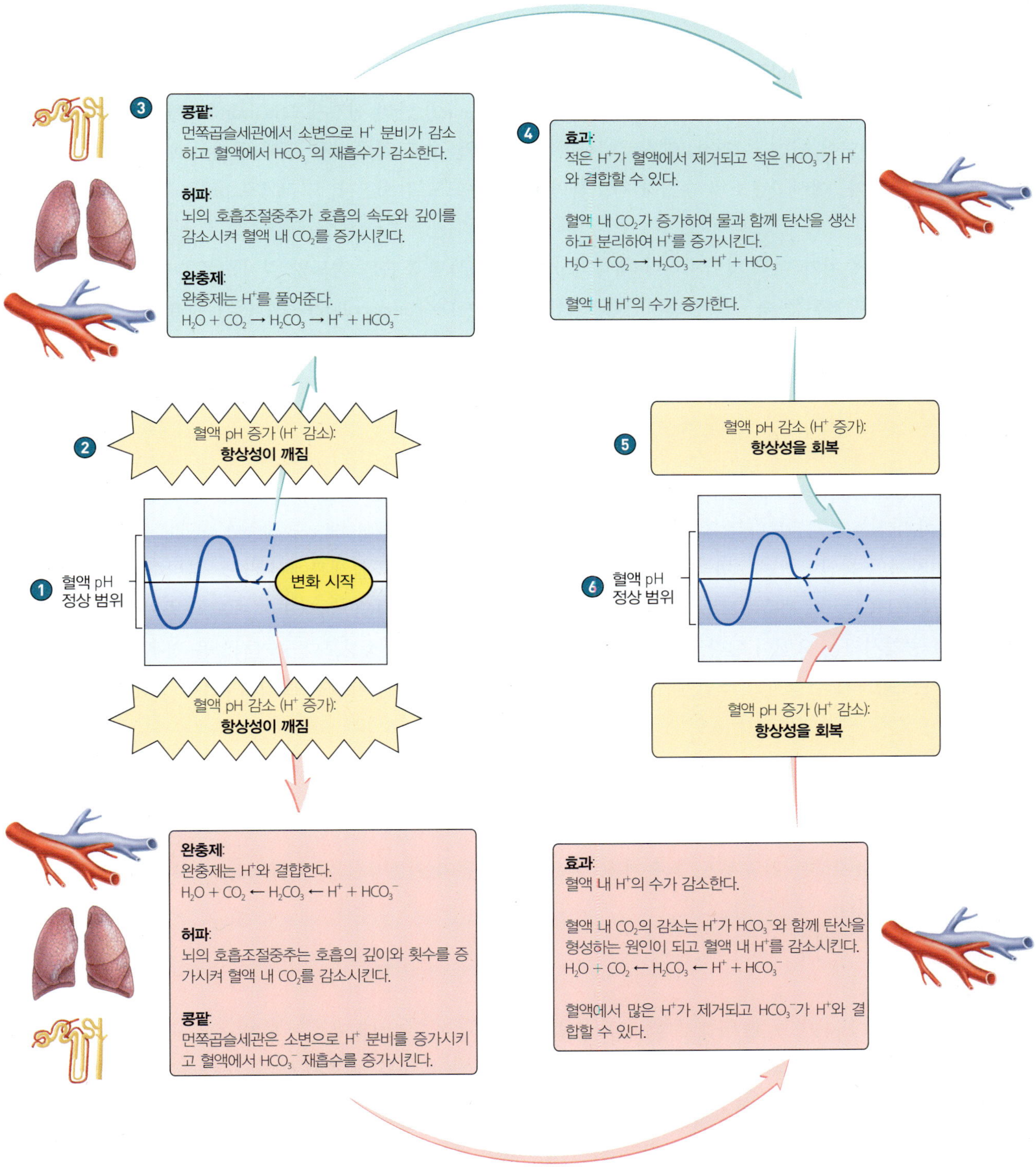

항상성 그림 18.14 산-염기균형 조절

(1) 혈액 pH는 정상 범위이다.
(2) 혈액 pH가 정상 범위에서 벗어나 증가하면 항상성에 장애가 발생한다.
(3) 혈액 pH 조절중추는 혈액 pH 변화에 반응한다.
(4) 조절중추는 혈액에서부터 H+ 분비를 감소시키고 탄산 생산을 증가시켜 혈액 H+ 농도를 증가시킨다.
(5) 이러한 변화들은 혈액 pH를 감소시킨다.
(6) 혈액 pH가 정상 범위로 돌아오면 항상성도 회복된다. 혈액 pH가 정상 범위에서 벗어나 낮아질 때 나타나는 반응은 빨간색 화살표를 따라가면 관찰할 수 있다.

호흡계통

호흡계통(respiratory system)은 pH 변화에 빠르게 반응하며 체액의 pH를 정상으로 돌아가게 돕는다. 이산화탄소의 수치가 증가하고 체액의 pH가 감소하면 뇌의 호흡중추(respiratory center) 안의 신경세포(neuron)가 자극되어 호흡의 깊이와 속도가 빨라지는 원인이 된다. 이러한 결과로 이산화탄소는 빠른 속도로 허파를 통해 몸에서 배출되고 체액의 이산화탄소 농도가 감소된다. 이산화탄소의 수치가 감소하면 H^+의 농도도 감소한다. 그러므로 pH는 정상 범위로 다시 올라간다(그림 18.14).

만일, 이산화탄소의 수치가 너무 낮아지거나 체액의 pH가 상승하면 호흡의 속도와 깊이는 감소한다. 이러한 상황은 이산화탄소가 몸에서 제거되는 속도를 감소시킨다. 이산화탄소는 대사(metabolism) 부산물의 지속적인 생산으로 인해 체액에서 축적된다. 체액에 이산화탄소가 축적됨에 따라 H^+가 축적되어 결과적으로 pH를 감소하게 한다.

콩팥

콩팥(kidney)의 콩팥단위(nephron)는 소변으로 H^+를 분비하며 체액의 pH를 직접적으로 조절할 수 있다. 콩팥은 pH의 강력한 조절자이지만 호흡계통보다는 좀 더 느리게 반응한다. 먼쪽곱슬세관(distal convoluted tubule) 벽의 세포는 H^+의 분비에 대해 일차적인 책임이 있다. 체액의 pH가 정상보다 감소하면 먼쪽곱슬세관에서 H^+을 분비하는 속도를 증가시킨다. 그와 동시에 HCO_3^-의 재흡수도 증가한다. H^+ 분비 속도의 증가와 HCO_3^- 재흡수 속도의 증가 모두 혈액의 pH를 정상 수치로 증가시키는 요인이 된다. 다른 한편으로, 체액에서의 pH가 정상보다 증가되었을 경우, 먼쪽곱슬세관에서 H^+가 분비되는 속도가 감소하고 소변에서 HCO_3^-의 손실량이 증가한다. 따라서 혈액의 pH가 정상 수치를 향해 감소한다.

산증과 알칼리증

pH의 정상 수치를 유지하는 완충계통, 호흡계통, 혹은 비뇨계통의 기능상실은 산증(acidosis)이나 알칼리증(alkalosis)의 결과를 유발할 수 있다.

산증

산증(acidosis)은 혈액의 pH가 7.35 아래로 떨어질 때 발생한다. 중추신경계통의 기능부전(malfunction)을 유발하고 상태가 악화되어 혼수상태가 될 수 있다. 산증은 두 가지 종류로 나눌 수 있다. **호흡성 산증**(respiratory acidosis)은 호흡계통이 충분한 양의 이산화탄소를 배출하지 못할 경우 발생된다. 이산화탄소는 순환계통에 축적되어 있고 체액의 pH를 낮추는 원인이다. **대사산증**(metabolic acidosis)은 증가된 대사 혹은 콩팥에서 소변으로 H^+을 배출시키는 능력의 감소로 젖산(lactic acid)과 케톤체(ketone body)와 같은 산성 물질이 과다하게 생산될 경우 발생한다.

알칼리증

알칼리증(alkalosis)은 혈중 pH가 7.45보다 높을 때 발생한다. 알칼리증의 주요 영향은 신경계통의 과대흥분성(hyperexcitability)이다. 말초신경(peripheral nerve)이 먼저 영향을 받고 그 결과 근육의 지속적인 신경성 자극이 나타난다. 연축(spasm)과 강직성 수축(tetanic constraction)의 결과 극심한 신경과민이나 경련이 발생할 수 있다. 호흡근육의 강직은 죽음의 원인이 될 수 있다. **호흡성 알칼리증**(respiratory alkalosis)은 스트레스에 대한 반응으로 발생할 수 있는 과호흡

(hyperventilation)에 의해 발생된다. **대사알칼리증**(metabolic alkalosis)은 일반적으로 심한 구토 혹은 콩팥위샘겉질(adreanl cortex)에서 분비되는 알도스테론(aldosterone)의 양이 많을 때 발생되는 H^+의 빠른 배출로 발생한다.

질병과 질환 : 비뇨계통

상태	설명
콩팥의 염증	
토리콩팥염	막의 투과성이 증가되어 콩팥소체 안에 있는 여과막의 염증. 증가된 여과액의 삼투 농도에 의해 혈장단백과 혈액세포가 여과액으로 들어가 소변의 양이 증가
급성 토리콩팥염	
만성 토리콩팥염	장기간 진행되는 과정으로 여과막이 두꺼워지고 결국 결합조직으로 대체되고 콩팥이 기능을 할 수 없게 된다.
콩팥기능상실	콩팥의 기능을 방해하는 어떤 상황에서도 발생할 수 있다.
급성 콩팥기능상실	콩팥이 손상된 후 빠르고 광범위하게 발생. 혈액의 노폐물이 축적되어 야기됨. 콩팥의 기능을 완전히 상실하면 1~2주 안에 죽을 수 있다.
만성 콩팥기능상실	많은 콩팥단위에 영구적인 손상을 입었을 때 발생하며 남아 있는 콩팥단위가 정상적인 콩팥 기능을 할 수 없다. 만성 토리콩팥염에 의해 발생되거나 콩팥의 손상, 암 혹은 콩팥돌에 의해서 발생할 수 있다.

※ 자세한 정보들은 **www.mhhe.com/seeleyess8**에서 찾아볼 수 있다.

예상문제에 대한 답

우리는 처음 Sadie가 체내 수분을 저장하지 못하고 과도하게 소변으로 배출하는 것에 대해 배웠다. 이것은 우리가 콩팥(kidney)의 기능에 대한 초점을 좁히는데 도움이 된다. 그 다음으로 우리가 배운 것은 Sadie의 혈중 항이뇨호르몬인 ADH의 수치가 정상이라는 것이다. 과도한 소변의 배출은 당뇨(diabetes)의 범주에 속한다. 당뇨라는 단어는 그리스어인 '배수관'에서 파생되었다. 하지만 요붕증(diabetes insipidus)은 ADH의 이상을 포함한다. 요붕증은 주요한 두 가지 원인인 뇌하수체 뒤엽(posterior pituitary)에서 ADH 분비를 실패하거나 콩팥의 세관(tubule)이 ADH에 대한 비정상적인 수용체(receptor)를 가지고 있고 ADH에 반응하지 않을 때 발생된다. 요붕증으로 고통 받고 있는 사람들은 여과액(filtrate)의 상당 양이 토리쪽곱슬세관(proximal convoluted tubule)과 먼쪽곱슬세관(distal convoluted tubule) 양쪽 모두에 들어가 소변이 된다. 이러한 상태의 사람들은 하루에 20~30L 정도의 소변을 생산한다. 그 사람들은 몸에서 많은 물이 배출되기 때문에 심한 탈수(dehydration)의 위험성이 지속된다. 그들의 소변이 묽지만 많은 양의 소변 생산은 Na^+, Ca^{2+}와 그 외 이온들의 손상을 초래한다. 이온의 불균형의 결과는 신경계통과 심장근육의 비정상적인 기능의 원인이 된다. Sadie의 ADH 수치는 정상이지만 우리는 그녀가 비정상적인 수용체로 인한 요붕증을 가지고 있음을 결론내릴 수 있다. Sadie의 치료는 많은 양의 물을 섭취하고 그녀의 콩팥에 나트륨이 유지될 수 있는 나트륨 보전 이뇨제(sodium sparing diuretic)를 투여하는 것들이 포함된다.

CHAPTER

19 생식계통

예상문제

Chase와 Christina는 해부생리학 기말고사 시험을 대비해서 열심히 공부하고 있었다. 남성 생식계통의 감수분열에 대한 내용을 공부하고 나서 Chase는 "남성과 여성의 감수분열이 같을 테니깐 여성 생식계통에 있는 감수분열은 공부하지 않아도 되겠지?" 라고 말했다. Christina가 재빨리 Chase의 말에서 잘못된 점을 지적한 다음, 남성과 여성의 감수분열이 서로 많이 다르다는 것을 확인해 보라고 알려 주었다. 그렇다면, 남성 생식계통의 감수분열과 여성 생식계통의 감수분열 사이의 주요한 차이점은 무엇인가?

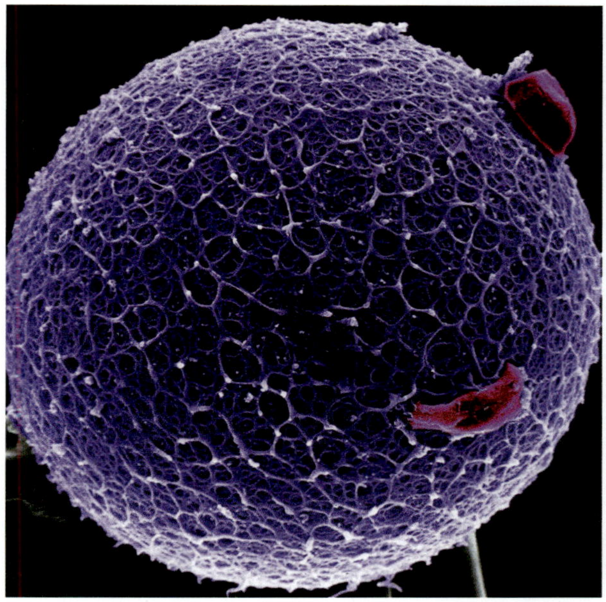

Module 14 Reproductive System | Anatomy & Physiology REVEALED® aprevealed.com

19.1 생식계통의 기능

인간이라는 종족은 남성 생식기관과 여성 생식기관의 기능이 없으면 생존할 수 없다. 생식계통은 남성과 여성의 발생과정에서 구조적 및 기능적 차이를 나타내는 데 중요한 역할을 하고, 행동양식에 영향을 미치며, 자손을 얻게 해 준다. 그러나 다른 기관계통과 달리 생식계통은 개개인의 생존을 위해 반드시 필요한 계통은 아니다.

인체의 기관계통은 남성과 여성에서 약간의 차이가 존재하지만, 생식계통에서 남성과 여성의 차이가 매우 극명하다. 그 반면, 남성과 여성의 생식계통은 비슷한 점도 있다. 예를 들어, 많은 남성과 여성의 생식기관은 같은 발생학적 구조(제 20장 참조)에서 유래하고, 남성과 여성의 몸에는 같은 호르몬 — 비록 같은 호르몬이 다른 결과를 초래하기는 하지만 — 이 존재한다. 생식기관은 다음과 같은 기능을 수행한다.

1. *생식세포의 생산.* 생식계통은 생식세포를 생산한다. 남성의 고환에 있는 정자와 여성의 난소에 있는 난모세포(난자).
2. *수정.* 생식계통은 정자와 난자의 수정을 돕는다. 남성 생식계통의 도관들은 정자들의 성숙과정 및 정자가 음경을 통해 여성 생식기관에 도달할 때까지 영양분을 공급한다. 여성 생식기관은 남성의 정자들을 받아들여 수정이 일어나는 곳까지 정자들을 운반한다.
3. *새 생명의 발생과 영양공급.* 여성 생식계통은 자궁 속에 있는 새 생명의 발생을 출생할 때까지 양육하고, 출생 이후 영양공급(수유)을 담당한다.
4. *성호르몬의 생산.* 생식계통에서 분비된 호르몬은 생식계통 자체의 발생을 조절하고, 성별에 따라 특화된 신체 구조로 발생할 수 있도록 조절한다. 또한 이 호르몬들은 생식계통의 정상적인 기능과 생식 행동양식에 있어서 매우 중요하다.

19.2 생식세포의 형성

남성의 고환과 여성의 난소(그림 19.1)는 **생식세포**(gamete) 또는 *성세포*(*sex cell*)를 생산한다. 남성과 여성 생식세포는 **감수분열**(meiosis)이라는 세포분열의 유형으로 형성된다(제3장 참조).

감수분열은 고환과 난소에서만 일어난다. 감수분열 동안, 세포는 연속되는 두 번의 세포분열을 거쳐 네 개의 딸세포를 생산하고, 딸세포는 원래 세포가 가지고 있었던 염색체 수의 절반을 갖는다.

감수분열은 일차 감수분열과 이차 감수분열로 구별된다. 체세포분열처럼, 감수분열도 전기, 중기, 후기와 말기로 구성되어 있다. 그러나 감수분열과 체세포분열 사이에는 아주 분명한 차이점이 있다.

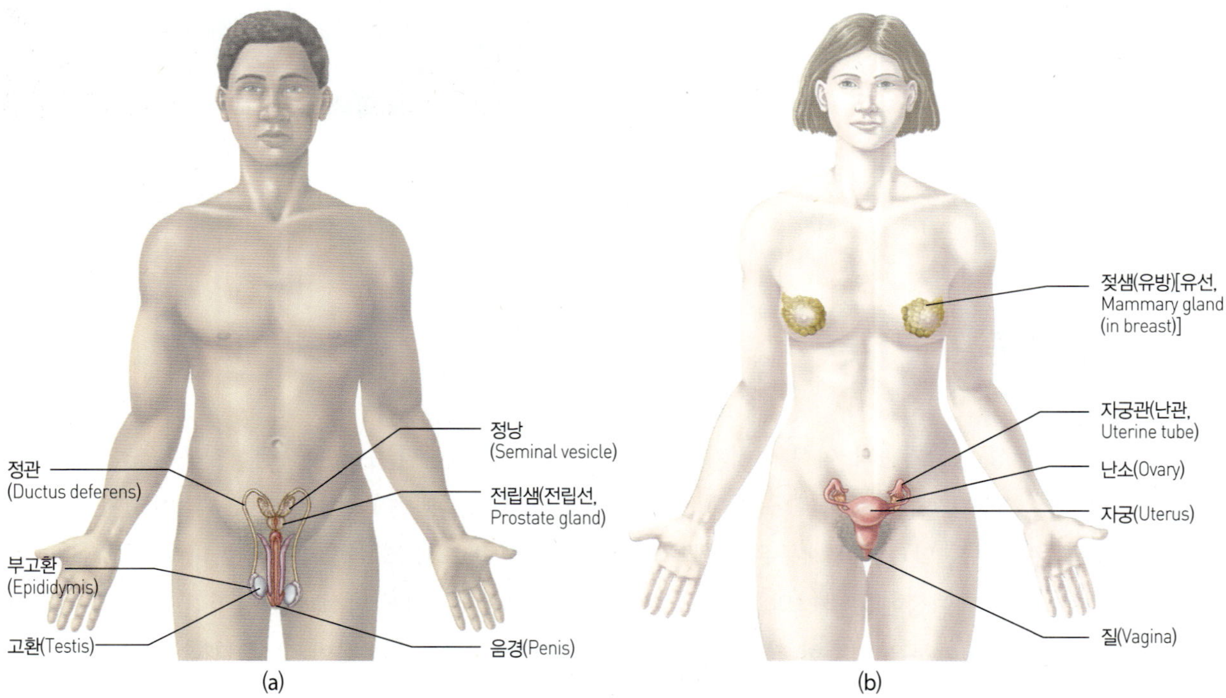

그림 19.1 생식계통의 주요 장기들
(a) 남성 생식계통: 고환, 부고환, 정관, 정낭, 전립샘과 음경. (b) 여성 생식계통: 난소, 자궁관, 자궁, 질과 젖샘.

감수분열이 시작되기 전에 모든 염색체는 두 배로 늘어난다. 감수분열이 시작될 때, 모든 46개 염색체들은 중심절에서 연결된 두 개의 염색분체를 갖는다(그림 19.2의 1단계). 염색체들이 한 쌍으로 정렬하는 것을 **접합**(synapsis)이라고 한다(그림 19.2의 2단계). 모든 염색체들이 두 개의 염색분체를 가지고 있기 때문에, 쌍을 이룬 염색들은 각자의 두 염색분체를 동반하고 있다. 가끔 어떤 염색체에 속한 염색분체의 일부가 끊어지면서 다른 염색체에 속한 염색분체의 일

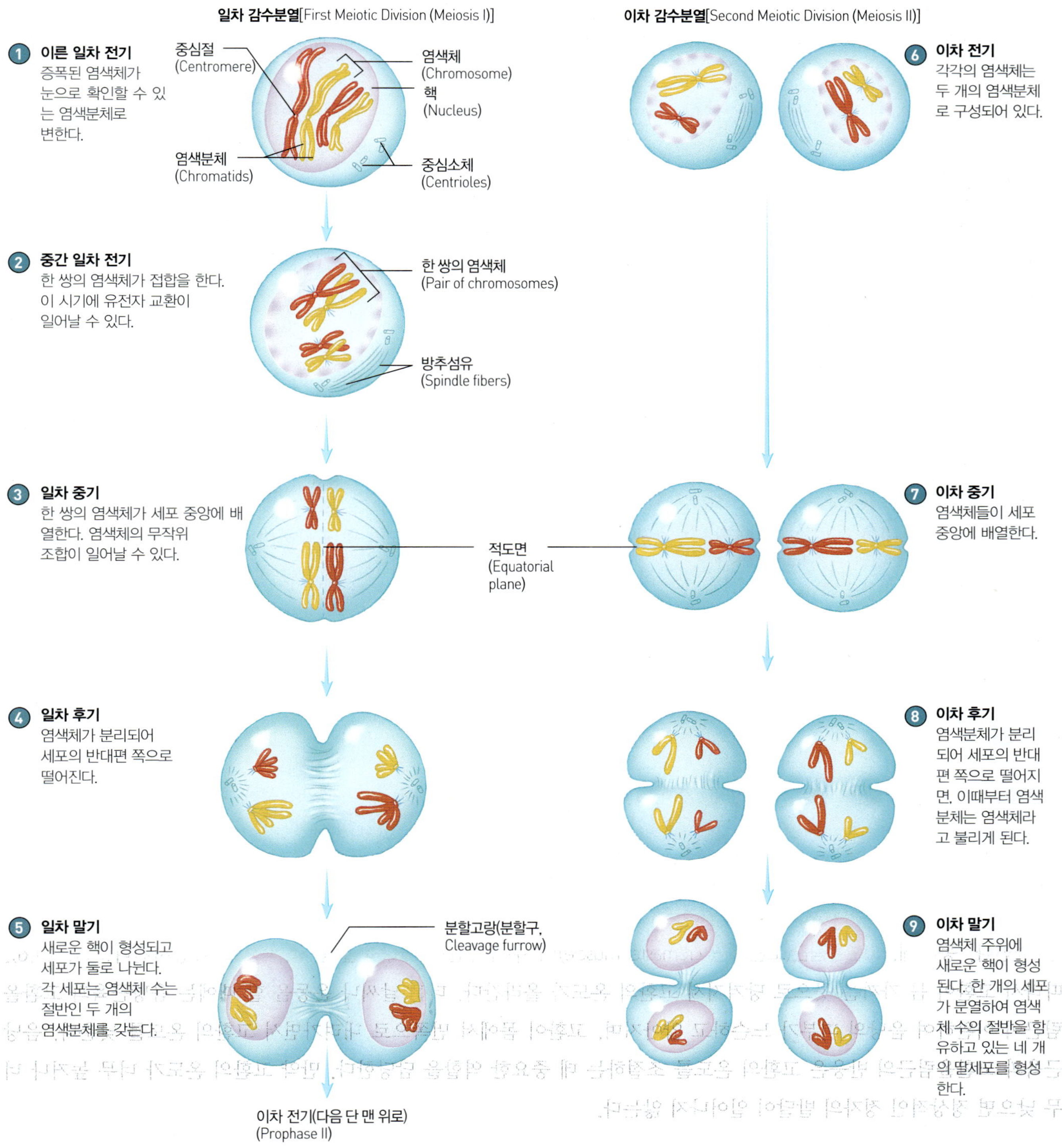

그림 19.2 **감수분열**

부와 교체되기도 한다. 이러한 현상을 **유전자 교환**(crossing over)이라고 하며, 유전자 교환 덕분에 염색체 사이에서 유전물질이 교환되는 것이 가능해진다.

염색체들이 세포의 중간부분으로 정렬(그림 19.2의 3단계)한 뒤, 한 쌍의 염색체들이 분리되어 세포의 옆쪽으로 이동한다(그림 19.2의 4단계). 따라서 일차 감수분열이 끝나고 나면, 각각의 딸세포는 한 쌍의 염색체로부터 분리된 한 개의 염색체를 함유(그림 19.2의 5단계)하고 있어서, 23개의 염색체를 갖는다. 딸세포에 존재하는 23개의 염색체들은 여전히 중심절에서 연결된 두 개의 염색분체를 가지고 있다.

염색체 숫자가 46개(23쌍)에서 23개로 줄어드는 것은 일차 감수분열 때 일어난다. 그래서 일차 감수분열을 감수분열이라고 한다.

이차 감수분열은 체세포분열과 비슷하다. 두 개의 염색분체를 가지고 있는 염색체들이 세포의 가운데부분으로 정렬한다(그림 19.2의 6 · 7단계). 그 다음, 염색분체가 중심절부위에서 분리되고 딸세포들은 각각의 염색체로부터 한 개의 염색분체를 받는다(그림 19.2의 8 · 9단계). 중심절에서 분리된 각각의 염색분체는 이제 염색체라고 부르게 된다. 따라서 감수분열에 의해 4개의 딸세포가 만들어지고 23개의 염색체를 가지게 된다.

수정이 이루어질 때, 접합자는 부모로부터 각각 한 벌의 염색체(23개의 염색체)를 받는다. 비록 접합자가 유전물질의 절반씩을 부모로부터 물려받지만 접합자마다 유전조합은 서로 다르다.

19.3 남성 생식계통

남성 생식계통은 고환, 일련의 관계통, 부속샘과 지지 구조물로 이루어져 있다. 관계통은 부고환, 정관(ductus deferens, vas deferens)과 요도로 구성된다. 부속샘은 정낭, 전립샘과 망울요도샘을 포함하며, 지지 구조물로는 음낭과 음경이 있다(그림 19.3). 정자는 열에 매우 민감하여 정상 체온보다 약간 낮은 온도에서만 발생한다. 정자가 발생하는 장소인 고환은 몸 바깥쪽에 있는 음낭 속에 위치하며, 음낭의 온도가 체온보다 낮다. 정자는 고환에서부터 전립샘까지 이동한 다음 전립샘 속에 위치한 요도로 유입된다. 요도는 음경을 통해 골반을 빠져나와 몸 바깥쪽으로 열려 있다.

음낭

음낭(scrotum)은 고환을 함유하고 있는 주머니처럼 생긴 구조물로, 음낭 속은 불완전하게 형성된 음낭 사이막에 의해 오른쪽 칸과 왼쪽 칸으로 나뉜다. 음낭의 바깥쪽은 피부로 덮여 있고, 피부 아래에 성긴결합조직층과 **음낭근**(dartos muscle)이라는 민무늬근육층이 있다.

주변 온도가 내려가면 음낭근육이 수축하여 음낭의 피부가 단단해지고 주름이 잡히도록 하여 음낭의 전체적인 크기를 줄인다. 동시에, **고환올림근**(고환거근, cremaster muscle)이 수축하면서 배근육을 음낭 속으로 확장시킨다(그림 19.6). 따라서 고환이 몸 가까운 곳으로 당겨져서 고환의 온도가 올라간다. 더운 날씨나 운동을 할 때에는 음낭근육과 고환올림근이 이완하여 음낭의 피부가 느슨하고 얇아지며, 고환이 몸에서 먼쪽으로 내려가면서 고환의 온도를 낮춘다. 음낭근육과 고환올림근의 반응은 고환의 온도를 조절하는 데 중요한 역할을 담당한다. 만약 고환의 온도가 너무 높거나 너무 낮으면 정상적인 정자의 발달이 일어나지 않는다.

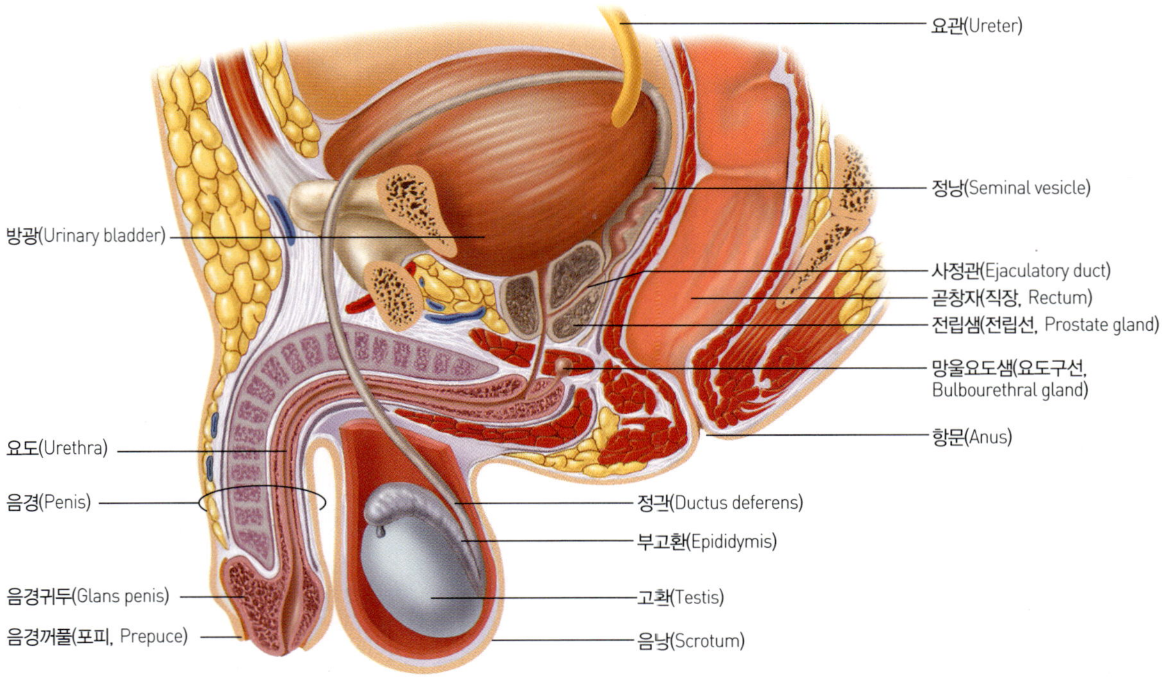

그림 19.3 남성 생식계통
남성 생식계통에 속하는 구조물을 보여주는 남성 골반의 안쪽모습.

고환

고환(testis) 또는 남성 생식샘은 달걀처럼 생긴 기관으로 음낭 속에 위치하며 길이는 약 4~5cm이다(그림 19.3). 고환의 바깥부분은 두꺼운 흰색 결합조직 주머니가 감싼다. 이 주머니에서 확장된 성분은 고환 속으로 돌출하여 고환을 약 250개의 원뿔 모양 소엽으로 구분한다(그림 19.4a). 소엽은 정자를 발생시키는 **정세관**(seminiferous tubule)을 함유하고 있다. 정세관을 감싸고 있는 결합조직은 테스토스테론을 분비하는 **사이질세포**(간질세포, interstitial cell, Leydig cell)라는 내분비세포무리를 함유하고 있다. 정세관은 **종자세포**(종세포, germ cell)와 **버팀세포**(지지세포, sustentacular cell, Sertoli cell)로 구성된다(그림 19.4b). 버팀세포는 크기가 크고 정세관 주변부에서 속공간으로 뻗어 있으며, 종자세포에 영양분을 공급하고 호르몬을 분비하는 역할을 담당한다.

정자발생

정자발생(spermatogenesis)은 정자가 만들어지는 과정이다. 사춘기 이전까지, 고환은 처음 발생했던 시기와 마찬가지로 비교적 간단한 구조를 지니고 있다. 사이질세포가 잘 발달되지 않고, 정세관도 크기가 작고 아직까지 제 기능을 하지 않는다. 그런데 사춘기가 되면, 사이질세포의 수가 많아지면서 크기가 커지고, 정세관의 크기가 커지면서 정자발생이 시작된다.

종자세포들의 일부는 버팀세포 속에 둘러싸여 있다. 주변부에서 가장 먼쪽에 있는 종자세포는 **정조세포**(spermatogonia)(발생하지 않은 정자)라고 하며 체세포분열을 통해 세포가 증식한다(그림 19.5). 체세포분열을 통해 증

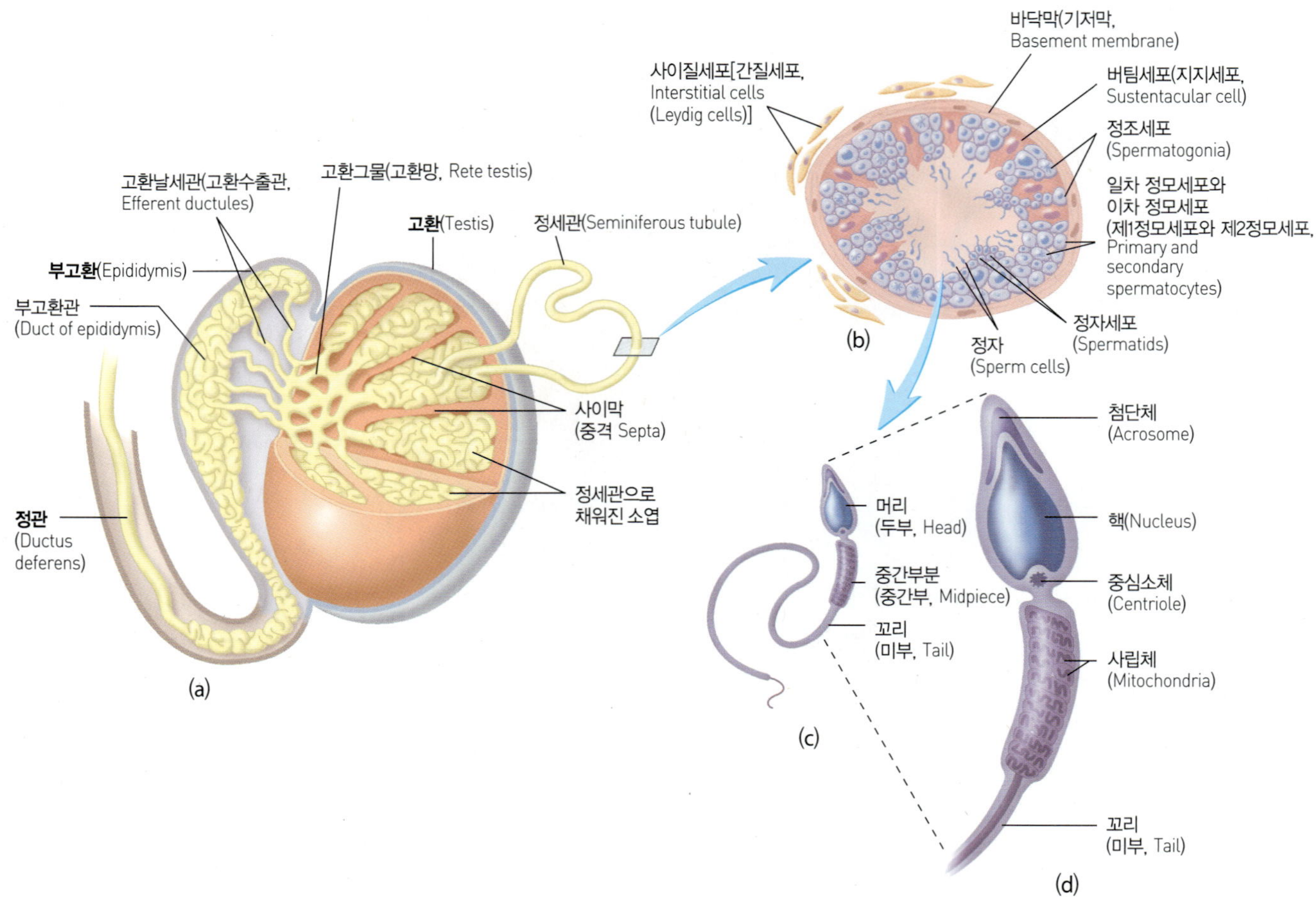

그림 19.4 고환과 정자의 구조

(a) 속 구조를 확인하기 위해 일부를 제거한 고환의 모습. 부고환도 관찰됨.
(b) 정세관의 가로면. 정조세포는 바깥쪽에 위치하고 성숙한 정자는 정세관의 속공간에 가까운 곳에 위치함.
(c) 정자의 머리, 중간부분과 꼬리.
(d) 정자의 머리와 중간부분을 확대한 모습. 핵과 첨단체는 머리에 위치하고, 사립체는 중간부분에 위치함.

식한 딸세포 중의 일부는 정조세포로 남겨져서 체세포분열을 통해 계속해서 세포를 증식시킨다.

다른 딸세포는 **일차 정모세포**(primary spermatocyte)가 되어 감수분열을 통해 세포를 증식시켜서 정자세포가 된다. 일차 정모세포는 각각 두 개의 염색분체로 구성된 46개의 염색체를 지니고 있다. 한 개의 일차 정모세포가 일차 감수분열을 거치면 두 개의 **이차 정모세포**(secondary spermatocyte)를 생산한다. 한 개의 이차 정모세포가 이차 감수분열을 거치면 23개 염색체를 지닌 두 개의 **정자세포**(spermatid)를 생산한다. 이차 감수분열이 끝난 다음, 정자세포는 중요한 구조적 변화를 거쳐서 **정자**(sperm cell)를 형성한다(그림 19.5, 그림 19.4 b · c). 정자세포에 있던 세포질의 대부분이 제거되고 나서, 머리, 중간부분 및 꼬리(편모, flagellum)가 생기면서 정자로 변한다(그림 19.5, 그림 19.4b~d). 정자의 핵은 정자머리에 위치하며, 핵의 바로 앞쪽에 **첨단체**(acrosome)라는 소포가 있고, 이 속에 들어 있는 효소는 수정과정에서 분비되어 정자가 난모세포 벽을 관통하는 데 도움을 준다.

정자발생의 끝단계에서, 정자들은 머리를 버팀세포쪽으로 하고 꼬리를 속공간 중심부쪽으로 한 상태에서 정세관의 속공간 주변에 위치한다(그림 19.5, 그림 19.4b). 마침내, 정자들은 정세관의 속공간으로 배출된다.

1 정조세포는 정자를 만드는 종자세포이다. 정조세포는 체세포분열을 통해 분열하여 증식한다. 체세포분열로 만들어진 정조의 딸세포는 일차 정모로 변한다.

2 일차 정모세포는 일차 감수분열을 거쳐 이차 정모세포로 분열한다.

3 이차 정모세포는 이차 감수분열을 거쳐 정자를 형성한다.

4 정자세포가 분화하여 정자를 형성한다.

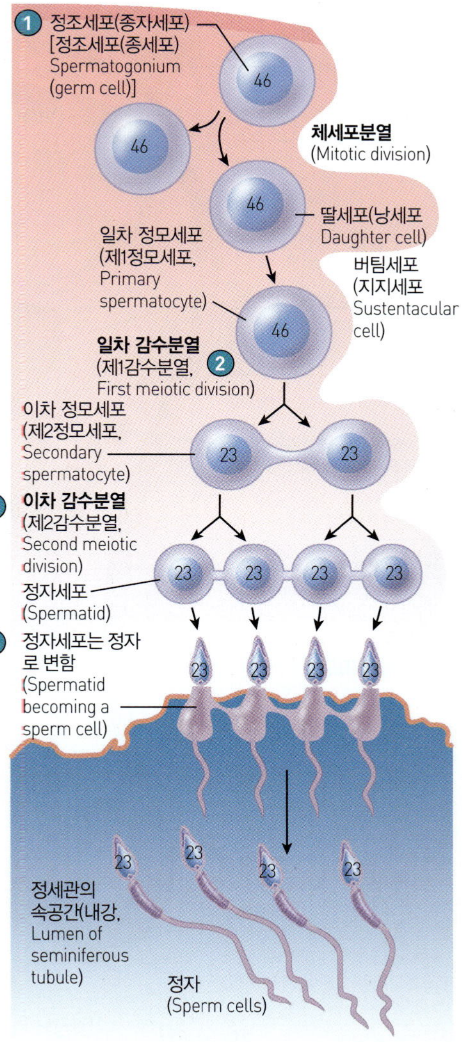

그림 19.5 **정자발생**

정세관의 단면 그림 모식도로 감수분열 과정과 정자의 형성과정을 나타낸다. 세포 속에 표시된 숫자는 염색체의 수를 의미한다.

관계통

정자가 생산된 이후, 정자는 정세관과 일련의 **관계통**(duct system)을 거쳐서 몸 바깥으로 이동한다.

부고환

정세관은 **고환그물**(고환망, rete testis)이라는 도관 그물망으로 연결되고(그림 19.4a), 고환그물은 15~20개의 세관인 **고환날세관**(고환수출관, efferent ductules)으로 연결되며, 정자는 고환날세관을 통해 고환에서부터 부고환으로 이동한다. **부고환**(epididymis)은 고환의 뒤면에 위치하며 실처럼 생긴 세관들이 촘촘하게 꼬여 있는 쉼표 모양의 구조물이다(그림 19.6, 그림 19.3과 19.4). 부고환 속에서, 정자는 먼 거리를 이동할 수 있는 능력과 난모세포와 결합할 수 있는 능력을 발달시키면서 더 성숙해진다. 고환에서 직접 추출한 정자는 난모세포와 수정할 수 있는 능력이 없지만, 부고환 속에서 며칠간 성숙되는 과정을 거치면 생식세포로써 작용할 수 있는 능력을 획득한다. **수정능획득**(capacitation)이라는 정자의 최종 변

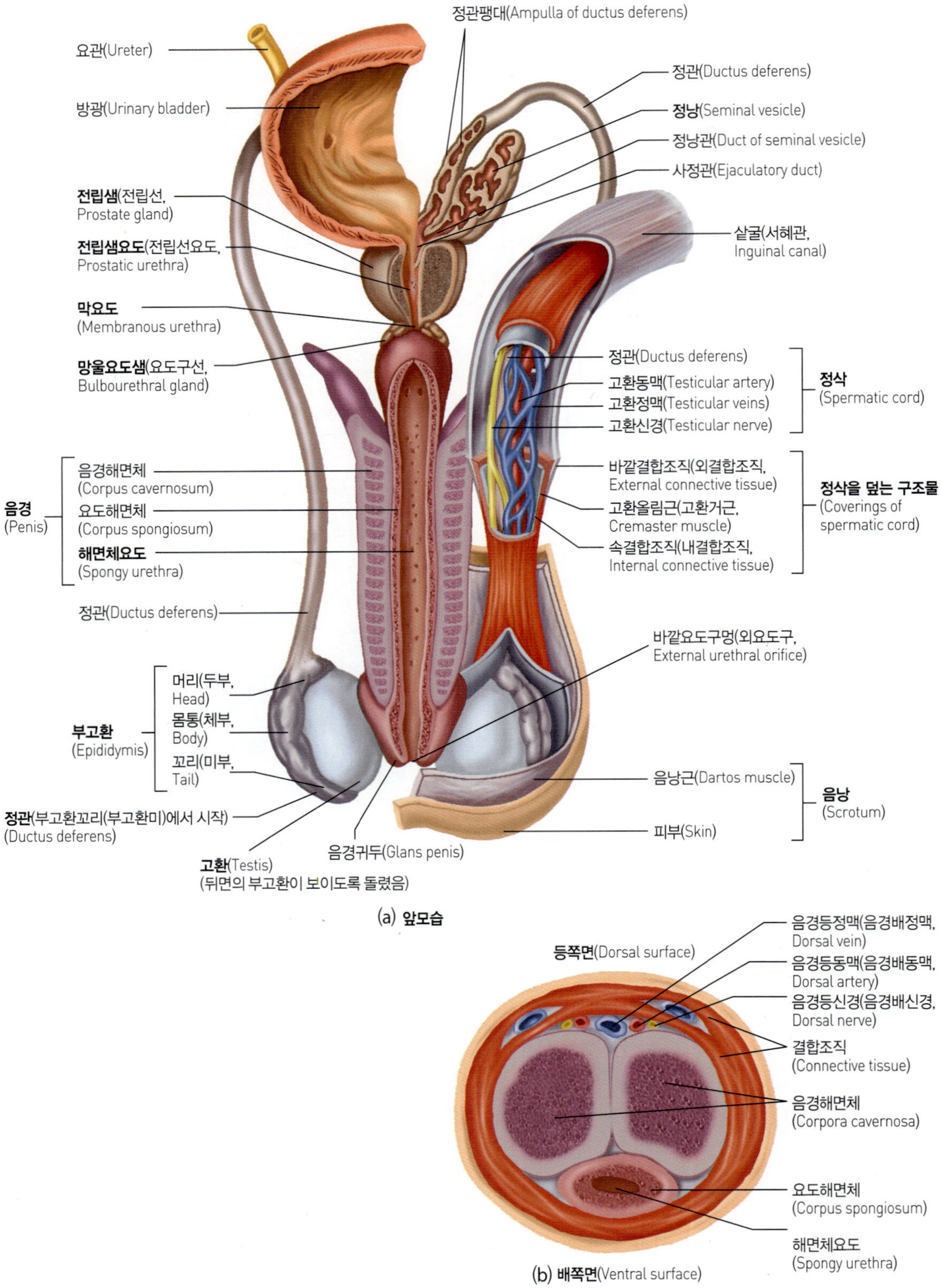

그림 19.6 남성 생식계통의 기관

(a) 남성 생식계통인 고환, 부고환, 정관, 음경과 관련 샘 등을 보여주는 관상면. 오른쪽 고환은 민무늬근육과 고환올림근에 둘러싸여 음낭 속에 있는 것을 나타내고 있다. 정관은 음낭에 있는 부고환에서 시작하여 고샅굴과 골반안을 통과하여 전립샘으로 연결된다. 정관은 고환동맥, 고환정맥 및 고환신경과 함께 고환올림근과 결합조직에 둘러싸이면서 정삭을 형성한다.

(b) 음경의 가로면으로, 등쪽의 음경해면체와 배쪽의 요도해면체를 관찰할 수 있다. 결합조직인 음경근막과 피부는 세 개의 발기조직을 덮는다. 음경등정맥, 음경등동맥 및 음경등신경도 관찰된다.

화는 수정이 일어나기 전에 정액이 여성의 질 속에 사정된 이후에 일어난다.

정관

정관(ductus deferens)은 부고환에서 시작하여 고환의 뒤면을 따라 올라가서 고환의 혈액 및 신경과 합쳐져 **정삭막**(정삭, spermatic cord)을 형성한다(그림 19.6a). 정삭은 정관, 고환동맥, 고환정맥, 림프관과 고환신경으로 이루어져 있고, 고환올림근과 두 겹의 결합조직층이 정삭을 감싼다.

정삭에 포함되었던 정관은 샅굴(서혜관, lnguial canal)을 통해 배벽을 관통한 다음, 골반의 가쪽벽을 가로질러 방광의 뒤면에서 고리를 형성하며 전립샘에 도달한다(그림 19.6a, 그림 19.3). 정관의 전체 길이는 약 45cm이다. 전립샘에 들어가기 바로 직전에, 정관의 내경이 증가하여 **정관팽대**(정관팽대부, ampulla of ductus deferens)를 형성한다(그림 19.6a). 정관의 벽은 민무늬근육을 함유하고 있어서, 수축하게 되면 부고환에서 정관을 통해 정자를 배출하는 연동운동이 일어난다.

정낭과 사정관

정관팽대 근처에 **정낭**(seminal vesicle)이라는 주머니 모양의 샘이 있고, 짧은 도관이 정낭과 정관팽대를 연결시킨다. 이 도관과 정관팽대가 전립샘에서 합쳐지면서 **사정관**(ejaculatory duct)을 형성한다. 사정관은 전립샘 속으로 뻗어나가 전립샘요도에 도달한다(그림 19.6a).

요도

남성 요도(male urethra)는 방광에서부터 음경의 먼쪽끝을 연결한다(그림 19.6a, 그림 19.3). 남성 요도는 크게 전립샘을 통과하는 **전립샘요도**(전립선요도, prostatic urethra)와 골반 바닥을 통과하면서 바깥요도조임근에 둘러싸인 **막요도**(membranous urethra), 그리고 음경 속을 지나 음경 끝에서 바깥으로 열리는 **해면체요도**(spongy urethra)의 세 부분으로 구별된다. 남성 요도는 소변과 정액의 통로이지만 소변과 정액이 동시에 통과하지는 않는다. 정액이 통과할 때 교감신경 반사가 일어나 속요도조임근을 수축시키면 소변이 방광에서 남성 요도로 이동하지 못하게 된다.

관련된 질환

전립샘암

65세인 Chan 씨는 매년 정기검진을 받았다. 10년 전에 받은 전립샘 특이항체검사에서, Chan 씨의 전립샘 특이항체의 수치가 이전 정기검진 때보다 높은 수치를 나타냈다. 주치의는 전립샘을 촉진한 결과, 전립샘 크기가 약간 커졌지만 별다른 징후를 발견하지 못했다고 하였다. 하지만 전립샘 특이항체의 수치가 증가하였기 때문에 전립샘의 바늘생검을 제안하였고, 병리학 소견에서 전립샘암으로 의심되는 세포가 발견되었다. 주치의는 다른 병리의사에게 표본을 의뢰하여 전립샘암을 확진할 수 없다는 소견을 받았다. 따라서 두 개의 상반된 병리학 검사를 고려하여 Chan 씨의 주치의는 전립샘암이 매우 천천히 진행되는 특징이 있기 때문에 정기적인 검사를 하면서 지켜보자고 하였고, Chan 씨는 이 의견을 따랐다.

8년 뒤, 전립샘 특이항체의 수치가 다시 증가하였지만, 전립샘 촉진 검사에서 암종을 발견하지 못했고, Chan 씨는 소변 볼 때 불편함을 느끼지 못하고 있었다. 그러나 다시 시행한 바늘생검에서 전립샘암이 확진되었다. 주치의는 전립샘암이 전립샘 바깥으로 전이하지 않았기 때문에 그냥 지켜보든지, 수술로 전립샘을 제거하든지 또는 복합요법(방사선치료+호르몬치료+항암치료)으로 전립샘암을 치료할지를 선택하라고 권하였다. 통계에 의하면 크기가 작고 전립샘에만 한정된 암을 치료할 때 수술과 방사선치료가 서로 비슷한 성과를 낸다고 한다. 수술에 의한 상처와 수술의 후유증으로 발기부전이 생길 수 있다는 의견에 Chan은 전립샘에 집중된 방사선치료를 선택하였다. 주치의는 나이가 Chan 씨보다 많을 경우에는 전립샘암을 치료하지 않고 그냥 두는 편이 나을 수도 있다고 하였다. 그러나 Chan 씨의 전립샘암의 경우 치료를 하게 되면 5년 내에 85% 정도는 치료가 가능하다고 설명하였다. Chan은 일 년마다 정기검진을 받은 것을 감사하게 생각하였다.

현재, 미국의 성인 남성에게서 전립샘암은 약 29%에서 나타나고, 암으로 인한 사망원인 중 14%가 전립샘암 때문이다. 이는 성인 남성에 있어서 폐암 다음으로 높은 사망률을 나타내는 것이다.

음경

음경(penis)은 남성의 바깥생식기관으로, 정자를 남성으로부터 여성으로 이동시키는 기능을 하며, 세 개의 발기조직 기둥을 함유하고 있다(그림 19.6). 혈액들이 이 발기조직에 유입되면 음경의 크기가 커지고 단단하게 변하는데 이를 **발기**(erection)라고 한다. **음경해면체**(corpora cavernosum)는 음경의 뒤쪽에 위치한 두 개의 발기조직 기둥이고, **요도해면체**(corpus spongiosum)는 음경의 앞쪽에 위치하며 크기가 작은 세 번째 발기조직 기둥이다. 요도해면체는 음경의 먼쪽끝에서 확장되면서 **음경귀두**(glans penis)를 형성한다. 해면체요도는 요도해면체를 지나 음경귀두에서 **바깥요도구멍**(외요도구, external urethral orifice)을 형성하면서 몸 바깥쪽으로 열린다.

음경몸통은 주변을 성글게 감싸고 있는 결합조직과 피부에 의해 덮여있다. 피부는 음경귀두의 바닥에 단단하게 붙어 있고, 이 피부가 접히면서 아주 얇은 층의 피부가 음경귀두를 덮게 되는데 이를 **음경꺼풀**(포피, prepuce)이라고 한다(그림 19.3). 음경귀두를 덮고 있는 피부에는 감각수용체가 아주 잘 발달되어 있다.

부속샘

정낭은 정관팽대의 바로 옆에 위치한 주머니 모양을 하고 있는 샘이며(그림 19.6a, 그림 19.3), 두 개의 정낭이 존재한다. 길이는 약 5cm이고 끝부분이 좁아지면서 짧은 도관으로 변해 정관팽대와 합쳐지면서 사정관을 형성한다.

전립샘(전립선, prostate gland)은 샘조직과 근육조직으로 이루어져 있고 생김새와 크기가 호두와 비슷하며(그림 19.6a, 그림 19.3), 남성 요도와 두 개의 사정관을 감싸고 있다. 전립샘의 바깥쪽은 전립샘피막으로 덮여 있고 속은 여러 개의 구역으로 나뉜다. 전립샘소엽의 속면을 감싸는 세포들은 전립샘액을 분비하고, 약 20개의 짧은 도관들(그림 19.6a에는 표현되어 있지 않음)이 분비물을 전립샘요도로 운반한다.

망울요도샘(요도구선, bulbourethral gland) 또는 **쿠퍼샘**(Cowper's gland)은 음경의 바닥쪽에 위치하며 점액성분을 분비하는 한 쌍의 샘이다(그림 19.6a, 그림 19.3). 샘에서 형성된 한 개의 도관이 요도와 연결된다. 젊은 성인에서는 콩알만한 크기였다가 나이가 들어감에 따라 점점 크기가 작아진다.

분비물

정액(semen)은 남성 생식기관의 샘에서 분비된 분비물과 정자가 혼합된 것이다. 정액의 약 60%는 정낭에서 분비되고, 약 30%는 전립샘에서 분비되며 고환과 망울요도샘에서 각각 5%씩을 분비한다. 망울요도샘과 요도 속의 점액샘에서 분비된 점액은 윤활작용과 산성을 중화시키는 역할을 하기 때문에 성관계 시 윤활작용을 담당하며, 질의 산성도를 낮추는 역할을 한다.

고환 분비물에는 정자와 약간의 분비액이 들어 있다. 정낭에서 분비된 끈끈한 점액성분은 정자에 영양을 공급하는 과당과 다른 영양분을 함유하고 있다. 또한, 정낭의 분비물 속에는 사정 이후에 응고되는 단백질과 비정상적인 정자를 파괴하는 효소도 들어 있다. 민무늬근육을 자극하는 프로스타글란딘도 정낭의 분비물 속에 들어 있어서 여성 생식기관을 수축시켜 정자가 잘 이동할 수 있도록 도와준다.

맑고 우유 색깔인 전립샘의 분비물은 염기성을 띠기 때문에 산성인 요도를 중화시키고, 고환, 정낭 및 질에서 분비되는 산성 성분을 중화시킨다. 질의 분비물은 수소 이온농도 지수(pH)가 3.5~4.0 사이인데 반해, 정자의 운동이 가장 활발하게 일어나는 수소 이온농도 지수는 6.0~6.5이기 때문에 염기성을 띠고 있는 분비물에 의해 수소 이온농도 지수가 증가하는 것이 정자 운동에 있어서 매우 중요하다. 전립샘의 분비물에 들어 있는 단백질 용해효소는 정낭에서 분비된 단백질을 녹여서 정액을 물처럼 만든다. 한 번 사정할 때 배출되는 정액량은 2~5 mL이며, 1mL당 약 1억 개의 정자를 함유하고 있다.

19.4 남성 생식계통의 생리학

남성 생식계통의 기능은 호르몬과 신경의 영향을 받아 조절된다. 호르몬은 생식기관의 발생, 이차성징의 발생, 정자발생과 성행동을 조절한다. 성숙된 신경기전은 성행동과 성행동의 표현을 조절하는 데 관여한다.

성호르몬 분비의 조절

남성 생식계통에 영향을 주는 호르몬은 시상하부, 뇌하수체 앞엽 및 고환에서 생산된다(그림 19.7). **생식샘자극호르몬 분비호르몬**(성선자극호르몬 분비호르몬, gonadotropin-releasing hormone; GnRH)은 시상하부의 신경세포에서 분비되어 뇌하수체 앞엽으로 이동한 다음(표 19.1), 앞엽에서 **황체형성호르몬**(luteinizing hormone; LH)과 **난포자극호르몬**(follicle stimulating hormone; FSH)이 분비되도록 자극한다. 이 두 개의 호르몬은 여성 생식계통에서의 작용 때문에 이름이 지어졌지만 남성 생식계통에서도 매우 중요한 역할을 수행한다. 황체형성호르몬은 고환의 사이질세포와 결합하여 테스토스테론을 분비시키고, 난포자극호르몬은 정세관 속에 있는 버팀세포와 결합하여 정자의 발생을 돕고 **인히빈**(inhibin)이라는 호르몬의

1. 시상하부에서 생산된 생식샘자극호르몬분비호르몬(GnRH)은 뇌하수체 앞엽에서 황체형성호르몬(LH)과 난포자극호르몬(FSH)의 분비를 촉진한다.
2. LH는 고환의 사이질세포를 자극하여 테스토스테론 분비를 촉진한다.
3. FSH는 정세관의 버팀세포를 자극하여 정자발생과 인히빈의 분비를 촉진한다.
4. 테스토스테론은 생식기관과 이차성징의 발달을 촉진할 뿐만 아니라 정세관의 버팀세포에 대한 촉진성 효과도 지니고 있다.
5. 테스토스테론은 시상하부와 뇌하수체에 음성 되먹임 작용을 하여 GnRH, LH 및 FSH의 분비를 감소시킨다.
6. 인히빈은 뇌하수체 앞엽에 대한 음성 되먹임 작용을 하여 FSH의 분비를 감소시킨다.

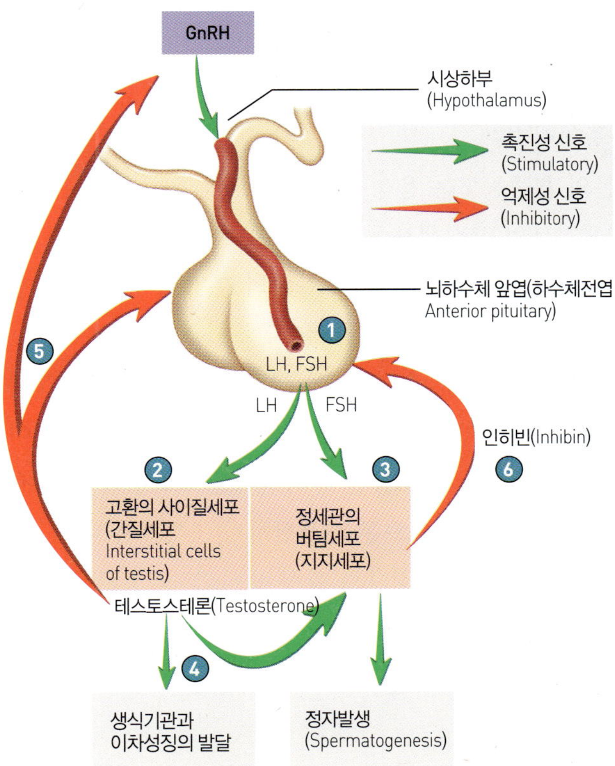

그림 19.7 남성에서 생식호르몬 분비의 조절

표 19.1 남성과 여성에서 주요한 생식호르몬

이름	분비되는 기관	표적조직	표적조직의 반응
남성 생식기관			
생식샘자극호르몬 분비호르몬(GnRH)	시상하부	뇌하수체 앞엽	LH와 FSH의 분비가 증가됨
황체형성호르몬(LH)	뇌하수체 앞엽	고환의 사이질세포	테스토스테론의 분비가 증가됨
난포자극호르몬(FSH)	뇌하수체 앞엽	정세관의 버팀세포	정자발생과 인히빈 분비가 촉진됨
테스토스테론	고환의 사이질세포	고환, 몸 조직	생식기관의 발생, 정자발생을 지지하고 이차성징을 발생
		시상하부와 뇌하수체 앞엽	음성 되먹임 작용으로 GnRH, LH 및 FSH의 분비를 억제
인히빈	정세관의 버팀세포	뇌하수체 앞엽	음성 되먹임 작용으로 FSH의 분비를 억제
여성생식기관			
GnRH	시상하부	뇌하수체 앞엽	LH와 FSH의 분비가 증가됨
LH	뇌하수체 앞엽	난소	난포성숙의 완료와 배란, 배란 이후 난포를 황체로 변환
FSH	뇌하수체 앞엽	난소	난포의 발달을 시작시킴
에스트로겐	난포와 황체	자궁	자궁속막세포의 증식
		유방	젖샘의 도관을 발달시킴
		시상하부와 뇌하수체 앞엽	배란 전에는 양성 되먹임 작용하여 LH와 FSH의 분비가 증가됨. 배란 이후 프로게스테론과 함께 음성 되먹임 작용하여 LH와 FSH의 분비를 억제
		다른 조직	이차성징을 발생
프로게스테론	황체	자궁	자궁속막세포의 크기가 커지게 하고 자궁샘 분비 촉진, 임신 유지
		유방	젖샘의 젖샘꽈리를 발달시킴
		뇌하수체 앞엽	배란 이후 에스트로겐과 함께 음성 되먹임 작용하여 LH와 FSH의 분비를 억제
		다른 조직	이차성징을 발생
옥시토신	뇌하수체 뒤엽	자궁과 젖샘	자궁의 민무늬근육의 수축, 젖샘에 있는 근육상피세포의 수축
사람융모성 생식샘자극호르몬(hCG)	태반	황체	황체를 유지시켜 황체에서 프로게스테론이 임신 첫 세 달동안 유지되도록 함. 남성 태아의 고환을 자극하여 테스토스테론의 분비가 증가됨

분비를 증가시킨다.

호르몬의 혈중농도는 음성 되먹임 기전에 의해 조절된다. 혈액 속에 테스토스테론 농도가 높아지면, 이 테스토스테론이 시상하부의 생식샘자극호르몬 분비호르몬의 분비를 억제하는 음성 되먹임 작용을 하기 때문에 뇌하수체 앞엽에서 황체형성호르몬과 난포자극호르몬의 분비가 억제된다. 인히빈은 뇌하수체 앞엽에서 난포자극호르몬의 분비를 억제하는 음성 되먹임 작용을 한다.

생식샘자극호르몬 분비호르몬이 황체형성호르몬과 난포자극호르몬의 분비를 조절하기 위해서는 생식샘자극호르몬 분비호르몬의 분비가 증가되었다가 감소되는 것이 반복되어야 한다. 만약, 생식샘자극호르몬 분비호르몬의 혈중농도가 매우 높은 상태로 며칠 동안 유지된다면 뇌하수체 앞엽에 있는 세포는 이 호르몬의 자극에 반응하지 않게 되어 황체형성호르몬과 난포자극호르몬을 생산하지 못하게 된다.

불임 환자를 치료할 목적으로 합성 생식샘자극호르몬 분비호르몬이 개발되었다. 이 합성 호르몬은 반드시 짧은 주기로 소량을 주사해야만 한다. 너무 오랫동안 이 합성 호르몬을 사용하면 황체형성호르몬과 난포자극호르몬의 생산에 지장을 초래하여 정자 생산이나 배란작용을 억제할 수 있다.

임상에서 활용하기 합성대사 스테로이드

근육의 힘을 많이 사용하는 몇몇 운동 선수들은 남성의 성특징 발달을 자극하는 테스토스테론과 비슷한 효과를 나타내는 합성 안드로겐을 복용하거나 주사를 맞는다. 합성 안드로겐은 흔히 합성대사 스테로이드(anabolic steroid) 또는 스테로이드(steroid)로 알려져 있고, 근육의 크기를 증가시키려할 때 사용되곤 한다. 합성 안드로겐은 화학구조가 테스토스테론과 다르기 때문에 근육에 미치는 영향이 매우 크고 생식기관에 미치는 영향은 미비하다. 그러나 많은 양을 복용하게 되면 생식기관에도 영향을 미치게 된다. 이 때, 고농도의 합성 안드로겐은 시상과 뇌하수체에 음성 되먹임 작용을 하여 생식샘자극호르몬 분비호르몬, 황체형성호르몬과 난포자극호르몬의 분비를 억제하게 된다. 그 결과 고환이 위축되어 불임이 생길 수 있다. 고농도 합성 안드로겐의 다른 부작용은 신장과 간을 손상시키고, 심장발작과 뇌졸중을 유발하는 것이다. 게다가 합성 안드로겐은 급작스런 감정 변화를 유발하여 분노와 격노가 생기기도 한다. 의료인들은 합성 안드로겐을 멀리할 것을 강력히 권고하고, 처방전 없이 구입하는 것은 불법이며 대부분의 운동단체에서도 불법으로 여기고 있다.

남성의 사춘기

사춘기(puberty)는 어린이가 성인으로 변해가는 과정에서 일련의 변화들이 일어나는 시기이다. 사춘기를 겪게 되면 생식계통이 성숙되어 성인과 같은 기능을 할 수 있고 남성과 여성의 몸 구조가 완전히 달라진다. 남자의 사춘기는 보통 12~14세에 시작되어 대략 18세쯤에 끝난다. 사춘기 이전에는 고환과 부신겉질에서 소량의 테스토스테론이 분비되기 때문에 생식샘자극호르몬 분비호르몬, 황체형성호르몬과 난포자극호르몬의 분비가 잘 되지 않는다. 사춘기가 시작되면 시상하부의 발생이 변화되면서 시상하부와 뇌하수체 앞엽은 테스토스테론의 분비억제자극에 무감각해지며, 생식샘자극호르몬 분비호르몬, 황체형성호르몬과 난포자극호르몬의 분비가 증가된다. 증가된 난포자극호르몬은 정자생성을 촉진하고 증가된 황체형성호르몬은 사이질세포를 자극하여 더 많은 양의 테스토스테론을 분비시킨다. 테스토스테론이 시상하부와 뇌하수체 앞엽에 음성 되먹임 작용을 하지만, 생식샘자극호르몬 분비호르몬, 황체형성호르몬과 난포자극호르몬은 상당히 활발하게 분비된다.

테스토스테론의 영향

테스토스테론(testosterone)은 고환에서 분비되며 남성에게 매우 중요한 호르몬으로, 생식계통과 그 밖의 몸 구조물에 영향을 준다(표 19.2). 사춘기 시절에, 테스토스테론은 바깥생식기관을 포함한 남성 생식기관의 크기가 커지고 분화하는 데 영향을 준다. 이러한 과정은 정자생성과 **이차성징**(secondary sexual characteristics)의 발달에 반드시 필요하다. 이차성

표 19.2 테스토스테론이 표적조직에 미치는 영향

표적조직	표적조직의 반응
음경과 음낭	크기가 커지고 분화함
모낭	털 생산 증가. 두덩부위, 다리, 가슴, 겨드랑부위와 얼굴의 털이 더 거칠어짐. 유전적 성향이 있는 남성에서 남성형 대머리를 유발
피부	피부가 거칠어짐. 기름샘 분비를 증가시켜 사춘기 때 여드름을 유발. 겨드랑부위 땀샘에서 땀분비 증가
후두	후두의 크기를 커지게 하여 깊고 남성스런 음성으로 변함
대부분의 조직	대사율이 증가
적혈구	적혈구 생산률이 증가. 적혈구형성인자의 분비가 증가하여 적혈구 수가 약 20% 증가됨
콩팥	나트륨과 수분의 재흡수가 촉진되어 세포외체액이 증가함
뼈대근육	사춘기 때 뼈대근육의 부피가 증가. 남성이 여성보다 평균적으로 더 많이 증가
뼈	뼈 성장률을 증가시켜 빠른 뼈 성장

징은 생식기관뿐만 아니라 다른 몸 구조물과 행동의 변화를 포함하며, 이차성징으로 인해 남성과 여성의 구별이 확실해진다.

남성의 이차성징에서 털의 분포와 성장, 피부구조, 지방 분포, 뼈대근육의 성장과 후두부의 변화가 특징적으로 일어난다. 사춘기가 지난 뒤에도, 테스토스테론은 바깥생식기관을 포함한 생식기관과 이차성징을 유지시키는 역할을 한다.

19.5 여성 생식계통

여성 생식기관은 난소, 자궁관, 자궁, 질, 바깥생식기관 및 젖샘으로 이루어져 있고(그림 19.1b), 여성 생식기관의 내부 구조물들은 골반안, 즉 방광과 곧창자 사이에 놓여 있다. 자궁과 질은 몸의 정중앙부위에 위치하고 난소는 자궁의 양옆에 위치한다(그림 19.8). 여성 생식기관의 내부 구조물들은 인대들에 의해서 골반안에 고정되며, 자궁의 양옆에서 난소와 자궁관을 감싸고 있는 **자궁넓은인대**(자궁광인대, broad ligament)가 가장 중요한 역할을 담당한다.

난소

두 개의 **난소**(ovary)는 인대에 지지되어 골반안에 위치한다. **난소걸이인대**(난소제삭, suspensory ligament)는 난소몸통의 가쪽에서 난소를 잡아당기고, **고유난소인대**(고유난소삭, proper ovarian ligament)는 자궁의 위쪽 모서리에 난소를 고정시킨다(그림 19.8). 게다가 난소의 뒤면은 자궁넓은인대의 한 층인 **난소간막**(mesovarium)이 붙어 있다. 난소동맥, 난소정맥 및 난소신경은 난소걸이인대를 거쳐 난소간막을 뚫고 난소로 연결된다.

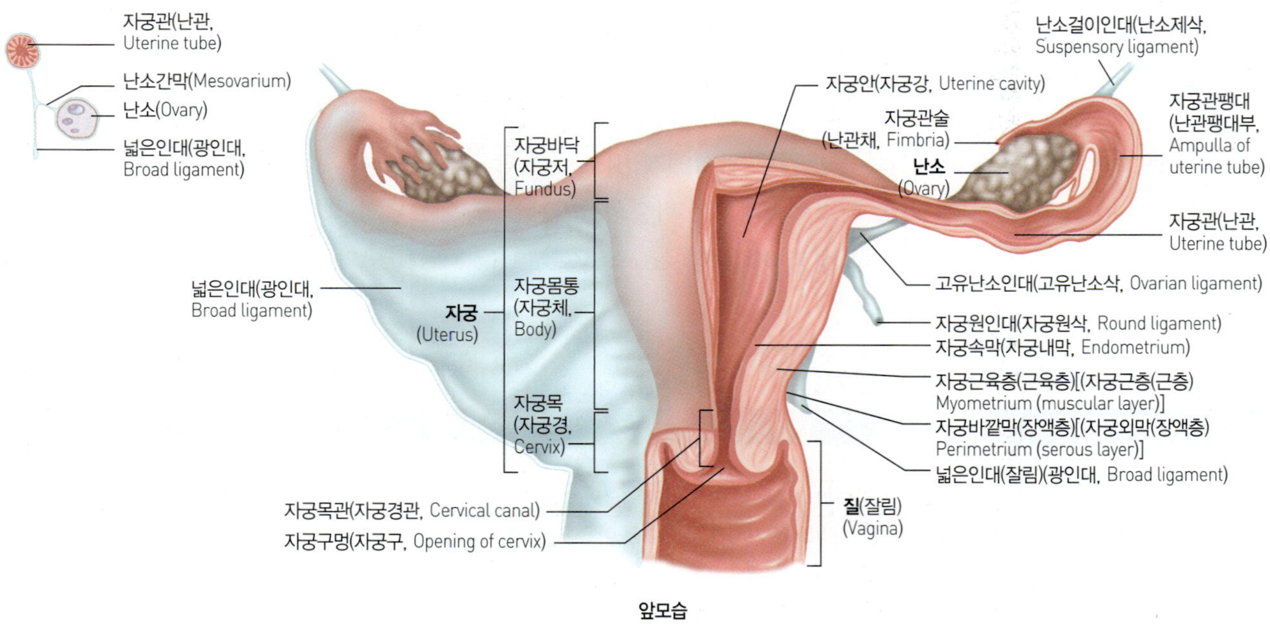

그림 19.8 여성 생식기관

자궁, 자궁관과 여성 생식기관과 관련된 인대의 앞모습. 그림의 오른쪽은 자궁, 자궁관 및 질의 일부를 잘라서 속 구조물을 보여주고 있다. 왼쪽 위에 삽입된 그림은 난소, 자궁관, 그리고 이 두 구조물을 지탱하는 인대의 위치관계를 보여준다.

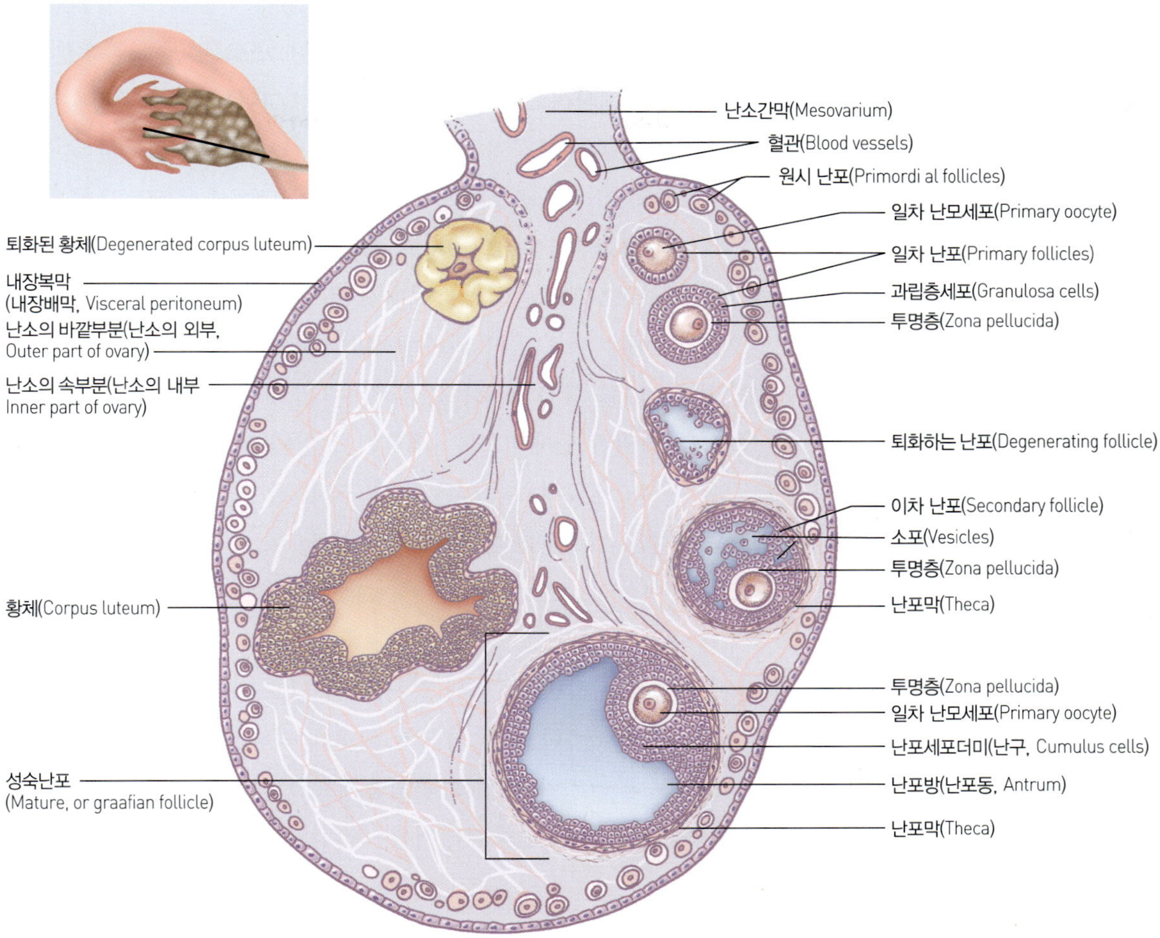

그림 19.9 난소와 난포의 구조
난소의 속 구조물을 보이게 하도록 난소를 자른 모습. 위쪽에 삽입된 그림은 자르는 방향을 나타낸다.
중요한 발달시기별로 구별하여 난포와 황체를 표시하였다.

내장복막의 한 층이 난소의 표면을 덮는다. 난소의 바깥부분은 치밀결합조직이 감싸고 그 안에 **난소난포**(ovarian follicle)를 함유하고 있다(그림 19.9). 각각의 난소난포는 여성의 성세포인 **난모세포**(oocyte)를 지니고 있다. 난소의 안쪽 부분은 성긴결합조직으로 구성되어 혈관, 림프관과 신경이 위치한다.

난자발생과 수정

여성 생식세포의 형성은 태아발생 때 이미 시작된다. 발생 4개월에 난소는 난모세포로 분화하는 5백만 개의 **난조세포**(oogonium)를 지니고 있다(그림 19.10). 출생 무렵, 난조세포들은 대부분 퇴화하며, 남아 있는 난조세포는 감수분열을 시작한다. 몇몇 연구자들은 난조세포가 출생 후 줄기세포로부터 분화한다고 하였지만 발생기간과 정도에 대해서는 밝히지 못했다. 남성의 감수분열과 마찬가지로, 유전물질이 복제되면서 세포분열이 일어나지만('생식세포의 형성' 참조), 일차 감수분열의 전기 단계에서 감수분열이 멈춘다. 이 시기의 세포를 **일차 난모세포**(primary oocyte)라고 하며 출생 시 일차 난모세포의 수는 2백만 개이다. 출생부터 사춘기까지 많은 일차 난모세포가 퇴화하여 30~40만 개가 남게 되고, 이 중에서 단지 약 400개의 일차 난모세포만이 완전히 발생하여 난소로부터 분리된다. 나머지 일차 난모세포는 모두 퇴화한다.

배란(ovulation)은 난소에서 난모세포가 분리되는 현상이다. 배란 직전에 일차 난모세포는 일차 감수분열을 완료하고 **이차 난모세포**(secondary oocyte)와 **극체**(polar body)로 분열한다(그림 19.10의 8단계). 그런데 남성의 감수분열과 달리 두 세포의 세포질 양이 똑같이 나뉘지 않고, 일차 난모세포 세포질의 대부분은 이차 난모세포로 이동한다. 극체는 퇴화하거나 두 개의 극체로 분열한다. 이차 난모세포는 이차 감수분열을 시작하지만, 중기 단계에서 세포분열을 멈춘다.

배란 이후, 이차 난모세포는 정자와 만나 수정된다(그림 19.10의 9단계). **수정**(fertilization)은 정자가 이차 난모세포의 세포질을 관통하면서 시작된다. 그 과정에서 이차 난모세포는 이차 감수분열을 완료하여 세포질 양이 많은 난세포와 이차 극체로 분열한다. 이차 극체는 세포질의 양이 매우 적으며 곧 퇴화하지만, 23개의 염색체를 지닌 난세포는 정자로부터 유래한 23개의 염색체와 결합하여 **접합자**(zygote)를 형성하면서 수정과정이 완료된다. 접합자는 23쌍의 염색체(46개의 염색체)를 갖게 되며, 성세포(정자, 난자)를 제외한 인체의 모든 세포는 23쌍의 염색체를 갖는다. 수정이 완료된 접합자는 두 개로 분열하는 체세포분열 과정을 거쳐 2세포체, 다시 4세포체, 이런 방식으로 계속 분열한다. 이렇게 형성된 세포 덩어리는 자궁벽에 착상하여 새로운 개체로 발생하게 된다(제20장 참조).

난포의 발생

앞서 설명한 대로, 난모세포는 출생 이전에 발생을 시작한다. 출생 당시 일차 난모세포는 **원시 난포**(primordial follicle) 속에 들어 있고, 원시 난포는 **과립층세포**(granulosa cell)라는 한 층의 납작한 세포에 의해 둘러싸여 있다(그림 19.10). 사춘기가 시작되면, 몇몇 원시 난포는 일차 난모세포의 크기가 커지고 과립층세포가 입방형 세포로 커지면서 **일차 난포**(primary follicle)로 전환한다. 일차 난모세포 주위에 맑은 물질이 축척되어 한 층의 **투명층**(zona pellucida)을 형성하면서 과립층세포는 여러 층으로 발달한다.

대략 28일 주기로 생기는 호르몬 분비의 변화는 몇몇 일차 난포가 계속 발생할 수 있도록 자극한다(그림 19.10). 일차 난포는 발달한 과립층세포 사이에 액체성분을 함유한 **소포**(vesicle)들과 **난포막**(follicular theca)을 형성하면서 **이차 난포**(secondary follicle)로 전환한다.

이차 난포가 점점 크기가 커지면서 액체를 함유한 소포들이 서로 합쳐서 한 개의 큰 공간인 **난포방**(난포동, follicular antrum)을 형성하게 되면 **성숙 난포**(mature follicle, graafian follicle)로 전환한다. 이 때 일차 난모세포는 한쪽으로 치우쳐 위치하며 **난포세포더미**(난구, cumulus oophorus)라는 과립층세포 덩어리 위에 놓인다.

성숙 난포는 난소 표면 위로 돌출한 뒤, 배란이 되는 순간 성숙 난포가 찢어지면서 약간의 출혈, 난포액, 이차 난모세포와 난포세포더미가 배안으로 방출된다. 정상적으로는 발생이 진행된 여러 개의 난포들 중에서 오직 한 개만이 성숙 난포로 분화하여 배란이 되고, 나머지 난포들은 퇴화한다. 배란 이후, 찢겨진 성숙 난포에 남아 있던 세포들은 샘구조로 변하여 **황체**(corpus luteum)를 형성한다. 만약 임신이 된다면, 황체는 태반에서 분비되는 **사람융모성생식샘자극호르몬**(사람융모성선자극호르몬, human chorionic gonadotropin hormone; hCG)에 반응하여 크기가 커진다(표 19.1 참조). 만약 임신이 되지 않으면, 황체는 10~12일 정도 유지되다가 퇴화한다.

자궁관

자궁관(난관, uterine tube; fallopian tube; oviduct)은 배안과 자궁을 직접 연결하는 구조물로, 끝부분이 열려 있어서 난소에서 배란된 이차 난모세포를 받아들여 자궁으로 이동시킨다. 배안에 열려 있는 자궁관의 끝부분은 길고 가는 구조물인 **자궁관술**(난관채, fimbria)로 둘러싸여 있다(그림 19.8 참조).

1 난조세포는 난모세포를 형성한다. 출생 전에 난조세포는 체세포분열을 통해 증식한다. 태아의 발달과정에서 난조세포가 감수분열을 시작하지만, 일차 전기에서 멈춤상태로 변하면 이를 일차 난모세포라고 부른다. 이 일차 난모세포는 사춘기가 될 때까지 이 상태로 유지된다.

2 출생 전에, 일차 난모세포는 한 층의 과립층세포로 둘러싸이면서 원시 난포를 형성한다. 이 들은 사춘기가 될 때까지 존재한다.

3 사춘기가 지나면, 과립층세포의 숫자와 크기가 증가하면서 원시 난포가 일차 난포로 발달한다.

4 액체로 채워진 소포가 발생하고 난포막세포가 난포 바깥쪽에 발생하면서 일차 난포가 이차 난포로 발달한다.

5 소포들이 합쳐지면서 난포방을 형성하면 이차 난포가 성숙 난포로 발달한다.

6 배란 바로 직전에 일차 난모세포는 일차 감수분열을 완료하여 이차 난모세포와 일차 극체로 분열한다.

7 이차 난모세포는 이차 감수분열을 시작하지만 이차 중기에서 멈춘다.

8 배란이 일어나면 이차 난모세포는 난소에서 방출된다.

9 이차 난모세포는 정자와 수정을 해야만 이차 감수분열을 완료할 수 있다. 이차 감수분열 결과 난세포와 이차 극체로 분열한다. 난세포와 정자의 핵이 합쳐지면서 접합자를 형성하면 수정이 완료된다.

10 과립층세포는 배란이 된 난포에서 빠르게 분열하고 크기가 커지면서 황체를 형성한다.

11 황체가 퇴화하여 흉터인 백색체를 형성한다.

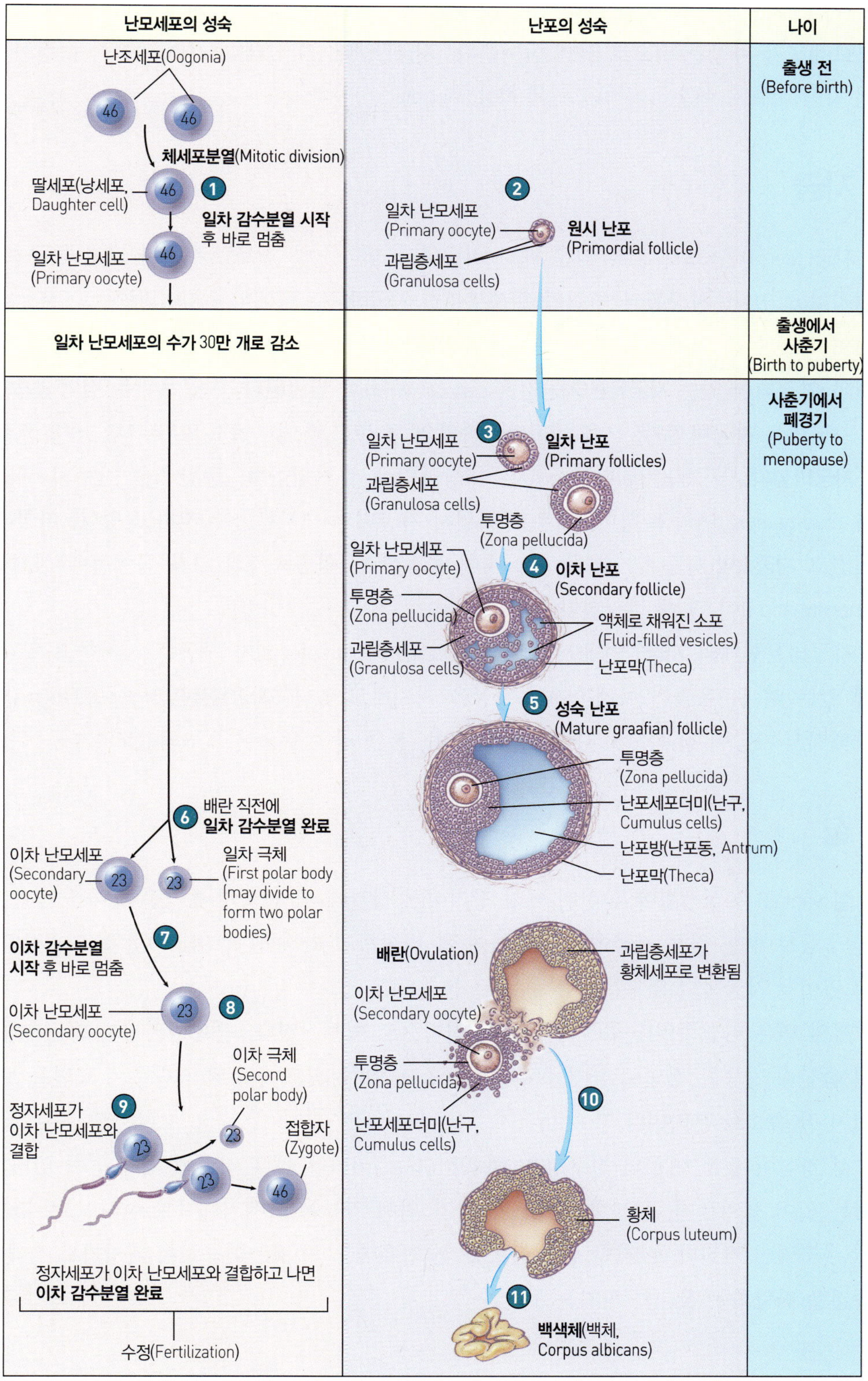

그림 19.10 난모세포와 난포의 성숙

난모세포와 난포가 성숙하는 과정은 서로 매우 밀접한 관계가 있다. 이 두 구조가 성숙되어야만 수정이 가능하다. 세포 속에 표시된 숫자는 염색체의 수를 의미한다.

자궁관술은 난소 표면을 둘러싸고 있어서 이차 난모세포가 배란되면 자궁관술과 만나게 되고, 섬모작용에 의해 이차 난모세포가 자궁관 속으로 끌려 들어온다. **자궁관팽대**(난관팽대부, ampulla)에서 수정이 일어난 뒤 수정란은 자궁관을 거쳐 자궁 속으로 이동하여 자궁벽에 **착상**(implantation)한다.

자궁

자궁(uterus)은 크기가 잘 익은 배와 비슷하고(그림 19.8 참조), 부피가 크고 둥근 부분이 위쪽을 향하면서 골반안에 위치하고 있다. 자궁관과 연결된 위쪽부분을 **자궁바닥**(자궁저, fundus)이라 하고, 자궁의 대부분은 **자궁몸통**(자궁체, body)이며, 자궁몸통 아래쪽의 좁은 부분을 **자궁목**(자궁경, cervix)이라고 한다. 자궁바닥과 자궁몸통의 속 구조물인 자궁안은 질과 연결되어 있는 **자궁목관**(자궁경관, cervical canal)과 연결된다. 자궁목관은 점액샘으로 덮여 있다.

자궁벽은 자궁바깥막, 근육층과 자궁속막의 세 층으로 이루어져 있다(그림 19.8 참조).

자궁바깥막(자궁외막, perimetrium)은 내장배막에서 기원한다. 중간층은 민무늬근육으로 이루어진 **자궁근육층**(자궁근층, myometrium)이라고 하며, 매우 두꺼워서 자궁벽의 대부분을 차지하고 있다. 자궁의 안쪽층은 단순입방상피로 이루어졌고 **자궁속막**(자궁내막, endometrium)이라고 한다. 자궁속막의 주름 속에는 나선샘이 있고, 자궁속막의 표면은 **월경**(menstruation)이 될 때 탈락한다.

자궁넓은인대와 **자궁원인대**(자궁원삭, round ligament of uterus)가 자궁을 지지하고 있다. 이 인대들 이외에도, 골반바닥에 있는 뼈대근육들이 아래쪽에서 자궁을 지지하고 있다. **자궁탈출증**(prolapsed uterus)은 이 인대들과 근육들의 작용이 약해져서 자궁이 질 속으로 내려온 상태이며, 심한 경우 수술이 요구되기도 한다.

질

질(vagina)은 성생활에 관련된 여성 장기이며 성관계 시 남성의 음경을 받아들인다. 또한 월경이 흐르는 통로이며 출산의 통로이다. 질은 자궁에서 시작하여 몸 바깥까지 확장한다(그림 19.8 참조). 질의 위쪽은 자궁목의 양옆에 부착하고 있어서 자궁목의 일부분은 질 속으로 돌출된다.

질의 벽은 바깥쪽인 근육층과 안쪽인 점막으로 이루어졌다. 근육층은 민무늬근육과 다량의 탄력섬유를 지니고 있어서 출산이 가능할 정도로 늘어날 수 있다. 중층편평상피로 구성된 점막층은 표면을 보호해 주며, 윤활액은 상피조직을 거쳐 질 속으로 분비된다.

성 경험이 없는 여성의 질구멍은 **처녀막**(hymen)이라는 얇은 점막에 의해 덮여 있다. 간혹 처녀막이 질구멍을 완전히 막는 일이 생기는데, 월경혈을 흐르게 하기 위해 일부분을 제거해야만 한다. 일반적으로 첫 성 경험 이후에 처녀막에 있는 구멍이 커진다. 하지만 심한 운동을 한 경우에도 처녀막의 구멍이 커지기도 한다. 따라서 처녀막의 상태가 반드시 순결을 판단하는 잣대가 되지는 못한다.

여성 바깥생식기관

여성음부(여성외음부, vulva, pudendum)라고 불리는 여성 바깥생식기관은 질어귀와 주변 구조물로 이루어졌다(그림 19.11). 질과 요도가 열리는 부분인 **질어귀**(질전정, vestibule)는 한 쌍의 얇은 피부주름인 **소음순**(labia minora)이 경계를 형성하며, 요도는 질 보다 앞쪽에 위치한다. 작은 발기조직인 **음핵**(clitoris)은 질어귀의 앞모서리에 위치하며 두 개의 소음순은 음핵 위에서 합쳐져서 **음핵꺼풀**(음핵포피, prepuce of clitoris)을 형성한다.

음핵(그림 19.11)은 음핵몸통과 음핵귀두로 이루어졌다. 음경귀두와 마찬가지로, 음핵에는 감각수용체가 많이 분포하고 발기조직으로 이루어져 있다. 추가적인 발기조직이 질구멍의 양옆쪽에 위치한다.

질구멍과 소음순 사이에는 **큰질어귀샘**(대전정선, greater vestibular gland)이 분포하며, 여기서 분비된 윤활액이 질어귀의 습도를 유지시킨다.

소음순보다 가쪽에는 두 개의 돌출된 둥근 피부주름인 **대음순**(labia majora)이 있고, 이들은 두덩결합 위쪽에 있는 돌출 조직인 **불두덩**(치구, mons pubis) 앞쪽에서 합쳐진다(그림 19.11). 불두덩과 대음순의 가쪽면은 털로 덮여 있다. 대음순의 안쪽면에는 다수의 기름샘과 땀샘이 분포한다. 대음순 사이의 공간을 **대음순틈새**(음렬, pudendal cleft)라고 하며, 평상시에 대음순끼리는 서로 맞닿아 있어서 대음순틈새를 닫은 채로 유지하여 질어귀 안쪽의 구조물을 덮고 있다.

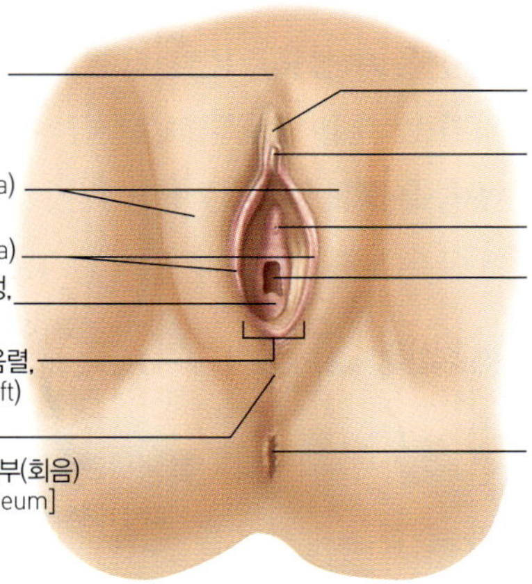

그림 19.11 여성 바깥생식기관

질과 항문 사이 부분은 임상적으로 **샅**(회음, perineum)이라고 하며, 출산 과정에서 이 부분의 피부와 근육이 파열될 수 있다. 이러한 파열을 방지하기 위해 **회음절개술**(episiotomy)을 시술하기도 하며, 직선으로 깨끗하게 절개되기 때문에 손상이 덜 생기고, 치유도 잘 되며 통증도 덜 발생하는 것으로 알려져 있다.

젖샘

젖샘(mammary gland)은 모유를 생산하는 기관으로 **유방**(brest) 속에 위치하며(그림 19.12), 땀샘이 변형된 구조물이다. 유방의 바깥 구조물에서, 남녀 모두 **젖꼭지**(유두, nipple)는 둥글며 색소가 침착된 **젖꽃판**(유륜, areola) 위에 위치한다.

관련된 질환

자궁속막증

20대 중반인 Helen은 결혼한 지 4년이 되었다. 그녀는 성관계 도중과 이후에 심한 통증을 느꼈기 때문에 매우 당황하였고, 통증은 지난 2년간 점점 심해지고 있었다. 그녀는 월경주기에 맞춰서 지속적으로 증가하는 골반부위의 불편함을 느꼈고 소변과 대변을 볼 때 통증이 더 심해졌다. 게다가 최근에는 발작적인 설사 증상이 생겼다. 그녀는 이 모든 증상을 주치의에게 설명하였다.

Helen의 주치의는 자궁의 속을 덮고 있는 자궁내막조직이 배안으로 이동하여 장기의 표면에 부착하기 때문에 발생하는 있는 자궁속막증(자궁내막증, endometriosis)을 의심하였다. 자궁내막증이 가장 흔하게 일어나는 부위는 난소와 골반안에 있는 복막이며, 작은창자, 자궁, 방광과 질에도 생길 수 있다. 다른 장기에 부착된 자궁속막에 혈액이 충분이 공급된다면, 일반 월경주기와 마찬가지로 호르몬의 영향을 받아 자궁속막의 증식과 탈락에 의한 월경이 일어난다. 몸 바깥으로 배출되는 일반적인 월경과 달리 자궁내막증의 조직들은 부착하고 있는 장기에 손상을 유발하여 암이 생기게 하거나, 출혈, 상처조직 형성, 염증을 동반한 통증을 유발할 수 있다. 자궁내막증의 합병증으로 불임과 난소낭종이 생길 수 있고, 불임 여성의 40~50%가 자궁내막증을 앓고 있다고 한다.

Helen의 주치의는 자궁내막증의 가장 정확한 진단법은 복강경을 활용하여 배안 및 골반안을 관찰하는 것이라고 하였다. 심사숙고 후에 Helen은 복강경 검사에 동의하여 검사를 시행하였고, 검사과정에서 자궁내막증이 있는 장기들을 발견하고 레이저를 활용하여 자궁속막을 모두 제거하였다.

Helen의 주치의는 자궁내막증은 완치되지 못하지만 약물치료를 통해 증상을 완화시킬 수 있고 주기적인 검사를 통해 자궁속막을 제거해야 한다고 하였다.

사춘기 이전에는 남녀 모두 유방의 일반적 구조가 유사하며, 남녀 모두 퇴화된 도관계통을 지니고 있다. 사춘기가 시작되면, 여성의 유방은 여성호르몬과 황체호르몬의 영향에 의해 크기가 커진다. 어떤 남성들은 사춘기 동안 유방이 일시적으로 약간 커지는 것을 경험하고, 가끔 여성의 유방처럼 크기가 커지기도 하는데 이를 **여성유방증**(gynecomastia)이라 하며, 여성유방증은 호르몬의 균형이 깨지기 때문에 발생한다.

성인 여성의 유방은 지방조직 속에 각각 15~20개의 **엽**(lobe)을 지닌 젖샘을 함유하고 있다(그림 19.12a · b). 유방을 구성하고 있는 주요한 구조물은 지방조직이다. 각각의 젖샘엽은 독립적으로 젖꼭지로 열리는 한 개의 **젖샘관**(유관, lactiferous duct)을 지니고 있다. 젖샘관은 **젖샘소엽**(유선소엽, lobule)에서 시작된 작은 관들이 합쳐져서 형성된다. 수유기가 되면 이들 작은 도관 끝에 있는 **젖샘꽈리**(유포, alveoli)가 활성화된다. 젖샘꽈리를 감싸고 있는 **근육상피세포**(근상피세포, myoepithelial cell)가 수축하여 모유를 내보낸다(그림 19.12c).

유방은 큰가슴근을 덮고 있는 근막에서 연속된 구조물인 젖샘걸이인대가 지탱한다(그림 19.12b).

젖꼭지는 촉각에 매우 예민하며 민무늬근육을 함유하고 있어서 자극을 받거나 성적 흥분이 생기면 젖꼭지가 똑바로 발기될 수 있다.

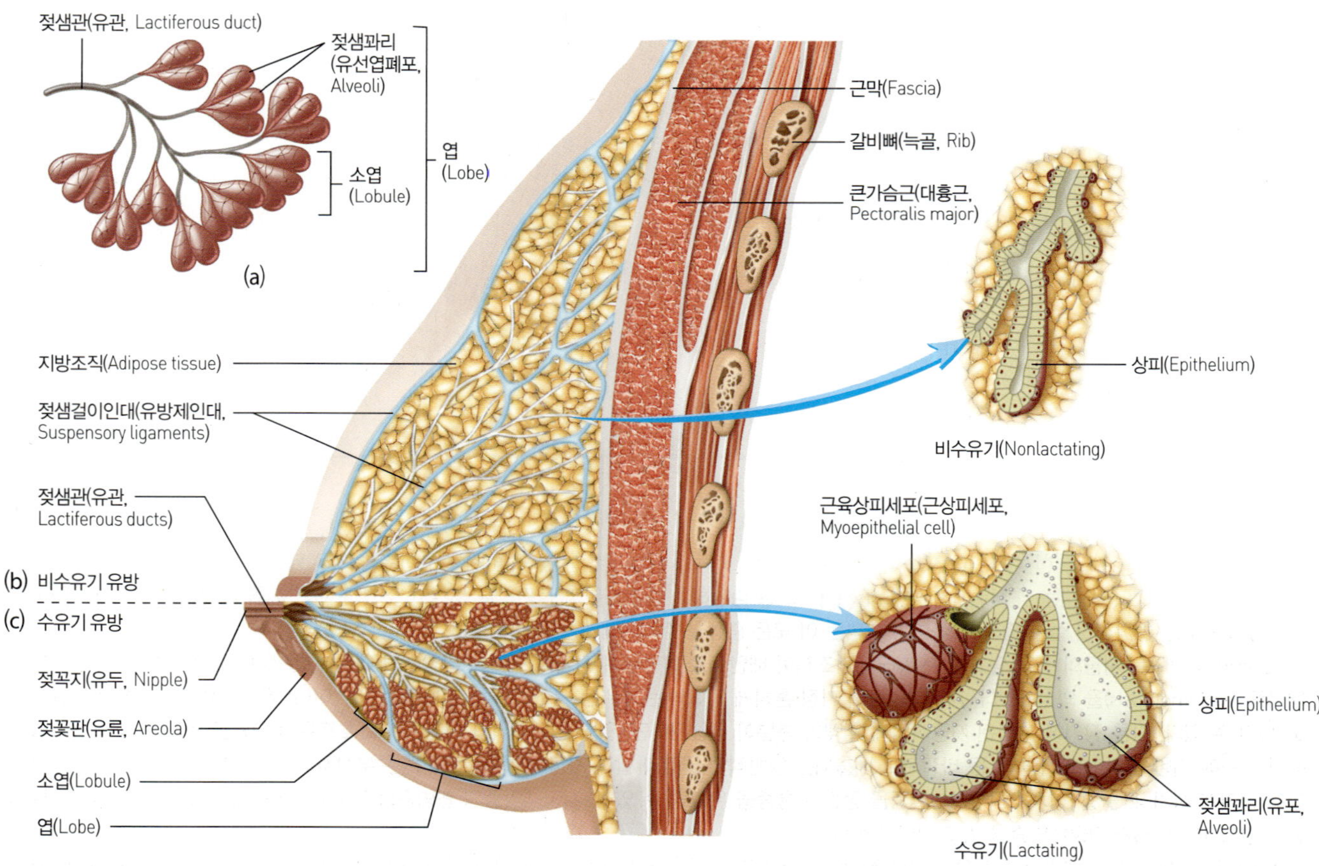

그림 19.12 유방의 해부학

(a) 젖샘의 젖샘관은 가지치기 하듯 나뉜다. 젖샘관의 끝에는 젖샘꽈리가 있다.
(b) 비수유기 유방의 도관은 잘 발달하지 않은 상태이며, 젖샘관의 끝도 매우 작은 상태이다.
(c) 수유기 유방의 도관은 매우 발달하여 확장하며, 젖샘관에 연결된 젖샘꽈리도 매우 발달된 상태이다. 수유기 또는 비수유기에도 유방에는 지방조직이 풍부하게 분포한다.

19.6 여성 생식계통의 생리학

남성과 마찬가지로, 여성 생식계통은 호르몬과 신경계통에 의해 조절된다.

여성의 사춘기

시상하부가 성숙하게 되면 그 결과로 사춘기가 시작된다. 여성의 사춘기는 보통 11~13세 사이에 시작되어 16세가 되면 끝나며, **초경**(menarche)이 사춘기가 시작됨을 알 수 있는 첫 현상이다. 사춘기 동안 여성 생식기관의 크기가 커지기 시작하며, 지방조직이 유방과 엉덩이 주위에 축적되면서 크기가 커져 성인의 형태를 갖추어간다. 게다가 겨드랑부위와 두덩부위에 털이 자라 난다.

사춘기와 연관된 주요한 변화는 난소에서 여성호르몬과 황체호르몬의 분비가 급증하기 때문에 생긴다. 사춘기 이전에는 여성호르몬과 황체호르몬이 매우 적게 분비되지만, 사춘기가 되면 점점 성인과 비슷한 호르몬 분비 주기를 갖추어 간다.

사춘기 이전에는 난소에서 분비된 여성호르몬과 황체호르몬이 시상하부와 뇌하수체에 강력한 음성 되먹임 작용을 하기 때문에 시상하부의 생식샘자극호르몬 분비호르몬(GnRH)의 분비와 뇌하수체 앞엽에서 황체형성호르몬(LH) 및 난포자극호르몬(FSH)의 분비가 활발하지 못하다. 사춘기가 시작되면, 여성호르몬과 황체호르몬의 음성 되먹임 작용이 약해지고 축적된 여성호르몬 농도가 오히려 양성 되먹임 작용을 하기 때문에 많은 양의 생식샘자극호르몬 분비호르몬, 황체형성호르몬 및 난포자극호르몬이 분비된다. 따라서 월경주기를 유발할 수 있는 호르몬 분비 주기가 점점 정상적인 모습을 갖추게 된다.

월경주기

월경주기(menstrual cycle)는 사춘기 이후에 임신하지 않은 여성에서 월경과 연관되어 발생하는 일련의 인체 변화를 일컫는다. **월경**(menses)은 일정기간 자궁에서 자궁속막의 일부가 탈락하여 몸 밖으로 배출되는 가벼운 출혈현상이다. 전형적인 월경주기는 28일이며, 짧게는 18일, 길게는 40일이 될 수도 있다(그림 19.13, 표 19.3). 월경주기는 호르몬 분비 주기의 영향에 의해 자궁과 자궁속막도 주기적으로 변화하기 때문에 생긴다.

처음 월경혈이 발견되었을 때를 월경주기의 첫째 날로 정의한다. 자궁속막의 탈락은 황체호르몬에 의해 억제되지만 여성호르몬에 의해 촉진된다. 월경은 보통 4~5일 정도 지속되며, 월경 전후에 강력한 자궁수축이 동반되기도 하여 **월경통**(menstrual cramps)이라는 극심한 불편함을 호소할 수도 있다. 자궁속막이 탈락하면 그 자리에 염증이 생기고, 염증반응에 의해 프로스타글란딘이 과도하게 분비되면 월경통이 생기기도 한다. 프로스타글란딘과 연관된 월경통은 아스피린 같은 약을 먹으면 통증이 완화되지만, 염증반응이 아니라 자궁근육층에 발생한 암에 의한 통증은 약을 먹어도 통증이 완화되지 않는다.

일반적으로 월경주기 제14일째 배란이 일어난다. 그런데 배란예정일은 사람마다 다르고 동일인에서도 월경주기마다 다를 수 있다. 피임을 하거나 임신을 원할 때 배란예정일을 알아내는 것이 매우 중요하다. 하지만 아직도 정확하게 예측할 수 있는 방법은 없다. 체온이 감소한 직후에 배란이 된다는 견해가 있으나 그리 믿을 만한 방법은 아니다.

월경이 끝나고 배란이 될 때까지를 자궁속막의 **증식기**(proliferative phase)라고 한다. 증식기에 난소에 있는 이차 난포가 성숙되고 이차 난포에서 분비되는 여성호르몬의 양이 증가한다. 여성호르몬은 자궁속막의 상피세포가 빠르게 증식하

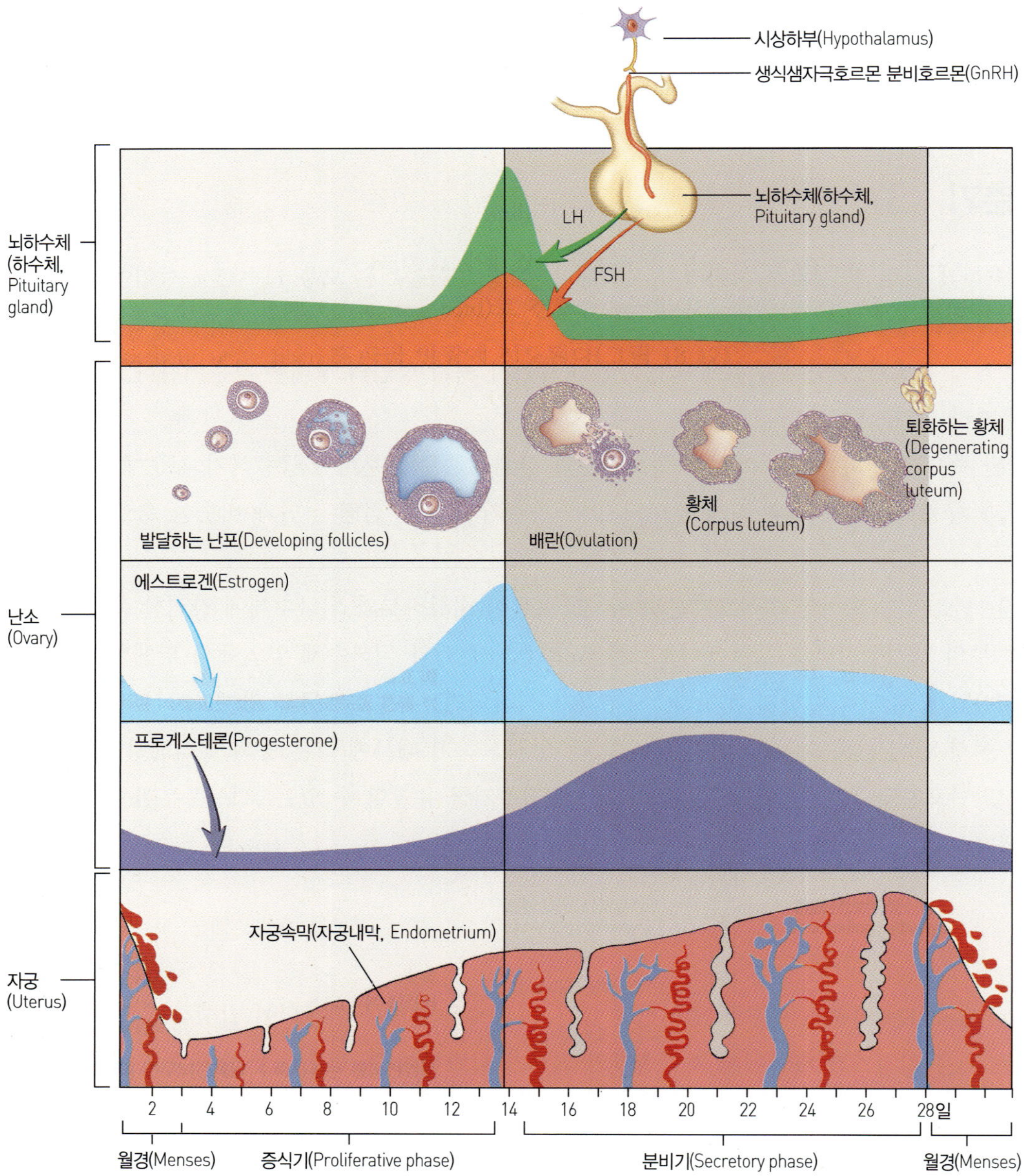

그림 19.13 월경주기

약 30일을 주기로, 뇌하수체 앞엽에서 분비되는 난포자극호르몬(FSH)과 황체형성호르몬(LH), 난소에서 분비되는 에스트로겐과 프로게스테론의 농도가 급격히 변할 수 있다. 게다가 난소와 자궁속막의 변화는 이 호르몬들의 변화와 연관되어 일어난다. 사춘기 이후 이러한 월경주기가 반복되고 대략 월경주기의 14일에 배란이 일어난다.

도록 자극하여, 자궁속막의 두께가 두꺼워지면서 나선샘이 생성된다.

크기가 커지면서 성숙되는 이차 난포에서 분비되어 지속적으로 증가된 여성호르몬은 시상하부에서 생식샘자극호르몬 분비호르몬이 분비되도록 하며, 이 호르몬은 뇌하수체 앞엽에서 난포자극호르몬 및 황체형성호르몬 분비를 유발한다. 난포자극호르몬은 계속 난포를 커지게 하여 여성호르몬의 분비를 증가시킨다. 이와 같은 양성 되먹임 작용에 의해 더 많은 양의 난포자극호르몬 및 황체형성호르몬이 분비된다. 대량으로 증가된 황체형성호르몬 농도 때문에 배란이 되며, 정상적인 월경주기 14일쯤에 배란이 일어난다. 또한 증가된 황체형성호르몬은 황체의 발생에 결정적인 역할을 한다.

표 19.3 월경주기에 일어나는 현상

월경(월경주기 1일에서 4, 5일)	
뇌하수체	난포자극호르몬(FSH)와 황체형성호르몬(LH)의 분비 속도가 느림. 프로게스테론 농도가 감소하면서 FSH의 분비 속도가 증가됨
난소	이전 월경주기에서 생산된 황체가 퇴화한 이후에 에스트로겐과 프로게스테론의 분비 속도가 느려짐
자궁	프로게스테론 농도가 감소하는 것에 반응하여 자궁속막이 탈락하여 월경이 유발되고 자궁속막의 탈락부위는 치유되기 시작함
증식기(월경주기 4, 5일에서 배란(약 14일)까지)	
뇌하수체	FSH와 LH의 분비 속도가 약간 증가. 증식기 말에 난소에서 에스트로겐 분비가 증가한 것에 반응하여 FSH와 LH의 분비가 많이 증가
난소	발달하는 난포는 에스트로겐의 분비를 계속 증가시킴. 증식기 말에 증가한 FSH와 LH는 난소에서 추가적인 에스트로겐의 분비를 유발
자궁	에스트로겐은 자궁속막세포의 분열을 유발. 자궁속막이 두꺼워지고 자궁샘이 형성됨. 에스트로겐은 자궁조직의 세포를 자극하여 프로게스테론 수용체 숫자를 증가시켜 프로게스테론에 대한 민감도를 높임
배란(약 14일)	
뇌하수체	증가한 에스트로겐에 반응하여 배란 직전 FSH와 LH의 분비 속도가 빠르게 증가
난소	LH는 성숙난포의 성장을 완료하여 배란을 유도. FSH는 미성숙한 난포를 자극하여 크기가 커지기 시작하도록 유도
자궁	증가한 에스트로겐에 반응하여 자궁속막세포가 계속하여 분열하도록 유발
분비기(배란에서 약 28일)	
뇌하수체	에스트로겐과 프로게스테론 농도가 충분하여 FSH와 LH의 분비를 억제
난소	배란 이후 난포는 황체로 변환됨. 황체는 약 10일간 다량의 프로게스테론과 소량의 에스트로겐을 분비. 수정이 되지 않으면 황체가 퇴화하여 프로게스테론 농도가 급격히 낮아짐
자궁	프로게스테론에 반응하여 자궁속막세포의 크기가 커짐. 자궁속막이 두꺼워짐. 자궁샘의 분비가 최고로 증가함. 프로게스테론 농도가 감소하면 자궁속막은 퇴화하기 시작함
월경(다음 번 월경주기 1일에서 4, 5일)	
뇌하수체	FSH와 LH의 분비 속도가 느림. 프로게스테론 농도가 감소하면서 FSH의 분비 속도가 증가됨
난소	에스트로겐과 프로게스테론의 분비 속도가 느려짐
자궁	프로게스테론 농도가 감소하는 것에 반응하여 자궁속막이 탈락하여 월경이 유발되고 자궁속막의 탈락부위는 치유되기 시작함

배란 이후에는 황체에서 황체호르몬이 많이 분비되며, 여성호르몬의 분비는 적어진다. 황체호르몬은 자궁에 영향을 끼쳐 자궁속막의 세포가 점점 커지게 하며 분비물은 조금만 생산하도록 한다. 황체호르몬과 여성호르몬은 시상과 뇌하수체에 영향을 끼쳐 생식샘자극호르몬 분비호르몬, 황체형성호르몬 및 난포자극호르몬의 분비를 억제한다. 따라서 배란 이후에 황체형성호르몬 및 난포자극호르몬의 농도는 급감한다.

배란과 월경 사이의 시기를 **분비기**(secretory phase)라고 이 시기에 자궁속막의 세포에서 적은 양의 분비물이 분비된다. 분비기 동안, 자궁을 덮고 있는 구조물의 크기가 최대로 커진다.

만약 수정이 된다면, 접합자는 세포분열을 반복하여 수정 이후 5~6일쯤에 **주머니배**(포배, blastocyst)를 형성한 다음 자궁관을 지나 자궁 속으로 이동한다. 자궁속막은 주머니배가 착상할 수 있을 만큼 충분히 두꺼워져 있다. 만약 수정이 되지 못하면, 배란 이후 유지되던 황체가 퇴화되면서 황체호르몬의 농도가 급격히 감소하여 두꺼워진 자궁속막이 지속적으로 유지될 수 없게 된다. 월경주기 28일이 되면 급감한 황체호르몬의 농도 때문에 자궁속막이 탈락되면서 월경이 시작된다. 급감한 황체호르몬 농도 때문에 난포자극호르몬의 분비가 증가되기 시작하고, 이 호르몬 때문에 난포들이 성숙되기 시작하면서 새로운 월경주기가 시작된다.

자궁외임신(ectopic pregnancy)은 자궁안이 아닌 다른 곳에 착상이 일어난 것을 뜻하며, 가장 흔한 부위는 자궁관이다. 자궁관에 착상된 태아는 제대로 성장하지 못하며 결국 자궁관파열이 생기게 된다. 아주 드문 경우에서 배안의 장간막에 착상되는 일이 생길 수도 있다. 이 경우 태아가 정상적으로 성장할 수도 있으나 제왕절개수술로 출산을 해야만 한다. 그러나 산모에게는 배안 임신은 자궁관임신보다 훨씬 더 위험한 상황이다.

여성의 불임

여성 불임의 원인은 자궁관의 이상, 뇌하수체와 난소에서 분비되는 호르몬의 감소와 착상이 방해받는 것 등이다. 자궁관의 이상은 골반염증성 질환에 의해 자궁관협착이 생긴 것이다. 갑상샘저하증을 비롯하여, 시상하부 또는 뇌하수체에 손상이 생기면 난포자극호르몬과 황체형성호르몬이 적절하게 분비되지 못하게 된다. 감소된 이 두 호르몬 때문에 배란이 되지 않을 수 있다.

자궁암 또는 비정상적인 난소 호르몬의 분비로 인해 착상이 방해될 수 있다. 예를 들어, 황체가 일찍 퇴화되면 황체호르몬 농도가 급감하면서 월경이 생길 수 있다. 태반에서 사람융모성생식샘자극호르몬(hcg)이 분비되기 전에 황체가 퇴화하면 자궁속막과 발생하던 태아가 퇴화하여 자궁 바깥으로 탈락하게 된다. 속발무월경 또한 불임을 유발할 수 있다.

질병과 질환 : 생식계통

상태	설명
감염	
골반염증성 질환	여성 골반의 세균성 감염. 임균 또는 클라미디아균에 의한 질염이나 자궁염에서 비롯됨. 냉이 많아지고 골반부위 통증이 생김. 항생제로 치료
성병	성 접촉에 의해 전파됨. 영어 약자로 STD라고 함
비임균성 요도염	임균 이외의 세균 감염에 의한 요도염. 주로 손상, 소변용 도관 삽입에 의해 유발됨. 원인균은 클라미디아균이 흔함. 골반염증성 질환으로 발전할 수 있음. 항생제로 치료
편모충염	여성 질과 남성 요도에서 흔히 발견되는 편모충에 의한 감염. 노랗고 초록색의 고약한 냄새가 나는 분비물이 나타남
임질	여성 질과 남성 요도의 상피에 부착되었던 임균에 의한 감염으로 고름이 형성됨. 음경의 통증과 분비물. 여성의 경우 초기에 증상이 없을 수 있음. 남성에게는 불임이 될 수 있고 여성은 골반염증성 질환으로 발전할 수 있음
음부포진	단순헤르페스 2형 바이러스에 의한 감염. 포진이 형성되어 소변을 볼 때 앉거나 일어설 때 통증을 유발. 항바이러스제로 치료
매독	매독균에 의한 감염. 다양한 질병기가 있음. 매독에 감염된 엄마에게 태어난 아이는 발달장애가 있을 확률이 매우 높음. 항생제로 치료
후천면역결핍증후군(AIDS)	일명 AIDS로 알려짐. 사람면역결핍바이러스(HIV)에 의한 감염. 면역기능이 파괴됨. 감염된 환자의 체액에 노출되거나 친밀한 성관계에 의해 전파됨

※ 자세한 정보들은 **www.mhhe.com/seeleyess8**에서 찾아볼 수 있다.

예상문제에 대한 답

우리는 홀배수체세포를 만드는 과정인 감수분열을 공부하였다. 남녀의 감수분열과정은 약간 차이가 있다. 감수분열이 활발하게 시작되는 나이가 다르고, 생산되는 세포의 양상이 다르고, 감수분열 이후 생산된 세포의 기능이 다르고, 감수분열이 멈추는 나이가 다르다.

남성에 있어서 감수분열은 사춘기 시절에 정세관에서 일어난다. 정조세포가 일차 정모세포로 분화한 뒤 감수분열이 일어나며, 감수분열이 끝나고 나면 한 개의 일차 정모세포는 네 개의 성숙한 정자를 생산한다. 정자는 남성이 죽을 때까지 생산된다.

여성의 감수분열은 훨씬 더 복잡하다. 여성의 감수분열은 출생 전에 시작된다. 태아기 동안 많은 난조세포가 퇴화된다. 남아 있는 난조세포는 일차 감수분열을 시작하여 일차 난모세포라고 부른다. 출생 후 남아 있는 일차 난모세포는 감수분열이 멈춘 상태이다. 사춘기부터 초경이 있기 직전까지, 배란될 일차 난모세포는 일차 감수분열을 완료하고 이차 난모세포와 한 개의 극체로 분화한다. 분화된 이차 난모세포는 이차 감수분열을 시작하지만 정자와 수정되지 않는 한 이차 감수분열을 완료하지 않은 상태로 머문다. 수정이 되는 경우는 이차 난모세포는 두 개의 세포로 분열한다. 한 세포는 극체가 되어 퇴화하고 다른 세포는 홀배수체인 난자로 분화하여 홀배수체인 정자와 결합한 뒤 두배수체인 접합자를 형성한다. 따라서 여성에 있어서 한 개의 일차 난모세포는 한 개의 난자를 생산한다. 여성은 폐경이 되면서 감수분열 과정이 멈춘다.

CHAPTER

20 발육, 유전

예상문제

Ming은 모유수유의 장점에 대해 읽은 후에 그녀의 아기가 한 살이 될 때까지 모유를 주기로 마음 먹었다. 불행하게도 아이가 태어난 지 2주쯤에 Ming은 심각한 요로감염에 걸렸다. 그녀의 주치의는 약처방을 하고 약을 먹는 동안 모유수유를 중지하라고 설명해 주었다. 이 장의 '젖분비' 단락을 읽고 나서 그녀가 오랫동안 모유수유를 멈추면 그녀에게 어떠한 변화가 생기는지 설명하고, 그녀가 항생제 치료가 끝난 후에 모유수유를 재개하려면 어떻게 해야 하는지를 제안해보아라.

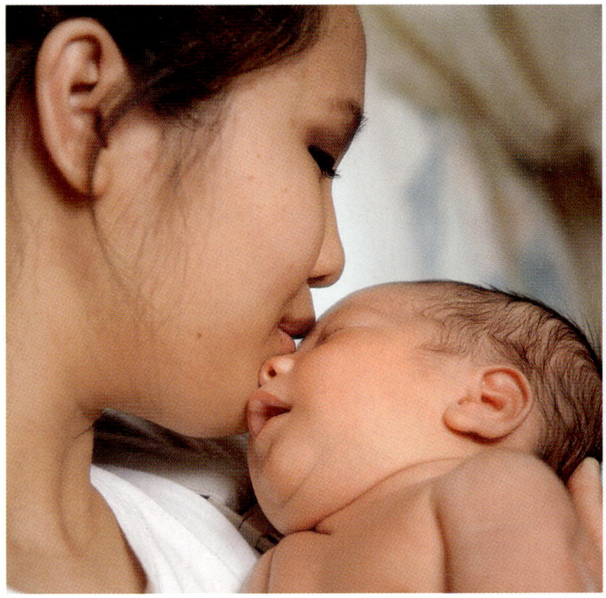

Module 14 Reproductive System | Anatomy & Physiology REVEALED aprevealed.com

20.1 출생전 발육

사람의 삶은 보통 출생과 사망 사이의 기간을 말하지만 출생 전 9개월의 기간도 세상에 존재하는 시기이다. 이 9개월 동안 일어나는 것은 그 사람의 나머지 삶에 심대한 영향을 끼친다. 대부분의 사람은 정상적으로 발육하고 결함 없이 태어나지만 100명당 약 3명은 심각한 출생결함을 갖고 있어 출생 후 1년 동안 주의 깊은 의료지원을 받아야 한다. 또한 많은 사람들이 살면서 천식, 뇌장애, 종양과 같은 이전에는 몰랐던 건강 문제들을 발견하게 된다.

출생전기(prenatal period)는 임신부터 출생 사이의 기간으로 다음 세 기간으로 나뉜다. (1) 발생 후 약 2주 동안의 기간에는 원시 배엽층이 만들어진다. (2) 발생 후 2~8주까지는 주요 장기가 만들어진다. (3) 출생전기의 남은 7개월 동안은 장기계통이 자라고 성숙한다. 수정된 순간부터 발생 8주까지의 기간의 개체를 **배아**(embryo)라고 하고, 발생 8주부터 출생까지의 개체는 **태아**(fetus)라고 한다.

태어나지 않은 아이의 **임신주수**(gestation age)를 계산하기 위해서는 **최종월경기**(last menstrual period; LMP)을 알아야 한다. 배아나 태아는 LMP 이후의 수자로 나이를 표현한다. 그러나 대부분의 발생학자는 수정이 될 때부터 계산하는 **발생주수**(developmental age)를 사용하여 발생과정의 시기를 기술한다. 수정은 대략 LMP 이후 14일 정도에 일어나므로 발생주수는 임신주수보다 약 14일 정도 적다. 이 장에서 쓰는 주수는 발생주수를 따른다.

수정

수정(fertilization)은 하나의 정자와 하나의 난자가 그들의 유전자 재료인 염색체(chromosome)를 따라 합쳐져 새로운 개체가 만들어지는 것이다. 정자가 질 안으로 사정되면 정자는 자궁목(cervix)과 자궁(uterus)의 몸통을 지나 자궁관(uterine tube)으로 들어가 이곳에서 수정된다. 정자의 유영 능력, 자궁과 자궁관의 근육 수축은 여성의 생식관을 통해 정자가 이동할 수 있게 해준다. 여성 뇌하수체의 뒤엽에서 방출되는 옥시토신(oxyticin)과 정액 안의 프로스타글란딘(prostaglandin)은 자궁과 자궁관의 수축을 자극한다.

자궁과 자궁관을 지나가는 동안 정자는 수정할 수 있는 능력을 얻게 된다. **수정능획득**(capacitation)은 정자머리의 부분인 첨단체(acrosome) 안에 들은 농축된 효소가 정자로부터 방출되어 난모세포더미와 **이차 난모세포**(secondary oocyte)의 투명층(zona pellucida)을 녹여 정자가 난자로 들어가게 해주는 능력을 말한다. 하나의 정자가 난모세포의 세포막에 붙고 그 안으로 들어간다(그림 20.1의 1단계)

이차 난모세포는 배란 후 약 하룻동안 수정이 가능하다. 대부분의 정자는 여성 생식관에서 그리 오래 살지 못하지만 일부 정자는 최장 6일까지 살아 있을 수 있다.

수백 개의 정자가 이차 난모세포에 도달하지만 난모세포 세포막의 변화가 하나 이상의 정자가 이차 난모세포로 들어가는 것을 막는다. 정자가 이차 난모세포로 들어가면 이 세포는 이차 감수분열(meiotic division)을 시작한다(그림 20.1의 2단계). 이차 감수분열 후에 난모세포의 핵은 세포의 중심으로 이동하여 정자의 핵과 만난다. 정자와 난자의 핵은 23개의 염색체를 갖고 있다. 두 핵이 합쳐지면서 수정과정이 끝나고 46개의 염색체를 가진 **접합체**(zygote)가 된다(그림 20.1의 3단계). 접합체는 배아로 발달한다.

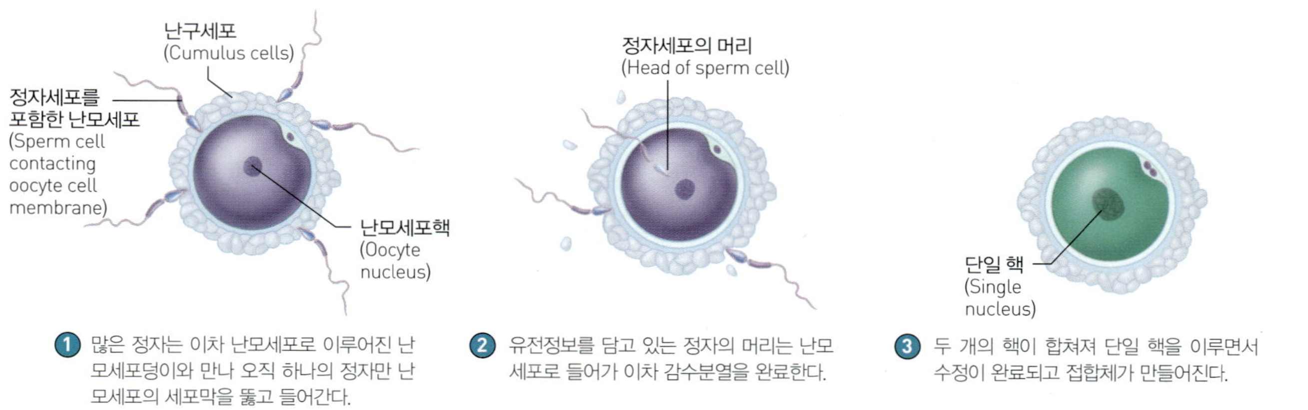

그림 20.1 수정

초기 세포분열

수정 후 약 18~36시간쯤에 접합체는 두 개의 세포로 나뉜다(그림 20.2). 두 개의 세포는 네 개의 세포로 다시 8개의 세포로 계속해서 나뉘게 된다. 세포의 수는 늘어나지만 각 세포의 크기는 감소되므로 세포들의 전체적인 부피는 접합체의 크기로 남아 있다. 이 세포들은 다양한 종류의 조직으로 발달할 수 있는 능력이 있어 이 시기 동안에는 세포의 수가 줄거나 늘거나 재배열될 수 있고 정상 발달에는 영향을 주지 않는다.

주머니배

수정 후에 일어난 수 차례의 세포분열은 12~16개의 세포로 이루어진 **배아덩이**(embryo mass) 또는 **오디배**(상실배, morula)를 형성한다(그림 20.2). 오디배를 이루는 대부분의 세포는 배아를 형성하지 않고 태반과 같은 지원 구조를 형성한다.

오디배 안에서 어떤 공간이 나타나기 시작할 때 전체 구조를 **주머니배**(포배, blastocyst)라고 한다(그림 20.2). 액체가 들어 있는 공간을 **주머니배공간**(포배강, blastocele)이라고 한다. 대부분의 주머니배공간은 하나의 세포층으로 둘러싸이고 주

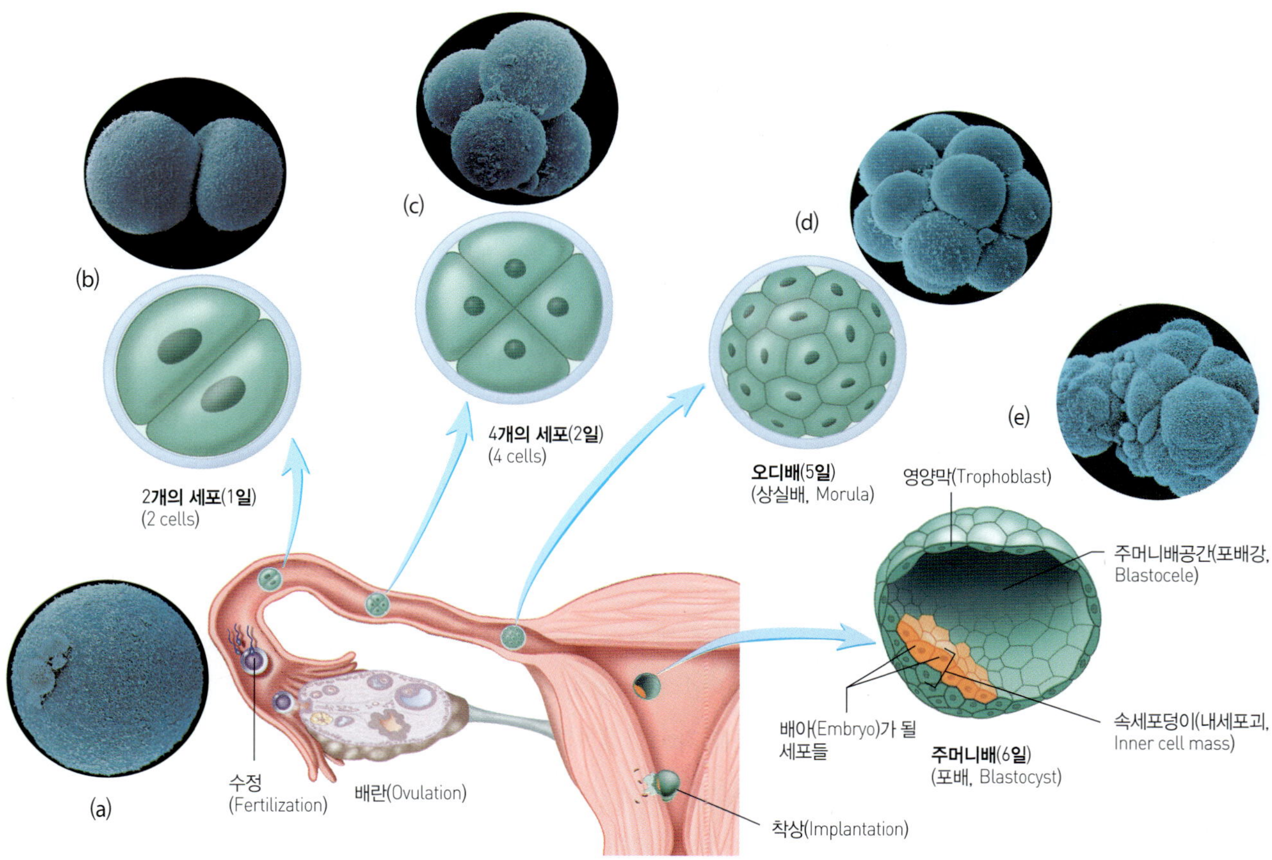

그림 20.2 주머니배의 발달과 착상

수정 후 5일에 계속된 세포분열로 많은 세포 수를 가진 오디배가 만들어지고 6일에는 빈 공간을 가진 주머니배가 된다. 주머니배 그림 안에 초록색 세포는 영양막을 나타내고, 주황색 세포는 배아가 된다.

(a) 접합체(직경 120μm, 두 개의 극을 가짐).

(b~e) 초기 세포분열 동안, 배아는 더 많은 세포로 분열되나 배아의 크기는 상대적으로 일정하다.

관련된 질환

쌍생아

태어날 때는 너무 닮아서 쌍둥이 이름을 Juan와 Hamall이라고 지었다. 그런데 쌍둥이가 자라면서 생긴 것은 비슷했지만 아주 정확히 똑같지는 않았다. 그들의 부모는 그들이 아이가 일란성 쌍생아인지 이란성 쌍생아인지 궁금해하였고, 결국 유전자 분석을 의뢰하였다. 결과는 일부에서 살짝 다른 차이가 있었으나 일란성이라는 결과를 받았다.

드물게 초기 세포분열에서 세포가 분리되어 두 명의 개체가 형성되는 경우가 있다. 이 경우를 일란성 쌍생아(identical, monozygotic twins)라고 한다. 일란성 쌍생아에서는 그들 세포 안의 유전정보가 동일하다. 일란성 쌍생아는 늦은 발생 초기에 다른 기전으로 생길 수도 있다.

어떤 경우에는 엄마가 두 개 이상의 이차 난모세포를 동시에 배란할 수 있고 이때 여러 난모세포가 각기 다른 정자와 수정되면 이란성 쌍생아(fraternal, dizygotic wtins)가 된다.

우리가 누구이고 누구를 닮았는지는 유전자에 의해 결정되지만 같은 유전자를 갖고 있는 일란성 쌍생아라고 해도 정확히 똑같지는 않다. 개체는 배아와 소아 시기에 유전자와 주변 환경과의 상호작용을 거친 뒤에 최종적으로 결정되기 때문이다.

머니배 한쪽 끝에 세포들이 몇 개의 층으로 두꺼워져 있다. 이 부분을 **속세포덩이**(내세포괴, inner cell mass)라고 한다. 주머니배의 모든 세포가 새로운 개체로 만들어지지 않는다. 새로운 개체로 만들어질 고유 배아는 속세포덩이 안에 있는 몇몇 세포들이다. 이 세포를 통상적으로 **줄기세포**(간세포, stem cell)라고 한다. 이 세포들은 몸을 이루는 모든 종류의 세포들로 분화할 수 있다. 주머니배의 나머지 부분을 **영양막**(trophoblast)이라고 한다. 영양막은 태반의 배아 부분인 융모막과 배아를 둘러싸는 **양막**(amnion)을 형성한다.

주머니배의 착상과 태반의 발생

첫 번째 세포분열부터 주머니배를 형성하는 초기 발생은 배아덩이가 수정이 이루어진 자궁관에서 **착상**(implantation)이 이루어질 자궁의 한 부분으로 이동하는 동안 일어난다. 배란 후 7~8일쯤에 자궁속막(endometrium)은 착상할 준비가 되어 있다. 수정 후 7일쯤에는 주머니배가 자궁벽에 붙고 착상과정이 시작된다. 주머니배의 영양막세포는 자궁조직을 녹여 주머니배가 자궁벽에 묻히게 한다. 착상 전후로 아주 짧은 시간 동안 태아는 주변 독소에 둔감해진다. 발생 첫 며칠 동안은 생명력을 유지하기 위해 충분한 난황을 가지고 있어 외부로부터 영양을 받아야 할 필요가 거의 없다. 따라서 발생 첫 몇 주 동안은 많은 수의 세포가 죽어도 태아는 충분히 회복할 수 있다.

주머니배가 자궁벽에 묻힐 때, 영양막세포는 **태반**(placenta)의 배아부분인 **융모막**(chorion)이 된다. 태반은 배아와 모체 사이에서 영양소와 노폐물을 교환하는 기관이다. 손가락 같이 생긴 돌기를 **융모막융모**(chorionic villi)라고 하고, 이 융모는 모체의 자궁속막에 형성된 공간으로 뻗어 있다. 이 공간을 **융모사이방**(intervillous lacunae)이라고 하고 모체의 혈액으로 채워져 있다(그림 20.3). 성숙한 태반에서는 배아의 혈액순환이 배아의 모세혈관벽, 바닥막(basement membrane), 융모막의 얇은 층에 의해 모체의 혈액순환과 분리되어 있다. 결과적으로 배아의 혈액과 엄마의 혈액은 섞이지 않는다. 영양소와 노폐물은 두 순환 사이에 있는 반투과 장벽을 가로질러 이동해야 한다.

초기에, 배아는 서로 연결해주는 줄기에 의해 태반에 붙어 있다. 배아가 성숙하면서 이 연결 줄기는 길어져서 **탯줄**(제대, umbilical cord)이 된다(그림 20.3b). 탯줄 안에는 배아에서 나와 태반으로 가는 혈액과 태반에서 배아로 가는 혈액이 지나가는 혈관이 들어 있다.

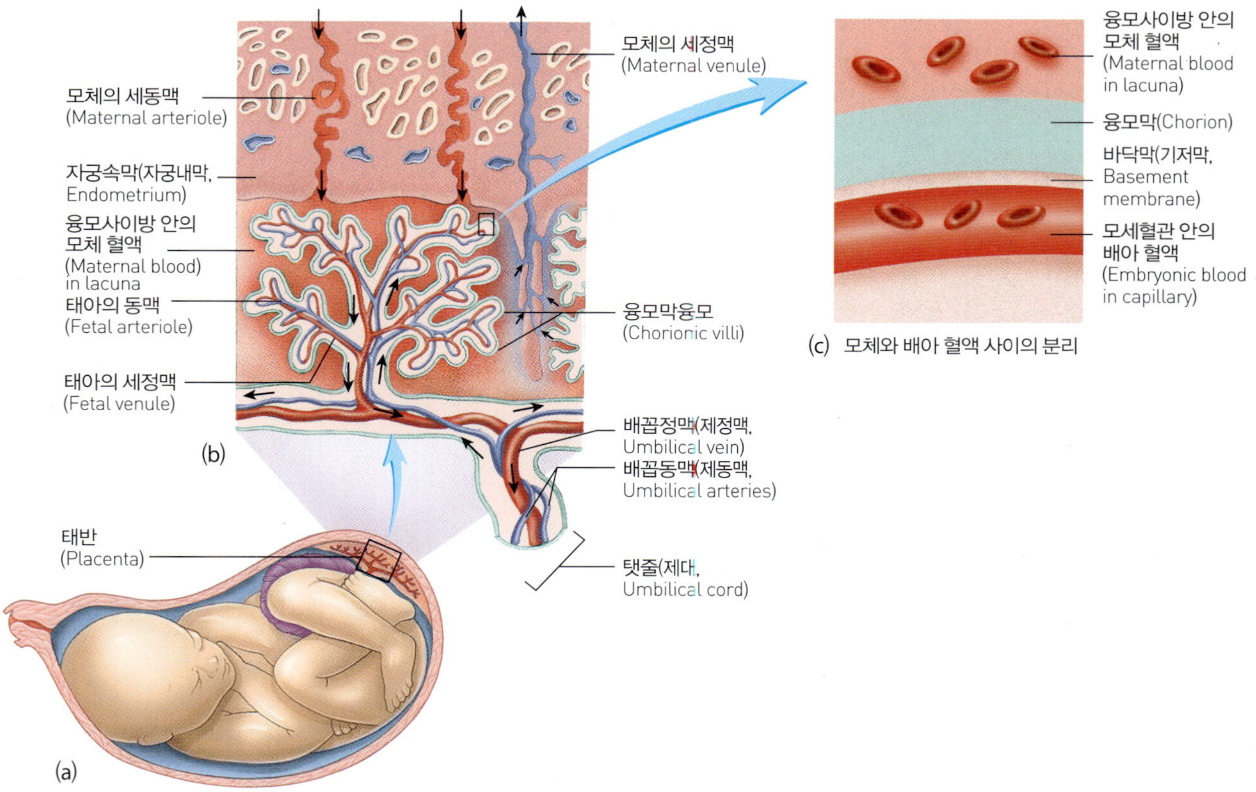

그림 20.3 모체와 태아 순환 사이의 접촉
(a) 태아와 탯줄, 태반의 위치 관계.
(b) 융모막이 모체 혈액을 만날 때 융모사이방은 모체 혈액으로 채워진다. 성숙한 태반은 배아 혈관과 융모막융모로 이루어지고 영양소는 태아와 모체 혈액 사이에서 교환된다.
(c) 정상적인 태반에서 모체와 배아 혈액은 융모막과 바닥막에 의해 분리되어 서로 섞이지 않는다.

모체의 호르몬 변화

융모막은 **사람융모생식샘자극호르몬**(인체융모성선자극호르몬, human chorionic gonadotropin; hCG)을 분비한다. 이 호르몬은 혈액을 타고 난소로 가서 황체(corpus luteum)의 기능을 유지하게 한다. hCG의 분비는 착상 후 바로 시작되고 재빠르게 양이 증가하여 수정 후 8~9주 정도에 최대치에 이른다. 그 후 hCG의 양은 줄어들고 줄어든 양으로 남은 임신기간 동안 유지된다(그림 20.4). 대부분의 임신검사는 소변과 혈액에서 hCG를 감지하여 임신 여부를 확인한다.

황체에서 분비되는 에스트로겐과 프로게스테론(제19장 참조)은 임신 첫 3달 동안 자궁속막을 유지시켜주는 필수 호르몬이다. 태반이 형성된 후에는 태반도 에스트로겐과 프로게스테론을 분비하기 시작한다. 임신 3달 정도에는 태반이 임신을 유지하는 데 충분한 양의 에스트로겐과 프로게스테론을 분비하는 주요 내분비샘으로 기능하여 더 이상 황체를 필요로 하지 않게 된다. 에스트로겐과 프로게스테론의 모체 혈액 내 수치는 임신기간 전체에 걸쳐 증가한다.

배엽층의 형성

착상 후에는 새로운 공간인 **양막공간**(양막강, amniotic cavity)이 속세포덩이의 안쪽으로 만들어져 주머니배공간 가까이 있는 속세포덩이가 **배아원반**(embryonic disk)이라 불리는 평평한 판 모양으로 분리된다(그림 20.5). 양막공간은 **양막주머니**(양막낭, amniotic sac)라는 막에 둘러싸이고 **양수**(amniotic fluid)가 채워져 있다. 배아는 양막공간 안에서 자라고 양수는

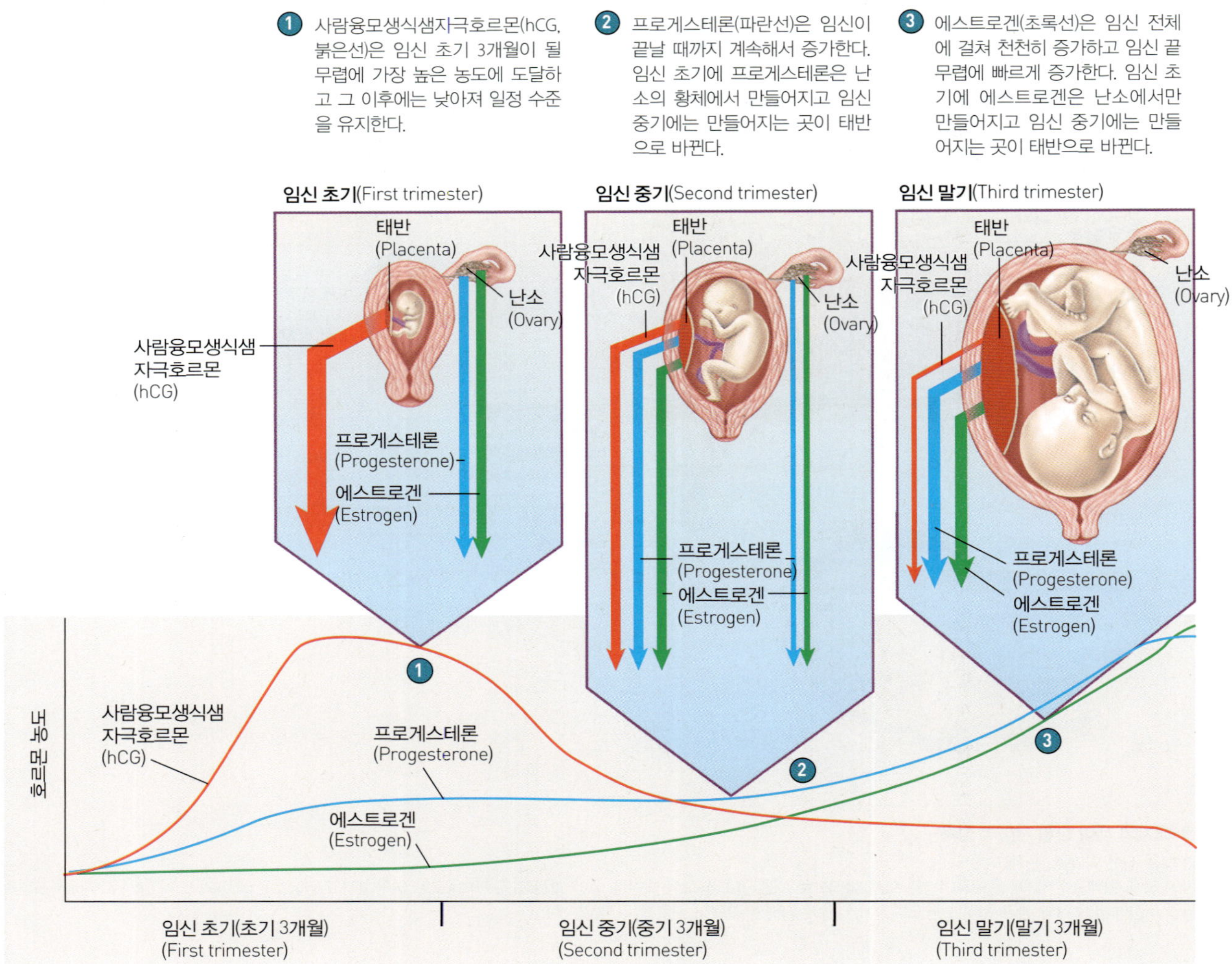

그림 20.4 임신 동안 호르몬 농도의 변화

임신 동안 hCG, 프로게스테론, 에스트로겐이 분비된다. 태반은 hCG를 분비한다. 임신 초기에는 난소가 에스트로겐, 프로게스테론을 분비하고 임신 중기부터는 태반이 에스트로겐과 프로게스테론을 분비한다.

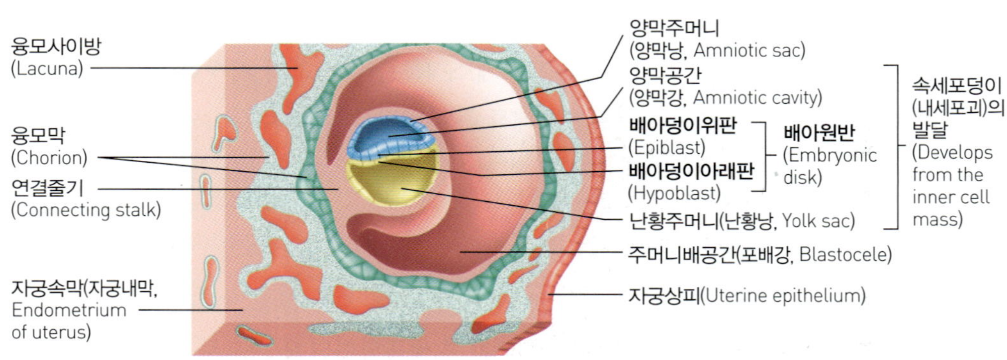

그림 20.5 태반 안의 초기 배아와 주변 구조

배아원반은 양막공간과 양막주머니에 둘러싸인 배아덩이위판 및 아래판으로 이루어진다. 배아와 자궁을 연결하는 줄기는 나중에 탯줄이 된다.

배아에 대한 충격흡수 역할을 한다. 배아원반은 초기에 두 개의 층으로 이루어진다. 양막공간과 맞닿아 있는 **배아덩이위판**(epiblast)과 그 밑에 있는 **배아덩이아래판**(hypoblast)이다. 세 번째 공간인 **난황주머니**(난황낭, yolk sac)는 아래판으로부터 주머니배공간 안으로 자라면서 만들어진다.

수정 후 14일쯤에 배아원반은 살짝 길어진 타원형의 모습을 보인다. 위판의 일부 세포는 원반의 중심으로 이동하여 두꺼운 선을 만드는데 이를 **원시선**(primitive streak)이라고 한다(그림 20.6). 원시선의 형성으로 배아의 중심축이 만들어진다. 위판의 세포는 원시선을 통해 이동하고 이동한 세포 중 일부는 아래판을 대체하여 **내배엽**(endoderm)을 형성한다. 다른 세포는 위판과 내배엽 사이로 들어가 새로운 배엽층인 **중배엽**(mesoderm)이 된다. 이동하지 않은 위판 세포는 **외배엽**(ectoderm)이 된다. 세포가 이동하여 세 개의 뚜렷한 배엽층을 형성하는 과정을 **창자배형성**(장배형성, gastrulation)이라고 한다. 이 과정을 거쳐 배아는 내배엽, 중배엽, 외배엽의 세 층을 갖게 된다(그림 20.6). 성인의 모든 조직은 이 세 층으로부터 발생한다(표 20.1).

발생 약 14~35일 사이의 배아는 독소와 약에 취약하므로 이러한 것들에 노출되면 출생결함이 생길 수 있다. 출생결함의 원인을 밝히는 일은 아직까지 생물학에서 해결하지 못하는 중요 문제이다. 그러나 발생과정에서 세포 안에 있는 중요 분자를 산화시키기는 손상 또는 이러한 세포 내에서 일어나는 DNA 기능의 변화가 출생결함과 관련되었을 것으로 보고 있다.

원시선의 머리쪽 끝에 있는 특정 세포들은 원시선의 한쪽 끝에서 다른쪽 끝으로 아직까지 알려지지 않는 방식으로 이동하여 배아를 구성한다. 이 세포들이 원시선의 아래쪽으로 이동하여 긴 띠 모양으로 형성한 것을 **척삭**(notochord)이라고 한다. 배아 발생을 설명할 때 척삭을 중심축으로 간주한다(그림 20.6).

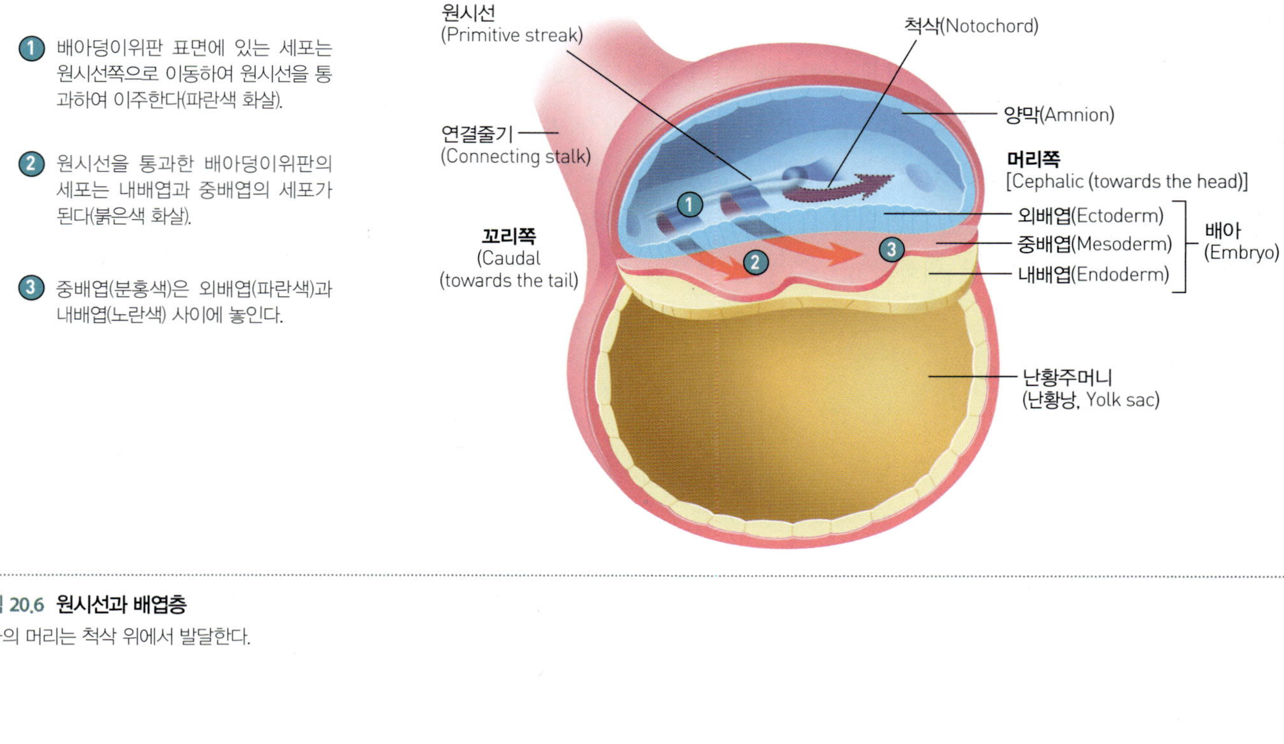

그림 20.6 원시선과 배엽층
배아의 머리는 척삭 위에서 발달한다.

표 20.1 배엽층으로부터 발생하는 조직

내배엽	외배엽	중배엽
소화관의 내막	피부의 표피	피부의 진피
허파의 내막	치아의 사기질	심장과 혈관
간, 이자, 외분비 도관의 내막	눈의 수정체와 각막	샘의 실질
콩팥의 관과 방광	코안	콩팥
가슴샘	샘뇌하수체	생식샘
갑상샘	신경외배엽	근육
부갑상샘	뇌와 척수	얼굴을 제외한 뼈
편도	몸운동신경세포	미세아교세포
	신경절이전 자율신경세포	
	신경뇌하수체	
	신경아교세포(미세아교세포 제외)	
	신경능선세포	
	멜라닌세포	
	감각신경세포	
	신경절이후 자율신경세포	
	부신속질	
	얼굴뼈	
	치아(상아질, 치아속질, 시멘트질)와 잇몸	
	머리의 뼈대근육 일부	

기관계통 발생

주요 기관은 배아기(발생 2~8주까지) 동안 나타나 발달한다. 따라서 이 기간을 **기관형성**(organogenesis) 시기라고 한다. 각각의 기관계통의 발생은 표 20.2에 열거되어 있다. 본문에서는 몇 종류의 계통에 대한 일반적인 내용만 언급하였다.

신경관이 형성되는 동안(발생 18~26일) 배아의 나머지 부분은 접혀져서 난황주머니의 위쪽을 따라 관을 형성한다(그림 20.7). 발생 중인 소화관은 난황주머니로부터 관 모양으로 뻗어 나오고, 남은 부분은 난황줄기에 의해 난황주머니의 중심에 붙어 있다.

많은 수의 팽출(outpocketings)이 전체 소화관을 따라 수정 후 28일쯤에 나타난다(그림 20.8). 이 팽출로부터 귀인두관, 편도, 가슴샘, 샘뇌하수체, 갑상샘, 부갑상샘, 허파, 간, 이자, 방광과 같은 중요한 내부 기관들이 발생한다.

콩팥은 몸안의 가쪽 벽을 따라 있는 중배엽에서 만들어진다(그림 20.8). 배아의 콩팥은 몸에서 차지하는 부피가 성인의 콩팥에 비해 더 크다. 콩팥은 고환과 난소 같은 내부 생식기관과 정관과 자궁관 같은 생식관의 발생과 밀접한 관련이 있다. 배아의 콩팥 대부분은 퇴화되고 아주 작은 부분만 성인의 콩팥이 된다.

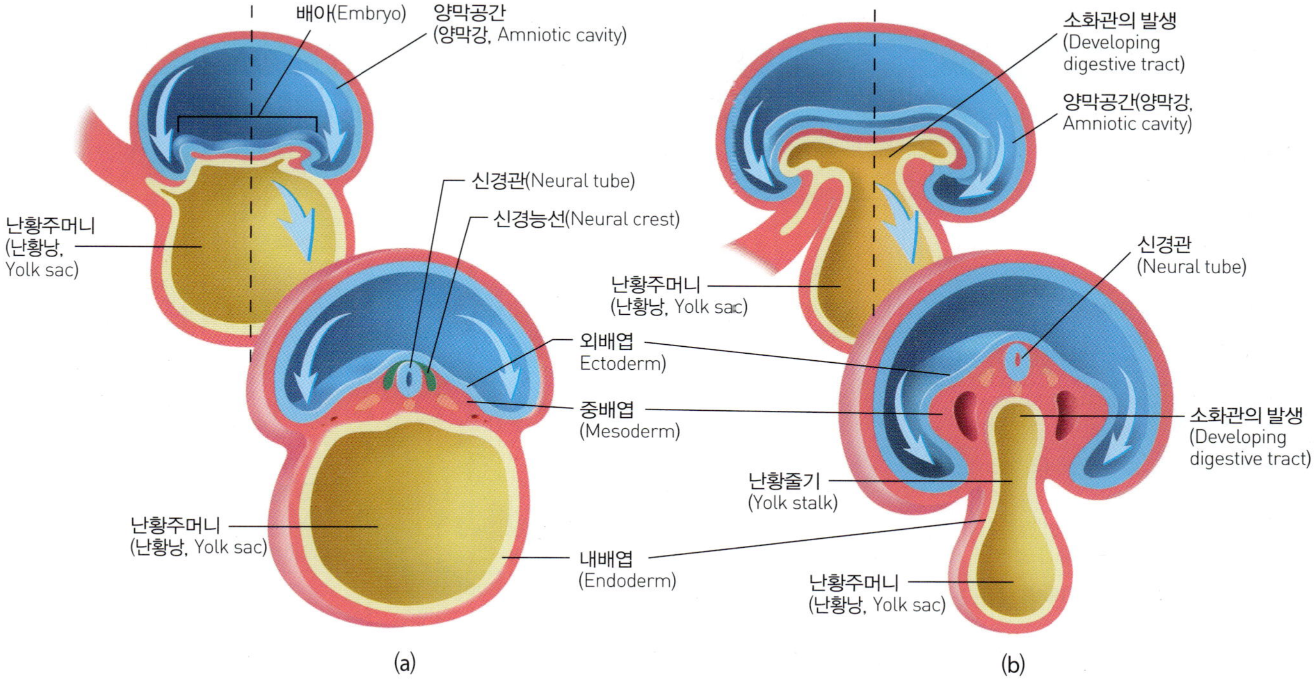

그림 20.7 소화관의 발생

소화관은 난황주머니의 등쪽 부위에서 몸이 관 안으로 접히면서 만들어진다. 뒤쪽의 그림은 시상면 그림이고, 앞쪽의 그림은 가로면 그림이다. 뒤쪽 그림의 점선은 앞쪽 그림의 절단면을 표시한다.
(a) 수정 후 24일쯤의 초기 배아. (b) 수정 후 28일쯤의 배아.

표 20.2 기관계통의 발생

	수정 이후 시기(날짜)					
	발생 1~5일째	발생 6~10일째	발생 11~15일째	발생 16~20일째	발생 21~25일째	발생 26~30일째
중요 변화	수정, 주머니배	주머니배의 착상	원시선, 세 배엽층	신경판	신경관의 폐쇄	팔다리싹과 다른 싹의 출현
피부계통			외배엽, 중배엽		신경능선으로부터 멜라닌 세포 형성	
뼈대계통			중배엽		신경능선세포로부터 얼굴뼈 형성	팔다리싹과 다른 싹의 출현
근육계통			중배엽	몸분절 형성 시작		몸분절이 모두 형성됨
신경계통			외배엽	신경판	신경관 발생이 완료되어 신경능선을 형성하고 눈과 귀 발생 시작	수정체 형성 시작
내분비계통			외배엽, 중배엽, 내배엽	갑상샘 발생 시작		부갑상샘과 이자 출현
순환계통			중배엽	혈액섬 형성, 심장을 만드는 두 개의 관 형성	하나의 관으로 합쳐진 심장이 뛰시 시작함	심방사이막 형성
림프계통			중배엽			가슴샘 출현
호흡계통			중배엽, 내배엽		가로막 발생 시작	기관과 허파싹 출현
소화계통			중배엽, 내배엽		치아 상아질 형성, 앞창자와 뒤창자 형성	간과 이자가 싹으로 출현, 혀의 싹이 출현
비뇨계통			중배엽, 내배엽		배아의 콩팥 출현	배아의 콩팥이 길어짐
생식계통			중배엽, 내배엽		난황주머니에서 원시종자세포 형성	남자의 생식관 출현, 외부생식기관 형성

표 20.2 기관계통의 발생–계속

	수정 이후 시기(날짜)					
	발생 31~35일째	발생 36~40일째	발생 41~45일째	발생 46~50일째	발생 51~55일째	발생 56~60일째
중요 변화	손판과 발판	손가락과 발가락, 입술, 배아 크기 15mm	귀 형성, 배아 크기 20mm	배아 크기 25mm	성인 비율과 유사하게 팔다리가 길어짐, 배아 크기 35mm	얼굴 형태가 뚜렷해짐
피부계통	피부에서 감각수용체 출현		피부 안의 콜라겐 섬유가 뚜렷해짐		감각신경의 확장되어 피부에서 종말을 이룸	
뼈대계통	뼈가 될 부분에서 중배엽이 밀집	미래의 위팔뼈가 될 곳에 연골 출현	미래의 노뼈와 자뼈가 될 곳에 연골 출현	미래의 손과 손가락이 될 곳에 연골 출현		빗장뼈와 다른 뼈에서 뼈되기 시작
근육계통	근육의 전구세포가 팔다리싹으로 들어감			기능 근육		거의 모든 근육이 성인의 것과 비슷해짐
신경계통	신경돌기가 팔다리싹으로 들어감		외부 귀 형성, 후각신경 형성 시작		속귀 안의 반고리뼈관 형성 완료	눈꺼풀 형성, 속귀의 달팽이 형성 완료
내분비계통	뇌와 입으로부터 팽출하여 뇌하수체가 출현	생식샘 형성 시작, 부신 형성		솔방울샘의 출현	갑상샘이 성인의 위치에 놓임	샘뇌하수체가 입과의 연결에서 분리됨
순환계통	심실사이막 형성 시작		심실사이막 형성 완료	심방사이막이 완료되지만 타원구멍열림증의 일부 열림을 출생 때까지 유지		
림프계통	큰 림프관이 목에서 만들어짐	지라 출현			림프계통의 양상이 성인과 같아짐	
호흡계통	엽에 들어 있는 이차기관지가 만들어짐	소엽에 들어 있는 삼차기 관기자 만들어짐		기관 연골의 출현		
소화계통	입이 외부에 열림		입천장 형성 시작, 치아싹 형성 시작			입천장이 합쳐지기 시작(90일에 완료), 항문이 열림
비뇨계통	성인이 가지는 콩팥이 발생하기 시작				배아의 콩팥이 퇴화됨	
생식계통		생식샘 형성 시작	원시종자세포가 생식샘으로 들어감	여성 생식기관이 출현		자궁 형성, 외부생식기관이 남자와 여자의 것으로 분화되기 시작

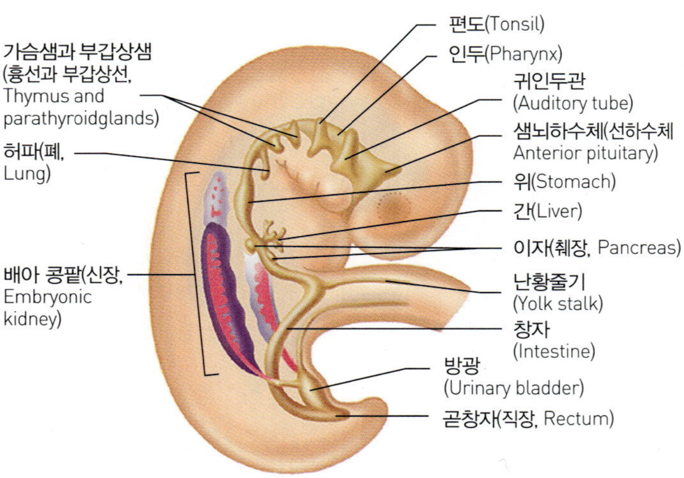

그림 20.8 배아의 소화계통과 비뇨계통

소화관의 팽출(노란색)은 허파와 여러 샘과 같은 성인의 구조로 발달한다. 배아의 콩팥은 보라색으로 표시하였다.

태아의 성장

배아는 수정 후 8주쯤에 태아가 된다(그림 20.9). 뼈되기(골화, ossification)의 시작을 통해 태아기의 시작을 알 수 있다. 배아기에는 대부분의 기관 계통이 발생하고, 태아기에는 기관계통이 커지고 발달한다. 태아는 수정 후 8주쯤에는 3cm 크기와 2.5g의 무게를 보이고 점점 자라 임신 말기에는 50cm 크기와 3,300g을 보인다. 태아기 동안 크기는 15배 이상, 무게는 1,400배 이상 증가한다.

가늘고 부드러운 **배냇솜털**(태모, lanugo)이 태아를 덮고 있고 성긴 상피세포로 이루어진 왁스 같은 막인 **태아기름막**(태지, vernix caseosa)은 태아와 양수 사이에서 보호막을 형성한다. 양수는 태아의 소화관과 콩팥에서 나온 독한 노폐물을 가지고 있다.

태아에 축적된 피부밑지방조직은 영양소 저장소를 제공하고 태아로부터 열이 빠져 나가지 않게 도와주고 출생 시 볼을 강하게 해주고 지지해주어 입안을 진공 상태로 만들어줘 신생아가 빨기를 할 수 있도록 도와준다.

태아는 임신 말기에 급격하게 성장한다. 태반이 최대 크기에 도달하게 되면 태아에게 제공되는 산소와 영양소는 제한적이게 된다. 태반의 성장은 약 35주쯤에 멈춰 태아의 성장도 제한되게 된다.

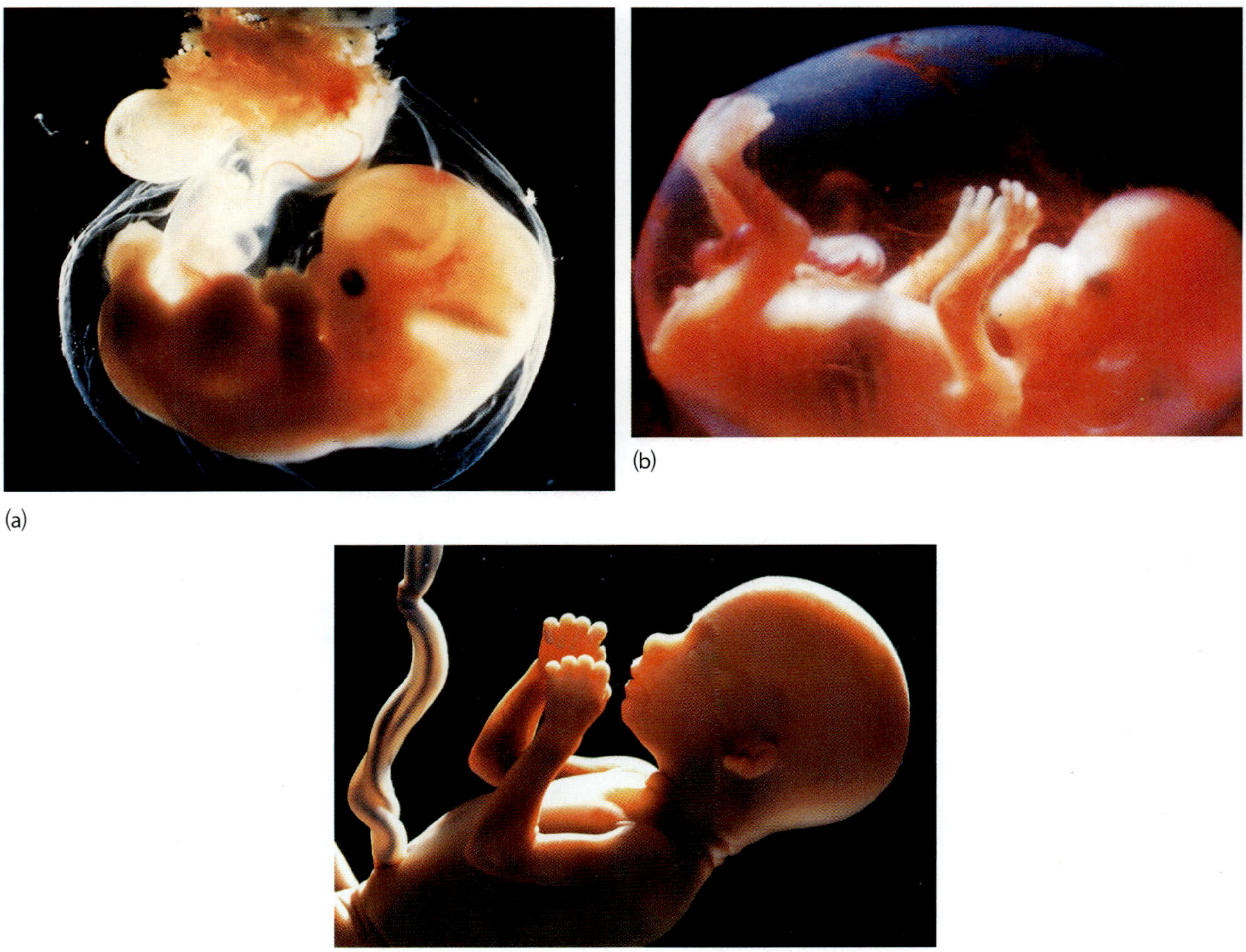

(a) (b) (c)

그림 20.9 배아 말기와 태아
(a) 발생 50일의 배아. (b) 발생 3달의 태아. (c) 수정 후 4달의 태아.

발생 약 38주쯤에, 태아는 분만될 수 있다. 이 시점에서 평균 몸무게를 보면 여아는 3,250g, 남아는 3,300g이다.

20.2 신생아

신생아(neonate)는 출생 시에 몇 가지 극적인 변화를 겪게 된다. 가장 중요하고 초기에 일어나는 변화는 아이가 모체 순환으로부터 분리되는 것이고 주변 환경이 액상의 환경에서 대기 환경으로 바뀌는 것이다.

호흡계통과 순환계통의 변화

분만을 통해 나온 아이가 울 때 일어나는 공기의 흡입은 허파를 팽창시킨다. 태아의 허파는 **표면활성제**(surfactant)를 만들어 허파꽈리의 안쪽 면을 도포하고 허파의 표면장력을 줄여줘 허파가 잘 펴지게 해준다(제15장 참조).

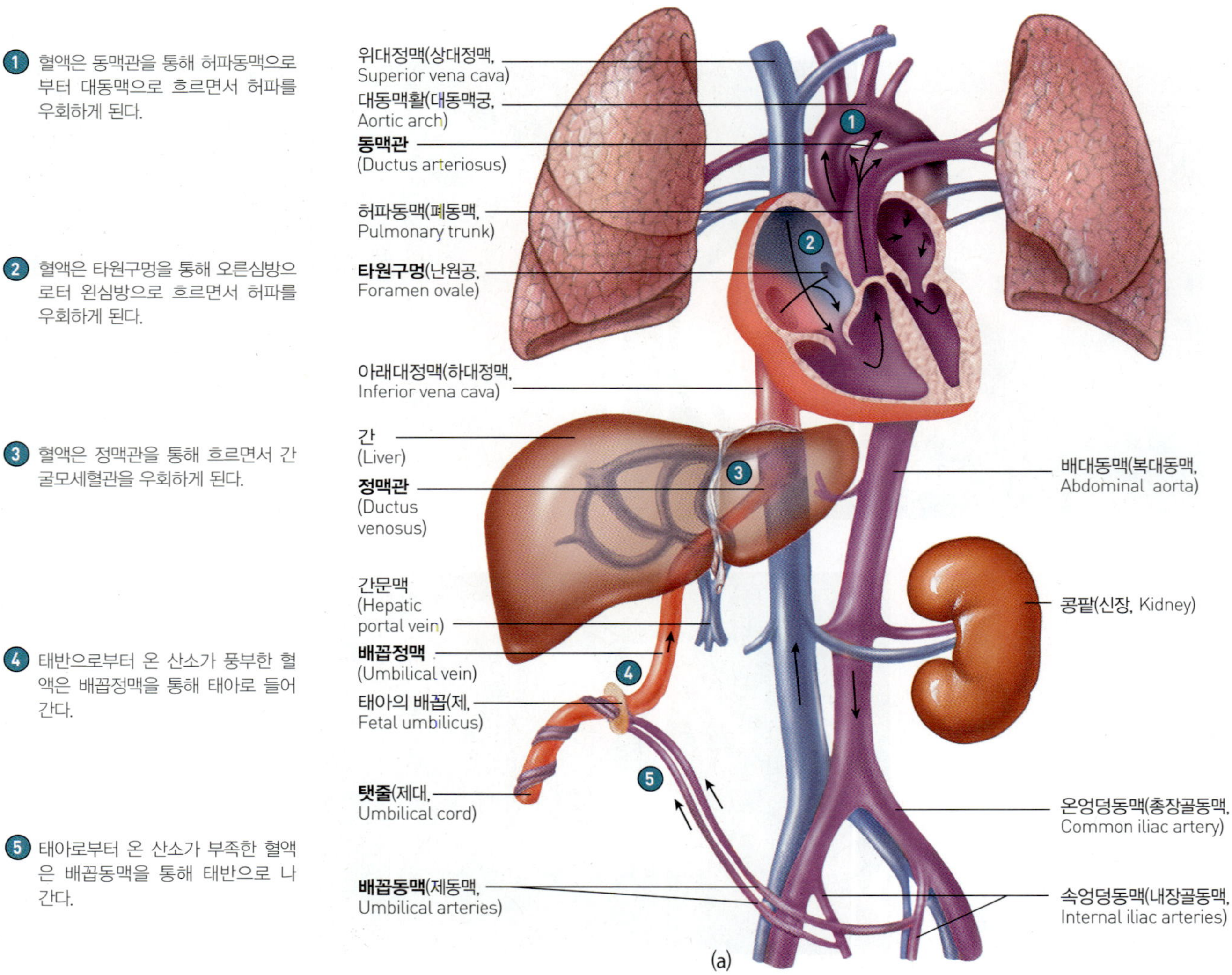

그림 20.10 태아와 신생아의 순환
(a) 태아 안의 혈액순환.

표면활성제는 수정 후 6개월까지는 태아의 허파에서 만들어지지 않는다. 표면활성제가 만들어지기 전에 아이가 태어나면 허파의 표면장력이 너무 커서 허파가 펴지질 않는다. 이러한 상태에서 신생아는 호흡곤란으로 사망할 수 있다. 따라서 미숙아는 소의 표면활성제나 합성 표면활성제로 치료해야 한다.

허파의 초기 팽창은 순환계통에서 중요한 변화를 일으킨다(그림 20.10). 허파의 팽창은 허파로 들어오는 혈액에 대한 저항을 줄여주어 허파동맥을 통한 오른심실로부터 오는 혈액의 흐름이 증가된다. 결과적으로 오른심방에서 오른심실을 지나 허파동맥으로 가는 혈액량이 증가하고 오른심방에서 타원구멍을 통해 왼심방으로 가는 혈액량은 줄어든다. 허파를 지나는 혈액에 대한 저항이 줄어들고 허파정맥을 통해 허파로부터 왼심방으로 돌아가는 혈액량이 증가하여 왼심방의 압력이 오른심방보다 커지게 된다. 이러한 압력 차이는 심방사이막쪽으로 혈액을 밀고 타원구멍 위로 조직판이 생기게 되어 이 구멍이 닫히게 된다. 이러한 과정은 심장을 왼쪽과 오른쪽의 펌프 두 개로 완전히 분리시킨다.

동맥관(ductus arteriosus)은 대동맥과 허파동맥을 연결하는 짧은 동맥이다. 출생 전에 동맥관은 혈액을 허파동맥에서 대동맥으로 보내 혈액이 태아의 허파를 우회하게 한다. 태어나자마자 이 동맥은 바로 닫혀 혈액은 허파를 거치게 된다.

1 공기가 허파로 들어가면 혈액은 허파동맥을 통해 허파로 밀려 들어간다. 동맥관은 닫힌다(회색).

2 타원구멍은 타원오목으로 바뀌면서 혈액은 더 이상 오른심방에서 왼심방으로 흐를 수 없게 된다.

3 정맥관은 퇴화되어 정맥관인대로 바뀐다(회색).

4 배꼽동맥과 정맥이 잘리고 배꼽정맥은 간원인대로 바뀐다(회색).

5 배꼽동맥도 퇴화된다(회색).

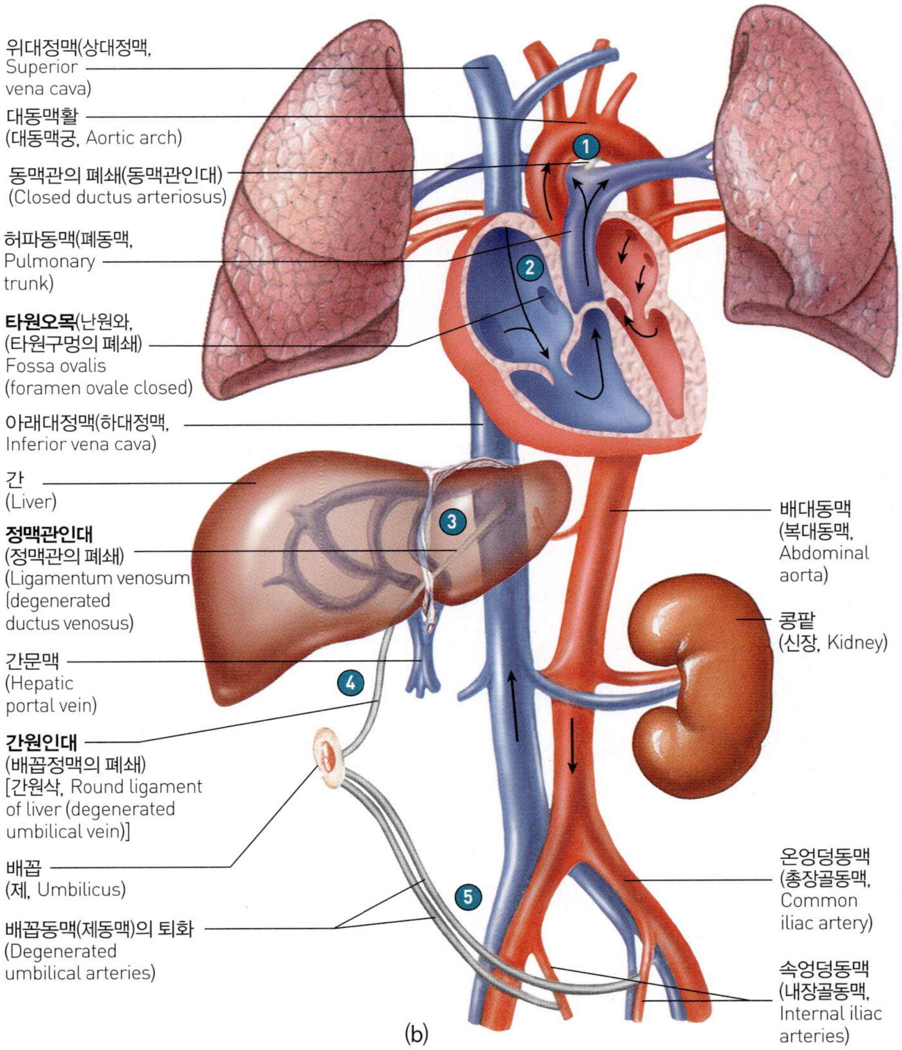

그림 20.10 태아와 신생아의 순환(계속)
(b) 태어난 후 혈액순환의 변화.

태어나기 전에 태아는 **배꼽동맥**(제동맥, umbilical arteries)을 통해 태반으로 혈액을 보내고 **배꼽정맥**(제정맥, umbilical vein)을 통해 혈액을 받는다. 배꼽정맥은 간을 지날 때 정맥관을 통해 **간굴모세혈관**(hepatic sinusoid)을 우회하여 아래대정맥으로 간다. 출산 때 탯줄이 묶이고 잘리면 배꼽동맥과 정맥으로 혈액이 흐르지 않게 되어 퇴화된다. 배꼽정맥의 남은 부분은 간원인대(round ligament of liver)가 된다.

소화계통의 변화

임신 말기에 태아는 가끔씩 양수를 삼키고 출산 후에는 삼킨 양수, 소화관의 점막에서 떨어져나간 세포, 창자 점액샘에서 분비된 점액, 간에서 나온 쓸개즙이 **배내똥**(태변, meconium)이라 불리는 초록색의 분비물로 태아의 항문에서 빠져나온다.

태어난 신생아는 갑자기 영양소 공급원이었던 모체의 혈액순환과 분리되고 일시적 쇼크 상태가 되므로 생애 첫 며칠 동안 태어날 당시 몸무게의 약 5~10%를 잃게 된다. 태아의 소화계통은 발달 후기 과정에서 제 기능을 갖추게 되지만 성인과 비교하여 여전히 미성숙한 상태여서 제한된 종류의 음식만 소화시킬 수 있다.

신생아의 소화계통은 태어나는 시점부터 젖당을 소화시킬 수 있다. 이자 분비물은 젖에 대해서는 충분히 소화할 능력을 갖고 있지만 고형음식에 대한 소화 능력은 한 살 또는 두 살이 될 때가지 점진적으로 갖추게 된다. 따라서 태어나서 두 살까지는 새로운 형태에 대한 음식에 대해 조금씩 노출시켜 나가야 한다. 노출시킬 때는 한 번에 한 종류의 음식만을 추가시켜야 한다. 그래야 알레르기 반응이 나타나면 그 원인을 바로 알 수 있다.

침샘과 이자에서 분비되는 아밀라아제(amylase)는 한 살이 될 때까지 여전히 충분하지 않다. 창자에서 분비되는 젖당분해효소(lactase)의 소화력은 태어났을 때 높다가 영아로 가면서 감소한다. 물론 영아 때 이 효소가 감소하지만 성인의 양보다는 높다. 많은 성인의 경우, 젖당분해효소가 없어져 우유에 대한 못견딤증(불내성, intolerance)이 유발되기도 한다.

20.3 젖분비

젖분비(유즙분비, lactation)는 젖샘에서 젖이 만들어지는 과정이다(그림 20.11). 젖분비는 분만을 한 여성에서 일반적으로 일어나는 현상이고 약 2~3년 정도 지속될 수 있다.

임신 동안 에스트로겐과 프로게스테론이 고농도로 존재하여 젖 안에 있는 도관계통과 분비부위가 팽대된다. 태반에서 만들어지는 프로락틴(prolactin)과 유사한 호르몬을 포함하여 여러 호르몬이 젖의 발달을 돕는다. 지방조직이 추가적으로 젖에 축적되어 그 크기가 임신기간 동안에 증가한다. 에스트로겐과 프로게스테론은 임신기간 동안 젖분비 부위에서 젖이 만들어지는 것을 막는다.

태반이 자궁으로부터 떨어지면 에스트로겐과 프로게스테론의 생산 부분이 사라지게 되어 분만 후에 에스트로겐과 프로게스테론의 혈중치는 극적으로 떨어지게 된다. 분만 후 에스트로겐과 프로게스테론이 없어지면서 샘뇌하수체에서 만들어진 프로락틴이 젖 생산을 자극한다. 아기가 엄마의 젖꼭지를 빨면 감각자극이 젖꼭지로부터 뇌로 전달되어 샘뇌하수체로부터 프로락틴을 분비하도록 자극한다(그림 20.11). 분만 후 첫 며칠 동안, 젖샘은 많은 항체를 지니고 있는 고단백질의 **첫젖**(초유, colostrum)을 생산한다. 첫젖이 고단백질이지만 일반적인 젖보다는 지방과 젖당을 적게 포함하고 있다. 첫젖 이후에는 지방과 젖당이 풍부한 젖이 만들어진다. 첫젖과 젖은 아기를 감염으로부터 보호할 수 있는 영양소

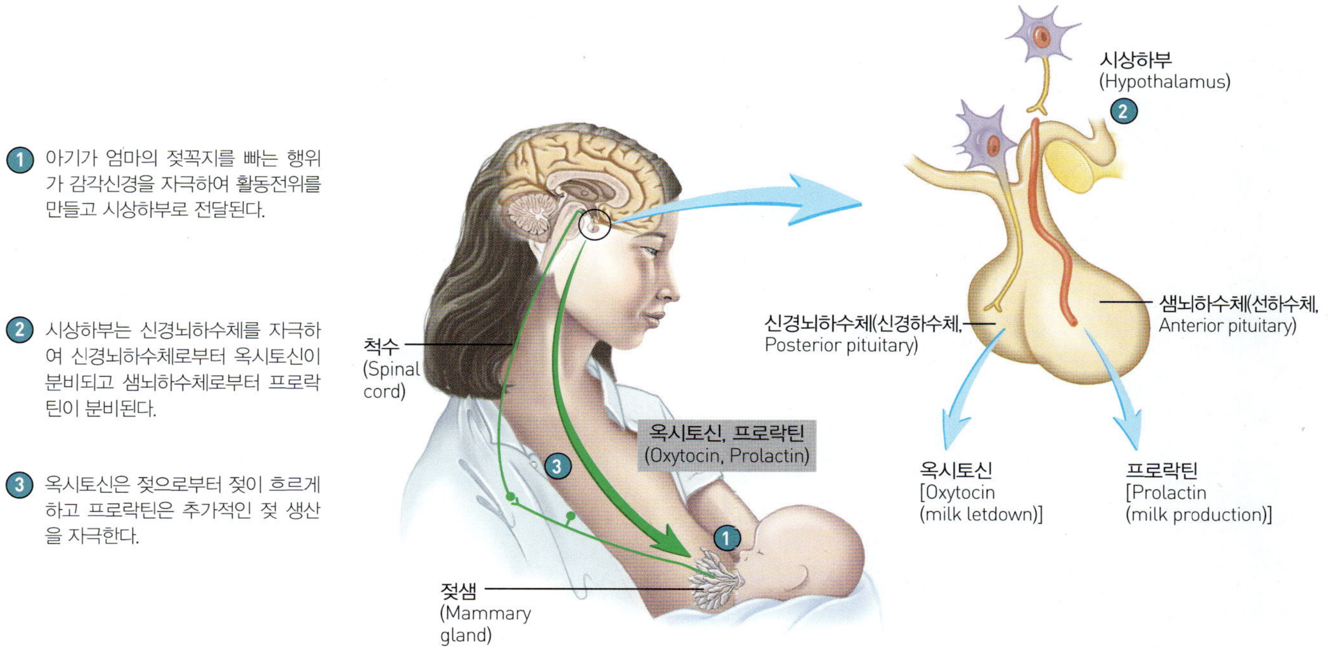

그림 20.11 **젖분비에서 호르몬 변화**

와 항체를 제공한다.

모유수유 시기에 젖샘과 젖샘관에 들은 젖은 젖샘꽈리를 둘러싼 세포의 수축에 의해 분비된다. 아기가 젖을 빠는 행위가 만든 활동전위는 시상하부로 전달되어 신경뇌하수체로부터 옥시토신이 분비되게 한다(그림 20.11). 옥시토신은 젖샘꽈리를 둘러싼 세포의 수축을 자극한다. 결과적으로 젖이 자연스럽게 방출될 수도 있는데 이를 **젖내림**(milk letdown)이라고 한다. 뇌의 상위 중추는 아이의 울음소리, 수유에 대한 생각과 같은 자극에 반사적으로 작동하여 옥시토신의 분비를 일으킬 수 있다.

프로락틴 분비에 대한 지속적인 자극은 젖 분비를 몇 년 동안 지속시킬 수 있게 한다. 모유수유를 중단하면 프로락틴의 분비가 멈춰지고 수일 내로 프로락틴에 반응하는 젖의 능력이 사라져 젖 생산이 중지된다.

20.4 유전학

유전학(genetics)는 아이가 부모로부터 물려받은 특징, 즉 유전을 연구하는 학문이다. 특이한 능력, 어떤 질병에 대한 감수성, 수명과 같은 개체가 지닌 특성은 유전에 영향을 받는다. 유전의 기능 단위는 염색체에 담겨 있는 **유전자**(genes)이다.

염색체

디옥시리보핵산(deoxyribonucleic acid; DNA) 분자와 이와 관련된 단백질은 세포분열 시 진하게 염색되는 **유사분열 염색체**(mitotic chromosome)로 확인할 수 있다(제3장 참조). **체세포**(somatic cell)는 생식세포를 제외한 몸의 모든 세포를 말하며

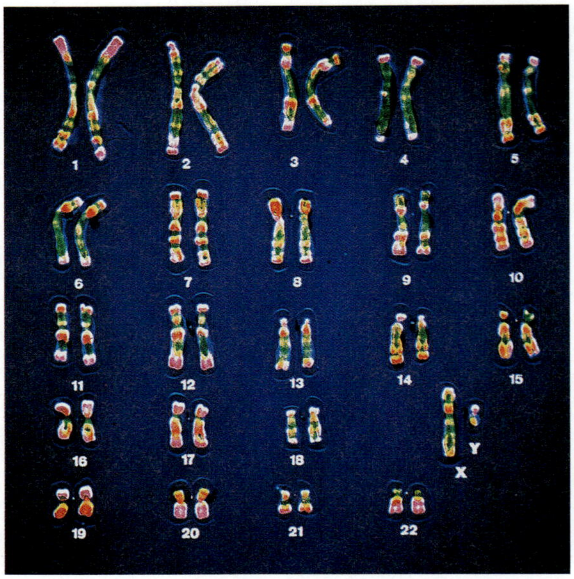

그림 20.12 사람의 핵형
사람의 염색체 23쌍은 22쌍의 보통염색체(1~22번)와 한 쌍의 성염색체로 이루어진다. 보통염색체 각 쌍은 큰 것에서 작은 것 순서대로 번호를 붙인다. 사진의 핵형은 남자의 것으로 X 염색체와 Y 염색체를 보여주고 있다. 여자의 핵형은 두 개의 X 염색체를 가지고 있다.

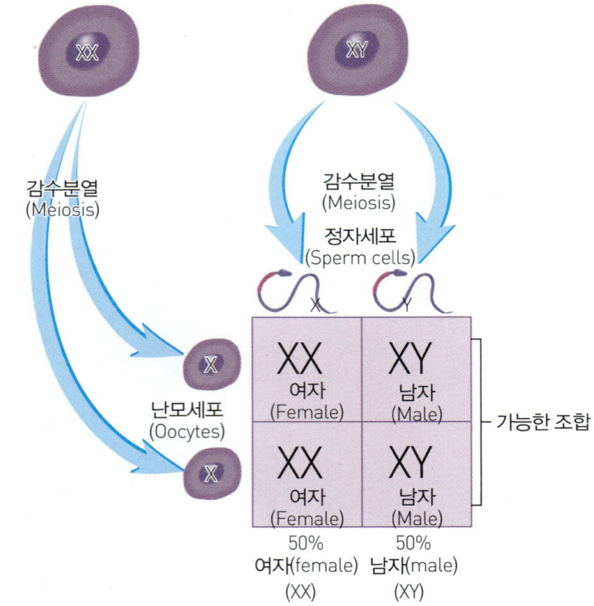

그림 20.13 성의 유전
여자의 난모세포는 하나의 X 염색체를 가지고 있고, 남자의 정자는 X 염색체 또는 Y 염색체를 가지고 있다. 따라서 하나의 난모세포와 정자로 만들어질 수 있는 성염색체 조합은 4가지이고, 여자와 남자가 될 확률은 50%이다.

23쌍의 염색체 또는 46개의 염색체를 갖고 있다. **생식세포**(gamete)는 23개의 쌍을 이루지 않는 염색체를 갖고 있다.

핵형(karyotype)은 체세포 안에 있는 염색체의 구성을 말한다(그림 20.12, 제3장 참조). 이 중 22쌍은 **보통염색체**(autosomal chromosome)이고 성염색체를 제외한 모든 염색체를 말한다. **성염색체**(sex chromosome)은 한 쌍으로 정상 여자는 두 개의 **X 염색체**(X chromosome)를 갖고 남자는 하나의 X 염색체와 하나의 **Y 염색체**(Y chromosome)를 갖는다.

생식세포는 **감수분열**(meiosis)에 의해 만들어진다(제19장 참조). 감수분열을 통해 생식세포는 체세포가 갖는 염색체 수의 반만 갖게 된다. 정자와 이차 난모세포는 수정을 통해 합쳐지면서 새로운 체세포를 만들기 위해 필요한 염색체 수의 반씩을 제공한다. 따라서 한 개체가 갖고 있는 유전자의 반은 아버지로부터 다른 반은 어머니로부터 받게 된다.

감수분열 동안 분열된 생식세포는 **상동염색체**(homologous chromosome)한 쌍으로부터 한 개의 염색체만 받는 식으로 염색체가 분배된다(제19장 참조). 상동염색체는 같은 유전정보를 갖는 보완물로 한 쌍으로 존재한다. 성의 결정을 보면 생식세포 형성과 수정 동안 염색체가 어떻게 분배되는지를 부분적으로 알 수 있다. 감수분열과 생식세포 형성 동안 성염색체 한 쌍이 분리되어 각각의 이차 난모세포는 X 염색체 한 개씩 갖게 되고 정자는 X 염색체 또는 Y 염색체를 갖게 된다(그림 20.13). 정자가 난모세포와 수정되어 하나의 세포를 형성할 때 개체의 성은 무작위로 결정된다. 난모세포가 Y 염색체를 가진 정자와 수정되면 남자가 되고 X 염색체를 가진 정자와 수정되면 여자가 된다. 접합체가 남자가 될지 여자가 될지에 대한 확률을 예측하는 것은 동전 던지기 경우와 흡사하며 그 확률은 남녀 각각 50%이다.

유전자

각 염색체는 수천 개의 유전자를 가지고 있다. 각 **유전자**(gene)는 DNA 분자의 한 부분으로 이루어지고 DNA의 연속적인 구간으로 반드시 이루어져야 하는 것은 아니다. 유전자는 세포 안의 단백질을 결정한다. 상동염색체는 닮은 유전자를 가지고 있지만 반드시 일치하지는 않는다. 상동염색체에서 닮은 유전자를 **맞섬유전자**(대립유전자, allele)라고 한다. 두 개의 맞섬유전자가 동일하면 그 유전자에 의해 보이는 **소질**(trait)에 대해 **동형접합**(homozygous)이라고 한다. 두 개의 맞섬유전자가 약간 다르다면 유전자의 소질에 대해 **이형접합**(heterozygous)이라고 한다. 한 개체의 23개 상동염색체가 지닌 모든 유전자가 그 개체의 **유전체**(genome)가 된다.

감수분열, 생식세포 형성, 수정의 과정을 통해 한 개체의 유전자는 부모로부터 무작위로 받게 된다. 그러나 무작위로 유전자를 받는 것도 몇 가지 요인의 영향을 받는다. 첫째, 받아들인 모든 유전자는 서로 **연관**(linked)되어 있다. 즉 감수분열 동안 개별적인 유전자가 아닌 염색체로 분리되기 때문에 유전자는 개별적인 유전자로 전달되는 것이 아니라 하나의 세트로 물려받는다. 둘째, 상동염색체는 감수분열 동안 일어나는 **교차**(crossing over)에 의해 유전정보를 교환할 수 있다.

더욱이 감수분열 동안 분리가 제대로 이루어지지 않을 수도 있다. 염색체가 분리될 때, 상동염색체 한 쌍이 분리되지 않아 하나의 딸세포에 상동염색체 한 쌍이 다 들어가고 다른 딸세포는 아예 염색체를 받지 못할 수 있다. 이러한 생식세포가 수정되면 접합체는 정상 염색체 수인 46개가 아닌 47개 또는 45개의 염색체를 갖게 된다. 보통염색체 수가 비정상적인 경우는 보통 치명적이어서 발생 초기에 배아를 잃게 된다. *21번 세염색체증*(*trisomy 21*)인 **다운증후군**(Down syndrome)은 21번 염색체가 세 개인 경우를 말하여 치명적이지 않은 보통염색체세염색체증(autosomal trisomy)의 한 예이다. 반대로 성염색체의 이러한 이상은 보통 치명적이지 않다. 예를 들면, *X 홑염색체증*(*monosomy X*)인 **터너증후군**(Turner syndrome)은 X 염색체가 하나만 있으며 불임이고 비정상적인 성 발달을 하지만 여자로서의 정신 발달에는 영향을 주지 않는다.

우성과 열성 유전자

어떤 소질에 대한 맞섬유전자(대립유전자)의 결함이 인구집단에서 나타나기 때문에 특정 유전자가 어떤 소질을 보이는지 알 수 있게 된다. 예를 들면, 11번 염색체는 피부, 머리카락, 눈의 색소인 멜라닌을 합성하는 데 필요한 효소를 생산한다(제5장 참조). 그러나 비정상적인 맞섬유전자가 문제가 있는 효소를 만들면 멜라닌 합성과정 중 한 단계에서 촉매로서 역할을 하지 못하게 된다. 어떤 사람이 두 개의 결함된 맞섬유전자, 즉 결함된 동형접합의 맞섬유전자를 물려받으면 그 사람은 멜라닌을 합성할 수 없고 정상 색소가 부족하게 된다. 이러한 상태를 **백피증**(albinism)이라고 한다.

대부분의 유전자가 표현하는 소질을 보면, 어떤 소질에 대한 하나의 맞섬유전자가 끼치는 영향은 같은 소질에 대한 나머지 맞섬유전자의 영향을 감출 수 있다. 예를 들면, 멜라닌 생산 효소에 대한 맞섬유전자가 이형접합이라면 하나의 유전자는 정상적으로 멜라닌을 합성할 수 있고 나머지 유전자는 멜라닌 합성을 할 수 없다. 하나의 유전자가 결함이 있지만 다른 유전자는 정상이므로 정상 멜라닌을 만들 수 있는 충분한 효소를 만들 수 있다. 따라서 이형접합의 맞섬유전자를 가진 사람은 멜라닌을 합성할 수 있고 정상으로 보인다. 정상 효소를 만들 수 있는 맞섬유전자를 **우성**(dominant)이라고 하고, 비정상적인 효소를 만드는 맞섬유전자를 **열성**(recessive)이라고 한다. 관습적으로 우성 소질은 대문자로 표시하고 열성 소질은 약자로 표시한다. 위의 경우에 적용해보면 '*A*'는 정상 색소를 만드는 우성 맞섬유전자를 나타내고 '*a*'는 열성 맞섬유전자를 나타낸다. 모든 우성 소질이 정상 상태를 의미하지 않고 모든 열성 소질이 비정상 상태를 의미하지 않는다. 비정상 우성 소질에 대한 예들은 많다. 이러한 예로, 퇴행성 신경병인 **헌팅톤병**(Huntingtons disease)이 있다. 이 질환은 비정상 우성 유전자에 의해 발현된다.

정상 멜라닌 합성과 백피증에 대한 우성과 열성 맞섬유전자의 가능한 조합은 *AA*(동형접합 우성, 정상), *Aa*(이형접합, 정상), *aa*(동형접합 열성, 백피증)이다. 어떤 소질에 대한 개체가 가지고 있는 맞섬유전자를 **유전형**(genotype)이라고 하고 그 개체에서 나타나는 양상을 **표현형**(phenotype)이라고 한다. 유전형이 *AA* 또는 *Aa*인 사람은 정상 색소를 갖는 표현형을 갖는 반면에 유전형이 *aa*인 사람은 백피증의 표현형을 갖는다. 우성 소질에 대한 맞섬유전자가 없을 때 열성 소질이 발현된다. 정상 우성 맞섬유전자를 가지고 있어 정상 표현형을 보이지만 다른 맞섬유전자가 비정상 열성 유전자인 사람을 **이형접합 보유자**(heterozygous carrier)라고 한다.

부모의 유전형을 알 수 있다면 우성과 열성 소질에 대한 유전을 결정할 수 있다. 예를 들면, 백피증인 사람(*aa*)과 이형접합의 정상인 사람(*Aa*) 사이에서 태어날 아이는 50%의 확률로 백피증(*aa*)을 갖게 되고 나머지 50%의 확률로 정상(*Aa*)일 것이다. 이형접합 보유자(*Aa*) 사이에서 태어날 아이의 유전형은 4분의 1 확률로 동형접합우성(*AA*), 동형접합열성(*aa*)일 수 있고 2분의 1 확률로 이형접합(*Aa*)일 수 있다. 이러한 확률은 **푸넷사분표**(Punnett square)를 이용하여 표현할 수 있다(그림 20.16).

성연관 소질

성염색체 유전자의 영향을 받는 소질을 **성연관 소질**(sex-linked trait)이라고 한다. 대부분의 성연관 소질은 X 염색체 유전자의 영향을 받는 **X 연관**(X-linked)이다. Y 염색체는 매우 작아 **Y 연관**(Y-linked) 소질은 매우 적다. X 연관 소질의 예로는 응고인자 중 하나를 만들 수 없는 **A형 혈우병**(hemophilia A)이 있다(제11장 참조). 응고과정에 문제가 있어 자발적이든 손상에 의해서든 출혈이 지속된다. A형 혈우병은 열성 소질이고 이 소질에 대한 맞섬유전자는 X 염색체에 있다. 가능한 유전형과 표현형은 다음과 같다.

X^HX^H(정상 동형접합 여자)

X^HX^h(정상 이형접합 여자)

X^hX^h(혈우병 동형접합 여자)

X^HY(정상 남자)

X^hY(혈우병 남자)

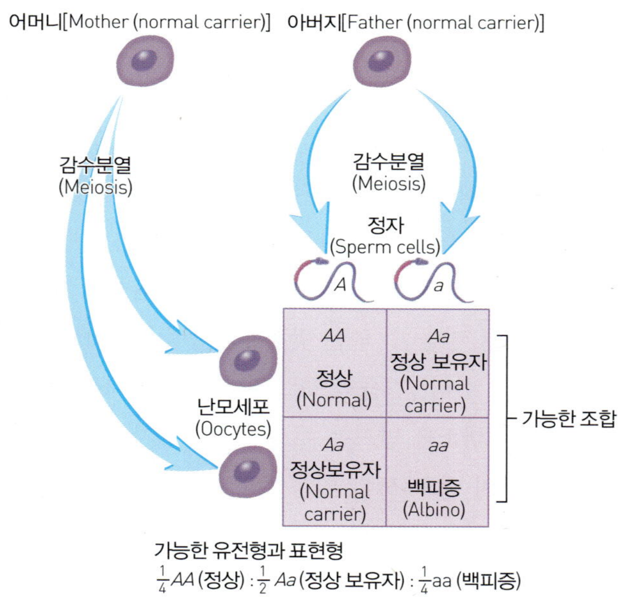

그림 20.14 열성소질의 유전: 백피증

A는 정상 색소 소질을 나타내고, a는 열성으로 비정상 색소 소질을 나타낸다. 표시된 푸넷사분표는 두 명의 정상 보유자가 결혼했을 때 생길 수 있는 조합을 보여준다.

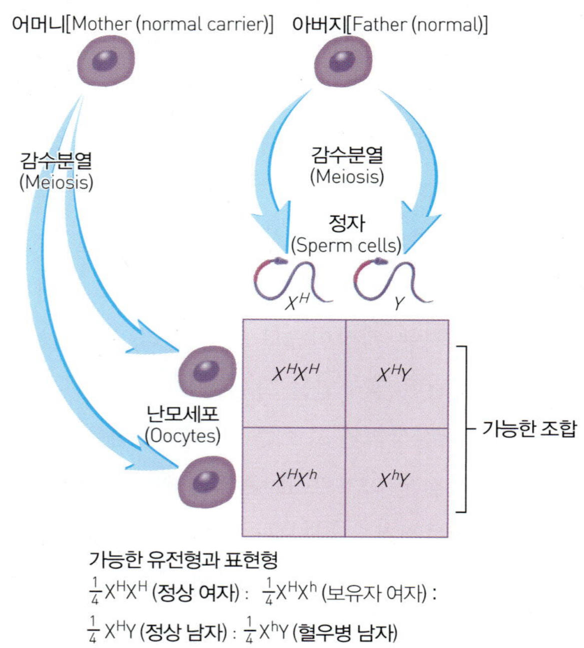

그림 20.15 X 연관 소질의 유전: 혈우병

X^H는 모든 응고인자에 대해 정상 X 염색체를 나타내고, X^h는 하나의 응고인자에 대한 맞섬유전자의 결함을 가진 X 염색체를 나타낸다. 이 푸넷사분표는 정상 남자와 정상 보유자 여자와 결혼할 때 생길 수 있는 조합을 나타낸다.

여자는 열성 맞섬유전자 두 개 모두가 있어야 혈우병이 발현되고 남자는 하나의 열성 맞섬유전자가 있어도 발현된다. 남자는 X 염색체를 하나만 가지고 있기 때문이다. 그림 20.15은 푸넷사분표로 혈우병에 대한 유전형과 표현형을 나타낸 것이다. 혈우병에 대한 보유자인 여자와 혈우병이 없는 남자 사이에서 태어날 여자 아이에서는 혈우병이 발현되지 않는다. 그러나 남자 아이의 경우에는 25%의 확률로 혈우병이 발현될 수 있다. 그 외 여자 아이는 25%의 확률로 보유자가 될 수 있다.

다른 종류의 유전자 발현

어떤 우성 맞섬유전자는 열성 유전자의 영향을 완벽하게 감추지 못하기도 한다. 이러한 경우는 **불완전우성**(incomplete dominance)이라고 한다. 이러한 경우의 예로는 유전자에 의해 비정상적인 적혈구가 만들어지는 **낫적혈구빈혈**(겸상적혈구성 빈혈, sickle-sell anemia)이 있다. 적혈구 모양이 낫 모양을 띠고 있어 모세혈관에 잘 들러붙고 정상 적혈구에 비해 쉽게 터진다. 정상 적혈구에 대한 맞섬유전자(*S*)는 낫적혈구빈혈에 대한 맞섬유전자(*s*)에 대해 우성이다. 정상적인 사람(*SS*)은 정상 적혈구를 갖고 있고 낫적혈구빈혈을 가진 사람(*ss*)은 비정상 적혈구를 갖는다. 이형접합을 가진 사람(*Ss*)은 정상 적혈구과 비정상 적혈구를 반씩 가지고 있고 낫 모양 적혈구는 소량 가지고 있다. 이러한 상태를 **낫적혈구소질**(겸상적혈구소질, sickle-cell trait)이라고 한다.

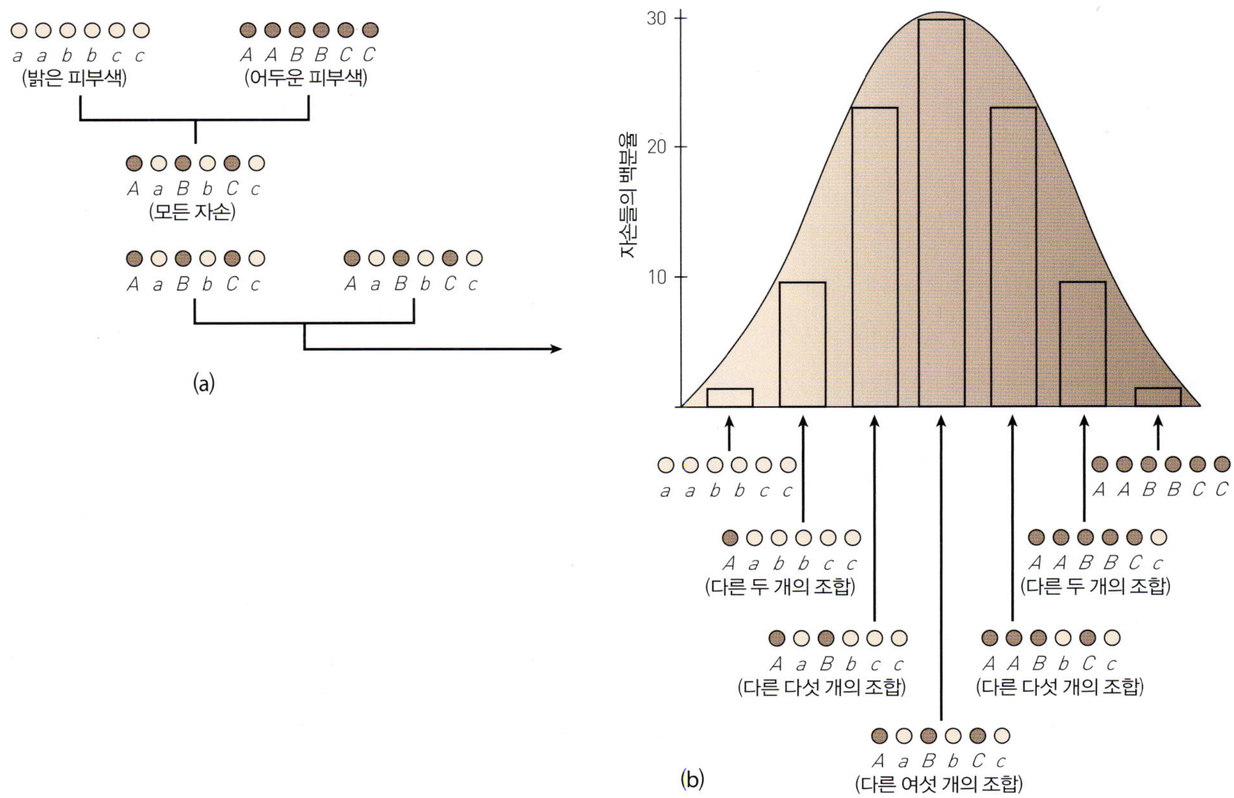

그림 20.16 다유전자 소질의 유전: 피부색

이 예는 피부색에 대한 세 가지 유전자에 대한 것이다. 각각의 우성 맞섬유전자(A, B, C)는 자손에게 어두운 피부색 소질(어두운 점)을 물려준다. 각각의 열성 맞섬유전자(a, b, c)는 자손에게 밝은 피부색 소질(밝은 점)을 물려준다. 우성맞섬유전자는 열성 맞섬유전자에 대해 불완전우성이다.

(a) 밝은 피부색의 사람(aabbcc)과 어두운 피부색의 사람(AABBCC)이 결혼하여 나온 자손은 중간 피부색을 가진다.

(b) 중간 피부색의 사람(AaBbCc)끼리 결혼하면 2% 미만의 적은 사람만 매우 밝거나 어두운 피부를 가지고 대부분의 사람은 중간 피부색을 물려받는다.

유전자 발현의 또 다른 종류는 **공동우성**(codominance)으로 두 맞섬유전자 각각이 우성인지 열성인지에 따라 표현형이 따로 발현되는 것이 아니라 두 맞섬유전자가 조합되어 하나의 표현형을 표현하는 것이다. 이러한 예로는 AB 혈액형을 가진 사람이 있다. 이 혈액형은 가진 사람은 적혈구 표면에 A 항체와 B 항체를 가지고 있다(제11장 참조). 이 항체들은 A 항체를 만드는 유전자와 B 항체를 만드는 또 다른 유전자에 의해 발현되고 두 유전자 별로 우성 또는 열성으로 발현되지 않고 서로가 발현된 조합으로 표현된다.

다유전자 소질(polugenic trait)은 다른 염색체에 있는 여러 유전자의 의해 발현되는 것을 말한다. 키, 지능, 눈 색깔, 피부색은 이러한 소질에 의해 결정된다. 사람들의 눈 색깔과 피부색이 매우 다양한 색감을 가지는 것처럼 다유전자소질은 매우 다양하게 표현된다(그림 20.16).

유전질환

유전질환(genetic disorders)은 개인의 유전자 구성, 즉 DNA에 있는 비정상성에 의해 발생한다. 이 질환은 하나의 유전자 또는 염색체 전체와 관련이 있을 수 있다. 어떤 유전질환은 DNA를 구성하는 뉴클레오티드의 변화로 인한 유전자의 변화인 **돌연변이**(mutanat)로부터 오기도 한다(제2장 참조). 돌연변이는 우연히 발생하거나 화학물질, 방사능, 바이러스에 의해 생길 수 있다. 생식세포에 돌연변이가 생기면 이 돌연변이로 표현되는 비정상 소질이 다음 세대로 전달될 수 있다.

하나의 유전자 변화로 발생하는 유전질환을 보면 유전자의 중요성을 강조할 수 있다. 예를 들면, **페닐케톤뇨증**(phenylketonuria)이 있다. 이 질환은 페닐알라닌을 티로신으로 전환시키는 효소를 만드는 유전자가 결함되어 생기고 혈액에 페닐알라닌이 축적되고 해로운 물질로 전환되어 정신지체를 일으킨다.

유전상담

유전상담(genetic counseling)은 해로운 유전자를 가진 보유자와의 결혼을 통해 생길 수 있는 문제를 예측하고 가능한 유전질환과 이에 대한 치료에 대해 얘기해주는 과정을 포함한다. 이러한 지식을 가지고 있으면 예비부모는 아이를 가지는 것에 대해 준비된 결정을 할 수 있게 해준다.

유전상담의 첫 단계는 개인의 유전형을 확인하는 것이다. **가계도**(pedigree)를 통해 가족 구성원의 병력 정보를 모은다. 그림 20.17는 신경 질환인 헌팅톤병과 같은 간단한 우성 소질에 대한 가계도를 보여준다. 가끔 친척의 표현형을 아는 것이 개인의 유전형을 결정하는 것을 가능하게 해준다. 정보를 모은 과정으로 핵형을 알아보기도 한다. 어떤 유전질환의 경우, 보유자에 의해 만들어지는 효소와 같은 물질의 양을 측정하기도 한다. 예를 들면, 낭성섬유증(cystic fibrosis)에 대한 보유자는 땀에 정상인 보다 더 많은 염분을 포함한 땀을 가진다.

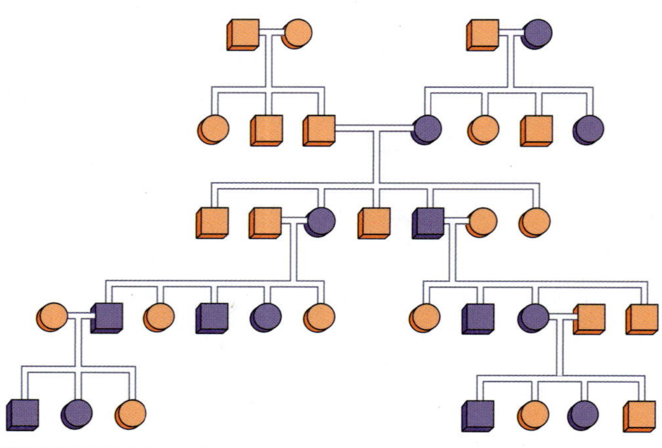

그림 20.17 단순 우성소질의 가계도
남자는 정사각형으로 여자는 동그라미로 표시한다. 소질을 가지고 있는 사람은 보라색으로 표시하였다. 기호 사이의 수평선은 결혼을 의미한다. 결혼한 사람 사이에서 뻗은 수직선과 수평선은 자식을 의미하고 왼쪽에서 오른쪽으로 태어난 순서를 나타낸다. 가계도와 관계없는 결혼은 표시하지 않았다.

임상에서 활용하기 인간 유전체 규명계획

사람 유전체(human genome)는 사람의 염색체에 있는 모든 유전자로 구성된다. 연구자들은 사람이 20,000~50,000개의 유전자를 가지고 있는 것으로 추정한다. 유전자 지도(genomic map)는 유전자에 있는 DNA 서열과 염색체 위의 위치를 나타낸다(그림 20A). 인간 유전체 규명계획(Human Genome Project)은 인간의 유전체를 규명하는 대단위의 연구사업으로 2003년 2월에 종료되었다.

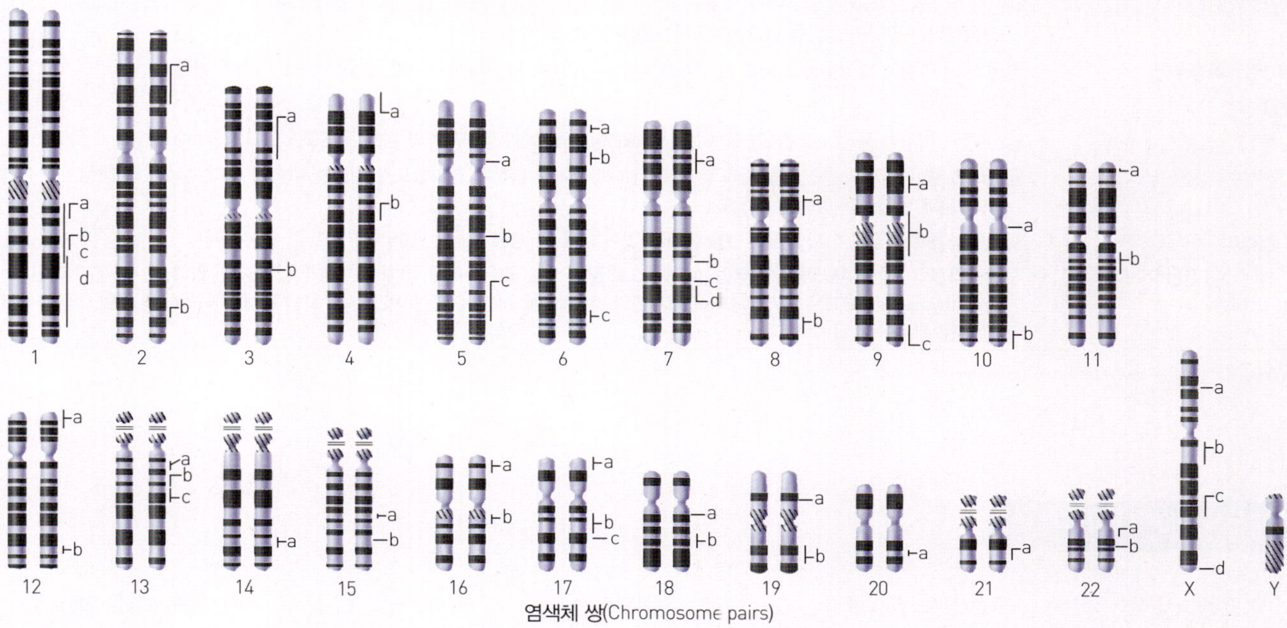

1. a. 고쉐병 (Gaucher disease)
   b. 전립샘암 (Prostate cancer)
   c. 녹내장 (Glaucoma)
   d. 알츠하이머병 (Alzheimer disease*)
2. a. 가족잘록창자암 (Familial colon cancer*)
   b. 바르텐부르크증후군 (Waardenburg syndrome)
3. a. 폐암 (Lung cancer)
   b. 색소성망막염 (Retinitis pigmentosa*)
4. a. 헌팅톤병 (Huntington disease)
   b. 파킨슨병 (Parkinson disease)
5. a. 코케인증후군 (Cockayne syndrome)
   b. 잘록창자의 가족폴립증 (Familial polyposis of the colon)
   c. 천식 (Asthma)
6. a. 척수소뇌실조증 (Spinocerebellar ataxia)
   b. 당뇨병 (Diabetes*)
   c. 간질 (Epilepsy*)
7. a. 당뇨병 (Diabetes*)
   b. 불완전골생성증 (Osteogenesis imperfecta)
   c. 낭성섬유증 (Cystic fibrosis)
   d. 비만 (Obesity*)
8. a. 베르너증후군 (Werner syndrome)
   b. 버킷림프종 (Burkitt lymphoma)
9. a. 악성흑색종 (Malignant melanoma)
   b. 프리드리히운동실조증 (Friedreich ataxia)
   c. 결절경화증 (Tuberous sclerosis)
10. a. 다발내분비샘종양 2형(Multiple endocrine neoplasia, type 2)
    b. 뇌이랑위축증 (Gyrate atrophy)
11. a. 낫적혈구빈혈 (Sickle-cell anemia)
    b. 다발내분비샘종양 (Multiple endocrine neoplasia)
12. a. 젤베거증후군 (Zellweger syndrome)
    b. 페닐케톤뇨증 (Phenylketonuria, PKU)
13. a. 유방암 (Breast cancer*)
    b. 망막모세포종 (Retinoblastoma)
    c. 윌슨병 (Wilson disease)
14. a. 알츠하이머병 (Alzheimer disease*)
15. a. 마르팡증후군 (Marfan syndrome)
    b. 테이-삭스병 (Tay-Sachs disease)
16. a. 뭇주머니콩팥병 (Polycystic kidney disease)
    b. 크론병 (Crohn disease*)
17. a. 종양억제유전자 (Tumor suppressor protein)
    b. 유방암 (Breast cancer*)
    c. 불완전골생성증 (Osteogenesis imperfecta)
18. a. 아밀로이드증 (Amyloidosis
    b. 이자암 (Pancreatic cancer*)
19. a. 가족고콜레스테롤혈증 (Familial hypercholesterolemia)
    b. 근육긴장퇴행위축 (Myotonic dystrophy)
20. a. 심각한 복합면역결핍 (Severe combined immunodeficiency)
21. a. 근육위축가쪽경화증 (Amyotrophic lateral sclerosis*)
22. a. 디죠지증후군 (DiGeorge syndrome)
    b. 신경섬유종증 2형 (Neurofibromatosis, type 2)

X a. 뒤시엔느 근위축증 Duchenne (muscular dystrophy)
  b. 멘케스증후군 (Menkes syndrome)
  c. 심각한 X연관 복합면역결핍 (X-linked severe combined immunodeficiency)
  d. 제8인자 결핍증 [Factor VIII deficiency (hemophilia A)]

*몇몇 경우에만 관련 있는 유전자

그림 20A
최근까지 알려진 유전자 결함 지도. 막대와 줄은 각 염색체에서 유전자의 위치를 나타낸다.

질병과 질환 : 임신

상태	설명
자궁외임신	자궁 밖에 생긴 임신으로 주로 자궁관에 생긴다. 임신이 진행되면서 자궁관이 파열되어 생명을 위협하는 내부 출혈을 일으킬 수 있다.
유산	태아의 죽음 또는 조산. 모든 임신의 약 15%는 유산으로 끝난다.
전치태반	태반이 자궁의 입구인 자궁목에 만들어지는 것으로 태아가 자라고 자궁이 늘어나면서 태반이 자궁벽으로부터 떨어져 나갈 수 있고 태아가 죽을 수 있다. 동반된 출혈은 모체의 생명을 위협할 수 있다.
임신중독증(임신유발고혈압)	임신과 관련하여 생긴 혈압의 상승으로 발작, 콩팥기능상실, 모자의 사망을 초래할 수 있다.
기형유발물질	태반을 가로질러 발달 중인 배아에게 출산결함을 일으킬 수 있는 약이나 물질을 가리키는 말이다. 탈리도마이드(thalidomide)는 비정상적인 팔다리 발달을 일으키는 기형유발물질의 예이다.
태아알코올증후군	임신 중에 다량의 알코올을 소비하는 여성은 뇌의 기능이상, 발달지체, 특이한 얼굴을 가진 아이를 낳을 수 있다.
감염	
풍진	임신 중인 여자가 풍진에 노출되면 태아는 시각과 청각의 결함, 정신지체와 같은 문제를 안고 태어날 수 있다.
신생아 임균안염	임균에 노출된 여자의 출산길을 따라 나온 아기에게 생기는 심각한 결막염으로 실명될 위험이 높다. 질산은과 항생제를 신생아의 눈에 넣어주어 예방할 수 있다.
클라미디아 결막염	클라미디아에 감염된 여자의 출산길을 따라 아기가 나올 때 생길 수 있는 결막염
사람면역결핍바이러스(HIV)	후천면역결핍증후군(AIDS)을 일으키는 바이러스로 분만 또는 모유수유를 통해 아기에게 감염될 수 있다. 아지도타이미딘 azidothymidine; AZT)은 HIV의 복제를 억제한다. 이 약제를 AIDS에 걸린 여자와 그 사람이 낳은 아이에게 주면 아이가 AIDS에 걸릴 확률을 줄일 수 있다.

※ 자세한 정보들은 **www.mhhe.com/seeleyess8**에서 찾아볼 수 있다.

예상문제에 대한 답

이번 장에서 젖의 생산은 여러 호르몬의 작용에 따른 것을 배웠다. 에스트로겐과 프로게스테론은 젖의 도관계통과 샘부위의 팽창을 일으킨다. 또한 임신 기간동안 이 호르몬은 젖이 만들어지는 것을 방지하고 출산 후에는 급격히 줄어든다. 샘뇌하수체에서 만들어지는 프로락틴(prolactin)은 젖 생산을 자극한다. 아이가 젖꼭지를 빠는 행위가 프로락틴과 옥시토신(oxytocin)의 분비를 자극하고, 이 호르몬의 분비는 다시 젖생산과 젖내림을 자극하는 것을 배웠다. Ming이 모유수유를 오랫동안 중지하면 프로락틴의 분비가 중지되고 젖생산이 감소할 것이다. Ming은 처방된 약을 복용하는 동안 유축기를 사용하여 모유수유 능력을 유지시킬 수 있다. 이렇게 하면 항생제 복용이 끝난 후에도 Ming은 아기에 모유수유를 할 수 있다.

찾아보기

한글

ㄱ

가계도 436
가동관절 103
가로세관 111
가로잘록창자 325, 343
가로줄무늬 72
가변부위 295
가스트린 330
가슴대동맥 261
가슴림프관 283
가슴막 75, 310
가슴막안 310
가슴막염 75
가슴샘 214, 286
가슴세로칸 237
가역반응 19
가중 122, 144
가지돌기 73, 131
가쪽겉질척수신경로 152
가쪽기둥 145
가쪽뿔 145
가피 77
각질층 83
각질화 82
간 337
간관 337
간굴모세혈관 337, 430
간극연결 67
간동맥 337
간동양모세관 337
간문 337
간문맥 266, 337
간문맥계 266
간문맥계통 266
간세포 77, 220, 291, 337, 420
간세포삭 337
간세포줄 337
간접경로 152
간정맥 266, 337
간질세포 397
간질세포자극호르몬 201
갈증중추 385
감각 167
감각수용체 143, 168
감각신경 130, 143
감각신경세포 130
감각언어영역 156
감마 글로불린 295
감수분열 394, 432
갑상샘 202
갑상샘 소포 202
갑상샘자극호르몬 200
갑상샘저하증 203
갑상샘종 203
갑상샘항진증 204
갑상샘호르몬 202
갑상선 202
갑상선기능저하증 203
갑상선기능항진증 204
갑상선 소포 202
갑상선자극호르몬 200
갑상선종 203
갑상선호르몬 202
강축 122
강화 157
개막 181
거대증 200
거대핵세포 225
거인증 200
거짓홀극신경세포 132
거핵구 225
건 94
건삭 239
건초 105
겉질 135, 287
겉질콩팥단위 372
겨드랑동맥 262
결막 174
결장뉴 343
결합조직 69
겸상인대 337
겸상적혈구성 빈혈 435
겸상적혈구소질 435
경동맥동 262
경동맥소체 273
곁가지 132
곁신경절 162
계통 4
계통생리학 1
고도(다가)불포화지방 27
고름 75, 225, 289
고막 178
고실계 181
고실계단 181
고유감각신경세포 154
고유난소삭 406
고유난소인대 406
고유장간막 325
고유창자간막 325
고장액 41
고탄산혈증 318
고혈당증 213
고형성분 218
고환 397
고환거근 396
고환그물 399
고환날세관 399
고환망 399
고환수출관 399
고환올림근 396
곧은혈관 375
곧창자 344
골간 95
골격근 72, 110
골내막 97
골단 95
골단선 95
골단판 95
골모세포 69, 97, 98
골미로 179

골반규관 183
골세관 97
골세포 69, 97
골소강 97
골수 95
골수강 95
골수공간 95
골외막 97
골원 98
골의 성장 100
골지복합체 49
골화 98
골화중심 99
공간가중 144
공동수송 44
공동우성 436
공장 334
과다분극 139
과다분극화 142
과립세포 334
과립세포질그물 48
과립층세포 408
과산화소체 51
관계통 399
관문통로 41, 137
관상동맥 242
관상선 68
관상정맥 243
관절 93, 103
관절강 104
관절낭 104
관절안 104
관절연골 95, 104
관절주머니 104
광수용기 168
교감신경간신경절 160
교감신경계 160
교감신경계통 160
교감신경줄기신경절 160
교뇌호흡군 317
교련 155
교원섬유 69
교차 433
교차결합 118
교환반응 19
구개편도 284
구불잘록창자 343
구역기관지 308
구형낭 181
국소마취 169
국소염증 290
국소전류 137
국소전위 137
굳은살 83
궁상동맥 372
귀속뼈 178
귀인두관 179
귀지 178
귀지샘 178
귓바퀴 178
그램 12
그레이브스병 204
그물막주머니 325
그물섬유 69
극성 114
극성 공유결합 16
극성 분자 16
극성화 136
극체 408
근비대 125
근상피세포 412
근세포 111
근세포막 111
근속 111
근외막 111
근원섬유 111
근위곡세관 372
근위성세포 125
근육다발 111
근육다발막 111
근육단일수축 119
근육동맥 256
근육바깥막 111
근육상피세포 412
근육섬유 71
근육섬유막 111
근육섬유미끄럼 모델 117
근육세포 111
근육세포막 111
근육세포질 111
근육세포질그물 111
근육원섬유 111
근육원섬유마디 111
근육위성세포 125
근육조직 71
근육층 324
근육피로 124
근절 111
근조직 71
근주막 111
근층 324
근형질내세망 111
글로불린 218
글로빈 222
글루카곤 213
글리코겐 356
기계수용체 168
기계에너지 21
기관 4, 306
기관기관지분지 308
기관형성 424
기름죽관 334
기억 287
기억 B 세포 296
기억 T 세포 298
기억심상 157
기저막 64, 181
기저세포암종 91
기저층 82
기저핵 153
기질 69
기초대사율 365
기침반사 306
긴뼈 95
깊은림프관 311
깔때기 197
꼬리엽 337
꼭지근육 239
꽈리관 308
꽈리샘 68
꽈리주머니 308
꿈틀운동 336
꿈틀운동파 332

ㄴ

나선기 181
나선기관 181
나선신경절 181
나선층판 181
나선판 181
나트륨 이온 386
나트륨-칼륨 펌프 43, 137
난관 408
난관채 408
난관팽대부 410
난구 408
난모세포 407
난소 406
난소간막 406
난소걸이인대 406
난소난포 407
난소제삭 406

난조세포 407
난포동 408
난포막 408
난포방 408
난포세포더미 408
난포자극호르몬 201, 403
난형낭 181
난황낭 423
난황주머니 423
날문부분 328
날세동맥 372
남성 요도 401
납작뼈 95
낫인대 337
낫적혈구빈혈 435
낫적혈구소질 435
낭염 105
내강 324
내경동맥 262
내경정맥 263
내림대동맥 261
내림신경로 145
내림잘록창자 343
내배엽 423
내분비계 189
내분비계통 189
내분비샘 68, 189
내분비선 68, 189
내분비세포 329, 334
내분비학 189
내세포괴 420
내요도괄약근 381
내윤주층 324
내이신경 181
내인인자 330
내임파 179
내장가슴막 311
내장감각 167
내장골정맥 265
내장신경 162
내장쪽배막 325
내장측흉막 311
내재적 조절 244
내피 258
내항문괄약근 344
냉각수용체 169
네모엽 337
노동맥 262
노르에피네프린 142, 162, 207
노쪽피부정맥 265
농 75, 225, 289
농도 차이 39
뇌들보 155
뇌량 155
뇌바닥동맥 262
뇌신경 158
뇌실막세포 133
뇌저동맥 262
뇌전도 157
뇌파 157
뇌하수체 197
뇌하수체 뒤엽 197
뇌하수체 앞엽 197
누기 174
누낭 175
누두 197
누선 174
누설통로 41
누소관 174
누출통로 137
눈꺼풀 174
눈돌출증 204
눈물기관 174
눈물모세관 174
눈물샘 174
눈물주머니 175
눈썹 174
뉴런 131
뉴클레오티드 31
능 51
능동면역 299
능동수송 43
능동인공면역 300
능동자연면역 299
능선 51
니코틴아마이드 아데닌 디뉴클레오티드 357

ㄷ

다극신경원 132
다당류 25, 94
다리뇌호흡무리 317
다불포화지방 350
다운증후군 433
다유전자 소질 436
단골 95
단구 225
단기기억 157
단당류 25
단백질 29, 352
단백질 분해효소 341
단순샘 68
단순선 68
단일 공유결합 16
단일불포화지방 27, 350
단층상피 65
단핵구 225
단핵포식세포계 289
달팽이 181
달팽이관 181
달팽이신경절 181
달팽이창 178
달팽이핵 181
담낭 337
담낭관 337
담모세관 337
담즙 224, 337
담즙염 337
당뇨병 213
당분해 357
당질코르티코이드 209
대뇌동맥고리 262
대뇌동맥환 262
대동맥 259
대동맥궁 259
대동맥판 239
대동맥판막 239
대동맥활 259
대롱샘 68
대류 366
대립유전자 433
대만 325, 328
대망 325
대변 344
대사 355
대사산증 390
대사상태 363
대사알칼리증 391
대사율 365
대식세포 289
대음순 411
대음순틈새 411
대응유전자부호 56
대장 342
대전정선 411
대천문 104
덮개막 181
델타파 157
도약전도 139
돌림주름 334
돌막창자이음 335
돌막창자조임근 335

돌막창자판막 335
돌연변이 436
돌창자 334
동맥 256
동맥경화증 267
동맥관 429
동맥류 261
동심수축 124
동적평형 181
동형접합 433
동화작용 18
두극신경세포 132
둔거치 41
둘레계통 158
둥근주머니 181
뒤기둥 145, 150
뒤뿌리 145
뒤뿌리신경절 145
뒤뿔 145
뒤심실사이가지 242
뒤호흡무리 317
들문부분 328
들문조임근 328
들세동맥 372
등골 178
등자뼈 178
등장수축 124
등장액 41
등척수축 124
디옥시리보핵산 31, 431
딱지 77
땀 386

ㄹ

라이소자임 327
랑게르한스섬 340
레닌 208, 275, 377
레시틴 350
루피니소체 169
리놀렌산 352
리보소체 48
리보소체 리보핵산 47
리보솜 48
리보핵산 31
림프 282
림프계통 281
림프구 225
림프굴 284
림프기관 284
림프모세혈관 282
림프소절 284
림프절 284
림프조직 284
림프혈관 282

ㅁ

마미 145
마이스너소체 169
막 74, 256
막고정 수용체 196
막골화 99
막낭 325
막미로 179
막뼈되기 99
막요도 401
막창자 336, 342
막창자꼬리 342
막통로 38
말기 59
말단거대증 200
말이집 132, 135
말이집축삭 135
말초신경계 130
말초신경계통 130
말초혈관 저항 271
말총 145
맘대로운동 151
맛구멍 172
맛봉오리 172
망상섬유 69
망울요도샘 402
망치뼈 178
맞교차 155
맞섬도피 207
맞섬도피반응체계 162
맞섬유전자 433
맥박압 267
맹장 336, 342
먼쪽곱슬세관 372
멀미 184
멜라닌 85
멜라닌세포자극호르몬 201
멜라닌소체 85
멜라토닌 214
면역 287
면역글로불린 295
면역요법 301
모낭수용체 169
모루뼈 178
모세포 181
모세혈관 256
모세혈관앞조임근 258
모세혈관전괄약근 258
모음경로 143
목구멍편도 284
목동맥토리 273
목동맥팽대 262
몸감각 167
몸신경계통 130
못움직관절 103
무과립구 225
무과립세포질그물 48
무기질 355
무기질 인 355
무기호흡 122
무기화학 24
무딘톱날모양 41
무릎반사 147
무산소성 문턱값 321
무산소호흡 122
무수축삭 135
문맥계 265
문맥계통 265
문맥삼조 337
문맥세동이 337
문조절 이론 169
문턱값 138
물 24
물리적 장벽 288
물질 12
뭇극신경세포 132
미 174
미각모 172
미각세포 172
미각털 172
미공 172
미교세포 135
미량원소 348
미뢰 172
미상엽 337
미세관 52
미세아교세포 135
미세융모 53, 66, 334
미소관 52
미오글로빈 125
미오신 머리 111
미오신 잔섬유 111
미주신경 162
미즙 330
민말이집축삭 135
민무늬근육 72

ㅂ

바깥귀길 178
바깥림프 179
바깥막 256, 325
바깥목동맥 262
바깥목정맥 263
바깥세로층 324
바깥엉덩정맥 265
바깥요도구멍 402
바깥요도조임근 381
바깥항문조임근 344
바닥막 64, 181
바닥세포암종 91
바닥층 82
바닥핵 153
바탕질 69
반고리뼈관 183
반관절 103
반부착반 67
반부착반점 67
반사궁 143
반사활 143
반응 6
반응물 18
받는이 230
발기 402
발생 6
발생주수 418
발세포 372
발열원 290
방광 379
방광삼각 379
방실판 239
방실판막 239
방형엽 337
배꼽동맥 430
배꼽정맥 430
배내똥 430
배냇솜털 427
배뇨반사 382
배대동맥 261
배란 408
배막 75
배막뒤장기 326
배막염 75
배변 344
배변반사 344
배상세포 67, 334
배아 417
배아덩이 419
배아덩이아래판 423
배아덩이위판 423
배아원반 421
배중심 285
백색속질 285
백색질 135
백수 285
백신 300
백질 135
백피증 85, 433
백혈구 220, 288
버팀세포 397
베타세포 211
베타파 157
벽가슴막 310
벽세포 329
벽쪽배막 325
벽측복막 325
벽측흉막 310
변성 29
변수 7
변연계 158
별아교세포 133
보조 T 세포 291
보조효소 353
보체 218, 288
보통염색체 432
복귀정맥혈 244
복막 75
복막뒤기관 340
복막염 75
복부대동맥 261
복사 366
복합샘 68
복합 탄수화물 349
봉합 104
부갑상샘 204
부갑상샘저하증 205
부갑상샘항진증 205
부갑상샘호르몬 103, 204, 387
부갑상선 204
부갑상선기능저하증 205
부갑상선기능항진증 205
부갑상선호르몬 103, 204
부고환 399
부교감신경계 160
부교감신경계통 160
부동관절 103
부분분비 68
부분수축 336
부분화상 89
부신 206
부신겉질 206
부신겉질자극호르몬 200
부신속질 206
부신수질 206
부신피질 206
부신피질자극호르몬 200
부종 75, 89
부착반 67
부착반점 67
분문괄약근 328
분문부 328
분배동맥 258
분비기 415
분비소포 46
분비호르몬 192
분압 312
분자 15
분해대사 355
분해반응 18
분화 6
불규칙골 95
불규칙뼈 95
불두덩 411
불변부위 295
불수의운동 151
불완전우성 435
불포화 27
불포화지방 350
비교측정기 153
비극성 공유결합 16
비극성 분자 16
비뇨계통 369
비루관 175
비만세포 289
비장 285
비정맥 266
비타민 353
비타민 D 87
비필수 아미노산 352
빈창자 334
빌리루빈 224, 339
빗장밑정맥 263
뻗침반사 147
뼈끝 95
뼈끝선 95
뼈끝판 95
뼈단위 98
뼈대근육 72, 110
뼈되기 98
뼈되기중심 99

뼈모세포 69, 97, 98
뼈몸통 95
뼈미로 179
뼈바깥막 97
뼈세관 97
뼈세포 69, 97
뼈세포방 97
뼈속막 97
뼈의 성장 100
뼈의 재형성 101
뼈파괴세포 69, 99
뿌리 145

ㅅ

사구체 372
사구체낭 372
사구체방복합체 375
사람융모생식샘자극호르몬 215, 408, 421
사람융모성선자극호르몬 215, 408
사립체 51
사이기 57
사이신경 143
사이원반 72, 126
사이질세포 397
사이질세포자극호르몬 201
사정관 401
사춘기 405
사후경직 119
삭 94
산 22
산성 용액 22
산소 24
산증 22, 211, 390
산화혈색소 315
살트임 84
삼요오드티로닌 204
삼인산아데노신 33
삼첨판 239
삼첨판막 239
삼투 41
삼투압 41
상기도 306
상대정맥 263
상동염색체 432
상실배 419
상염색체 58
상완동맥 262
상완정맥 263
상위운동신경원 151
상의세포 133
상장간막정맥 266
상처구축 79
상피 64
상피조직 64
상행결장 343
상행대동맥 259
상행신경로 145, 149
상호 자극 293
샅 411
샘 67
샘분비 68
샘창자 334
샘창자샘 334
샘창자유두 337
생리적 구축 124
생리학 1
생명체 6
생성물 18
생식샘자극호르몬 201
생식샘자극호르몬 분비호르몬 403
생식세포 394, 432
생화학 경로 355
서술적 기억 157
선 67
선분비 68
선조체 153
선천면역 287
선택적 투과성 39
설편도 284
섬모 53, 66
섬유관절 103
섬유모세포 69
섬유세포 69
섬유소 227, 228
섬유소 용해 228
섬유소원 228
섬유소원 수용체 227
섬유연골 104
섬유피막 370
섬유화 77
성상교세포 133
성선자극호르몬 201
성선자극호르몬 분비호르몬 403
성숙 난포 408
성연관 소질 434
성염색체 432
성장 6
성장호르몬 200
세관 분비 376
세관 재흡수 376
세관주위모세혈관 375
세기관지 308
세동맥 258
세사 52
세정맥 258
세크레틴 332
세타파 157
세포 3
세포골격 51
세포내 37
세포내섭취 45
세포내액구획 383
세포대사 355
세포독성 T 세포 291
세포막 37
세포막통로 40
세포매개면역 291
세포바깥 37
세포바깥바탕질 69
세포바깥액 385
세포바깥액구획 383
세포분열 58
세포뼈대 51
세포생리학 1
세포소기관 3, 36
세포 속 37
세포외 37
세포외기질 69
세포외배출 46
세포외액 385
세포외액구획 383
세포자멸사 61
세포주 220
세포중심 52
세포질 36
세포질그물 48
세포체 73, 131
세포층 82
세포호흡 306
셀룰로오스 326
소동맥 258
소둠 12
소만 325, 328
소망 325
소수성 28
소엽 337
소엽간동맥 372
소엽사이동맥 372
소음순 410
소장 334
소주 98, 284, 285, 287
소질 433

소포 45, 49, 408
소화계통 218, 323
소화관 324
속공간 324
속귀신경 181
속돌림층 324
속림프 179
속막 256
속목동맥 262
속목정맥 263
속세포덩이 420
속엉덩정맥 265
속요도조임근 381
속질 287
속질곁콩팥단위 372
속항문조임근 344
솔방울샘 214
송과체 214
쇄골하정맥 263
수동면역 299
수동인공면역 300
수동자연면역 300
수산기 26
수산화인회석 95
수상돌기 73, 131
수소결합 16
수소 이온 농도지수 22
수액주입 229
수용가능 영양소 분배범위 349
수용성 비타민 353
수용체 7, 38, 195
수용체 매개 세포내섭취 45
수용체 위치 195
수의운동 151
수입세동맥 372
수정 408, 418
수정능획득 399, 418
수질 287
수질방신원 372
수초 132, 135
수축기 119
수축기 혈압 266
수축성 110
수출세동맥 372
수혈 229
수혈반응 229
수혈자 230
순환계통 255
술잔세포 67, 334
숨뇌호흡중추 317
숫구멍 104
스테로이드 29
스트렙토키나아제 229
슬개반사 147
시각교차 176
시각로 177
시각부챗살 177
시각신경 176
시간가중 144
시동기 119
시방사 177
시삭 177
시상하부 197
시상하부-뇌하수체 문맥계통 197
시상하부-하수체 문맥계 197
시신경 176
시신경교차 176
시야 178
시토카인 293
시트르산 회로 359
식도 328
식도괄약근 328
식도조임근 328
신경 136
신경교세포 73
신경근육연접 115
신경근육이음부 115
신경로 136
신경섬유마디 135
신경섬유절 135
신경성 자극 192
신경세포 73, 131
신경아교세포 73, 133
신경연접 141
신경원 131
신경전달물질 117, 141
신경절 135
신경절이전신경세포 160
신경절이후신경세포 160
신경조직 73
신경집세포 135
신경초세포 135
신동맥 372
신문 370
신배 370
신생아 428
신소체 372
신수질 370
신우 372
신원 372
신원고리(헨레고리) 372
신장 370
신장동 370
신장반사 147
신진대사 18
신추체 370
신피질 370
실무율 139
실어증 156
심골격 240
심근 72
심낭강 237
심낭염 75
심막 75
심방나트륨이뇨호르몬 275, 378
심방사이막 238
심방중격 238
심실사이막 239
심실중격 239
심임파관 311
심장근육 72
심장꼭대기 237
심장동맥 242
심장막 75
심장막안 237
심장바닥 237
심장박동수 243, 272
심장박출량 243, 271
심장뼈대 240
심장정맥 243
심장정맥굴 243
심장조절중추 245
심장허파소생술 237
심장혈관계통 236
심저 237
심정맥동 243
심첨 237
심폐소생술 237
심혈관계 236
십이지장 334
십이지장선 334
십이지장유두 337
쓸개 337
쓸개모세관 337
쓸개주머니관 337
쓸개즙 224, 337
쓸개즙염 337

ㅇ

아교섬유 69
아데노신삼인산 355
아데노신삼인산분자 18

아데노신이인산 355
아데노이드 284
아래대정맥 263
아래둔덕 181
아래운동신경세포 151
아래창자간막정맥 266
아메바운동 224
아미노산 29
아민기 29
아밀라아제 326, 341
아세틸-보조효소 A 359
아세틸콜린 117, 142, 162
아세틸콜린에스테르분해효소 117
악성 흑색종 91
안검 174
안구돌출증 204
안드로겐 210
안뜰 181
안뜰계단 181
안뜰막 181
안뜰창 178
안정막전위 114, 136
안지오텐시노겐 209, 275
안지오텐신 377
안지오텐신 I 209, 275, 377
안지오텐신 II 209, 275, 377
안지오텐신전환효소 209, 275, 377
알도스테론 208, 275, 377
알레르기 반응 290
알부민 218
알칼리증 22, 390
알파 리놀렌산 352
알파세포 211
알파-케토산 363
알파파 157
암죽 282
압력수용기 245, 272, 378
압력수용기 반사 245, 273
앞기둥 145
앞뿔 145
앞심실사이가지 242
앞호흡무리 317
액와동맥 262
액체 바탕질 218
액틴 잔섬유 111
양극신경원 132
양막 420
양막강 421
양막공간 421
양막낭 421
양막주머니 421
양성 되먹임 기전 8
양성자 12
양수 421
얕은림프관 311
억제호르몬 194
언어상실증 156
에너지 19
에스트로겐 214
에이코사노이드 28
에피네프린 207
여과 376
여과막 372
여과액 372
여성외음부 410
여성유방증 412
여성음부 410
역방향수송 44
연결다리 118
연골 95
연골관절 104
연골내골화 99
연골세포 99
연골속뼈되기 99
연관 433
연관통증 170
연동운동 336
연동운동파 332
연속전도 139
연수호흡중추 317
연접 115
연접간열 117
연접소포 117, 141
연접이전종말 117, 141
연접이후막 117, 141
연접틈새 117, 141
연접후막 117
연합영역 150
열성 433
염 23
염기 22
염기성 용액 22
염류코르티코이드 208
염산 330
염색분체 58
염색질 47
염색체 47
염증 75
염증반응 290
엽 412
엽간동맥 372
엽기관지 308
엽사이동맥 372
영양 347
영양권장량 353
영양막 420
영양소 347
예방접종 300
예정세포사 61
오디배 419
오른림프관 283
오른모서리가지 242
오른빗장밑동맥 261
오른심장동맥 242, 259
오른엽 337
오른온목동맥 261
오른주기관지 307
오름대동맥 259
오름신경로 145, 149
오름잘록창자 343
옥시토신 201
온각수용체 169
온간관 337
온결합 15
온도수용체 168
온몸순환 236, 259
온몸순환혈관 255
온분비 68
온쓸개관 334, 337
온엉덩동맥 261
온엉덩정맥 265
와우 181
와우창 178
와우핵 181
완두동맥 261
완두정맥 263
완전 단백질 352
완충제 23
왜소증 200
외경동맥 262
외경정맥 263
외막 325
외배엽 423
외부항원 290
외분비샘 68, 189
외분비선 68, 189
외요도괄약근 381
외요도구 402
외우관 181
외이도 178
외임파 179
외장골정맥 265
외재적 조절 245

외종주층 324
외측피질척수신경로 152
외피계통 81
외항문괄약근 344
왼모서리가지 242
왼빗장밑동맥 261
왼심장동맥 242, 259
왼엽 337
왼온목동맥 261
왼주기관지 307
요골동맥 262
요관 372, 379
요도 379
요도구선 402
요도해면체 402
요측피정맥 265
용매 39
용액 39
용질 39
용해 41
용해소체 49
용혈 229
용혈병 232
용혈성 질환 232
우관상동맥 242, 259
우성 433
우쇄골하동맥 261
우연지 242
우엽 337
우임파관 283
우주기관지 307
우총경동맥 261
운동단위 115
운동신경 130, 143
운동신경세포 114, 130
운동앞영역 151
운동언어영역 156
운동에너지 19
운반체 매개 운반 43
운반체 분자 43
움 343
원소 12
원시 난포 408
원시선 423
원위곡세관 372
원자 12
원자번호 13
월경 222, 410, 413
월경주기 413
월경통 413
위 328
위 단계 330
위단극신경원 132
위대정맥 263
위몸통 328
위바닥 328
위샘 328
위선 328
위소와 328
위식도구 328
위식도구멍 328
위식도역류병 345
위오목 328
위운동신경세포 151
위저 328
위주름 328
위창자간막정맥 266
위체 328
위치에너지 19
위팔동맥 262
위팔정맥 263
유관 412
유기호흡 122
유기화학 24
유동 모자이크 모델 38
유두 172, 411
유두관 372
유두근 239
유륜 411
유문부 328
유미관 334
유방 411
유사분열 58
유사분열 염색체 431
유산소호흡 122
유선소엽 412
유수축삭 135
유전상담 436
유전자 54, 431, 432
유전자 교환 396
유전자 발현 54
유전자부호 56
유전자부호해독 54, 56
유전질환 436
유전체 433
유전학 431
유전형 433
유즙분비 430
유즙분비호르몬 201
유포 412
육아조직 78
윤반 72, 126
윤상추벽 334
윤활관절 103, 104
윤활막 75, 105
윤활액 75, 105
윤활주머니 105
융모 334
융모막 420
융모막융모 420
융모사이방 420
으뜸세포 329
음경 402
음경귀두 402
음경꺼풀 402
음경해면체 402
음낭 396
음낭근 396
음렬 411
음성 되먹임 기전 7
음핵 410
음핵꺼풀 410
음핵포피 410
응고인자 227
응집 229
이개 178
이관 179
이당류 25
이당 분해효소 336
이도선 178
이마앞영역 151
이배체 58
이산화탄소 24
이소골 178
이온 14
이완기 121
이완기혈압 266
이인산아데노신 33
이자 211, 340
이자관 334, 341
이자꼬리 340
이자머리 340
이자섬 211, 340
이중 공유결합 16
이차골화중심 99
이차 난모세포 408, 418
이차 난포 408
이차 능동수송 44
이차면역반응 296
이차뼈되기중심 99
이차성징 405
이차 정모세포 398
이첨판 239

이첨판막 239
이출분비 68
이행상피 65
이형접합 433
이형접합 보유자 434
이화작용 18
인대 94
인대결합 104
인두수축근 328
인두편도 284
인산 이온 387
인슐린 211
인슐린양성장호르몬 200
인지질 28
인체생리학 1
인체융모성선자극호르몬 421
인터루킨-1 293
인터루킨-2 294
인터루킨-2 수용체 294
인터페론 288
인히빈 403
일 19
일반감각 167
일차감각영역 150
일차골화중심 99
일차 난모세포 407
일차 난포 408
일차면역반응 296
일차몸감각겉질 150
일차뼈되기중심 99
일차운동겉질 151
일차운동피질 151
일차 정모세포 398
일차체성감각피질 150
일회박출량 243, 267, 272
임신주수 418
임파 282
임파계 281
임파구 225
임파기관 284
임파동 284
임파모세혈관 282
임파소절 284
임파절 284
임파조직 284
임파혈관 282

ㅈ

자가면역질환 290
자가항원 290
자궁 410
자궁경 410
자궁경관 410
자궁관 408
자궁관술 408
자궁관팽대 410
자궁광인대 406
자궁근육층 410
자궁근층 410
자궁내막 410
자궁넓은인대 406
자궁목 410
자궁목관 410
자궁몸통 410
자궁바깥막 410
자궁바닥 410
자궁속막 410
자궁외막 410
자궁외임신 415
자궁원삭 410
자궁원인대 410
자궁저 410
자궁체 410
자궁탈출증 410
자극 7
자극호르몬 192
자동맥 262
자동성 126
자물쇠와 열쇠 모형 29
자연살해세포 289
자유면 64
자유신경절 160
자유신경종말 169
자유에너지 365
자율신경계 130
자율신경계통 130
자율신경절 160
자쪽피부정맥 265
작업기억 157
작은굽이 325, 328
작은그물막 325
작은정맥 258
작은창자 334
잔기둥 98, 284, 285, 286
잔섬유 52
잘록 202
잘록창자띠 343
장간막 325
장골 95
장관신경계 130, 324
장관신경계통 130, 163, 324
장기기억 157
장막 75, 325
장배형성 423
장선 334
장측복막 325
재분극 114
재생 77
저산소증 319
저장액 41
저항 266
적골수 95
적색골수 95
적색속질 285
적수 285
적응 172
적응면역 287
적혈구 220
적혈구형성인자 215, 223
전각 145
전구물질 218
전근 145
전기 58
전달 RNA 55
전도 366
전두엽전영역 151
전령 RNA 55
전립샘 402
전립샘요도 401
전립선 402
전립선요도 401
전부하 244
전분비 68
전사 54, 55
전신마취 169
전신염증 290
전신화상 89
전실간지 242
전압의존형 통로 137
전운동영역 151
전자구름 13
전자수송 사슬 359
전적혈구모세포 223
전정 181
전정계 181
전정막 181
전정창 178
전주 145
전해질 17
전호흡군 317
절전신경세포 160
절차적 기억 157

절후신경세포 160
점막 74, 324
점막경세포 329
점막상피 324
점막하층 324
점액 330
점액부종 204
점액소 327
접합 395
접합자 408
접합체 418
정관 401
정관팽대 401
정관팽대부 401
정낭 401
정맥 256
정삭 401
정삭막 401
정상 범위 7
정세관 397
정수압 41
정신적 피로 124
정액 402
정자 398
정자발생 397
정자세포 398
정적평형 181
정조세포 397
젖꼭지 411
젖꽃판 411
젖내림 431
젖분비 430
젖분비호르몬 201
젖산 358
젖산발효 358
젖샘 411
젖샘관 412
젖샘꽈리 412
젖샘소엽 412
제대 420
제대로운동 151
제동맥 430
제정맥 430
조면내형질세망 48
조절 176
조절중추 7
조직 3, 63
조직 재생 77
조직 플라스미노겐 활성제 228
조직학 63
조직화 6
족세포 372
좀움직관절 103
종격 237
종말세기관지 308
종말신경절 162
종세포 397
종자세포 397
종자중심 285
좌관상동맥 242, 259
좌쇄골하동맥 261
좌연지 242
좌엽 337
좌주기관지 307
좌총경동맥 261
주는이 230
주머니배 415, 419
주머니배공간 419
주머니염 105
주세포 329
주와 265
주정중피정맥 265
주조직적합복합체 292
죽상동맥경화증 279
줄기세포 77, 220, 291, 420
줄무늬체 153
중간막 256
중간세사 52
중간잔섬유 52
중기 59
중량 12
중배엽 423
중성 용액 22
중성자 12
중성지방 350
중심관 98, 145
중심림프관 282
중심소체 52
중심절 58
중심정맥 337
중추 단계 330
중추신경계 130
중추신경계통 130
중층상피 65
증발 366
증식기 413
지각신경 130, 143
지각신경세포 130
지라 285
지라정맥 266
지방 26, 350
지방산 26
지용성 비타민 353
지지세포 397
지질 26
지질 분해효소 341
직장 344
직접경로 152
직혈관 375
진피 82
진피유두 84
질 410
질량 12
질량수 13
질어귀 410
질전정 410
집단운동 344
집합관 372
집합세관 372
짧은뼈 95

ㅊ

착상 410, 420
창자간막 325
창자 단계 330
창자배형성 423
창자샘 334
처녀막 410
척골동맥 262
척삭 423
척수 145
척수소뇌로 150
척수시상로 150
척추동맥 262
척측피정맥 265
천식발작 308
천임파관 311
첨단체 398
첫젖 430
체성감각 167
체세포 431
체순환 236
체신경계 130
체액성 자극 191
초경 413
초유 430
초점 175
초점조절 175
촉각수용체 169
촉각원반 169
촉매 21
촉반 169

촉진확산 43
총간관 337
총담관 334, 337
총장골동맥 261
총장골정맥 265
최종월경기 418
추골 178
추골동맥 262
축삭 73, 131
축삭둔덕 132
출생전기 417
충수 342
췌관 334
췌도 211, 340
췌두 340
췌미 340
췌장 211, 340
측각 145
측부신경절 162
측주 145
측지 132
층판 97
층판소체 169
치구 411
치밀골 97, 98
치밀뼈 97, 98
치아이틀결합 104
치아치조결합 104
치질 344
친수성 28
침 326
침골 178

ㅋ

카로틴 86
카르복시 펩티드 분해효소 341
카르복실기 26
칼로리 348
칼시토닌 103, 204, 387
케라틴 82
케톤 211, 363
케톤증 363
코눈물관 175
코르티손 209
코르티솔 200, 209
콜라겐 94
콜레스테롤 350
콜레시스토키닌 332
콜린 339
콩팥 370
콩팥겉질 370
콩팥굴 370
콩팥깔때기 372
콩팥단위 372
콩팥동맥 372
콩팥문 370
콩팥세관고리 372
콩팥소체 372
콩팥속질 370
콩팥잔 370
콩팥피라밋 370
쿠퍼샘 402
크레아틴인산염 122
크레틴병 203
큰굽이 325, 328
큰그물막 325
큰질어귀샘 411
큰창자 342
큰포식세포 289
클론 291
키모트립신 341
킬로그램 12
킬로칼로리 348

ㅌ

타액 326
타원주머니 181
탄력동맥 256
탄력섬유 69
탄력성 111
탄산탈수효소 223, 315
탄수화물 25, 348
탈분극 114, 137
태모 427
태반 420
태변 430
태아 418
태아기름막 427
태지 427
탯줄 420
터너증후군 433
털세포 181
털주머니수용체 169
테스토스테론 214, 405
토리 372
토리곁복합체 375
토리주머니 372
토리쪽곱슬세관 372
통각수용체 168
통증 169
투명층 408
트랜스 지방 27, 350
트로포닌 111
트로포미오신 111
트롬보플라스틴 227
트롬복산 226
트롬빈 228
트리글리세리드 26
트립신 341
트립토판 353
특수감각 168
특이성 43, 195, 287
틈새이음 67
티눈 83
티록신 204
티모신 214

ㅍ

파골세포 69, 99
판막 259
팔머리동맥 261
팔머리정맥 263
팔오금 265
팔오금중간정맥 265
팽대능선 183
팽대능선마루 183
퍼옥시솜 51
퍼짐경로 143
페닐케톤뇨증 436
펩시노겐 329
펩신 329, 330
펩티드 결합 56
펩티드 분해효소 336
펩티드 엔도텔린 226
편도 284
편모 53
편심수축 124
편평골 95
편평세포암종 91
평균 동맥압 271
평형모래 181
평형반 181
평형사 181
평형상태 19
평활근 72
폐 308
폐구역 308
폐동맥판 239
폐쇄띠 67
폐쇄소대 67

폐순환 236
폐포 308
폐포관 308
폐포낭 308
포만중추 211
포배 415, 419
포배강 419
포상선 68
포식 289
포식세포 289
포식작용 45
포액작용 46
포피 402
포화 27
포화지방 350
폰 빌레브란트 인자 227
폴리펩티드 사슬 56
표면점액세포 328
표면활성제 428
표적 조직 189
표준값 7
표피 82
표현형 433
푸넷사분표 434
풋비타민 353
풋적혈구모세포 223
프로게스테론 214
프로비타민 353
프로스타글란딘 29, 75
프로테오글리칸 69, 94
프로트롬빈 228
프로트롬빈 분해효소 228
플라빈 아데닌 디뉴클레오티드 359
플라스미노겐 228
플라스민 228
피덩이 102, 227
피덩이 수축 228
피루브산 357
피막 284, 285, 286
피부 74
피부밑조직 82, 86
피부할선 84
피브리노겐 218
피브린 218
피질 135, 287
피질신원 372
피하조직 82, 86
필수 비타민 353
필수 아미노산 352
필수 영양소 348
필수 지방산 352

ㅎ

하구 181
하기도 306
하대정맥 263
하버스계통 98
하수체 197
하수체 전엽 197
하수체 후엽 197
하위운동신경원 151
하장간막정맥 266
하행결장 343
하행대동맥 261
하행신경로 145
합성대사 355
합성반응 18
항문 344
항문관 344
항상성 7, 217, 363
항상성 기전 7
항원 229, 290
항원 수용체 292
항응고인자 228
항이뇨호르몬 201, 275, 378
항체 218, 229, 291
항체매개면역 291
항트롬빈 228
항혈청 301
해리 17
해면골 97
해면뼈 97
해면체요도 401
해부학적 사강 311
핵 12, 46, 135
핵공 47
핵구멍 47
핵막 47
핵산 31
핵산 분해효소 341
핵소체 47
핵 수용체 196
핵형 432
허파 308
허파구역 308
허파꽈리 308
허파동맥판막 239
허파순환 236
허파순환혈관 255
헌팅톤병 433
헤링-브로이어 반사 318
헤모글로빈 222, 223
헤파린 228
헴 222
혀편도 284
혈관뇌장벽 133
혈관수축 258
혈관연축 226
혈관운동긴장도 271
혈관운동중추 271
혈관이완 258
혈관 탄성 267
혈괴 102, 227
혈괴 수축 228
혈구생성 220
혈소판 220
혈소판 마개 226, 227
혈소판 방출반응 227
혈소판 부착 226
혈소판 응집 227
혈압 266
혈액 217, 218
혈액응고 227
혈액형 230
혈장 218
혈전 77
혈청 218
협부 202
형질내세망 48
형질막 37
형질세포 296
호기성 호흡 359
호르몬 68, 189
호르몬성 자극 192
호산구 225, 289
호염기구 225, 289
호중구 75, 225, 289
호흡 305
호흡계통 306, 390
호흡막 309
호흡성 산증 390
호흡성 알칼리증 390
호흡세기관지 308
혼합운동파 332
화상 89
화학결합 13
화학 매개체 75, 288
화학물질 수준 2
화학반응 18
화학수용체 168, 273
화학수용체 반사 273
화학쏠림 288
화학에너지 20
화학작동 통로 137

화학전령 187
화학주성 288
확산 39
확장성 111
활꼴동맥 372
활동전위 73, 114, 139
활막 105
활막관절 103, 104
활면내형질세망 48
활성 운동단위 증가 122
활성화 에너지 29
활액 75, 105
활액낭 105
활액막 75
활주필라멘트 모델 117
황골수 95
황달 89, 224
황산 이온 387
황색골수 95
황체 408
황체형성호르몬 201, 403
회맹장괄약근 335
회맹장연접 335
회맹판 335
회백질 135
회색질 135
회선지 242
회음 411
회음절개술 411
회장 334
회피반사 147
횡문 72
횡소관 111
횡행결장 325, 343
효과기 7
효과기관 143
효소 29
후각 145, 170
후각겉질 171
후각로 171
후각망울 171
후각상피 170
후각수용체 171
후각신경세포 170
후각자극제 170
후각피질 171
후구 171
후근 145
후근신경절 145
후기 59
후복막기관 340
후복막장기 326
후부하 244
후삭 171
후신경세포 170
후주 145, 150
후호흡군 317
휘돌이가지 242
흉관 283
흉대동맥 261
흉막 75, 310
흉막강 310
흉막염 75
흉선 214, 286
흑색질 153
흑질 153
흡수 336
흡수상태 363
흡수세포 334
흡수후 상태 363
흥분성 110
흥분성 세포 137
희돌기교세포 135
희소돌기아교세포 135
히스타민 75
힘줄 94
힘줄끈 239
힘줄집 105

영어

A

A band 113
abdominal aorta 261
ABO blood group 230
absorption 336
absorptive cell 334
absorptive state 363
Acceptable Macronutrient Distribution Range 349
accommodation 176
ACE 377
acetylcholine 117, 142, 162
acetylcholinesterase 117
acetyl-CoA 359
Ach 117, 142
acid 22
acid, deoxyribonucleic 431
acidic solution 22
acidosis 22, 211, 390
acinar gland 68
acromegaly 200
acrosome 398
ACTH 200
actin myofilament 111
action potential 73, 114, 139
active artificial immunity 300
active immunity 299
active natural immunity 299
active transport 43
adaptation 172
adaptive immunity 287
adenoid 284
adenosine diphosphate 355
adenosine triphosphate 18, 33, 355
ADH 201, 275, 378
ADP 355
adrenal cortex 206
adrenal gland 206
adrenal medulla 206
adrenocorticotropic hormone 200
adventitia 325
aerobic respiration 122, 359
afferent arteriole 372
afterload 244
agglutination 229
agranulocyte 225
albinism 85, 433
albumin 218
aldosterone 208, 275, 377
alkalosis 23, 390
allele 433
allergic reaction 290
all-or-none law 139
alpha cell 211
alpha linielic acid 352
alpha wave 157
alveolar duct 308
alveolar sac 308
alveoli 412
alveolus 308
AMDR 349
ameboid movement 224
amine group 29
amino acid 29
amnion 420
amniotic cavity 421
amniotic fluid 421
amniotic sac 421
amphiarthrosis 103
ampulla 410

ampulla of ductus deferens 401
amylase 326, 341
anabolism 18, 355
anaerobic respiration 122
anaerobic threshold 321
anal canal 344
anaphase 59
anatomical dead space 311
androgen 210
angiotensin 377
angiotensin converting enzyme 209, 275, 377
angiotensin I 209, 275, 377
angiotensin II 209, 275, 377
angiotensinogen 209, 275, 377
ANH 378
anterior column 145
anterior horns 145
anterior interventricular branch 242
anterior pituitary 197
antibody 218, 229, 291
antibody−mediated immunity 291
anticoagulant 228
antidiuretic hormone 201, 275, 378
antigen 229, 290
antigen receptor 292
antiserum 301
antithrombin 228
anus 344
aorta 259
aortic arch 259
aortic valve 239
apex 237
aphasia 156
apocrine secretion 68
apoptosis 61
appendix 342
arcuate artery 372
areola 411
arterial aneurysm 261
arteriole 258
artery 256
articular cartilage 95, 104
articulation 93, 103
ascending aorta 259
ascending colon 343
ascending tracts 145, 149
association area 150
asthmatic attack 308
astrocytes 133
atherosclerosis 279
atom 12
atomic number 13
ATP 18, 33, 355
atrial natriuretic hormone 275, 378
atrioventricular valve 239
auditory ossicle 178
auditory tube 179
auricle 178
autoimmune disease 290
autonomic ganglion 160
autonomic nervous system 130
autorhythmicity 126
autosomal chromosome 432
autosome 58
axillary artery 262
axon 73, 131
axon hillock 132

B

baroreceptor 245, 272, 378
baroreceptor reflex 245, 273
basal cell carcinoma 91
basal metabolic rate 365
basal nuclei 153
base 22, 237
basement membrane 64
basic solution 22
basilar artery 262
basilar membrane 181
basilic vein 265
basophil 225, 289
B cell 291
beta cell 211
beta wave 157
bicuspid valve 239
bile 224, 337
bile canaliculus 337
bile salt 337
bilirubin 224, 339
biochemical pathway 355
bipolar neurons 132
blastocele 419
blastocyst 415, 419
blood−brain barrier 133
blood clotting 227
blood group 230
blood pressure 266
BMR 365
body 410
body of stomach 328
bone growth 100
bone marrow 95
bone remodeling 101
bony labyrinth 179
Bowman's capsule 372
brachial artery 262
brachial vein 263
brachiocephalic artery 261
brachiocephalic vein 263
brain wave 157
brest 411
broad ligament 406
bronchiole 308
bronchopulmonary segment 308
buffer 23
bulbourethral gland 402
burn 89
bursa 105
bursitis 105

C

cal 348
calcitonin 103, 204, 387
callus 83
calorie 348
calyx 370
canaliculi 97
cancellous bone 97
capacitation 399, 418
capillary 256
capsule 284, 285, 286
carbohydrate 25, 348
carbon dioxide 24
carbonic anhydrase 223, 315
carboxyl group 26
carboxypeptidase 341
cardiac muscle 72
cardiac output 243, 271
cardiac region 328
cardiac skeleton 240
cardiac sphincter 328
cardiac vein 243
cardiopulmonary resuscitation 237
cardioregulatory center 245
cardiovascular system 236
carotene 86
carotid body 273
carotid sinus 262
carrier−mediated transport mechanisms 43
carrier molecules 43

cartilage 95
cartilaginous joint 104
catabolism 18, 355
catalyst 21
cauda equina 145
caudate lobe 337
cecum 336, 342
cell 3
cell body 73, 131
cell division 58
cell line 220
cell−mediated immunity 291
cell membrane channel 40
cellular metabolism 355
cellular respiration 306
cellulose 326
central canal 98, 145
central lacteal 282
central nervous system 130
central vein 337
centrioles 52
centromere 58
centrosome 52
cephalic phase 330
cephalic vein 265
cerebral arterial circle 262
cerumen 178
ceruminous gland 178
cervical canal 410
cervix 410
chemical bonding 13
chemical energy 20
chemical level 2
chemically gated channels 137
chemical mediator 75, 288
chemical messenger 187
chemical reaction 18
chemoreceptor 168, 273
chemoreceptor reflex 273
chemotaxis 288
chief cell 329
cholecystokinin 332
cholesterol 350
choline 339
chondrocyte 99
chordae tendineae 239
chorion 420
chorionic villi 420
chromatid 58
chromatin 47
chromosomes 47
chyle 282
chyme 330
chymotrypsin 341
cilia 53, 66
circle of Willis 262
circular fold 334
circulatory system 255, 256
circumflex branch 242
citric acid cycle 359
cleavage lines 84
clitoris 410
clone 291
clot 77, 102, 227
clot retraction 228
clotting factor 227
CNS 130
CO 243, 271
CO_2 24
coagulation 227
cochlea 181
cochlear duct 181
cochlear ganglion 181
cochlear nucleus 181
codominance 436
codon 56
coenzymes 353
cold receptor 169
collagen 94
collagen fiber 69
collateral axons 132
collateral ganglion 162
collecting duct 372
colostrum 430
commissure 155
common bile duct 334, 337
common hepatic duct 337
common iliac artery 261
common iliac vein 265
compact bone 97, 98
complement 218, 288
complete protein 352
complex carbohydrates 349
compound gland 68
concentration gradient 39
concentric contraction 124
conduction 366
conjunctiva 174
connective tissue 69
consolidation 157
constant region 295
continuous conduction 139
contractility 110
contraction phase 119
control center 7
convection 366
converging pathway 143
corn 83
coronary artery 242
coronary sinus 243
corpora cavernosum 402
corpus callosum 155
corpus luteum 408
corpus spongiosum 402
corpus striatum 153
cortex 135, 287
cortical nephron 372
cortisol 200, 209
cortisone 209
costimulation 293
cotransport 44
cough reflex 306
countertransport 44
Cowper's gland 402
CPR 237
cranial nerves 158
creatine phosphate 122
cremaster muscle 396
crenation 41
cretinism 203
crista 51
cross−bridge 118
crossing over 396, 433
crypts 343
cubital fossa 265
cumulus oophorus 408
cystic duct 337
cytokine 293
cytoplasm 36
cytoskeleton 51
cytotoxic T cell 291

D

dartos muscle 396
declarative memory 157
decomposition reaction 18
deep lymphatic vessel 311
defecation 344
defecation reflex 344
delta wave 157
dendrite 73
dendrites 131

depolarization 114, 137
dermal papillae 84
dermis 82
descending aorta 261
descending colon 343
descending tracts 145
desmosome 67
development 6
developmental age 418
diabete mellitus 213
diaphysis 95
diarthrosis 103
diastolic pressure 266
differentiation 6
diffusion 39
digestive system 323
digestive tract 218, 324
diploid 58
direct pathway 152
disaccharidase 336
disaccharide 25
dissociate 17
distal convoluted tubule 372
distributing artery 258
diverging pathway 143
DNA 31, 431
dominant 433
donor 230
dorsal respiratory group 317
dorsal root 145
dorsal root ganglion 145
double covalent bond 16
Down syndrome 433
duct system 399
ductus arteriosus 429
ductus deferens 401
duodenal gland 334
duodenal papillla 337
duodenum 334
dynamic equilibrium 181

E

eccentric contraction 124
ectoderm 423
ectopic pregnancy 415
edema 75, 89
EEG 157
effector 7
effector organ 143
efferent arteriole 372
efferent ductules 399
ejaculatory duct 401
elastic artery 256
elastic fiber 69
elasticity 111
electroencephalogram 157
electrolyte 17
electron cloud 13
electron–transport chain 359
element 12
embryo 417
embryo mass 419
embryonic disk 421
endochondral ossification 99
endocrine cell 329
endocrine gland 68, 189
endocrine system 189
endocrinology 189
endocytosis 45
endoderm 423
endolymph 179
endometrium 410
endomysium 111
endoplasmic reticulum 48
endosteum 97
endothelium 258
energy 19
ENS 130, 163
enteric nervous system 130, 163, 324
eosinophil 225, 289
ependymal cells 133
epiblast 423
epidermis 82
epididymis 399
epimysium 111
epinephrine 207
epiphyseal line 95
epiphyseal plate 95
epiphysis 95
episiotomy 411
epithelial tissue 64
epithelium 64
equilibrium 19
ER 48
erection 402
erythropoietin 215, 223
esophageal sphincter 328
esophagus 328
essential amino acids 352
essential fatty acid 352
essential nutrients 348
essential vitamins 353
estrogen 214
evaporation 366
exchange reaction 19
excitability 110
excitable cells 137
exocrine gland 68, 189
exocytosis 46
exophthalmos 204
extensibility 111
external anal sphincter 344
external auditory canal 178
external carotid artery 262
external iliac vein 265
external jugular vein 263
external urethral orifice 402
external urethral sphincter muscle 381
external urinary sphincter 381
extracelluar 37
extracellular fluid 385
extracellular fluid complartment 383
extracellular matrix 69
extrinsic regulation 245
eyebrow 174
eyelid 174

F

facilitated diffusion 43
$FADH_2$ 359
falciform ligament 337
fallopian tube 408
fat 26
fat–soluble vitamins 353
fatty acid 26
feces 344
fertilization 408, 418
fetus 418
fibrin 218, 227, 228
fibrinogen 218, 228
fibrinogen receptor 227
fibrinolysis 228
fibroblast 69
fibrocartilage 104
fibrocyte 69
fibrosis 77
fibrous joint 103
fight–or–flight 207
fight–or–flight system 162
filtrate 372
filtration 376

filtration membrane 372
fimbria 408
flagella 53
flat bone 95
flavin adenine dinucleotide 359
fluid-mosaic model 38
focal point 175
focusing 175
follicle stimulating hormone 201, 403
follicular antrum 408
follicular theca 408
fontanel 104
foreign antigen 290
formed element 218
free energy 365
free nerve ending 169
free surface 64
FSH 201, 403
full-thickness burns 89
fundus 328, 410

G

g 12
gallbladder 337
gamete 394, 432
gamma globulin 296
ganglion 135
gap junction 67
gastric galnds 328
gastric phase 330
gastric pits 328
gastric rugae 328
gastrin 330
gastroesophageal opening 328
gastroesophageal reflux disease 345
gastrulation 423
gate control theory 169
gated channel 41
gated channels 137
gene 54, 432
gene expression 54
general anesthesia 169
general sense 167
genes 431
genetic counseling 436
genetic disorders 436
genetics 431
genome 433
genotype 433
GERD 345
germ cel 397
germinal center 285
gestation age 418
GH 200
giantism 200
gland 67
glans penis 402
glial cell 133
globin 222
globulin 218
glomerulus 372
glucagon 213
glucocorticoid 209
glycogen 356
glycolysis 357
GnRH 403
goblet cell 67, 334
goiter 203
Golgi apparatus 49
gomphoses 104
gonadotropin-releasing hormone 403
gonadotropins 201
graafian follicle 408
gram 12
granular cell 334
granulation tissue 78
granulosa cell 408
gray matter 135
greater curvature 325, 328
greater omentum 325
greater vestibular gland 411
ground substance 69
growth 6
growth hormone 200
gynecomastia 412

H

H_2O 24
hair cell 181
Hair follicle receptor 169
Haversian canal 98
Haversian system 98
hCG 215, 408, 421
HDN 232
head of pancreas 340
heart rate 243, 272
helper T cell 291
hematopoiesis 220
heme 222
hemidesmosome 67
hemoglobin 222, 223
hemolysis 229
hemolytic disease of the newborn 232
hemophilia A 434
hemorroids 344
heparin 228
hepatic artery 337
hepatic cord 337
hepatic duct 337
hepatic portal system 266
hepatic portal vein 266, 337
hepatic sinusoid 337, 430
hepatic vein 266, 337
hepatocyte 337
Hering-Breuer reflex 318
heterozygous 433
heterozygous carrier 434
hilum 370
histamine 75
histology 63
holocrine secretion 68
homeostasis 7, 217, 363
homeostatic mechanisms 7
homologous chromosome 432
homozygous 433
hormonal stimulus 192
hormone 68, 189
HR 243, 272
human chorionic gonadotropin 215, 421
human chorionic gonadotropin hormone 408
human physiology 1
humoral stimulus 191
Huntingtons disease 433
hydrochloric acid 330
hydrocortisone 200
hydrogen bond 16
hydrophilic 28
hydrophobic 28
hydrostatic pressure 41
hydroxyapatite 95
hydroxyl group 26
hymen 410
hypercapnia 318
hyperglycemia 213
hyperparathyroidism 205
hyperpolarization 139
hyperpolarized 142
hyperthyroidism 204
hypertonic solution 41
hypertrophy 125
hypoblast 423

hypoparathyroidism 205
hypophysis 197
hypothalamic–pituitary portal system 197
hypothalamus 197
hypothyroidism 203
hypotonic solution 41
hypoxia 319
H zone 113

I

I band 113
ICSH 201
Ig 295
IGF 200
ileocecal junction 335
ileocecal sphincter 335
ileocecal valve 335
ileum 334
immunity 287
immunoglobulin 295
immunotherapy 301
implantation 410, 420
incomplete dominance 435
incus 178
indirect 152
inferior colliculus 181
inferior mesenteric vein 266
inferior vena cava 263
inflammation 75
inflammatory response 290
infundibulum 197
infusion 229
inhibin 403
inhibiting hormone 194
innate immunity 287
inner cell mass 420
inner circular layer 324
inorganic chemistry 24
inorganic phosphate 355
insulin 211
insulin–like growth factors 200
interatrial septum 238
intercalated disk 126
intercalated disks 72
interferon 288
intergumentary system 81
interleukin–1 293
interleukin–2 294
interleukin–2 receptor 294
interlobar artery 372
interlobular artery 372
intermediate filament 52
internal anal sphincter 344
internal carotid artery 262
internal iliac vein 265
internal jugular vein 263
internal urethral sphincter muscle 381
internal urinary sphincter 381
interneurons 143
interphase 57
interstitial cell 397
interstitial cell–stimulating hormone 201
interventricular septum 239
intervillous lacunae 420
intestinal gland 334
intestinal phase 330
intracelluar 37
intracellular fluid compartment 383
intramembranous ossification 99
intrinsic factor 330
intrinsic regulation 244
involuntary movement 151
ion 14
ionic bond 15
irregular bone 95
islets of Langerhans 211
isometric contraction 124
isotonic contraction 124
isotonic solution 41
isthmus 202

J

jaundice 89, 224
jejunum 334
joint 93, 103
joint capsule 104
joint cavity 104
juxtaglomerular apparatus 375
juxtamedullary nephron 372

K

karyotype 432
kcal 348
keratin 82
keratinization 82
ketone 211, 363
ketosis 363
kg 12
kidneys 370
kilocalorie 348
kilogram 12
kinetic energy 19
knee–jerk reflex 147

L

labia majora 411
labia minora 410
lacrimal apparatus 174
lacrimal canaliculi 175
lacrimal gland 174
lacrimal sac 175
lactation 430
lacteal 334
lactic acid 358
lactic acid fermentation 358
lactiferous duct 412
lacuna 97
lag phase 119
lamella 97
Langerhans islets 340
lanugo 427
large intestine 342
last menstrual period 418
lateral column 145
lateral corticospinal tracts 152
lateral horns 145
leak channel 41, 137
lecithin 350
left common carotid artery 261
left coronary artery 242, 259
left lobe 337
left main bronchus 307
left marginal branch 242
left subclavian artery 261
lesser curvature 325, 328
lesser omentum 325
Leydig cell 397
LH 201, 403
ligaments 94
limbic system 158
lingual tonsil 284
linked 433
linoleic acid 352
lipase 341
lipid 26, 350
liquid matri 218
liver 337
LMP 418
lobar bronchus 308

lobe 412
lobule 337, 412
local anesthesia 169
local current 137
local inflammation 290
local potential 137
lock–and–key model 29
long bone 95
long–term memory 157
loop of Henle 372
lower motor neurons 151
lower respiratory tract 306
lumen 324
lung 308
luteinizing hormone 201, 403
lymph 282
lymphatic capillary 282
lymphatic nodule 284
lymphatic organ 284
lymphatic sinus 284
lymphatic system 281
lymphatic tissue 284
lymphatic vessel 282
lymph node 284
lymphocyte 225
lysis 41
lysosome 49
lysozyme 327

M

macrophage 289
major histocompatibility complex 292
male urethra 401
malignant melanoma 91
malleus 178
mammary gland 411
MAP 271
mass 12
mass movement 344
mass number 13
mast cell 289
matter 12
mature follicle 408
mean arterial pressure 271
mechanical energy 21
mechanoreceptor 168
meconium 430
median cubital vein 265
mediastinum 237
medulla 287
medullary cavity 95
medullary respiratory center 317
megakaryocyte 225
meiosis 394, 432
Meissner corpuscle 169
melanin 85
melanocyte–stimulating hormone 201
melanosomes 85
melatonin 214
membrane 74
membrane–bound receptor 196
membrane channel 38
membranous labyrinth 179
membranous urethra 401
memory 287
memory B cell 296
memory engram 157
memory T cell 298
menarche 413
menses 413
menstrual cramps 413
menstrual cycle 413
menstruation 222, 410
Merkel disk 169
merocrine secretion 68
mesenteries 325
mesentery proper 325
mesoderm 423
mesovarium 406
messenger RNA 55
metabolic acidosis 390
metabolic alkalosis 391
metabolic rate 365
metabolic state 363
metabolism 6, 18, 355
metaphase 59
MHC 292
microfilament 52
microglia 135
microtubule 52
microvilli 53, 66, 334
micturition reflex 382
milk letdown 431
mineralocorticoid 208
minerals 355
mitochondria 51
mitosis 58
mitotic chromosome 431
mixing wave 332
M line 113
molecule 15
monocyte 225
mononuclear phagocytic system 289
monosaccharide 25
monounsaturated fats 350
mons pubis 411
morula 419
motion sickness 184
motor division 130
motor neuron 114, 130, 143
motor speech area 156
motor unit 115
mRNA 55
MSH 201
mucin 327
mucosa 324
mucosa epithelium 324
mucous membrane 74
mucous neck cell 329
mucus 330
multipolar neurons 132
muscle fasciculus 111
muscle fiber 71, 111
muscle tissue 71
muscle twitch 119
muscular artery 256
muscular fatigue 124
musculari 324
mutanat 436
myelinated axons 135
myelin sheaths 132, 135
myoepithelial cell 412
myofibril 111
myoglobin 125
myometrium 410
myosin head 111
myosin myofilament 111
myxedema 204

N

Na^+ 386
NADH 357
nasolacrimal duct 175
natural killer cell 289
negative–feedback mechanism 7
neonate 428
nephron 372
nerve 136
nerve cell 73, 131
nerve tract 136
nervous tissue 73

neural stimulus 192
neuroglia 73, 133
neuromuscular junction 115
neuron 73
neurons 131
neurotransmitters 141
neutral solution 22
neutron 12
neutrophil 75, 225, 289
nicotineamide adenine dinucleotide 357
nipple 411
NK cell 289
nociceptor 168
nodes of Ranvier 135
none essential amino acids 352
nonpolar covalent bond 16
nonpolar molecules 16
norepinephrine 142, 162, 207
normal range 7
notochord 423
nuclear envelope 47
nuclear pore 47
nuclear receptor 196
nuclease 341
nuclei 135
nucleic acids 31
nucleolus 47
nucleus 12, 46
nutrients 347
nutrition 347

O

O_2 24
odorants 170
olfaction 170
olfactory bulb 171
olfactory cortex 171
olfactory epithelium 170
olfactory neuron 170
olfactory receptor 171
olfactory tract 171
oligodendrocytes 135
omental bursa 325
oocyte 407
oogonium 407
optic chiasm 176
optic nerve 176
optic radiation 177
optic tracts 177
organ 4
organelle 3
organelles 36
organic chemistry 24
organism 6
organization 6
organogenesis 424
organ system 4
osmosis 41
osmotic pressure 41
ossification 98
ossification center 99
osteoblast 69, 97, 98
osteoclast 69, 99
osteocyte 69, 97
osteon 98
otolith 181
outer longitudinal layer 324
oval window 178
ovarian follicle 407
ovary 406
oviduct 408
ovulation 408
oxygen 24
oxyhemoglobin 315
oxytocin 201

P

Pacinian corpuscle 169
pain 169
palatine tonsil 284
pancreas 211, 340
pancreatic duct 334, 341
pancreatic islets 211, 340
papillae 172
papillary duct 372
papillary muscle 239
parasympathetic division 160
parathyroid gland 204
parathyroid hormone 103, 204, 387
parietal cell 329
parietal peritoneum 325
parietal pleura 311
partial pressure 312
partial−thickness burns 89
passive artificial immunity 300
passive immunity 299
passive natural immunity 300
patellar reflex 147
pedigree 436
penis 402
pepsin 329, 330
pepsinogen 329
peptidase 336
peptide enthodelin 226
pericardial cavity 237
pericardial membrane 75
pericarditis 75
perilymph 179
perimetrium 410
perimysium 111
perineum 411
periosteum 97
peripheral nervous system 130
peripheral resistance 271
peristalsis 336
peristaltic wave 332
peritoneal membrane 75
peritonitis 75
peritubular capillary 375
peroxisome 51
Peyer's patch 334
PF 175
phagocyte 289
phagocytosis 45, 289
pharyngeal constrictor muscle 328
pharyngeal tonsil 284
phenotype 433
phenylketonuria 436
phosphate ion 387
photoreceptor 168
pH scale 22
physical barrier 288
physiological contracture 124
physiology 1
pineal gland 214
pinocytosis 46
pituitary dwarfism 200
pituitary gland 197
placenta 420
plasma 218
plasma cell 296
plasma membrane 37
plasmin 228
plasminogen 228
platelet 220
platelet adhesion 226
platelet aggregation 227
platelet plug 226, 227
platelet release reaction 227
pleura 310
pleural cavity 310

pleural membrane 75
pleurisy 75
PNS 130
podocyte 372
polar body 408
polar covalent bond 16
polarized 114, 136
polar molecules 16
polugenic trait 436
polypeptide chain 56
polysaccharide 25, 94
polyunsaturated fats 350
pontine respiratory group 317
porta hepatis 337
portal system 265
portal triads 337
positive-feedback mechanism 8
postabsorptive state 363
posterior column 145, 150
posterior horns 145
posterior interventricular branch 242
posterior pituitary 197
postganglionic neuron 160
postsynaptic membrane 117, 141
potential energy 19
PR 271
precapillary sphincter 258
precursor 218
prefrontal area 151
preganglionic neuron 160
preload 244
premotor area 151
prenatal period 417
prepuce 402
prepuce of clitoris 410
presynaptic terminal 117, 141
primary follicle 408
primary motor cortex 151
primary oocyte 407
primary ossification center 99
primary response 296
primary sensory area 150
primary somatic sensory cortex 150
primary spermatocyte 398
primitive streak 423
primordial follicle 408
procedural memory 157
product 18
proerythroblast 223
progesterone 214
programmed cell death 61
prolactin 201
prolapsed uterus 410
proliferative phase 413
proper ovarian ligament 406
prophase 58
proprioceptive neurons 154
prostaglandin 75
prostate gland 402
prostatic urethra 401
protein 26, 27, 28, 29, 352
proteoglycan 69, 94
proteolytic enzyme 341
prothrombin 228
prothrombinase 228
proton 12
provitamin 353
proximal convoluted tubule 372
pseudo-unipolar neurons 132
psychological fatigue 124
PTH 103, 204, 387
puberty 405
pudendal cleft 411
pudendum 410
pulmonary circulation 236
pulmonary valve 239
pulmonary vessel 255
pulse pressure 267
Punnett square 434
pus 75, 225, 289
pyloric region 328
pyrogen 290
pyruvic acid 357

Q

quadrate lobe 337

R

radial artery 262
radiation 366
RBCs 220
RDAs 354
receptor 7, 195
receptor-mediated endocytosis 45
receptor molecule 38
receptor site 195
recessive 433
recipient 230
Recommended Dietary Allowances 353
recruitment 122
rectum 344
red blood cell 220
red bone marrow 95
red pulp 285
referred pain 170
reflex arc 143
regeneration 77
relaxation phase 121
releasing hormone 192
renal artery 372
renal capsule 370
renal corpuscle 372
renal cortex 370
renal medulla 370
renal pelvis 372
renal pyramid 370
renal sinus 370
renin 208, 275, 377
repolarization 114
reproduction 6
resistance 266
respiration 305
respiratory acidosis 390
respiratory alkalosis 390
respiratory bronchiole 308
respiratory membrane 309
respiratory system 306, 390
responsiveness 6
resting membrane potential 114, 136
rete testis 399
reticular fiber 69
retroperitoneal organ 326, 340
reversible reaction 19
Rh blood group 231
ribonucleic acid 31
ribosomal ribonucleic acid 47
ribosomes 48
right common carotid artery 261
right coronary artery 242, 259
right lobe 337
right lymphatic duct 283
right main bronchus 307
right marginal branch 242
right subclavian artery 261
rigor mortis 119
RNA 31
rough ER 48
round ligament of uterus 410
round window 178
rRNA 47, 56
Ruffini corpuscle 169

S

saccule 181
saliva 326
salt 23
saltatory conduction 139
sarcolemma 111
sarcomere 111
sarcoplasm 111
sarcoplasmic reticulum 111
satellite cell 125
satiety center 211
saturated fats 350
scab 77
scala tympani 181
scala vestibuli 181
Schwann cells 135
scrotum 396
secondary active transport 44
secondary follicle 408
secondary oocyte 408, 418
secondary ossification center 99
secondary response 296
secondary sexual characteristics 405
secondary spermatocyte 398
secretin 332
secretory phase 415
secretory vesicle 46
segmental bronchi 308
segmental contraction 336
selectively permeable 39
self–antigen 290
semen 402
semicircular canals 183
seminal vesicle 401
seminiferous tubule 397
sensation 167
sense 167
sensory division 130
sensory neuron 130, 143
sensory receptor 143, 168
sensory speech area 156
serosa 325
serous membrane 75
Sertoli cell 397
serum 218
set point 7
sex chromosome 432
sex–linked trait 434
short bone 95
short–term memory 157
sickle–cell trait 435
sickle–sell anemia 435
sigmoid colon 343
simple epithelium 65
simple gland 68
single covalent bond 16
skeletal muscle 72, 110
skin 74
sliding filament model 117
small intestine 334
small vein 258
smooth ER 48
smooth muscle 72
sodium 12
sodium ions 386
sodium–potassium pump 43, 137
solute 39
solution 39
solvent 39
somatic cell 431
somatic nervous system 130
somatic sense 167
spatial summation 144
special sense 168
specificity 43, 195, 287
spermatic cord 401
spermatid 398
spermatogenesis 397
spermatogonia 397
sperm cell 398
spinal cord 145
spinocerebellar tracts 150
spinothalamic tract 150
spiral lamina 181
spiral organ 181
splanchnic nerve 162
spleen 285
splenic vein 266
spongy bone 97
spongy urethra 401
squamous carcinoma 91
stapes 178
Starling's law of the heart 244
static equilibrium 181
stem cell 77, 220, 291, 420
stimulus 7
stomach 328
strata 82
stratified epithelium 65
stratum basale 82
stratum corneum 83
streptokinase 229
stretch reflex 147
striated 72
stroke volume 243, 272
subclavian vein 263
subcutaneous tissue 82, 86
submucosa 324
substantia nigra 153
sulfate ion 387
summation 122, 144
superficial lymphatic vessel 311
superior mesenteric vein 266
superior vena cava 263
surface mucous cell 328
surfactant 428
suspensory ligament 406
sustentacular cell 397
suture 104
SV 243, 272
sweat 386
sympathetic chain ganglion 160
sympathetic division 160
synapse 115, 141
synapsis 395
synaptic cleft 117, 141
synaptic vesicle 117, 141
synarthrosis 103
syndesmoses 104
synovial fluid 75, 105
synovial joints 104
synovial membrane 75, 105
synthesis reaction 18
systemic circulation 236, 259
systemic inflammation 290
systemic vessel 255
systolic pressure 266

T

tactile receptor 169
tail of pancreas 340
target tissue 189
taste bud 172
taste cell 172
taste hair 172
taste pore 172
T cell 291
tectorial membrane 181
telophase 59
temporal summation 144
tendons 94

tendon sheath 105
teniae coli 343
terminal bronchiole 308
terminal ganglion 162
testis 397
testosterone 214, 405
tetanus 122
tetraiodothyronine 204
thermoreceptor 168
theta wave 157
thirst center 385
thoracic aorta 261
thoracic duct 283
threshold 138
thrombin 228
thromboplastin 227
thromboxanes 226
thymosin 214
thymus 214, 286
thyroid fonicles 202
thyroid gland 202
thyroid hormones 202
thyroid–stimulating hormone 200
thyroxine 204
tight junction 67
tissue 3, 63
tissue plasminogen activator 228
tissue repair 77
tonsil 284
tPA 228
trabecula 98, 284, 285, 287
trace elements 348
trachea 306
tracheobronchial tree 308
trait 433
transcription 54, 55
trans fat 27
trans fats 350
transfer RNA 55
transfusion 229
transfusion reaction 229
transitional epithelium 65
translation 54
transverse colon 325, 343
transverse tubule 111
tricuspid valve 239
triglycerides 350
trigone 379
triiodothyronine 204
tRNA 55
trophoblast 420
tropic hormone 192
tropomyosin 111
troponin 111
trypsin 341
tryptophan 353
TSH 200
T tubule 111
tubular gland 68
tubular reabsorption 376
tubular secretion 376
tunic 256
tunica adventitia 256
tunica intima 256
tunica media 256
Turner syndrome 433
tympanic membrane 178

U

ulnar artery 262
umbilical arteries 430
umbilical cord 420
umbilical vein 430
unmyelinated axons 135
unsaturated 27
unsaturated fats 350
upper motor neurons 151
upper respiratory tract 306
ureter 372, 379
urethra 379
urinary bladder 379
urinary system 369
uterine tube 408
uterus 410
utricle 181

V

vaccination 300
vaccine 300
vagina 410
vagus nerve 162
valve 259
variable 7
variable region 295
vasa recta 375
vascular compliance 267
vascular sclerosis 267
vascular spasm 226
vasoconstriction 258
vasodilation 258
vasomotor center 271
vasomotor tone 271
vein 256
venous return 244
ventral respiratory group 317
ventral root 145
venule 258
vernix caseosa 427
vertebral artery 262
vesicle 45, 49, 408
vestibular membrane 181
vestibule 181, 410
vestibulocochlear nerve(CN Ⅷ) 181
villi 334
visceral peritoneum 325
visceral pleura 311
visceral sense 168
visual field 178
vitamin D 87
vitamins 353
voltage–gated channels 137
voluntary movement 151
Von Willebrand factor 227
vulva 410

W

warm receptor 169
water 24
water–soluble vitamins 353
WBCs 220
weight 12
white blood cell 220, 288
white matter 135
white pulp 285
withdrawal reflex 147
work 19
working memory 157
wound contracture 79

X, Y, Z

X chromosome 58, 432
X–linked 434
Y chromosome 58, 432
yellow bone marrow 95
Y–linked 434
yolk sac 423
Z disk 113
zona pellucida 408
zygote 408, 418

기타

$-NH_2$ 29
-OH 26
α-keto acid 363
7-dehydrocholesterol 353
7-디하이드로콜레스테롤 353
ABO 혈액형 체계 230
A띠 113
A형 혈우병 434
B 세포 291
B 세포 항원 수용체 292
H띠 113
I띠 113
M선 113
Rh 혈액형 231
Starling 법칙 244
S상결장 343
T 세포 291
T 세포 항원 수용체 292
X 연관 434
X 염색체 58, 432
Y 연관 434
Y 염색체 58, 432
Z 원반 113

역자와의
협의로
인지생략

기초의학 시리즈 Ⅱ

Seeley's Essentials of

Anatomy & Physiology 10th Edition

인체생리학 제 10 판

발 행 일 2022년 7월 5일 초판 인쇄
2022년 7월 10일 초판 발행

저 자 VanPutte·Regan·Russo

역 자 고한철 곽소영 김귀희 김민섭 김유정 김은우 김희선 박수진 변규리 신은정 이윤정 이주영 이지현 이진주 이현예 이현주 이희주 장혜진 최성남

발 행 인 김재민

발 행 처 정문각 JMK
서울특별시 마포구 백범로 104, 봉화빌딩 4층

출판등록 2011년 1월 19일 제2011-000035호

전 화 02)713-0421~3

팩 스 02)704-6265

전자우편 jmk@jmkp.co.kr

홈페이지 www.jmkp.co.kr

정 가 **42,000원**

ISBN 979-11-6260-250-8 93510